成人髋关节外科学
——保髋手术学

The Adult Hip
Hip Preservation Surgery

原著者　John C. Clohisy

Paul E. Beaulé

Craig J. Della Valle

John J.Callaghan

Aaron G.Rosenberg

Harry E.Rubash

主　译　陈晓东　张先龙　张　洪

副主译　刘又文　朱俊峰　沈　超

北京大学医学出版社

图书在版编目（CIP）数据

　　成人髋关节外科学——保髋手术学/（美）科罗希西，
（美）贝勒，（美）德拉-瓦莱等原著；陈晓东，张先龙，张
洪主译. 一北京：北京大学医学出版社，2018.8
　　书名原文：The Adult Hip HIP Preservation
Surgery
　　ISBN 978-7-5659-1714-1

　　Ⅰ.①成…　Ⅱ.①科…②贝…③德…④陈…⑤张
…⑥张…　Ⅲ.①髋关节－外科手术　Ⅳ.①R687.4

　　中国版本图书馆CIP数据核字（2017）第281550号

北京市版权局著作权合同登记号：图字：01-2018-0119

The Adult Hip
Hip Preservation Surgery
John C. Clohisy，Paul E.Beaulé，Craig J.Della Valle，John J.Callaghan，Aaron Rosenberg，Harry E.Rubash
ISBN: 978-1-4511-8393-1
Copyright © 2015 Wolters Kluwer

This is a simplified Chinese translation co-published by arrangement with Lippincott Williams & Wilkins/Wolters Kluwer, Inc., USA
Simplified Chinese translation Copyright © 2018 by Peking University Medical Press. All Rights Reserved.
本书封底贴有Wolters Kluwer激光防伪标签，无标签者不得销售。

　　本书围绕保髋理念，在系统阐述了保髋手术发展历程、髋关节发育、髋关节生物力学，髋关节相关解剖，髋关节骨性关节炎的病因学及成人髋关节疾病的诊断、临床评估等方面基本知识和理论基础上，重点介绍了各种髋关节疾病的诊断、治疗原则，髋关节镜、开放手术的适应证、临床评估、手术时机、手术操作和技巧、术后注意事项及康复，以及非手术治疗和其他相关问题。作者、编辑、出版者或发行者对因使用本书信息所造成的错误、疏忽或任何后果不承担责任，对出版物的内容不做明示的或隐含的保证。作者、编辑、出版者或发行者对由本书引起的任何人身伤害或财产损害不承担任何法律责任。

成人髋关节外科学——保髋手术学

主　　译：陈晓东　张先龙　张　洪

出版发行：北京大学医学出版社

地　　址：（100191）北京市海淀区学院路38号　北京大学医学部院内

电　　话：发行部 010-82802230；图书邮购 010-82802495

网　　址：http://www.pumpress.com.cn

E－mail：booksale@bjmu.edu.cn

印　　刷：三河市春园印刷有限公司

经　　销：新华书店

策划编辑：黄建松　　责任编辑：陈　奋　袁朝阳　　责任校对：严小明　　责任印制：李　啸

开　　本：889mm×1194mm　1/16　　印张：45　　字数：1301千字

版　　次：2018年8月第1版　2018年8月第1次印刷

书　　号：ISBN 978-7-5659-1714-1

定　　价：398.00元

译者名单

（以姓氏笔画为序）

万 奇	中南大学湘雅二医院	苏伟平	中南大学湘雅医院
马志锋	广州市番禺区中医院	李 扬	上海交通大学医学院附属新华医院
马焕芝	山东省立医院	李 军	空军军医大学（第四军医大学）唐都医院
王 波	上海长征医院	李 栋	山东省立医院
王云峰	河南省新乡市中心医院	李文波	福建医科大学附属第一医院
王若禺	华中科技大学同济医学院附属协和医院	李建平	武汉大学人民医院
王诗军	山东烟台山医院	李晓峰	南昌大学第一附属医院
王晓波	山东省文登整骨医院	吴立东	浙江大学医学院附属第二医院
王晓峰	复旦大学附属中山医院	何 川	上海交通大学医学院附属瑞金医院
王海生	皖南医学院戈矶山医院	何 伟	广州中医药大学第一附属医院
王海鹏	空军军医大学（第四军医大学）唐都医院	何邦剑	浙江中医药大学附属第一医院
牛 维	广东省中医院	何剑颖	江西省人民医院
毛新展	中南大学湘雅二医院	何海军	中国中医科学院望京医院
仇志强	南昌大学第二附属医院	邹吉扬	大连医科大学附属第一医院
孔繁学	大连医科大学附属第一医院	邹德波	山东大学附属千佛山医院
古明晖	中山大学附属第一医院	汪 龙	中南大学湘雅医院
卢贺博	广东省中医院	沈 超	上海交通大学医学院附属新华医院
史建伟	广州市正骨医院	沈计荣	江苏省中医院
付新生	河南省新乡市中心医院	宋永兴	浙江武警总队医院
冯尔宥	厦门大学附属福州第二医院	张 伟	山东省立医院
吕松岑	哈尔滨医科大学第二附属医院	张 纪	北京积水潭医院
朱英杰	河南省洛阳正骨医院（河南省骨科医院）	张 亮	北京积水潭医院
朱威宏	中南大学湘雅二医院	张 亮	复旦大学附属中山医院
朱俊峰	上海交通大学医学院附属新华医院	张 超	江苏省中医院
任 坤	空军军医大学（第四军医大学）唐都医院	张 颖	陆军军医大学西南医院
刘 宁	上海长征医院	张 滨	哈尔滨医科大学第二附属医院
刘又文	河南省洛阳正骨医院（河南省骨科医院）	张大光	吉林大学第一医院
刘建国	吉林大学第一医院	张开伟	贵州省中医院
刘道兵	中国中医科学院望京医院	张文明	福建医科大学附属第一医院
许伟华	华中科技大学同济医学院附属协和医院	张先龙	上海交通大学附属第六人民医院
许晔军	福建医科大学附属第一医院	张阳春	南华大学附属第一医院
孙 廓	南昌大学第二附属医院	张怡元	厦门大学附属福州第二医院
孙鲁宁	江苏省中医院	张紫机	中山大学附属第一医院

陈　骁　河南省人民医院
陈　森　武汉大学人民医院
陈卫衡　中国中医科学院望京医院
陈子贤　复旦大学附属中山医院
陈可锋　阳江市阳东区人民医院
陈光兴　陆军军医大学西南医院
陈恺哲　上海交通大学医学院附属瑞金医院
陈晓东　上海交通大学医学院附属新华医院
陈蔚深　中山大学附属第一医院
罗殿中　中国人民解放军总医院第一附属医院
岳　辰　河南省洛阳正骨医院（河南省骨科医院）
金　毅　河南省人民医院
金敏伟　浙江中医药大学附属第一医院
周程沛　空军军医大学（第四军医大学）唐都医院
郑慧峰　武汉大学人民医院
官建中　蚌埠医学院第一附属医院
郝晨光　哈尔滨医科大学第二附属医院
费　冀　贵州省中医院
姚　晨　江苏省中医院
贾宇东　河南省洛阳正骨医院（河南省骨科医院）
夏　庆　复旦大学附属中山医院
钱齐荣　上海长征医院
高宗炎　河南省人民医院
郭海涛　空军军医大学（第四军医大学）唐都医院
黄　江　南昌大学第一附属医院
黄　程　陆军军医大学西南医院
黄子达　福建医科大学附属第一医院
黄德勇　北京积水潭医院

盛加根　上海交通大学附属第六人民医院
盛璞义　中山大学附属第一医院
崔银江　河南省新乡市中心医院
彭　帆　上海长征医院
彭　阳　陆军军医大学西南医院
彭　昊　武汉大学人民医院
彭建平　上海交通大学医学院附属新华医院
彭锦辉　上海长征医院
董　鑫　空军军医大学（第四军医大学）唐都医院
董圣杰　山东烟台山医院
蒋攀峰　河南省新乡市中心医院
韩建福　浙江武警总队医院
程　实　哈尔滨医科大学第二附属医院
程　徽　中国人民解放军总医院第一附属医院
舒　勇　南昌大学第一附属医院
童培建　浙江中医药大学附属第一医院
曾　敏　中南大学湘雅医院
曾忠友　浙江武警总队医院
谢　杰　中南大学湘雅医院
谢黎峰　南昌大学第二附属医院
訾云鹏　上海长征医院
窦　勇　北京积水潭医院
蔡筑韵　上海长征医院
熊　炎　浙江大学医学院附属第二医院
燕宇飞　上海交通大学医学院附属瑞金医院
魏秋实　广州中医药大学第一附属医院
籍剑飞　浙江武警总队医院

原著者名单

David W. Anderson, MD, MS
Assistant Professor
Attending Physician
Department of Orthopedic Surgery
University of Kansas School of Medicine
Kansas City, Kansas

Helen Anwander, MD
Department of Orthopaedic Surgery and Traumatology
Inselspital
University of Bern
Bern, Switzerland

Samik Banerjee, MBB, MS (Orth), MRCS (Glasg)
Research Fellow
Department of Orthopaedic Surgery
Sinai Hospital of Baltimore
Baltimore, Maryland

Christopher O. Bayne, MD
Resident
Department of Orthopedics
Rush University Medical Center
Chicago, Illinois

Paul E. Beaulé, MD
Professor
Department of Surgery
University of Ottawa
Attending Physician
Division of Orthopedic Surgery
The Ottawa Hospital
Ottawa, Ontario, Canada

Martin Beck, MD
Head of Clinic
Clinic for Orthopaedic Surgery
Luzerner Kantonsspital
Luzern, Switzerland

Lisa M. Berglund, MD
Assistant Professor
Department of Pediatric Orthopaedics
Children's Mercy Hospital
Assistant Professor
Department of Pediatric Orthopaedics
University of Missouri Kansas City
Kansas City, Missouri

Karen K. Briggs, MPH
Director
Center for Outcomes−based Orthopaedic Research
Steadman Philippon Research Institute
Vail, Colorado

Lorenz Büchler, MD
Senior Consultant
Department of Orthopaedic and Trauma Surgery
Inselspital
University of Bern
Bern, Switzerland

Charles A. Bush-Joseph, MD
Professor
Department of Orthopaedic Surgery
Rush University Medical Center
Chicago, Illinois

J. W. Thomas Byrd, MD
Nashville Sports Medicine Foundation
Nashville, Tennesee

John J. Callaghan, MD
Lawrence and Marilyn Dorr Chair
Professor
Departments of Orthopaedic Surgery and Biomedical
    Engineering
University of Iowa
Iowa City, Iowa

John C. Carlisle, MD
Kansas City Bone and Joint
Overland Park, Kansas

Fiona L. Carty, MD, FFRRSCI
Radiology Fellow
Department of Radiology
Thomas Jefferson University Hospital
Philadelphia, Pennsylvania

James P. Cashman, MD, FRCS (Tr & Orth)
Arthroplasty Fellow
Rothman Institute
Thomas Jefferson University Hospital
Philadelphia, Pennsylvania

Eli Chen, MD, PhD
Morgan Hill Orthopaedics & Sports Medicine
Morgan Hill, California

Catharina Chiari, MD, MSc
Associate Professor
Department of Orthopaedic Surgery
Medical University of Vienna
Vienna, Austria

John C. Clohisy, MD
Daniel C. and Betty B. Viehmann Distinguished
    Professor
Department of Orthopaedic Surgery
Washington University School of Medicine

St. Louis, Missouri

Adriana De La Rocha, MS
Assistant Director
Clinical Orthopaedic Research
Department of Orthopaedics
Texas Scottish Rite Hospital for Children
Dallas, Texas

Timothy M. DiIorio, MD
Fellow
Department of Orthopedics
Rothman Institute
Philadelphia, Pennsylvania

Joshua E. Drumm, DO
Adult Reconstruction Fellow
Department of Orthopedic Surgery
Rubin Institute for Advanced Orthopedics
Baltimore, Maryland

Stephen Duncan, MD
Assistant Professor
Department of Orthopaedic Surgery
University of Kentucky
Lexington, Kentucky

Maureen K. Dwyer, PhD, ATC
Director of Research
Department of Orthopaedics
Newton Wellesley Hospital
Newton, Massachusetts
Assistant Research Scientist
Department of Orthopaedic Surgery
Massachusetts General Hospital
Boston, Massachusetts

Timo M. Ecker, MD
Resident
Department of Orthopaedic Surgery
Inselspital
University of Berne
Berne, Switzerland

Andrew E. Federer, BS
Research Associate
Department of Orthopedic Surgery
Midwest Orthopaedics at Rush
Chicago, Illinois

George J. Feldman, PhD, DMD
Associate Professor
Division of Orthopaedic Research
Thomas Jefferson University School of Medicine
Philadelphia, Pennsylvania

Matthew P. Fishman, MD
Resident
Department of Orthopaedic Surgery
William Beaumont School of Medicine
Oakland University
Royal Oak, Michigan

Carl R. Freeman, MD
Attending Orthopaedic Surgeon
Department of Orthopedics
Naval Hospital Jacksonville
Jacksonville, Florida

Reinhold Ganz, MD
Professor Emeritus
Department of Orthopaedics
University of Bern
Bern, Switzerland

Donald Garbuz, MD, MHSc, FRCSC
Associate Professor
Department of Orthopaedics
University of British Columbia
Vancouver, British Columbia, Canada

Michael J. Gardner, MD
Assistant Professor
Department of Orthopaedic Surgery
Washington University School of Medicine
St. Louis, Missouri

Sean E. Garvey, MS, ATC, OTC
Athletic Trainer
Sports Medicine
The Steadman Clinic
Vail, Colorado

Lauren E. Geaney, MD
Resident
Department of Orthopaedics
University of Connecticut
Farmington, Connecticut

Corey S. Gill, MA, MD
Private Practice

Christopher R. Gooding, BSc, MD, FRCS (Tr & Orth)
Locum Consultant Orthopaedic Surgeon
Department of Paediatric Orthopaedic Surgery
Royal National Orthopaedic Hospital, Stanmore
Middlesex, United Kingdom

Carlos A. Guanche, MD
Southern California Orthopedic Institute
Van Nuys, California

Shingo Hashimoto, MD, PhD
Department of Orthopaedics
Kobe University Graduate School of Medicine
Kobe, Japan
Postdoctoral Research Associate
Department of Orthopaedics
Washington University School of Medicine
St. Louis, Missouri

Travis J. Hillen, MD
Clinical Instructor
Department of Radiology
Mallinckrodt Institute of Radiology
Washington University School of Medicine
St Louis, Missouri

Bryan A. Hozack, BA
Research Fellow

Orthopaedic Research
Rothman Institute
Thomas Jefferson University Hospital
Philadelphia, Pennsylvania

Ryan M. Ilgenfritz, MD, MS
Assistant Professor
Department of Orthopaedics and Rehabilitation
University of Iowa Hospitals and Clinics
Iowa City, Iowa

Victor M. Ilizaliturri Jr, MD
Professor
Adult Joint Reconstruction, Hip and Knee
Universidad Nacional Autónoma de México
Chief of Department
Adult Joint Reconstruction, Hip and Knee
National Rehabilitation Institute of Mexico
Mexico City, Mexico

Mark J. Jo, MD
Orthopaedic Trauma Fellow
Department of Orthopaedic Surgery
Washington University
St. Louis, Missouri
Orthopaedic Traumatologist
Department of Orthopaedic Surgery
Huntington Memorial Hospital
Pasadena, California

Aaron J. Johnson, MD
Fellow
Center for Joint Preservation and Reconstruction
Rubin Institute for Advanced Orthopedics
Sinai Hospital of Baltimore
Baltimore, Maryland

Joseph A. Karam, MD
Postdoctoral Research Fellow
Department of Orthopaedic Research
The Rothman Institute at Thomas Jefferson University
Philadelphia, Pennsylvania

Bryan T. Kelly, MD
Associate Professor
Department of Orthopaedic Surgery
New York Presbyterian Hospital
Weill Medical College
Associate Attending
Department of Orthopaedic Surgery
Hospital for Special Surgery
New York, New York

Harpal (Paul) S. Khanuja, MD
Director of Hip and Knee Replacement
Rubin Institute for Advanced Orthopedics
Sinai Hospital
Assistant Professor
Department of Orthopaedic Surgery
Johns Hopkins University School of Medicine
Baltimore, Maryland

Christina M. Khoury, MS, MD
Adult Reconstruction Fellow
Department of Orthopaedic Surgery
University of Utah
Salt Lake City, Utah

Young-Jo Kim, MD, PhD
Associate Professor
Department of Orthopaedic Surgery
Harvard Medical School
Boston, Massachusetts

Kang Il Kim, MD, PhD
Professor
Department of Orthopaedic Surgery
School of Medicine, Kyung Hee University
Chairman
Center for Joint Diseases and Trauma
Kyung Hee University Hospital at Gangdong
Seoul, Korea

Rainer I. Kotz, Prof.
Medical Director
Wiener Privatklinik

Vienna, Austria

Jeffrey A. Krempec, MD
Drisko, Fee & Parkins
Kansas City, Missouri

Christopher M. Larson, MD
Program Director
Fairview/MOSMI Orthopaedic Sports
    Medicine Fellowship
Minnesota Orthopedic Sports Medicine
    Institute at Twin Cities Orthopedics
Edina, Minnesota

Joshua K.L. Lee, MBChB, MSc, FRCS (Tr & Orth)
Adult Reconstruction Fellow
Department of Orthopaedics
University of Ottawa
Ottawa, Ontario, Canada

Michael Leunig, MD
Associate Professor
Department of Orthopedics
Schulthess Clinic
Zürich, Switzerland

Thomas Lewis, MD
Assistant Professor
Department of Orthopaedic Surgery
The University of Oklahoma Health Sciences
    Center
Oklahoma City, Oklahoma

Jay R. Lieberman, MD
Professor and Chairman
Department of Orthopaedic Surgery
Keck School of Medicine of University of Southern
    California
Los Angeles, California

Sameer J. Lodha, MD
Resident
Department of Orthopaedic Surgery

Rush University Medical Center
Chicago, Illinois

Francisco C. Lopez, MD
Sports Medicine and Arthroscopy Service
National Rehabilitation Institute of Mexico
Mexico City, Mexico

Ajay Malviya, MS, MSc, FRCSEd (Tr & Orth)
Consultant
Trauma and Orthopaedics
Wansbeck General Hospital
Northumbria NHS Foundation Trust
Ashington, United Kingdom

Hal D. Martin, DO
Medical Director
Hip Preservation Center
Baylor University Medical Center at Dallas
Dallas, Texas

Richard C. Mather III, MD
Assistant Professor
Department of Orthopaedic Surgery
Duke University Medical Center
Durham, North Carolina

Joseph C. McCarthy, MD
Vice Chairman
Orthopedics
MGH, Harvard Medical School
Boston, Massachusetts
Medical Director
Kaplan Joint Replacement Center
Newton Wellesley Hospital
Newton, Massachusetts

Douglas J. McDonald, MD
Professor
Department of Orthopedic Surgery
Washington University School of Medicine
St. Louis, Missouri

Michael B. Millis, MD
Professor of Orthopedic Surgery
Harvard Medical School
Adolescent and Young Adult Hip Unit
Boston Children's Hospital
Orthopedic Center
Boston, Massachusetts

Nicholas G. Mohtadi, MD, MSc, FRCSC
Clinical Professor
Surgery
University of Calgary
Calgary, Alberta, Canada

Michael A. Mont, MD
Director
Center for Joint Preservation & Replacement
Department of Orthopedics
Rubin Institute for Advanced Orthopedics
Baltimore, Maryland

William B. Morrison, MD
Professor
Department of Radiology
Thomas Jefferson University
Director
Division of Musculoskeletal Radiology
Department of Radiology
Thomas Jefferson University Hospital
Philadelphia, Pennsylvania

Nader A. Nassif, MD
Newport Orthopedic Institute
Newport Beach, California

Nathaniel J. Nelms, MD
Assistant Professor
University of Vermont College of Medicine
South Burlington, Vermont

Jeffrey J. Nepple, MD
Chief Resident
Department of Orthopaedic Surgery

Washington University School of Medicine
St. Louis, Missouri

Shane J. Nho, MD, MS
Assistant Professor
Department of Orthopedic Surgery
Rush Medical College of Rush University
Attending Physician
Department of Orthopedic Surgery
Rush University Medical Center
Chicago, Illinois

Eduardo N. Novais, MD
Assistant Professor
Department of Orthopaedics
University of Colorado School of Medicine
Director of the Child and Young Adult Hip
    Preservation Program
Children's Hospital Colorado
Denver, Colorado

Ryan M. Nunley, MD
Assistant Professor
Department of Orthopaedic Surgery
Washington University School of Medicine
Joint Preservation, Resurfacing, and Replacement
    Service
Barnes–Jewish Hospital
St. Louis, Missouri

Maurizio Pacifici, PhD
Director of Research
Division of Orthopaedic Surgery
Children's Hospital of Philadelphia
Philadelphia, Pennsylvania

Javad Parvizi, MD, FRCS
Professor
Department of Orthopaedic Surgery
Jefferson Medical College
Director and Vice Chairman of Research
Clinical Research
The Rothman Institute

Philadelphia, Pennsylvania

Diana C. Patterson, BA
Research Intern
Clinical Research
Steadman Philippon Research Institute
Vail, Colorado

Christopher E. Pelt, MD
Assistant Professor
Department of Orthopaedics
University of Utah
Salt Lake City, Utah

Christopher L. Peters, MD
Professor
Department of Orthopaedics
University of Utah
Salt Lake City, Utah

Marc J. Philippon, MD
Director of Hip Research
Steadman Philippon Research Institute
Vail, Colorado

Gregory G. Polkowski, MD, MSc
Assistant Professor
Department of Orthopaedic Surgery
Vanderbilt University School of Medicine
Nashville, Tennesee

Lazaros A. Poultsides, MD, MSc, PhD
Clinical Fellow
Department of Orthopaedic Surgery, Center for Hip
    Pain and Preservation
Hospital for Special Surgery
New York, New York

Heidi Prather, MD
Associate Professor
Section of Physical Medicine and Rehabilitation
Department of Orthopaedic Surgery
Washington University School of Medicine

St. Louis, Missouri

Marc Puls, PhD
Department of Orthopaedic Surgery
Inselspital
University of Berne
Berne, Switzerland

William M. Ricci, MD
Professor
Department of Orthopaedic Surgery
Washington University School of Medicine
St. Louis, Missouri

James R. Ross, MD
Resident Department of Orthopaedic Surgery
Broward Health
Fort Lauderdale, Florida

Harry E. Rubash, MD
Edith M. Ashley Professor
Harvard Medical School
Chief
Department of Orthopaedic Surgery
Massachusetts General Hospital
Boston, Massachusetts

Marc R. Safran, MD
Professor
Department of Orthopaedic Surgery
Stanford University
Redwood City, California
Associate Director
Sports Medicine
Department of Orthopaedic Surgery
Stanford University
Stanford, California

John P. Salvo, MD
Clinical Associate Professor
Orthopaedic Surgery
Thomas Jefferson University Hospital
Attending Physician

Sports Medicine
Rothman Institute
Philadelphia, Pennsylvania

Linda J. Sandell, PhD
Professor
Department of Orthopaedic Surgery
Washington University
Director of Research
Department of Orthopaedic Surgery
Barnes Jewish Hospital
St. Louis, Missouri

Joseph Schatzker, CM, MD, BSc(med.), FRCS(C)
Professor Emeritus of Orthopaedics Surgery
University of Toronto
Active Staff
Division of Orthopaedics
Sunnybrook Health Science Centre
Toronto, Ontario, Canada

Perry L. Schoenecker, MD
Professor
Department of Orthopaedic Surgery
Chief
Department of Pediatric Orthopaedics
Shriners Hospital for Children—St. Louis
St. Louis, Missouri

Ralf Schoeniger, MD
Attending Physician
Department for Orthopaedics
Canton Hospital Lucerne
Lucerne, Switzerland

Joseph M. Schwab, MD
Assistant Professor
Department of Orthopaedic Surgery
Medical College of Wisconsin
Milwaukee, Wisconsin

Jon K. Sekiya, MD
Associate Professor

MedSport—Department of Orthopaedic Surgery
University of Michigan
Ann Arbor, Michigan

Ritesh R. Shah, MD
Orthopaedic Surgeon
Hip Preservation and Hip and Knee Reconstruction
Illinois Bone and Joint Institute
Morton Grove, Illinois

Klaus A. Siebenrock, MD
Chairman and Director
Department for Orthopaedic Surgery
University of Berne
Inselspital
Berne, Switzerland

Rafael J. Sierra, MD
Associate Professor
Department of Orthopedic Surgery
Mayo Clinic
Consultant
Department of Orthopedic Surgery
Mayo Clinic
Rochester, Minnesota

Ernest L. Sink, MD
Associate Professor
Department of Pediatrics
Hospital for Special Surgery
Attending Physician
Department of Pediatrics
New York Presbyterian Hospital
New York, New York

Matthew V. Smith, MD
Assistant Professor
Department of Orthopedics
Washington University in st. Louis
St. Louis, Missouri

Amelia A. Sorensen, MD
Resident

Department of Orthopaedic Surgery
Washington University School of Medicine
St. Louis, Missouri

Giles H. Stafford, MBBS, BSc, FRCS
Deputy Director of Research
Orthopaedics
South West London Elective Orthopaedic Centre
Consultant Surgeon
Young Adult Hip Unit
South West London Elective Orthopaedic Centre
Epsom, Surrey, United Kingdom
Hip Fellow
Richard Villar Practice
Spire Cambridge Lea Hospital
Cambridge, United Kingdom

David Stelzeneder, MD
Resident
Orthopaedic Department
Medical University of Vienna (Vienna General Hospital)
Vienna, Austria

Simon D. Steppacher, MD
Department of Orthopaedic Surgery and Traumatology
Inselspital
University of Bern
Bern, Switzerland

Rebecca M. Stone, MS, ATC
Research and Education Coordinator
Minnesota Orthopedic Sports Medicine Institute at
    Twin Cities Orthopedics
Edina, Minnesota

Benjamin M. Stronach, MS, MD
Assistant Professor
Department of Orthopaedic Surgery
University of Mississippi Medical Center
Jackson, Missippi

Daniel J. Sucato, MD, MS
Professor

Department of Orthopaedic Surgery
University of Texas Southwestern Medical Center
Staff Orthopaedic Surgeon
Texas Scottish Rite Hospital for Children
Dallas, Texas

Adam G. Suslak, MD
Ortho NY
Albany, New York

Ken Takebe, MD, PhD
Postdoc Research Associate
Department of Orthopaedic Surgery
Washington University School of Medicine
St. Louis, Missouri

Chi-Tsai Tang, MD
Clinical Instructor
Section of Physical Medicine and Rehabilitation
Department of Orthopaedic Surgery
Washington University School of Medicine
St. Louis, Missouri

Moritz Tannast, MD
Assistant Professor
Department of Orthopaedic Surgery
University of Bern
Bern, Switzerland

Laura E. Thorp, MPT, PhD
Assistant Professor
Anatomy and Cell Biology
Rush University Medical Center
Chicago, Illinois

Lisa Tibor, MD
Robert T. Trousdale, MD
Professor of Orthopedics
Department of Orthopaedics
Mayo Clinic
Rochester, Minnesota

Richard N. Villar, BSc, MA, MS, FRCS
Consultant Orthopaedic Surgeon
The Richard Villar Practice
Spire Cambridge Lea Hospital
Impington, United Kingdom

Dennis R. Wenger, MD
Clinical Professor
Department of Orthopedics
Rady Children's Hospital San Diego
Attending Surgeon
Department of Orthopedic Surgery
University of California San Diego
San Diego, California

Daniel E. Wessell, MD, PhD
Assistant Professor
Mallinckrodt Institute of Radiology
Washington University School of Medicine
St. Louis, Missouri

Markus A. Wimmer, Dipl.-Ing., PhD
Associate Professor
Department of Orthopedic Surgery
Rush University Medical Center
Director
Section of Tribology
Rush University
Chicago, Illinois

Prof. Dr. Reinhard Windhager
Department of Orthopaedic Surgery
Medical University of Vienna
Vienna, Austria

Robert W. Wysocki, MD
Assistant Professor
Department of Orthopaedic Surgery
Rush University Medical Center
Chicago, Illinois

Ira Zaltz, MD
Associate Professor
Department of Orthopaedic Surgery
William Beaumont School of Medicine
Oakland University
Royal Oak, Michigan

Adam C. Zoga, MD
Associate Professor
Department of Radiology
Thomas Jefferson University
Director of Ambulatory Imaging Centers and
    Musculoskeletal MRI
Department of Radiology
Thomas Jefferson University Hospital
Philadelphia, Pennsylvania

原著序言

保髋手术是一项经典的矫形外科手术。在人工关节置换术发展之前，多种保髋术式已经开展了数十年。但直到最近，成人保髋手术才为大众认可，认为其比科学更具艺术性。从力学角度分析髋关节的危险因素非常复杂，手术技术要求极高，调整力线的截骨术后康复通常比较漫长，疗效往往不完美。

在Charnley发明低磨损性人工关节术后不久，对于疼痛性髋关节炎，无论是力学因素还是炎性因素引起的，全球绝大多数矫形外科医生都会采用全髋关节置换术作为一线手术治疗。旨在针对成人的保髋手术技术使用率越来越低。事实上，重新调整力线的截骨术有成为"失落的艺术"的危险。

伴随着对于导致髋关节骨性关节炎诸多解剖学和力学因素的不断理解，人工关节磨损界面的缺点也渐渐为人所知。

随着概念的进步，诊断方法、保髋手术技术、康复手段和疗效评估等方面也取得了巨大进展。

此书是专注于保髋手术的杰出著作，确实代表了最先进的水平——基于扎实的科学基础上的矫形外科"艺术"。

本书各章节主题涵盖了与保髋临床实践相关的各种热点。令人印象深刻的是，所有作者都是经过精挑细选的，旨在向读者展示该领域最新的专业知识。

事实上，对于保髋专业的骨科医生而言，本书的许多作者都是业界大咖。

几十年来，Aufranc，Pauwels，Bombelli和Toennis的经典专著指导了几代矫形外科医生不断地改进由力学因素导致髋关节关节炎患者的保髋方法。

现今，世界发展日新月异，使得专业知识能汇聚成这本令人印象深刻的专著，继而成功取代上述诸位作者的专著。

本书第一章由Joseph Schatzker教授撰写，从独特的角度对保髋技术进行历史回顾。对于任何髋关节的运作中力学问题和常用挽救方法感兴趣的读者，可阅读本书随后的60个章节，它融汇了Reinhold Ganz教授和许多其他权威作者在保髋方面的贡献。本书应该能教育、吸引、娱乐并满足对保髋感兴趣的有识之士。

Michael B. Millis, MD

原著前言

15 年前，*The Adult Hip*（《成人髋关节外科学》）第 1 版出版了。当时，它是第一本关于髋关节疾病及其治疗的综合性教科书，共有 2 卷。*The Adult Hip* 是骨科手术学领域的经典教科书，并且保持了其在教学中的领先地位。这一经典教材的前两版均只有不到 10 章的内容是关于保髋的。这本书是续编的第三分册（保髋手术学），该书以 61 章的篇幅介绍保髋手术学，表明保髋手术学已经充分发展成为了一个独立的亚专业学科。

保髋学科之所以能够快速发展，部分原因在于我们对骨关节炎早期发病机制的理解加深，以及影像医学的发展，这使我们能够更好地认识关节软骨的健康状况及病理改变。同时，无论是开放性手术还是关节镜手术技术方面都取得了巨大进步，为患者和外科医师提供了更安全有效和可重复性的外科治疗措施。这一学科领域的快速发展得益于大量学者的推动，他们为《成人髋关节外科学》第三分册（保髋手术学）的编写做出了贡献，而这也进一步反映了在过去的 20 年里保髋领域的快速发展。越来越多的住院医师通过参加培训项目，会选择继续在保髋领域进修，因此，这一学科还将继续发展。医学教育需要保持在最前沿，而像《成人髋关节外科学》这样的教科书对于保髋知识的传播至关重要。

值此付梓之际，我们几位在此向所有为本书编写工作做出贡献的专家学者，以及为完成本书而紧密协作并付出巨大努力的出版社工作人员表示感谢！最后，借歌德的这则名言与大家共勉："仅仅知道是不够的，我们一定要运用；仅仅想要是不够的，我们一定要行动（知之者不足也，用之为上；意诚者不及也，行之为要）。"

John C. Clohisy, MD
Paul E. Beaulé, MD
Craig J. Della Valle, MD
John J. Callaghan, MD
Aaron G. Rosenberg, MD
Harry E. Rubash, MD
（陈晓东 译）

致 谢

感谢所有做出贡献的人：我的父母Warren和Marguerite，他们不仅对我灌输了诚实、正直和一诺千金的价值理念，更鼓励我勇登学术高峰；我的老师、导师和同事们是我完成本书的原动力；我的导师Bill Harris教导我在骨科各个领域都应不懈努力、追求卓越；我们的前辈Reinhold Ganz和他的同事们对保髋手术做出了里程碑式的贡献，是保髋手术的"领路人"；我的导师Perry Schoenecker和致力于保髋手术的同事们持续努力，不断完善和改进了髋关节疾病的早期治疗；我的朋友兼导师John Callaghan在我的学术生涯中给予我引导和支持；我的兄弟兼导师Denis Clohisy是一名真正的骨科学者，富有见地，给予我鼓励，是我毕生学习的榜样；我的学生，包括住院医生和进修医生，他们的兴趣及发人深省的问题，对本书的形成也起到重要的作用；我的秘书Debbie Long的毅力和不懈努力促成了本书的完成；还有本书的合著者及其他参编者，他们在保髋手术方面对本书付出了大量的时间和努力，做出了巨大的贡献。

——John C. Clohisy, MD

非常荣幸能成为本书的主编之一。首先，我要感谢我的父母Ghislaine和Paul，他们为我的职业生涯创造了很多必要条件；其次，我要感谢骨科领域的老师和导师们：Mervyn Letts，他在我职业生涯的早期就给予我极大的信任，并教会我如何有效地管理临床研究和实践工作；Harlan C. Amstutz激发了我在骨科领域从事研究和知识转化的动力；Joel M. Matta教导我保髋手术的治疗原则。还有，我要感谢对我的临床和研究工作做出贡献的所有住院医生、进修医生和合作者，感谢他们的努力和支持。最后，我要感谢本书的合著者及其他参编者，没有他们的贡献，就没有本书的面世。

——Paul E. Beaulé, MD

成此巨著，有很多人值得感谢，很难用短短的几句话来表达。然而，我还是要感谢我的父母：John和Joan Della Valle，他们支持我的学业，给予我取得学术成就的基石。在大学和医学院，我有幸得到David Weiner, Bill Williams, John Cuckler和Bill Bora的教导，并有了第一次研究经历，影响深刻。在住院医生阶段，我同样很幸运地得到了Paul DiCesar和Joe Zuckerman等大师的教导。我的朋友和现在的合作伙伴帮助我取得学术成功。最后，我必须感谢参与我的研究的无数病人、本书中许多章节的作者，以及使这本书成为现实的编辑。

——Craig J. Della Valle, MD

感谢我美丽的妻子Mary的支持、帮助和关心；感谢我们的孩子John, Tim, Matt和Pat，是他们激发了我的热情与希望。

——John C. Clohisy

感谢我的孩子Justine, Vincent和Camille，你们的爱是我天天向上、全身心投入的原动力。

—Paul E. Beaulé

感谢我的妻子Justyna长期以来的支持和关心。

—Craig J. Della Valle

与我们一样不断追求新知识，关注成人髋关节的临床医师、教育工作者和研究工作者，感谢你们阅读本书。

—John J. Callaghan

—Aaron G. Rosenberg

—Harry E. Rubash

（陈晓东　译）

目 录

第一部分 背 景

第三部分　常见髋关节疾病概述

第四部分　髋关节镜检查

第五部分　手术治疗

第六部分 保髋手术

第七部分 骨 坏 死

第八部分 创 伤 后

第九部分 其他疾病

第一部分

背　景

第1章

保髋手术的历史

原著者　Joseph Schatzker
译　者　陈晓东

几个世纪以来，髋关节疾病在儿童、青少年及成人中引起疼痛、行走困难、严重畸形，甚至进而引发残疾。随着疾病的进展，那些刚刚出现疼痛和跛行的患者开始使用手杖和拐杖。最终，关节僵硬和畸形导致的残疾迫使患者开始长期使用轮椅。在过去的几个世纪中，这些受害者的绝望引导他们在最原始的条件下寻求治疗。

美国兰卡斯特的 Rhea Barton 最早通过股骨近端截骨的方式成功地完成了第1例矫形保髋手术。患者的髋部存在明显的屈曲内收强直。Barton 主张不仅仅通过截骨来矫正畸形，而且通过手术后肢体的运动来形成转子间假关节，从而恢复肢体运动功能。他于1826年11月22日进行了上述手术，没有麻醉，只有普通的锯片。我们可以想象这个手术的恐怖！这个患者存活了下来，并且在随后的6年中根据 Barton 的建议进行了一定程度的运动。随后患者髋关节再次发生强直。

由于我们仍然没有明确软骨变性的确切原因，大多数用于治疗患髋的手术方法都集中在改变髋部生物力学上。因此，这些手术毫无疑问都是为了保留髋关节，或者在治疗其疾病时基于此类的假设——人们可以认识到影响关节疾病进展的大部分因素与力学相关。

一、保髋手术的历史

先天性髋关节脱位在欧洲及北美都是一个重大难题，保髋手术的历史与外科手术尝试治疗此类异常困难但又普遍的疾病的历史是同步的。因此，有一些手术被发明来处理被忽视的未经治疗的先天性

髋关节脱位及先天性髋关节半脱位。此外，在髋关节置换出现之前，晚期的髋关节"特发性"关节炎也是一种常见且容易使人衰弱和致残的疾病。这也导致了各种股骨近端截骨术的发展。

（一）被忽视的未经治疗的先天性髋关节脱位

在尝试处理未经治疗的先天性髋关节脱位中，Kirmisson 在1894年描述了一种试图矫正内收和屈曲畸形的粗隆下截骨，并同时提供对骨盆的横向支撑。他在低于小转子顶端约4 cm 的位置沿倾斜的方向进行截骨，这使远端部分明显外展并延长。当下肢重新调整时，该方法不仅矫正了畸形，还在一定程度上纠正了下肢的长度，并为骨盆提供了横向支撑。该手术提高了行走耐受性并且减轻了跛行。

Von Baeyer 和 Lorenz 随后描述了相同的手术方式，但是 Von Baeyer 强调外展肌的肌肉张力是改善患肢功能最重要的因素，而 Lorenz 则更多地尝试从远端部分获得对骨盆的直接支撑。为了做到这一点，他将远端部分的顶端内移并直接放入髋臼。Schanz 描述了一种在坐骨水平的截骨方式，可以使骨盆获得更广泛的支撑。由于它同时远端外展，一旦下肢被拉直，外展肌拉紧，它们的力臂可以得到改善，从而可以改善肌肉功能。这种在头部和骨盆壁之间形成的非负重的假关节所提供的骨盆支撑可以缓解其疼痛。实际上以上3种方式试图实现相同目标，即通过拉伸外展肌及努力改善力臂来改善肌肉功能，从而通过对骨盆的支撑提高负重。Lorenz 的截骨术最适合单侧疼痛

患者，Schanz 的截骨术则更适合双侧疼痛的患者。

通过此类截骨而直接支撑骨盆的概念由于 Scherb 和 Francillon 的调查研究而搁置，1932 年他们通过 X 线证实在负重的姿势下骨盆和股骨之间并没有出现接触，并且尽管有软组织的介入，此类负重并没有产生任何疼痛。

先天性髋关节脱位的后期表现直至今日仍然是一个临床难题。Colona 描述了髋关节晚期退变的过程，并扩展了髋臼发育不良的范畴。由于技术上的困难和关节炎不可避免的发展，尽管最近此类治疗方法出现了再次复兴的迹象，但是这类方法仍然存在疑问。今天成人的此类问题大多采用全髋关节置换治疗，采用专门的关节置换假体及各种生物力学技术重建髋臼。

（二）先天性髋关节半脱位

先天性髋关节半脱位表现出完全不同的生物力学问题，并由此引出了一批不同的治疗方法。Schanz 的学生 Pauwels 提出了关于先天性髋关节半脱位、髋外翻、髋内翻、股骨颈假关节及髋关节炎的详细生物力学分析。他设计了不同的股骨粗隆间截骨术，每一种术式都可以特定地处理一个类型的生物力学问题。他的方法是通过恢复力臂使肌肉力量恢复正常，并通过改变表面接触面积使其达到最大，以此来减小关节的载荷。他还认为，通过减轻压力负荷可以实现骨和软骨的愈合。

对于髋关节的残留先天性半脱位，Pauwels 设计了内侧楔形切除的内翻截骨术。他认为这种截骨不仅可以解除肌肉张力，而且可以恢复膝关节的正常负荷，同时可以防止膝内翻及由于超负荷而引起的晚期膝关节内侧关节炎。

对于伴有髋外翻及股骨头变大畸形合并内侧骨赘的髋关节半脱位，他设计了一种外翻截骨术，这种截骨术在外侧楔形截骨的同时外展外移股骨。股骨外移可以使膝关节再度恢复正常负荷，并因此可以防止由于外展截骨而导致的膝外翻畸形。

二、股骨颈假关节

Pauwels 分析了导致股骨颈假关节不稳定的剪切力。他提出的解决办法是中和剪切力并将假关节压缩。为了实现压缩，作用于假关节上的合力 R 必须与其呈 90°。剪切力完全消除并达到稳定对假关节的愈合必不可少。为了使合力 R 以 90° 作用于假关节，他们不得不通过侧方楔形切除结合远端外移外展或外翻截骨来避免膝关节外侧室过负荷。需要注意的是，所谓经典的 "Pauwels Y 形股骨内侧转子间截骨" 被应用于不稳定的及假关节形成的患者，而内移的目的是对股骨颈提供更多的支撑。

Leveuf 和 Bertrand 对其他一些诸如过度前倾等髋关节问题做了研究。他们通过股骨颈梯形切除的楔形截骨或更简单地通过粗隆下截骨来完成矫正。Zahradnicek 与 Bernbeck 描述了多种可以同时矫正外翻和前倾的股骨转子间截骨。

三、成人髋关节骨关节炎

McMurray 于 1936 年发明了一种著名的截骨方式。他仍然以解决畸形问题为主。他的绝大部分患者均存在髋关节晚期骨关节炎，但是同时囊括了一些股骨颈的骨不连患者，而这在当时仍然是一个悬而未决的问题。他设计了通过股骨内移来达到对骨盆支撑的股骨粗隆间截骨。他认为通过对股骨的内移，可以使股骨在髋臼横韧带水平上与骨盆接触，而这样可以将重量直接传送。合并屈曲内收挛缩的髋关节炎通过远端骨块的内移延长可以使下肢正常重建，并可以使其恢复长度从而恢复功能。在骨不连中，内移的目的是给予颈部支撑从而刺激其愈合。

随后的内移研究表明，无论它达到什么样的效果，都不是借助物理支撑，而是凭借着减少髋部肌肉力量从而达到关节减压的目的。同样，研究所谓的股骨内移与髋臼接触的区域显示其并没有形成任何接触。Pauwels 和 Bombelli 的研究随后解释了截骨术对治疗髋外翻合并骨关节炎的内侧骨赘下降的有益效果，他们表述了 McMurray 截骨术远期使头部达到 "最合适" 的位置上，并以此来实现较大的接触面积和旋转中心内移。该手术的实际好处在于增加了接触的表面积，这样可以减少关节压力，并进一步通过松弛肌肉达到髋关节减压的目的。联合减小作用于关节的力量减轻了疼痛，并且在一些患者中可以达到某种程度的关节再生，Nissen称之为愈合反应。

20世纪50—60年代，在英国和北美地区，由股骨粗隆间截骨术来治疗髋部骨性关节炎的理念与欧洲大陆相比仍处于起步阶段。在英国和北美，有人在粗隆间区域划分出了股骨的近端。他们认为这可以使股骨头在髋臼内位于最佳及最匹配的位置。股骨内移，随后通过松弛肌肉卸载关节负荷。截骨后使用各种由其发明者命名（Cassel，Bosworth，Ferguson等）的钢板固定使其达到稳定。然而，钢板所提供的稳定性较差，由此产生的截骨术后延迟愈合和骨不愈合并不少见。这类手术的功能结果是多变的。然而，除了忽略和镇痛药等，人们不能给这些处在巨大痛苦中的患者提供其他治疗，他们面临的是不断进展的肢体障碍和畸形。对于老年髋关节骨关节炎的患者，治疗无效是很常见的。

在欧洲大陆，特别是德国、奥地利和瑞士的外科医生受到Pauwels及其追随者的影响较大。他们对手术进行了更精心的策划，其矫正是基于股骨头的解剖形变，并且与股骨近端和髋臼的变化相关。出现髋关节发育不良病理改变的患者，在关节发生晚期破坏性变化之前手术可以获得良好的效果。Bombelli，Schneider，Morscher和Feinstein等医生的文献为这一结果提供了有力支持，但是特发性关节炎的治疗结果仍然存在变数。

瑞士AO成立于1958年，16年后Mueller发表了关于股骨近端截骨的专题论文，这对于那些对股骨粗隆间截骨术发展史感兴趣的人来说是一个宝库，其中提出了许多有趣的手术解决方案。他关于股骨粗隆间截骨术的最后一篇论文是对现有操作最新、最有用的文献。在随后的几年中，AO不断完善，在很大程度上解决了稳定内固定的问题。Mueller所描述的新的内植物和手术技巧方便了许多截骨矫形的创新，并沿用到现今。精确的手术操作技术有助于制订更准确而详细的手术计划，并保证了手术计划的精确执行。绝对稳定的内固定允许早期活动并可以获得较高的愈合率及可预见的康复结果。在20世纪60年代曾经受到青睐但破坏了截骨结果的各种夹板及那些未能提供稳定固定（Bosworth，McFarlane，Osborne等）而导致的频繁的骨不连和畸形愈合都成了历史。今天，转子间截骨和Mueller所描述的技术仍然是治疗股骨近端结构异常（如髋外翻、过度前倾、股骨扭转、偶尔髋内翻）有价值的手术方式。这些畸形常常与髋关节发育不良及其后遗症有关。另一个重要的指标是股骨颈骨折后不愈合。外翻截骨仍然是保留股骨头的一种手术选择。患者的选择尤其是那些存在髋关节炎的患者仍然至关重要。转子间截骨仍然是一个重要的工具，特别用于畸形矫正和股骨颈假关节形成。不幸的是，由于股骨粗隆间截骨术需要更多的手术规划和准备，而且很难根据术前计划进行操作（相比较全髋关节置换术是更容易操作的），因此医生往往会回避这种手术。

（一）特发性股骨头缺血性坏死

经转子间旋转截骨术与Sugioka截骨术的原则相同，都是希望拯救年轻人的髋关节。该截骨术的原理是向前方围绕其长轴旋转颈部和头部，将其转入股骨头未受累部分的负重区。除了Sugioka以外，该手术的结果一直不能令人满意，并且结果不可预测，该手术已被放弃。更经典的转子间截骨术，特别是外翻截骨术，由于其原理相同，也同样被摒弃，取而代之的是全髋关节置换术。

（二）先天性髋内翻

这种疾病的特征在于股骨颈的内翻畸形，在其生长过程中与一个垂直走向的骺板和一个特性较差的三角骨块相关，而这个三角骨块的轮廓一方面由骺板形成，而另一方面则在另一侧通过硬化骨的透亮线形成。其病因最有可能是股骨颈的疲劳骨折，其可能发展到伴随内翻畸形的肥大假关节。它也经常与头部的后倾相关联。被忽略的先天性髋内翻预后较差。随着内翻的增大，股骨头发生变形，甚至可以从股骨干到股骨头发生骨溶解。

髋内翻最有效的矫正手术是经典Pauwels Y形外翻截骨。所需的外翻程度需要根据术前计划判断，在术前计划中假关节必须重新调整，以使得加载于髋关节上的合力角度为90°。这意味着与水平面呈20°～30°的倾斜，而这也是正常骺板的倾斜角度。此外大转子的顶端应与股骨头的旋转中心处于同一水平。在单侧情况下，必须外移骨干，而在双侧的情况下可以进行经典的 Pauwels Y 形截骨，其中骨干需要部分内移。内移的好处是为发育较差的股骨颈提供支持。

（三）成人股骨颈假关节

创伤后股骨颈假关节可以采用与先天性髋内翻类似的复位截骨术治疗。股骨头存活的成人股骨颈假关节唯一合理的外科手术是外翻截骨术，因为这样可以中和骨折不愈合引起的剪切力，并且使骨折不愈合处于压缩力作用下，这种压缩力可以稳定骨不连并使其最终逐渐愈合。仅仅骨干内翻而不重新调整骨不连的平面注定是要失败的，因为这样不能中和由骨不连引起的剪切力。外翻复位截骨术是稳定股骨颈骨不连的最佳手术方案。在极少数骨不连不稳定的情况下，股骨干内移仍然起到一定的作用，因为它为骨不连提供了支持，但是这类手术的成功率较低。

（四）股骨头骨骺分离或骨骺滑脱

骨骺滑脱越严重，治疗它的最佳治疗方案越多样化。骨骺滑脱越严重越难以通过转子间截骨的手段来矫正内翻、后倾及下肢外旋等复杂畸形。这种复杂畸形的进展是由于股骨头逐渐滑脱出现与下肢外旋相关的内翻和后倾。形成于前上方来填补逐渐形成的缺损的骨痂成为解剖矫正的关键。它超出了本章节的范围，将在各种治疗方案中讨论。骨骺滑脱越严重通过股骨转子间截骨手术成功矫正畸形的可能性越小。最常用的截骨手术是 Southwick 三联截骨术。股骨颈截骨新的可能性再次成为当前主题，这是由 Gautier 等最新的解剖工作引起的，他们已经绘制出股骨粗隆区域股骨颈和股骨头确切的骨外血供示意图。基于这些新知识，Ganz 等已经研究出一种新的手术方式，即"粗隆翻转"，它为矫正手术开辟了新的可能性，该手术不会导致危及股骨头血供及随之而来的缺血性坏死（AVN）的后遗症。有了这些新的知识，Ganz 截骨术成功地矫正了股骨头畸形并使其恢复一致性，并通过股骨颈截骨降低了滑脱风险。股骨头骨骺滑脱的颈部畸形矫正是必需的，因为仅次于未治疗及治疗不当的合并半脱

位的髋关节发育不良，股骨头骨骺滑脱症是年轻成人髋关节撞击和随后的骨关节炎发生的最常见原因。

（五）基于髋关节形态解剖学的矫正手术的发展

Mueller 和 Ganz 的治疗理念是所有保髋手术的基础。两位医生认为，为了了解现代保髋手术，手术医生必须掌握正常的外科解剖及病理解剖的确切形态学变化，这些都是随后矫正手术计划的前提。

（六）发育性髋关节发育不良及相关的解剖异常

髋关节半脱位最常见的原因是发育性髋关节发育不良。有许多相关的异常必须要通过矫正来充分解决该问题，并避免年轻人骨关节炎的发展。

该疾病可影响到股骨和髋臼，使股骨头向外向上移位并离开髋臼中心位置，导致 Shenton 线不连续。通常 Wiberg CE 角小于正常。CE 角在儿童应该至少为 15°，在青少年和成人应该至少 20°。如果 CE 角小于 20°，则表示股骨头覆盖不充分，并且可能存在半脱位。在 I 型中，股骨头与髋臼是不匹配的，髋臼顶部异常陡峭，常常前倾并面朝向前上，而不是向外向下。CCD 的角度（中心柱股骨干，即穿过头部和颈部中心的线及股骨的解剖轴线形成的角度）和股骨的前倾角大于正常。过度前倾的危害，是否要在髋关节发育不良治疗中将其纠正到正常，目前仍然是有争议的问题。可以肯定的是，过度前倾使得股骨头冠状面不可能在髋臼中心的位置。这导致了髋臼前上部分过多负重，并引发盂唇和关节软骨病变。过度前倾的儿童经常在行走时自发出现明显的内翻，用这种方式可以减少前倾并使股骨头位于真正的髋臼中心。与过度前倾相关联的是髋外翻，髋外翻可以导致股骨头的生理负荷远高于正常，原因是外展肌有效力臂较短。

伴有过度前倾及髋外翻的髋关节半脱位是内翻旋转截骨的指征。旋转应减少前倾至 0° 或不大于 5°。这样可以向中心及向后方转移髋臼顶部负

荷，卸载髋臼前缘负荷。也有人认为这将刺激髋臼的正常发育。正常髋臼的发育被证明大多是妄想，因此目前的认识表明我们必须同时矫正股骨和髋臼。股骨颈外翻角度必须矫正到正常生理角度125°。同样重要的是，远端骨段–股骨干的内移，可以防止膝关节内侧间室负荷过重。在成人早期，由于股骨头覆盖不充分导致的永久性发育不良可以引起作用于髋臼和股骨头前外侧的压力和剪切力增加，从而引发病变。随着时间的推移，这些因素导致不稳定、撞击和半脱位，这些都是导致髋臼盂唇或骨性边缘病变进展的原因。退变的盂唇及相关的髋臼软骨病变可以产生一些典型的症状，这些症状是髋关节骨性关节炎的前兆。所有的作者都认同矫正髋关节力学问题的最理想时间是骨关节炎发生之前。他们在其出版物中指出，长期有利的结果与已经发生骨关节炎的程度成反比。

多年以来，一系列手术被发明出来用于解决髋臼问题。髋臼发育不良的最佳治疗方法是矫正髋臼的方向。

半个世纪前，加拿大多伦多的Salter第一次描述了真正的矫正髋臼方向的手术。Salter将其称为"髋骨截骨术"。他的截骨包括髋臼上方的髂骨的横截面。通过在耻骨联合上旋转耻骨下部和坐骨骨块使髋臼向前、向下和向外重新定位。截骨术的效果实现了股骨头的覆盖和稳定，但Salter忽视了股骨颈的前倾角和股骨颈的外翻。

Salter截骨术在治疗儿童髋关节半脱位和髋关节脱位中仍然有效。而在成年人群中，如Murphy等指出，它仅仅对髋臼前倾的轻度发育不良患者有效。它不能处理更加复杂的类型，这需要更加复杂的手术矫正髋臼方向。如果我们试图寻找更好的矫正髋臼的方法，那么髋骨截骨术不再是一个被考虑的手术。

德国的Wagner和日本的Ninomiya各自独立发明了球状的髋臼旋转截骨术。这些手术可以使股骨头覆盖优良，但是单侧的关节中心内移是不可能的。此外，更重要的是，旋转截骨完全破坏了髋臼的血供，并导致整个髋臼发生深远的和灾难性的股骨头缺血性坏死。因此，由于它们存在巨大的技术挑战和潜在破坏性的并发症，还没有普及应用。

随着时间的进展，一些更加复杂的髋臼周围截骨术（PAO）被发明出来。为了获得所有手术的成功，髋臼的负重面必须是水平的，髋关节正常的肌肉功能必须恢复，并且达到足够的运动范围且没有任何的术后撞击。

目前使用的最流行的PAO是Ganz等于1983年发明的伯尔尼PAO，但是其直至1988年才公布。它具有相当大的优势。它使用一个手术入路，可以在各个方向完成矫正，包括内侧和外侧平面，允许髋臼旋转中心内移，不危及髋臼血供，使半骨盆后柱保持完整，这样可以允许直接拄拐行走而无须使用外固定，真正的骨盆形状保持不变，允许正常分娩，大多数髋臼发育不良的患者是年轻女性，对于这部分患者，这一点很重要。自20世纪90年代初，PAO已经成为首选的治疗成人髋臼发育不良的手术，其中有不到10%的患者同时行股骨近端截骨术。越严重的股骨畸形越需要加以矫正。

四、髋关节撞击概念的演变

（一）髋臼撞击的临床症状

年轻人髋关节疾病的早期症状往往意识不到，常常归因于疲劳或者关节的"过度使用"。1991年Klaue等发表了他的经典文章"髋臼边缘综合征"，他第一次吸引我们关注髋关节发育不良和股骨髋臼撞击（FAI）的早期临床表现。他指出，伴有这些髋关节问题的患者大多是年轻人，他们经常抱怨腹股沟区刀割样疼痛和（或）髋关节交锁的感觉。他们还偶尔抱怨关节屈曲时的感觉。他们会在体力活动和运动时出现这些症状，还会在坐特别低的椅子或沙发时出现这些症状。这些患者典型的临床检查是在髋关节完全屈曲及下肢内收、髋关节内旋时出现疼痛，这是撞击的典型临床表现。在这个位置上，股骨颈的近端前方与髋臼边缘有确切的点接触，而这个位置盂唇很可能被破坏。这个动作导致疼痛，因为它施加的剪切力作用于盂唇附着点。

（二）髋臼发育不良的类型

Klaue等指出，在处理髋臼发育不良时人们必须面对两个问题之中的一个，而每一个问题都需要不同的手术方法。

Ⅰ型髋关节具有较浅的髋臼，髋臼较正常更垂直，髋臼的曲率半径大于股骨头。这种关节是不协调的，存在股骨头半脱位的潜在不稳定性。具有较浅椭圆形髋臼的髋关节，其髋臼的短横向直径与股骨头直径不匹配，这种髋关节要承受异常的剪切力，因此具有潜在的不稳定性。由于关节不稳定，髋关节盂唇是肥厚的，关节囊是增厚的。最终由于半脱位的不断进展，受压过度的盂唇有可能从髋臼顶部脱落。

为了区分，在Ⅱ型髋臼中，股骨头的曲率半径与髋臼是相同的。问题是，该髋臼提供小于正常的覆盖（"短的顶部"，低CE角）。这类关节是匹配的，稳定的，直至髋臼发生退行性变化，然后会导致继发的不稳定。

事实上，Ⅱ型髋臼的髋关节是适配且稳定的，顶部相对较短的髋臼边缘受到来自股骨头上极不断增大的压力。由于时间的推移，应力和过载集中仍然存在，最终会导致超负荷。超负荷的第一个影像学标志是其不断增加的软骨下骨硬化。这种软骨下骨硬化随着时间推移会出现疲劳性骨折和髋臼边缘分离，即所谓的"OS髋臼"，这也经常与骨囊肿或神经节相关联。OS髋臼在过去被认为是用来表示髋臼顶部的一个单独的骨化中心的。

髋臼和股骨头曲率半径相同的髋关节发育不良的患者最适合采用PAO治疗。

（三）在正常髋关节解剖中观察髋臼撞击概念的发展

1999年，Myers等发表了一个意想不到的研究结果，他观察了超过700名曾在伯尔尼行PAO手术的患者。他的研究认为，PAO术后一段时间内存在引起继发性前方撞击综合征的潜在可能。作者推测这一发现可以解释术后残留疼痛和功能活动受限，并揭示这些患者存在继发退行性改变的高风险。

Myers发现，有症状的患者其髋臼曲率半径与股骨颈紧邻股骨头关节软骨及部分覆盖它的加厚部分不匹配。因为股骨颈加厚部分的曲率半径大于股骨头的曲率半径，在屈曲时，股骨颈该部分不能进入髋臼。这种股骨头半径与股骨颈厚度之间的解剖不匹配被认为是股骨颈与股骨头之间缺乏偏心距。偏心距的问题以前只在关节置换的文献中出现过，但在具有正常髋臼的患者中并不是问题，而问题存在于那些股骨颈改变的患者中，如存在握枪畸形的成人骨关节炎患者、骨骺滑脱或股骨头变形的Legg-Perthes病患者。

Meyers再次手术的4例患者中，必要的偏心距是通过手术加深股骨头颈交界处实现的。这是通过在今天称之为股骨颈前方软骨-骨成形切除术实现的。这种切除术使髋关节撞击患者可以自由屈曲、内收甚至内旋。今天，关节切开术在所有的PAO手术中是必需的，不仅仅是处理由重新定位可能引起的撞击，也能应对伴随的盂唇和软骨损伤。由于这一发现，作者建议每进行1例PAO术时，应同时检查髋关节的撞击。遗忘了撞击的患者将注定存在进一步的问题。

这种由于PAO术后缺乏偏心距引起撞击的观点树立了新的里程碑。它引起了外科医生对撞击继发股骨近端畸形潜在可能的关注，诸如髋臼与股骨头-颈结合部分不匹配。这4例患者获得的信息可以作为重要的前奏来识别和治疗与股骨颈-头前方结合处发育不良引起的髋臼撞击。相同形式的髋臼撞击作为Legg-Calve-Perthes病的结果已经被发现，并且已经采用骨切除、关节镜清理和转子间截骨来治疗。

下一个重要的里程碑是认识看似正常但实际有撞击症状的患者，这是由Ganz等、Nötzli等和Ito共同研究发表的。受PAO并发髋臼撞击的启发，Ito等发表了他们对FAI及凸轮效应的研究结果。他指出，在髋关节发育不良中，盂唇损伤及相关的退变是由髋臼边缘异常负重引起的。非发育异常的盂唇损伤原因是股骨颈与髋臼边缘撞击引起反复的微创伤，或者是由于股骨头及相邻的股骨颈随半径增加（局部骨量增加）而在髋臼边缘下方被挤压形成的凸轮效应。

Ito等和Nötzli等进行了随后的工作。Ganz的这两位合作者详细描述了髋关节MRI的必要性，以便能够诊断出该特殊的股骨颈部异常。此外，这些作者还详细描述了测量该股骨颈部形状异常大小的客观方法，他们称之为α角（见下文）。首先识别髋臼撞击的表现，随后可以充分理解撞击的过程，并将撞击分为两种，即凸轮型和钳夹型。

（四）凸轮型髋臼撞击

在凸轮型髋臼撞击中，股骨头与颈部的异常交界首先对髋臼前上缘区域的软骨造成了损害。这些股骨颈病理解剖改变被称为"手枪柄样"或"倾斜"畸形。它们在骨骺滑脱或股骨头巨大的髋关节中也同样可以出现。在卵圆形头部或非球形头部中，股骨颈伸出头部周围画出的圆圈并凸形向前延伸到股骨颈基底部作为髋关节典型的"手枪柄样"畸形，其中头颈交界处凸形横向延伸至股骨颈基底部。为了量化这种畸形，Nötzli等定义了 α 角，该角度为通过股骨头及股骨颈中心的连线与通过股骨头中心和股骨头突出完美圆圈的点之间连线所形成的夹角。该角度超过60°即认为是不正常的。

撞击的概念被不断更新。很显然，最初与"髋臼综合征"有关的复杂症状在髋臼正常的髋关节中出现。这代表了在患者症状满意度和髋关节病理概念上真正的突破。它重申了更多的观点，其认为特发性关节炎并不存在，并且几乎所有的患者都存在潜在的结构异常，可以引发随后的退行性改变。

髋臼正常但头颈结合处形状轻微异常的病例现在被分离出来，如颈部正常但是髋臼存在病理改变的患者，以及由于前方覆盖过多或髋臼内陷引起后倾的患者。

（五）钳夹型髋臼撞击

由于髋臼内陷或发育性后倾及PAO过度矫正导致的髋臼异常称为钳夹型撞击。

凸轮型和钳夹型撞击会在本书后续章节中进行充分讨论。然而，必须指出非常重要的一点是，凸轮型和钳夹型撞击可以引起明显的病理改变并可以导致不同的预后。凸轮型撞击首先导致髋臼关节软骨损伤，其次是盂唇损伤。由于凸轮型撞击首先引起髋臼穹顶前上方部分的髋臼软骨损伤，其预后较钳夹型撞击更差；钳夹型撞击首先引起盂唇损伤，其次是引起关节软骨损伤，其软骨损伤范围更小，常在髋臼的后下部分。由于凸轮型撞击的首要风险是关节软骨损伤，使其治疗不能延误。任何有撞击症状患者的延迟治疗，其关节软骨损伤的风险都会相应增加，预后较差，尽管

随后会有适当的治疗和消除方法。

（六）髋臼撞击手术治疗的演变和相关的盂唇损伤

髋臼截骨矫正术及股骨头-颈交界处的股骨近端手术需要透彻了解这些区域的血管解剖。Ganz的同事Gautier 继续进行关节血管解剖的研究：不仅仅是之前为了PAO手术而研究的髋臼，还包括股骨近端。Gautier 等正确地指出了股骨头的血液供应主要来自旋股内侧动脉深支。他还进一步指出，旋股内侧动脉（MFCA）骨外的前方分支在所有的解剖学书籍中都有很好的描述。然而，MFCA最重要的分支并没有被关注，旋股内侧动脉深支在关节囊外分出粗隆分支并发出2～4个上方韧带动脉分支。他们发现，股骨头血供的最终来源MFCA深支一直在关节囊外走行。闭孔外肌腱可以保护MFCA深支不被破坏或在任何方向的髋关节脱位时不被牵拉。

在Gautier的血液供应文章发表1年后，Ganz等发表了他的经典论文"转子骨瓣截骨术"，在详细的解剖研究基础上发明了髋关节手术脱位技术。手术从髋关节后方入路。外旋肌不分离，MFCA及其分支由闭孔外完整的肌腱保护。髋关节脱位为各种类型的手术操作提供了足够的视野，可以完全显露股骨头和股骨颈。它还提供了洞察其他一些髋关节疾病发病机制的机会。作者指出，他们在过去的7年中已经在213例髋关节手术中使用此入路，没有1例发生AVN。

五、结论

本章详细描述了成人保髋手术的演变过程。这一切都始于尝试畸形治疗，随后处理未经治疗的先天性髋关节脱位和髋关节半脱位引起的髋关节不稳定。髋关节骨关节炎导致的畸形和功能障碍成为下一个引起人们兴趣的焦点，然而，由于手术变得更明确及髋关节置换术成为一种手术选择，股骨近端截骨因其手术难度大、治疗效果不确定及患者选择困难，已不再是治疗成人骨关节炎的手术选择。此外，股骨近端畸形成为进一步需要考虑的情况，其可能会阻挡髋关节置换术中

股骨假体置入或髓内钉置入。这些需要我们在计划粗隆间截骨时牢记。我们还必须牢记在进行内翻截骨术时，股骨大转子不能留在直接进入髓腔的位置。

尽管有以上这些考虑，但通过粗隆间截骨术对髋关节发育不良进行股骨近端矫正（无论是单独进行还是同时行髋臼截骨重建）仍然是一个必需的外科手术。同样，股骨转子间截骨仍然是年轻人股骨颈假关节的治疗选择。

先天性髋内翻、髋外翻和股骨头骨骺滑脱及创伤后畸形也必须由股骨近端粗隆间截骨的方法来矫正股骨畸形。因此，对股骨粗隆间截骨术的认识不能降级到以前的方式。尽管转子间截骨术存在困难，但其仍然是治疗上述疾病唯一有效的生物解决方案。因此，外科医生在进行成人保髋手术时必须掌握复杂的解剖畸形及其相关的病理损伤。他们必须了解正常的解剖、血供及不同畸形和疾病的病理解剖的复杂性。他们不仅要了解股骨的解剖畸形，还需要了解髋臼的解剖畸形。

当前年轻人关于有症状的髋关节研究已经转向增强MRI，这已经作为特定的章节出现在Nötzli等的概述中。这一研究是必要的，可以显示股骨头、颈的前外侧。股骨颈发育异常和撞击可以存在于X线检查显示股骨和髋臼正常的髋关节中。Ito和Noetzli已经描述了这些股骨颈的畸形，他们为我们提供了客观的测量手段即α角，α角可以量化评估股骨颈前外侧发育不良。

由Gauthier和Ganz描述的股骨近端尤其是股骨头血供的外科解剖，使Ganz发明了股骨大转子骨瓣截骨术，其是治疗股骨近端前外侧发育畸形伴随"凸轮型"或"钳夹型"撞击的最全面和最安全的手术方法。Ganz曾经通过截骨术矫正股骨头畸形。

所有作者都一致同意越早干预，年轻人保髋成功机会越大，特别是在发生明显骨关节炎改变之前。这对"凸轮型"髋臼撞击的患者特别重要，因为这类患者首先是髋臼关节软骨的破坏，而盂唇损伤是继发性病变。处理成人髋关节盂唇损伤时，如果不解决引起盂唇损伤的潜在病理损害，则不是治疗疾病，只是处理其临床表现。只针对症状而不针对疾病的治疗注定失败。

本书随后的章节中将详细描述股骨粗隆骨瓣截骨术发明之后的不同手术方法。书中会详细讨论股骨大转子骨瓣截骨、髋关节镜单独或联合前方有限切开的髋关节手术方法。该章节还将详细讨论目前最困难的髋臼撞击并发症及髋臼关节软骨病变的处理。此外，还将描述盂唇损伤以及盂唇保留的必要性，关节盂唇可以使关节不透水，对于关节的润滑至关重要。

对于髋关节病变的认识已经迈出了很大一步。髋关节特发性关节炎很可能并不存在。这个词语显示了我们对看似正常的髋关节病理的无知，这些看似正常的髋关节已经存在由潜在病变导致的进展中的骨关节炎，且关节软骨已经被削弱或破坏。

第2章

髋关节的发育生物学

原著者　Maurizio Pacifici，Bryan A. Hozack，George J. Feldman
译　者　陈晓东

一、简介

　　与身体的其他关节相比，人类的髋关节更能反映出自然选择的压力和历史进化的影响。对于那些经过随机的骨骼发育突变而获得直立步态和胎儿头颅容量巨大提升的个体来说，进化的压力赋予他们自然选择上的优势。这种确定出的体格特征使得我们成为独一无二的人类物种。进化的改变非常迅速，以至于为了满足身体对直立步态和胎儿头颅容量的需求，骨骼发育过程中不断的改变和适应可能造成如今通常情况下髋关节、股骨及颅面部结构的病理性改变。

　　在之后的段落里我们会首先介绍股骨、髋臼的正常发育及其血供。这些骨骼结构的发育与基因表达和环境作用有关。造成髋关节及股骨畸形的基因变异能加深对人类发育分子机制的认识。接下来，我们将重点介绍髋关节发育不良（DDH），来说明基因及环境因素对髋关节发育的影响。最后，证据表明人类进化为以撞击相关的髋关节形态学变异提供了合理的解释。

二、胎儿期的股骨–髋臼发育

（一）胎儿期的髋臼

　　髋臼的形成大约发生在胚胎发育的第6周。在未来形成股骨头和髋臼的部位凝聚细胞存在着生长抑制。软骨内骨化参与了骨盆各个部位的形成，软骨细胞首先聚集在原始髂骨的中心，然后是耻骨，最后是坐骨。各个包含了软骨细胞的聚集中心向彼此迁移，首先是髂骨和耻骨融合，接下来是髂骨和坐骨融合。在第7周耻骨和坐骨中心相连接，在侧方留下一个小开口将来发育形成髋臼窝的顶部。值得一提的是，在各个时期髋臼的发育伴随着股骨头和股骨干的发育。

　　在第7周时，股骨头已有球形的轮廓，髋臼在其周围生长迅速。此时，间充质干细胞凋亡，使股骨头与髋臼分离，中间空出的液体填充的通道即为髋关节间隙的最初形态。这时是髋关节脱位发生的最早时间。尽管股骨头在其最初发育时期呈球形，但是由于妊娠晚期胎儿关节活动的限制使得此时具有生物学可塑性的股骨头变得更加椭圆。直到出生后，关节活动的幅度增加，股骨头的球体形状才得以恢复。

　　3个髋关节软骨前体出现初级骨化中心的时间分别为：髂骨10～11周，坐骨15～16周，耻骨19～20周。在10～11周时胎儿髋部血供的建立引导了骨化作用的发生。

（二）胎儿期的股骨

　　第8周时，在发育的股骨干出现了初级骨化中心。骨化作用从初级骨化中心由近及远延伸，髋关节周围的软组织也开始形成。在这个时期，股骨头周围的细胞逐渐形成圆韧带和髋臼横韧带。髋臼盂唇最初在第6周时表现为一簇围绕在髋臼边缘的细胞，在第8周时随着髂骨、坐骨和耻骨的扩大而发育。

　　到了第11～14周时，血管进入股骨头与股骨颈，引导这些区域的最终骨化作用。到第16周时，股骨的骨化作用已经达到小粗隆的水平，而此时3个构成髋臼的骨开始初级骨化作用。值得一提的是，尽管如此，髋臼本身的骨化直至青春期才开始。

综上所述，从功能发育的观点上来看，坐骨、髂骨和耻骨可以被看作是各自具有其骨干、干骺端及骨骺的"被压扁的"长骨（图2-1），图示说明了软骨内骨化作用从间充质前体到软骨再到骨的发育过程。

三、出生后的发育

从临床医学的角度来看，新生儿的髋关节发育具有3个重要时期：①髋臼顶的发育；②股骨颈的延长；③股骨头的骨化。

一般而言，从出生后至16岁，股骨颈在外加生长和间质生长的作用下延长变宽。随着其在纵向及侧向上的生长，股骨颈的内外侧发生骨的重建形成，并维持其特有的形状。

出生后，股骨头外形为圆形，前倾角变异度很大，股骨颈不明显（图2-2）。在新生儿期，囊内关节由附着在骨周围的髋关节囊及髋臼边缘的软骨形成。股骨头水平比大粗隆水平略高，股骨近端已经形成3个明显的区域：①股骨头；②大粗隆；③骨骺区域。第3～6个月髋臼盂唇发育并使髋关节稳定，此时股骨头内侧发育更有优势。股骨头的次级骨化中心于第3个月形成，并在第6个月之后继续生长扩大。随着这个骨化中心的生长扩大，股骨头的骺生长板出现，促使股骨头与大粗隆的分离。

在1～2岁时，股骨颈继续延长，股骨头韧带生长入股骨头凹。在3～4岁时，大粗隆形成次级骨化中心使其与股骨头距离更远。股骨头骺生长板中交错的乳头状突起也在此时发育。在5～8岁时，大粗隆的骨化中心与股骨干主要的骨化中心融合，然而股骨头的骨化中心仍然在扩大、成熟、生长迅速。在9～12岁时，髋臼顶的

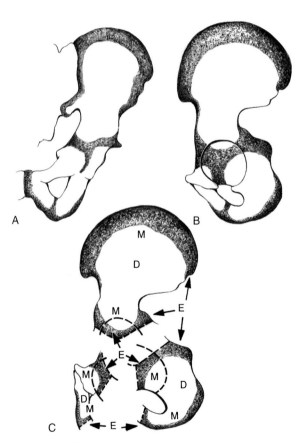

图2-1 组成髋关节的各个骨。A.在前位观不能完整地看到髋臼。B.在正侧位观可以更好地看清各髋臼各个组成成分的连接。C.髋臼分解图描述的是组成髋臼的3个骨（髂骨、坐骨和耻骨）在形态解剖上的划分及Y形软骨。E.骨骺，M.干骺端；D.骨干

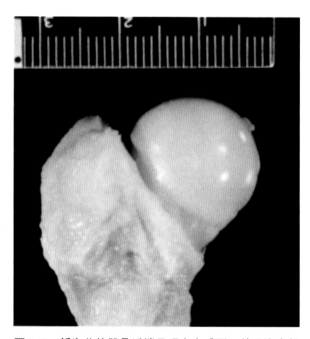

图2-2 新生儿的股骨近端呈现出半球形，并且比大粗隆略高。反映出股骨近端内侧发育初始（Reprinted with permission from Katz JF, Siffert RS. *Management of hip disorders in children.* Philadelphia, PA: Lippincott; 1983.）

软骨变薄，形成边界清楚的关节盂唇，交错深入干骺端的乳头状突起的结构也变得更为复杂。在13～16岁时，变薄的软骨形成髋臼面上仅有的关节软骨，髋臼骨性覆盖的侧缘伸展生长出由纤维软骨构成的盂唇。股骨的骺生长板闭合——股骨头先闭合，然后是大粗隆闭合。除了留有一薄层关节软骨之外，其他的透明软骨均被骨组织替代（表2-1）。

发育中的髋臼及股骨头有多个部位可以发生畸形生长。这些畸形被总结在图2-4中。

四、血管系统的正常发育

（一）血管系统的发育时间

在髋关节发育的第8周，胚芽的衍生物，包括软骨、软骨膜组织和关节区域均无血管存在。股骨干近端的初级骨化中心出现，血管在软骨膜组织的外表面形成分支。直至软骨膜层发生骨膜骨形成这一结构变化后，血管才进入骨膜内生长。

毛细血管首先突破位于股骨干中1/3的滋养动脉水平的骨膜。这些血管将间充质干细胞和造血干细胞运载至骨髓内。有些血管出现在关节的纤维囊及滑膜间充质中。发育的第10周，在肩关节、肘关节及膝关节开始出现关节腔后，髋关节腔也在股骨头周围扩散形成，圆韧带在滑膜间充质中并与重要的血管伴行，这些血管后来将营养股骨头中软骨管的部分。在第12～14周，血管长入股骨的软骨模型及股骨头中，形成将来的旋股内外侧动脉、闭孔动脉和臀上下动脉。与此同时，毛细血管长入圆韧带和填充髋臼窝的纤维脂肪组织当中，被称为哈弗腺或鞍区。这个构造被认为也能营养股骨头，但有研究表明其在发育当中起到的作用不大。不久过了发育的第12周，血管进入髋臼，完成了血管系统在髋关节中特殊的走行。而此时血管的走行结构会一直持续整个发育过程乃至成年。

（二）股骨近端的血液供应

髋关节的血管结构可以被分为股骨侧和髋臼

表2-1　从出生至成年髋关节发育的总结

年龄	髋臼顶	股骨颈发育	股骨头发育
新生儿	髋关节囊附着在骨与软骨外围，超出髋臼缘形成边缘和囊内韧带	股骨头略高于大粗隆	骺生长板的所有软骨分布在3个区域：①股骨头；②大粗隆；③骨骺区域
3～6个月	髋臼盂唇发育并稳定髋关节	内侧区域生长更加旺盛	股骨头次级骨化中心形成（此处出现的生长延迟表明可能有血管的损害）
6～12个月		股骨头生长板出现使其与大粗隆分离	次级骨化中心扩大
1～2岁		股骨颈继续延长	股骨头韧带长入股骨头凹
3～4岁			大粗隆形成次级骨化中心，使其与股骨头距离更远
5～8岁			在股骨头骺生长板中交错的乳头状突起开始发育大粗隆的次级骨化中心与主要的骨化中心融合；股骨头继续迅速生长；骨化中心扩大、成熟
9～12岁	在骨化的髋臼顶和关节表面的软骨含量下降。关节盂唇边界变清晰		交错深入干骺端的乳头状突起的结构更为复杂
13～16岁	骨化作用使软骨变薄而仅剩薄层的关节软骨髋臼骨性覆盖的侧缘伸展生长出由纤维软骨构成的盂唇		骺生长板闭合、股骨头生长板先闭合、大粗隆后闭合。除薄层关节软骨外，其他透明软骨被骨组织所替代

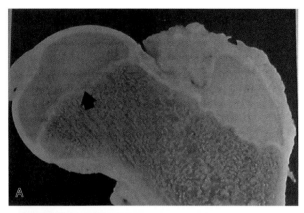
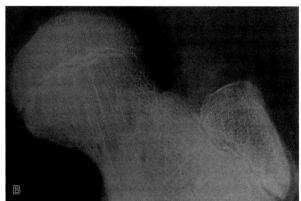
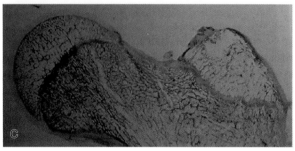

图2-3 15岁男孩：A.大体观；B.影像学片；C.组织切片。在影像学片及组织切片中，骨骺两侧的骨均有增厚现象。在大体观下，中央桥接明显（箭头）。骺内软骨依然存在且功能正常（Reprinted with permission from Katz JF, Siffert RS. *Management of hip disorders in children*. Philadelphia, PA: Lippincott; 1983.）

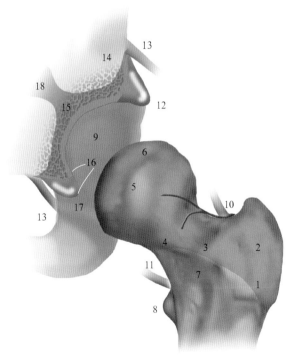

图2-4 表示可能畸形生长的区域（由Katz和Siffert描述）。1.大粗隆；2.骺板的侧向生长；3.骺板中间区域的生长；4.骺板内侧区域的生长；5.小粗隆的生长；9.股骨近端和髋臼关节表面的生长；10.对后上方血管的损伤；11.对后下方血管的损伤；12.髋臼盂唇的生长；13.关节囊的生长；14.重构，尤其是髂骨干骺端侧方的重构；15.髋臼内软骨的生长；16.股骨头韧带的生长；17.髋臼横韧带的生长；18.Y形软骨的生长。这些部位为主要会产生生长发育缺陷的细胞区域。在随后的章节中会讨论由其带来的各种各样的髋关节发育异常

侧的发育。股骨近端主要被3组动脉营养：囊外动脉环、囊内颈升动脉和囊内滑膜下动脉环。囊外动脉环是由股骨颈基底部的旋股内外侧动脉发出分支形成。细小的颈升动脉和支持带动脉进入髋关节囊沿着股骨颈向股骨头方向生长。这些血管按照它们与股骨颈的相对位置分类：外侧、后侧、内侧和前侧。这些颈升动脉穿入股骨颈，向远端生长到达干骺端，一部分向外侧旋转营养大粗隆并与从股骨干发出的滋养动脉升支相吻合，另一部分则向内侧旋转营养股骨颈。颈升动脉在关节软骨与股骨颈交界处相结合，形成关节囊内滑膜下动脉环吻合。在这个位置，骨骺与干骺端的血管分支为两个方向。骨骺的血管穿过软骨膜环表面进入股骨头的软骨中。干骺端的血管进入股骨颈并向远端生长。

儿童与成人髋关节主要的区别在于骺生长板的存在。生长板阻碍了血液流动直至其闭合后颈升动脉才得以穿越它。

在发育过程中，纵向的生长板（骨骺）是无血管的，但却存在双重血供，以支持其发育。第一个血供来源是骺动脉，从上方营养生长板。第二个血供来源是干骺端动脉，从周围或股骨干发出的滋养动脉向上营养骨骺。还存在一个其他的血供来源是十字吻合软骨膜环的软骨膜动脉，营养生长板周围。两个主要的血供来源、骺来源及干骺端来源在所有骨骼生长及发育过程中分别起着不同的作用。

骨骺的血管营养骺软骨上层具有生发、增殖和增生特性的细胞层，同时也营养次级骨化中心和生长板。这些血管穿过骺生长板的隧道深入终末刺突中，在骺软骨的生发层形成一个密集的血管网，促进骨的纵向生长并且依赖于骨骺的血液循环。这些血管的损伤会引起次级骨化中心的坏死，对骺板和骨的纵向生长产生不利的影响。这种骨骺的血供仅在囊外，被Dale和Harris称为A型。由于股骨近端的骨骺几乎全部被关节软骨所覆盖，所以血管从关节软骨和生长板软骨中间很小的区域进入骺软骨。这些血管极易受到骨骺急性移位损伤的影响。

在骨原细胞的帮助下，干骺端的血管营养钙化区域和已经沉积在骨化软骨基质核心上的骨密质，这些血管仅允许2～3个细胞穿过而进入到骨骺的低增生层。尽管这里血供非常丰富，但这些血管对骨的生长并没有营养作用。因此，任何对这些血管的损伤都可能会导致骨骺中通过血管进入增生区的物质更多及骨骺的异常生长。

只要生长板存在，骨骺和干骺端之间的血供就没有联系。所以导致骨骺的血供是非常有限的，唯有依赖于骨骺血管的网状结构。因此，这个血供系统受到破坏的可能性非常高。在没有干骺端血液供应及骨骺血管撕裂、扭结的情况下，骨折后缺血性坏死（AVN）的风险会增加。儿童及青少年股骨颈骨折后导致的股骨头缺血性坏死是这类问题中最主要的一个例子。这种儿童与成人之间骨骼血供发育的差异也就能解释在青少年股骨骨折后经梨状肌窝插入髓内钉会引起股骨头缺血性坏死的发生率高的原因。

（三）髋臼的血液供应

在临床上，骨盆与髋臼的血供与股骨头的血供相比不那么重要。骨盆内血管的结构被大量骨内和骨外的血管吻合网络所加强。血管系统的复杂性可以解释为什么骨盆截骨术后发生髋臼缺血性坏死的情况非常罕见。然而，类似于贴近关节的髋臼周围截骨术及Bernese髋臼周围截骨术会使得髋臼的血运处于危险之中。血管损伤与截骨术时与关节的接近程度呈正相关。

髋臼的血液供应由3个主要的途径组成：臀上动脉的分支营养髋臼顶；闭孔动脉后支营养髋臼下方的骨；除此之外，臀下动脉分支分出并营养髋臼下方的分支。其他途径包括旋股内动脉、第4腰椎动脉和髂腰动脉。

从臀上动脉分支之后，其深支分成4个小支：上支、下支、髋臼上支和髋臼支。上支绕开臀小肌的上缘到达髂前上棘，与旋髂浅深动脉及髂腰动脉相吻合。下支在臀小肌侧面与臀上神经伴行到达阔筋膜张肌，与旋股外侧动脉的升支相吻合。髋臼上支走行于臀小肌内到达髋臼顶，汇入髋臼支，最后到达棘突间嵴，在棘突间嵴其与髂腰动脉分支及旋股外侧动脉的升支相吻合。髋臼上支可以来源于臀动脉深支、上支或者缺失。髋臼支沿着臀小肌下缘走行至髋臼后上侧并继续向近侧走行1.5～2 cm到达髋臼顶边缘周围，并与髋臼上支在到达髋臼顶周围一半的位置相吻合。典型的髋臼支来源于臀动脉的深支。

臀下动脉从梨状肌下方出现然后分支，一个分支与坐骨神经伴行，另一个分支到达梨状肌，其他2个或3个小血管到达髋臼后壁。臀下动脉与闭孔动脉的后支在髋臼切迹下相吻合，有时在髋臼顶的后上侧与臀上动脉相吻合。

旋股内侧动脉有两个分支到达髋臼，其中一支营养关节囊的前下侧，另一个分支走行于耻骨肌的外侧缘，以营养髋臼的前下侧，并继续到达髂耻隆起，在此处与髂腰动脉的分支相吻合。偶尔也与闭孔动脉的髋臼支相吻合。

闭孔动脉来源于髂内动脉的前干支或来源于髂内动脉前后干的分叉部。它向下走行至骨盆缘，有3个或4个分支营养髋臼四边体和耻骨上支，有时与腹壁下动脉相吻合。穿过闭孔管以后，闭孔动脉分出一髋臼支到达髋臼窝，以及后支和前支。髋臼支通过髋臼切迹进入髋关节并深达横韧带。在髋臼窝内分出一个分支到达圆韧带，分出3～5个分支到达髋臼基底部。后支沿着闭孔的边缘走行，分出一个分支到达髋臼下方并与臀下动脉在髋臼切迹下相吻合。前支营养闭孔外肌和耻骨上支。闭孔动脉与臀上动脉在前方没有吻合，有时与旋股内侧动脉有吻合。

第4腰椎动脉在接近髂内髂外动脉分叉的部位从髂内动脉分支出来，穿过腰大肌和髂肌之间并分出两个主要的分支。一条分支绕行髂嵴与旋髂深动脉的分支相吻合。另一条分支在髂肌中分成几个小支，有些穿过肌肉营养其下面的骨。

髂腰动脉来源于髂内动脉的后干支或是闭孔动脉。除了脊柱分支以外，它在髂肌的腹膜表面形成一条浅支，在髂骨形成一条深支。深支继续分成3条分支，其中滋养髂骨的动脉将来发育成最粗大的一支。髂腰动脉深支的上支沿着骨盆边缘走行到达髂前上棘和髂耻隆起。在髂前上棘，髂腰动脉深支的下支与臀上动脉的髋臼上支和旋股内侧动脉的升支相吻合。

五、骨盆及股骨的胚胎期畸形：发育早期的基因变异作用

大量文献将发育过程分为两个阶段：胚胎期和胎儿期。在胚胎期阶段，正常发育过程中会出现一些真正不可逆的改变。在胎儿期阶段，正常发育过程中的改变是有可能逆转的。

胚胎期髋关节和股骨的发育被界定是在第8周开始，此时骨骼的基本间充质成分开始形成。到胚胎期间隔结束之时，髋关节的形态大部分已经完成：一个在球形的股骨头；一个在发育后期将会覆盖更多股骨头的髋臼窝；髋关节囊、滑膜和肌肉组织的雏形；股骨头韧带。

在胚胎期阶段，发育中的髋关节会发生一些罕见但是不可逆的结构改变，分别是二分股骨、股骨近端局灶性缺损和海豹肢畸形（图2-5）。我们可以从这些不幸的严重畸形中了解到很多由基因引起的异常。这种级别的畸形主要是由于在发育早期基因变异引起的大区域的发育异常，通常导致一个以上的发育器官或系统的损害。

海豹肢畸形症（希腊语"phoco"为海豹，"melia"为肢体）有非常多的临床特征，远远超过典型的肢体畸形。海豹肢畸形症的典型特点是未完全发育的肢体及骨盆骨的缺失，股骨的缺失也是一个频发的特点。其他的临床特征包括：面部血管瘤；眼距过宽；肾和心脏畸形。尽管不是导致海豹肢畸形症的唯一原因，但沙利度胺是最大的致病因素。毫无疑问，沙利度胺在胚胎发育形成的早期造成了如此毁灭性和永久性的损害。

另一个胚胎期的发育缺陷是股骨远端分裂畸形。这种罕见的情况最近在一篇病例报道中被提及，这例股骨分裂畸形还伴随胫骨的半肢畸形。在这个病例中，胫骨完全缺失。这种胚胎发育缺陷被认为是胫骨发育区域异常所导致的一系列结果：股骨远端重复、胫骨发育不全、足趾发育缺陷和轴前多指畸形。

肢体发育的另一个明确的区域就是腓骨区域，腓骨区域是骨盆中的耻骨、股骨近端、腓骨、髌骨和前交叉韧带的重要发育区域。一个患有Al-Awadi/Raas-Rothschild/Schnizel短肢畸形综合征的家族遗传家谱提供给我们一个具有启示性的例子（图2-6）。在这个受影响家族中展现出常染色体隐性遗传的基因表现型。女性儿童患有多肢体畸形的同时伴有严重的髋关节发育不良和股骨发育不全（图2-7）。另一个受影响的家庭（图2-8）也表现出了多肢体畸形的同时伴有高度髂翼发育异常的骨盆和坐骨缺失。股骨近端完全脱位并向内侧弯曲。这两个家族的基因突变连锁图揭示了一个在人类3号染色体短臂大概300万碱基对大小的区域。这个

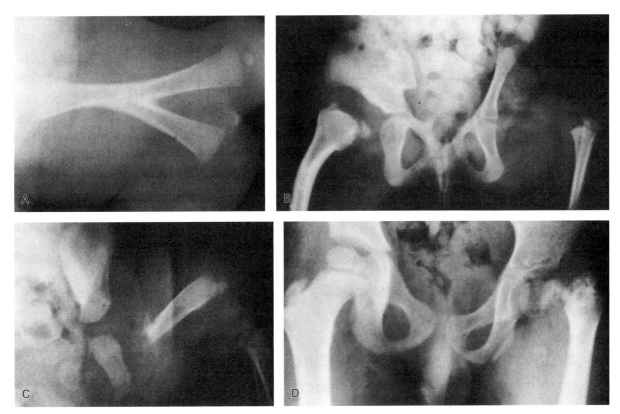

图2-5 骨盆及股骨的胚胎期畸形。A. 新生儿的股骨远端分裂畸形。B. 双侧股骨近端局灶性缺损；全股骨缺损（左侧）与髋臼发育不良有关，尽管Y形软骨已经存在。C，D. 当髋臼缺陷在出生时已经明显，则股骨头在出生后发育的某个阶段也会出现缺陷（Reprinted with permission from Katz JF Siffert RS. *Management of hip disorders in children.* Philadelphia, PA: Lippincott; 1983.）

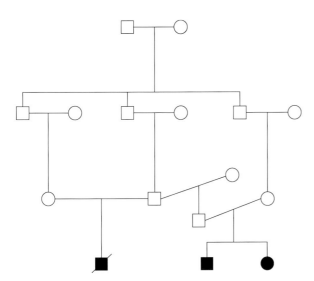

图2-6 家族1，受累者被诊断为"尺骨、腓骨缺失及严重肢体发育缺陷"（Al-Awadi/Raas-Rothschild/Schnizel短肢畸形综合征）

区域中包含Wnt7A基因，而在对两个家族中成员的DNA测序中发现Wnt7A突变能准确区分家族患病成员和非患病成员（图2-9）。

Wnt7A属于分泌信号蛋白超家族，它能够在细胞质和细胞核中稳定中间信使β-catenin，进而影响转录因子LEF1和TCF来调节基因表达。这个病例通过基因抑制来控制软骨表达。在鸡细胞微团培养的实验中，利用基因工程的方法使其包含这些家族的致病基因。研究者发现与对照组相比，加入的Wnt7A几乎能完全抑制软骨的形成。此外，通过病毒载体的手段使突变基因在鸡发育中的下肢表达时，同样发生了严重的肢体发育障碍。

在另一个家系中，发现位于17号染色体q21位置的Wnt3基因突变导致更为广泛的肢体、髋关节及泌尿生殖系统的缺陷，被称为先天性四肢切断症（所有的四肢全部缺失）。这些缺陷包括所有肢体不发育及骨盆发育不全。Wnt3基因比Wnt7基因时间还早，作用于胚胎发育的原肠胚形成阶

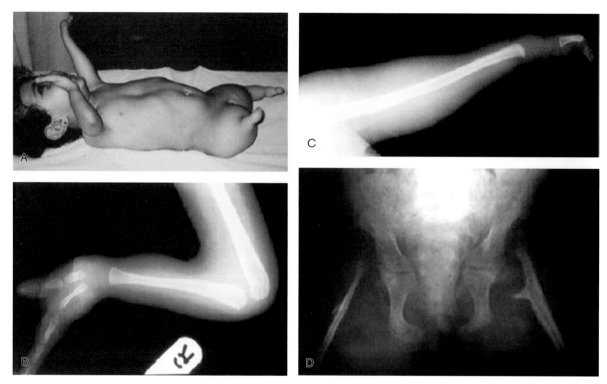

图2-7 家族1中患病儿童的临床及影像学特征。A.受累女性儿童的大体观，显示出严重的上下肢发育不良；B.患儿的右臂显示出尺骨缺损、尺侧三指缺损和腕骨缺失；C.患儿左肢的X线片显示一个单一的上肢骨、腕骨缺失和一个拇指样的末端肢尾；D.患儿骨盆及下肢残余的X线片显示存在严重的髋关节发育不良和股骨发育不全（Reprinted with permission from Woods CG, Stricker S, Seemann P, et al. "Mutations in WNT7 A cause a range of limb malformations, including fuhrmann syndrome and Al-Awadi/Raas-Rothschild/Schinzel phocomelia syndrome." *Am J Hum Genet.* 2006; 79(2):402–408.）

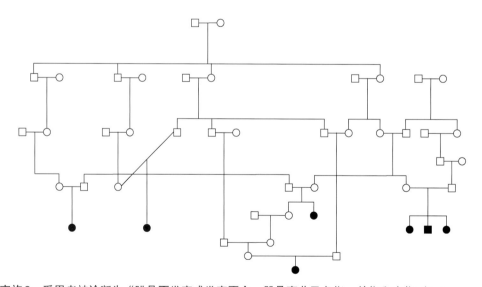

图2-8 家族2，受累者被诊断为"腓骨不发育或发育不全、股骨弯曲及多指、并指和少指（Fuhrmann综合征）"

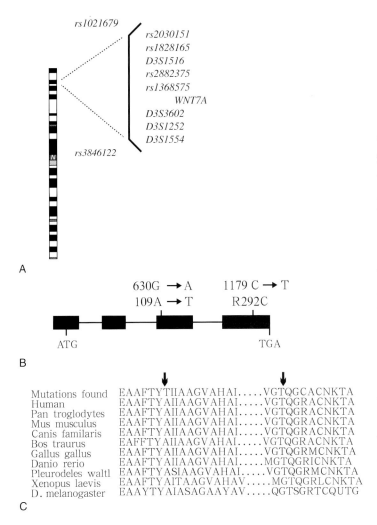

A

B

630G → A　　1179 C → T
109A → T　　R292C

ATG　　　　　　　TGA

C

Mutations found　EAAFTYTIIAAGVAHAI.....VGTQGCACNKTA
Human　　　　　EAAFTYAIIAAGVAHAI.....VGTQGRACNKTA
Pan troglodytes　EAAFTYAIIAAGVAHAI.....VGTQGRACNKTA
Mus musculus　　EAAFTYAIIAAGVAHAI.....VGTQGRACNKTA
Canis familaris　EAAFTYAIIAAGVAHAI.....VGTQGRACNKTA
Bos traurus　　　EAFFTYAIIAAGVAHAI.....VGTQGRACNKTA
Gallus gallus　　EAAFTYAIIAAGVAHAI.....VGTQGRMCNKTA
Danio rerio　　　EAAFTYAIIAAGVAHAI.....MGTQGRICNKTA
Pleurodeles waltl　EAAFTYASIAAGVAHAI.....VGTQGRMCNKTA
Xenopus laevis　　EAAFTYAITAAGVAHAV.....MGTQGRLCNKTA
D. melanogaster　EAAYTYAIASAGAAYAV.....QGTSGRTCQUTG

图2-9　Wnt7A基因突变导致Fuhrmann综合征和Al-Awadi/Raas-Rothschild/Schnizel短肢畸形综合征的分子遗传学研究结果。A.3号染色体，将3p25.1连锁区域扩展开来以显示所有受累家族成员中的纯合子标记（条带右边）以及杂合SNP连锁区域的范围（条带左边）。Wnt7A的位置与标记有相关性。B.Wnt7A外显子结构，存在起始和终止密码子。在此研究中发现两个纯合突变。C.此研究中围绕着Wnt7A的蛋白质测序，与其他物种Wnt7A的蛋白质测序相比较。在A109 T位点的丙氨酸突变和R292 C的精氨酸突变在各个患者中是始终存在的。黑腹果蝇DWnt2的测序（哺乳类Wnt7A的直接同源基因）显示这两个等效氨基酸也是高度保守的（Reprinted with permission from Woods CG, Stricker S,et al. "Mutations in WNT7 A cause a range of limb malformations,including Fuhrmann syndrome and Al-Awadi/Raas-Rothschild/Schinzel phocomelia syndrome." *Am J Hum Genet*. 2006；79（2）：402-408.）

段早期，在四肢、骨盆和泌尿生殖系统发育方面起重要作用。

六、胎儿期的畸形：发育性髋关节发育不良

　　胎儿期发生的畸形被认为是可逆的，并且通常发生在发育过程的后期。发育性髋关节发育不良（DDH）以前被称为先天性髋关节脱位，是一种会时常导致活动能力丧失的疾病。其主要特征为髋臼的发育不全，伴或不伴股骨频繁的半脱位及髋关节脱位，关节功能障碍及加速关节软骨磨损最终导致关节炎的发生。在美国，每1000个新生儿中就有1个受此影响。此疾病的患病率在世界的其他地方甚至更高，比如日本、意大利和其他地中海国家。因为其高患病率和不良的后果，几乎所有国家对于新生儿均有包括髋关节临床检查的筛查程序。尽管对于严重髋关节脱位的检测相当准确，但检查不能查出轻微程度的髋关节发育不良。事实上，这种疾病的动态性促使专家们将其名称从经典的"先天性髋关节脱位"改为"发育性髋关节发育不良"。这种20年前的改动背后的原因有两层。第一，疾病的病理变化每个患者各不相同，而且导致完全的髋关节脱位并不一致，有些导致髋关节半脱位或发育不全。第二，这种疾病以各种形式发病并且经常在出生之后发生，因此不能完全认为其为先天性疾病。除此之外，很多被此疾病影响的患者均没有自我发现，直到晚年时骨关节炎的发生。在过去的20年里，"发育性的发育不良"相比"先天性脱位"已经越来越被大众所接受，因为这种名称涵盖了疾病的更多情况和表现形式。

　　因此，DDH是一种受环境因素和遗传因素

共同影响的复杂疾病。在子宫内最初的4～6周，从髋臼以软骨完全覆盖股骨头时起，髋臼的形状就开始发生改变。股骨头以非常不相称于周围包绕其软骨的速度生长，故在出生时股骨头的覆盖小于50%。在出生后的最初几周，髋臼的覆盖才增加。因此，在妊娠晚期和出生后的最初几个月，股骨头从髋臼得到的结构上的支撑最少，髋关节有最高的风险发生半脱位或脱位。髋臼的发育会受到宫内因素的不良影响如羊水过少，同时也会受到出生后髋关节位置的影响，如用襁褓将双下肢固定在伸展位置上。股骨内收会直接导致股骨头位置向后并远离髋臼的中心位置。

最近也有证据显示DDH发病也有强烈的遗传因素参与。

家族的遗传方式与异卵双生子（2.8%）相比，同卵双生子（41.4%）更高的发病一致率强有力地证明在人类中的基因遗传。基于这些观察结果，对于DDH遗传性家族开展了许多遗传学研究，其结果均总结在表2-2中。

基于表2-2总结的研究，可以发现DDH在遗传学上具有异质性，因为此疾病的易感基因的突变种类繁多。这种遗传学上的异质性被刚才所概述的众多基因突变作用而导致的胚胎期缺陷所支持。将这些观察结果考虑进去，最有可能成为导致DDH发病的变异基因应该是在胚胎发育相对晚期表达，并能受到其表达的周围组织微环境影响。在肢体已经形成而关节盂唇还未完全形成的时期，通过Wnt通路表达的具有多态性的基因有可能是DDH的发病基因。

七、髋关节的进化及其与人类病理学的相关性

人类从灵长类动物的进化主要有两个独特的与骨盆相关的发育特征：双足直立的步态及大脑的形成。人类是灵长类动物里面唯一仅以双足直立的步态作为运动形式的物种。脑容量与骨盆重要的变化共同进化发展，但也依靠在骨盆外的一些适应，如幼态持续。在接下来的段落里将探究

表2-2　单纯性DDH和早发性髋关节骨关节炎遗传学研究的结果总结

作者	研究类型	结论
Rouault 和 Scotet（2009）	基因位点相关性的初步研究	法国小区域人群中，Hox B9和COL1A1与DDH无关联性
Dai 等（2008）	基因位点的相关性研究 335 CDH，662	GDF-5的SNP与CDH有显著相关性
Rubini 和 Cavallara（2008）	连锁排除分析	COL2A1及维生素D受体与DDH无连锁关系
Mabuchi 和 Nakamura（2006）	全基因组连锁分析	一个患有DDH的巨大家系与染色体13q有连锁关系
Loughlin 等（2006）	基因位点的相关性研究	英国高加索人种中，钙调素启动子多态性与DDH无关
Jiang 等（2005）	连锁排除分析	81个小型中国家族中，COL1A1基因的两个多态位点与DDH无连锁关系
Mototani 等（2005）	基因位点SNP相关性分析	日本人群中，钙调素基因启动子的一个功能性SNP与髋关节炎有相关性
Jiang 等（2003）	基因位点连锁分析	染色体17q21上一个微卫星标记的等位基因（D17S1820）与101个患病中国家庭中CDH的表现型有相关性
Granchi 等（2002）	基因位点的相关性研究	初步研究表明Ⅱ型胶原和维生素D受体的多态性可能与DDH患者进展为OA的风险有相关性
Ingvarrson 等（2001）	冰岛巨大家系的全基因组连锁分析	染色体16p上的位点与髋关节早发性骨关节炎有连锁关系
Cilliers 和 Beighton（1990）	南非白种人巨大家系的全基因组连锁分析	早产引起的退变性髋关节骨关节炎基因位于染色体4q35的11cM区域
Feldman 等（2010）	三代家系的全因组连锁分析	基因位于染色体17q21

这些进化上的改变对于现在髋臼及股骨头病变的影响。

早期人类的髋关节与其他时期的人类物种有非常显著的区别，主要表现在两方面：①髋关节自身的过伸会使得骨盆倾斜到一个更加垂直的位置；②髋关节过伸。这种髋关节和股骨的双重外展才能使人类的髋关节达到外展的极限。在黑猩猩中，屈髋屈膝的步态使得其股骨在髋臼中处于一个中立的位置。与此相反，人类髋关节在直立位置屈曲活动度有120°而伸直活动度只有20°。因此，双重外展使得股骨头的前方未覆盖，在侧位X线平片和CT扫描中均可见到（图2-10和图2-11）。

这个位置使得股骨头有很大的后方偏心距和（或）较小的髋臼后壁，以防止股骨颈与髋臼后壁相撞击。事实上，研究发现人类的头颈交界区后方因为β角较小和（或）偏心距很大而有一个相当大的凹面（一个半圆头形在后方）（图2-12）。

从黑猩猩到人类的进化当中，髋臼的前倾角是增大的。黑猩猩的髋臼朝向侧方而人类的髋臼朝向前方。为了防止在髋关节外展和外旋时股骨颈与髋臼相撞击，人类增大的髋臼前倾角能够充分容纳股骨颈后方头颈区的凹面。人类的髋臼后倾，被髋臼前壁及后壁交叉征阳性所定义，可能被认为是进化的残余痕迹。因为在黑猩猩中髋臼后倾能够增加髋关节在外展外旋时对撞击的耐受性。髋臼后倾在人群中的发病率约为6%，并与骨

关节炎的发生相关。

人类髋关节形态学上的变异是引起股骨髋臼撞击症（FAI）的原因，而进化也可为此变异提供一个可能的病因。Hogervorst等通过研究髋关节及骨盆的进化，试图回答这些形态变异是为何发生的。他们创造了专业术语称具有非球形股骨头的髋关节为直角形髋关节，称具有球形股骨头的髋关节为圆形髋关节。直角形髋关节与凸轮状的股骨头有关并且在绝大多数哺乳动物中可见。

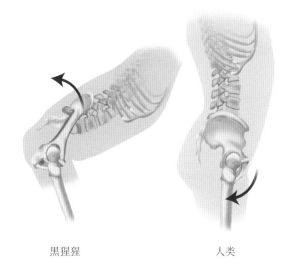

黑猩猩　　　　人类

图2-10　双重外展（*An Introduction to Human Evolutionary Anatomy*. New York, NY: Elsevier Academic Press; 2002.）

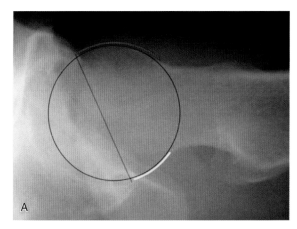
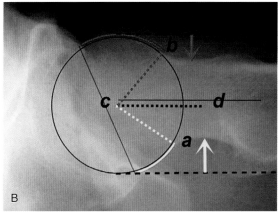

图2-11　两个完全相同的"正常"人类髋关节X线片。 A.股骨头前方"未覆盖"（红色圆弧）。B.后方比前方具有更大的凹度，因为β角减小（β角a-c-d=30° *vs* α角b-c-d=48°）及后方偏心距的增加（黄色箭头 *vs* 前方偏心距，红色箭头）。髋关节穿左侧位X线片（垂直于股骨颈），前方在上，后方在下（Reprinted with permission from Hogervorst T, Bouma HW, de Vos J, et al. Evolution of the hip and pelvis. *Acta Orthop Suppl*. 2009;80(336):1–39.）

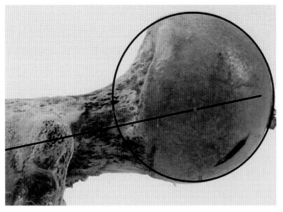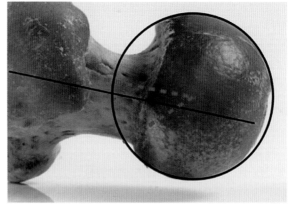

图2-12 猴子直角形髋关节的β角（80°，大狒狒，左图）和猩猩圆形髋关节的β角（42°，黑猩猩，右图）。同时也标示出前后的头颈偏心距及直角形髋关节和髋关节的倾角。大狒狒有10°的前倾，黑猩猩有12°的后倾。视角垂直于股骨颈，前方在上，后方在下（Reprinted with permission from Hogervorst T, Bouma HW, de Vos J, et al. Evolution of the hip and pelvis. *Acta Orthop Suppl.* 2009;80(336):1-39.）

研究人员假设直角形髋关节比较适应于跑步，因为这种结构能在跑步和弹跳时更多地吸收头颈交界区的拉伸应力。这种适应性以牺牲髋关节活动度为代价，并且经常伴随有髋臼变浅。在一个包含3620名白种欧洲人的研究中，直角形髋关节（凸轮状髋关节，手枪柄式畸形）见于20%的男性和5%的女性中。所以在男性的髋关节中，直角形髋关节似乎在进化过程中被自然选择出来，因为这种结构可以在跑步时吸收应力而不发生骨折。

将髋臼进行内移示通过缩短身体重量的力臂和减少所需的外展肌力量来抵消这种影响的。这种髋臼偏向内侧的位置被称为深髋关节，定义为中心边缘角>39°。这种假设得到支持是因为深髋关节在女性个体中普遍存在，在Ruelle和Dubois总结的历史性研究中具有此特征的女性是男性的4倍。然而，最近Nepple和Sierra的几项研究否认了其与人类髋关节疾病的相关性。他们的研究认为深髋关节是一个正常而非病理性的变异。

因此，人类进化或许为与髋臼撞击相关的髋关节形态学变异提供了解释。在选择保持直立步态和较大的胎儿脑容量之间，女性的骨盆和髋关节展现出了进化的竞争力，并且可以解释深髋关节中出现的钳夹型髋臼撞击。在男性髋关节中，进化的因素可以解释为了适应跑步，直角形髋关节出现的凸轮型髋臼撞击。

第3章

髋关节的生物力学

原著者　Laura Thorp，Markus A. Wimmer
译　者　钱齐荣

掌握髋关节的生物力学对诊断和治疗许多疾病都有着重要的意义。髋关节生物力学的发展对现代髋关节置换术的成功做出了巨大贡献。它促进了假体设计、固定技术、手术入路和治疗方法的发展。同样，髋关节的生物力学原则对髋关节的创伤机制、病理途径和保髋治疗提供了有价值的见解，它还可以用于新治疗方案的研究。

一、髋关节的功能解剖

髋关节是骨盆上的髋臼和股骨头联合形成的一种可做三维运动的球窝形关节，在日常生活中髋关节做闭合动力链运动，链的远端是足，它在负重时固定于地面，链的近端是股骨头，它往往保持直立，同时垂直面向余下的肢体。同所有滑膜关节一样，髋关节的结构与它的功能密切相关。尽管正常髋关节的基本设计特点相同，但其解剖尺寸和形状上存在个体差异，以更加精确地实现功能。髋关节解剖特征的多样性可影响它的稳定度、活动度和负重能力。因此，髋关节的解剖结构是影响髋关节功能的重要因素，也是造成某些髋关节出现功能障碍的原因。

实现髋关节良好功能的基础是关节面的匹配。关节面的匹配首先是通过与它对应表面的骨骼解剖形态，其次是通过覆盖在骨骼上的关节软骨。关节软骨的功能相当于在骨骼上形成更加匹配的形状，这导致分布在关节面上的软骨厚度不同。据研究显示，不同活动时髋臼上的压力分布明显不同。在行走和下楼时，髋臼的侧顶区域会受到最大压力，而上楼和坐下时，髋臼的后角区域会受到最大压力。因此，不同的活动导致髋关节不同区域的软骨面负重，但另一部分软骨很少负重甚至不负重。

髋关节稳定和关节面匹配度主要是受髋臼唇和关节囊等软组织结构的影响。纤维软骨唇有助于髋关节最大范围活动时的稳定性。它可以更好地密封髋关节，在关节内间隙中建立静水压，使股骨头和髋臼发生碰撞时分散负荷。同时，关节囊的厚度也与关节稳定性有关。在人工全髋关节置换术中应特别关注的是关节囊的稳定作用，研究表明关节囊松弛（如果不是原发性的）是术后脱位的重要原因。髂股韧带是关节囊韧带中最结实的韧带，它限制了髋关节的过度伸展。这条韧带位于髋关节之前，它对维持直立姿态有特殊的作用，可以平衡直立时体重对股骨头的压力。

二、髋关节的运动学和动力学

髋关节的生物力学通常用运动学和动力学的观点描述，如在关节上的成角活动（屈曲和伸展、外展和内收、内旋和外旋）及压力活动。正常健康成人的髋关节主动活动度是受关节的骨性结构、关节囊和髋臼唇软组织结构限制的，也部分受到髋关节肌肉的限制。一项包括1600多名成人（年龄在25～74岁）的横断面研究报道了髋关节在矢状面、冠状面和水平面主动活动度的最大平均值分别是屈曲121°、后伸19°、外展42°、内旋32°和外旋32°。有趣的是，当按年龄分成三组时，年轻组和年长组的差异微弱，且没有出现预期中的年长组髋关节伸展活动度比年轻组少20%以上的情况。

步行是成人最常见的日常活动，所以描述在步行时髋关节的相对运动是对髋关节常规运动需求的重要体现。未超过65岁的成人，每日日常活动步行接近1万步。这个占日常活动的85%～90%，了解髋关节正常步行时的功能状态对于确定治疗目标十分必要。步行时髋关节的运动共有3个维度。足跟着地时，髋关节处于屈曲位，然后整个起步相做伸展运动。从摆动期开始到摆动期中期，髋关节从伸展变成屈曲，并保持屈曲直到足跟着地。正常成人髋关节步态屈伸活动范围是+30°～-10°，伴冠状面近10°弧形运动和水平面近15°的运动。值得注意的是，关节间隙狭窄（软骨缺损）的患者常常表现出活动范围减小的异常步态。

人体活动产生的地面反作用力加强了髋关节的外力和外力距，这些必须被另一组内力所平衡。这些内力由接触力、肌力和软组织约束力组成。肌肉是对抗外力力矩的最重要作用，因为它们有充足的力臂，力臂臂长是从肌肉的作用线到关节的接触点（图3-1）。步态周期的外力力矩模式见图3-2。通常，在足跟着地时外力力矩倾向于使髋屈曲。身体为了平衡这种运动，伸肌不得不发挥作用。当髋关节运动进入步态运动中期，外力力矩变成0，然后变成相反方向，步态运动后期需要的屈肌运动。在冠状面上，外力的内收力矩贯穿于整个步态周期，因此需要外展肌进行平衡（图3-1）。在水平面上，旋转力矩比屈/伸、内收/外展力矩要小得多。然而，旋转力矩异常通常提示可能出现病理情况。通常静止期的前半期是外旋力矩，随之而来的后半期是内旋力矩。表3-1展示了平均年龄在55岁的健康成人行走时力矩的特征峰值。美国男性的平均体重为86.2 kg，身高为1.78 m（平均BMI为27.3 kg/m²），屈曲力矩总计为102 N·m，内收力矩为74 N·m，内旋为13 N·m。把这些数据在现实中做比较，屈曲力矩相当于74匹马的SMART发动机，这个清楚地说明肌肉需要足够的力臂去对抗外力力矩。

因为运动时协同肌和拮抗肌共同活动，所以运动中的外力力矩只能依据肌肉需要说明。拮抗肌作用于外力力矩方向，因此需要更多的收缩力

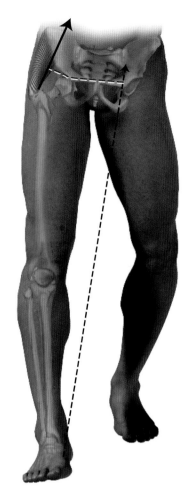

图3-1　地面反作用力使髋关节内收。内部运动的肌肉反作用于外部生成的力矩，并保持关节稳定。因为肌肉的杠杆臂小于地面反作用力的杠杆臂，肌肉需要超额的地面反作用力。地面反作用力和肌肉应力的总和平衡于关节接触力，它通常在步行时达到体重的2.5倍

表3-1　健康成人步行时的运动和最大力矩值

	平均值	标准差
运动范围（程度）	31.6	5.7
屈曲（%体重×身高）	6.8	2
伸展（%体重×身高）	3.6	1.6
内收（%体重×身高）	4.9	1.2
外展（%体重×身高）	1.9	0.92
内旋（%体重×身高）	0.86	0.28
外旋（%体重×身高）	0.67	0.32

数据来自159名正常人，平均年龄为55±8.4岁（年龄范围为41～80岁）

Data from Schlink BR. Gait biomechanics and disease severity in hip osteoarthritis. MS thesis, University of Illinois at Chicago, 2011. Rush Motion Analysis Data Repository.

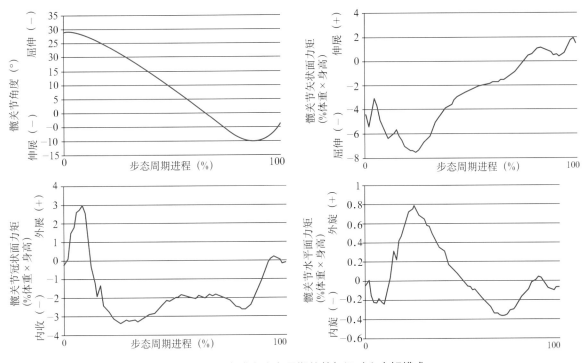

图3-2 正常成人步态周期的特征运动和力矩模式

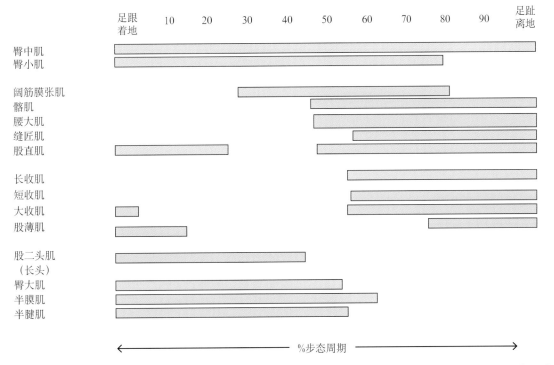

图3-3 步态周期中髋关节周围肌肉的肌电图模式。这些肌肉根据他们的原始功能被分为外展肌群、屈曲肌群、内收肌群和伸展肌群［数据来自 the University of California, Berkeley, Ciccotti et al., Lyons et al., Perry, Soderberg and Dostal, and Tokuhiro et al.（Courtesy of Dr. Kharma C. Foucher.）］

量，它的活动可增加关节稳定。肌电图可被用于识别肌肉活动模式，如图3-3所示正常步态为开关模式。肌电图信号和肌力的关系很复杂，通常需要受测者肌肉的张力-长度、张力-速度的参数。但肌电图很容易确定在步态周期的特定时期是哪块肌肉活动及其活动范围。

三、髋关节力学

步行时髋关节负重的过程是靠步态实验室测量的体外力矩替代测量的。髋关节实际应力必须被装了应力传感器的内植物直接测量，或被输入的外力力矩的分析模型和（或）肌电图所评估。髋部应力测量结果受到内置物的影响（如全髋置换或半髋置换）。因为内置物（包含混合应力计，放大器和避免压到电线的遥测技术）需要复杂的校正过程，所以目前只有极为有限的关节置换患者的数据。Rydell在1966年发表了第一篇相关文章。Bergmann等公布了最完整的数据集，里面包含5个受试者的数据。在平地步行时，髋关节应力通常在步态早期达到第一个高峰，在后期达到第二个高峰（图3-4）。虽然步态周期的两个时期是不同的肌肉起作用，但这些峰值通常在大小上相似。正常速度行走时，髋关节平均最大负荷接近体重的2.4倍。这比单腿站立时稍多一些。当上楼时，髋关节的接触应力是体重的2.5倍，而下楼时是体重的2.6倍。除了绊倒外，其他普通的日常

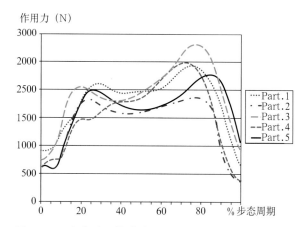

图3-4 5个全髋置换患者步态周期内的髋关节接触应力。Bergmann等用遥感应力传感器测量步态试验中轴位应力（下载自：the OrthoLoad database. Retrieved，February 2, 2011）

活动最大接触应力都比较小。不小心绊倒时的最大应力高达体重的8.7倍，这比慢跑时对髋关节的冲击要多出5.5倍体重的应力。

上述应力都是被直接测量的，因此可以认为是精确的。但这些数据都是在全髋置换术后患者的测量数据，很多文献显示与年龄匹配的两组患者相比，人工关节置换患者术后步态不是"正常步态"，因此上述数据的适用范围存在一定限制。因此，尽管有相当详细的机体应力数据可用，分析模型仍是一种预测接触应力的重要工具。不像测量机体负荷，这些数学模型可被用于更多的实验对象。分析模型加深了对产生于肌肉、韧带和其他关节结构的应力的理解。

有两种基本方法分析确定应力：①在直接动力法中，应力是原因，运动是结果，这与人类运动的物理学一致，但更复杂，因为整体结构的精确数学描述不得不基于限定了正确的移位。②在反向动力法中，运动被测量，应力在假设给定位置平衡状态下计算，这种方法在数学上较容易处理（且更常见），因为它不需要一个结构性质的推演知识。它所需要的仅仅是有关结构的几何知识和它们随时间的移位向量。

随着反向动力学方法的进步和对四肢三维位置和地面反作用力的熟悉，我们可以假想外力和力矩被由肌肉收缩、其他软组织张力和关节反作用力产生的一组内力和力矩所平衡。然而，因为内部结构冗余，这种方法的不确定因素更多。总之，两种尝试都被用于解决这个不确定的问题。第一种方法通过把肌肉和其他软组织结构分为功能单元从而减少不确定因素（简化法）。第二种方法用最优化标准去解决额外的力学方程（最优法）。最优法是基于随便尝试最大化或最小化一个目标函数模型的物理参数（如肌肉耐力）。

简化法是一种非常直观的处理膝部或者肘部问题的方法，它把这些关节近似看作铰链关节。髋是一种容许3个方向运动的球窝结构，并且跨越髋关节的肌肉常有多条作用线，容许多个方向产生作用力（如阔筋膜张肌对髋关节的外展和内收作用几乎一样强）。因为这一复杂性，髋关节的静态不确定问题通常通过最优法解决。最近，一种叫作参数法的新方法被尝试：所有肌肉应力都改为超过它们的生理极限，以减少肌肉应力的数目，并按它们的最大可能应力从0～100%划分刻

度。跨越髋关节的26块肌肉按收缩髋关节功能被分为主要、次要、较少3个组。在步态静止期的每个时间点，静定方程系统的解都由髋接触应力构成。每个时间点产生的多种可能的解，导致了解的范围大于离散值。表3-2提供一个根据日常不同活动，评估髋关节应力的公开分析模型的摘要信息。

这对理解什么因素决定负荷很重要。它们中的一些被髋关节的几何位置或者特殊步态（这决定了地面反作用力的大小和方向）所影响。其他方法主要采取患者对照（如选择运动模式和运动强度）。我们对决定髋关节负荷因素的深入认识，不仅有利于掌握内置物的病理学知识而且有利于康复计划和医嘱的制订。例如，据显示行走时外力力矩低会关系到内置物应力，因此对它可能有保护作用。

四、髋关节形态学的功能意义

本章的先前段落论述了髋关节解剖和生物力学之间的关系。综上所述，解剖上的个体差异将影响髋关节的功能，并对关节病理学起到重要的作用。本章接下来的部分将在髋关节病理学的背景下探究髋关节的解剖和生物力学关系。

髋关节骨形态是影响关节生物力学的根本因素，并导致肌肉功能障碍、软组织损伤，最终导致关节破坏。股骨前倾角（或颈干角）和股骨扭转度都是影响髋关节功能的解剖特性。颈干角决定了偏心距的尺寸，即股骨头的旋转中心到股骨长轴的中线的距离。股骨的颈干角和偏心距合量影响髋关节外展肌的机械效率。减少股骨颈干角（髋内翻）可增加外展肌的力矩臂，增加髋臼内股骨头覆盖度可增加关节的稳定性。越短越外翻的股骨颈能减少偏心距和降低髋关节外展肌力矩臂，后者需要大量外展力和潜在增加髋关节接触力。前倾角还对髋关节外展肌的活动具有意义。特别需要注意的是，增大前倾角以替代大转子后，将会缩短臀中肌的力臂，从而降低它的力量。髋关节接触应力随股骨前倾角变大和股骨颈长度的增加而增加。

髋关节撞击症（FAI）是一种常见的临床病症，它表现为力学异常和髋臼、股骨疼痛，且导致关节炎、软组织损伤和潜在的关节破坏。髋关节撞击征表现为活动时发作，年轻人腹股沟持续痛，隐匿起病。这些患者的首发症状是随活动增多而加重的间歇痛，因此，高水平运动员可能由于他们的过度运动更早出现症状。腹股沟痛可能变得更频繁，也可能出现在久坐或者长时间行走后。体格检查出现屈曲时内收、内旋受限。这种情况下，由于股骨和髋臼缘异常接触限制了屈髋时的内收和内旋，并导致髋臼盂唇和软骨损伤。文中描述了两种撞击类型：钳夹型和凸轮型。在钳夹型撞击中，潜在的解剖畸形可能是髋臼过深（髋臼内陷），或髋臼倾向异常（髋臼后倾），或股骨头－颈偏心距不足，有时可能同时存在多种畸形。此类型中，软骨损伤最常见于髋臼缘。在凸轮型撞击中，解剖异常发生在近端股骨（如枪柄样畸形），包括股骨前倾角减小和头颈角减小（图3-5）。凸轮撞击致使深部软骨损伤并发盂唇撕裂（图3-5）。钳夹型撞击常常见于女性，而凸轮型撞击更常见于男性。不同性别的髋关节三维形态差异检查证实了这点：女性中心边缘角小，髋臼前倾角大；男性有更突出的股骨颈，特别是在前上方。

表3-2　评估髋关节接触应力的分析模型

活动	大小（%BW）	方法	参考文献
行走	550	最优法	28
行走	480	简化法	29
上楼	720		
下楼	710		
行走	500	最优法	30
爬楼	740		
爬凳子	330		
拄拐慢行	220	最优法	31
无拐慢行	340		
行走	400	最优法	32
行走	210～280	最优法（4个项目）	33
爬楼	220～300		
快走	430	最优法	34
慢走	320		
爬凳子	200		
行走	290	简化法（参数可变）	35,36
爬楼	300		

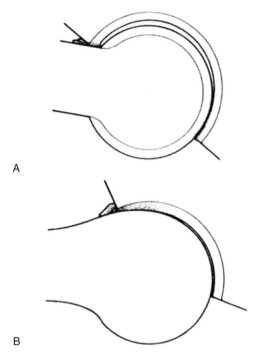

图3-5 撞击的机制。A.钳夹型撞击发生在髋臼盂唇缘和头颈交界处的直接应力；B.凸轮撞击发生在股骨头半径增大处紧贴着髋臼缘（摘自：Beck M, Leunig M,Parvizi J, et al. Anterior femoroacetabular impingement：Part II. Midterm results of surgical treatment. Clin Orthop，2004，418：67-73.）

FAI已被证实可导致髋关节功能障碍症。凸轮畸形和髋臼发育不良均可导致THA实施率升高。非原型股骨头枪柄样畸形也被证实与髋骨关节炎发生率升高有关。此外，股骨和髋臼解剖的个体特征与骨关节炎和骨关节炎预后有关。股骨颈宽大提示发生髋骨关节炎。颈干角减小已被证实可预测VAS后可能疼痛的得分。髋臼内陷与髋部疼痛有相关性。股骨头覆盖不全和"8"字征（髋臼后倾的形态特征）与关节间隙狭窄和软骨缺损的进程有关联。

从机械学的观点看，股骨头颈交界处和髋臼的轻微骨畸形导致髋臼盂唇和关节软骨的反复微小损伤，最终导致关节退变。盂唇和软骨创伤可能导致关节不稳、关节不匹配和关节润滑度下降。有限元模型发现，盂唇的存在极大地增强了关节液流道中的抵抗力，盂唇缺失可致软骨面硬对硬相互作用更快地导致组织应力升高和两个软骨表面的高摩擦系数，而股骨头和髋臼之间的接触应力向髋臼边缘转移。随着时间的进展，累积效应将导致软骨的疲劳损伤。Ferguson等通过体外试验验证了以上发现，使用6例髋关节负重状态下试验证明当功能性盂唇缺失时，髋关节的总体固结蠕变加快，关节间隙的静流体压减小。

五、步态和功能适应性

现在普遍认为，不正常的生物力学对骨关节炎的病因和进程起到了重要作用。然而，步态生物力学在髋关节骨关节炎中的特殊作用尚未完全清晰。髋部骨关节炎患者的特征性病理步态可表现为：早、晚期骨关节炎患者比对照组平地行走时矢状面活动度减小和外力矩或肌力减小。有学者定义髋臼外翻角与颈干角相加为髋关节外侧不稳定指数，与正常髋关节相比，髋骨关节炎患者外侧不稳定指数更高，它同时与高外侧稳定指数的骨关节炎的进展有关。本文作者推测，侧方不稳定性较高的患者在行走过程中股骨头后方和横向活动增加，最终导致髋骨关节炎。影像学的疾病严重度和步态改变呈负相关，包括最大外展屈曲、内收和外旋。因为不同的方法和效果评价（不像膝关节骨关节炎），内翻力矩或体外膝关节内收动作与疾病指标存在明显相关性，步态异常与髋关节骨关节炎之间的相关性仍未得到公认。

骨骼肌活动度在骨关节炎和全髋关节置换术后的作用，特别是髋的外展作用，可能比任何一种步态参数都要重要，它是极有意义且应受到特别注意的参数。髋部骨关节炎患者骨骼肌活动度和髋外展肌收缩都有减弱。有趣的是，尽管测试强度相似，与正常对照组相比，髋骨关节炎患者在上楼时患侧臀中肌活动更活跃。本文作者认为活动度增大可能是因为中枢神经系统不能合理评判所需执行的任务难度和其相应需要的力的大小。即使成功的人工全髋关节置换术之后，肌肉骨骼的缺陷和步态异常仍可能存在。全髋关节置换术后1年的患者，尽管有很好的术后功能效果，但对比正常髋关节的人，仍会出现矢状面活动度减小和关节外力矩减小的步态。和正常人相比，这些患者的外部内收力矩在术前和术后均明显减小。同时，术后也未观察到此力矩比术前有明显增加。

这种力矩减小被认为是髋关节外展肌功能不全在步态中持续出现，甚至出现在成功的髋关节置换术后。目前的术后康复方案没有以恢复正常步态的方式针对外展肌肌力下降进行训练。

结论：本章的目的是概述髋关节的生物力学特征和相关的髋关节病理学的生物力学特征。有多个例子证实髋关节病理学与生物力学相互关联。因此，深入认识髋关节生物力学对于新手术矫正的方法、治疗干预的发展和临床方案的制订至关重要。

第4章

关节软骨和盂唇：结构、功能与疾病

原著者　Linda J. Sandell，Ken Takebe，Shingo Hashimoto，Corey S. Gill

译　者　钱齐荣

一、关节软骨

（一）组成

正常的关节软骨包含大量富含水分的细胞外基质（ECM），ECM的合成和维持依靠一种数量稀少的特殊细胞：软骨细胞。对于成人，软骨细胞仅占髋关节软骨总体积的2%。关节软骨的表层直接接触滑液，并没有软骨膜覆盖。

在成人的膝关节，关节软骨的宏观结构由该处的软骨细胞保持，而软骨细胞只占关节软骨湿重的5%，体积小于软骨组织总体积的10%。人膝关节软骨的平均厚度为1.36～2.48 mm，最厚的软骨在髌骨处。另一方面，对于髋关节，关节软骨通常在上外侧最厚，平均为1.83 mm，而其他髋臼部位的软骨平均厚度为1.26 mm。股骨头上的关节软骨一般在前内侧最厚，平均为1.84 mm，而股骨头其他部位的软骨平均厚度为1.40 mm。髋关节软骨从结构和功能上分为4个层：浅表层、中间层、深层和钙化层（图4-1）。浅表层在股骨头和髋臼间形成了一个光滑的滑动面。浅表层是由平行于关节表面的胶原纤维紧密编织构成。这一层的厚度占关节软骨厚度的10%～20%。浅表层蛋白多糖的浓度较关节软骨的其他区域低，而纤维黏连蛋白和水则最多。与胶原纤维的排列方向相似，浅表层的软骨细胞变得扁平，并与关节面平行。胶原纤维的这种平行于关节表面的致密垫结构使得浅表层具有较高的抗拉刚度和强度，并且可能

在发挥关节功能时抵抗压缩力。

关节软骨的中间层是最厚的一层，占关节软骨体积的40%～60%。在这一区域，胶原纤维厚，排列不规则，相对于关节表面倾斜排列。这一层含有较多的蛋白多糖，但是水和胶原则比浅表层少。这一层的软骨细胞在形态学上更多的是围成团，而不像浅表层一样呈平铺状。

在深部区，软骨细胞和胶原纤维呈立柱状垂直于关节表面。这一层的蛋白多糖含量最高，水的含量最低。细胞浓度在浅表层最高，到了中间层和深层逐渐减低。深层的细胞浓度约为浅表层的1/3，不同于细胞浓度、细胞体积和蛋白多糖所占比例从浅表层到深层逐渐升高。

部分钙化软骨层提供了一个非钙化软骨层与软骨下骨之间的机械缓冲。部分钙化软骨层是一个小层，包含放射状的胶原纤维深入钙化基质中。在这种钙化区的软骨细胞通常表达为类似生长板的肥厚型。在这里，胶原纤维穿过了代表从深层区域到钙化软骨区域相对变化的潮线。随着年龄的增长组织改建，潮线的数量也在增加。这些潮线起到了软骨下骨和关节软骨之间的生理屏障的作用，没有证据表明营养物质能从软骨下骨穿过潮线运输到软骨。

间充质细胞分化衍生形成软骨细胞。软骨细胞包含细胞器，如基质合成所必需的内质网和高尔基体。所述细胞还包含维持基质的必需结构，如胞质内细丝、脂类、糖原和分泌囊泡。软骨细胞被细胞外基质包绕，不同于骨细胞间会形成细胞间接触。尽管它们缺乏直接的细胞间接触，软

骨细胞仍然能够编排基质合成和分解的平衡，从而促进正常的软骨稳态。软骨细胞代谢受多种因素影响，包括周围基质、机械负荷、激素、局部生长因子、细胞因子、老化和损伤。这样协调的代谢使软骨细胞得以有效行使它们的主要功能，合成和维持细胞外基质。这样的细胞外基质在关节软骨中具有可压缩性。

关节软骨的构成与其他组织相比如此特殊有以下几个原因：关节软骨没有直接神经系统的支配。因此，在疾病状态下（如膝骨关节炎和髋股撞击症），不是关节软骨本身向身体发送疼痛信号，而是像滑膜和骨这样的周围组织炎症或者损伤引起的疼痛。关节软骨不可能有显著的免疫应答（无论细胞或体液），因为单核细胞和免疫球蛋白在立体空间易被排斥。在钙化软骨区，肥大软骨细胞是独特的，因为它们能合成X型胶原，并可以钙化细胞外基质。与骨形成区不同，钙化基

质发育过程中没有被完全再吸收，而且通常抵抗血管的侵入。Ruiz-Romero等的研究表明，在正常关节，软骨细胞有93种不同的蛋白质，这些蛋白质主要参与细胞组织（26%）、能量产出（16%）、蛋白质寿命（14%）、代谢（12%）和细胞应激（12%）。

软骨细胞是关节软骨的主要细胞成分，由软骨细胞产生的细胞外基质赋予软骨许多独特的功能和性质。细胞外基质含有大量水，水的重量占总重的60%～80%。剩余的20%～30%重量主要由两种大分子蛋白质组成。这两种大分子蛋白质是：构成干重60%的II型胶原和组成干重其余大部分的大分子高度负电的蛋白多糖。几个其他类分子，包括脂质、磷脂、蛋白质和糖蛋白，共同组成细胞外基质的剩余部分。虽然这些物质都起着软骨体内稳态作用，但II型胶原蛋白是ECM无可争议的主要结构蛋白。II型胶原是关节软骨

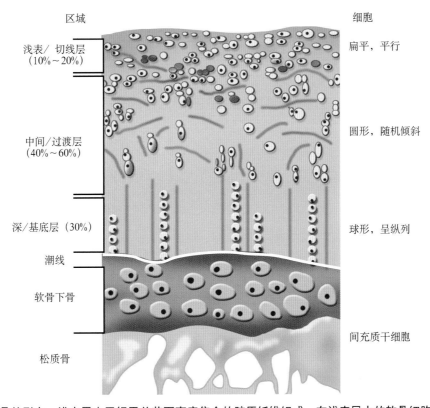

图4-1　关节软骨的形态。浅表层由平行于关节面高度集合的胶原纤维组成。在浅表层中的软骨细胞变平并平行于关节面，而这一层的蛋白多糖含量很低。中间层是软骨的最厚层，占了关节软骨体积的40%～60%。在这个区域中的胶原纤维粗大而组织凌乱，且通常斜向表面。中间区蛋白多糖含量高，但水和胶原含量比浅表区低。在这个区域的软骨细胞形状比在表面层的更加圆润。在深层中，软骨细胞和胶原纤维垂直于表面走行排布。这个区域蛋白多糖含量最高而水含量最低。胶原纤维穿过了标志着从深区层到钙化软骨层过渡的潮线。钙化层的软骨细胞通常表现为肥厚型

的主要纤维状胶原，并构成了90%～95%的总胶原蛋白，占关节软骨总重的10%。在软骨中的胶原纤维通常比在肌腱或骨中的更细，这可能是在软骨中它们与相对大量的蛋白多糖相互影响的结果，也有可能是与其他胶原及小分子蛋白多糖的相互作用或者胶原氨基酸序列的内在不同引起的。在关节软骨中的纤维粗细是变化的，从10 nm到100 nm，它们的粗细可以随着年龄和疾病增加。Ⅱ型胶原形成高度交联和互连的胶原纤维网络原纤维，它构成了组织的剪切力和拉伸性能。如同所有的胶原，Ⅱ型胶原含有特征性的三螺旋结构。

Ⅸ型和Ⅺ型胶原是关节软骨内最丰富的次要胶原类型，两者大致等量（与Ⅱ型胶原相比为1∶10）。Ⅸ型是包含蛋白多糖部分的短纤维状胶原。它与Ⅱ型胶原形成链接，沿着胶原纤维的表面分布并集成在ECM中的蛋白多糖聚集体。另一方面，Ⅺ型胶原形成纤维，并且它的主要功能似乎是作为Ⅱ型胶原的纤丝直径的一个调节器，与Ⅱ型胶原形成共聚物发挥作用。

可聚蛋白多糖是主要在软骨细胞产生的高度糖基化的蛋白质。单个可聚蛋白多糖分子包含蛋白质核心和众多带高电荷的糖胺聚糖侧链。在正常关节软骨，许多可聚蛋白多糖分子结合到一个透明质酸链上，并且这种相互作用是由独立的链路蛋白稳定的。可聚蛋白多糖分子填充了大部分软骨基质的纤维间空隙。它们约占据了总的软骨基质蛋白多糖体积的90%，而大分子的非聚合物蛋白多糖只占了不足10%，小分子的非聚合物蛋白多糖约占了3%。由于糖胺聚糖的羧基和硫酸基团的存在，蛋白多糖带负电，这也赋予软骨ECM净负电荷。其结果是，软骨是高度亲水性的，具有一种吸收液体膨胀的趋向，以保持机械化学平衡。

ECM的组织和区域分布在未成熟与成熟软骨略有不同。在年轻个体，关节软骨层一般是厚的和未分层的多，其软骨细胞被分布在更随机、未分化的格局中。随着组织的成熟，有高得多的分化程度出现，细胞和基质被分布到明确的区域。

水构成关节软骨的重量约占75%。软骨表面层水含量较低；软骨深层含水量约占65%。关节软骨的高静水压能抵抗压缩力。在骨关节炎的初期阶段，水含量可在组织的崩解之前提高到90%以上。无机盐如钠、钙、氯离子和钾溶解于水。

当受压时，有水从软骨渗出，提供了一薄层液体，进一步减少摩擦，并帮助相对关节面滑动。骨关节炎的最早期病理变化之一就是胶原基质的完整性和互连性破坏。增加的渗透压引起肿胀。随后蛋白多糖的损失产生损失渗透压，致使机械性能进一步减退。

因为关节软骨是无血管的，软骨细胞通过滑液的简单扩散吸收氧气和营养。在软骨中的氧分压可能低至1%～3%，而与之相比较的是大气中氧分压达到21%。软骨细胞的能量需求主要通过糖酵解得到满足，葡萄糖由此在缺氧条件下代谢成乳酸。

宏观上，髋臼软骨表面是马蹄形，具有缺乏关节软骨的中央凹陷区。这个区域被称为枕区，并且不直接与股骨头相关节。除圆韧带的连接外，股骨头完全覆盖关节软骨。具有最大厚度的髋臼软骨及股骨头侧软骨的髋关节软骨相较于膝关节软骨还是要更薄一些。

（二）生物力学（功能）

髋关节的关节软骨的主要功能是为髋臼和股骨头之间提供一个平滑的适合滑行的表面。此功能可以使髋关节屈/伸、外展/内收和旋转运动无痛而高效。髋关节高效、耐磨的运动功能对日常生活几乎所有活动，如行走和休息，以及休闲活动和体育很关键。对关节软骨的功能起决定性作用的是胶原基质和聚集蛋白多糖之间的密切关系。关节软骨为载荷支撑、载荷传递和髋关节的骨间运动提供低摩擦、耐磨损的表面。为了维持正常成人关节软骨的组成、结构和机械性能，关节负荷和运动都是必要的。要加载必要类型、强度和频率的负荷，以维持正常的关节软骨的变化范围。当负载的强度或频率超过或低于这些必要的水平，合成和降解过程之间的平衡将被改变，并且引起构成和微观结构的变化。

关节软骨经受了广泛的静态和动态机械载荷。在正常生理条件下，如爬楼梯等活动可导致对人体内软骨高达15～20 MPa的峰值动态机械应力。因为胶原蛋白和蛋白多糖形成纤维增强复合材料，胶原网络提供的剪切刚度和强度使其能够承受这些高应力。在生理条件下，胶原代谢缓慢，纤维具有数年的半衰期。然而，在疾病状态下，破坏可显著增加，并且可以超过软骨细胞生成新生正常基质的速度。软骨承受生理压力、拉力和剪切力的能力取决于它的ECM组成和结构的完整性。反过来，一个功能完整基质的维护需要软骨细胞介导的合成、装配，以及蛋白多糖的降解，同样需要其他基质分子蛋白的作用。

测量已经显示，成年关节软骨的平衡压缩模量在0.5～1 MPa，剪切模量约为0.25 MPa，拉伸弹性模量为10～50 MPa，几个因素已显示能够改变这些材料的性能。Kempson研究发现，股骨头的胶原纤维网络的拉伸性会随着年龄的增加而退化。其他研究显示，关节负荷可诱导范围广泛的软骨代谢反应，固定可引起基质合成和含量降低及组织的软化。与此相反，可聚蛋白多糖的浓度在负荷软骨区域中较高，似乎用来恢复软骨结构。

在评价髋关节软骨的结构特性的研究中，Athanasiou发现聚集模量为1.207 MPa，泊松比为0.045，渗透率为$0.895 \times 10^{-15} m^4/(N \cdot s)$，厚度是1.34 mm。人膝关节软骨相对应的数值分别是0.604 MPa、0.060、$1.446 \times 10^{-15} m^4/(N \cdot s)$和2.631 mm。因此，人的髋关节软骨硬度是膝关节的2倍，渗透性低，并且厚度只有膝关节软骨的一半。

（三）疾病

从生物力学的角度看，髋关节连接躯干的下端，在日常的生活与休闲活动中遭受大量压力。行走期间在髋部的应力可以大于5倍自身的体重。如果髋关节软骨由于外伤、疾病或者老化而损坏，最终的结果就是OA。髋关节的OA可分为两个亚组：原发性OA和继发性OA。原发性OA是特发性的，在老年人有更高的发病频率，而继发的OA具有定义明确的病因，如发育性髋关节发育不良（DDH）、Perthes病、外伤，或FAI导致的退行性改变。原发和继发的OA显示关节软骨退变、侵蚀、软骨损失和软骨下骨硬化。笔者近期在回顾研究潜在的遗传因素对于髋关节结构和OA所产生的影响。随着对髋关节OA的结构性病因认识水平的提高，原发性OA被认为是比较少见的。

DDH以前被认为是髋关节的先天性脱位，常由于股骨头的前外侧覆盖不充分及髋臼处的关节面朝向上外侧而导致髋关节不稳（图4-2）。髋臼前外侧缘过度负荷、不稳定及过度的剪切应力导致早期关节退变。DDH导致的OA最常在中年人中出现症状，然后逐步恶化至终末期关节炎，最后需要行髋关节置换术。由于未治疗的DDH的自然病史往往导致比较显著的发病率，许多外科医生建议在儿童期或青春期施行手术干预，以促进髋臼发育和（或）增加髋关节的稳定性。现在已有多种技术可以实现这些目标，如开放式和封闭式髋复位术，以及一些股骨和骨盆的截骨术。

Perthes病是发生于儿童股骨近端骨骺的特发性股骨头坏死，在1909年和1910年首次被Legg，Calvé和Perthes单独报道。本病的病因尚不明确，但非正常的软骨生成及轻微的外伤，以及血栓形成和异常的血液供应有致病的可能性。治疗目标是尽量减少股骨头畸形和减慢在成年以后OA的发展。Perthes病的治疗目的是通过各种非手术和手术治疗使异常的股骨头包含在髋臼内。

近年来，FAI已经被认为是OA的一个可能原因，在以前这部分病例会被认为是原发性的OA（图4-3）。FAI被定义为近端股骨和髋臼缘之间的异常连接，在年轻成人中是髋关节疼痛的常见原因。这些异常接触力可导致关节软骨和盂唇的损伤。非手术治疗FAI包括抗炎药物和物理治疗，非手术治疗失败的患者可能需要手术治疗。手术

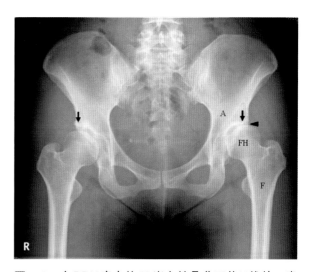

图4-2 有DDH病史的43岁女性骨盆正位X线片。患者髋臼（黑色箭头）的横向边界仅部分覆盖股骨头，表示髋关节变浅。左臀表现为显著的关节变窄合并退行性关节炎（黑色箭头）。A.髋臼；F.股骨；FH.股骨头

的目的是减轻股骨头和髋臼之间的撞击，以减小会导致软骨和盂唇变性的异常接触力。开放手术和关节镜技术都已经被用于治疗疼痛和与FAI相关的结构异常。

二、盂唇

（一）组成

盂唇是一个环形运行在骨性髋臼边缘到中央凹基底部周缘的马蹄形结构。在它的下边缘，该唇与髋臼横韧带相连接，髋臼横韧带是起到连接唇的前角和后角作用的组织纤维带（图4-4）。因为髋关节天然不协调的生理活动，髋臼横韧带在生理活动时要承受显著的拉伸应力。在前方，盂唇在径向截面看是等边三角形。在后方，它更像球根状和唇状，尺寸上是方形但具有圆润的远端表面。髋臼的盂唇连接于髋臼表面的透明软骨。盂唇的尖端具有游离边缘，其基底部通过由明确的潮线标定的钙化软骨层连接在骨性髋臼缘上。盂唇直接附着到髋臼的骨性延伸的外表面，而没有经过钙化软骨的区域或潮线（图4-5）。盂唇前上方比后方更宽，具有5.3 mm的平均宽度。盂唇最厚的部分位于上方。盂唇的厚度在其形成的圆周上略有变化，从其最薄处的2 mm到上盂唇的

3 mm（图4-6）。

在组织学上，盂唇主要由厚的Ⅰ型胶原纤维束组成，平行于髋臼边缘，一些纤维分散在整层，相对于主要纤维取向倾斜。组织学上，髋臼盂唇分为两部分：关节囊区和关节区。盂唇的关节囊面由致密的结缔组织（Ⅰ型和Ⅲ型胶原）构成，关节面则由纤维软骨构成。盂唇的关节囊面由高度血管化的疏松结缔组织和脂肪构成（图4-5）。

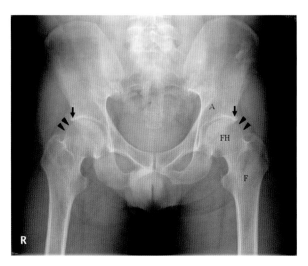

图4-3 股骨髋臼撞击症的41岁男性患者骨盆正位X线片。该患者同时具有股骨头髋臼过度覆盖的钳型撞击（黑色箭头）和股骨头颈交界处（黑色楔形箭头）非球面的凸轮型撞击的影像学证据。A.髋臼；F.股骨；FH.股骨头

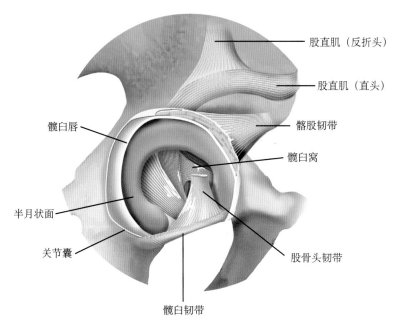

股直肌（反折头）

股直肌（直头）

髂股韧带

髋臼窝

股骨头韧带

髋臼唇

半月状面

关节囊

髋臼韧带

图4-4 髋臼盂唇

此外，扫描电子显微镜观察发现髋臼盂唇内有3个不同的层。第一层起始于唇的关节缘，走向囊侧，是由10 μm宽的细纤维构成的网络。这一层纤维没有明显的走向。第二层是40 μm宽的薄片状胶原纤维，它们排列在一起形成紧密束。该层的纤维束以各种角度相交。第三层也是盂唇的主要层，由平均厚度达200～300 μm的圆形胶原纤维构成。

在细胞水平上，盂唇前部和后部之间也有几个解剖差异。在前部，关节唇通过一个急剧的过渡区混合到髋臼的关节透明软骨，这片过渡区经测量只有1～2 mm的厚度（图4-5）。而在后部，从盂唇到髋臼软骨的过渡是渐进的。前方的胶原纤维被排布成平行于盂唇-软骨交界处，而在后部它们垂直于交界。最后，前部唇的连接稍微有些边缘，而后部的唇被牢固地连接到下面的骨骼。

髋臼盂唇的血管供应源自闭孔动脉、臀上动脉和臀下动脉，这些血管同样也是供应骨性髋臼养分的血管，血管从相邻关节囊进入盂唇。采用免疫组化染色，McCarthy等报道盂唇滑膜沟的滑膜组织和髋臼的外表面有丰富的血管。Seldes等的研究表明，3～4个小血管位于唇中，在唇与骨臼延伸的外表面附着处围绕唇圆周走行（图4-5）。血管只可在周边的1/3盂唇检测得到。盂唇的内部是无血管的。在尸体的研究中，Kelly等证明盂唇的囊区比关节区有更多的血管。虽然血管分布在关节囊区及关节区之间有所不同，但血管分布模式在前、上、后和下盂唇区之间没有显著不同。

已确定在盂唇内有多种类型的神经末梢，证明了盂唇撕裂是髋关节疼痛的一个原因。Kim和Azuma的研究表明，除了游离神经末梢外，还有许多感觉神经和受体如Vater-Pacini，Golgi-Mazzoni，Ruffini和Krause小体在髋臼盂唇中。这些小体是压力、深感觉和温度觉的感受器。游离神经末梢传递痛觉、触觉和温度感。在盂唇中，大多数神经和器官在浅区域中被发现。游离神经末梢被发现主要在唇的前上区域。现在还没有基于不同年龄的神经组织学研究。

（二）功能

髋臼盂唇加深髋臼窝的方式类似肩关节盂唇加深盂肱关节的方式。从数量上来说，盂唇加深

了髋臼约21%，且增加了髋臼表面积约28%。盂唇通过通常被称为"抽吸作用"的密封作用阻碍液体进入和流出关节，"抽吸作用"还产生防止股骨头从髋臼中脱出的抵抗力。Crawford等的研究显示，当盂唇出现3 mm的撕裂后只需要比当盂唇完好无损时小得多的力就能脱出股骨头。在尸体的研究方面，Ferguson等的研究表明该唇在髋关节具有关节内流体加压和软骨层加强的作用。盂唇为髋臼内股骨头的横向运动提供了一些结构阻力，增强了关节的稳定性，保存了关节的一致性。解剖学研究表明，去除盂唇增加了股骨头和

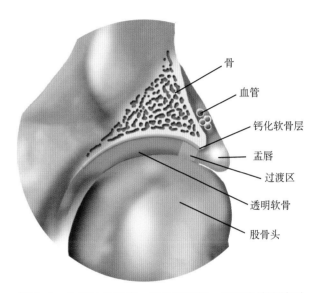

骨
血管
钙化软骨层
盂唇
过渡区
透明软骨
股骨头

图4-5　血管的示意图。在关节囊侧，盂唇直接连接到髋臼。在关节侧，关节唇经由钙化软骨层连接到定义明确的潮线。盂唇与关节透明软骨髋臼通过一个过渡区的混合，血管穿过髋臼环的周围

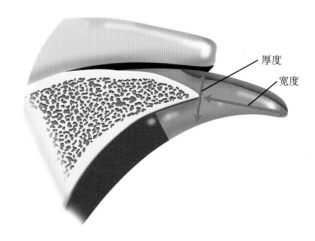

厚度
宽度

图4-6　盂唇的宽度和厚度。前部和上部盂唇比后部唇宽，上部盂唇是最厚的

髋臼软骨层之间高达92%的接触应力。盂唇密封性的丧失可能是导致髋关节不稳定的关键因素。Ishiko等提出，盂唇的退变可通过改变其可承受的应力影响其结构和机械性能。损伤盂唇及其密封的破坏导致对软骨表面的固体基质更高的负载，并可增加摩擦，可能加重OA的退行性改变。术中的损伤或盂唇的退变通常与紧邻盂唇的股骨头髋臼软骨损伤或剥离存在关联，提示盂唇的病理学与软骨损伤、骨关节炎之间有着重要的联系。

（三）疾病

髋臼盂唇撕裂的第一例报道是在1957年，Paterson描述了2例盂唇撕裂伴不可复位的髋关节后脱位病例。1977年，Altenberg第一次描述了髋臼盂唇撕裂是髋关节疼痛的原因。目前，盂唇撕裂的流行病学和临床意义还未完全清晰。一些研究表明，盂唇异常是自然老化的一部分，而另一些假设认为盂唇病理、髋关节病变和疼痛之间有着直接的联系。该理论的支持者认为退行性盂唇撕裂是生理老化的一部分，因为事实上，盂唇异常的发生率随着年龄的增长而增多，即使在没有髋关节疼痛的个体也出现过。据McCarthy等报道，盂唇撕裂和磨损在60岁以上的患者中几乎普遍存在。退行性盂唇异常发生率从30岁以下的24%增加到超过60岁时的81%，这反映了在衰老过程中软骨变性的发生率和严重程度。

该理论的支持者指出，盂唇撕裂与髋关节病变及痛点直接关联，并且其与引起髋关节内病理改变的其他原因也相关联。McCarthy等发现，盂唇磨损或撕裂的患者中，有74%也有关节软骨损害的证据。可以发现退行性盂唇撕裂常伴有侵蚀性变化，可在髋臼或股骨头，或两者同时存在。相对于那些盂唇既无磨损也无撕裂的患者，盂唇病变的患者髋关节退变的发生率和严重程度要高得多。大多数研究表明，女性比男性更容易发生盂唇撕裂。

盂唇撕裂的临床表现多变，应该对表现为髋部疼痛的患者进行评估，以鉴别感染、发育不良、肿瘤（良性和恶性）、疝气、骶髂关节等疾病及其他结构的异常（表4-1）。在66例盂唇撕裂的髋关节镜研究中，据Burnett等报道，92%的患者腹股沟剧烈疼痛，而52%的患者伴有大腿前侧疼

痛，59%髋部外侧疼痛。有些患者（38%）主诉伴随有一侧臀部的疼痛。未发现患者有孤立的臀部疼痛症状；臀部疼痛总是与腹股沟疼痛相伴随。61%的患者起病隐匿。髋部疼痛被定性为锐痛的患者占86%，定性为钝痛者占80%；钝痛伴有尖锐疼痛间歇发作者占70%。盂唇撕裂患者中大部分（91%）有与活动相关的疼痛，如行走、旋转、撞击活动及久坐。71%有夜间痛症状。机械性症状，如发出弹响或爆裂声者占53%，而41%的患者发生真正的交锁或卡压（表4-2）。此外，据Fitzgerald报道，盂唇撕裂的疼痛最初为在进行绕轴转动或扭转运动时产生的锐痛。

盂唇撕裂的患者也可能在日常生活和娱乐活动中活动受限。Burnett等报道，发生盂唇撕裂后，89%的人有跛行，上下楼需要扶栏杆者占67%，46%的患者步行距离受限制（表4-3）。一些研究人员也报道了盂唇撕裂的患者髋关节活动范围受到限制。最常见的活动范围限制是旋转运动，但髋关节屈曲、内收、外展限制也有报道。

表4-1　导致髋关节疼痛的盂唇损伤的鉴别诊断

· 挫伤（尤其是在骨突起处）
· 拉伤
· 运动性腹股沟损伤
· 耻骨炎
· 关节炎
· 梨状肌综合征
· 弹响髋综合征
· 滑囊炎（粗隆，臀大肌坐骨，髂腰肌）
· 股骨头骨性关节炎
· 股骨头缺血性坏死
· 化脓性关节炎
· 骨折或脱位
· 肿瘤
　　良性的（简单的骨囊肿，骨样骨瘤，骨软骨瘤，纤维发育不良）
　　恶性的（尤因肉瘤，骨肉瘤）
· 疝（腹股沟或股）
· 股骨头骨骺滑脱症（SFCE）
· Legg-Calvé-Perthes病
· 腰骶部结构及骶髂关节所致的牵涉痛

（引自：Schmerl M, Pollard H, Hoskins W. Labral injuries of the hip: A review of diagnosis and management. J Manipulative Physiol Ther, 2005, 28:632, Copyright (2005), with permission from Elsevier.）

大部分盂唇撕裂发生在髋臼的前部、前上和上部区域。一种可能的解释就是，与其他区域相比，盂唇的前部血液供应相对较差。因为修复能力弱，因此更容易磨损和退变。第二种可能的解释是，前方区域的机械性能比其他区域要弱。

第三，也是最有可能解释前盂唇撕裂患病率高的原因是，这个区域比其他区域受到更大的外力或压力。因为无论是髋臼还是股骨头的前方，股骨头骨性约束最少，所以向前只能依靠盂唇、关节囊和韧带来维持稳定性。

前部、前上盂唇撕裂在美国和欧洲是最常见的，后盂唇撕裂多见于日本。这种差异可能部分归因于文化差异所致的日常活动不同，日本人往往会坐在地上或蹲下活动，而美国人和欧洲人则很少这样。

在病因学上，前盂唇撕裂也常见于退行性髋关节疾病、不伴随脱位的小创伤，或髋臼发育不良的患者。后盂唇撕裂常见于外伤性后半脱位或脱位。除了盂唇病理学改变外，外伤性髋关节脱位的个体通常具有股骨头软骨损伤（类似于肩部Hill-Sachs病）和（或）髋臼缘损伤（类似于肩部的骨性Bankart病）。

Lage等按形态学将盂唇损伤划分为4类：放射状皮瓣型、放射状纤维型、纵向周边型和不稳定型。然而，Blankenbaker等研究发现髋臼盂唇撕裂的磁共振成像外观和Lage分类之间的关联不大，并建议使用表盘描述这样的方法，对盂唇撕裂的程度进行定位和定义。Beck等将盂唇损伤基于形态学特征划分为5类：正常、变性、全层撕裂、剥离和骨化。盂唇撕裂也基于组织学分析被分类。1型盂唇撕裂包括从关节软骨面的盂唇剥

表4-2 与盂唇撕裂有关的髋关节症状汇总

髋关节症状汇总	患者数量
起始症状	
隐匿的	40（61%）
急性的	20（30%）
外伤	6（9%）
中度或重度症状	57（86%）
疼痛位置	
腹股沟	61（92%）
大腿前部或膝部	34（52%）
外侧疼痛	39（59%）
臀部	25（38%）
疼痛种类	
锐痛	57（86%）
钝痛	53（80%）
锐和钝痛的组合	46（70%）
活动相关的疼痛	60（91%）
持续疼痛	36（55%）
间歇性疼痛	30（45%）
夜间疼痛	47（71%）
机械咔嗒声，爆裂声或闭锁	35（53%）
机械闭锁	27（77%）
机械闭锁伴疼痛	24（89%）
在行走期间疼痛	46（70%）
旋转时疼痛	46（70%）
撞击活动时疼痛	41（62%）
坐痛	40（61%）

（引自：Burnett RS, Della Rocca GJ, Prather H, et al. Clinical presentation of patients with tears of the acetabular labrum. J Bone Joint Surg Am, 2006, 88:1448–1457.）

表4-3 盂唇撕裂相关的功能受限

功能受限	病例数（n=66）
跛行症状	59（89%）
跛行的严重程度	
轻微或轻度	51（77%）
中等	5（8%）
严重	3（5%）
使用单拐、双拐或辅助装置的	6（9%）
有步行距离限制的	24（36%）
步行距离限制在6个街区的	10（15%）
步行距离限于2个街区的	11（17%）
步行距离只限于家庭内的	3（5%）
楼梯	
要求使用栏杆	44（67%）
无法爬楼梯	1（2%）
坐	
<30 min者	17（26%）
不能坐或持续坐时间短	3（5%）
穿上鞋袜	
困难者	21（32%）
无法者	3（5%）
无法使用公共交通工具	6（9%）

（引自：Burnett RS, Della Rocca GJ, Prather H, et al. Clinical presentation of patients with tears of the acetabular labrum. J Bone Joint Surg Am, 2006, 88:1448–1457.）

离。这些撕裂发生在纤维软骨盂唇和关节透明软骨之间的过渡地带。这种类型的撕裂垂直于关节面，并在一些情况下向下延伸至软骨下骨。2型盂唇撕裂由一个或多个不同深度的唇质劈面组成。最后，盂唇撕裂可针对病因分4类：外伤性、先天性、退行性和特发性。另一方面，Philippon等确定了盂唇撕裂的至少5个原因：创伤、FAI、关节囊松弛/臀部活动过度、发育障碍和变性。

生物力学上，髋臼盂唇肥大化和退变是异常髋臼负重的结果。据推测，作用于盂唇的短暂或重复的机械力可能引起关节镜下可见的损伤。某些运动如高尔夫、冰球、足球或者涉及髋关节的频繁外旋，这些需要髋关节重复活动的运动可导致盂唇撕裂隐匿起病。髋关节过伸合并股骨外旋是最常见的急性前髋臼盂唇撕裂关联动作，这样的撕裂可能是由轻度半脱位和随后而来的股骨头上的剪切力所引起的。后路盂唇病变通常是在屈曲位置时轴向负重的结果。

在儿童、青少年和年轻的成人中，盂唇撕裂可能与股骨头骨骺滑脱、Legg-Calvé-Perthes病、DDH和FAI有关联。随着近年来对细胞生物学和髋关节生物力学理解的进步，学术界接受了髋关节的这些病理状态作为早期髋关节疾病和继发性OA的起病因素，可能会导致髋臼盂唇撕裂这一观点。髋关节结构异常加上异常关节负荷会引起渐进性的盂唇和软骨损伤，这会导致髋臼盂唇撕裂进一步发展，关节软骨剥脱，并最终导致继发性OA。McCarthy等提出以下的病变顺序：通过牵引或冲击（如FAI或DDH）的关节运动给予盂唇极端负荷，磨损盂唇前部的边缘，沿着边缘撕裂，紧邻盂唇损伤处的关节软骨分层剥脱，最后全盂唇损伤和关节软骨退变。

在DDH，髋臼对股骨头的覆盖不全，使股骨头有前外侧移位的倾向。前外侧移位的股骨头可以诱导慢性剪切力作用在髋臼缘上。因为负荷的增加，DDH髋盂唇发生退变。退行性盂唇可以发展成一个部分撕裂或从髋臼缘完全剥脱，经常连带着一块骨或软骨。这可能导致股骨头更加不稳定和髋关节的进行性退变。此外，Kubo等发现DDH患者关节唇更加肥大，可以作为髋臼变浅的反应性调节。

在FAI，过度的髋臼覆盖和（或）不充分的头-颈偏心距降低了关节间隙的大小，从而导致

撞击。这引起屈曲内旋髋关节时的前上髋臼缘区域之内的压缩和剪切应力。Parvizi等提出，股骨头和（或）髋臼形态异常导致股骨颈/头与髋臼缘之间的异常接触，从而导致了盂唇的撕裂和底部的软骨撕脱。

FAI有两种不同的类型：钳型FAI和凸轮型FAI。当钳型和凸轮型FAI独立存在时，会发现它们的损害有本质不同（图4-7）。在钳型FAI，关节唇是首先受损害的，显示为唇质内开裂和唇质内腱鞘囊肿的形成。钳形撞击是髋臼缘和股骨颈之间异常接触的结果（图4-7A）。这种重复异常接触可引起盂唇骨化，这会进一步加深髋臼窝来缓和撞击。随着时间的推移，骨赘出现在靠近盂唇的骨性边缘，把盂唇推向前。盂唇变得越来越薄，直到它不能再被辨别。邻近于盂唇的髋臼软骨会发生退变。钳型FAI比凸轮型FAI少见，常发生于喜欢体育活动的中年女性。

与此相反，对于凸轮型FAI，盂唇在疾病过程的初始阶段并未受累。剪切应力造成髋臼软骨

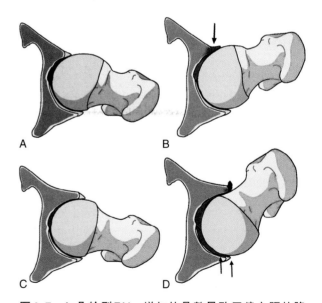

图4-7 A.凸轮型FAI，增加的骨赘导致了偏心距的降低；B.凸轮型FAI盂唇的邻界，降低的偏心距导致与髋臼唇接触，在屈曲运动时造成盂唇和关节损伤（箭头）；C.钳式FAI，股骨头被髋臼过度覆盖；D.毗邻股骨颈的盂唇在钳型FAI，后部盂唇损伤也可能发生（箭头）（From Leunig M, Robertson W, Ganz R. Femoroacetabular impingement: Diagnosis and management including open surgical technique. *Tech Sports Med.* 2007;15:178-188, with permission.）

损害，然后引起盂唇继发损伤（图4-7B）。盂唇破裂在磁共振成像下呈现的是撕裂从盂唇发展到软骨下骨。这样的软骨断裂可深达2 cm，并可能加速关节退变的发展。当所涉及的面积足够大时，股骨头将移动至缺陷处，在普通X线下被看作是关节间隙狭窄。凸轮型FAI在年轻人并且热爱运动的男性中比较常见。

在细胞水平上，FAI患者其盂唇的ECM是增生和活跃的，但未观察到有炎性反应。邻近异常盂唇的关节软骨显示出很多与骨关节炎相关的典型表现，如纤维化、开裂、软化、分离或剥脱。然而，盂唇损伤的严重性与骨关节炎的严重性之间是否存在组织病理学的直接联系还未被证实。比较FAI和DDH，在盂唇的形态特征上关键的区别是，DDH有盂唇变性和体积增加，FAI则没有。

对于盂唇损伤或结构性病变（如FAI）后撕裂的愈合潜能尚不清楚。通过关节镜研究，Ikeda等得出的结论是盂唇撕裂损伤后不愈合。与此相反，Philippon等使用绵羊模型证明盂唇撕裂后具有愈合能力。关节镜修复绵羊盂唇损伤能够通过纤维血管修复组织或通过新骨形成直接再连。有学者推测，关节内结构如半月板和关节盂唇的愈合能力与它们的血供高度关联。Seldes等报道，新生血管出现在盂唇撕裂处和盂唇实质内。Petersen等证实，血管从邻近的关节囊进入盂唇，并在外围第3层达到最多。这些研究结果可以显示出盂唇具有一些潜在的修复能力。然而，在12具尸体的髋部解剖研究中，完好和撕裂的盂唇标本在血管上没有观察到显著差异。

在尸体研究中，非手术治疗（如抗炎药物，物理治疗和运动改善）效果不足以控制盂唇撕裂症状即是手术指征。盂唇清理术是一种治疗盂唇病变的可选方式，虽然从髋关节盂唇切除组织可能会破坏其对关节软骨的保护作用，最终导致软骨受损和过早发生骨关节炎。在一个使用羊髋关节模型的实验研究中，切除盂唇后由纤维瘢痕再生的组织近似于原来盂唇的密度、形状和大小。Santori和Villar发现，67%的盂唇撕裂患者经手术切除盂唇撕裂处后，对疗效满意。这项研究的平均随访时间是3.5年。Burnett等经过术后平均16个月的随访报道，盂唇撕裂的患者采用关节镜清创术后，89%得到临床改善。此外，Konrath等报道，去除盂唇不会显著增加髋臼的压力或负荷，并且可能不会导致患髋过早发生OA。根据这一理论，Kelly等得出的结论是，许多关节镜外科医生认为对撕裂的髋臼盂唇行切除术是治疗症状性盂唇撕裂的恰当处理。与此相反，Espinosa等发现，在手术后1年或2年内，经历了盂唇修复的患者比那些经过盂唇切除术治疗的患者表现出了更好的早期康复效果。此外，Larson和Giveans的研究结论是，根据1年随访的结果，盂唇修复比盂唇清理术有更高的Harris评分及满意率。尽管大多数治疗报道称手术的短期效果很好，但其长期疗效仍是一个未知数。

第5章

髋臼解剖

原著者　Michael Leunig, Carl R. Freeman, Reinhold Ganz, Martin Beck
译　者　黄德勇

髋关节正常情况下是人体内最稳定的关节，但同时也允许完成大范围的活动。另外，它有着一个极其高效的润滑机制，允许完成一生中约100 000 000次机械性活动而几乎无磨损。髋臼是球窝型髋关节的窝，简单地讲，对它最本质的理解是作为容纳股骨头的一个装置，但是其本身也拥有一个复杂且精美设计的结构，它和髋臼盂唇一起负责髋关节的高度稳定性及关节面的力学和摩擦学特性。它的形态和空间方向满足人类活动时所需的在各个平面上大范围活动的要求。最后，髋臼拥有丰富的血管和神经支配，以满足人类剧烈活动时的需要（图5-1和图5-2）。

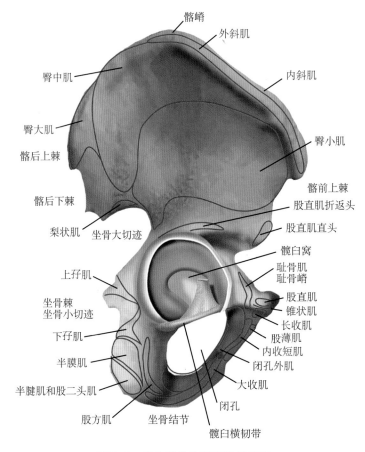

髂嵴
外斜肌
臀中肌
内斜肌
臀大肌
髂后上棘
臀小肌
髂后下棘
髂前上棘
梨状肌　坐骨大切迹
股直肌折返头
股直肌直头
髋臼窝
上孖肌
耻骨肌
耻骨嵴
坐骨棘
坐骨小切迹
股直肌
锥状肌
下孖肌
长收肌
股薄肌
半膜肌
内收短肌
闭孔外肌
半腱肌和股二头肌
大收肌
股方肌
闭孔
坐骨结节
髋臼横韧带

图5-1　半个骨盆和髋臼的侧面观

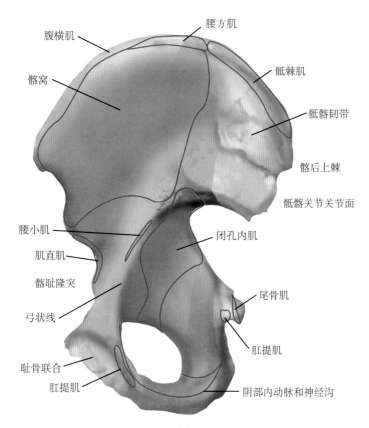

图5-2　半个骨盆的内面观

腹横肌
腰方肌
髂窝
骶棘肌
骶髂韧带
髂后上棘
骶髂关节关节面
腰小肌
肌直肌
髂耻隆突
弓状线
闭孔内肌
尾骨肌
肛提肌
耻骨联合
肛提肌
阴部内动脉和神经沟

一、发育

髋关节的早期发育始于胚胎发育的第4周，即下肢胚芽形成之际，而几乎完成于第16周（图5-3A～F）。约在第6周，一个高度蜂窝状的结构逐渐在下肢胚芽的近端部分形成，这种结构即骨芽基，它含有一个中央球形部分，由两种不同的成分组成。内核部分是一个由原始的成软骨细胞组成的致密球体，其将分化形成股骨头。外面部分是包绕性基质，由3个碟形团块构成，其最终形成髂骨、坐骨和耻骨。未来形成关节间隙的区域逐渐明显，由一个月牙形致密排列的细胞团组成。至第8周末，发育中的髋关节血供已经充分建立。从第6～12周，髋关节体积的增加是通过间质的发育；到第12周，关节间隙的形成是通过在原基细胞和股骨头之间的细胞凋亡。卵圆韧带或称为股骨头韧带，于此时在髋臼窝切迹处形成。髋臼缘最终发育成髋臼边缘和盂唇，也在这个时期形成。到第16周，髂骨、坐骨和耻骨的骨化中心出现，放射状的软骨正式成形

（图5-4A、B）。在胚胎的继续发育过程中髋关节逐渐长大，但一直到婴儿期都没有形态上的变化。

在婴儿期和儿童期，髋臼和盂唇发育逐渐具有了很多最终形态学特征的一些特点。最终形成了骨盆3块骨性组成部分的联合体，出生时髋关节完全由软骨组成，并且在出生后前几年保持不变。在骨性结构之间存在着一个T形软骨结构（图5-5A，B）。这种结构称为放射状软骨，最终形成了髋臼的前壁、后壁和臼顶。放射状软骨同时也在最大程度上决定了髋臼的深度。从侧面看，放射状软骨形成了一个由中央透明软骨和边缘纤维软骨组成的环状结构。这种软骨样的杯状结构在生长结束后将形成成熟的髋臼主体，也是髋臼骨骺形成的位置，并在股骨头的刺激下不断塑形。髂骨和坐骨分别对髋臼顶部和髋臼后壁的形态有着显著影响。与此相对的是，耻骨对成熟髋臼的最终结构影响很小。究其原因是髋臼前壁几乎完全由髋臼骨质（紧邻耻骨支的骨骺构成）发育而成（图5-6），髋臼骨化始于7岁，并且在9岁前发育完成而闭合。放射状的软骨在14～16

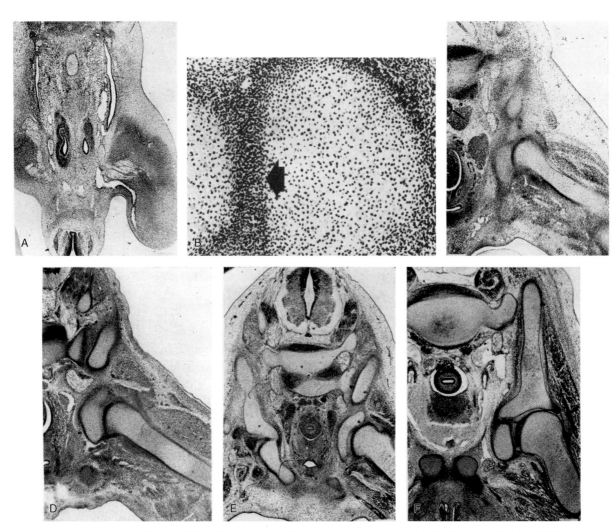

图5-3 A.约在6周时，髋关节开始表现为一个致密堆积的细胞团结构，称为骨芽基，从中分化出原基和股骨头；B.将来关节间隙的位置表现为一个致密堆积的月牙形细胞团（箭头所示），其最终凋亡形成关节间隙，从而确切地将股骨头和髋臼分开；C～E.从第6～12周，通过间质生长，原基和股骨头得以长大，关节间隙形成；F.到第12周，髋关节形成以下结构：关节间隙、圆韧带、髋臼窝、髋臼缘

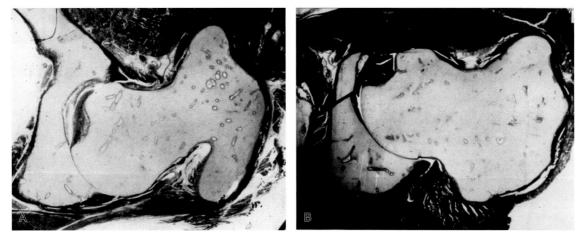

图5-4 16周左右胎儿髋关节的显微照片。所有髋关节的结构已经形成，髋关节完全是软骨。到16周时，髂骨、耻骨、坐骨的骨化中心出现，放射状软骨形成。A.通过髋关节中心的横切面显示股骨头、髋臼、前方盂唇和后方盂唇；B.包含圆韧带的髋关节尾侧的横切面

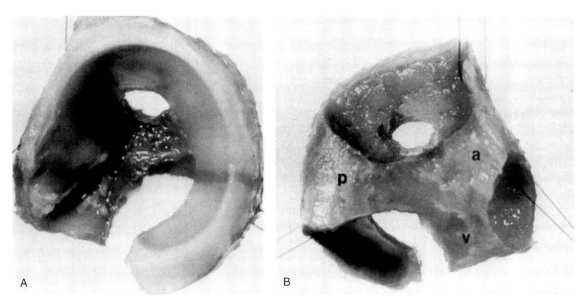

图5-5 1日龄的小婴儿正常髋臼软骨复合体。髂骨、耻骨、坐骨已经用刮匙去除。A.侧位片显示髋臼的杯状形态。B.内面观显示放射状软骨的3个翼。前翼（a）位于髂骨和耻骨之间，斜向上方；后翼（P）呈水平位，在髂骨和坐骨之间；垂直翼（V）位于耻骨和坐骨之间

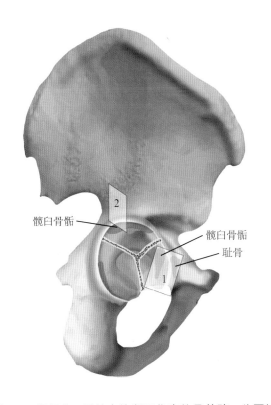

图5-6 标记为1号的方块断面代表的是前壁，此区域的髋臼形成只与髋臼骨骺（来源于原基——由Y形软骨向外发散的结构）和骨性髋臼骨骺相关，而与耻骨几乎无关。但是2号方块表示的是髋臼穹顶部，此区域的髋臼形成得益于软骨基质和髂骨骨化中心的贡献

岁闭合，但是髋臼骨骺可以在18岁时仍保持开放状态。

二、骨性标记

髋臼周围存在着一些骨性标志可以作为体内或体外的标记，从而确定髋臼的确切位置。最重要的髋关节和髋臼的解剖标志是髂前上棘（ASIS），这个标记在冠状面上正好位于髋臼的侧上方，因其位置显而易见，且能被轻易触及，所以被称之为髋关节的灯塔，即使对于肥胖的患者亦是如此，是髋关节理想的前方标志。它通常用于确定髋臼的前柱、前壁和髂嵴。股外侧皮神经距离ASIS内侧1.4～2.4 cm，穿过腹股沟韧带，然后继续走行，在ASIS下方6 cm缝匠肌外侧边缘穿过。另一个解剖标记是髂前下棘，它位于ASIS下一横指，在髋臼的正前上方。髂耻粗隆位于Y形软骨耻骨支的尾端，是在冠状面确定髋臼内壁和髂耻滑囊的重要体内标记（图5-7），在行髋臼周围截骨术时是一个很重要的解剖标志。最后，髋臼下切迹是坐骨后方的一个切迹，正好在坐骨结节和腘绳肌起点的后上方，也是一个内在的标志，它指示出髋臼下缘的一个骨性区域，行髋臼

周围截骨时可以作为一个标记。坐骨棘是一个放射学标记，它的刺状外观由骶棘韧带牵拉形成，将大小坐骨切迹分开。当从骨盆的前后位片上能看到它时，说明髋臼存在后倾。

三、骨骼学

骨性髋臼由髂骨、耻骨和坐骨汇聚而成，形成了一个覆盖股骨头的球形臼顶，它包容股骨头，但是小于半球，开口大约170°。男性髋臼比女性髋臼深，但是女性髋臼窝更深。人类髋臼的平均直径是52±4 mm，女性平均值比男性小（表5-1）。

通常以髋臼及盂唇侧面作为一个钟面来标记参考点的位置（图5-8）。应用这种命名法，6：00指的是通过髋臼中点髋臼窝的正下方，12：00指的是髋臼的正上方。3：00的位置是指左或右髋的髋臼前部，而9：00的位置指的是髋臼后壁的中点。骨性髋臼的4个主要区域覆盖股骨头：前壁、后壁、内侧壁和穹隆或顶盖（拉丁语为"屋顶"）。前壁直接与耻骨相连，耻骨上支自其内侧边缘向前延伸。髋臼前壁和前缘存在一定的变异性。大多数髋臼在12：30～3：00的位置有一个向前的延伸突起（图5-8）。沿前壁向内侧走行，髋臼前壁上有一个凹口，其紧邻骨盆环上的一个明显凹陷。该凹陷位于髂耻隆起的内侧，髂腰肌在其中走行，为髋臼前壁的最内侧，关节镜可以很轻松地到达该处。

髋臼前壁的形态结构存在较大范围的变异性，常见的形态可以分为4种，其中弧形占60%，成角占25.5%，直形占4.5%及不规则形占9.5%（图5-9）。髂耻粗隆位于髋臼前壁下半部分的前方，即耻骨边缘（图5-7）。因此，这是髋关节前部和内侧边界的一个重要标志。

髋臼后壁较大，较髋臼前壁向侧方突出更多。其外侧边缘具有一个几乎垂直但稍弯曲的弧度，很少有突起或凹陷，个体间的变异也较小。后壁是维持髋关节稳定性的主要结构。创伤领域研究表明，髋关节的稳定性主要取决于完整的髋臼后壁，而完整的关节囊贡献较小。在尸体的研究中发现，如果后壁存在多达25%的破坏，100%的髋关节仍然稳定，但当后壁破坏达到33%，只有75%的髋关节保持稳定。当后壁的50%被破坏，所有髋关节均不稳定。

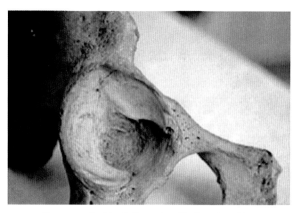

图5-7 髂耻粗隆位于髋臼前壁下方的前侧

表5-1 比较髋部直径值

研究作者	两性	女性	男性	测量方法
Clark 等	48.3±3.8	45.1±2.3	51.3±3	骨，股骨头
Noble 等	46.1±4.8			X线，股骨头
Sugano 等	44.9±4.3			X线，股骨头
Shiino		49.2	54	骨，髋臼
Stein 等		48.5±4.8	55.7±7.4	骨，髋臼
Thompson 等	50.9±3.6	49±1.45	52.9±1.7	骨，髋臼
Effenberger 等	51.4±3.7			骨，髋臼
Vandenbussche 等	48.5±4.4	45.1±2.2	51.9±3.1	三维计算机断层扫描
Köhnlein 等	52.3±3.9	47.5±2.7	54±2.8	骨，髋臼

单位：mm，均数±标准差。

（根据Köhnlein W, Ganz R, Impellizzeri FM, et al. Acetabular morphology: Implications for joint-preserving surgery. Clin Orthop Relat Res, 2009, 467:682–691.修改）

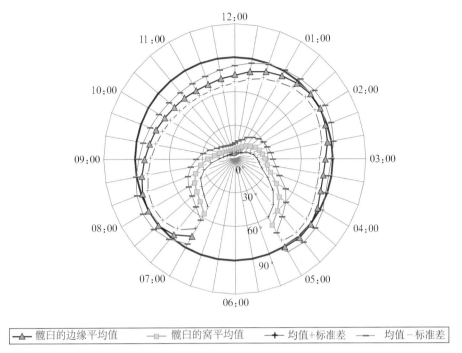

图5-8 按照髋臼边缘及髋臼窝的平均值和标准差对髋臼进行重建，0°是髋臼中心，30°、60°、90°表示为深度（维度），髋臼边缘、窝及关节面呈顺时针分布，以6:00（经度）作为髋臼尾部的标志

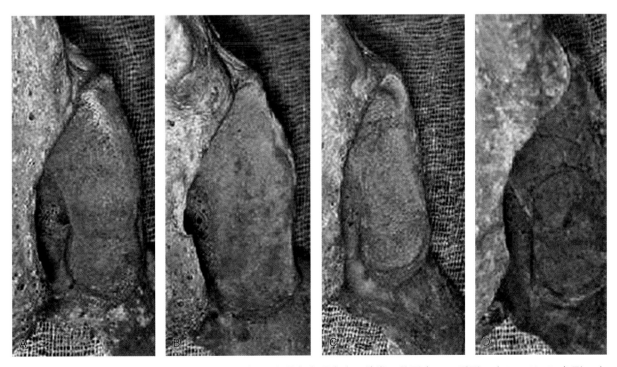

图5-9 髋臼前缘的形态变异性很大。最近一份尸体研究表明存在4种常见的形态。A.弧形，占60.5%；B.角形，占25.5%；C.直线形，占4.5%；D.不规则形，占9.5%

髋臼由前柱和后柱包绕，将髋臼与骨盆其余部分相连，并提供显著的结构支撑。髋臼位于前后柱形成的"弧形凹陷"处，通过此弓形结构传导上方负荷。

髋臼的前后柱及前后壁联系在一起，在允许髋臼不同负重条件下发生动态形变。在承载较低负荷时，只有前壁和后壁传递力，髋臼顶部与股骨头不接触。然而，随着负载的增加，前后柱逐渐分离并允许髋臼壁发生变形，从而髋臼顶部也开始受力。与弹性较大的后壁相比，髋臼前壁刚性较大。因此，当有负荷时，髋臼后壁比前壁形变更多。在低负荷时（30%的体重），这种差别变形更为明显，后壁较前壁变形在40倍以上，而在高负荷时并不显著，接近3∶1。当承载如步态周期中峰值生理负荷时，髋臼与股骨头几乎完全接触，并全面传导受力（图5-10）。因此，在承重时，包括前后柱的髋臼逐渐变形，以增加接触面积。连接前、后髋臼边缘的横韧带，在极度变形时可以起到安全的作用，并且由一连接骨板加以支撑，即四边板，向近端延伸，在两柱之间形成张力带。四边板由3块无名骨汇聚而成，位于闭合的Y形软骨的中心。

四、髋臼窝

髋臼的内侧中央部分是一个空腔，没有关节

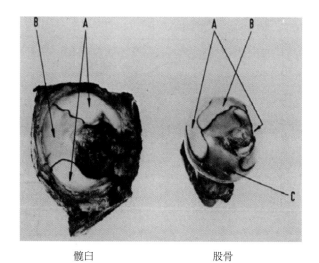

髋臼　　　　　　股骨

图5-10 髋臼和股骨。A.大小应力时都接触的区域；B.大应力下接触，而小应力下不接触的区域；C.不接触的区域

面结构。髋臼窝内由脂肪垫（枕）填充，还有股骨头韧带（或圆韧带）。目前还不清楚它们的功能，因此对这些结构的关注相对较少。关于骨性的髋臼窝和脂肪垫，两者均可能与整个关节接触时均匀传导应力有关。个体间的形状变异较大，包括半圆形及三叶草形状。闭孔动脉的许多分支穿过脂肪垫形成血管网进入髋臼壁和髋臼顶。

股骨头韧带是一个较小的、由滑膜包裹的结构，平均长30～35 mm，在髋臼窝的底部较粗。股骨头韧带连接髋臼下部及股骨头中心偏下的中央凹处，分两束分别起自耻骨及坐骨处。这些韧带束中间的纤维与髋臼横韧带混合，附着在髋臼后下部窝一个小的区域。虽然功能尚未明确，理论上该韧带可能与髋关节疼痛有关，以及髋关节的稳定和滑液循环。

五、髋臼定位

相对于骨盆和身体而言，髋臼空间定位描述需要参数，而这是很难描述的，并在某种程度上难以测量。简而言之，相对于骨盆，髋臼最重要的空间关系包括前倾及外翻，后者即所谓的外展（图5-11）。前倾定义为连接髋臼前后壁的水平中心线或者是髋臼开口平面与矢状面的夹角。外倾角被定义为连接髋臼外上缘和髋臼窝内下缘的连线或者是髋臼开口平面与横断面的夹角。已经报道的前倾角平均为16°～21°。与女性相比，男性的前倾通常较小，男女分别为12°～20°与15°～24°。报道中外翻角平均为48°，两性之间的差异很小（表5-2）。

髋臼的方向及相应的描述角度受到许多变量的影响，如骨盆倾斜或旋转、髋臼倾斜及身体的参照平面。对于不同程度骨盆倾斜时所测量的前倾及外倾角度变异较大（图5-12）。具体地说，在骨盆前倾（如骨盆向前旋转）时，髋臼前倾角和外展角逐步减小，因此，当骨盆倾斜发生变化时，如在从坐着向躺着过渡时，前倾变化很大，平均从11°到36°（注意坐的时候相对躺着而言，骨盆更加向后旋转，以代偿髋关节的屈曲）。女性的骨盆倾斜大于男性，它不仅受患者位置的影响，而且也受到形态学因素的影响，如骨盆指数（骶椎终板和髋臼中心之间的角度）。髋臼倾斜也可以

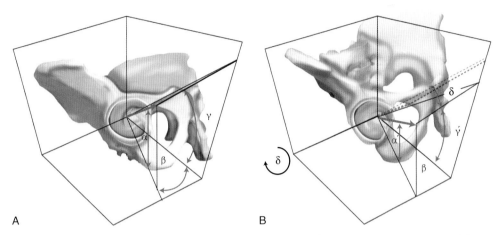

图5-11 A.髋臼前倾角（α）、髋臼外展角（β）、髋臼前倾角投照到身体中平面（γ）上；B.骨盆倾斜，δ角会导致髋臼前倾角α′减少（Reprinted with permission from Tannast M, Murphy SB, Langlotz F, et al. Estimation of pelvic tilt on anteroposterior X-rays–a comparison of six parameters. *Skeletal Radiol.* 2006;35:149–155.）

表5-2　比较髋部前倾角度

研究作者	单位（度）			方法
	两性	女性	男性	
Shiino		15.5	12.5	两平面中间
McKibbin	16.5	19	14	边缘
Maruyama 等	19.9 ± 6.6	21.3	18.5	边缘
Jamali 等	20.1 ± 6.4			边缘
Vandenbussche 等	20.9 ± 9.1	24.1 ± 7.8	15.7 ± 8.8	Navigation
Köhnlein 等	18.6 ± 5.5	21.7 ± 6.6	17 ± 4.7	边缘
Köhnlein 等	21.5 ± 5.6	23.2 ± 7.8	20.8 ± 4.5	开口平面

（根据 Köhnlein W, Ganz R, Impellizzeri FM, et al. Acetabular morphology: Implications for joint-preserving surgery. Clin Orthop Relat Res, 2009, 467:682–691.修改）

影响前倾和外倾。它被定义为髋臼在斜矢状面上相对于固定骨盆的旋转，通过髋臼的垂直中心线与骨盆冠状面之间形成的角度测量。最后，患者不同的体位及肢体的位置可以对身体的参照平面产生很大影响。因此产生了解剖、手术、放射学上的不同参照平面。

六、软骨

　　髋臼表面由软骨覆盖。髋臼表面为月牙形，除了内侧和下方，其前、后壁及大部分臼顶由软骨覆盖（图5-13）。由于这种形状，它也被称为马蹄面或月状面。数学模型研究表明，髋臼软骨表面形状可以使关节接触应力优化分布，减少应力峰值受力区域。因此，髋臼的新月形有助于的延长髋臼及股骨头软骨的寿命。

　　髋臼软骨表面几乎全由透明软骨组成，平均厚度约为1.5 mm。然而，整个髋臼内软骨的厚度是不均匀的。前上象限软骨的厚度最大，可以超过3 mm。髋臼窝周围和下方区域的软骨最为薄弱。在大部分人上方臼顶的区域，软骨表面常会有一个圆形印记。该区域被命名为"星状折痕"，在关节镜下可以很容易辨别。它由透明和纤维两种软骨组成，90%的人群都会有。一些学者认为，这可能是由于刚性较大的前壁和内侧壁及弹性较大的后壁之间的铰链活动形成的。在星状折痕与髋臼窝之间为髋臼上窝。这是一个自髋臼窝上方延伸形成的钥匙孔大小的通道，直至成年时才被透明软骨覆盖。

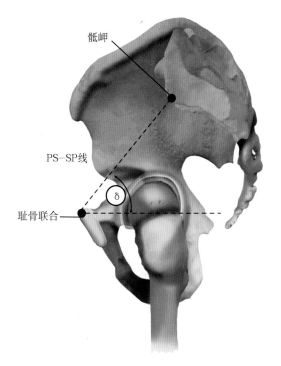

图5-12 骨盆倾斜。定义为水平线与耻骨联合上缘和骶骨岬连线之间的夹角（PS-SP线）

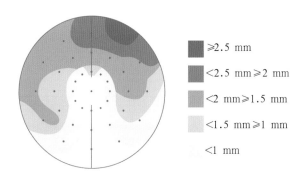

图5-13 马蹄型髋臼软骨面。前方是右，后方为左，中间线是一条垂直线。从10具尸体上测得的髋臼软骨厚度分布（Modified from Kurrat HJ, Oberländer W. The thickness of the cartilage in the hip joint. *J Anat.* 1978;126:145-155. ）

七、盂唇

　　盂唇是一圈结缔组织环，它与髋臼横韧带相连，围绕着髋臼外缘。它由3个不同的层次构成（图5-14）。第1层紧邻髋臼关节面，由精细的纤维软骨网状结构组成，其间存在软骨细胞。除了Ⅰ型和Ⅲ型胶原蛋白，这个薄薄的表面层还包含Ⅱ型胶原蛋白，通常于盂唇-软骨交界处与软骨面相连。

第2层是由板层状胶原纤维束交叉构成。最后，第3个也是最重要的边缘层，由环状排列的胶原纤维构成。这一层比其他两层厚得多，构成了盂唇超过90%的部分，并与髋臼横韧带相连。第2和第3层的组成成分只有Ⅰ型和Ⅲ型的胶原蛋白。

　　宏观上，盂唇是一个髋臼外侧延伸出来的弹性唇状突起。它加深了髋臼的深度，约占髋臼和盂唇总深度的33%。此外，盂唇增加了22%的关节接触面，但是关于盂唇是否参与负重仍存在争议。不同部位的盂唇大小也不同。前面最宽，上方最厚。在下方，盂唇与髋臼横韧带难以区分。在其外部，其表面与关节囊并不相连，而在关节囊与骨性髋臼相连接处形成6～8 mm深的表面覆盖有滑膜的隐窝。

　　盂唇与髋臼透明软骨存在1～2 mm的融合区。在前方，盂唇通常存在一个裂隙或隐窝，借此与关节面分离，此处的胶原纤维走行方向与盂唇-软骨连接的方向一致，据报道，20%～75%的人群存在这一裂隙。在后方，有一个与盂唇-软骨交界处渐进的、互相交叉的连接结构，此处的胶原纤维方向与过渡区垂直。在髋臼边缘存在"骨舌"，延伸入盂唇，而盂唇通过其与骨性髋臼相连。在骨舌的关节面侧，盂唇通过具有明显潮线的钙化软骨区与髋臼相连。然而，在骨舌的外表面则无须如此。

　　盂唇具有两个明显的生物力学功能，有别于体内其他唇类或半月板类结构的机械缓冲作用，盂唇更多的是垫圈或密封作用。第一个功能是"吸盘"效应，在关节分离时，盂唇能够维持和加强关节内负压以增加关节的稳定性。有研究证明了这一点，盂唇密封性减弱和撕裂可导致股骨相对于髋臼的活动增加，使股骨与髋臼分离所需的应力减少。

　　第二个更重要的功能是密封加压的中央室，防止滑液溢出到周边室。这种在关节内的增压效应可能在关节界面形成均匀的液膜，加强髋关节的润滑和低摩擦属性。此外，高压可能可使软骨表面更好地获取滑液及水分中的营养。最后，包含与圆韧带相似的神经末梢的盂唇其机械性缓冲作用较小，但更大程度上起到在关节活动超过了危险限度后警示肌肉组织的作用。

八、血运

　　髋臼具有庞大的血管吻合网，为它提供了丰富

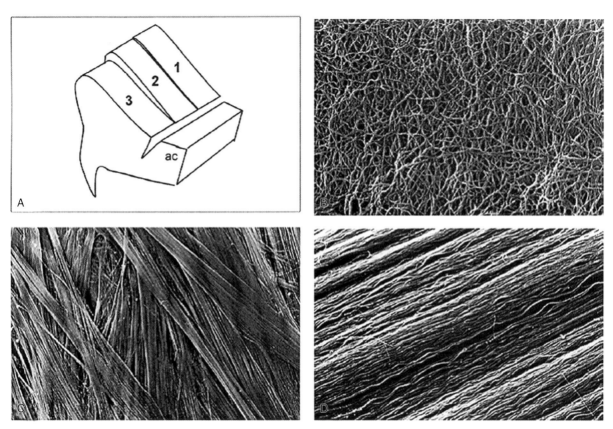

图5-14　A.盂唇有3层；B.第1层由精细的纤维软骨网组成；C.第2层由板状胶原纤维素交叉组成；D.第3层最厚，由与髋臼横韧带相连的环状纤维组成

的血液供应。髋臼的营养血管主要来自髂骨的营养动脉，其为髂腰动脉的一个分支。然而，该动脉并不是不可缺少的，因为除此之外，还有其他来自于血管网的血液供应。此血管网包括臀上动脉、臀下动脉、侧方的旋股内侧动脉和髂腰动脉、闭孔动脉和内侧第4腰动脉（图5-15）。

髂腰动脉起源于髂内动脉的后主干或闭孔动脉。它分为浅表和深支，其中最大的分支是营养髂骨的动脉。在一半的患者中，营养动脉在骶髂关节前方1 cm处、骨盆边缘的侧方进入髂骨。在另一半患者中，营养动脉在骨盆边缘1 cm内进入髂骨。这种解剖差异是非常重要的，要注意，因为这个动脉位于骨盆边缘的内侧，不易被发现，如果破裂会造成大量失血。如果该血管的位置能够被确定，在切断前可以提前将其电凝。

闭孔动脉在进入闭孔管前发出几个分支供应四边体和耻骨上支。与旋股内侧动脉分支一起，闭孔动脉发出髋臼支，在髋臼横韧带的深部进入关节。如果供应髋臼的内侧和外侧血运均遭到破坏，这条血管可能是最后的血供。因此，当分离四边体内侧

时，应当严格骨膜下操作，予以保护。在骨盆截骨术中，如髋臼的加盖手术或Chiari手术，如果损伤了闭孔动脉的髋臼支，患者由于外侧血运的破坏可能会造成髋臼骨块缺血坏死。

臀上动脉是侧方供应髋臼血供的最重要血管。首先，它分为深支及浅支。深支有4支：上支、下支、髋臼上支及髋臼支。上支与深、浅旋髂血管和髂腰动脉形成血管吻合网。上髋臼支在臀小肌深部和（或）臀小肌内，在其附着点处沿着该肌肉走行，为髋臼顶提供血供。髋臼支在臀小肌下方走行，供应后上髋臼及髋臼顶。髋臼支和上髋臼支汇合后，在坐骨棘突处与髂腰动脉和旋股外侧动脉升支形成吻合。因此，臀上动脉及其分支与髂腰动脉及旋髂动脉在坐骨切迹及坐骨棘水平处形成一血管吻合环。

臀下动脉有两个髋臼分支：一个走行在短外旋肌的深部，通过几个小分支供应髋臼的后壁；另一个远侧的髋臼支走行于下孖肌与股方肌之间，与旋股内侧动脉形成吻合支，供应髋臼的后壁。臀部血管髋臼分支形成了环绕髋臼外侧的骨膜吻合血

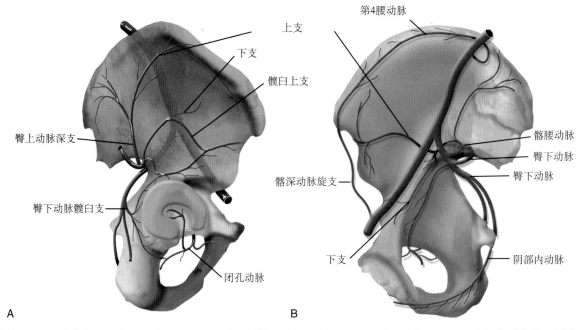

A   B

图5-15 A.髋臼和盂唇的血供有臀上动脉、臀下动脉、旋股内侧动脉；B.髂腰动脉、闭孔动脉及内侧的第4腰动脉组成的血管网供给

管环，供应盂唇（图5-16）。盂唇同样接受来自于关节囊血管的血供。盂唇本身血运很差，只有外围1/3的盂唇有血管渗透，大部分血供来自于髋臼骨的外边缘。旋股内侧动脉发出数个分支供应前下髋臼，并且参与构成该血管吻合网。

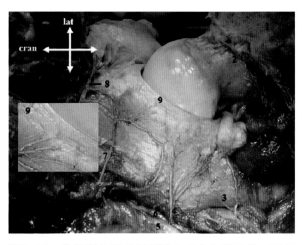

图5-16 关节囊切开后显示髋臼后方和髋关节，可见臀动脉的髋臼支和之间的吻合支。1.大转子（已截断）；2.旋股内侧动脉深支（关节囊内和支持带内动脉）；3.坐骨小切迹；4.臀下动脉髋臼支；5.坐骨神经；6.臀下动脉；7.臀上动脉髋臼支；8.臀上动脉髋臼上支；9.血供盂唇的终末支；cran指头侧，lat指外侧。（Reprinted with permission from Beck M, Leunig M, Ellis T, et al. The acetabular blood supply: Implications for periacetabular osteotomies. *Surg Radiol Anat.* 2003;25:361–367.）

九、神经支配

大多数文献报道，支配髋关节的神经包括股神经、闭孔神经、支配股方肌的骶丛神经，有时由闭孔神经副支支配，或者直接由骶神经或坐骨神经丛支配。然而，目前尚不清楚髋臼或髋臼窝的哪些神经支配最为重要，对于这个方面的研究还不够彻底，在这个问题上仍然存在很多争论。Dee仔细研究了这个问题，发现3个主要支配关节的神经：后关节神经、内侧关节神经和股骨头圆韧带神经。后关节神经组包括支配股方肌的多个较短的神经分支。这些神经被认为是支配关节最重要的神经。它们沿着坐骨及闭孔内肌进入后方关节囊。一旦进入关节囊，这些神经将沿着髋臼的上缘走行。内侧关节神经作为一个分支发自位于闭孔附近的闭孔神经的前支。该神经发出许多分支至关节囊的前侧、内侧及下方区

域，也很可能分布至髋臼。股骨头韧带神经在闭孔处发自于闭孔神经的后支。随后进入髋臼切迹，支持髋臼窝内的组织，包括圆韧带。也有

学者认为髋臼窝的神经支配来自于坐骨神经的分支。

对于髋臼窝内的组织而言，神经末梢的类型、位置和相对密度都已经得到阐述。圆韧带只包含Ⅳa型神经和游离神经末梢。因此，圆韧带无运动感受或本体感觉，而只能感觉疼痛和炎症刺激。髋臼窝内脂肪组织的神经位于血管周围组织，这些神经纤维包含神经肽P物质、降血钙素原相关肽，研究提示具有疼痛感受功能。

盂唇由丰富的神经支配，80%的盂唇神经位于血管旁的表面区域。盂唇具有众多游离的神经末梢，尤其是位于前方及上方时，提示盂唇是髋关节疼痛的主要来源之一。这也许可以解释为何凸轮机制的撞击可出现早期疼痛，而钳式撞击晚期才发生盂唇变化。此外，组织学检查发现盂唇内存在着负责深感觉、压力、触觉、感觉、温度觉的神经末梢器官，提示盂唇也参与了髋关节的本体感受。

第6章

股骨近端解剖

原著者　Martin Beck，Lorenz Büchler，Reinhold Ganz，Michael Leunig

译　者　黄德勇

一、出生后股骨近端的发育

在出生时股骨大粗隆及股骨头具有共同的一个骨骺。在生长过程中，骨骺的内侧部分发育成股骨头骨骺，而骨骺的外侧部分则发育为大粗隆的骨骺（图6-1）。在4岁时共同骨骺分离成上述两个不同部分。股骨颈的发育来自股骨头骨骺，股骨颈的生长发生在此骨骺的干骺端侧，决定了股骨颈的大部分长度。这是相对于大粗隆部分而言，而其外围部分的外加生长则影响大粗隆的大小。共同骨骺分离不彻底可能导致股骨颈前上区域变宽，最终可能诱发凸轮式的股骨髋臼撞击症。

女性在4～7个月，男性在5～8个月时，股骨头出现骨化中心。大粗隆的骨化中心一般在4岁出现。小粗隆骨化中心出现要晚得多，迟至12～14岁。股骨头骨骺约在18岁时闭合；大粗隆骨骺闭合较早，在16～18岁。

二、骨性解剖

（一）前倾

股骨颈前倾定义为股骨颈轴线与作为参考的股骨后髁连线之间的夹角。如果颈部的轴线偏向前，该扭转角度称为前倾。同样，如果偏向后则称为后倾。现有文献报道儿童和成人的正常值存在较大差异。检查所采用的不同技术，以及不同的入选人群可能造成了上述不同的结果。一般情况下，出生时股骨前倾角为30°～40°，在整个生

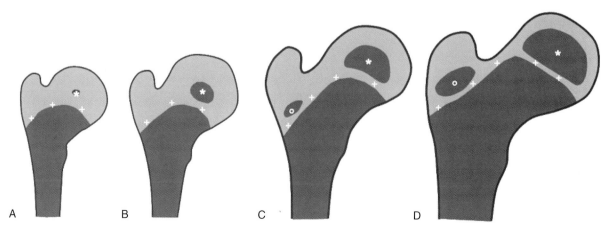

图6-1　骨化中心和股骨近端骨骺发育。A.4个月；B.1岁；C.4岁；D.6岁。*.股骨头骨化中心；°.股骨大粗隆骨化中心；+.骨骺（As described by Edgren W. Coxa plana. A clinical and radiological investigation with particular reference to the importance of the metaphyseal changes for the fnal shape of the proximal part of the femur. *Acta Orthop Scand Suppl.* 1965;84:1–129.）

长发育过程中该角度逐步减小。根据Svenningsen等的报道，股骨前倾角度大约每年减少1.5°（范围为0.2°~3.1°）。成人股骨前倾平均值为10.5°，但其标准差高达±9.22°。股骨前倾角增加了髋关节屈曲和内旋的活动范围，但是不利于髋关节伸直位时外旋。股骨前倾角过大或后倾均可造成关节早期退行性改变。

（二）颈干角

颈干角通常在前后位的X线片上测量，定义为股骨长轴的轴线和通过股骨头中心的股骨颈轴线所形成的角度。测得的角度很大程度上受股骨旋转的影响。正常的颈干角约为125°。Clarke等在文献综述中报道，颈干角变异较大，其值为121.4°~137.5°。Yoshioka等报道其变异性更高，男性平均为129°（±7.3），女性平均为133°（±6.6°）。不同的测量技术可以解释上述差异。通常情况下，股骨长轴的测量是以X线片上股骨近端的中心点确定的；但Yoshioka等以粗隆下股骨干中心点与后交叉韧带起点的连线作为股骨轴线。在同样标本上测量，发现X线片测量所得角度（128.7°±7.2°）与解剖学测量（123°±6.8°）角度相比偏大。

在另一项研究测量了225例拟行髋关节置换术的患者中发现，大粗隆尖端与髋关节旋转中心存在相对关系。大粗隆尖端水平平均比旋转中心高3.4±0.9 mm（范围：高于股骨头中心20 mm至低于股骨头中心10 mm）。1/3髋关节大粗隆的尖端在旋转中心上下1 mm范围内，1/2髋关节在5 mm之内。

（三）小粗隆

小粗隆处于后倾位置，后倾角（α）为−31.5°，标准偏差为±11.8°。同一研究中报道的股骨颈前倾角（β）平均为10.5°±9.22°。股骨颈的前倾及小转子的后倾具有高度的相关性。两个角度之间的关系为β=29.5+0.6α。

（四）股骨颈的形状

股骨颈的横截面为椭圆形。股骨颈最大直径

的方向与股骨机械轴的夹角定义为ρ（rho）。正常的髋关节ρ角为21°±9°，而头颈部不圆滑的髋关节为25°±8°，两者无显著差异。股骨颈的横截面为椭圆形，如果头颈接合部前上区域的α角减小，会增加凸轮型股骨髋臼撞击。股骨头颈交界处具有性别差异，男性在前上区域更加隆起。

（五）股骨头相对于股骨颈的位置

除了颈干角、前倾角等常见的测量外，对股骨头相对于颈部的位置在尸体股骨上进行了广泛的研究。可以用以下3个参数来定义股骨头的位置。

1.股骨头偏距　在4个方向上进行测量：上、下、前、后。第1条线：平行于颈部轴线并与股骨头的球面相切。第2线：经股骨颈中心平行于第一条切线。股骨头-颈偏距即为这两行线之间的垂直距离。上/下和前/部之间的偏距比值反映了股骨头的相对位置（图6-2A、B）。

2.α角　Nötzli等首先描述了该角度，作为判断股骨头-颈非球形的一项指标。以股骨头的旋转中心作为圆心画圆，头-颈交界与圆的交点连接圆心画线，其与和股骨颈轴线所形成的锐角为α角。α角用来测量前方的非球面性；然而，最好采用MRI的径向切面来确定个体的最大值。同理，但不太重要，β角测量后方的角度，γ角测量上方，δ角测量下方（图6-3A，B）。数项研究表明正常α角为43°~50°。

3.头颈部旋转　股骨头的旋转或倾斜被定义为偏离了最佳位置，最佳位置上股骨头的轴线和颈部轴线一致。对大多数髋关节而言，在骺板闭合的断层处存在某种程度的倾斜。可以用所谓的骨骺角来测量这种旋转。前后骨骺角定义为股骨颈轴线与骨骺断层连线所形成的外上方夹角（图6-4A）。同理，侧方骨骺角定义为在横断面上形成的前外侧角（图6-4B）。股骨头的前方和（或）侧方骨骺角等于90°说明头颈之间无旋转。否则，上述角度大于90°说明股骨头有内收和（或）后倾，而小于90°则表明股骨头有外展和（或）前倾。

一般来说，股骨头趋于向前和下方移位，外展和前倾位旋转，并且后方和下方具有较大的凹

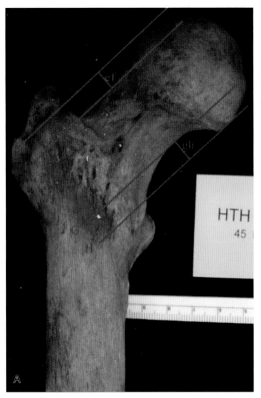

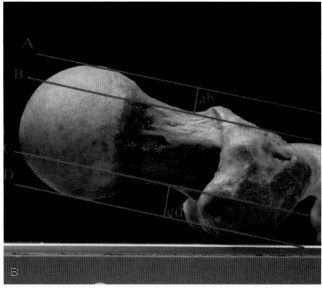

图6-2 股骨头偏心距。A.上、下方的偏心距测量；B.前、下方的偏心距测量（Reprinted with permission from Toogood PA, Skalak A, Cooperman DR. Proximal femoral anatomy in the normal human population. *Clin Orthop Relat Res*. 2009;467:876–885.）

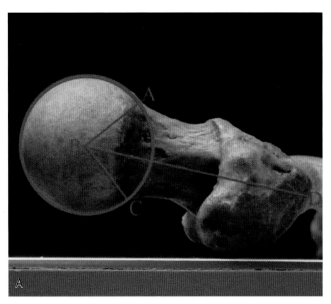

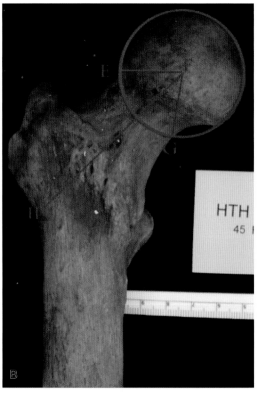

图6-3 股骨头头-颈交界处的非球面性测量。A.前方 α 角及后方 β 角；B.上方 γ 角及下方 δ 角（Reprinted with permission from Toogood PA, Skalak A, Cooperman DR. Proximal femoral anatomy in the normal human population. *Clin Orthop Relat Res*. 2009;467:876–885.）

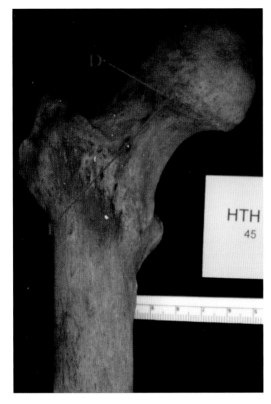
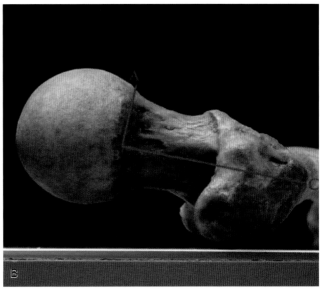

图6-4 股骨头-颈关系。A.前方骨骺角；B.侧方骨骺角（Reprinted with permission from Toogood PA, Skalak A, Cooperman DR. Proximal femoral anatomy in the normal human population. *Clin Orthop Relat Res.* 2009;467:876–885.）

表6-1 股骨头-颈测量

测量参数	平均值	标准差	范围
前偏心距/后偏心距	1.14	0.40	0.43 ～ 3.78
上偏心距/下偏心距	0.90	0.39	0.16 ～ 2.66
前后骨骺角	74.33°	7.04°	55.04° ～ 98.00°
侧方骨骺角	81.83°	6.96°	55.19° ～ 102.04°
α 角	45.61°	10.46°	16.87° ～ 78.57°
β 角	41.85°	6.92°	22.06° ～ 71.21°
γ 角	53.46°	12.68°	31.21° ～ 111.50°
δ 角	42.95°	4.86°	26.83° ～ 60.80°
前倾角	9.73°	9.28°	−14.63° ～ 35.90°
颈干角	129.23°	6.24°	105.65° ～ 146.29°

（引自：Toogood PA, Skalak A, Cooperman DR. Proximal femoral anatomy in the normal human population. *Clin Orthop Relat Res,* 2009, 467:876–885.）

度。与前方及上方相比，股骨头-颈交界处的后方及下方具有较大的凹度（表6-1）。

至于移位，男性与女性相比，下方偏距较大。关于旋转，男性与女性相比，前倾及外展更大。男性和年龄超过50岁的人群其头-颈交界处前方的凹度小于女性和那些年龄未超过50岁的人群（表6-2）。

（六）股骨头中央凹

中央凹为一卵圆形陷凹，位于股骨头中心略偏后、下方，是圆韧带的附着点。正常髋臼窝头侧延展部与股骨头中央凹头侧延展部为26°。在髋关节发育不良患者，股骨头中央凹变宽，平均在30°以上，更偏头侧，与负重区接触。"高位中央凹"是发育不良髋关节的特点。负重区的重叠及

表6-2　基于年龄和性别的股骨头–颈测量参数差异

测量参数	性别/年龄	测量均值	标准差	P值	权重
上/下偏距	男	0.84	0.37	<0.01	0.91
	女	0.97	0.39	<0.01	0.91
前后骨骺角	男	72.75°	6.74	<0.01	0.99
	女	75.93°	7.01	<0.01	0.99
侧方骨骺角	男	80.66°	7.23	<0.01	0.91
	女	83.01°	6.49	<0.01	0.91
α角	男	47.50°	10.71	<0.01	0.94
	女	43.71°	9.88	<0.01	0.94
α角	<50岁	43.70°	9.68	<0.01	0.99
	>50岁	49.62°	10.93	<0.01	0.99

（引自：Toogood PA, Skalak A, Cooperman DR. Proximal femoral anatomy in the normal human population. *Clin Orthop Relat Res,* 2009, 467:876–885.）

"高位中央凹"的存在增加了髋臼内部圆韧带与髋臼窝边缘撞击的机会。

（七）股骨近端成长过程中的血供

在成人中，股骨头的血供来自于旋股内侧动脉（MFCA）的深支所发出的支持带动脉。股骨头和股骨近端血供的变化主要取决于骺板的发育情况及股骨颈和大粗隆的生长。以下是有关股骨近端发育过程血供情况的一些文章。Ogden只研究了0～3岁儿童的血供情况，而Trueta和Chung则研究了直至青春期末期的整个生长阶段。

在出现骨化中心及股骨头骺板之前的生长发育早期阶段，股骨头血供主要来自于股骨干骺端的血管灌注。随着骺板的发育，来自于MFCA的骺外侧血管对股骨头骨骺的血供逐渐增加。在出生时，骺板的主要部分位于关节外，旋股外侧动脉（LFCA）供应骺板的前外侧，大部分大粗隆及股骨头的前内侧部分（图6-5）。

MFCA供应骺板的前内侧部分，后内侧骨骺及大粗隆的后侧部分（图6-6）。18个月时股骨头骨骺的血供主要来自发自于MFCA的骺外侧动脉。在出生时旋股外侧动脉及旋股内侧动脉在大粗隆处可能存在一定的吻合支（图6-7）。但是这个吻合支不恒定，Chung在26例尸体解剖中，仅发现2例存在吻合支。

随着股骨颈的发育，旋股外侧动脉逐渐停止供应股骨头骨骺、生长板，对大粗隆部及股骨颈

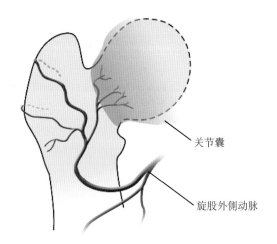

图6-5　前方观。旋股外侧动脉供应骺板的前外侧，大部分大粗隆及股骨头的前内侧部分

关节囊

旋股外侧动脉

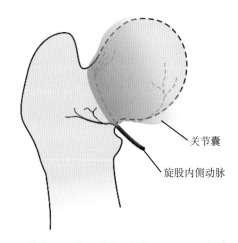

图6-6　前方观。旋股内侧动脉（MFCA）供应骺板的前内侧部分，部分大粗隆及后内侧骨骺

关节囊

旋股内侧动脉

前部的血液供应也逐渐减少。在3岁时，整个股骨头骨骺及生长板的血供来自于起源于MFCA的外侧及下方支持带血管（图6-8）。在4岁时仍可在股骨头韧带（圆韧带）中观察到血管。它对于股骨头的血供十分不确定，只在特殊情况下提供股骨头骨骺的主要血供。

（八）成人股骨头的血供

许多文献研究了股骨的血液供应和MFCA、LCFA、圆韧带及髓腔血管的骨内终末支分布情况。股骨头的血供主要来自于MFCA的深支。股骨头圆韧带动脉通常来自闭孔动脉，有时偶尔也可发自于旋股内侧动脉。尽管仍有人认为其为股骨头的主要血供之一，但它对股骨头的血供主要

在股骨头凹周围区域。第一穿动脉的骨内动脉分支及骨内动脉系统供应股骨干的近端部分及股骨颈。这些血管可以和股骨头内血管形成吻合支，尤其是在股骨头的尾侧部分，但是它们主要供应股骨颈。

有一项研究通过尸体注射的方法来分析MFCA的关节囊外走行。其发源于股深动脉，分出升、浅支的分支。MFCA的深支在髂腰肌及耻骨肌之间向背侧走行，行至小粗隆水平股骨颈基底部，沿着闭孔外肌下缘走行，在向前上方行至股方肌处，指向转子间嵴，在股方肌及闭孔外肌股骨近端止点之间穿出。在此处，发出1～2个分支至大粗隆，成为大粗隆支。主支沿着转子间嵴继续向近端走行。在后方越过闭孔外肌、下孖肌、闭孔内肌，在前方越过上孖肌。在上孖肌的头侧及梨状肌的尾侧斜行穿入关节囊，分为2～4支滑膜下终末支（外侧网状动脉）（图6-9）。Gautier认为下方网状动脉不确定，此外，Kahlor在研究中发现了MFCA的固定的一个分支，该分支自下内侧穿入关节囊，进入关节，成为一支下网状动脉。该动脉沿着Weitbrecht韧带行至股骨头。

臀下动脉的分支与MFCA之间存在一重要吻

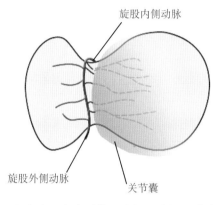

图6-7　上方观。出生时旋股外侧及内侧动脉存在吻合支，随着生长发育，吻合支退化，成人中无法找见

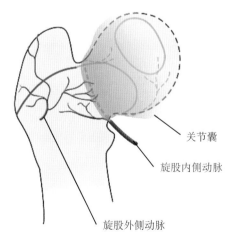

图6-8　3岁时的血供。骨骺和生长部被旋股内侧动脉（MFCA）上支和下支发出的网状动脉血管化。LFCA供应大粗隆

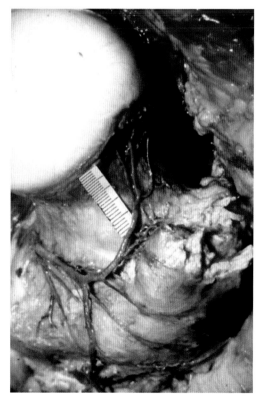

图6-9　MFCA深支的走行

合支。该吻合支沿着梨状肌下缘走行，越过股三头肌后缘，在闭孔外肌和股方肌之间与深支汇合。该血管的粗细与深支粗细呈负相关。Kohlar等在最近的文章中描述了坐骨切迹下方水平臀下动脉与MFCA深支存在另一吻合支（图6-10）。在20个标本中有2个替代了深支。当该吻合支存在时，臀下动脉的这个分支在大粗隆水平占据了MCFA通常的位置。Grose等报道了同一解剖位置存在一个类似的血管，但是其认为该吻合支更恒定。

股骨髓内血管对关节炎股骨头的血供贡献情况存在认知分歧。许多学者认为骺板闭合后股骨头的血供来自骨骺和穿过长骨体生长部的干骺端血管。相反，在成人髋关节中骨骺及干骺端存在各自独立的血液循环。在动物模型中发现，骨性关节炎髋关节干骺端表面存在血管吻合，与非关节炎髋关节相比，在网状血管破坏后，这可能会降低骨关节炎髋关节对缺血坏死的易感性。然而，最近的体外研究并未发现证据证实股骨头的骨性关节炎改变可以导致骨骺端和干骺端之间出现可测量的髓内血液灌注。

（九）血管滋养孔

Lavigne等发现，在股骨头的周围存在血管滋养孔。血管滋养孔主要分布在股骨头颈交界处前后方（80%）及后上区域，其余的在股骨颈的下方。他和其他学者均认为在股骨头的前方和后方

不存在滋养孔。

（十）临床意义

理解了MFCA的解剖，通过大粗隆截骨脱位髋关节就可能不会引起股骨头缺血坏死。通过持续激光超声血流测量仪证实可以通过上述技术保留股骨头血供。在同一项研究中作者发现，环状动脉网上的张力会阻断其对股骨头的血液灌注。了解MFCA与外旋肌之间的关系及其与转子峪之间的距离是完成此类手术的前提条件（图6-3）。这项技术可以在多种手术中应用，包括髋臼股骨撞击、软骨病变、关节内畸形、肿瘤、骨折。股骨颈截骨及股骨头下旋转再定位可以安全得以实施，而不造成股骨头缺血。

在后侧入路时可能破坏MFCA的囊外部分。在外旋短肌止点处切断时造成MFCA深支医源性损伤的风险很高。建议距外旋肌在粗隆止点约1.5 cm处切断，不要切断闭孔外肌的肌腱。

了解臀下动脉的周边吻合支并保留它是有益的，如在肿瘤外科手术时，即使为了彻底切除肿瘤而需要切断MFCA时，仍可保留股骨头的灌注。

股骨顺行髓内钉固定后青少年出现的AVN是一种少见的并发症，最大的可能是在置入髓内针时继发损伤到旋股内侧动脉深支发出的网状动脉。由于股骨颈直径较小，在梨状肌窝处置入髓内针时危及MFCA。因此，应避免对青少年采用顺行性髓内针固定，或是使用入髓点在大粗隆尖端设计的股骨髓内针。

后侧入路行髋关节表面置换术（HRA）有可能损伤MFCA的深支。已经证实后入路可以损伤血供。与后方入路相比，前外侧入路、经臀肌入路或粗隆滑移入路的HRA股骨头血流不下降。如果在手术过程中损伤MFCA深支，髓内血流量可能不足以维持股骨头的持续灌注。然而，与这些研究结果相反，临床上采用后方入路行HRA的中期随访结果表明，AVN的发生率非常低。这可能是由于MFCA和臀下动脉之间吻合支能够提供股骨头持续的充分血流灌注，事实上，在股骨头准备完成后，股骨头骨骺几乎完全被除去，而股骨头干骺端部分的灌注则十分充分。

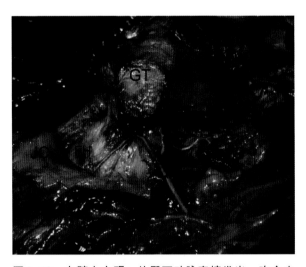

图6-10　左髋上方观。从臀下动脉直接发出一吻合支供应股骨头（*）。JC.关节囊；FH.股骨头；GT.大粗隆；QF.股四头肌；SN.坐骨神经

第7章

髋部软组织

原著者　Christopher O. Bayne，Adam G. Suslak，Shane J. Nho，Bryan T. Kelly

译　者　盛加根

髋关节是一个多轴的、高度一致的球窝形关节，由股骨头和髋臼组成；可在3个旋转轴上运动，其独特的解剖学特征使其有很强的稳定性。髋部的解剖学知识对治疗髋部疾病感兴趣的医生来说是最重要的。为了帮助理解髋部解剖及相关的导致疼痛的病因，Hammoud描述了髋关节和半骨盆的"分层入路"。

一、骨软骨层

第一层是骨软骨层，它的结构包括股骨、骨盆和髋臼。这些结构确定了髋关节的机械轴，使关节匹配，在关节的正常运动中发挥作用。髋部骨性解剖定位是这样的，股骨头大部分被包含在臼窝的骨性范围内，股骨在髋臼内的结构帮助维持关节高度匹配。此层异常将导致：①动态撞击病变，这些病变继发于股骨侧凸轮撞击、髋臼侧边缘撞击及包括股骨内翻和后倾在内的股骨近端成角和旋转畸形；②静态过载障碍，继发于髋臼缺陷（典型的发育不良）、股骨外翻和股骨前倾的。

除了骨性解剖外，髋部还有一个相关的软组织结构复合体，它有助于关节的匹配并能赋予额外的稳定性。第二层被命名为髋部惰性层，这层结构包括臼唇、关节囊、韧带复合体和圆韧带，给髋关节提供额外的稳定性。继发于第一层解剖所描述的骨性异常或结构对线不良可对这些结构造成直接损伤。第三层是髋和半骨盆收缩层，它由27块跨过半骨盆的肌肉组成，并且负责髋部、骨盆和躯干的动态稳定和肌肉平衡。髋部的第四

层是神经动力层，包括胸腰骶神经丛、腰椎骨盆组织和下肢组织。这一层负责整个下肢的功能控制。

本章的重点将放在髋部第二层和第三层的软组织结构上。

二、第二层

这一层结构包括臼唇、关节囊、韧带复合体和圆韧带。

（一）臼唇

盂唇是骨性髋臼的纤维软骨延伸，它近乎环形地附着于髋臼缘，是一个远端开放的C形结构，其下面的附着部与髋臼横韧带相邻。在功能上，盂唇加深了髋臼并增加了对股骨头的包容。通过限制滑液流入和流出关节腔，产生一个阻止股骨头从髋臼分离的力量，盂唇也增强了关节的稳定性。据推测，盂唇密封的丧失往往是导致髋关节失稳的关键因素（图7-1）。

（二）关节囊

髋关节囊是一个强大、致密、密封髋关节的纤维结构，起稳定、保护和血液供应作用。它从髋臼附着处向外延伸包绕股骨头颈，向前附着于转子间线，向后附着于股骨颈基底。在后侧，它附着于转子间嵴内上方约1.25 cm处，下方附着于邻近小转子的股骨颈。其前上方最厚，后下方最

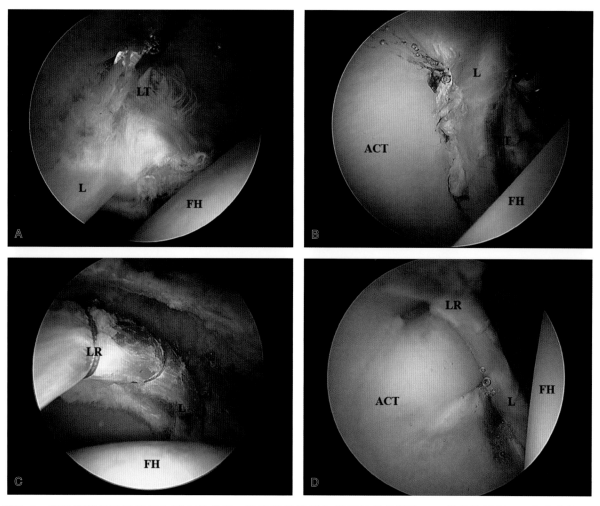

图7-1 关节镜照片显示盂唇和髋臼的关系。注意盂唇撕裂和邻近的软骨损伤。A.关节外视图；B.关节内视图；C.盂唇修复后的关节外视图；D.盂唇修复后的关节内视图。ACT.髋臼；FH.股骨头；L.盂唇；LT.盂唇撕裂；LR.盂唇修复

薄。在髋臼撞击症患者中，前上方关节囊往往是局部性边缘撞击和股骨偏距减少的位置。

在形态学上，关节囊由内部和外部纤维组成。内部纤维由滑膜内衬和周围轮匝纤维组成。外部纤维纵向排列，由髂股、坐股及耻股韧带组成。这些韧带的每一条都对关节囊有很重要的独特作用，并与骨结构一起约束关节的运动范围（图7-2）。

（三）髂股韧带

位于髋关节前方、三角形的髂股韧带（Bigelow的Y形韧带）是最强的关节囊韧带。它起于骨盆的髂前下棘（AIIS），沿股骨颈向远端和外侧延伸附着于股骨前面的转子间线。髂股韧带由内侧和外侧臂组成。内侧臂起自髂前下棘和髋臼缘的髂骨部分之间，止于股骨转子间线远侧部的突出部或隆凸。外侧臂起于内侧臂近端，更靠近髂前下棘，它附着于大转子前方，比内侧臂更水平地越过股骨颈，覆盖轮匝韧带纤维，后者在它的远端部分与外侧臂垂直走行（图7-2）。

髂股韧带在髋部伸展和外旋位时紧张，在屈曲和内旋位时松弛。功能上，它可阻止股骨头从髋臼内前移。髂股韧带的外侧臂在关节伸展时限制内旋。在髋关节镜手术中，将组成关节囊反折部的髂股韧带的一部分内侧臂从髋臼切除来修平边缘并使盂唇再次附着。Hewitt等的研究表明了髂股韧带比其他外在韧带能承受更大的力量，提示髂股韧带的功能不全与髋关节前侧不稳定和髋脱位有关。因此，在髋关节镜和开放的髋部手术

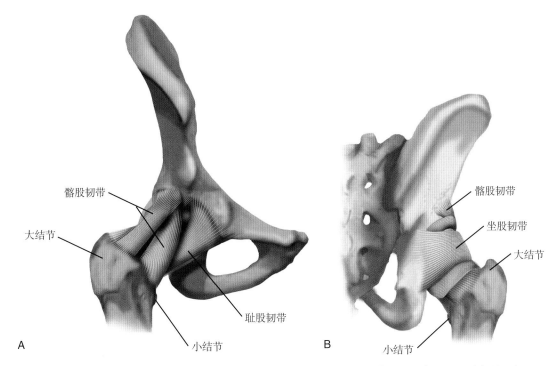

图7-2 A.髋部的前后位视图显示了髂股和耻股韧带，注意关节囊向远侧附着于转子间线；B.髋部的后视图显示了坐股韧带及其与闭孔外肌腱的关系

中保护或修复髂股韧带可能特别重要，特别是对潜在不稳定或松弛的患者。

（四）耻股韧带

耻股韧带也位于前方，是薄弱的、三角形的韧带。这是一个吊带形结构，从髂耻隆起后侧、耻骨上支、闭孔嵴及闭孔膜延伸与关节囊和髂股韧带融合。近端起于髋臼缘的耻骨部分和耻骨的闭孔嵴；远端附着于股骨颈，其纤维与那些从髂股韧带内侧臂来的纤维融合（图7-2）。耻股韧带悬吊部也围绕股骨颈向下行走，它在坐股韧带下方附着于后侧的转子间嵴（图7-2）。在功能上，其所处的解剖位置可用来抵抗过伸和过度外展的力量，它也与髂股韧带的内侧和外侧臂联合以控制在伸展位时的外旋。

（五）坐股韧带

坐股韧带是位于股骨颈后方的螺旋形韧带。它从坐骨后侧开始延伸，循着髂股韧带的螺旋跨过关节，附着于后关节囊纤维和后侧的转子间嵴（图7-2），它不延伸及股骨颈全长，因此，股骨

颈基底后侧和转子间区位于关节囊外。坐股韧带以两束越过髋关节囊，上方这一束以弧形跨过股骨颈和轮匝带混合，下方这束更靠后侧附着于转子间嵴。

坐股韧带在髋关节屈曲时是松弛的，在髋关节伸展时是拉紧的。它已被证明是髋关节内旋及内收力量最重要的拮抗者。

（六）轮匝带

虽然髋关节囊的大多数纤维是纵向排列的，但轮匝带是关节囊的一个环形韧带组成部分，它的远端部分呈环形围绕股骨颈（图7-3）。轮匝带分隔外周间室的近端和远端区。Ito等探究轮匝带的作用，发现其围绕股骨颈锁环、起抵抗关节分离的作用。

此外，Field和Rajakulendran在最近的一项研究中使用髋关节动态磁共振成像来显示轮匝带在外周和中央间室之间滑液循环中发挥的作用。在髋关节屈曲过程中，轮匝带风箱样的运动能引起从外周到中央间室单向的滑液流动。到转子间线水平的广泛远端关节囊切开术可能会损害轮匝带，因此可能需要关节囊修复来保持髋关节的稳定和

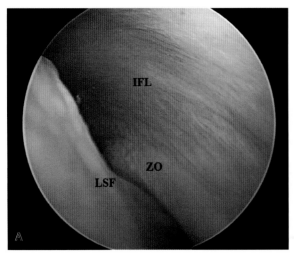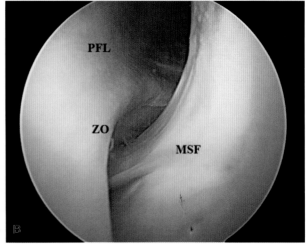

图7-3 外周间室的关节镜图片显示了轮匝带肌和髂股韧带（A）与耻股韧带（B）的关系。ZO.轮匝带；LSF.外侧滑膜皱襞；MSF.内侧滑膜皱；IFL.髂股韧带；PFL.耻股韧带

滑液流动。

（七）关节囊的血液供应

除了其结构及对髋关节稳定性的贡献外，关节囊还有供应股骨头和髋臼的血管。Kalhor等证实髋关节的血液供应来自4个主要的血管，这些血管是臀上动脉、臀下动脉、旋股内侧动脉和旋股外侧动脉。尽管旋股内侧动脉是股骨头的主要供应血管，但Kalhor等指出了一个解剖变异：20例尸体标本中有2例臀下动脉是股骨头的主要供应血管。臀上、下动脉从近端进入关节囊，供应髋关节囊后侧及后上方。旋股内侧和外侧动脉从远端进入并供应关节囊前侧。

三、髋关节镜术中的关节囊处理

在髋关节镜术中，关节囊处理对充分暴露而不损害稳定性是至关重要的。关节囊切开的方式包括有限的、可延伸的关节囊切开及关节囊切除术。所选方式必须考虑所有的症候学和病理解剖学，包括中央间室和股骨侧病变、基线过度松弛和关节囊粘连。

评估和治疗中央间室需要一个极小的、有限的关节囊切开术。建立标准的前外侧及前侧入路，关节囊松解切口配合使用关节囊切开刀可提高操作灵活性。为臼缘切除及盂唇病变治疗所需的

进一步暴露可通过一个入路内关节囊切开术来实现。在寻找外周间室病变时，关节囊的处理甚至变得更加重要。为了暴露近侧的股骨头颈结合处，关节囊切除术会包括前侧关节囊切除，但该技术已经因为潜在的前侧不稳定而受到了批评。翻修手术最常见的原因是处理不充分的凸轮病变。此外，Matsuda认识到了术前影像的限制，因此建议关节镜监测所有病例的股骨近端。基于这些发现，作者提出了首选的关节囊处理方法。

四、作者的首选方法

患者麻醉后，被安置在牵引床上，床上有一个衬垫良好的会阴柱。通过内收位及会阴柱的悬臂牵引力量建立牵引，影像学确认关节已适当牵开。在透视监测下，采用标准的前外侧入路，该入路恰好位于大转子近端和髂胫束前方。使用由外向内技术、利用针定位法来建立一个前侧入路。前外侧入路大约在髂前上棘外侧1 cm和前外侧入路延长线上。接着切开关节囊连接两个入路。将髋臼上缘的关节囊反折部从软骨臼唇结合部平面松解到髂前下棘和股直肌返折头的近侧。看到中央间室后实施指定的操作步骤。

为了置入铆钉和之后外周间室的工作，作者常规使用一个转子周围的远端前外侧辅助入路（DALA）。在前外侧入路放置关节镜，利用探针定位建立远端前外侧辅助入路，这个入路与前外

侧入路在同一直线上，在其远端4～6 cm。

将关节镜转换至前侧入路，光源沿股骨颈照向远端和外侧。松开牵拉并使髋部屈曲大约30°，以缓解前侧关节囊的张力和增加外周间室容积。通过远端前外侧辅助入路引入一把关节镜套筒，从入路中间垂直切开关节囊直到转子间线。关节囊的切开应沿着股骨颈中心进行，任一方向的削割均可导致股血管的损伤（图7-4）。

一旦完成关节囊切开，即在前外侧入路引入转换棒。转换棒被用作关节囊上下叶的牵开器，以提高凸轮病变的可视程度。为切除凸轮病变，通过远端前外侧辅助入路插入磨钻。以45°拍摄的髋关节Dunn侧位透视图像常常用来评估凸轮病变程度和牵开器位置。将转换棒重新放置在股骨颈的上方或下方可提高上下方的暴露程度。增加髋关节屈曲角度至45°，可促使进入股骨颈远端，为更大的凸轮病变和整个骨软骨成形术的可视程度提供便利。髋部连同透视图像的旋转有助于提高进入到凸轮病变前面和后面的范围，这种技术不用广泛切除关节囊便可提供凸轮病变和骨软骨成形术180°的可视范围。在股骨头－颈的骨软骨成形术完成后，进行动态髋关节镜检查。屈曲髋关节至60°并做内外旋转，以确保没有臼唇撞击或股骨头半脱位。内侧的切除范围不应破坏髋关节的吸引密封作用。用透视图像来评估股骨头颈结合部的解剖再成形情况。

作者常规在关节囊切开术后修复关节囊。该步骤用关节镜在前侧入路内完成，通过远端前外侧辅助入路使用过线器。关节囊T形切开的纵行部分修复至骨软骨成形术的近端平面，入路处切开的关节囊不作修复（图7-4）。

圆韧带

圆韧带是一条包裹于滑膜鞘内的锥状带（图7-5）。在髋臼窝和枕部之内，圆韧带起始处宽阔，与整个髋臼横韧带融合。它向后下方延伸到坐骨的骨膜和关节囊。在股骨头中心略偏后下方，圆韧带附着于无关节软骨覆盖的股骨头凹内。韧带的平均长度为30～35 mm，文献报道中存在一些变异。在圆韧带中有闭孔动脉的髋臼支，圆韧带的动脉为股骨头提供有限的血液供应。

圆韧带作为一个髋部疼痛源所起的作用仍然是一个有争论的话题，因为其在髋关节稳定中的作用尚不清楚。尽管放射影像为图片已得到改善，但关节镜检查仍是最佳的评估技术。在关节镜下发现的断裂发生率为4%～15%。Byrd和Jones研究发现，在他们个人的髋关节镜病例回顾中，这是第三最常见的问题。

由于圆韧带附着于股骨头中心的后下方，因此在髋关节内收、屈曲和外旋时它最紧张，因为这是髋关节的一个不稳定位置，因此圆韧带被认

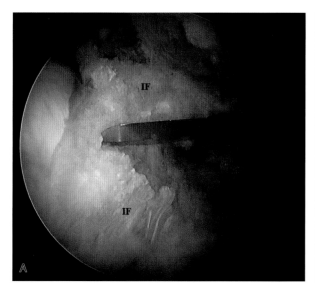
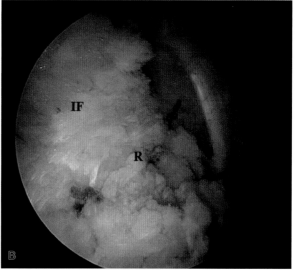

图7-4 关节囊修复前后髂股韧带的关节镜视图。A.关节镜照片显示在髂小肌和臀小肌之间的髂股韧带关节镜下T形关节囊切术；B.关节囊修复后的关节镜照片。IF.髂股韧带；R.关节囊修复

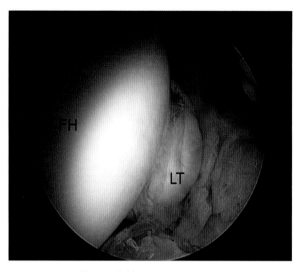

图7-5 圆韧带的关节镜照片显示了它与股骨头和髋臼的关系。FH.股骨头；LT.圆韧带；ACT.髋臼

为具有机械稳定作用。在韧带样本中检测到Ⅳa受体意味着圆韧带有传入性躯体感觉信号并具有本体感觉作用，因此，该韧带被推断具有防止过度运动的功能。然而，目前的资料并不是确定的，只是提示人类圆韧带可能有稳定作用。

圆韧带的损伤机制是多变的。已有不同位置造成损伤的多篇案例报道，这些位置包括屈曲和内收、突然外旋扭转、急性或重复性的过度外展及创伤性半脱位或脱位。唯一的共同发现是韧带从股骨附着处撕脱。髋关节开放性外科脱位也自然会造成圆韧带断裂。体检对排除圆韧带损伤作用有限，因为对该损伤还没有敏感的试验。股髋撞击（FAI）的激发试验，特别是在屈曲、内收内旋时，通常会呈现阳性。患者可能会有活动范围减小或活动时疼痛、向内或后方放射的疼痛或没有症状。磁共振关节造影对其他关节内病变敏感，但对韧带损伤的诊断不一致。关节镜检查是诊断韧带损伤的最可靠技术。

Gray和Villar描述了一种圆韧带损伤的分类法。Ⅰ型是韧带的完全断裂，最符合外伤性脱位或先前手术的特点。Ⅱ型是微小创伤造成的部分断裂。Ⅲ型是一种退行性撕裂，可以是完全的，也可以是部分性的。

圆韧带撕裂的最佳治疗手段是髋关节镜。手术指征是有非手术治疗无效的髋关节疼痛或机械症状。关于圆韧带入路及评估的手术技术已做过描述。建立标准的关节镜入路，包括转子周围前外侧和前侧入路。为可视化和可操作性起见，做关节囊松解切口或入路内关节囊切开。圆韧带是中央间室中第二层（Kelly）的一部分。

目前有3种治疗圆韧带撕裂的技术：清创、热挛缩及重建。清创或挛缩手术可以通过标准入路实现。在前外侧入路还是前侧入路使用关节镜观察，要取决于撕裂的性质。同样也可以通过其中一个入路使用弯曲的刨刀或射频探头。撕裂的纤维经常是游离漂浮且无血供的。清创术时髋关节应保持在外旋位置，热挛缩术时应保持在中立位以避免可能会导致外旋减少的过度收缩。

如前所述，大多数撕裂位于股骨附着处，然而，有时有必要治疗近侧附着点。Byrd和Jones发现从后外侧入路寻找髋臼侧损伤和行枕部清创更容易。关节镜可以留在前侧或前外侧（ALP）其中一个入路中，建立后外侧入路来引入刨刀或射频探头。

Byrd认同4种有效定位圆韧带的技术：扩大的关节囊切口以提高操作灵活性、用弯曲的刨刀进入股骨头上方、使用3个入路技术及术中旋转关节。关节镜治疗韧带撕裂的效果是肯定的。很多研究涉及用关节镜评估髋关节病变。由Byrd和Jones所做的最大规模的研究发现，孤立病变患者的Harris髋关节评分平均提高42分。此外，他发现在完全撕裂与部分撕裂之间，或有共存病变时的治疗效果无显著差异。

Simpson等最近的一个病案报道描述了一种关节镜下圆韧带重建的技术。他们使用了一种由聚对苯二甲酸乙二醇酯制成的人造移植物。移植物在髋臼窝用悬吊法固定，在股骨侧用一颗界面螺钉固定。患者为期8个月的随访显示有持续的改善。然而，作者指出这种技术只适用于先前关节镜手术失败并继续存在不稳定症状的患者。迄今为止，还没有随机对照研究或长期随访研究来评估圆韧带的重建。

五、第三层

（一）关节囊外结构

有几块肌肉与髋关节囊的功能密切相关并有助于其功能发挥。第三层为髋部和半骨盆的收缩层，负责髋部、骨盆和躯干的动态稳定和肌肉平衡。

（二）髂腰肌

髂腰肌肌腱复合体由两块肌肉组成：起于 T_{12}-L_5 横突前侧的腰大肌和起于髂窝上 2/3 的髂肌。髂腰肌以均质肌腱附着于小转子（图7-6）。髂腰肌是一块有效的屈髋肌，通过防止髋关节过伸也有助于站立时直立姿势的维持。一些研究还提示髂腰肌对髋关节旋转有影响，在髋关节屈曲过程中短的髂腰肌可能会增加内旋的力臂。

当腰大肌和髂肌经过髂耻骨隆起和髂前下棘之间的凹槽时，便形成肌、腱结合部。肌腱的大部分位于凹槽的远端。当髋部从屈曲到伸展时，腱性部分便从股骨头中心的外侧移向内侧。据推测，髂腰肌肌腱在髂耻骨隆起、髂前下棘或股骨

头上的这种移动可能是髋内弹响的来源。

髋内弹响或内侧"弹响髋"的特点是在髋关节运动时有听得见的"卡嗒"音。这最常发生于髋关节从屈曲到伸展时，但也可发生在日常活动中。这种弹响经常伴随着疼痛。体检结果可能是不确定的，因为它们类似于股髋撞击症的表现。Hoskins 等描述了一个敏感试验，试验中当患者试图再现这种弹响时，检查者施予压力，如果用该诊断性手法解决了弹响，那么该试验被认为对内侧弹响髋敏感。

除了排除其他情况如股髋撞击症、滑膜软骨瘤病或其他游离体外，平片在协助诊断方面无效。髂腰肌滑囊造影已经用于诊断，如果为了动态检查，可同时注射局麻药，如果为了达到治疗目的，可注射皮质类固醇激素。然而，这只是在试验阳性时才有用。Vacarro 等发现在滑囊注射后，症状缓解会持续 2～8 个月，但 50% 的病例最终要进

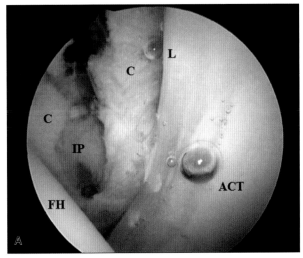

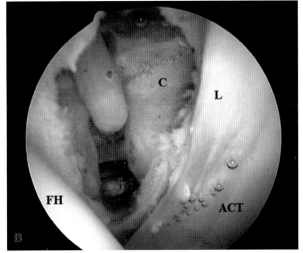

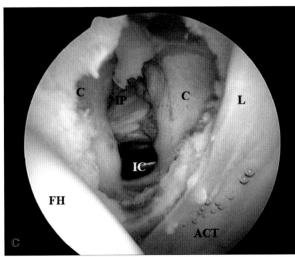

图7-6　髂腰肌延长的关节镜图像。A.关节镜照片显示髂腰肌肌肉和肌腱毗邻前侧髋关节囊。B.髂腰肌腱性部分延长术中的关节镜照片。C.髂腰肌腱性部分延长后的关节镜照片。注意松解术后的髂肌肌腹。C.关节囊；IP.髂腰肌肌腱；IC.髂肌；FH.股骨头；ACT.髋臼；L.臼唇

行手术。

另一种与髂腰肌有关的情况是撞击。髂腰肌撞击已经在全髋关节置换中骨水泥向前挤出或髋臼组件向前悬突的场景中观察到。Domb等将髂腰肌撞击描述为正常髋关节盂唇病变的一个诱发因素。髂腰肌肌腱在近3：00位置非常接近前侧关节囊（图7-6），臼唇撕裂发生在3：00位置而不是典型的12：00或1：00归因于髂腰肌撞击。关节镜的发现与覆盖于臼唇病变上方充血、发炎的关节囊和髂腰肌相符。

有关髂腰肌撞击导致3：00位置臼唇撕裂的病理生理学变化的3种理论已被提出。第一个理论是基于髂腰肌肌腱从髂耻隆起到小转子的路径。Yoshio等发现肌腱的最高压力在股骨头和下面3：00位置的臼唇水平。第二个理论是髂腰肌肌腱或滑囊的慢性炎症随着内侧弹响髋一同发生时，可能会导致前侧关节囊瘢痕形成，这种粘连可能会导致对前侧关节囊–臼唇复合体的牵拉并导致臼唇的撕裂。第三个理论是与髂腰肌相邻的痉挛的髂小肌会导致对前侧关节囊–臼唇复合体的慢性牵拉。

内侧弹响髋和髂腰肌撞击最初应该行非手术治疗。非手术治疗包括休息、活动范围锻炼、髂腰肌伸展和力量练习、口服消炎药物及电离子透入疗法和超声局部治疗。内侧弹响髋的非手术治疗效果变化较大，经过6周治疗，30%～80%的患者可避免手术。非手术治疗失败和仍有髋关节前侧疼痛或痛性弹响的患者需要手术干预。

目前内侧弹响髋的手术治疗是行髂腰肌腱切断或延长术。改进的技术和工具使这种疗法在关节镜下变得更可行。腱切断术可以在臼唇、股骨颈和小转子平面进行。在任何情况下，对中央和外周间室的彻底评估对寻找任何伴随的病变都是很重要的。为了通过中央间室进行松解，使用标准的关节镜入路，这也被称为经关节囊技术。关节镜被放置在前外侧入路而操作器械通过前侧入路插入。为了接近髂腰肌，做一个长约1 cm的关节囊小切口。腱性部分可以恰好在关节囊表面被识别出来（图7-6）。肌腱的松解可以通过射频消融或关节镜刨刀来进行。松解应至髂肌肌腹水平（图7-6）。

如Byrd所描述，髂腰肌松解也可在小转子水平实现。将膝屈曲至30°，髋关节最大限度外旋以便向小转子接近和松弛前侧关节囊张力。在透视引导下，在小转子水平建立两个入路。使用一个30°的关节镜和一个射频刀使髂腰肌肌腱附着处可见。肌腱在小转子前表面和内侧缘的附着处开始松解。在小转子附着处松解肌腱是很重要的，因为旋股内侧和外侧动脉在肌腱近端2～3 cm与其毗邻。

在髂腰肌撞击的情况下，磁共振关节造影可以帮助诊断3：00位置的臼唇撕裂，或者在中央间室检查时被偶然发现。术中发现证明在3：00位置臼唇或关节囊有红肿或者臼唇有明显的撕裂。Domb等发现大多数臼唇撕裂可用刨刀清创及经关节囊的髂腰肌腱松解来治疗。

Alpert等分析了在关节内平面和小转子部位髂腰肌中肌肉与肌腱比率。他们发现肌腱从臼唇水平到小转子的平均长度为75.4±0.9 mm，臼唇平面的腱性部分约为45%。他们假设在小转子水平的肌腱松解可能会放松整个肌腹–肌腱复合体。Blomberg等在一个40例尸体标本的研究中重新评估了髂腰肌的肌肉–肌腱单元（MTU）。臼唇水平的肌肉–肌腱单元（MTU）的组成是40%的肌腱/60%的肌腹，在经关节囊松解部位是53%的肌腱/47%的肌腹，在小转子处是60%的肌腱/40%的肌腹。这些数据意味着在小转子水平的髂腰肌肌腱松解不会放松整个肌肉–肌腱单元。然而，在小转子处的肌腱松解可能无法消除髂腰肌撞击和3：00位置的臼唇损伤，但需要做进一步的试验。

关节镜下髂腰肌松解的结果总体上是成功的。Contreras等发现经关节囊技术治疗后，疼痛视觉模拟评分的降低及改良Harris髋关节评分的提高具有统计学意义。Flanum在小转子处行关节镜松解术后1年的随访结果显示症状完全缓解、Harris髋关节评分达到平均96分，术后6周发现有屈髋力量减弱，但所有患者都反映在术后1年手术侧力量恢复至术前水平或更强。Domb等对经关节囊入路治疗髂腰肌撞击病例进行1年随访，发现改良Harris髋关节评分、日常生活活动髋关节结果评分及运动相关评分都有改善。Ilizaliturri等发现经关节囊和经小转子髂腰肌松解没有区别，但两组均显示其西部安大略麦克马斯特骨关节炎指数（WOMAC）评分的提高有统计学意义。密切关注股骨倾斜情况很重要，因为一些临床证据表明股骨前倾增加（＞25°）的患者效果更差，可能是在这些病例中腰大肌作为动态稳定肌肉的功能提升的缘故。

（三）髂关节囊肌

髂关节囊肌是覆盖前内侧髋关节囊的肌肉。它起于髂前下棘下缘和髋关节前内侧关节囊，附着于小转子远端。已经表明髂关节囊肌通过收缩拉紧髋关节囊来帮助稳定股骨头。

Ward等发现发育不良的髋关节比发育良好的髋关节有更卓著的髂关节囊肌。Babst等发现相比有髋臼过度覆盖的髋关节，在发育不良的髋关节中髂关节囊肌的脂肪浸润少并有肥厚。除了作为关节的动态稳定肌外，髂关节囊肌还显示出术中一个很重要的标志。在前路全髋关节置换术中，它的前外侧缘被认为是关节囊切开的理想位置；它的前内侧缘在改良的Smith-Peterson入路髋臼周围截骨术中可以用来识别关节囊；在前外侧或直接外侧入路中髂关节囊肌也有助于识别髂腰肌腱。

髂关节囊肌肥大或痉挛已被推测为髂腰肌撞击和由此产生的3:00位置臼唇损伤的一个原因。髂关节囊肌邻近髂腰肌，其收缩会导致前侧关节囊-臼唇复合体的反复牵拉性损伤。

（四）股直肌

股直肌是第三层的另一块前侧肌肉，它是股四头肌的4块肌肉之一，也是唯一1块跨过髋关节的股四头肌肌肉。股直肌的起点有两个头：直头和反折（间接）头。直头起自髂前下棘，反折头起自髋臼上方（图7-7）。两个头合并行向远端，股直肌作为股四头肌腱的一部分远端附着于髌骨。股直肌同时在髋关节和膝关节的屈曲活动中起作用。

因为该肌肉跨越两个关节，因此它更容易扭伤。股直肌最常见的损伤是肌与腱结合部的扭伤。髋关节屈肌扭伤始终采用非手术疗法，包括休息、冰敷、伸展锻炼、力量锻炼及逐步回到可以承受的活动中。非手术治疗对于重新恢复肌肉功能的效果肯定。

与股直肌相关的另一个损伤是股直肌起点的撕脱骨折。这在骨骼未成熟患者的骨突中更常见，但也可发生在成人的异常收缩或高速髋关节屈曲中，像踢的动作，类似于肌肉扭伤、撕脱骨折采用非手术治疗。存在慢性症状或有导致髂前下棘棘突下撞击的外生骨疣时手术治疗是必要的。开放性和关节镜下手术均已有描述。

股直肌，特别是折返头，因其解剖学原因而牵涉于髋关节镜检查中。股直肌覆于髋关节前侧关节囊的顶部，标准的前侧入路穿过该肌肌腹。在前侧关节囊切开时，间接头的肌腱可被显露。要小心操作以避免疏忽切断股直肌肌腱，特别是在入路内关节囊切开时。此外，在髂前下棘棘突下撞击行股直肌前侧反折头软组织清创和髋臼边

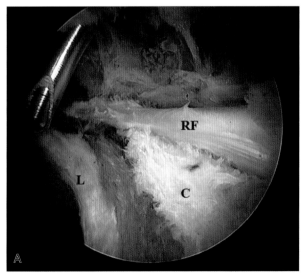
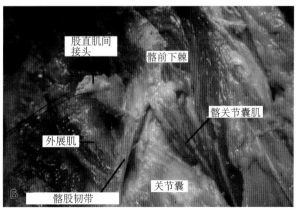

图7-7 股直肌的反折头。A.关节镜照片显示了股直肌间接头、关节囊和髋臼臼唇之间的关系；B.大体标本显示了股直肌间接头和关节囊结构之间的关系。C.关节囊；RF.股直肌的间接头；L.臼唇

缘修剪时，切除不应该向近端延伸到髂耻隆起或间接头起点（图7-7）。

（五）臀中肌

臀中肌是一块扇形肌肉，起于髂骨的外表面。它近端起自髂嵴和臀后线之间，远端起于臀前线，向远侧附着于大转子的前上部分。

臀中肌连同臀小肌一起作为髋部的外展肌，当腿在中立位的步态时，支持骨盆。该髋部外展肌在髋关节屈曲位时也起着外旋髋关节的作用和在髋关节伸展位时起内旋髋关节的作用。

（六）臀小肌

臀小肌是髋关节的外展肌，位于臀中肌深面。像臀中肌一样，它也呈扇形。它起于髂骨外表面，附着于大转子的前缘。除了主要附着于大转子外，它也附着于髋关节囊的前上部分。如前一节所述，根据髋部的位置，臀小肌与臀中肌协力可充当屈肌、内旋肌、外旋肌或外展肌。

在外周间室的关节镜术中，臀小肌附着于髋关节囊前上部分的纤维反复可见。辨别臀小肌和髂小肌附着于关节囊的纤维之间的间隙可使关节囊切口更精确，从而避免肌肉－肌腱单元和其下

供应髋部血管的医源性损伤。

（七）臀大肌

臀大肌起于髂骨近侧的臀后线、骶骨后面、尾骨、竖脊肌筋膜、骶结节韧带和臀肌筋膜，其纤维向远侧和外侧行走附着于阔筋膜的髂胫束和股骨的臀肌粗隆。臀大肌发挥髋部伸肌及内收肌和外旋肌的作用。

（八）短外旋肌

髋关节的短外旋肌源于骨盆和骶骨的盆腔面，从后侧跨过髋关节附着于大转子或其上方。从近端到远端，包括梨状肌、上孖肌、闭孔内肌、下孖肌、闭孔外肌和股方肌。这些肌肉连同臀大肌和缝匠肌一起充当髋部的外旋肌。

（九）缝匠肌

缝匠肌起自髂骨的髂前上棘，向远侧、内侧跨过髋部和大腿附着于胫骨的近端内侧。其胫骨的腱性附着部与股薄肌及半腱肌肌腱一起形成鹅足。缝匠肌可发挥屈曲、外展和外旋髋关节的作用，它还协助屈曲膝关节。

第8章

髋关节骨性关节炎的病因学

原著者　David W. Anderson，Harry E. Rubash
译　者　张先龙

一、引言

骨性关节炎是一种常见的关节疾病，也被称为退行性关节病或退行性关节炎。在髋关节骨性关节炎中，包括透明软骨、纤维软骨、滑膜和骨组织在内的髋关节组织结构退变使整个关节的结构和功能均受到了影响。髋关节的退行性病包含一组不同的原发疾病，最终导致共同的影像学和组织病理学表现。为了阐明髋关节骨性关节炎的病因学，我们需要充分理解原发性和继发性骨关节炎之间的差异，以及有将这些疾病与其他髋关节疾病区分的能力。

骨关节炎的主要症状是关节疼痛和僵硬。疼痛通常与活动相关，可能会在一天的工作结束时加重，也可能表现为一段时间不活动之后出现疼痛。疼痛通常位于腹股沟前方，但在年轻患者及继发于髋关节发育不良或股髋撞击综合征的骨关节炎患者中，疼痛可能主要与极限活动的诱发性动作伴随出现。可能会出现与特定动作相关的锐痛。晨僵或者一段时间不活动之后出现的关节僵硬较为常见，但持续时间通常不超过 $30 \sim 60$ min，这一点有助于骨性关节炎与其他节疾病的鉴别。美国风湿病协会提出了一套分类标准，用以鉴别髋关节的骨性关节炎与其他风湿性疾病（表8-1）。这一分类系统旨在利用一组临床和实验室指标（含或不含影像学检查）来对骨性关节炎患者进行明确诊断，并对骨性关节炎和其他疾病进行鉴别。不包含影像学评估的临床标准用于诊断髋关节骨性关节炎时相当敏感（敏感性86%），但特异性欠佳（特异性75%）。加入影像学评估的分类标准敏感性提高到91%，特异性提高到89%。整合临床与影像学评估来鉴别髋关节骨性关节炎与其他疾病的有利之处在于纳入了股骨侧和（或）髋臼侧骨赘形成的影像学表现。很多髋关节疾病可以造成影像学上关节间隙的轴向狭窄；利用骨赘和关节间隙狭窄同时存在的影像学表现，提高了这一分类系统诊断骨性关节炎的准确性。

髋关节骨性关节炎根据病因学可分为原发性骨性关节炎和继发性骨性关节炎两大类。原发性骨性关节炎的定义目前还不明确，通常认为与随着时间发生的关节老化过程和磨损有关。广义上

表8-1　美国风湿病学会髋关节骨性关节炎分类标准

临床标准
1.髋关节疼痛+
2a.内旋<15°+
2b.红细胞沉降率<44 mm/h
或者
3a.内旋>15°+
3b.晨僵<60 min+
3c.年龄>50岁+
3d.内旋时疼痛
临床和影像学标准
1.髋关节疼痛+以下标准中的至少2条：
2a.红细胞沉降率<20 mm/h
2b.影像学上骨赘形成
2c.影像学上关节间隙狭窄

（经许可转载自：Altman R, Alarcon G, Appelrouth D, et al. The American College of Rheumatology criteria for the classification and reporting of osteoarthritis of the hip. Arthritis Rheum, 1991, 34(5):505–514.）

讲，原发性骨性关节炎是一种排除性诊断，也被称为特发性，因为无法找到明确的导致退变的潜在解剖异常或者特定疾病进程。继发性骨性关节炎是由导致软骨所处环境发生改变的疾病造成的，包括创伤、先天性或发育性关节异常、代谢性疾病、感染、内分泌疾病、神经系统疾病，也可以是由影响透明软骨的正常结构和功能的疾病造成的。因此，当某种疾病导致髋关节发生解剖异常时，这种异常可能是相对细微的，但仍可以使髋关节暴露于导致退行性改变的不良力学环境下，从而导致髋关节继发性骨性关节炎的发生。

骨性关节炎的病因学数十年来一直是备受关注的热点话题。我们对骨性关节炎流行病学的很多认识开始于Kellgren和Lawrence在20世纪50年代的英国开展的基于人群的横断面研究。该项研究中的评估是基于单张的手、脊柱、髋关节、膝关节和足部的X线片。1953年，Harrison发表了一篇文章，介绍了有关疾病自然进程和演变的研究。这是一项基于从正常的髋关节到严重骨性关节炎的髋关节尸体解剖检查的深入研究（91具尸体标本，年龄0～100岁），很多标本都有可供回顾分析疾病随时间进展的系列X线片。1986年，Harris在回顾分析了所谓的"特发性骨性关节炎"患者的X线片之后，详细描述了髋关节继发性关节炎的病因学。该项研究得出的结论是，股骨头和颈某种特征性的形状与髋关节退行性改变发生率增高有关。另外，该研究也注意到，在以往被诊断为髋关节特发性关节炎的患者中，有较高比例的患者存在着未被认识到的髋臼发育不良。最近几十年来，由于采用了现代信息技术，基于队列的流行病学研究重获新生，所获取的纵向信息有助于确定有关疾病的病因假设。这使得我们能够发现在疾病发生之前就已经存在的危险因素，帮助医生们努力在疾病早期进行干预治疗。上述研究和其他许多学者的研究成果帮助我们认识到髋关节骨性关节炎是一个多因素成因的疾病，从股骨髋臼撞击的机械力学过程到单个软骨细胞坏死的细胞和分子水平的改变，导致髋关节出现退变，以及与髋关节骨性关节炎自然病程相关的临床结果。

二、髋关节骨性关节炎的患病率

骨性关节炎是发达国家最常见的风湿性疾病，也是导致骨骼肌肉系统残疾的最常见原因。作为最常见类型的关节炎，骨性关节炎与其他任何一种关节炎性疾病相比，会造成患者在行走、上下楼梯、由坐位站起及其他下肢活动方面更多的失能和对器械的依赖性。在普通成年人群里，这一疾病对患者日常生活活动能力有着极大的影响，尤其是对于老年人。骨性关节炎可以影响全身任意一个关节；但通常更多影响膝关节和髋关节。骨性关节炎对于下肢大关节的影响会导致患者活动能力减低、丧失自理能力、对医疗服务的需求增加。为了确定造成临床症状和功能残疾并导致患者寻求治疗的各种内因和外因之间可能存在的联系，很关键的一点是需要了解骨性关节炎的基本流行病学特点。

在多项研究中，骨性关节炎的患病率和发病率与年龄直接相关，这一点不难理解。2008年发表的在美国成人中进行的群体普查结果中，据估算，有约2700万人患有骨性关节炎。之前在美国进行的几项基于群体的研究已经给出了很好的患病率数据。这些研究包括全国健康与营养状况普查（NHANES Ⅰ、NHANES Ⅱ和NHANES Ⅲ）、Framingham骨性关节炎研究和Johnston County骨性关节炎项目。这些研究显示，女性与男性相比，大多数关节的骨性关节炎患病率都更高，而且女性通常比相同年龄的男性更多地出现全身性骨性关节炎（表8-2和表8-3）。50岁之前，男性全身性骨性关节炎的患病率和发病率高于女性。50岁之后，女性全身性骨性关节炎的患病率和发病率高于男性。这些研究显示，不同性别之间在患病率上的差异随着年龄的增长而稍有增大。

多项观察人种和民族间差异的纵向和横断面研究为我们了解疾病的病因学提供了有益的信息。尽管有些研究显示在某些群体中骨性关节炎的患病率有所不同，关于不同种族群体是否更易患骨性关节炎的证据仍然是有争议的。下面要讨论的几项大样本群体研究的结果并不一致，髋关节骨性关节炎的真实发病率仍不确定。Johnston County骨性关节炎项目是在北卡罗来纳州一个农业县的2997名年龄超过45岁的非洲裔美国人和白

表8-2　基于人群的研究[a]中，不同年龄和性别的人群手部、膝关节和髋关节影像学骨性关节炎的患病率

解剖部位 年龄	数据来源	轻、中或重度骨性关节炎在人群中的百分比（%）		
		男性	女性	总体
手部，≥26岁	Framingham骨性关节炎研究	25.9	28.2	27.2
膝关节[b]				
≥26岁	Framingham骨性关节炎研究	14.1	13.7	13.8
≥45岁	Framingham骨性关节炎研究	18.6	19.3	19.2
≥45岁	Johnston County骨性关节炎项目	24.3	30.1	27.8
≥60岁	NHANES Ⅲ	31.2	42.1	37.4
髋关节，≥45岁	Johnston County骨性关节炎项目	25.7	26.9	27

　　a.除NHANES Ⅲ的估算是根据1980年人口普查的数据进行调整之外，其他研究都是以2000年人口普查数据进行年龄标准化，估算出每100人中的患病率

　　b.影像学膝关节骨性关节炎的所有数据都是根据膝关节前后正位X线片获得的，因此只包括了胫股关节的骨性关节炎。如果纳入髌股关节的影像资料，可能会得出更高的患病率估算数据

Reprinted with permission from Lawrence RC, Felson DT, Helmick CG, et al. Estimates of the prevalence of arthritis and other rheumatic conditions in the United States. Part II. *Arthritis Rheum.* 2008;58(1):26–35.

表8-3　基于人群的研究[a]中，不同年龄和性别的人群手部、膝关节和髋关节症状性骨性关节炎（有症状的关节具有骨性关节炎的症状和影像学改变）的患病率

解剖部位 年龄	数据来源（参考文献编号）	轻、中或重度骨性关节炎在人群中的百分比（%）		
		男性	女性	总体
手部，≥26岁	Framingham骨性关节炎研究	3.8	9.2	6.8
膝关节[b]				
≥26岁	Framingham骨性关节炎研究	4.6	4.9	4.9
≥45岁	Framingham骨性关节炎研究	5.9	7.2	6.7
≥45岁	Johnston County骨性关节炎项目	13.5	18.7	16.7
≥60岁	NHANES Ⅲ	10.0	13.6	12.1
髋关节，≥45岁	Johnston County骨性关节炎项目	8.7	9.3	9.2

　　a.除NHANES Ⅲ的估算是根据1980年人口普查的数据进行调整之外，其他研究都是以2000年人口普查数据进行年龄标准化，估算出每100人中的患病率

　　b.影像学膝关节骨性关节炎的所有数据都是根据膝关节前后正位X线片获得的，因此只包括了胫股关节的骨性关节炎。如果纳入髌股关节的影像资料，可能会得出更高的患病率估算数据

Reprinted with permission from Lawrence RC, Felson DT, Helmick CG, et al. Estimates of the prevalence of arthritis and other rheumatic conditions in the United States. Part II. *Arthritis and rheumatism.* 2008;58(1):26–35.

种人中进行的有关髋和膝关节骨性关节炎的研究。在本项研究中，比较两个不同的种族群体，根据影像学表现诊断髋关节骨性关节炎的总体患病率为27.6%。本研究中，白种人发生影像学髋关节骨性关节炎的患病率（26.6%）和有症状的髋关节骨性关节炎的患病率（9.2%）要低于非洲裔美国人（影像学骨性关节炎为32.1%，有症状的骨性关节炎为12.0%）。另外一项在4855名年龄大于65岁的美国白种女性中进行的基于社区的研究显示，轻度影像学骨性关节炎的总体患病率仅为7.2%，而中至重度影像学诊断的骨性关节炎总体患病率也仅为4.7%。一项2006年在希腊进行的样本量为8740名患者的横断面研究，将患者分为城市、郊区和农村3大类。该项研究发现，在总体成年目标人群中，按年龄和性别调整后的髋关节骨性关节炎的患病率为0.9%。表8-4列出了这项研究中与大关节骨性关节炎患病率相关的社会人口学因素。本研究发现，髋关节骨性关节炎的重要危险

表8-4 目标成年人群中，社会人口学因素对症状性膝、手和髋骨性关节炎患病率的影响

	膝骨性关节炎		手部骨性关节炎		髋骨性关节炎	
	OR（95%可信区间）	P值	OR（95%可信区间）	P值	OR（95%可信区间）	P值
女性	2.1（1.8～2.6）	0.000 5	4.7（3.2～7）	0.000 5	3.8（2.2～6.6）	0.000 5
年龄≥50岁	16.4（12.4～21.8）	0.000 5	25.1（15.1～41.7）	0.000 5	8.1（4.6～14.1）	0.000 5
肥胖	2.4（2.0～2.8）	0.000 5	1.3（0.98～1.8）	0.07	2.3（1.5～3.3）	0.000 5
受教育程度低	4.6（2.9～7.4）	0.000 5	1.2（0.7～1.9）	0.54	1.5（0.7～3.4）	0.34
非体力劳动职业	1.1（0.9～1.2）	0.60	2.3（1.7～3.2）	0.000 5	1.1（0.8～1.7）	0.56
适度饮酒	1.1（0.8～1.4）	0.55	0.5（0.3～0.9）	0.014	0.8（0.4～1.7）	0.58
从不吸烟	0.6（0.5～0.8）	0.000 5	1.0（0.7～1.4）	0.98	0.9（0.5～1.4）	0.57
居住于农村	1.0（0.8～1.2）	0.87	1.1（0.8～1.6）	0.69	0.7（0.4～1.2）	0.15
社会经济地位低	0.8（0.6～1.1）	0.19	0.7（0.5～1.1）	0.15	1.4（0.7～2.9）	0.38

（引自：Andrianakos AA, Kontelis LK, Karamitsos DG, et al. Prevalence of symptomatic knee, hand, and hip osteoarthritis in Greece. The ESORDIG study. *J Rheumatol*, 2006, 33(12):2507–2513.）

因素包括女性、年龄大于50岁及肥胖。作者为3类人群中症状性膝、手和髋骨性关节炎患病率的差异给出了可能的解释，即遗传学因素、体育活动、生活方式因素及肥胖患病率的差异。在这一人群中，以体重指数>30 kg/m² 为标准界定的肥胖患者患症状性髋骨性关节炎的比值比增高到2.3，可信区间为95%。肥胖是已知的髋和膝关节骨性关节炎的危险因素。本研究中，有症状性膝和髋关节骨性关节炎患病率的差异可能部分归因于肥胖症的患病率不同。在北京骨性关节炎研究中，年龄为60～89岁的中国女性和男性影像学髋关节骨性关节炎的患病率分别为0.9%和1.1%，且不随年龄增长而变化。在骨质疏松性骨折研究和全国健康和营养状况调查中，华裔女性人群影像学髋骨性关节炎的年龄标准化患病率要低于白种女性人群；华裔男性人群影像学髋骨性关节炎的患病率要低于相同年龄的白种男性人群。在美国，亚裔人口髋骨性关节炎的患病率要低于白种人，提示可能存在遗传学或源自生活方式的保护机制。在大多数研究中，男性和女性在80岁左右开始出现骨性关节炎发病率和患病率的下降。在80岁左右开始下降的原因尚不清楚，值得将来进一步研究，以发现人口学方面可能存在的保护机制。

性别和年龄对骨性关节炎的影响与绝经后雌激素缺乏的作用是一致的，一些研究推测这一机制会导致骨性关节炎发生的风险增大。我们已经知道，年龄超过50岁的女性骨性关节炎的发病率较高。这一年龄恰好是绝经的年龄，雌激素水平的下降一直以来被认为是一个较强的危险因素。一些流行病学研究发现，雌激素替代治疗的应用可以降低髋和膝骨性关节炎的风险。另一些研究则发现激素替代治疗对于骨性关节炎病情进展或者关节疼痛并没有明显的作用。有一项研究发现，居住在社区的年龄在43～97岁并在绝经后接受至少1年雌激素补充治疗的女性，临床骨性关节炎的患病风险增大。这些互相冲突的数据汇集在一起，提示雌激素治疗对于关节健康可能有一定的保护作用，但其确切的机制或者风险降低的程度仍存在争议。有趣的是，人类关节软骨细胞具有功能性雌激素受体，有证据显示，体内环境下这些受体的存在能够上调蛋白聚糖的合成。这些分子水平的现象之间的相互关系目前正在研究中。

没有一个危险因素可以单独引起骨性关节炎。尽管许多情况下是多因素致病的，但遗传因素仍被认为在疾病的发展过程中扮演着重要角色。遗传学研究的进展有望使医生能够在患者开始出现影响功能的疾病之前做出诊断，并对可控的危险因素集中精力进行干预。当不同的流行病学研究一致发现某些因素为危险因素时，可以做出推论，这些因素就是导致疾病的潜在病因。这些危险因素也可以用于描述某一特定人群中疾病的分布、发生和进展情况。最新的研究集中于患者的生活方式、环境危险因素和种族差异三个方面。

大多数基于群体的研究都对症状性骨性关节炎和影像学骨性关节炎进行了区分。临床或症状

性骨性关节炎由关节疼痛、僵硬等症状和通过影像学检查发现的结构性改变组成。患者可出现不同程度的与关节病变相关的症状。在美国，有些研究发现了患者自我报告的骨性关节炎的差异。这些研究受限于自我报告工具潜在的不精确性和患者偏倚。尽管这些研究样本量大，给我们提供了有价值的信息，但没能形成有效的客观证据。对骨性关节炎进行影像学评估，可以获得客观证据，利用评价标准对软骨丢失、骨赘形成、关节间隙狭窄、软骨下骨硬化及囊性变形成进行评估，与根据患者的病史或自我报告诊断对症状进行分层分级的方法相比，这一方法使我们能够获得更佳的客观证据。另外，在对影像学资料进行回顾分析的时候，可以采用Kellgren和Lawrence提出的骨性关节炎影像学分级标准，这样可以使不同的研究之间有更好的标准（表8-5）。这一分级系统根据是否存在骨赘、是否有明显的关节间隙狭窄、是否有严重的软骨下骨硬化及骨端是否有明确的畸形对骨性关节炎的严重程度进行评估。

表8-5　Kellgren和Lawrence提出的骨性关节炎影像学评估方法

骨性关节炎的影像学特点
（1）关节边缘（在膝关节中可以是在胫骨棘上）骨赘形成
（2）关节周围小骨片；主要见于远侧和近侧指间关节
（3）关节间隙狭窄伴软骨下骨硬化
（4）具有硬化囊壁的小的假性囊性病变，通常位于软骨下骨内
（5）骨端形状发生改变，尤其是股骨头

Kellgren和Lawrence分级系统

分级	描述
0级，正常	
1级，可疑	可疑的关节间隙狭窄，有可能存在像骨赘一样的唇形突出
2级，轻度	明确的骨赘形成，关节间隙可能狭窄
3级，中度，	中等大小多发骨赘形成，明确的关节间隙狭窄并伴一定程度的硬化，骨端可能存在畸形
4级，严重	大的骨赘形成，显著的关节间隙狭窄，严重的硬化，骨端明确变形

（引自Kellgren JH, Lawrence JS. Radiological assessment of osteoarthrosis, *Ann Rheum Dis*. 1957, 16(4):494–502.）

三、骨性关节炎发病机制的理论学说

临床和影像学骨性关节炎的发展同时受患者自身全身性和局部因素的影响。全身性因素包括患者的年龄、性别、软骨易损的遗传易感性以及其他可能的未被发现的因素。这些全身性因素是宿主环境的一部分，在这样的环境下，软骨对于日常活动造成的损伤的修复能力减弱。有数种机制被提出来用来解释这一过程，包括各种不同的生长因子和细胞因子对软骨细胞及关节内软骨基质合成的作用。最新的细胞和分子生物学研究进展已经发现了其他一些可能加速软骨基质酶解破坏的全身性因子，有待进一步深入研究。另外，已有研究发现可能存在某些局部伤的骨组织特点，对软骨及软骨自我修复能力具有保护作用或损害作用。图8-1为骨性关节炎发病机制和危险因素示意图。

髋关节内存在一些生物学改变，导致骨性关节炎的发病率和患病率随着年龄增长而升高。这其中包括软骨细胞对于各种生长因子和内源性细胞机制给出的修复刺激信号的反应性减低。老化的髋关节同时存在着关节周围韧带相对松弛的问题，如出现微动、恶化细微的形态学异常并导致先前无症状的退变发生进展。另外，外周神经反应的减慢会导致步态周期的改变并增加经过关节的应力。总之，力学和生物学机制之间相互作用，破坏了关节软骨和细胞外机制的维持、降解与合

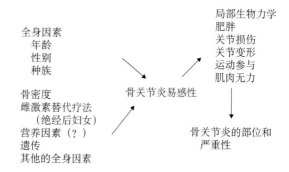

图8-1　骨性关节炎发病机制及潜在危险因素（引自：Dieppe P. The classifcation and diagnosis of osteoarthritis. In: Keuttner KE, Goldberg VM, eds. *Osteoarthritic Disorders*. Rosemont, IL: American Academy of Orthopedic Surgeons; 1995:5–12.）

成之间的平衡。由此而出现关节软骨的软化、纤维化、溃疡和丢失、软骨下硬化，以及软骨下骨象牙质变性。随着疾病的进展，骨赘和软骨下囊性变形成，进一步改变了关节的力学环境，经过关节的应力增高，最终导致骨性关节炎的临床症状出现。

原发性骨性关节炎的模型之一是由于软骨细胞的提早老化而出现关节的过早退变。软骨细胞的这种变化使得它们更容易发生骨性关节炎性软骨退变。应激状态促使组织细胞进入凋亡状态，或者加重业已脆弱的细胞状态，使早期疾病持续进展。在这一模型中，软骨基质自身正是骨性关节炎的启动因素。多项研究已经证实骨性关节炎的易感性与遗传因素有关。有典型临床和影像学表现的家族性骨性关节炎与COL2A1基因有关。COL2A1基因是基因研究的关注热点，因为该基因负责编码软骨中的主要结构性胶原即Ⅱ型胶原，在多种严重的骨软骨发育不良性疾病中已经发现存在着COL2A1基因的突变。在与严重的骨软骨发育不良无关的骨性关节炎中，不同研究对于COL2A1基因所起的真实作用存在争议。支持这一基因起作用的证据包括在轻度软骨发育不全、轻度脊椎骨骺发育不全、软骨发生不全和软骨形成不足患者中发现了各种各样骨性关节炎的表型，而这些疾病与COL2A1基因都是相关的。另有一些研究利用连锁分析和直接测序方法在家族家系研究中试图寻找COL2A1基因的单核苷酸多态性（SNP），但并没有发现COL2A1基因是早发型骨性关节炎的易感基因。这些基因的外显率存在较大差异，我们应当关注人群和导致临床与影像学骨性关节炎表现的其他因素。本章节后面部分将进一步详细讨论在骨性关节炎发生过程中起作用的其他候选基因。

四、髋关节骨性关节炎的发病机制

理论上，关节软骨损伤可以由一个单次突发的严重损伤造成，也可由重复性活动引起的多次微小创伤造成的累积损伤超过关节和周围组织承受范围而导致。在动物实验中，严重损伤后进行负重活动几乎在所有研究对象上都造成了创伤后骨性关节炎。这可能是由于与初始创伤同时发生

的巨大撞击和细胞死亡，或者是由于与损伤或者进展期和早期疾病相关的生物力学状态短时间内的改变。这种改变包括步态的改变、剪切应力的增加或者作用在髋关节上的其他应力的改变。近年来，股骨髋臼撞击已经被认识到是造成早期骨性关节炎的因素。发育上的微小异常可以造成过大的接触应力，从而导致早发型骨性关节炎。股骨髋臼撞击最常见的部位是髋臼环的前上缘。髋臼软骨的损伤取决于髋关节的形状。最开始的时候，可以观察到髋臼软骨自盂唇上分离，如果力学损害没有得到干预的话，随后就会出现进展性的退行性改变。对股骨髋臼撞击患者的影像学资料进行分析，可以看到导致出现临床髋关节疼痛和早期退变的髋关节形态各异。对股骨髋臼撞击患者进行动态观察已经帮助我们阐明了这一退变过程在年轻患者身上进展的生物力学过程。

约50年前股骨髋臼撞击最早开始被认识作为髋关节骨性关节炎的潜在前驱疾病，当时Murray描述为髋关节的"倾斜畸形"（图8-2）。以今天的标准来看，当时对这一疾病特点的描述很不全面，因为当时只有前后位X线片。回顾历史，对股骨头形态的描述最早可以追溯到20世纪晚期，当时Charles比较了不同人种的下肢骨骼形态与功能的关系，发现股骨头和股骨颈的关节面存在差异，与现代文献中描述的非球面度相似。更晚一些的研究已经发现了一些改进的方法可以检测到

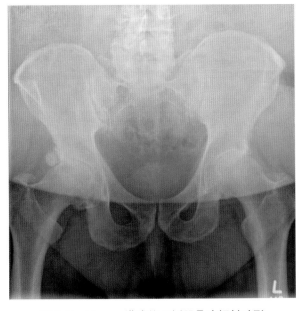

图8-2　Murray描述的双侧股骨头倾斜畸形

股骨头和股骨颈的非球面性，而单凭前后位和外旋穿桌位X线片容易遗漏"倾斜畸形"。Harris通过描述与早发型髋关节骨性关节炎相关的轻度髋臼发育不良和手枪柄样畸形，提高了这一领域的认识水平。Ito等将股骨头－颈交界部位的非球形畸形或者股骨头骨骺直径在头颈交界处增大的情况命名为"凸轮样撞击"。这一描述是在非发育不良的髋关节中由于撞击造成盂唇的损伤后，采用基于MRI的解剖学研究方法对股骨头颈偏心距进行观察得出的结论。受累组患者的平均股骨前倾角和股骨颈前方的平均头颈偏心距明显减小，这些改变与髋关节在屈曲和内旋位发生的髋臼缘的撞击引起的症状相关。髋关节的严重畸形很显然是早发性髋关节退变的前驱病变，但是，正是由于对更加细微的髋关节畸形的认识和深入理解，使得我们今天能够对这些畸形采取更早期的治疗措施，来尽可能阻止髋关节骨性关节炎的进展。

股骨髋臼撞击有两种不同的机制：①由非球形的股骨头造成的凸轮型撞击；②由髋臼过度覆盖造成的钳夹型撞击（图8-3）。表8-6中列出了股骨髋臼撞击的这两种机制的常见影像学特点。

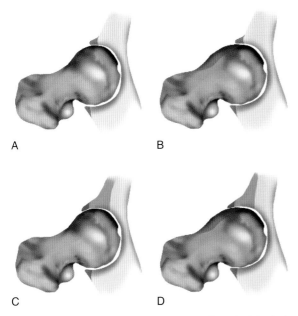

图8-3 股骨髋臼撞击的可能机制。关节活动过程中公差带的减小导致股骨近端和髋臼前缘之间的反复顶压撞击。A.正常的髋关节间隙；B.股骨头颈偏心距减小；C.髋臼对股骨头的过度包容；D.同时可见股骨头颈偏心距减小和前方过度覆盖（经许可转载自Lavigne M, Parvizi J, Beck M, et al.）

股骨髋臼撞击这一名称描述的是一种动态过程，在这一过程中，髋臼缘－盂唇复合体与股骨颈之间存在着支承点。在这一退变过程中，通常存在着相关联的股骨颈、髋臼畸形，或两者同时存在。股骨侧的畸形表现为股骨头和股骨颈交界部位的非球形畸形，股骨头骨骺的直径在与股骨颈交界处增大。这些改变以往被称作手枪柄样或倾斜畸形。这些改变也可见于股骨头骨骺滑脱的病例中，病变程度可轻可重，有助于我们更好地理解这种股骨头颈交界处的细微畸形。

凸轮型撞击发生在畸形的股骨头颈交界处被挤入髋臼、对髋臼前上缘的软骨造成损伤时，最主要的动作是髋关节屈曲90°时的内旋。盂唇一直到凸轮型撞击的晚期才受累。软骨出现分层，当病损范围足够大时，软骨下骨被暴露在外。股骨头与这些病损部位直接接触，在病变进展的早期，股骨头上就可能会发生病变。由于凸轮部位与髋臼之间的支承作用，股骨头和股骨颈早期可以出现囊性变。这些改变与下面将要讨论的钳夹型撞击的机制不同。

钳夹型撞击是由局部覆盖不足（即髋臼后倾）或髋臼过度覆盖（即髋臼过深或髋臼内陷）造成的。损伤的特点是更加局限在髋臼缘而且关节退变的进程比凸轮型撞击更加缓慢。这种情形更常见于中年女性患者的早期退变。首先受累的结构是盂唇，表现为盂唇内的撕裂和神经节形成。随着病变的进展，与盂唇相邻的骨性髋臼缘发生骨性增生，挤压盂唇并成为疼痛的来源。盂唇逐渐变薄，在MRI及标准的X线片上可以看到骨性增生，随后出现髋臼软骨退变。在病变的起始阶段，股骨头软骨一直保持完好，但随着软骨损伤的进展，最终会出现股骨头软骨退变。

存在股骨髋臼撞击的髋关节绝大多数都是混合型的股骨髋臼撞击机制，其中凸轮样畸形的作用更加突出。这是因为这两种解剖异常都比较常见且经常相伴发生，很少单独发生。Beck等对149例接受髋关节外科脱位手术的髋关节进行了评估，发现只有26个髋关节存在孤立的股骨头非球形改变提示凸轮型撞击，16个髋关节存在孤立的髋臼内陷提示钳夹型撞击。其余髋关节的损伤是由于凸轮型和钳夹型撞击共同造成的，软骨损伤的特点也表现为混合型。对于髋关节疼痛的年轻患者，应当仔细研究术前X线片上的细微改变。

表8-6 两种类型股骨髋臼撞击的特点

标准	钳夹型撞击	凸轮型撞击
原因	局灶性或总体过度覆盖	股骨头非球形
机制	过度覆盖的髋臼缘与头颈交界部位的线性接触	非球形股骨头进入髋臼造成的干扰
性别比例（男性：女性）	1：3	14：1
平均年龄（岁）	40（40～57）	32（21～51）
软骨损伤的典型部位	环形伴对冲伤	11：00-3：00钟方向
软骨损伤的平均深度（mm）	4	11
相关疾病	膀胱外翻 股骨近端局灶性缺损 创伤后发育不良 髋臼发育不良陈旧性残余畸形 Legg–Calvé–Perthes病 股骨头骨骺滑脱 髋臼截骨术后 特发性髋臼后倾	股骨头骨骺滑脱 Legg–Calvé–Perthes病 创伤后股骨头向后扭转 髋内翻 手枪柄样畸形 股骨头倾斜畸形 滑脱后畸形 股骨后倾 股骨头骨骺生长异常
前后位X线片上的影像学表现	髋臼过深 髋臼内陷 髋臼局部后倾（8字征） 外侧中心边缘角>39° 顶出指数减小 髋臼指数≤0° 后壁征	手枪柄样畸形 CCD角<125° 水平生长板征
穿桌位摄片影像学特点	线性压痕征	α角>50° 股骨头-颈偏心距<8 mm 偏心距比例<0.18 股骨后倾
继发性改变	股骨颈疝窝 盂唇骨化 骨赘增生 髋臼骨 后下方关节间隙消失 晚期：骨性关节炎的典型征象	

（引自：Tannast M, Siebenrock KA, Anderson SE. Femoroacetabular impingement: radiographic diagnosis–what the radiologist should know. *AJR Am J Roentgenol*, 2007, 188(6):1540–1552.）

目前的研究提示，盂唇撕裂可能仅仅是痛性髋关节病理改变的一部分，我们应当对造成股骨髋臼撞击的其他潜在原因给予关注，包括手枪柄样畸形、倾斜畸形、股骨前倾过大、股骨头颈交界处的变形、髋臼过深、髋臼内陷及髋臼后倾。用于治疗这些微小畸形的策略目前正在研究中，包括早期预防和各种保髋手术。

发育性髋关节发育不良是儿童最常见的髋关节问题，其表现涵盖新生儿人群的轻度不稳定到明显的脱位。髋关节发育不良的自然病程可以导致股骨头和髋臼生长发育紊乱、软组织挛缩，最终导致早发型骨性关节炎。股骨头脱在髋臼外面的时间越长，股骨头畸形程度越严重，髋臼发育不良程度也越严重。目前对于髋关节发育不良患者的治疗包括早期诊断发现患者，采用新的影像学技术、更加符合生理的石膏固定方法、创伤更小的手术方法，并改进处理发育过程中的残余畸形的手术技术。Wiberg提出，影像学退行性改变的出现与发育不良的程度（以中心边缘角的减小来测定）直接相关。他按照年代顺序研究了数百名患者从儿童时期开始的X线片，提出了一种很好的鉴别正常与非正常发育的髋臼的方法。Wiberg外侧中心边缘角是根据对髋关节正位X线片的测量来评估股骨头覆盖不足或过度覆盖的方法。中心边缘角由两条线构成：一条是经过股骨头中心并垂直于骨盆水平线的直线，另一条是连接致密的软骨下骨板的边缘与股骨头中心的直线。Murphy等随访了286名因继发于髋关节发育不良的骨性关节炎而接受全髋关节置换术的患者对侧髋关节的情况。他们发现，在65岁以下的患者中，没有1例中心边缘角小于16°、深度比宽度的髋臼指数小于38%、负重区髋臼指数大于15°、股骨头未覆盖面积大于31%或者髋臼穹顶最高点位于外侧缘（顶点边缘距离为零）。髋关节发育不良的真实发病率尚不清楚，没有半脱位或脱位的情况下，其自然病程很难预测。但是，有足够多的证据表明，在青少年或年轻成人中发现的髋关节发育不良残余畸形将导致髋关节出现早发型继发性退行性病变。

五、髋关节炎的发生过程

骨性关节炎是逐步发展形成的关节破坏过程，可以分为两个阶段：第一个阶段为生物合成期，此期内软骨细胞试图修复受损的细胞外基质；第二个阶段为降解期，此期内软骨细胞产生的酶类活性消化降解细胞外基质，细胞外基质的合成也受到抑制。随着关节软骨的丢失，软骨下骨的重建和硬化及软骨下骨囊性变形成和关节边缘骨赘形成开始出现。在这一过程中，软骨的深层出现纵向的裂隙（被称为微纤化），浅表层开始出现糜烂。软骨逐渐变薄并暴露在外。胶原纤维的结构发生了改变，蛋白聚糖的质和量都有所下降。软骨下骨出现增厚、硬化并被磨光（这一过程称之为骨质象牙化）。对这样的软骨下骨进行组织学检查可以看到骨小梁增粗并发生微骨折。软骨下骨内可以看到囊性变，这可能是由于关节内滑液压力增高造成的。最后，在关节边缘开始出现骨赘并逐渐增大。

Radin和Rose提出了一种软骨损伤的启动机制，即软骨下骨的硬化是软骨损伤启动和进展的机制之一。覆盖在表面的关节软骨的健康和完整性依赖于深面骨组织的机械力学完整性，后者影响到关节的形态，并能使关节面在负荷下具有最大接触面积。在这一软骨退变的模型中，软骨基底层的横向剪切应力被认为可以造成软骨组织深部的水平撕裂。在反复的机械负荷作用下，深面软骨下骨的质硬成分造成了深部软骨组织的进一步损伤。

关节退变最早期的镜下改变包括关节软骨自浅表层到过渡层的微纤化、浅表层和过渡层蛋白聚糖染色变浅、来自软骨下骨的血管侵入潮线及软骨下骨的重塑。随着疾病的进展，表面的不规则变为肉眼可见的裂口，关节面变得更加粗糙和不规则。裂隙逐渐深入到软骨下骨。随着裂隙数量和深度的增加，小片的软骨会发生撕裂，释放小的游离碎块进入关节腔。与此同时，软骨基质的酶解降解过程也在进行中，进一步减少了软骨量。软骨的进行性丢失留下的是致密的、硬化的象牙质骨，这也是终末期骨性关节炎的特征。

人类早期骨性关节炎是很难研究的，但动物模型已经告诉了我们许多知识。在这些模型中，存在着软骨基质成分的逐步丢失。基质的破坏可能是由几种蛋白酶介导的，包括金属基质蛋白酶在内。关节软骨的进行性丢失机制可以分为3个互相重叠的阶段：软骨基质损伤或变质、软骨细胞对组织损伤的应答、软骨细胞合成反应的下降，最终导致软骨组织进行性丢失。在第一个阶段，软骨基质的大分子框架结构在分子水平发生了破坏或变质。软骨内水分增加并发生微纤化。Ⅱ型胶原的浓度虽然没有变化，但蛋白多糖聚合物和软骨聚集蛋白聚糖的浓度持续减低。伴随着水分的增加，通常会出现糖胺聚糖链长度的缩短。在这些因素的综合作用下，这些变化减弱了大分子基质结构的强度，减低了软骨组织的总体刚度和弹性。这一过程有可能得到在发生退变的关节里发现的炎症介质的加速作用。软骨细胞反应性增殖和基质大分子的合成标志着第二阶段的开始。这些被新合成的基质大分子包围着的成簇增殖的软骨细胞是骨性关节炎软骨退变的标志性组织学表现之一。这种合成代谢效应被由IL-1介导的酶解破坏导致的分解代谢效应所抵消，IL-1刺激了金属基质蛋白酶的产生，后者降解基质大分子。存在于受损组织中的某些分子可能促进了IL-1的产生并加速了蛋白酶的释放。第三阶段是临床骨性关节炎的产生，关节软骨进行性丢失，软骨细胞合成代谢和增殖反应降低。保护性和功能性基质的减少及软骨细胞对细胞因子反应活性的下调可能是导致软骨细胞机械性损伤和死亡的原因。

过去20年，分子生物学新技术的发展为我们深入揭示了骨性关节炎进展过程中细胞的作用。在正常软骨中，软骨基质的更新有着精细的平衡和严格的调控。在骨性关节炎中，这一平衡被打破，导致基质的降解加速。据报道，关节软骨细胞能够合成许多种基质金属蛋白酶以及其他各种丝氨酸和半胱氨酸蛋白酶，包括IL-1、TNF-α、IL-17和IL-18在内的炎性细胞因子能促进基质金属蛋白酶的合成，减少基质金属蛋白酶抑制剂，减少细胞外基质的合成。这一平衡的打破及炎性介质和金属蛋白酶上调的净效应就是分解代谢活性的增强和关节退变。

调控成人软骨细胞代谢的关键转录因子目前正在研究中，仍有许多未获确定。骨性关节炎中的软骨细胞可能表现为分解代谢活性增强，根据疾病的不同阶段，其原因可能是基质降解蛋白酶的过度表达、合成代谢活性异常、肥大性改变和（或）Wnt/β-连环蛋白信号传导增强。对这些病理性细胞活性改变的分子基础尚知之甚少。最近发现了一种潜在的关键转录因子，并对其机制进行了进一步阐明，这可能有助于指导将来的研究方向或者也许作为治疗的切入点。活化T细胞核因子（NFAT）转录因子最初被发现是作为淋巴细胞中对T细胞受体介导的信号传导反应的基因转录调节剂。NFAT信号传导同时也调节骨形成和破骨细胞的骨吸收作用。大鼠模型已经证实，NFAT缺陷的大鼠表现出与人类晚期骨性关节炎类似的骨性关节炎性改变。这些研究和其他一些类似研究揭示的细胞和分子机制表明，NFAT1是成人关节软骨细胞中调节特定的软骨降解蛋白酶和促炎性细胞因子表达的关键转录因子。

近期的文献中，采用标准的磁共振成像、磁共振关节造影、CT关节造影及髋关节镜等技术，对导致骨性关节炎的软骨损伤的性质、频率和部位分布进行了详细的描述。近期的很多文献都在关注临床和影像学诊断为症状性股骨髋臼撞击的患者。早期有关髋关节骨性关节炎自然病程的研究在很大程度上依赖于对尸体标本和手术标本的病理检查。磁共振成像和髋关节镜技术的进步使得我们能够利用仪器来更多地了解这些软骨损伤的体内进展情况。不同研究之间的敏感性、特异性、阳性和阴性预测值各异，但是软骨损伤的部位特点能够帮助我们更多地了解这些机制导致的骨性关节炎的起始阶段和进展情况。在年轻人和中年人股骨髋臼撞击和（或）盂唇异常的患者中，软骨损伤最常位于髋臼的前上方。对这一组患者来说，在常规的髋关节正侧位X线片之外，还应当考虑进行其他影像学检查和评估，因为这些损伤在标准体位X线片上可能会被遗漏掉。

骨赘形成是骨性关节炎的突出特点，股骨头和髋臼侧都可以出现。这些结构是生长在骨性关节炎关节边缘的非肿瘤性骨软骨性延伸部分，是骨性关节炎的影像学标志。他们的形成可以被看作是退变中的关节对于过度机械负荷做出的生理性反应，或者内源性修复反应。骨赘的存在增加了有效关节面面积，可能具有一定的支撑作用。骨性关节炎的动物模型对于明确骨赘的发生和发展过程很有帮助。这些研究显示，最初的骨赘形成与关节边缘的骨膜细胞增殖有关。这些细胞分化成为软骨细胞，通过下面将要介绍的软骨内骨化过程，在关节边缘形成不断增大的纤维软骨性及骨性外生物。

根据形态学和分子水平的分析，已经明确了骨赘形成过程分为4个不同的阶段。"起始期"，或称为第0期，代表的是覆盖在关节边缘骨组织表面的骨膜或滑膜间充质组织的反应。这类组织的细胞外基质内没有软骨形成，利用免疫组化技术也无法检测到典型的软骨标记分子。这类组织中存在着间充质成纤维细胞样细胞，这些细胞产生主要由软骨基质蛋白Col1和Col6组成的结缔组织。第Ⅰ期是软骨赘早期，发生的是成软骨分化，之前形成的纤维基质内开始沉积软骨基质成分。这一阶段的标志是出现了糖胺聚糖及开始出现软骨基质蛋白Col2A和软骨聚集蛋白聚糖的表达。在第Ⅱ期（纤维软骨/软骨赘期），上述组织进一步转变成为纤维软骨。在这一阶段，软骨性和纤维性基质成分如软骨基质蛋白Col1、Col2和软骨聚集蛋白聚糖构成了纤维软骨。第Ⅲ期被称为"早期"（生长性）骨赘期，特点是增殖中的骨赘表现出类似于婴儿生长板软骨分层的组织结构，在紧邻软骨内骨形成的区带内，存在广泛的软骨细胞肥大。最深层增生明显，血管化水平提高。这一期的软骨细胞部分表现出呈柱状排列，细胞相对于细胞外基质的比例降低。第Ⅳ期是骨赘成熟期，成熟的骨赘类似于关节透明软骨，其软骨下骨板呈不规则状。Col1、Col6、Col2和软骨聚集蛋白聚糖是主要成分。

对从髋关节进展期骨性关节炎患者体内取出的骨赘和股骨头标本进行的病理学研究，描述了骨赘的局部解剖、形态学和生长特点。不同个体之间股骨头上的骨赘形成情况差异巨大；骨赘的形状和分布似乎与关节内的其他改变相关。根据股骨头颈的畸形程度和髋臼的相对畸形程度（即覆盖不足或过度覆盖），这一特点不难理解。在这一大体病理标本的研究中，常见的共有4种主要的骨赘生长方式：Ⅰ型的特点是宽而平的关节面骨赘，累及股骨头的内侧和后内侧面。股骨头的球形度相对保持完好。伴有囊性变形成的退行性改变主要位于股骨头的前上方和外侧。股骨距增厚是固有的特点。股骨头在髋臼内向外侧移位，X线检查可以看到这一点。Ⅱ型的关节面骨赘位于内侧，从股骨头的内侧和后内侧向外、向下突出。股骨头的上方和外侧方可以看到明显的囊性变和骨破坏。通常伴有股骨头在髋臼内向外、向上移位。临床上，仔细为患者做查体的时候可以注意到固定的屈曲、外旋和内收畸形。Ⅲ型的股骨头被周围一圈边缘性骨赘包绕，很有特征性，退行性和破坏性改变主要位于内侧与后内侧表面。Ⅳ型的特点是外周边缘性骨赘伴髋臼内陷。外周骨赘在股骨头的下方更加明显。在这项研究中，Ⅰ型和Ⅱ型骨赘生长方式最常见于男性，而Ⅲ型和Ⅳ型最常见于女性。

六、继发性髋关节骨性关节炎

当骨性关节炎发生的原因是关节损伤、感染，或者遗传性、发育性、代谢性或神经性疾病时，称之为继发性骨性关节炎。症状性骨性关节炎的发病年龄取决于相应的潜在病因。除了发生于老年人之外，也有可能发生于儿童和青年人。

表8-7详细总结列出了继发性髋关节骨性关节炎的病因。每种原因可能的致病机制也在表中做了明确描述。相对较为常见的病因相对应的病理生理学、影像学特点、解剖特点和机构性异常在本章会做详细讨论。如果通过体格检查和临床诊断，较为常见的病因被排除了，应当考虑是否可能是那些更为隐匿的诊断，因为明确的诊断可以指导最终的治疗。另外，对罕见遗传性疾病（如软骨发育不良）的研究正引导相关研究来阐明骨性关节炎病因的分子机制。

七、髋关节骨性关节炎的危险因素

尽管骨性关节炎并不是老龄化不可避免的结局，但所有关节骨性关节炎的患病率和发病率都与年龄高度相关。正如在本章前面发病机制部分提到的，导致骨性关节炎的退变过程开始于出现症状之前的更早的时期。老化的软骨改变了软骨细胞的功能和回弹性。另外，随着年龄的增长，对关节有保护作用的神经和生物力学因素可能受到了损伤，包括本体感觉、关节松弛度、体重指数、局部骨质特点及肌肉力量。如前所述及其他一些尚未被完全了解的原因，这些与年龄相关的改变在女性中更为显著。随着关节的老化，分割钙化与未钙化软骨的潮线区变薄，导致基底软骨层承受了更大的剪切应力，从而增加了软骨的易损性。

CHECK队列研究是一项全国性的前瞻性队列研究，利用基线时、2年和5年时获得的标准前后位X线片，研究确定凸轮型撞击与骨性关节炎发生之间的关系。研究中检查了2个指标：通过测量α角测定的股骨头的非球面性、临床查体发现的髋关节内旋减小，小于或等于20°被认为可能存在凸轮型撞击。这项研究得出的结果是，基线检查时严重的凸轮型畸形和髋关节内旋减小对发展为终末期骨性关节炎的阳性预测值为52.6%。随着治疗这一疾病的手术技术的改进，对凸轮型撞击的早期诊断可以使其成为可调节的危险因素。

（一）遗传易感性

由于骨性关节炎的患病率是基于普通人群的

表8-7 继发性骨性关节炎的病因

病因	推测的机制
关节损伤	对关节面的损伤和（或）残留的关节不匹配和不稳定
关节发育不良（发育性和遗传性关节和软骨发育不良）	关节形态异常和（或）关节软骨异常
股骨髋臼撞击	使髋关节易受机械力学因素影响，导致退行性改变
无菌性坏死	骨坏死导致关节面塌陷，关节不匹配
肢端肥大症	关节软骨的过度生长造成关节面不匹配和（或）软骨异常
佩吉特骨病	由异常骨重建导致的关节变形或不匹配
Ehlers-Danlos综合征	关节不稳定
戈谢病（遗传性葡糖脑苷脂酶缺乏导致葡萄糖脑苷脂堆积）	骨坏死或病理性骨折，导致关节不匹配
Stickler综合征（进行性遗传关节-眼病）	关节和（或）关节软骨发育异常
关节感染（炎症）	关节软骨破坏
血友病	多发关节出血
血色素沉着病（多种组织内过量铁沉积）	机制未知
褐黄病（遗传性尿黑酸氧化酶缺乏导致尿黑酸沉积）	尿黑酸聚合物在关节软骨表面沉积
痛风	尿酸单钠晶体在关节软骨表面沉积
焦磷酸钙沉积病	焦磷酸钙晶体在关节软骨表面沉积
慢性炎症性关节病	关节软骨和局部组织破坏
类风湿关节炎	
脊柱关节病，包括强直性脊柱炎、银屑病性关节炎、Reiter综合征、反应性关节炎、肠病性关节炎（溃疡性结肠炎）、青少年型强直性脊柱炎	
其他多系统风湿性疾病，包括系统性红斑狼疮、硬皮病、血管炎和其他	
神经病性关节病（夏科关节病、梅毒、糖尿病、脊髓空洞症、脊膜脊髓膨出、麻风病、先天性无痛症、淀粉样变性）	本体感觉和关节感觉缺失，导致过高冲击应力和扭力、关节不稳定及关节内骨折
软骨发育不全	常发生于透明关节和骨骺软骨的缺陷，导致早发型关节破坏
多发性骨骺发育不良	
脊椎骨骺发育不良	
股骨头骨骺滑脱	股骨头颈交界处畸形
Legg–Calvé–Perthes病	股骨头畸形
医源性（如内置物穿出）	关节软骨的机械磨损

（引自：Buckwalter JA, Mankin HJ, Grodzinsky AJ. Articular cartilage and osteoarthritis. *Instructional Course Lect*, 2005, 54:465–480.）

数据，而且对于遗传异质性的了解不甚清楚，因而遗传因素对于骨性关节炎的确切作用一直都很难被阐明。另外，我们现在已经了解到，髋关节骨性关节炎是一个多因素的问题，可能的作用因素有遗传因素、环境因素和发育因素。自从Kellgren等注意到明确诊断骨性关节炎的患者的直系亲属中出现全身性骨性关节炎之后，骨性关节炎的遗传易感性才变得清楚。遗传因素对于骨性关节炎的影响的证据也来自于一些对家族史

的流行病学研究、家族聚类分析、双生子研究和对罕见遗传性疾病的研究。双生子配对和家族风险研究发现，同卵双胎发生膝关节骨性关节炎的一致性要高于异卵双胎。多项研究发现，在受累家族中，手部、膝关节、脊柱和髋关节骨性关节炎呈现家族聚集性。从已有的资料来看，同胞兄弟姐妹之间髋关节骨性关节炎的患病率比其他关节更为不确定，有可能是缺少设计良好的客观研究。对接受人工关节置换的患者进行的一项前瞻

性、横断面研究发现，同胞兄弟姐妹与对照组相比，需要进行全髋关节置换的风险是后者的接近2倍。对392名患有严重髋骨性关节炎、需要进行全髋置换的患者进行的影像学评估研究发现，同胞兄弟姐妹中疑似髋关节骨性关节炎按年龄校正的比值比为4.9，明确的髋关节骨性关节炎为6.4。在冰岛进行的一项大样本群体研究中，Ingvarsson等发现，在接受全髋关节置换的患者中有很多为家族聚集性，接受全髋关节置换术的患者的同胞兄弟姐妹的相对风险增高2.6倍。综上所述，这些研究表明全身性骨性关节炎（包括髋关节）具有较强的遗传性。相关研究已经提示，与骨性关节炎有关联的基因位于染色体2q、9q、11q和16p上。与骨性关节炎相关的候选基因包括VDR、Col2 A、AGC1、IGF-1、ER-α、TGF-β、CRTM（软骨基质蛋白）、CRTL（软骨连接蛋白）、A1ACT、COL9A1、COL11A、COL1A1和ANK。

骨性关节炎的遗传病因学尚未被完全阐明，骨性关节炎的全基因组关联分析尚有大量的工作需要完成。要完全明确类似于骨性关节炎这样复杂疾病的复杂的遗传学相互关系，还有很多未被克服的难题，包括疾病本身的各种异质性。同时可能存在着遗传调控的变异性，不同的关节部位可能存在差异。利用寻找单核苷酸多态性技术的遗传学研究为我们提供了一些较强的候选基因和位点，包括包含编码G蛋白偶联受体蛋白22（GRP22）的基因的7q22位点、编码生长分化因子5（GDF5）的基因、编码Ⅱ型碘甲状腺胺酸脱碘酶（DIO2）的基因和SMAD3/MADH3基因。目前为止，这些基因中仅有2个符合严格的全基因组显著性国际标准，这两个分别是GDF5和7q22，显著性 P 值小于 5×10^{-8}。GDF5是骨形态发生蛋白（BMP）家族和TGF-β超家族的成员之一。GDF5在骨和软骨发育和维持中的作用早已为人所知，但是，它在骨性关节炎整体遗传框架中的作用尚未被阐明。7q22位点包含6个经全基因组关联分析发现相关联的基因，但其所涉及的通路并没有被清楚了解。这些基因包括编码Ⅱ-β型cAMP依赖的蛋白激酶调节蛋白的PRKAR2B、编码HMG-box转录因子1的HPB1、编码G蛋白偶联受体22的GPR22、编码二氢尿苷合成酶4样蛋白的DUS4L和编码B细胞受体相关蛋白29的BCAP29。这些基因在健康软骨和骨性

关节炎的软骨中都有一定程度的表达，但是没有任何一个有足够强的关联性能够单独作为骨性关节炎的明确候选基因。

全基因组关联分析研究是在大样本人群模型中检测常见等位基因的极佳工具。arcOGEN联合研究是一项英国全国性的协作性研究，其目标是扫描7500例骨性关节炎患者的基因组，试图发现与骨性关节炎相关的单核苷酸多态性现象和等位基因。这项正在进行中的研究利用分析法，在全基因组关联分析数据中检验疾病的等位基因结构体系。对于骨性关节炎来说，已有的数据提示这是一种高度多基因性的疾病，有多种危险变异，每一种危险变异本身对疾病的作用都较小。这项研究的1期进展顺利，发现了一些常见危险变异的关联性，在全基因组显著性水平下有中等强度的作用。该研究同时发现以往已经明确的骨性关节炎相关变异GDF5和7q22对骨性关节炎作用较小，可能提示该研究的效力较低。另外，该研究没有发现超过全基因组显著性的信号，除非调整 P 值以包含更多数据。这项研究及其他类似研究给出的信息是，骨性关节炎的遗传体系应该很有可能是多基因性的，有多个等位基因对应不同的表型，根据疾病状态的不同，单个基因只起到小至中等作用。

（二）体力活动

在多项研究中，非职业性或娱乐性的体力活动已经被认为是骨性关节炎的关联病因。众所周知，膝关节的创伤或损伤与发生骨性关节炎的风险增高有关。通常认为，中老年人适度的日常锻炼并不增加骨性关节炎的发生风险。至于高强度和长时间的锻炼是否会导致骨性关节炎，目前仍有争议。有些研究提示以往参加过体育活动者发生髋或膝关节骨性关节炎的风险更高，而另一些研究则未能证明其中的关联性。近期有些研究关注到了高强度体育活动对于股骨头凸轮样畸形的患病率或发生率所带来的风险。Siebenrock等通过MRI检查的方法，比较了运动员与按照年龄匹配的对照组在儿童和青少年时期股骨头凸轮样畸形的患病率和发生率，发现运动员与他们的同伴相比内旋增加（平均分别为30.1°和18.9°），α角增大（平均分别为60.5°和47.4°）。另外，有15%

的运动员出现撞击征阳性，而他们的对照组同伴则没有症状。Agricola 等近期发现，足球运动员与他们的非运动员同伴相比，正位和蛙式侧位 X 线片上最早 13 岁就能看到股骨头凸轮样畸形，提示凸轮样损伤发生于青少年且有可能受高冲撞性体育活动的影响。Carsen 等对骨骺闭合前与骨骺闭合后的儿童患者进行的横断面队列研究中，利用 MRI 检查来观察骨骺闭合期暂时性凸轮样畸形的出现与运动水平的关系。他们发现，凸轮样畸形无一例外地出现在骨骺闭合后的患者中，有力地证明了凸轮样损伤发生于骨骺闭合期，运动量增加是潜在的危险因素。

在职业活动对于髋关节骨性关节炎的影响方面，尚缺乏足够多的证据。包括手部关节和膝关节在内的某些关节的反复使用和过度机械负荷，可能是造成骨性关节炎的原因。对农民和建筑工人的研究显示，负重劳动与髋关节骨性关节炎之间存在中等相关性。在农民当中，10 年的农耕劳作之后，髋关节骨性关节炎的风险翻倍。与膝关节和其他关节不同，目前还没有一致的意见认为体力活动与髋关节骨性关节炎的发生和进展直接相关。

（三）肥胖

一项针对老年人群进行的荟萃分析显示，与人口学、共患疾病和其他患者因素相匹配的对照组相比，肥胖是明确的膝关节骨性关节炎的危险因素。很多研究都对体重指数和髋关节骨性关节炎之间的相关性进行过研究，结果各异。发表于 2002 年的一项系统性回顾和荟萃分析得出的结论是，中等证据支持髋关节骨性关节炎与体重指数增加有关。其他研究得出与此矛盾的结果，认为髋关节骨性关节炎与体重指数之间没有相关性。体重指数增加与髋关节或其他关节骨性关节炎风险增高之间存在相关性的机制被认为本质上是机械性的，过度负重导致经过关节传导的应力增高。不同程度的关节畸形或易感因素会导致不良机械负荷的增高，本质上又反过来使已经存在的易感因素加重，促使骨性关节炎不断进展。最近的 GOAL 病例对照研究纳入了 1007 例髋关节骨性关节炎患者，与其对照的是 1042 例膝关节骨性关节炎病例和 1121 例无症状的健康对照组。患者接受以回顾性问卷的方式进行询问调查，内容是有关他们一生的体重、体型及其他危险因素。结果显示，较早出现体重超重的患者，成年后罹患下肢骨性关节炎的风险较高。脂肪组织分布与骨性关节炎的发生之间也可能存在联系，这一理论值得将来的研究进一步探讨。GOAL 研究的结论是，以体重指数评判的肥胖是骨性关节炎的重要危险因素。危险的程度根据受影响的关节、肥胖持续时间不同而不同，不同性别之间也可能存在差异。

（四）职业

有些职业需要涉及可能会增加髋关节骨性关节炎发生风险的活动，尤其是农耕劳作。但是，大多数证据表明体力工作量和髋关节骨性关节炎的发生之间仅仅存在一般程度的相关性。膝关节和手部关节因重复性工作负荷而出现骨性关节炎要比其他关节容易得多。髋关节可能受到关节上强大的韧带和解剖限制性结构的保护，同时其负荷分布传导方式也和其他关节不同。在芬兰的 909 名患者中进行的一项长期前瞻性群体研究证明，与重体力劳动相关的物理负荷是髋关节骨性关节炎发生的独立危险因素。在这项研究中，结果是基于临床的，虽然根据症状得出结论有时会有好处，但是它不如使用明确的影像学分级标准研究那么客观。

八、结论

在过去的几十年中，有关髋关节骨性关节炎病因学的概念思维已经有了很大变化。原发性和继发性髋关节骨性关节炎的定义和诊断有着显著的区别。目前已知绝大多数骨性关节炎都有可能是由于微小的发育畸形造成的，而不是原发性骨性关节炎这个含糊和定义不清的概念。在理解骨性关节炎的时候，一个重要的主题就是要知道它是一个涉及整个关节范围很广的诊断。导致进行性关节退变的病理过程涉及包括滑膜、骨和软骨在内的每一种组织。当代骨科医生有望能够看到诊断和治疗早期髋关节骨性关节炎的新方法。随着新的治疗靶点的确定，对这一疾病进行早期治疗以防止其不断进展有望成为可能。

第二部分

患者评估

第9章

成人髋关节疾病的诊断分类和定义

原著者　Gregory G. Polkowski，John C. Clohisy

译　者　盛璞义

从过去的二十几年可以看出，在晚期髋关节疾病出现之前，我们对影响髋关节异常情况的了解已经大大增加。旨在保留髋关节的术式相关的新兴学科分支，已被多种技术进步所推动。能够观察髋关节内结构的先进影像技术包括：高分辨率磁共振成像（MRI）、延迟钆增强MRI软骨成像（dGEMRIC）、三维计算机断层扫描成像（3D-CT），这些技术均能无创地显示细微的关节结构。同样，对髋关节和骨盆平片更规范的获取和阅读，也有助于改善对髋关节细微形态结构差异的描述。关节镜技术的发展使得我们可以直接观察关节内结构。此外，开放式手术技术的提高，包括髋臼周围截骨术和不影响股骨头血供髋关节脱位技术等，使治疗髋关节结构性病变的术式得以改进，同时也能直视下观察异常结构对髋关节的活动及细微关节功能的影响。这些技术上的进步加深了人们对髋关节炎出现之前的多种髋部病变病理机制的理解。近年来，用于描述青壮年髋关节疾病方面的新术语如雨后春笋，但有时其含义和使用却不一致，这给大家带来困惑，效果甚至适得其反。本章旨在概述保髋手术发展领域中常用的诊断类别及术语，为读者在本章之后遇到的一些基础概念和术语搭一框架。

一、临床状态 / 诊断

（一）髋关节发育不良

"髋关节发育不良"这一术语是有问题的，对不同的人有着不同的定义，其不是一个描述疾病本质的术语。它倾向于与其他几个同义的术语共同使用，包括发育性髋关节发育不良（DDH）、先天性髋关节发育不良（CDH）和髋臼发育不良。一般来说，髋关节发育不良常常指髋臼在深度上过浅。对球臼关节不利的生物力学影响是浅窝结构不稳定，导致关节软骨接触应力异常升高。这种临床状态有多种存在形式，将于下文详述。髋关节发育不良这一大类疾病的共同特点是髋臼浅，存在容量上的缺陷，不同点在于疾病的严重程度和股骨头畸形存在与否。

（二）典型的髋关节发育不良

典型的髋关节发育不良指髋臼表浅，存在不同程度的结构性髋关节不稳，从股骨头半脱位到完全脱位。正因存在这种典型的髋关节发育不良，建议对新生儿常规行体检筛查。Ortolani征阳性（触及向后半脱位的髋关节复位）可诊断该新生儿为髋关节发育不良，如置之不理，髋臼发育的后果包括髋臼外翻角增大、股骨头半脱位及完全脱位，这通常也与不同程度的股骨头过度前倾有关。

典型髋关节发育不良的影像学表现通常很明显，特征性表现是Shenton线中断。Crowe分级有利于描述典型髋关节发育不良的程度，1级为股骨头向上半脱位程度小于50%，2级脱位为50% ～ 75%，3级脱位是75% ～ 100%，4级脱位超过100%。图9-1为Crowe 2级发育不良继发骨关节炎的影像学表现。Hartofilakidis分级是另一项有用的分类系统，它将髋关节发育不良分为3类，①髋关节发育不良：股骨头位于真臼，伴有不同程度的半脱位；②低位脱位：股骨头位于假臼，真假髋臼之间有部分重叠；③高位脱位：股骨头完全脱出真臼，假臼与真臼无任何重叠。

典型髋关节发育不良的自然病程较其他髋关节发育不良类型要容易识别，大多数半脱位患者会继发髋关节骨关节炎这一退行性病变。在股骨头完全脱位的患者中（Crowe 4级），双侧脱位且无假臼者临床预后比单侧脱位或存在假臼者好。

（三）轻度或临界性髋关节发育不良

轻度或临界性髋关节发育不良是最轻的髋关节发育不良。这种髋关节发育不良的特征是髋臼较浅，但无股骨头半脱位。与典型的髋关节发育不良相比，这种髋关节发育不良的结构不稳是轻度的，在成年之前通常不会出现症状，在某些病例中，可能到老年出现晚期髋关节炎时才出现症状。这些即是Hartofilakidis分类的"髋关节发育不良"。

轻度或临界性髋关节发育不良患者的影像学表现不明显，可能会因为漫不经心的阅片而漏

诊（图9-2）。对这类髋关节发育不良，通常需要对髋臼深度和倾斜度进行精确测量才能确诊。它与股骨头半脱位明显的典型髋关节发育不良不同，影像学上以中心外侧边缘角介于15°～30°、Shenton线完整为特征。大多数情况下，此髋关节发育不良的股骨头与髋臼仍是匹配的。轻度髋关节发育不良也可能出现股骨前倾角过大，但在正位片中不易观察。此外，部分轻度髋关节发育不良病例可能伴有髋臼后倾。在一项研究中，对髋关节发育不良的患者拍摄仰卧位骨盆X线片，观察到大约1/6的病例存在髋臼后倾。更有甚者，新近一项报道显示，1/3患者在站立位骨盆正位片上可见髋臼后倾。

轻度髋关节发育不良患者的自然病史，不像典型髋关节发育不良那样得到好定义。鉴于其通常在病程发展中较为隐匿，这种差异是在预期之内的。事实上，在过去的20年里，它已经被更多学者认为是髋关节炎前驱期髋部疼痛的来源之一，并且可能是早期髋关节骨关节炎的前兆。和典型的髋关节发育不良类似的是，正在研究的关于轻度髋关节发育不良继发骨关节炎的病理生物力学机制理论也认为，对于相对较浅的髋臼，其边缘的关节软骨将承受更高的接触应力，导致该部位软骨早期退变。1988年，Ganz等提出的伯尔尼髋臼周围截骨术，即是让外科医生通过加大髋臼前侧与外侧覆盖来减少髋臼边缘关节软骨的接触应力。多个病例随访研究均强调这一术式可显著缓

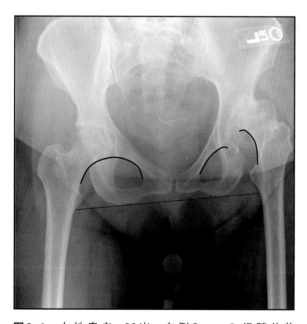

图9-1 女性患者，39岁，左侧Crowe 2 级髋关节发育不良继发终末期骨关节炎。骨盆正位片可见右侧Shenton线完整，而左侧明显中断，髋臼倾斜度明显增大，股骨头向外上方半脱位

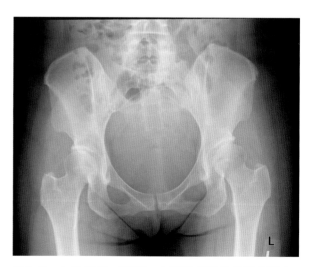

图9-2 女性患者，37岁，左侧轻度髋关节发育不良。骨盆正位片上测量中心外侧边缘角为15°，Tönnis角17°，Shenton线完整

解轻中度髋关节发育不良患者髋关节的疼痛并改善髋关节功能评分，尤其是继发髋关节骨关节炎前接受手术者。

（四）伴股骨头严重畸形的髋关节发育不良

存在严重股骨头畸形的髋关节发育不良属于最复杂的类型。这些病例中，浅的髋臼和严重变形的股骨头并存。这类髋关节发育不良的股骨头畸形包含了一系列的异常。我们所熟知的"Perthes样畸形"，其股骨近端具有典型的增宽变扁的股骨头（扁平髋）、颈部较短（短颈髋）和不同程度的大转子过度生长（髋内翻）（图9-3）。

这一类髋关节发育不良所伴有的股骨头畸形病因繁多。"Perthes样畸形"可能是典型髋关节发育不良于骨骺未闭合时即已发生股骨头坏死，经治疗后股骨近端所呈现的最终形态。因臼发育不良的存在，股骨侧逐步重构成极具特征的宽而扁平的股骨头及短缩的股骨颈。股骨大粗隆部的骨化中心未受影响，该部位过度生长，从而导致股骨近端呈内翻畸形改变。其他类似畸形可能也是由Legg-Calvé-Perthes病所致，主要的畸形均发生于Y形软骨的股骨侧。在股骨头重塑的过程中，髋臼的生长发育受扁平股骨头的影响，此种情况属于股骨头畸形继发髋臼发育不良。此外，如多发的骨骺发育不良也可导致股骨头严重畸形。

对轻度和典型髋关节发育不良的外科干预主要是改变畸形髋臼的方向，但合并严重股骨头畸形时，制订手术方案时需要考虑髋股撞击的因素，这也为研究该病的发病机制及纠正此种畸形的术式选择带来了一些启示。髋股撞击及髋部结构不稳定的联合作用致使这类畸形成为骨外科医师的一大难题。频繁进行髋臼发育不良的纠正将导致髋关节活动受限加重，甚至僵直。伴有股骨头严重畸形时，这些影响会因股骨近端的形态改变而进一步加大，因而可能需要同时手术处理股骨侧畸形，如股骨近端截骨术、股骨大粗隆远端移位术或股骨近端外翻截骨术等。

二、髋股撞击症

髋股撞击症（FAI）是用于描述股骨近端与髋臼骨性边缘出现异常骨摩擦这一临床现象的术语，在Ganz等的大力推动下，它作为一个临床综合征受到了更多的重视，尽管在此之前，已经有其他学者描述过股骨近端和骨性髋臼缘间的这种异常接触是病理性的。FAI的临床诊断主要依据是体格检查发现，与查体相符的典型影像学表现有助于确诊，但并非必需。

FAI有两种主要类型：凸轮样撞击和钳夹样

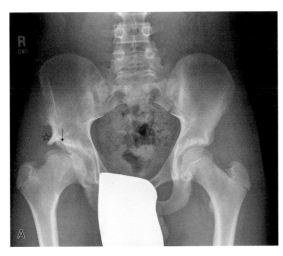
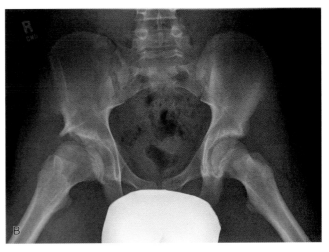

图9-3 男性患者，15岁。幼时有Perthes病史，曾行髋臼造盖术。A.骨盆正位片提示右侧髋臼发育不良部位股骨头增大及髋内翻，中心外侧边缘角为0度。愈合的髋臼顶盖（星号）向外延伸，但并不代表真臼的外侧缘（箭头）。B.蛙式位片可见，与正常的左髋相比，右侧畸形股骨头增宽变大

撞击。它远远超出了本章所介绍的病理机制范围，将在稍后的章节中详述。总而言之，凸轮样撞击的发生缘于股骨头-颈临界区的骨量过多，而钳夹样撞击则是因为髋臼缘骨质异常增生限制了髋关节的正常活动。这种现象可能发生在髋臼过深（髋臼内陷）或髋臼开口方向异常的情况下，如骨盆后倾时，髋臼缘可致髋关节在活动过程中突然卡住。

股骨和髋臼间的异常撞击已被认为是FAI患者发展为髋关节骨关节炎的致病因素之一。为避免发生撞击的远期并发症、后遗症，对于患者髋部有持续性疼痛和撞击患者，治疗手段主要是通过纠正引起撞击的潜在髋部畸形，并修复任何与骨性撞击相关的软组织损伤，如髋臼盂唇损伤。可供选择的手术方式包括关节镜和开放手术，以恢复髋关节功能性运动，减少异常骨性接触，这些将在后续章节中介绍。

三、髋关节畸形谱——髋部活动受限病因汇总

从本质上来说，髋关节是一个球臼关节，在正常的负重状态下，关节软骨的力学分布是可预测的。但髋关节生物力学易受病理性异常的影响，如股骨近端及髋臼解剖结构的细微变化，以及这些结构间的位置变化。近期研究发现轻度髋臼发育不良和FAI最终可发展为髋关节炎即证实了这一点。从概念上来看，髋臼发育不良、凸轮样撞击和钳夹样撞击这几个术语简单明了，均可独立存在，且目前已经在与髋关节骨关节炎发病机制理论中得到证实。但在临床上，同一患者同时出现多个这样的畸形并非罕见。

髋关节畸形谱同时涉及髋关节的股骨侧及髋臼侧（图9-4）。髋关节不稳位于图中髋臼轴的一端，而髋臼过深导致的髋关节过度受限位于该轴的另一端。股骨近端及股骨头的整体形态也对髋关节畸形有重要影响，若股骨轴的一端表示圆形股骨头及正常头颈偏心距，那么另一端则是扁平股骨头或具有典型凸轮样撞击的畸形股骨头。将股骨近端的不同形状与髋臼畸形谱合并时，即形成一个二维的髋部活动受限病因汇总（图9-4）。从图中可以看出许多常见的股骨髋臼畸形组合。

典型的髋关节发育不良髋臼窝较浅，股骨头相对正常，同时位于股骨轴和髋臼轴的非活动限制侧，而同时有严重凸轮样和钳夹样撞击的混合型FAI位于两轴的另一侧。在股骨近端头颈交界处存在受限的髋关节发育不良患者，接受髋臼周围截骨术的同时，往往需要进行骨软骨成形术，这类患者可能介于典型发育不良和股骨头严重畸形发育不良患者之间。图9-3所示患者同时具有髋关节不稳定和撞击，即股骨侧Perthes样畸形及髋臼侧发育不良畸形。

四、影像学指标

随着保髋手术的发展，影像学技术亦同时得以改进，能够更好地显示髋关节和骨盆的结构。这些进步将在后面章节详细讨论，此处仅探讨几个与临床相关的影像学问题。

（一）X线片影像质量的重要性

连续性地获取骨盆和髋关节高质量X线片的重要性无须赘述。股骨近端和髋臼开口的细微形态变化均有可能是撞击发生的病因，必须连续性地拍摄X线片，动态观察这些细微改变。X线光源的错误放置或未以正确部位为拍摄中心点等不

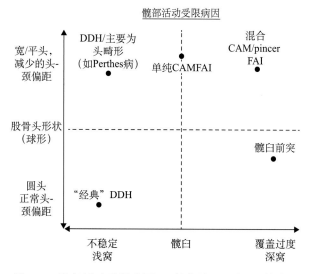

图9-4 髋部活动受限病因。x轴为髋臼形态，y轴为股骨头形状，不同的临床病例坐落在图中的不同象限，取决于股骨近端的形状和髋臼的形态

恰当的X线获取方式对髋臼开口外观的影响很大，并可能导致外科医生将正常髋臼误诊为严重后倾。全面系统地评估髋关节和骨盆的X线片已得到重视，应当作为外科医生施行保髋手术的基本技术之一。

（二）交叉与后倾

"交叉"和"后倾"曾被用作同义词，在某些情况下易被误解。"交叉征"是骨盆正位片上的影像学表现，而"髋臼后倾"是髋臼开口方向的形态学描述。当髋臼前壁与后壁边缘轮廓线相交并骑跨该线时，出现"交叉征"（图9-5）。"髋臼后倾"时，髋臼窝开口比正常更偏后。通过研究公元6—16世纪的骨盆标本形态及影像学特征，Jamali等人发现拍摄质量较高的骨盆正位片显示后倾髋臼交叉征的敏感性（96%）和特异性（95%）均较高。问题在于，并不是所有的交叉征及其实际髋臼形态都相符。这里有必要区分真正的髋臼后倾和局部后倾：局部后倾仅为髋臼前壁局部覆盖过度而其余部分正常，而真性髋臼后倾为髋臼前壁过度覆盖伴后壁缺陷。真性髋臼后倾是髋臼发育不良的一种亚型，其髋臼窝存在容量缺陷，开口向后；而单纯前壁覆盖过度所致后倾则是钳夹样FAI的常见特征。尽管两种后倾的交叉征都

很明显，但仍可通过后壁征（骨盆正位片上股骨头旋转中心位于髋臼后壁轮廓线以外）和坐骨棘征（骨盆正位片上出现同侧坐骨棘）鉴别。

区分这些同样具有交叉征的不同髋臼后倾类型意义重大，因其手术治疗方法截然不同。单纯前壁覆盖过度所致后倾的病例，应截除髋臼前上部冗余骨质并进行盂唇修复，以减轻髋关节屈曲及内旋时产生的撞击。对于真性髋臼后倾，则行髋臼周围截骨术，既减少髋臼前上壁和股骨头的异常碰撞，又通过前倾截骨块纠正后壁缺损。区别这两种类型的后倾极为重要，如果外科医生不能正确识别真性髋臼后倾和后壁缺损，截除了形成交叉征的骨质，将导致进展性的医源性髋关节不稳，股骨头半脱位也接踵而至。

五、概念的演变

与球形和平面相摩擦的关节面相比，球臼关节理论上的优势在于：用半球与球形构成关节面，使得关节面上的作用力得到最佳分布。与正常结构有所偏差后，无论是股骨头异常，还是髋臼窝不匹配，抑或同时畸形，一直以来都被小儿骨科医生们认为是将来发生髋关节退变的原因。众所周知，大范围、肉眼可见的畸形，如严重髋臼发育不良、股骨头骨骺滑脱症和Perthes病所致畸形的生物力学对关节软骨产生严重影响，导致早期髋关节退变。随着影像学技术和髋关节镜的发展，现代髋关节重建手术的前驱工作，关于细微结构改变影响髋关节结构的认识，已经从研究髋关节骨关节炎的病理机制发展到现代化的保髋手术。随着时间的推移，我们对这些过程的理解将不断加深。FAI最初被认为只有两种类型：凸轮样撞击和钳夹样撞击，但目前认为还存在混合型，即凸轮样撞击和钳夹样撞击同时发生，此型在症状性撞击征中占有较大比例。髋臼盂唇撕裂起初推荐行盂唇切除术，而现在的观点认为盂唇具有保护髋关节的功能，应尽量予以保留。髋臼过深原先被认为是病理性的，但近期许多研究表明它可能只是髋臼形态的正常解剖变异，只是经常与髋臼发育不良并存——如果被认为是髋臼过深，这与髋臼发育不良相互矛盾。髋臼后倾的概念已被重新定义，以区分具钳夹样撞击效应的单纯前壁

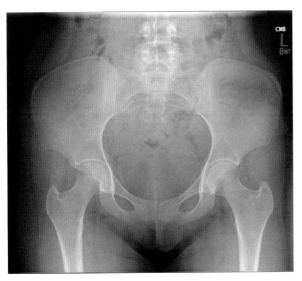

图9-5　女性患者，17岁，双侧髋关节疼痛。骨盆正位片可见双髋部侧"交叉征"，髋臼前壁与后壁轮廓影相交

覆盖过度所致后倾和具有后壁缺损及发育不良特征的真性髋臼后倾。髋关节外的髂前下棘撞击及其对髋关节X线片的影响是一个正在发展的理念。同样，关于股骨在髋部撞击和髋关节不稳定的发病机制中所起作用的研究仍在进行，并且随着时间的推移，它的角色将变得更为明确。这些概念将和未来的技术进步及外科手术技术的革新一样继续演变。

第10章

病史收集与体格检查

原著者 Hal David Martin
译　者　张紫机　盛璞义

一、引言

经过多代骨科医生的探索，目前髋关节的检查手段已有很多，随着解剖学和生物力学的发展，还将会进一步完善。纵观历史，早期的髋关节诊断试验主要是肌肉收缩试验，如Thomas 试验、Ober 试验和Ely 试验。随着时间的推移，对髋关节疼痛的检查逐渐扩展到运动范围、肌力、神经血管功能、本体感觉、骨形态评估等，如Patrick试验、Stinchfield 试验、Pace 试验、Trendelenburg征和Craig试验等。在此基础上，又逐渐演变出了一些新方法，如屈曲内收内旋（FADDIR）试验、滚动试验和McCarthy试验。随着医疗技术的进步和对髋关节理解的深入，新的诊断技术及试验仍将不断出现。一篇综述提到，不同的髋关节专家检查患者所采取的方法会有较大差异（表10-1）。检查髋关节最常用的方法是屈曲内收内旋（FADDIR）试验，有时也称之为"撞击试验"。这些诊断方法的目的都是为了明确髋关节内的疼痛来源，只是不同的专家其诊断标准不同，所以临床上有必要建立统一的髋关节查体标准。有研究表明，6位骨科医生对盂唇撕裂、髋股撞击综合征（FAI）、髋关节松弛诊断标准的统一性分别为63%、65%和58%。髋关节镜多中心研究网络（MAHORN）工作组已经制订了一个临床评估成人髋关节病变的标准，包括了33个要点。除此之外，他们还制订了肩关节和膝关节疾病的一系列诊断标准，此举在专业上受到了国际骨科学术界的认可和关注。

髋关节外科医生（无论是开放性髋关节手术医生、髋关节置换术医生还是髋关节镜手术医生）的主要目的都是彻底评估患者病情、确定髋关节的病理特点。所有的外科医生团队都在致力于实现髋关节疾病诊断的标准化（图10-1）。通过外科手段去改善病情并不总是通过解剖学、生物力学、临床查体、诊断试验、治疗、疗效这样的单一机械过程实现的（图10-2）。随着时间的推移，外科治疗也需要综合病史中的各种可疑情况，并以一种更自由更个体化的方式进行（图10-3）。为了更快地发现可疑问题，需要对骨、关节囊、肌肉肌腱、神经血管做出准确的查体（图10-4）。

髋关节查体应按照能检查出4个层次及3个平面病变的顺序进行（图10-5）。单独一个或多个解剖层次出现病变时，都需要进行标准化的体格检查。图10-6 列出了每一解剖层次的疾病诊断。

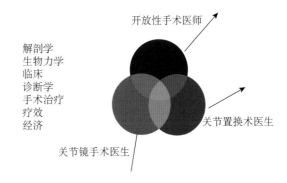

图10-1　理解髋关节病变和治疗的要素

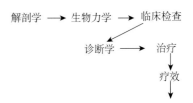

图10-2　理想的外科治疗模式

表10-1 目前文献报道的体格检查方法

	病史	主要体格检查发现	影像学
Klaue 等	腹股沟刀割样痛，髋关节固定，有"错位"感	FADDIR	
Fitzgerald	有外伤史，ROM受限	动态FABER-FADDIR、动态、FADDIR-FABER	
Petersilge 等	行走痛，触痛感，有外伤史	FIR	DDH的影像学证据，MRA
MacDonald 等	行走痛，尤其是活动后，夜间痛，关节固定，关节弹响，关节不稳	撞击试验（FADDIR），髋关节伸直，伸直IR，恐惧检查，自行车测试，髂腰肌激发测试	
Leunig 等	腹股沟疼痛，夜间痛，关节固定	FADDIR, PRI	发育不良的影像学证据，骨盆正位片，侧位片，MRA
Hase 和 Ueo	ROM受限，GT触痛	FADDIR, FIR, Scour, GT触诊	X线平片，MRA
Santori 等		FIR	标准X线平片，MRI，CT，MRA
Eijer 等	腹股沟区剧烈疼痛	FIR, FADDIR, 伸直内收	骨盆正位片，侧位片，轴位片，MRI
Philippon	突发疼痛，久坐痛，上下车时疼痛，偶尔背部疼痛，无外伤性不稳	全关节松弛，俯卧位伸髋外旋，Patrick试验，Avial牵引试验	
Suenaga 等	腹股沟区剧烈疼痛	FADDIR, MFIR, MFER	骨盆正位片
Narvani 等		FIR, Scour, 屈髋挛缩	MRA
Ganz 等	轻度外伤后缓慢发作疼痛，过度活动后加剧	FADDIR，外旋及伸直髋关节时后下方撞击	
Siebenrock 等		FADDIR, FIR, ROM	
Beck 等	无创伤，轻微旋转损伤，腹股沟疼痛，髋关节疼痛	FADDIR	骨盆正位片，侧位片，MRA
Ito 等		FIR, FADDIR	骨盆正位片，侧位片，MRA
Kassarjian 等		FADDIR	MRA
Beaule 等	3次创伤，1次髋关节镜，2次证实为OA	FADDIR	骨盆正位片，MRA，盆腔CT
Martin		Trendelenburg征，SLR，ROMIR/ER，ROM内收，ABDEER屈曲内收，Thomas征，McCarthy IR/ER，FABER，触诊，Log roll试验，足跟叩击，FADDIR，LRI，Obers征	
Clohisy 等	髋关节疼痛伴活动受限	FADDIR，滚动试验，SLRAR，限制ROM，FABER，PRI	
Martin 等		步态，SLSPT，松弛，ROM，DEXRIT，DIRE，scour，触诊，FABER，SLRAR，肌力，PSRT，PRI，FADDIR，被动内收试验，股骨前倾试验	

AP.前后正位；DDH.发育性髋关节发育不良；DEXRIT.动态旋转撞击试验；DIRI.动态内旋撞击试验；ER.外旋；FABER.屈曲外展外旋；FADDIR.屈曲内收内旋；FIR.屈曲内旋；GT.大粗隆；IR.内旋；LRI.外缘撞击；MFER.最大屈曲位撞击；PSRT.仰卧被动旋转试验；ROM.活动范围；SLR.直腿抬高试验；SLRAR.直腿抬高加强试验；SLSPT.单足站立试验（引自：Martin HD, Shears SA, Palmer IJ. Evaluation of the hip. *Sports Med Arthrosc.* 2010;18:63–75.）

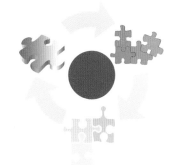

解剖学
生物力学
临床
诊断学
手术治疗
疗效
经济

图10-3 实际的外科治疗模式

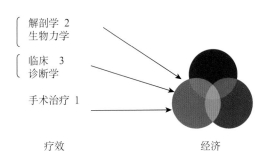

解剖学 2
生物力学

临床 3
诊断学

手术治疗 1

疗效   经济

图10-4 综合各要素获取最佳疗效

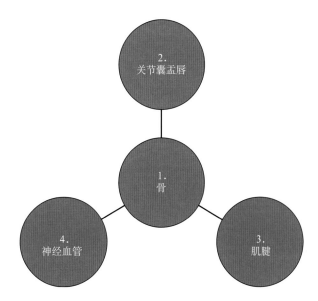

图10-5 髋关节的4个解剖层次和3个平面

骨

- 股骨颈前倾角增大
- 股骨颈前倾角减小
- 髋外翻
- 髋内翻
- 凸轮样撞击
- 钳夹样撞击
- 髋臼后倾
- 髋臼前突
- 髋关节发育不良
- 体重减轻
- 骨软骨骨折
- 骨囊肿
- 髋臼内陷
- Perthes病
- 股骨头缺血性坏死
- 股骨头骨骺滑脱
- 髋臼外侧缘撞击
- 短颈髋
- 高位大粗隆
- 创伤后
- 半脱位
- 退化性关节炎
- 自身免疫
- CPPD
- 感染
- 肿瘤

关节囊/盂唇

- 圆韧带撕裂
- 髂股韧带撕裂
- 坐股韧带撕裂
- 耻股韧带撕裂
- 结缔组织疾病
- 挛缩
- 盂唇撕裂
- 关节盂唇周围囊肿
- 滑膜病变

神经血管

- 坐骨神经卡压
- 阴部神经卡压
- 闭孔神经卡压
- 股神经卡压

肌肉肌腱炎

- 腰肌劳损、挛缩
- 肌腱炎
- 内收肌肌腱炎
- 运动疝
- 腹直肌劳损，肌腱炎，挛缩
- 异位骨化
- 腰大肌撞击症
- 髋关节内弹响
- 腹直肌炎
- 臀中肌紧张，挛缩，肌腱炎
- 臀小肌紧张，挛缩，肌腱炎
- 髂胫束紧张，挛缩，肌腱炎
- 大转子滑囊炎
- 臀中肌下滑囊炎
- 梨状肌综合征
- 臀大肌的起点，挛缩，肌腱炎

图10-6 髋关节4个解剖层次的疾病示例

除了全面的体格检查以外，病史对于评估不同部位的疾病也必不可少。髋关节病变评估可严格遵循从骨到肌腱和神经血管的方式进行，也可从原发病变部位开始。急、慢性疾病可能有不同的检查方式，但都需要规范化查体。以诊断性试验为基础建立的疾病诊断模式是认识其他任何复杂模式的关键。更重要的是，病史和体格检查后，根据疼痛部位、是否有髋关节弹出、弹性固定等，可直接区分关节内或关节外疼痛。标准化检查可增加可靠性。关节外来源的疼痛通常对非手术治疗的效果较好，而关节内疼痛需要进一步检查，如X线、MRI、MRI关节造影或者关节注射试验。

本章旨在概述髋关节疾病的病史、所有解剖层面的常用检查方法及不经常使用的特殊查体方法，以鉴别髋关节外来源的疼痛。

二、病史和体格检查

（一）病史

在给患者髋关节查体前，应先获取详细的病史。首先应考虑患者的年龄及外伤史。有外伤史提示可能是一个可治愈的疾病，而无外伤史则可能提示是退行性疾病或对外伤易感。需要记录现病史，如症状发生的时间、受伤机制、疼痛部位、疼痛加重或缓解的动作、既往诊疗史、手术史及外伤史等。了解运动和娱乐活动的方式有助于确定损伤类型。需要旋转的运动，如高尔夫、网球、芭蕾舞和武术，通常和关节内结构损伤相关，包括盂唇、髂股韧带和圆韧带。就诊前的处理也须问清楚，如休息、理疗、冰敷、热疗、非甾体类抗炎药物、手术、封闭注射、矫形器或支具等。

记录患者的髋关节功能受限情况，包括进出浴缸或汽车、日常起居、慢跑、散步或爬楼梯。有几个问卷调查可用于定量及定性描述患者的髋关节功能。目前最常用的是改良Harris评分表，它被作为标准化的功能评分，是基于疼痛和功能的定量评分系统。其他的包括一些定性评分表，如针对特定人群的髋关节评分表Merle d'Aubigné（MDA）、非关节炎患者髋关节评分表（NAHS）、骨骼肌肉功能评估表（MFA）、SF-36及Western Ontario和McMaster大学骨关节炎指数（WOMAC）。最近，MAHORN团队建立了一个新的评估系统，含有33条问题，简便、有效而可靠地了解患者生活质量，称作国际髋关节手术效果评估表（IHOT）。通过对答方式模拟评分，从主观上评估也是有用的。

需要注意患者主诉的背部、神经系统、腹部或下肢症状，偶尔胸腰部不适也会和髋部疼痛一起作为患者的主诉，腹痛、背痛、肢体麻木、乏力、咳嗽或打喷嚏等相关症状有助于鉴别胸腰部的原发疾病。此外，夜间痛、坐位痛、乏力、麻木或下肢感觉异常可能提示腰椎或臀下间隙内的神经压迫。

股骨头坏死多由股骨头血供中断引起，还应注意筛查血脂异常、甲状腺疾病、高半胱氨酸血症和凝血功能异常等。要了解与患者相关的影响股骨头血供的个人史，如吸烟、酗酒、激素类药物使用及生活所在地的海拔问题；也需要参考家族史，包括髋关节脱位或其他异常史、退行性关节病史、风湿性疾病或癌症史。

我们还需要充分了解患者的就诊目的和切合实际的治疗期望。患者在评价治疗效果时与医生的着重点往往不同。沟通、理解、同情、怜悯和交流对获得准确病史来说特别重要。表10-2是一份全面的病史评估表。

（二）体格检查

1. **站立检查** 单指定向原则是指患者用1根手指指出最痛点，有助于指导检查（图10-7A）。腹股沟区疼痛应怀疑关节内疾病，外侧疼痛则关节内或关节外病变均有可能。"C字征"（图10-7B）是髋关节内疼痛的特异性指征，患者的手指呈C形，拇指按住大粗隆，朝向后方，其余四指指向腹股沟。该表现可被误作髋部外侧软组织的病变，如粗隆部滑囊炎或髂胫束炎，但患者往往有髋关节深部疼痛。髋关节后上方的疼痛需要详细检查以鉴别病变是来自臀部还是背部。站立位时还可以通过肩关节与髂峰的距离来估算双下肢是否等长（图10-8A、B）。可在短缩侧的足跟部垫一增高木块以助矫正。一般形体和韧带松弛度的评估通过中指测试、拇指测试或膝关节、肘关节过伸试验来进行。向前弯腰可鉴别结构性与非结构性脊柱侧弯（图10-9A、B），需要记录腰椎屈曲度

表 10-2　完整的病例

姓名：_____

日期：_____

性别：_____

职业：_____

病史陈述者：_____

主诉：左髋关节　右髋关节　其他_____

现病史：

· 发病日期_____

· 疼痛部位_____

· 外伤史/无外伤史

· 受伤机制_____

· 疼痛加重原因_____

· 疼痛缓解原因_____

· 是否曾诊断为股骨头缺血性坏死？如果是，是否有心脏病、脑卒中或凝血功能异常的家族史？_____

_____

· 饮酒_____　吸烟_____　使用激素_____

· 实验室检查：同型半胱氨酸_____　V因子_____　血脂_____　甲状腺_____

　疼痛：上午/下午　　　　　　弹响/固定

治疗史

· 休息、冰敷、热敷、非甾体类抗炎药_____

· 理疗_____

· 手术_____

· 按摩_____

· 注射_____

· 助行器（手杖，拐杖）_____

· 矫形器具_____

检查和评估：

MRI、关节造影、X线、实验室检查：_____

受伤史：_____

活动受限情况：

· 能坐多久_____

· 进出汽车

· 进出浴缸

· 运动

· 慢跑

· 步行

· 爬楼

· 工作

· 日常活动

· 家务劳动

功能：

HHS_____　　　　　VAS：　　　静息痛（0～10）_____

增加IHOT_____　　　　　　　　活动后疼痛_____

相关症状

· 背部: 左侧　右侧

· 夜间痛醒

· 麻木

· 乏力

运动及日常活动：_____

治疗目标：_____

各系统回顾：

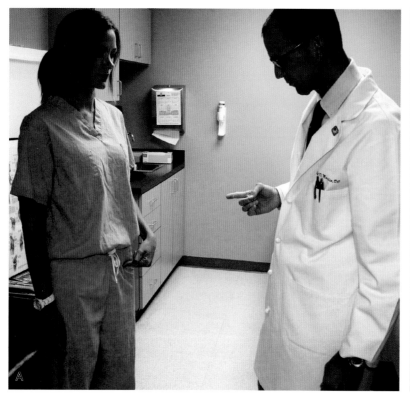
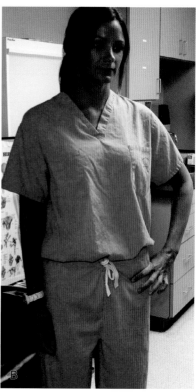

图10-7 注意髋关节周围的疼痛部位。A.单指定向原则：患者用1根手指指出最痛点；B."C"字征：患者将手掌及手指摆成C字形，拇指按住大粗隆，朝向后方，其余四指指向腹股沟

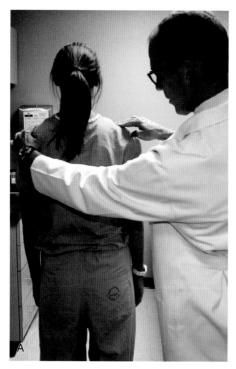
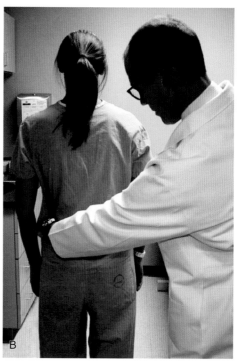

图10-8 站立位测量双下肢是否等长。A、B.站立位时活动髋关节，测量双侧肩部至髂嵴的高度

和侧方活动度（图10-9C、D）。

步态和单足站立姿势的观察是髋关节体格检查的一个重要组成部分。髋关节病变往往表现为步态异常（表10-3）。髋关节的正常活动涉及股骨和髋臼的3个生物力学平面。关节稳定性、盂唇和关节软骨的关系，对韧带和骨结构动态和静态力学载荷转移非常重要。

步态观察（图10-10）应在可走6～8步的场地内进行。评价步态的要点有足部旋转（足前进角向内或向外）、冠状面和水平面的骨盆运动、站立相和步幅，也需要注意上臂摆动（为对侧臀大肌不适的触发因素）。通过足前进角观察步态，可鉴别骨性或静态旋转对线不良是股骨前倾角增加或减少引起的，还是关节囊或肌肉肌腱问题引起的。同时观察膝关节和大腿，以评估所有旋转相关参数。膝关节可以通过内旋或外旋达到合适的髌股关节对线，但可能继发髋关节异常旋转。过

表10-3 站立位检查汇总

检查	评估
外展不良步态	外展肌肌力，本体感觉
防痛步态	外伤，骨折，滑膜炎
骨盆旋转闪烁	关节内病变，髋关节屈曲挛缩，股骨前倾角增大，前关节囊松弛
足前进角外旋过多	股骨后倾，异常扭转，关节积液，韧带损伤
足前进角内旋过多	股骨前倾角减小，异常扭转
短腿跛行步态	髂胫束病变，真性/假性双下肢不等长
单足步相测试	外展肌肌力，本体感觉
脊柱排列	肩关节髂嵴间距，前凸，脊柱侧弯，双下肢长度
关节松弛度	其他关节韧带松弛情况：拇指、肘、肩或膝关节

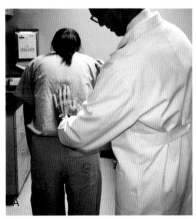
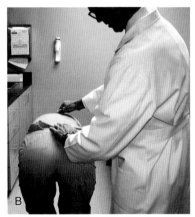
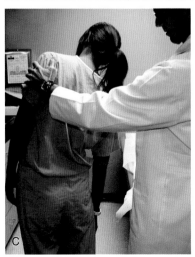
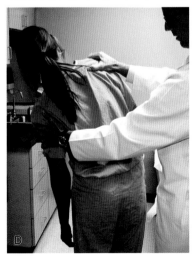

图10-9 腰部前弯和侧弯。A.患者躯干向前弯曲，触诊脊柱棘突是否在一条直线上。B.记录极度弯腰时的躯干屈曲度。C、D.腰椎向左右侧侧向弯曲。检查髋关节时需要检查腰背部，腰背部检查时也要检查髋关节

度内旋通常出现于股骨前倾角过大或髋臼后倾的病例，而过度外旋则常见于股骨前倾角过大或髋臼前倾的情况。异常扭转或组织积液会导致异常的足前进角，诱使髋膝关节调整至舒适体位，从而影响步态。对步态异常伴疼痛的患者，应注意疼痛的解剖定位及疼痛发生时的步态时相。

注意在髂嵴旋转和髋关节外展时评估骨盆旋转情况。通常来说，正常步态需要髋关节旋转6°～8°，骨盆旋转7°，相当于总旋转15°。骨盆扭曲是由于骨盆向患髋侧的异常旋转，导致腰椎过伸及髋关节伸直。这种扭曲步态可能和髋关节内病变、前关节囊松弛、髋关节挛缩相关，尤其是合并腰椎前凸或向前弯腰时。步态变化可影响脊柱的生物力学和功能。股骨前倾角过大或骨盆后倾时，患者会试图通过旋转骨盆来增加髋臼前方的骨质覆盖，致骨盆扭曲并髋关节伸直。前关节囊受损时走路同样可能是这种步态。

在步态支撑期，必须由臀大肌、臀中肌和臀小肌提供大部分力量来支持单腿支撑身体重量。屈髋30°时，足跟承受的地面反作用力最大。支撑期缩短可提示神经肌肉异常、髂胫束病变、外伤或双下肢不等长。髋外展肌乏力步态（Trendelenburg步态或外展蹒跚）是外展肌力不足或本体感觉缺失所致的支撑期不平衡，有两个表现：骨盆远离身体的移位（患侧臀部下坠），或体重由内收侧下肢承受

（上半身偏向患髋上方）。防痛步态的特点则是缩短疼痛侧的支撑期，减少负重时间（由疼痛引发的自我保护性跛行），外伤、骨折、滑膜炎可致防痛步态。短腿步态以肩部向下肢短缩侧下沉为特征。

髋关节的站立位检查除了体型和步态检查之外，还需要行单腿站立期试验（图10-11）。单腿站立期试验需要双侧对比检查，先检查健侧以明确正常的骨盆水平。检查时医生应站在患者后面（以骨性标志易于观察为度）。患者双足与肩同宽站立，然后一侧下肢屈髋屈膝各45°前伸，模拟单腿站立期试验，将体重集中于对侧下肢，坚持6 s。患者将一侧下肢抬离地面并保持这一姿势，可检查髋关节外展肌群和本体感觉神经环路。如果肌力不足或本体感觉的神经环路中段，骨盆倾斜将朝向或远离患侧。正常步态中，正常的中位动力学移位距离是2 cm，任一方向上大于2 cm的移位即构成阳性移位。某些检查者也将该试验用于动态观察。

2. 坐位检查 坐位髋关节体检包括全面的神经系统和血管检查（表10-4）。即使是明显健康者，也有必要进行一些基本的检查，包括胫后动脉搏动、下肢肿胀情况及皮肤视诊（图10-12）。直腿抬高试验（图10-13）需要主动将膝关节完

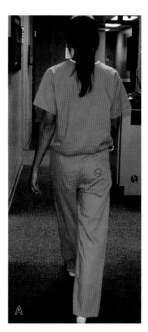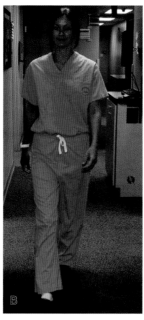

图10-10 步态评估。需要从前面和后面观察6～8个步幅

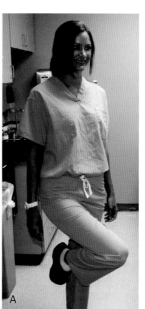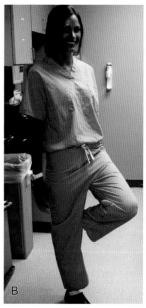

图10-11 单腿站立期试验。单腿站立期试验需要双侧对比检查，且需要前后观察。患者保持该姿势6 s，超过2 cm的骨盆移位为阳性，提示外展肌无力或本体感觉缺失

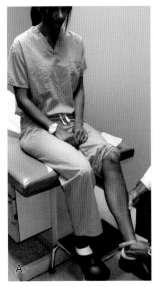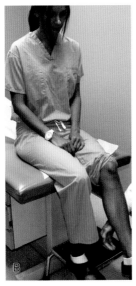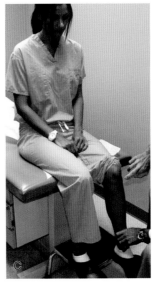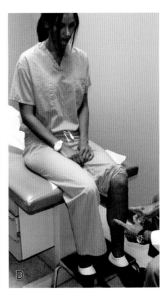

图10-12　髋关节坐位检查。坐位检查包括胫后动脉搏动的触诊（A）、跟腱反射（B）、髌腱反射（C）、皮肤肿胀度（D）等视诊、L$_2$-S$_1$水平发出的感觉支的检查

全伸直，有助于检测神经根性症状。其他感觉检查包括跟腱的深反射和髌腱反射和从L$_2$-S$_1$水平发出的感觉支检查。

内旋障碍是髋关节内病变的重要表现之一。因此，坐位时最重要的检查之一就是内旋和外旋髋关节（图10-14）。坐位可确保髋关节在屈曲90°时有一个稳定、可重复进行精确旋转检查的平台。检查被动活动时，应轻柔地内、外旋髋关节，直至发现机械性或疼痛性的活动止点。坐位时髋关节活动度的检查不仅应双侧对比发现差异，还需要和伸直位的活动度对比。

控制髋关节内外旋的肌肉、肌腱、韧带及骨等结构极其复杂，因此，坐位和伸直位检查时的任何差异均应怀疑有无韧带及骨的病变。充分的内旋对于髋关节功能的发挥非常重要，少于20°

表10-4　坐位检查汇总

检查	评估
神经	L$_2$-S$_1$水平发出的感觉支，髌腱反射（L$_2$-L$_4$脊神经和股神经）和跟腱反射（L$_5$-S$_1$骶神经）
直腿抬高试验	神经根性症状，如放射痛
血管	足背动脉及胫后动脉搏动
淋巴管	皮肤肿胀，瘢痕，或双侧不对称
内旋	正常范围是20°～35°
外旋	正常范围是30°～45°

的内旋一般是不正常的，正常步态时的半支撑期需要髋关节内旋至少10°。与FAI、股骨或髋臼前倾角增大或减小相关的旋转受限相关病变可导致双下肢差异显著。髋关节内旋增大同时外旋减小

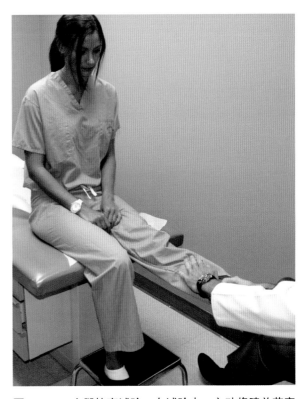

图10-13　直腿抬高试验。在试验中，主动将膝关节完全伸直，以检查有无神经根性放射痛等症状

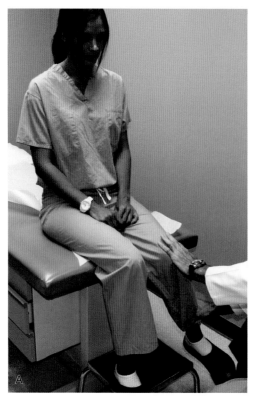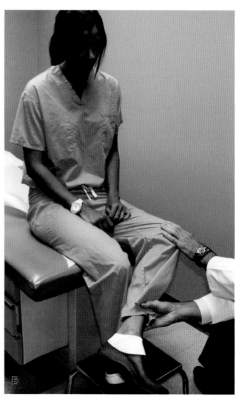

图10-14 坐位内旋外旋试验。被动内旋（A）和外旋（B）试验应双侧对比。坐位时坐骨抵住检查床面，可确保髋关节在屈曲90°时有一个稳定、可重复进行精确旋转检查的平台

提示股骨前倾过大，但需要通过影像学检查和测量与髋关节囊病变鉴别。相反，外旋增大且内旋减小则可能是股骨后倾。

3.仰卧位检查 仰卧位的一系列检查有助于进一步鉴别髋部症状是源于关节内还是关节外（表10-5）。仰卧位检查首先是测量下肢长度（图10-15A），随后是评估髋关节的被动活动范围。双膝应紧贴胸部，记录此时的屈曲度。此时，骨盆位置的观察非常重要，髋关节可能在屈曲早期就停止了活动，随后的活动范围都是骨盆旋转引发的。该姿势还可检查髋关节屈曲挛缩试验，即让患者一侧膝关节紧贴胸部，另一侧大腿伸直放松，贴紧检查床面（图10-15B）。若髋关节伸直不够，大腿不能紧贴床面，说明髋关节存在屈曲挛缩。如果再屈曲膝关节，可区别腰大肌与股直肌的挛缩。股神经、髋关节内结构或腹部的病变也可导致髋关节屈曲挛缩。检查需要双侧对比。这个检查的要点之一是获得腰椎的中立位（zero setpoint）。关节过于松弛或结缔组织异常的患者可能出现假阴性，这些患者腰椎中立位的形成与收腹有关。脊柱前凸畸形者该试验也可出现假

表10-5 仰卧位检查汇总

检查	评估
运动范围	屈曲，外展，内收
FADDIR	股骨髋臼前方撞击，盂唇撕裂
髋关节屈曲挛缩试验（Thomas征）	屈髋挛缩（腰大肌）股神经病变，关节内病变，腹部病变
FABER（Patrick征）	区分腰背部和髋关节病变，尤其是骶髂关节病变
动态内旋撞击试验	股骨髋臼前方撞击，盂唇撕裂
动态外旋撞击试验	股骨髋臼上方撞击，盂唇撕裂
髋臼后缘撞击试验	股骨髋臼后方撞击，盂唇撕裂
仰卧被动旋转试验（滚动试验）	外伤，积液，滑膜炎
足跟叩击试验	外伤，股骨骨折
直腿抬高抗阻力试验（Stitchfield征）	屈髋肌力/腰大肌撞击
触诊	
1.腹部	腹股沟疝，胃肠道/泌尿生殖系统相关病变
2.耻骨联合	耻骨炎，钙化，骨折，外伤
3.收肌结节	内收肌肌腱炎

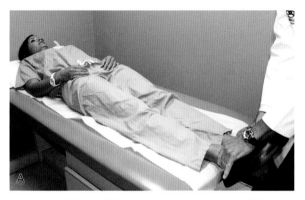

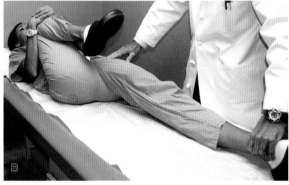

图10-15　仰卧位下肢长度测量及髋关节屈曲挛缩试验。A.仰卧位下肢长度测量；B.患者将对侧下肢完全屈曲，腰部紧贴床面，检查侧髋关节被动伸直贴紧检查床。检查需要双侧对比。若髋关节伸直不够，大腿不能紧贴床面，说明存在屈曲挛缩

阴性。

髋关节屈曲外展外旋试验（FABER试验，图10-16）有助于鉴别髋关节和腰背部，尤其是骶髂关节病变。髋关节活动时疼痛可能与髋臼后外侧的肌腱、骨的异常或韧带损伤相关。对冲伤的受伤机制是疼痛从后方开始，随后向前方牵涉。需要记录和比较双侧膝关节外侧至检查床面的高度，如双侧相差较大，应怀疑髋关节不稳或坐股韧带松弛。

用于检查撞击症或关节内病变的试验较多。髋关节内收内旋时的屈曲度取决于撞击的程度、类型和部位。

动态内旋撞击试验（DIRI试验，图10-17）。仰卧位时，让患者健侧髋部屈曲超过90°，消除腰椎前凸影响，作为骨盆的0°位，然后将患侧髋关节逐渐屈至90°，甚至超过90°，并使其被动地以较大弧度内收内旋，触发到与前方FAI和（或）盂唇撕裂相关的疼痛为阳性。DIRI也能在术中直

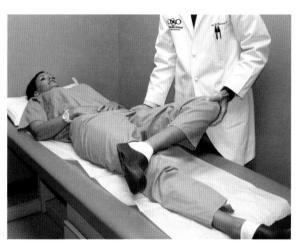

图10-16　髋关节屈曲外展外旋试验。检查者将一侧髋关节屈曲90°，外展、外旋后使同侧踝关节置于对侧膝关节上，髋关节被动外展的活动范围可以通过"拳头宽度"和双侧比较来评价

视髋关节时施行，以评估股骨颈和髋臼是否匹配。

动态外旋撞击试验（DEXRIT试验，图10-18）。仰卧位时，让患者健侧髋部屈曲超过90°，消除腰椎前凸影响，然后将患侧髋关节逐渐屈至90°，甚至超过90°，并使其被动地以较大弧度外展外旋，触发到与上方FAI和（或）盂唇撕裂相关的疼痛为阳性。DEXRIT同样能在术中直视髋关节时施行以评估股骨颈和髋臼是否匹配。

仰卧位时还可以评估被动外展和内收的活动范围（图10-19），进行腹部触诊，记录压痛情况。腹部压痛需要鉴别筋膜疝和（或）内收肌肌腱炎。腹部触诊时躯干保护性前屈有助于确诊筋膜疝（图10-19）。自行触诊收肌结节可检查有无内收肌肌腱炎（图10-19），耻骨联合触诊可了解有无耻骨炎、钙化、骨折或外伤。与运动性肌肉疼痛相关的全身查体发现包括：腹股沟管压痛、耻骨嵴/结节压痛、收肌起点压痛、为对抗疼痛而坐起或屈曲髋关节和扪及柔软扩张的腹股沟浅环。

其他有用的检查包括股神经Tinel征。髋关节屈曲挛缩超过25°时，腰肌肌腱和股神经靠得比较近，该检查容易阳性。足跟叩击试验是指突然叩击足后跟，疼痛者为阳性，提示外伤或应激性骨折。仰卧被动旋转试验（滚动试验，图10-20）是指伸直位或轻度屈曲位时被动内旋和外旋股骨，双侧对比检查，任何的差别都提醒检查者要注意

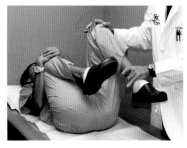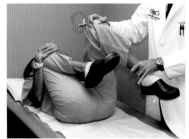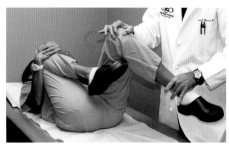

图10-17 动态内旋撞击试验。检查者先将患者髋关节屈曲超过90°，然后以较大弧度内收内旋髋关节，将屈曲减至约80°

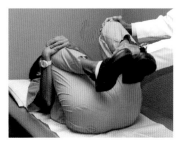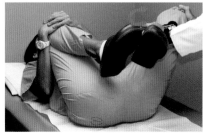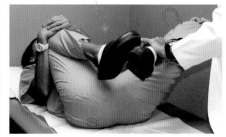

图10-18 动态外旋撞击试验。检查者先将患者髋关节屈曲超出90°，然后以较大弧度行外展外旋动作

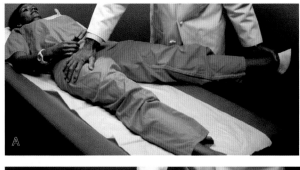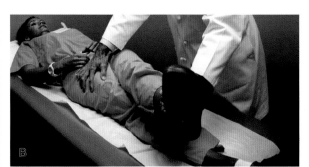

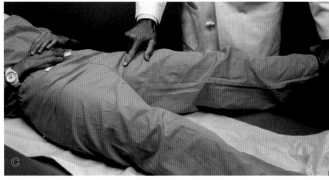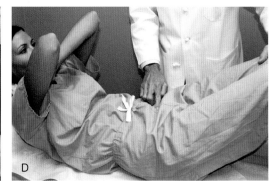

图10-19 仰卧位活动度及触诊。A.外展范围；B.内收范围；C.收肌结节触诊；D.收腹触诊耻骨联合

患者有无关节松弛、积液、滑膜炎或关节内紊乱。髋关节不稳时，仰卧被动旋转试验阳性可为诊断髂股韧带功能不全提供证据。同样，拨号试验为检查者先让患者下肢内旋，然后松开使肢体自行外旋。肢体在轴面上垂直向被动旋转大于45°为

拨号试验阳性，与关节囊松弛程度呈正相关关系。直腿抬高抗阻力试验（图10-20）用于评估屈髋肌群和髂腰肌肌力，髂腰肌对髋臼盂唇有一定压力，因此本试验阳性也可提示关节内病变可能。患者主动伸直髋膝关节将下肢抬高45°，检查者将

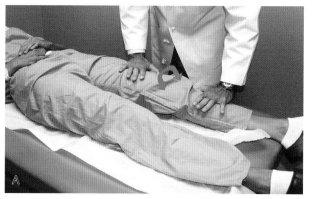
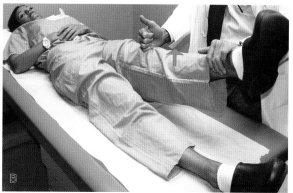

图10-20　仰卧被动旋转试验和直腿抬高抗阻力试验。A.仰卧被动旋转试验是在伸直位时被动地内旋和外旋股骨；B.直腿抬高抗阻力试验用于诊断腰肌撞击症：患者屈曲髋关节（膝关节伸直）抬高下肢抵抗检查者向下的阻力

手置于膝关节以远并施以向下的压力，患者感觉疼痛或对抗力量不足为阳性，提示髂腰肌与盂唇撞击。

　　我们现在逐渐认识到，综合多个检查来评估髋关节内病变非常重要。即使髋关节内外旋正常，也有必要进一步检查肌腱、骨和韧带这些结构之间的关系。用于检查有无撞击的试验一般特异性较高，可合理地判断骨性结构的异常，但是，没有一个检查敏感到可以单独使用。此外，韧带与髋关节屈曲和旋转等运动的范围相关。

　　髋臼后缘撞击试验（图10-21）也可在仰卧位进行。患者仰卧于检查床缘，检查侧髋部悬空，将双下肢充分屈曲贴近胸部，以抵消腰椎前凸。将患侧下肢伸直抬离检查床面，充分伸直髋关节并外展内旋。本试验将髋关节伸直以评估髋臼后壁与股骨颈的匹配性。诱发出疼痛或恐惧感为阳性，提示髋臼后缘撞击综合征，其活动范围可能正常，也可能不正常，这与骨或软组织异常有关。髋臼外缘撞击试验由本试验演变，将在侧卧位检查一节中阐述。

　　4.侧卧位检查　侧卧位检查（表10-6）应先检查健侧，先触诊骶髂关节上区、骶髂关节、外展肌群、止于骶骨外缘的臀大肌的起点和髂骨后部。随后检查有无坐骨撕脱性骨折或滑囊炎。最后，检查梨状肌、坐骨神经及臀肌（大、中、小）和阔筋膜张肌等外展肌有无压痛（图10-22）。髋关节后方疼痛时，坐骨神经Tinel征有助于确诊坐骨神经压迫。主动梨状肌紧张试验（图10-23）是指患者侧卧，将足跟抵于检查床上，对抗阻力下外展外旋下肢，检查者同时触摸梨状肌的收缩

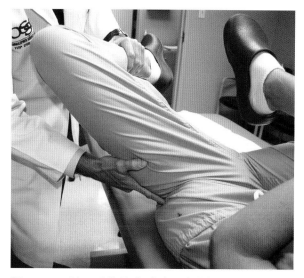

图10-21　髋臼后缘撞击试验。患者仰卧于检查床边缘，维持对侧下肢充分屈曲，检查者将被检查的下肢外展外旋

情况。也可以在坐位下进行，同样是对抗外力下外展外旋大腿，检查梨状肌有无疼痛和无力。最近的一项研究比较了坐位和侧卧位进行主动梨状肌紧张试验的联合检查与内镜检查，认为联合检查诊断坐骨神经压迫的敏感性是91%，特异性为80%。

　　下肢可在3个位置下进行一系列被动内收试验（图10-24）：伸直位（阔筋膜张肌挛缩试验），中立位（臀中肌挛缩试验），屈曲位（臀大肌挛缩试验）。膝关节屈曲时，髂胫束处于松弛状态，藉此评估臀中肌的张力。此时，髋关节应朝向检查床内收。记录所有受限的活动。行臀大肌挛缩试验时，检查侧的肩关节转向检查

表10-6　侧卧位检查汇总

检查	评估
屈曲内收内旋	髋股前方撞击，盂唇撕裂
髋臼外缘撞击	髋股外侧撞击，盂唇撕裂，髋关节不稳
阔筋膜张肌挛缩试验（Ober试验）	阔筋膜张肌挛缩
臀中肌挛缩试验（Ober试验）	臀中肌挛缩/撕裂（膝关节屈曲时肌力下降，可疑撕裂）
臀大肌挛缩试验	髂胫束挛缩所致臀大肌挛缩
触诊	
1.大粗隆	大粗隆滑囊炎，髂胫束挛缩
2.骶髂关节	鉴别髋关节和腰背部病变
3.臀大肌起点	臀大肌起点肌腱炎
4.坐骨	股二头肌肌腱炎，撕脱性骨折，坐骨滑囊炎

台，髋关节屈曲，膝关节伸直，如果此时髋关节不能内收，则提示臀大肌挛缩。髋关节本可随意内收，臀大肌的任何受限都能轻易识别。臀大肌与阔筋膜张肌相平衡。如果髋关节内收不能越过躯干中轴线，位于其上方，为3＋受限，内收位于中线为2＋受限，位于中线以下则为1＋受限。如能准确地画出受限范围，则将有助于指导物理治疗和选择治疗方案。髋关节外侧的所有不适均应检查肌力情况（图10-25）。检查臀中肌肌力时，膝关节应屈曲，以松弛髂胫束。

接下来是检查髋关节的被动屈曲内收内旋（FADDIR试验，图10-26），做这个检查时要有力量。检查者一手置于髋部，另一手放在膝关节上并抱住患者下肢，然后屈曲、内收、内旋髋关节。注意感知患者的所有不适感和撞击程度。一般来说，仰卧位也能做这一查体试验。唯一不同

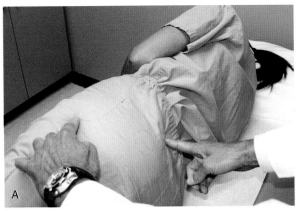
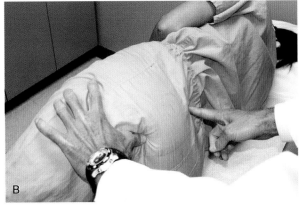
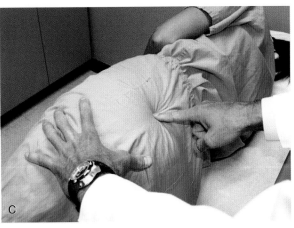

图10-22　侧卧位触诊。A.骶髂关节及其上方区域，以及大转子的触诊；B.外展肌群、臀大肌起点沿骶骨外侧缘的部分及髂骨坐骨后方的触诊；C.梨状肌和坐骨神经的触诊

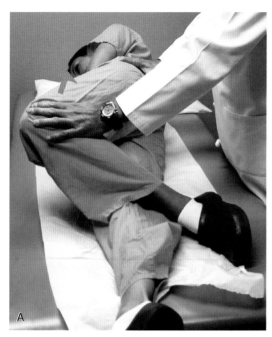
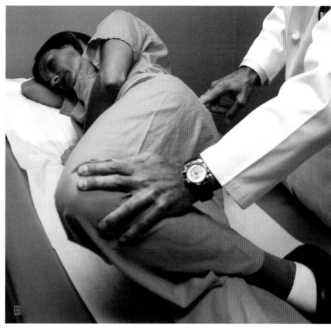

图10-23 主动梨状肌紧张试验。A.患者将足跟抵于检查床使髋关节外旋，同时主动对抗阻力下外展外旋髋关节；B.检查者触诊主动收缩的梨状肌

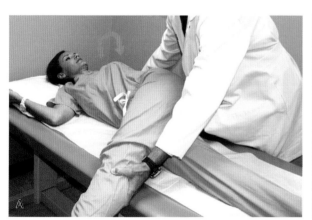
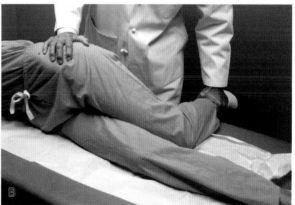
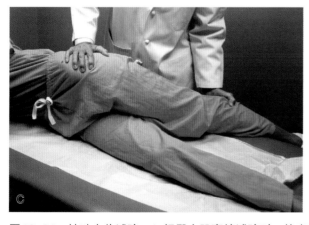

图10-24 被动内收试验。A.行臀大肌挛缩试验时，检查侧膝关节伸直，检查者把患者髋关节屈曲及内收，同侧肩关节也会同时转向检查床；B.行臀中肌挛缩试验时，检查侧膝关节屈曲，排除髂胫束干扰，检查者把患者髋关节内收，朝向检查床；C.阔筋膜张肌挛缩试验，检查侧膝关节伸直，检查者先把患者髋关节伸直，然后内收

的是骨盆的位置。仰卧位消除了腰椎前凸，而侧卧位则受骨盆倾斜的影响。两种体位下检查均对髋关节的评估非常有用。

行髋臼外缘撞击试验时，髋关节需要被动地外展外旋（图10-27）。检查者一手握住患者小腿，另一手放于髋关节上。让患髋由屈曲位逐渐变为伸直位，同时持续外展外旋，患者出现疼痛为阳性。如果出现保护性动作或关节不稳，为可疑阳性，不要与对冲损伤相混淆。传统的Patrick试验是在仰卧位进行，有助于鉴别髋部和腰背部疼痛。但是，侧卧位行髋臼外缘撞击试验对发现髋关节后方和外侧的撞击非常有用，该位置可诱发出后缘或外缘任何类型的不适。外缘撞击、FABER及后缘撞击试验都会将髋关节置于后侧及外侧撞击的位置。外缘撞击试验可形成功能性腰椎前凸，并有助于较为舒适地寻找撞击点位于髋臼后侧还是外侧。

5.俯卧位检查　跟臀试验（图10-28A）：患者俯卧位，屈膝后足跟接触臀部，如出现骨盆抬高或髋关节屈曲受限，提示股直肌挛缩（表10-7）。

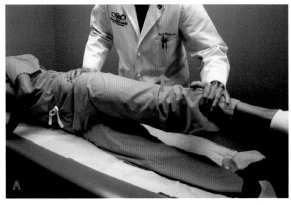

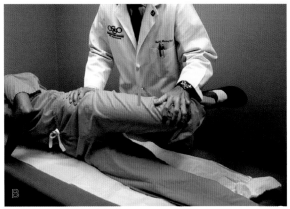

图10-25　侧卧位肌力评估。A.主动伸膝并外展髋关节评估臀大肌肌力；B.主动屈膝并外展髋关节评估臀中肌肌力

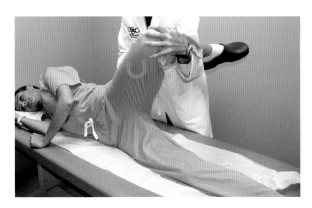

图10-27　髋臼外缘撞击试验。检查者一手握住患者小腿，另一手放于髋关节上，让患髋由屈曲位逐渐变为伸直位，同时持续外展外旋

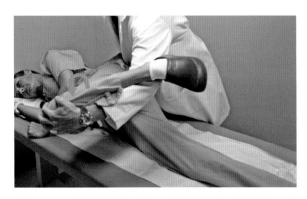

图10-26　髋关节屈曲内收内旋试验。患者侧卧位，检查者一手将检查侧髋关节屈曲、内收并内旋，同时另一手放于髋关节上，感受其前方和上方有无撞击和其他异样。仰卧位同样可行这一查体试验

表10-7　俯卧位检查

检查	评估
跟臀试验（Ely试验）	股直肌挛缩
股骨前倾试验（Craig试验）	增加的股骨前倾角或后倾角，韧带损伤，关节松弛
触诊	
1.骶髂关节上区	第5腰椎横突与髂骨间假关节
2.骶髂关节	骶髂关节炎
3.臀大肌止点	臀大肌肌腱炎
4.脊柱	脊柱机械性病变
5.合并腰椎过伸	排除脊柱是原发病灶，还是继发病变

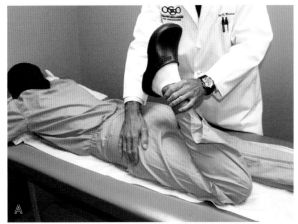
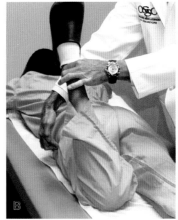
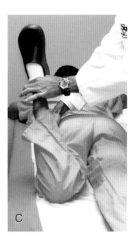
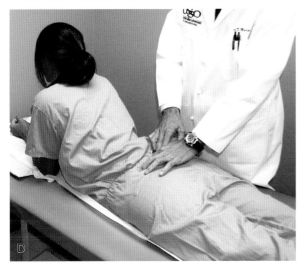

图 10-28 俯卧位检查。A.跟臀试验：患者屈膝后足跟接触臀部，如出现骨盆抬高或髋关节屈曲受限，提示股直肌挛缩。B、C.股骨前倾试验：患者屈膝90°，检查者一手旋转下肢，另一手置于大粗隆处触诊（B）。检查者触摸大粗隆，使其向外侧极度突出，注意胫骨长轴和虚拟垂线间的角度（C）。D.腰椎过伸试验：如果疼痛位于在骶髂关节上区或脊柱关节面，过伸腰椎有助于精确定位疼痛来源

股骨前倾试验（图10-28B、C）可让检查者了解到患者的股骨是前倾还是后倾。患者俯卧位，屈膝90°，检查者一手旋转下肢，另一手置于大粗隆处触诊。将股骨大粗隆极度外突，股骨头则移向髋臼内侧。通过观察胫骨长轴和虚拟垂线间的角度来评估股骨类型。一般来说，正常股骨前倾10°～20°。该试验有助于了解股骨有无后倾。如果髋关节在伸直位和坐位（屈曲位）时内旋角度差异较大，应区分疾病来源于骨还是韧带。

俯卧位检查也包括了4个部位的触诊：骶髂关节上区、骶髂关节区、臀大肌起点和脊柱关节面。如果疼痛位于在骶髂关节上区或脊柱关节面，腰部过伸试验（图10-28D）有助于确定其确切位置。如该试验阳性，患者随后取仰卧屈膝位可缓解疼痛，应进一步行腰背部查体。

6.特殊试验

（1）McCarthy试验：该试验需要进行McCarthy征相关手法诱发出反复的弹响或咔嗒声。检查时，对侧下肢屈曲，检查侧髋关节屈曲90°，先外展外旋下逐渐伸直，然后屈回90°，内收内旋下再伸直。McCarthy征阳性提示前方FAI或盂唇撕裂。

（2）Scour：手法与DIRI相同，但是检查者向膝关节施以压力，传导至髋关节，有助于评估关节间匹配性或骶髂关节牵涉痛。

（3）股骨头凹分离试验（foveal distraction test）：患者仰卧位，将下肢轻轻拉向远端，减轻关节内压力。疼痛缓解或疼痛出现将有助于鉴别关节外与关节内病变。患肢牵引时出现恐惧感可能提示髋关节的机械性不稳。

（4）支点试验：检查者先将自己的膝关节放

在患者膝下作为支点，然后让患者对抗阻力行直腿抬高。

（5）外展伸直外旋试验（ABDEER 试验，图 10-29）：该检查需要让患者侧卧，患髋被动地外展、伸直和外旋，同时从髋关节前方向后方施以压力。患者出现疼痛为阳性。和肩关节恐惧试验类似，ABDEER 试验亦有助于诊断任何类型的前方关节囊松弛或损伤。值得注意的是，目前研究表明该动作可让圆韧带相对松弛。

（6）Trendelenburg 动力试验：患者单足站立，检查者轻推患者肩部，通过引入动力，可引出肌力或本体感觉异常的一些细微征象。

（7）仰卧外展外旋试验：患者仰卧，以不同屈曲度外展外旋髋关节，逐渐伸直，以鉴别关节内紊乱、松弛或撞击。

（8）抗力起坐试验：运动疝被认为是腹股沟管后壁薄弱的后果，可致腹股沟区慢性疼痛并引起周围部位牵涉痛，运动后加重。尽管疝与隆起相关，但腹腔镜修补后没有真正的疝。运动疝的诊断可能较困难，因为这种疼痛可与髋部病变引起的疼痛类似。运动疝的典型症状是腹股沟区钝痛，可放射至会阴部、大腿内侧或跨越身体中线。常见的体检发现包括腹股沟管压痛、耻骨嵴/结节压痛、内收肌起点压痛、抗力起坐试验或髋关节屈曲时疼痛和腹股沟管浅环增大。

（三）髋关节外源性疼痛

髋关节外病变可表现为髋关节前部、外侧或后方疼痛。髋关节内弹响可表现为髋关节前部疼痛，是由于髂腰肌肌腱与髂耻隆突或股骨头摩擦所致。仰卧位检查时，行风扇试验将有助于引出该位置的弹响。患者像风扇般转动髋关节（图 10-30），检查者触诊髂腰肌肌腱所在部位以感受该处有无弹响。反复多次后，随着腹部收缩，弹响将减少。

髋外侧弹响（coxa saltans externus）表现为髋关节外侧疼痛，是由于髂胫束在大粗隆部滑移所致。蹬踏自行车的方式有助于检查髋部弹响，因此侧卧位骑车试验有助于疾病的诊断（图 10-31）。呼啦圈运动，即患者站立时扭腰，也有助于确定弹响是否源于髂胫束在大粗隆上的滑移。

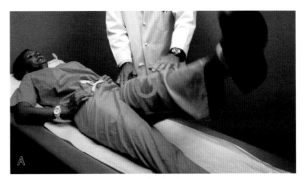

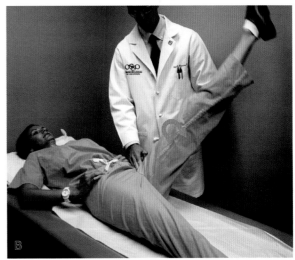

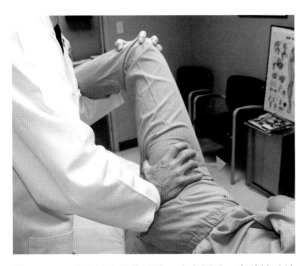

图 10-29 外展伸直外旋试验。患者侧卧，患髋被动地外展、伸直和外旋，同时从髋关节前方向后方施以压力。患者出现恐惧感为阳性，提示髋关节不稳

图 10-30 风扇试验。患者像风扇般转动髋关节，关节内弹响是由于髂腰肌肌腱与髂耻隆突或股骨头摩擦所致

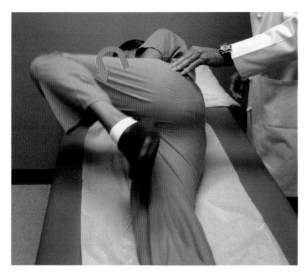

图 10-31　骑车试验。患者做踩踏自行车的动作，检查者触诊髂胫束，以感觉有无髋外侧弹响

髋关节后方的疼痛经常会和腰椎、骨盆（泌尿生殖系统和腹部）的病变混淆，较难诊断。其疼痛源可以是骨和关节囊盂唇，也可能是肌肉肌腱和神经血管。因这个部位十分复杂，故需要彻底理解解剖学、生物力学和病态动力学。本节的目的即是概述其相关的临床表现和重要体格检查，并介绍与髋关节后方疼痛相关的髋关节外源性病变。

全面查体、详细问诊和影像学检查在评估髋关节疼痛时非常重要。在评估髋后方疼痛时，通过体格检查能够评估病变来自骨、关节囊盂唇、肌肉肌腱或神经血管的哪一层次。此外，找出其他合并疾病也很重要。通过病史询问、体格检查和辅助检查可以排除腰椎、腹部和泌尿生殖系统疾病。臀肌筋膜综合征和坐骨神经痛的症状很多，所有怀疑有神经压迫的病例，都须首先通过 MRI、病史或体格检查排除脊椎病变。还需要排除骶髂关节病变，方法是局部注射可的松或布比卡因，不仅可用于诊断，还可以同时治疗。坐骨神经压迫的患者往往有外伤史，症状包括坐位痛（坐位不能超过 30 min）、下腰部或髋部放射痛、患侧下肢感觉异常。某些症状还和腘绳肌肌腱撕裂或髋关节周围病变类似，如臀部或大腿后方的刺痛感、烧灼感或压迫感。这些症状应通过体格检查结果来进行分类。患者坐位痛时也应检查阴部神经，鉴别要点是该神经疼痛一般更靠坐骨内侧，具体内容将在后面的章节中详述。"梨状肌综合征"是由 Robinson 首先提出的，他认为该

病的主要特点是梨状肌触诊时可扪及腊肠状肿块。目前用于临床诊断坐骨神经压迫症的体格检查包括被动牵拉试验和主动收缩试验。髋关节屈曲内收内旋时，坐骨神经通过臀部的解剖空间变窄。Lasègue 征是直腿抬高试验（髋关节屈曲至 90°）时出现疼痛。Pace 征是髋关节对抗外力作用下外展外旋时出现疼痛和无力。Freiberg 征是髋关节伸直位内旋时疼痛。Freiberg 试验可增加髋关节屈曲内收内旋动作，同时屈膝放松坐骨神经，变为另一个试验，有时称之为 FAIR 试验。我们发现这些试验很多都可灵活转变，而且在膝关节伸直时更具可重复性。

坐位梨状肌牵拉试验（图 10-32A）是患者坐位时进行髋关节屈曲、内收与内旋检查。患者膝关节伸直（绷紧坐骨神经），检查者一手将其屈曲的髋关节内收内旋，同时另一手触诊坐骨水平和坐骨切迹近端（手指所指）。髋关节后方的梨状肌或外旋肌出现疼痛为阳性。主动梨状肌紧张试验是患者将足跟抵于检查床使髋关节外旋，同时对抗阻力外展外旋髋关节，检查者触诊主动收缩的梨状肌（图 10-23）。Pace 征与梨状肌检查类似，但它是在坐位时对抗阻力外展外旋大腿，出现疼痛和无力为阳性。

如图 10-32B,C 所示，对于坐位髋部疼痛，医师可以触诊臀区三个部位：外上方的梨状肌部、外旋肌群水平和坐骨外侧。如果疼痛位于坐骨，需要排除腘绳肌撕裂或滑囊炎；如果疼痛位于更内侧的部位，应当及时想到阴部神经损伤的可能。某些患者的神经症状可能表现为不正常的神经反射或运动乏力。除了坐骨神经，一些体征还可以提示其他神经的损伤，例如：臀中、小肌无力提示臀上神经；臀大肌无力提示臀下神经；会阴区感觉消失提示阴部神经；臀后皮肤感觉消失提示股后皮神经。封闭、肌电图和神经传导检查有助于臀区深部症状的鉴别。磁共振神经显影有利于个别坐骨神经痛患者的诊断。

腘绳肌综合征表现为下臀部的疼痛，放射至大腿后部直至腘窝，通常与腘绳肌乏力有关。Puranen 和 Orava 首先报道从腘绳肌所在区域的近侧手术松解已粘连的坐骨神经。腘绳肌外侧止点到坐骨结节间紧张的腱性结构和粘连被认为是肌腱和坐骨神经的瘢痕或纤维化所致。患者坐下、拉伸、运动，尤其是跑步（快跑和加速跑）时出

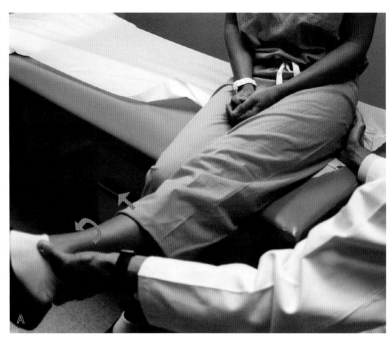
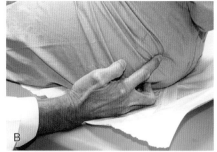
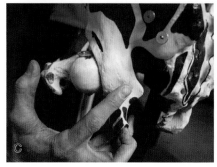

图10-32　坐位梨状肌牵拉试验。A.患者坐于检查床上，膝关节伸直。检查者一只手把屈曲的髋关节内收内旋，同时另一只手触诊坐骨水平（中指）和坐骨切迹近端（示指）。B、C.医生也可以触诊臀肌区的3个不同部位：梨状肌（外侧/上方）、外旋肌水平和坐骨水平外侧。如果疼痛位于坐骨，应排除腘绳肌腱滑囊或撕裂；而如果疼痛位于更内侧，应当敏锐地考虑检查阴部神经

现疼痛。压痛点位于腘绳肌近侧的坐骨结节周围。Young等建议将该病命名为"腘绳肌近端综合征"，以更好地突出这一病变的部位。仅腘绳肌撕裂的不同之处在于疼痛位于肌腹以远，通常可在撕裂部位扪及凹陷。Young等同时报道，临床上该病的直腿抬高试验（Lasegue征）常常不典型，仅为弱阳性，无感觉缺失。腘绳肌肌力在屈膝30°时明显下降而屈膝90°时正常可协助诊断。腘绳肌撕脱可使坐骨神经周围形成瘢痕或坐骨结节周围形成紧张的纤维束，最终出现累及坐骨神经的腘绳肌综合征。

阴部神经支配区的神经性疼痛包括烧灼样疼痛、撕裂样疼痛、闪电样疼痛、针刺样疼痛、放电样疼痛、枪击样疼痛和（或）躯体异物感。疼痛于坐位时加重，站立位时缓解；晨起无疼痛，活动后加重。回顾病史，患者常常有分娩、久坐和外伤史，骑自行车也被认为是诱因之一。阴部神经卡压症的病因尚需要进一步明确，但是，临床上怀疑该病时，可通过详尽的病史询问、彻底的体格检查和相应的辅助检查，尤其是注射试验来确诊。

阴部神经痛之前一直是靠临床发现和医生经验来诊断，但是随着神经显像和注射技术的进步，

已有辅助检查用于阴部神经卡压症的鉴别诊断。2008年，Labat等确立了Nantes标准，涵盖了5个必不可少的诊断条件：①疼痛位于阴部神经走行范围；②坐位时加重（尽管坐在马桶上无疼痛）；③患者夜间不会痛醒；④疼痛没有客观上的感觉障碍；⑤诊断性阴部神经阻滞可缓解疼痛。报道中同时提到了补充诊断标准、排除标准及不能排除诊断的相关体征。神经电生理检测技术也已被用于辅助诊断。体格检查有助于将患者先初步分为4种类型：①Ⅰ型，仅坐骨切迹压痛；②Ⅱ型，坐骨中部压痛；③Ⅲa型，仅闭孔内肌压痛；Ⅲb型，闭孔和梨状肌均有压痛；④Ⅳ型，无触及压痛。随后通过MRI神经成像或MRI帮助确定是神经问题还是邻近肌肉或血管异常。MRI的阳性发现和分型均有助于定位注射部位：对于Ⅰ型，行梨状肌注射；Ⅱ型，在坐骨棘封闭阴部神经；ⅢA型，闭孔内肌注射；ⅢB型，梨状肌和闭孔内肌注射；Ⅳ型，封闭Alcock管内的阴部神经。如果治疗后疼痛没有缓解和加重，应检查有无免疫、风湿性疾病并引发脏器损伤，如果没有这些问题，可考虑行神经节阻滞。在诊断和治疗过程中，如果有必要，可反复多次注射。

最近有报道认为坐骨与股骨撞击（坐股撞击综合征）是髋关节后方疼痛的病因。坐股撞击综合征表现为坐骨股骨间的间隙（坐股间隙）变窄和股方肌的MRI信号异常。坐股间隙即坐骨结节外侧皮质和股骨小粗隆内侧皮质间的最小距离。股方肌间隙则是由腘绳肌肌腱近端的外侧面和髂腰肌肌腱或股骨小粗隆后部的内侧面围成的股方肌所能通过的最小间隙。坐股撞击综合征患者的上述两个间隙较正常人群显著狭窄，其中坐股间隙≤17 mm，股方肌间隙≤8 mm。股方肌的病变包括肿胀、部分撕裂和脂肪浸润。腘肌腱受损则表现为肿胀和部分撕裂。239例非椎间盘源性的坐骨神经痛患者中，4.7%为坐骨管综合征。查体时可发现这些患者的坐骨结节外侧有压痛，需要与坐骨结节内侧的疼痛相鉴别，内侧疼痛通常与闭孔内肌及阴部神经卡压相关。可以通过行走过程中髋关节完全伸直时的疼痛及MRI上的高信号来鉴别。目前，尚无股方肌切除术或截骨术短期效果良好的报道。

髋关节后方疼痛与下腰痛容易混淆，但通过有效的体格检查、完善的病史采集和恰当的诊断试验，仍可能得到准确的诊断。

（四）辅助检查

辅助检查也是诊断髋关节4层病变的重要手段，包括X线（骨盆正位和特殊侧位）、MRA、CT和注射试验。随着先进易用的便携超声的面世，关节内注射试验可作为检查关节内病变的首选诊断手段之一。此外，MRA诊断为盂唇撕裂的患者，如果关节内注射试验阴性，就要考虑疼痛是不是其他原因引起的。目前已有研究发现，注射试验可极大地缓解软骨损伤患者的疼痛，但对严重FAI和盂唇病变效果不佳。当然，注射试验的效果也与注射技术相关。有些机构注射时还会加入一种用于MRA的钆对比剂，目前还不清楚这种做法对诊断试验的结果会造成什么影响。髋关节囊内液体增多引起的不适感可能会掩盖疼痛已缓解的真相。另一种猜测是钆会降低疼痛缓解程度或增加关节刺激性从而增加疼痛。注射时建议选用针头小于12 mm的注射器。Martin等报道的配伍是1%利多卡因6 ml、0.25%布比卡因6 ml和曲安奈德80 mg。如果要同时行MRA检查，则用生理盐水代替类固醇激素制剂曲安奈德。Byrd和Jones报道的注射液含钆对比剂0.05 ml、碘对比剂3 ml和0.5%布比卡因6 ml。注射后2 h内，患者必须做一些会引起髋关节疼痛的动作，以观察记录疼痛缓解的百分比。

三、小结

髋关节的体格检查包括了髋关节、腰背部、下肢及腹部、血管和神经肌肉系统的检查（表10-8）。检查髋关节的同时检查其上下关节很有必要。我们需要记录完整的病史，合理连续地进行体格检查，并注意有无伴随其他病变。标准化的体格检查可提高诊断的可靠性。通过执行上述髋关节体查项目，骨科医生将能够：①收集完整的信息推导正确的诊断；②在治疗前后准确地随访患者；③鉴别诊断骨、关节囊盂唇、肌肉肌腱、神经血管4个不同层次的疾病。

四、致谢

感谢Shea A. Shears护士、Ian J. Palmer博士及MAHORN（髋关节镜多中心研究网络）工作组的所有成员对本章撰写的帮助。

表10-8　髋关节体格检查录入表

体格检查：身高：_____	体重：_____	体温：_____	呼吸：_____	脉搏：_____	血压：_____
步态/姿势：					
·肩高：		平衡　不平衡			
·髂嵴高度：		平衡　不平衡			
·主动前屈：		角度			
·脊柱：		正常			
		侧弯：	结构性		非结构
·过伸：拇指试验		肘关节	膝关节		>5°

·前屈：	正常 增大	椎旁肌肉痉挛	
·步态：	正常 防痛	外展不良（Trendelenburg 征）	
骨盆闪烁	摆臂	步幅缩短	支撑期缩短
	足前进角：	向外	中立

·单腿站立试验
（Trendelenburg 试验）：　　右侧_____　左侧_____

坐位检查：

·神经系统：

　运动：　　_____

　感觉：

深反射：	跟腱反射	髌反射	
·循环系统：	舒张压_____	脉压差_____	
·皮肤视诊：	_____		
·淋巴系统：	淋巴水肿	无淋巴水肿	凹陷性水肿：1+ 2+
·直腿抬高试验：	右侧_____　左侧_____		
·运动范围：	内旋：	外旋：	
右侧_____　左侧_____	右侧_____　左侧_____		

仰卧位检查：

·下肢长度：	右侧：_____cm	左侧：_____cm	等长/不等长
·活动范围：	右侧	左侧	
屈曲：	80 100 110 120 130 140	80 100 110 120 130 140	
外展：	10 20 30 45 50	10 20 30 45 50	
内收：	0 10 20 30	0 10 20 30	
·髋关节屈曲挛缩试验（Thomas 征）：	右侧+ -	左侧+ -	
·FADDIR：	右侧+ -	左侧+ -	
·DIRI：	右侧+ -	左侧+ -	
·DEXRIT：	右侧+ -	左侧+ -	
·髋臼后缘撞击试验：	右侧+ -	左侧+ -	
恐惧感征：	右侧+ -	左侧+ -	
·腹部：	压痛	无压痛	
·收肌结节：	压痛	无压痛	
·耻骨联合/内收肌触诊　压痛	无压痛		
·股神经 Tinel 征：	右侧+ -	左侧+ -	
·FABER（Patrick 征）：	右侧+ -	左侧+ -	
·直腿抬高抗阻力试验：	右侧+ -	左侧+ -	
·仰卧被动旋转试验（滚动试验）：	右侧+ -	左侧+ -	
·足跟叩击痛：	右侧+ -	左侧+ -	

侧卧位检查：

·触诊：

骶髂关节：	压痛	无压痛	
坐骨：	压痛	无压痛	
股骨大粗隆：	压痛	无压痛	
髂前上棘：	压痛	无压痛	
梨状肌：	压痛	无压痛	
坐骨神经 Tinel 征			
臀大肌：	压痛	无压痛	
止于髂胫束			
坐骨神经：	压痛	无压痛	
臀中肌：	压痛	无压痛	
外展肌肌力：	伸直大腿_____	臀大肌_____	臀中肌_____
·阔筋膜张肌挛缩试验：	级别（1～3）_____		
·臀中肌挛缩试验：	级别（1～3）_____		

- 臀大肌挛缩试验: 级别（1～3）＿＿＿＿
- 髋臼外缘撞击试验: 右侧 + - 左侧 + -
- FADDIR 试验: 右侧 + - 左侧 + -

俯卧位检查:
- 股直肌挛缩试验: 右侧 + - 左侧 + -
- 股骨前倾试验（Craig 试验）: 前倾角
- 触诊:

棘突:	+ -	
骶髂关节:	右侧 + -	左侧 + -
坐骨滑囊		

特殊试验
Philippon 内旋试验	支点
McCarthy 征	坐位梨状肌牵拉试验
Scours 征	主动梨状肌紧张试验
股骨头凹分离试验	ABDEER
风扇试验	动态 Trendelenberg 试验
骑车试验	仰卧位外展外旋

影像学检查:
站立前后位片

1. 下肢长度:	右下肢长度	左下肢长度	
2. 颈干角:	度数		
3. 骨小梁形态:	正常	压缩为主	
4. 中心边缘角:	度数		
5. 髋臼外倾角:	度数		
髋臼顶部形状:	I	II	III A、B、C
6. 关节间隙宽度:			
中部:	0 mm、2 mm、3 mm、4 mm、5 mm		
外侧:	0 mm、2 mm、3 mm、4 mm、5 mm		
7. 偏侧:	mm		
8. 股骨头球面:	少于 2 mm	超过 2 mm	
9. 髋臼杯深度:	深髋臼	髋臼内陷	
10. 髋臼前后壁方向:	前倾	后倾	高位后倾
其他:			
硬化	受限	圆肌止点	
骨赘	硬度		
疝性内陷	内壁薄		

侧位片

α 角:	股骨头球面:	<2 mm
疝性内陷	前缘骨赘	>2 mm

生物统计学
α 角:	角度
股骨类型:	角度
髋臼类型:	角度

MRI/关节造影

盂唇:	撕裂	正常	
撕裂类型:	分级		
部位:	前方	上方	外侧	后方
髂腰肌肌腱形态	囊肿		
中轴骨上的髂股韧带水肿			
股骨头缺血性坏死:	分级		
圆韧带			
髂胫束			
OS 髋臼			

第11章

鉴别诊断检查（代偿失调性疾病）

原著者　Heidi Prather，Chi-Tsai Tang

译　者　何　川

一、引言

髋关节疼痛的鉴别诊断需要鉴别关节内或关节外来源的疼痛，以及关节周围腰椎、骨盆带来源的疼痛。通常这些来源的疼痛相互掺杂，致使诊断非常困难。另外，髋关节、骨盆和脊柱之间有内在的力学传递和相互关联的运动关系，这可能导致它们共同患病。在单发或多发疾病中，髋关节内来源的疼痛均可能是患者疼痛、病理损害和功能受限的主要原因。由于可以指导和确定治疗方法，所以建立明确诊断非常关键。同样，明确而有针对性的治疗也可以改善预后。

本章将讨论表现为骨盆后方、髋关节外侧、腹股沟及大腿疼痛的患者，并进一步讨论可能用于诊断髋关节疾病的方法。

二、疼痛的重叠分布

诊断的主要困难之一是髋关节痛、骨盆痛和脊柱痛具有相似的临床表现。有文献描述来源于髋关节、骨盆和脊柱疼痛的分布区域相互重叠。已发现下腰痛（LBP）的神经根性痛、关节突关节痛和骶髂关节（SIJ）痛可表现相似的骨盆后方放射痛，有些病例放射至髋关节外侧和（或）腹股沟区。关节外来源的疼痛诸如梨状肌综合征和大转子滑囊炎疼痛综合征也可能引起骨盆后方、

髋关节外侧和大腿的疼痛。

髋关节、骨盆带和腰椎疾病导致的疼痛区域重叠的重要原因是神经分布重叠。腰椎的关节突关节是由L_1-L_5脊神经背支内侧支支配。椎间盘由窦椎神经、邻近的腹主支及灰交通支等多重神经支支配。骶髂关节由L_2-S_2神经根背支支配，S_1神经发出纤维分布骶髂韧带背侧后部。另外，骶髂关节的机械感受器提供本体感觉和潜在痛觉信息，同时这些感受器可能为躯体提供位置感信息以使其保持平衡。髋关节的神经支配也很广泛，关节囊前方由闭孔神经和股神经支配（L_2-L_4），后方则由坐骨神经和臀上神经（L_4-S_1）支配。

传统认为，髋关节内来源的疼痛主要分布于腹股沟和大腿前区域，但有证据表明其疼痛区域也可包括下肢。一项关于等待进行初次髋关节置换或翻修手术的骨关节炎（OA）患者的研究显示，73%的患者述腹股沟前方疼痛，27%的患者述疼痛涉及膝关节。Lesher等在透视引导下髋关节腔内注射治疗髋关节退变，90%的患者获得疼痛缓解。他们描述了12种疼痛方式：20%为骨盆后方和大腿；18%为骨盆后方和腹股沟，12%仅后骨盆痛，12%仅腹股沟区痛，6%为大腿痛（分为前、后、外侧3组）；6%为骨盆后方、腹股沟区和大腿疼痛；2%为大腿和小腿痛。另外6种包括骨盆后方合并腹股沟区、大腿、小腿或者足部疼痛，占16%。另有研究指出，髋关节炎前期疼痛表现在腹股沟和大腿前侧。Byrd描述髋臼盂唇撕裂导致髋关节痛的患者会出现"C"字征：患者因为

疼痛会用手的示指按在髋关节的前方，拇指按在转子区的后方，形成字母"C"的形状。另一研究指出髋臼盂唇撕裂的患者，92%有腹股沟区疼痛，59%有髋关节外侧疼痛，52%有膝前和大腿疼痛，38%有臀部疼痛。对需要手术治疗的股骨髋臼撞击征（FAI）患者，Clohisy等报道有腹股沟区疼痛者占88%，有髋关节外侧疼痛者占67%，有大腿前方疼痛者占35%，有臀部疼痛者占29%，有膝关节疼痛者占27%，有下腰痛者占23%。另外，需要手术治疗的髋关节发育不良（DDH）患者也有类似的疼痛分布：66%的患者有腹股沟区疼痛，64%有髋关节外侧疼痛，28%有大腿前和膝关节疼痛，17%有骨盆后方疼痛。这些研究对传统认为髋关节内来源的疼痛仅表现为腹股沟前区疼痛是一个挑战，髋关节外侧、骨盆后方（臀部）、下腰部和下肢都可能是疼痛的部位。因此，疼痛的部位并不能把关节内来源的疼痛与其他形式的疼痛区分开来。

椎间盘疾病导致的疼痛部位可以通过椎间盘造影激发试验来确定，对有症状的患者进行椎间盘内注射能诱发腹股沟、臀部、髋关节和下肢等区域的疼痛。伤害性刺激作用于棘间韧带和椎旁肌肉也会引起骨盆后方和下肢的疼痛。关节突关节的疼痛描述最先由Mooney和Robertson提出。他们通过关节突关节内注射激发试验证实关节突关节相关的疼痛与其他腰椎和骨盆疾病引起的疼痛分布部位类似，包括下腰部、骨盆后方和髋关节外侧。而之后Marks的研究发现在诊断性内侧束支阻滞试验中，关节突源疼痛相关神经支配节段无一致性。然而，L_4和L_5内侧束支阻滞主要引起臀部和转子区域的放射性疼痛而阻滞L_2－L_5则会引起腹股沟区疼痛。

三、髋关节和腰椎伴发疾病：髋–脊柱综合征

与骶髂关节（SIJ）有关的骨盆后方疼痛会有各种各样的主诉和症状分布区域。Fortin等认为最常见症状为髂后上棘附近或周围的臀肌区疼痛，还包括从髂后上棘外侧3 cm向尾椎延伸约10 cm范围内臀部的感觉减退。另外，骶髂关节相关疼痛的分布部位还包括前面提到过的腹股沟区和

小腿。

鉴别诊断的另一个问题是关节内来源和关节外来源髋部疼痛方式相互重叠，而且不同疾病也常常同时存在。例如，内侧弹响髋综合征和髂腰肌肌腱炎均能引起腹股沟前方疼痛；大转子疼痛综合征可以引起髋关节外侧疼痛并可能放射至大腿外侧；内收肌拉伤会造成耻骨支肌止点处的腹股沟区和大腿内侧的疼痛；梨状肌综合征包括臀部痛和坐骨切迹部的压痛。

除了疼痛部位分布的重叠外，髋关节、脊柱和骶髂关节的疾病也可能共存。对髋–脊柱综合征的定义是在影像学显示髋关节和脊柱退行性改变基础上同时存在髋关节和脊柱的功能受限。Bohl和Steffee最先发表了髋关节和脊柱疾病共存的文献。他们报道了6例全髋关节置换术后疼痛的患者在接受了腰椎椎板切除术后得到了缓解。McNamara等报道了9名全髋关节置换术后有腰椎椎管狭窄症状的患者，其中7名患者继续接受了腰椎减压治疗。Saunders等将75名有髋关节骨关节炎的患者与没有髋关节骨关节炎的对照组者比较，发现患有骨关节炎组腰椎退行性改变更为常见。1983年，Offierski和MacNab第一次提出髋–脊椎综合征的概念。他们描述了35名患者的研究治疗过程，得出结论是在接受全髋关节置换术时如果伴有无症状椎管狭窄，则患者神经损伤的风险将会增加。

Fogel和Esses认为，如果同时患有髋关节退行性病变和椎管狭窄，则可以考虑为髋–脊柱综合征。最近Sembrano和Polly对来自一家脊柱外科中心的200名患者的病历进行了回顾性评估。82%的病例主诉腰椎疼痛，12.5%的病例主诉髋关节疼痛，14.5%的病例主诉骶髂关节疼痛，17.5%的病例3个部位均有疼痛。一项最大的患病率研究报道3335名行全髋关节置换术的患者中，有17%的患者接受了腰椎疾病的评估。与无腰椎疾病患者相比，有腰椎疾病患者在髋关节置换术后疼痛和功能改善较差。

Ben-Galim等于2007年首先发表了对这一类患者进行治疗的研究：共纳入25名患者，分别记录术前、术后2个月和2年髋关节和脊柱的HSS评分、Oswestry功能障碍指数和VAS评分。结果所有的项目都在髋关节置换术后得到了改善，于是作者认为全髋关节置换术能够改善腰椎疼痛。

（一）髋关节疼痛的鉴别

髋关节疼痛的鉴别包括疼痛来源于关节内部还是关节外（表11-1）。关节内部包括骨和软骨的退变、炎症、关节囊松弛、圆韧带撕裂、骨肿瘤或感染等。关节外部包括负荷过度导致的肌肉拉伤、不完全和完全的肌肉撕裂、肌筋膜撕裂、肌腱炎和滑囊炎等。而这些疾病所导致的疼痛部位常常重叠，这就是临床医师所面临的困难。

鉴别诊断的关键是仔细和有针对性的病史询问和体格检查，辅助合适的影像学诊断与检测。

病史 关节内紊乱的患者常抱怨活动时疼痛加重并伴活动受限，如咔嗒声、交锁和弹响。这可能与创伤有关，如脱位和半脱位，也可能隐匿发病，与过度使用和重复的受力有关。

例如，盂唇撕裂可导致尖锐疼痛或逐渐加重的疼痛，并且可与创伤相关。患者往往感觉腹股沟前方疼痛，也可感觉疼痛位于大腿前部和膝关节、髋关节外侧和臀部。疼痛的性质可能是钝痛、

表11-1 髋关节内部和外部来源痛的鉴别诊断

髋关节内部疾病	髋关节外部疾病
髋臼盂唇撕裂	髋关节骨盆带肌拉伤、肌腱炎、不全或完全撕裂
股骨髋臼撞击征	滑囊炎
	大转子
	髂腰肌
	腘绳肌
髋关节发育不良	筋膜损伤
股骨头骨骺脱位	弹响髋
LCPD病	梨状肌疼痛综合征
缺血性坏死	髂腰肌疼痛和功能障碍
骨软化症	内收肌疼痛和功能障碍
骨折	疝气
	腹部
	腹股沟
骨关节炎	髋以外部位
	后骨盆环疼痛（包括骶髂关节）
	耻骨联合痛
	腰椎疼痛
炎症性关节病	
韧带撕裂损伤	
肿瘤	
感染	

间歇性的锐痛伴随机械性症状。活动时疼痛加重，特别是在行走、内旋或外旋髋关节时，夜间和伸展坐姿时疼痛也会加重。

盂唇撕裂和股骨髋臼撞击症的患者可能有非常相似的病史。股骨髋臼撞击症的患者可能更年轻，运动量更大。他们会经常主诉在踢球过程中，旋转髋关节会激发疼痛。疼痛的部位在腹股沟前方，也常包括下腰段、臀部、大腿、髋关节外侧。患者常用手指摁在腹股沟前方和髋关节外侧疼痛的区域，类似字母"C"的形状，称为"C"字征。因髋关节内部疾病导致疼痛的患者同时可能伴有活动度减少，这已经在股骨髋臼撞击症和髋关节骨关节炎等关节内疾病的患者中得到了证实。

髋关节外部疾病导致的疼痛，如果继发于创伤则可能是急性的，如果是由于重复的运动和过度使用或是继发于原发性髋关节病的适应性改变也可能是慢性的，特别是骨盆带受到脊柱和髋关节多向作用力时。骨盆带周围的软组织试图尽可能有效传递生物机械应力，以避免任一关节过载。因此，髋关节内外的疾病常常共同存在，导致相互重叠的疼痛、症状和病理损害，并共同导致功能受限。

椎间盘疾病导致的下腰痛延伸至小腿、髋关节、臀部和腹股沟区。尽管没有发现关节突关节疼痛专门的分布区域，但是已经有证据证明阻滞 L_4、L_5 内侧束支后臀部和转子附近有疼痛反应；阻滞 L_2-L_5 内侧束支能够使腹股沟区的疼痛得到缓解。关节内注射有效的骶髂关节疼痛常分布于臀部靠近髂后上棘周围区域。骶髂关节疼痛的其他区域包括腹股沟和下肢。同时也会伴随机械症状如在改变姿势或单腿站立做扭转动作（如滑雪）时出现的咔嗒音或弹响。骨盆后方疼痛也可能继发于髋部肌肉组织疾病。根据髋关节的位置（屈曲或中立）梨状肌具有多重功能（外旋和外展髋关节），人们把它视为一处疼痛的来源。大多数人坐骨神经走行于梨状肌下部肌肉纤维中，梨状肌综合征可以导致坐骨神经受到卡压。结果是梨状肌综合征包括局部肌肉的压痛和坐骨神经卡压导致的症状。

另一处导致髋关节功能相关的疼痛，来源于肌肉的疾病是髂腰肌失能，表现为下腹部和腹股沟区疼痛。作为髋关节主要的屈肌，髂腰肌同时

具有稳定脊柱、骨盆和髋关节的作用。其挛缩可导致腰椎侧突和髋关节外旋。髂腰肌疾病可能原发于肌肉本身，如撕裂或撕脱损伤，常与创伤和过度使用有关。原发性髋关节和脊柱疾病的患者肌肉静止状态改变以对抗因长度的改变而不能有效起作用的髂腰肌。例如，髋关节骨关节炎患者的髂腰肌长度缩短髋关节外旋时会导致疼痛，这些患者倾向于保护性避免髋关节内旋。这种生物力学上的缺陷引起的反复摩擦可能导致髂腰肌的肌腱止点痛。髂腰肌失能的患者主诉表现为髋关节前方、腹股沟区、下腰段的疼痛，在髋关节屈曲的时候尤为显著。用力屈曲或内收髋关节的运动、上坡跑步、增大步幅，甚至在行走中或从坐位站起时都能使这种疼痛加重。

髋关节痛的另一个原因是髋关节弹响综合征，正如名字所描述的那样，是髋关节或其周围的弹响。根据病因分为髋关节内部、髋关节内侧和髋关节外侧弹响。髋关节内弹响是由于如游离体或盂唇撕裂等关节内异常导致的弹响。髋关节内侧弹响发生于关节从屈曲位到伸展位过程中髂腰肌的肌腱滑过髂耻弓时，髋关节前方能够听到声音，并常会感到疼痛。外侧髋关节弹响发生于髂胫束或者臀大肌肌腱滑过大转子时。内侧弹响髋综合征与髂腰肌失能有关，虽然髂腰肌的活动度和触诊都可正常，但是髋关节先屈曲、外展、外旋然后向伸展、内收内旋位改变时会使髋关节的弹响重现。

内收肌群拉伤也会引起腹股沟前方疼痛。髋关节内收肌群负责内收髋关节，同时也协助稳定骨盆和下肢。冰球和足球运动员的内收肌容易损伤，是因为在运动中肌肉反复受到强有力的牵拉和收缩。内收肌无力或过度使用会导致腹股沟拉伤、髋关节的活动范围减小，肌力的不平衡引起髋关节周围疼痛，主要位于在腹股沟区和大腿内侧。从起病时间上看，疼痛可能是逐渐加重，但如果发生了肌肉肌腱的断裂或撕脱，疼痛则会急性发作。患者可有触痛、相应肌肉群活动痛、被动伸展痛。拉伤也会导致相应部位无力和肿胀。慢性肌肉拉伤可能导致肌筋膜激发点（MTrPs），即肌腱或韧带上出现局灶性过度应激反应疼痛区。激发点区域的前列腺素、激肽、儿茶酚胺和细胞因子水平升高，从而引起疼痛。

运动员疝气也称为运动员腹股沟拉伤或腹直肌损伤，是造成腹股沟前方疼痛的另一个原因。这种损伤可能是过伸时耻骨联合处腹直肌在止点受到剪切力所致。也有学者认为这是腹股沟后壁的隐匿性疝气。运动员疝气的危险因素包括：大腿的反复扭转和抬高、躯干反复的过伸和髋关节外展，以及腹部肌肉较大腿肌肉薄弱导致的受力不均衡。腹股沟区的疼痛常常逐渐起病，在咳嗽、打喷嚏、深呼吸、短跑、踢腿、内收髋关节和坐位起立受阻挡时会加重。患者在联合腱、腹股沟浅环、腹股沟管后壁和耻骨结节处可有触痛，却不能扪及疝块。

腹股沟前区、下腹部或耻骨疼痛的另一个可能原因是硬化性耻骨炎。这一诊断是指在耻骨联合退行性变基础上有耻骨疼痛。其病因尚不清楚，其中一种理论认为是肌肉骨骼的不平衡所致。髋关节活动度降低、反复或者暴力的扭转和踢腿、过度使用内收肌和腹直肌都与硬化性耻骨炎的发病有关。患者往往主诉骨盆前方疼痛，负重、扭转或旋转髋关节时加重，甚至在活动时会感到尖锐的刺痛。疼痛在下腹部肌肉和内收肌活动时会被激发，并可能向腹股沟区、大腿内侧或前方及腹部放射。

髋关节外侧大转子滑囊炎可能是生物力学功能障碍或不平衡导致，致使大转子周围的软组织结构发生改变。滑囊炎会引发肌腱病、肌腱附着病、肌腱变薄，并在肌肉和肌腱连接处产生细小或明显撕裂。外侧转子区域疼痛被称大转子疼痛综合征，表现为不能患侧卧位睡眠，从坐位起立时或爬楼梯、患侧交叉腿、负重及患肢站立时，髋关节外侧产生疼痛。该症状在女性中多见。

上述疾病既可以单独发生也可以和关节内的疾病同时存在。其病史和疼痛的部位可能非常相似，体格检查是下一步鉴别诊断的要点。需要注意的是患者的主诉，并观察能够使疼痛得到缓解或加重的因素。

（二）体格检查

应进行系统的体格检查来鉴别疼痛的来源是髋关节内部或者外部（表11-2）。首先应观察患者的步态和异常，诸如Trendelenburg征、防痛步态提供负重状态下肌肉力量减弱和疼痛的早期线索。更隐蔽的线索诸如步幅、足的内旋或外旋、

表11-2　鉴别髋关节内、外来源疼痛的体格检查

视诊提示髋关节病	体检提示髋关节病	体检提示髋关节有共存疾病
疼痛步态	髋关节被动运动时范围减小或不对称	主动活动腰椎时诱发疼痛
Trendelenburg 步态	仰卧位髋部疼痛诱发检查	感觉和肌肉的牵张反射改变或不对称
	髋屈曲外展外旋	
	"4"字试验阳性	
	髋关节前方撞击	
	过度内旋髋关节	
	髋关节研磨试验	
	髋关节滚动试验	
	Stinchfield 抗屈髋试验	
横向倾斜步态	触痛的区域	阳性的神经紧张征
	髂腰肌	直腿抬高试验
	腘绳肌	股神经牵拉试验
	内收肌	坠落试验
	大转子区域	
	腹肌止点	
	联合腱	
	腹股沟环/后壁	
	股管	
	耻骨结节	
步幅减小或不对称		
静止或行走中髋关节内旋或外旋时足的位置		
站立位和卧位时，双侧髂嵴和大转子高度不对称		

骨盆的旋转及下肢的长度都需要进行评估，并同非负重状态相比较。髋关节检查应包括站立位检查发现任何与损伤有关的异常运动模式。尽管这时患者仍处于站立位，但还应通过触摸双侧髂前上棘再次评估下肢长度差异情况。当患者做腰部屈曲、后伸、侧屈动作时，需要注意脊柱的弯曲度和疼痛。站立位时Trendelenburg征可以用来评估外展肌力。

坐位的体检项目包括：徒手肌力检测、感觉、肌牵张反射及脉搏。特殊的激发试验包括：直腿抬高或加强试验，如果阳性则暗示是神经源性的疼痛。通常这来源于腰椎的神经根受损。患者仰卧位时，可以在各个平面评估患者髋关节的活动度。多方向的活动受限与骨关节炎相关。股骨髋臼撞击征表现为髋关节屈曲和内旋活动度减少。也可以在仰卧位时进行特殊的激发试验检查（图11-1A～D）。FABER/Patrick检查是通过被动的

屈髋动作将髋关节置于屈曲、外展、外旋位，使患者患肢的外踝置于对侧的膝关节上方，同时检查者用手固定患者对侧的骨盆。如果诱发腹股沟、髋关节外侧和骨盆后方疼痛，则被认为是阳性，暗示病变在髋关节内部或骶髂关节。FABER/Patrick检查（"4"字试验）的重复可靠性很高，在一组健康大学男性中进行的研究表明，该检查的组内相关系数为0.93。内旋压力试验是在患者仰卧位时，检查者被动屈曲患者髋膝关节至90°，最大程度内旋髋关节并在最后旋转位置向后方施加压力。研磨实验是检查者屈曲患者髋关节并尽量内收，然后绕圈运动股骨的同时沿股骨轴向施加压力。如果引起腹股沟、髋关节外侧和骨盆后疼痛，则认为阳性。滚动试验是患者髋关节保持中立位，然后检查者被动内旋或外旋患者髋关节。Stinchfield抗髋关节屈曲试验是检查者从髋膝关节保持中立位屈曲患者髋关节过程中，患者主动抵

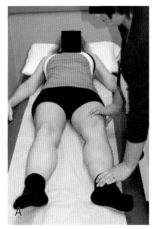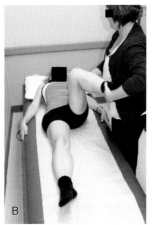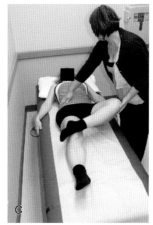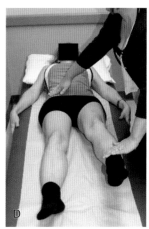

图 11-1　A ～ D.体格检查时髋关节特殊的激发试验

抗屈髋动作，如果引起腹股沟区的疼痛则为阳性。激发试验阳性被认为与髋关节内部疾病相关。在一项主要由髋关节退行性病变并且激发试验阳性患者参与的研究中，髋关节关节腔内注射可以迅速地缓解上述试验诱发疼痛。Maslowski 等报道在 FABER 试验、内旋压力试验（IROP）试验、主动研磨试验和 Stinchfield 试验中，IROP 和 FABER 是检测关节内疾病的最敏感方法（灵敏度分别为 0.91 和 0.82）。IROP 和 FABER 试验同时有较高的阳性预测值（分别为 0.47 和 0.46）。但 4 项检查的特异度不高，其中 Stinchfield 特异度相对最高为 0.32，值得注意的是，髂腰肌疾病 Stinchfield 检查也可能为阳性。

髋关节内疾病的患者可能通过腰椎骨盆运动的改变来进行代偿。可以通过患者仰卧位，检查者使患者屈膝 90°，然后内旋和外旋患者髋关节来评估腰椎骨盆运动。这项检查有性别差异，男性在髋关节外旋时有更大的早期腰椎骨盆运动，并且外旋髋关节诱发疼痛在男性中更常见。

通常，髋关节和脊柱疼痛的鉴别诊断是困难的。在一项由 Brown 等进行的研究中，作者发现髋关节内旋受限、跛行或腹股沟区疼痛更可能由原发性髋关节疾病造成。研究表明背痛的患者在屈伸活动的早期腰椎运动的幅度较大。Wong 和 Lee 发现背痛的患者腰椎前屈、后伸、侧弯和扭转的活动度都降低。

此外，有特定的体格检查来对关节部来源的疼痛进行评估。髂腰肌疾病的患者，按压肌腱本身时有触痛感并且在主动或对抗屈髋时会感觉疼痛。髋关节弹响综合征的患者体检类似于其他髂腰肌疾病。特别的是，髋关节屈曲、外展、外旋向伸展、内收、内旋运动时可诱发明确弹响。

内收肌拉伤时，患者表现为触痛、主动活动相关肌群及被动拉伸肌肉时也会有疼痛。拉伤会导致相应区域肿胀及无力。对于运动员疝，可以在患者联合腱、腹股沟浅环、股管后壁和耻骨结节处有触痛但是扪不到突起。耻骨骨炎患者在耻骨联合上方或耻骨支有触痛。患者主诉活动时疼痛，特别是在内收和内旋时会诱发。

大转子疼痛综合征或大转子滑囊炎患者经常会表现出防痛步态。当患者保持单腿承重站立时，会出现 Trendelenburg 征，即站立腿髋关节外侧疼痛。患者大转子周围常常有明显触痛，并且在对抗阻力主动外展髋关节和被动内旋髋关节时会诱发疼痛。髋关节外侧疼痛的患者可能有髂胫束功能障碍，在对抗阻力主动外展髋关节时诱发疼痛，并有局部触痛。有髂胫束功能障碍患者通常 Ober 试验阳性，即后伸外展髋关节，并使小腿放松时诱发疼痛。

病史和体检是髋关节疼痛得到合适的诊断和治疗的关键。这些关键性信息影响后续放射学检查、其他成像检查和诊断过程，而且这些信息的获得可以缩小诊断范围乃至最后做出明确诊断。

四、诊断性成像和程序

除评估骨折、退行性病变、骨骼形态异常和

炎症性关节病以外，髋关节摄片对于评估对线和畸形也非常重要。有几种评估髋关节的摄片体位：骨盆前后位，Dunn位，假斜位，穿桌位，蛙式侧位。骨盆前后位和假斜位最适于评估髋臼异常，髋关节侧位和Dunn位最适于评估股骨。髋关节X线片上可以评估的参数包括髋臼深度、倾斜度，髋臼前倾或后倾角度，股骨头的球形度、头颈的偏心距及与头臼匹配度。并不是所有的图像都有相同的质量，患者体位改变可能会对结构异常的诊断产生影响。尽管不同检查者测量髋关节X线片获得参数并不总是可靠，但是这种测量对评估髋关节的畸形和可能的软骨改变非常重要，这些畸形和改变可能在OA发病前就出现症状。尽早在骨关节炎发病前诊断和治疗有症状的髋关节病也许会预防或推迟症状性骨关节炎的发病。

尽管有许多测量参数可以用于评估，但经常使用的仅小部分。外侧中心边缘角（Wiberg角）用于评估股骨头上外侧覆盖情况，正常值为25°～39°，小于25°见于髋关节发育不良（DDH）患者，大于39°见于髋臼过覆盖或嵌夹型髋臼撞击综合征患者。另一项测量参数α角也常用来评估髋关节的畸形情况，大于50°常见于股骨头颈偏心距异常患者，其与髋关节撞击相关。Tönnis分级是评估髋关节骨关节炎严重程度的分级系统。

其他常用于评估髋关节的影像学方法包括磁共振（MRI）、髋关节磁共振造影（MRA）、核素骨扫描。磁共振和骨扫描在检测应力性骨折、骨折、感染和骨肿瘤中非常有用。MRI还具有评估髋关节周围软组织和器官的优势。髋关节MRA是目前评估软骨完整性最好的影像学工具，其灵敏度为71%，特异度为44%,阳性预测值为93%，阴性预测值为13%，准确度为69%。至于关节软骨病变，磁共振造影的灵敏度为47%，特异度为89%，阳性预测值为84%，阴性预测值为59%，准确度为67%。MRA对髋臼盂唇撕裂和软骨异常的阳性预测非常好，但是敏感度稍低。影像学阴性并不排除重要的髋关节内部病变，这可以通过关节镜来确诊和治疗。

尽管影像检查可以提供一些髋关节疾病的信息，但髋关节腔内注射也常被用作一项重要的诊断工具。为了确保精确度，关节腔内诊断性注射

需要在透视或超声（US）等影像学方法引导下进行。透视引导的优点包括显示清晰，适用于各种体型患者。超声引导的优势包括无辐射、价格低廉，限制因素是患者体型大小和操作者经验。注射常使用前入路并注入4～10 ml麻醉药（图11-2）。先进行髋关节激发试验，然后再进行关节腔内注射能帮助患者自己感知症状是否有减轻。Byrd和Jones证实诊断性（仅用麻醉药）关节腔内注射诊断关节镜下发现的软骨病损的准确率为90%。相反，MRI有42%的假阳性率，尽管MRA的灵敏度比MRI的要高，但假阳性率也高。Illgen等发现在决定患者是否对关节置换术有效果时关节腔内注射的阳性预测值是0.95。当患者的腰椎和髋关节都有退行性改变时，仅靠临床检查或影像学检查做出诊断比较困难。Pateder等发现关节腔内注射鉴别髋关节和脊柱来源的疼痛的灵敏度为100%，特异度为81%。

影像学和诊断性关节腔内注射对诊断髋关节内外疾病各有作用。图11-3指出，对可能有髋臼盂唇撕裂、髋臼股骨撞击征和先天性髋关节发育不良等髋周疾病的患者推荐先使用髋关节注射来诊断。在进行MRA之前先进行关节腔内注射治疗，明确患者的症状与关节腔内疾病有关。因为MRA的灵敏度和特异度都不是100%，对于非手术治疗无效而对诊断性关节腔内注射阳性的患者，即使髋关节MRA阴性，也需要考虑关节镜手术

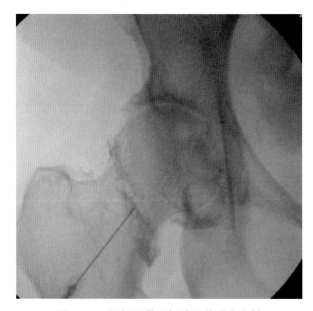

图11-2　透视引导下行髋关节腔内注射

来进行诊断和治疗。

诊断性注射也可以协助诊断关节腔外部来源的髋关节痛。对于髂腰肌疾病，在超声或透视引导下行肌腱或滑囊内注射能确定其是否是疼痛的来源。大转子疼痛可以通过滑囊内注射麻醉药得到缓解。以上试验无效则会提示检查者应寻找其他的致痛原因，如髋关节外旋肌群疾病，这可以通过超声引导下的麻醉药注射来明确诊断。

梨状肌综合征与髋关节外旋肌疼痛的症状不同，梨状肌综合征（坐骨神经卡压引起臀部和腿的症状）可以通过神经传导试验和肌电图来确诊。在神经传导测试中，髋关节屈曲内旋和内收时胫神经出现持久的H波有诊断意义。

骨盆后疼痛的来源包括腰椎（神经根和关节突关节）、髋关节内部或外部及骶髂关节。如果关节腔内注射并未减轻症状则需要追查其他的致痛源。在透视引导下行硬膜外类固醇激素注射及

关节突关节的内侧支阻滞都可以用来诊断和治疗。同样，透视下骶髂关节注射也对诊断和治疗有帮助。

五、结论

髋关节疾病可以表现出各种疼痛、损伤和残疾等症状的不同分布。髋关节疾病经常和腰椎、骨盆带等周围区域疾病共存。所以，医生必须意识到这些共存的疾病，并且追查病史和体格检查来评估疾病可能的多样性。病史、体格检查然后是诊断性检查，这样一个流程最有助于明确诊断。一旦诊断明确，关节内和关节外来源的疼痛都需要进行治疗，并且要重新进行评估，包括疼痛的改善、损伤和功能的恢复，以预防其演变成慢性疾病。

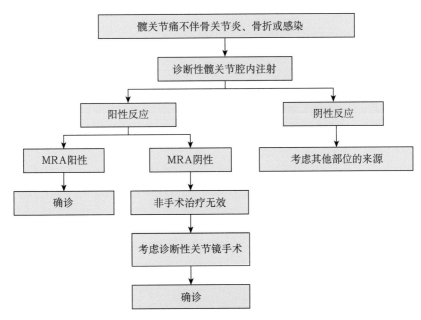

图11-3 诊断性髋关节注射用于诊断骨关节炎前期的患者

第12章

髋关节的影像学评价

原著者　Stephen Duncan, John C. Carlisle, John C. Clohisy
译者　何川

一、背景

随着我们对髋关节功能生物力学理解的进步，治疗髋关节疼痛的方法已经有了显著的变化。先天性髋关节发育不良和髋臼撞击等疾病被认为是导致髋臼盂唇和软骨进行性磨损的因素。正如之前章节所述，通过病史、体格检查及放射学检查的相互协助，我们诊断髋关节关节内病变的能力已经有所提高。如治疗髋关节疼痛的手术方式在一直被优化一样，我们对这些疾病的诊断能力也在一直提高。

尽管如此，由于疾病模式的变异性，获得精确的放射学诊断仍然是个挑战。必须要提供标准的放射学图像，同时也要用标准的方法去解读平片、CT和MRI，这是准确诊断、疾病分类和制订治疗计划的基础。

许多不同的放射学测量方法都可以显示髋关节的结构异常。本章所叙述的是我们所推荐的放射影像技术及对图像的解读方法。

二、放射影像技术

对每一个髋关节疼痛的患者，初始评估应包括髋关节的放射图像。对于成人髋关节，标准的传统放射影像至少包括骨盆正位片。其他有助于理解引起髋关节病态的畸形的成像视图包括：假斜位（false-profile view）、穿桌侧位（cross-table lateral view）、屈髋45°或90°Dunn摄片位、蛙式侧位。每种摄片都可为髋臼和近端股骨骨性形态结构提供有用信息（表12-1）。

为了更好地解读骨盆和髋关节平片，患者摄片时保持正确的姿势与标准而精确的摄片技术一样重要。为了提高髋关节测量诊断的精确度，本章以下内容将总结为获得可靠的骨盆和髋关节放射图像，在摄片时患者应采取的体位和应该使用的放射学技术。

（一）骨盆正位

患者仰卧位，双下肢内旋15°以抵消股骨的前倾，同时得以准确测量股骨的偏心距和颈干角。探测器到球管的距离为120 cm且垂直于检查床。球管应对准耻骨联合上缘和双侧髂前上棘连线间的中点（图12-1A、B）。因为髋臼的形态会随着骨盆的倾斜和旋转而产生较大变异，所以需要设置标准化参数来提供参考。中性骨盆旋转定义为尾骨尖正对耻骨联合上缘的中点，同时闭孔的髂骨翼点要左右对称。可接受的骨盆倾斜需要根据患者性别和骶尾关节中点到耻骨联合上缘的垂直距离来判断。男性为3.2 cm，女性为4.7 cm。然而，当测量上述距离时，很难找到骶尾关节确定的位置，因此可以把尾骨尖作为另一个参考点，男性为1～3 cm，女性为2～5 cm（图12-2）。

（二）假斜位

患者站立位，患侧足与探测器平行，骨盆向后旋转25°使探测器和骨盆保持65°夹角（图12-3），探测器与球管的距离为1 m。假斜位片上可以通过测量两个股骨头之间的距离来估计骨盆的旋转量，可接受的距离应是患侧股骨头直径的2/3。

表12-1　髋关节影像学评估的视图及参数

影像视图	髋臼测量	股骨测量	关节间隙
骨盆正位	髋臼倾斜度	股骨颈干角	Tönnis分级
	外侧中心边缘角	中心转子间距	外上侧间隙
	髋臼深度	股骨头球度	髋臼和股骨头的吻合度
	膨出指数	外侧头颈偏心距	
	髋臼前后倾（COS，PWS，PRIS）		
	髋关节中心位置		
假斜位	外侧中心边缘角	前方头颈偏心距	前外侧和内下侧间隙
	髂前下棘形态	股骨头球度	髋臼和股骨头的吻合度
	后柱厚度		
Dunn位	—	前外侧头颈偏心距	—
		α角	
蛙式侧位	—	前方头颈偏心距	—
		α角	
穿桌侧位	—	前方头颈偏心距	—
		α角	

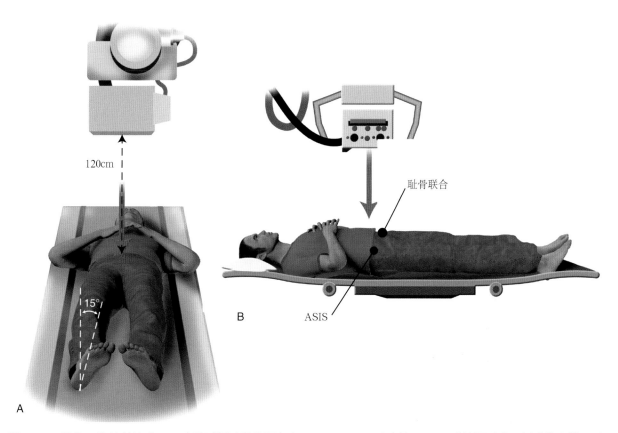

图12-1　骨盆正位放射技术。A.球管到探测器的距离为120 cm，双下肢内旋15°；B.球管要对准双侧髂前上棘和耻骨联合上缘连线的中心

（三）穿桌侧位

患者卧位，患侧下肢内旋15°以显示前方的股骨头颈联合，对侧的髋膝关节分别屈曲90°。探测器垂直于床面并与患侧髋关节呈45°。球管平行于床面朝向患髋且与探测器垂直（图12-4）。对于体型肥胖的患者可以使用滤线器减少散射，以增加显影清晰度。

（四）屈髋45°或90°DUNN位

Dunn位用以显示前外侧股骨头颈联合。患者仰卧位，患侧髋关节屈曲45°或90°，外展20°，下肢中立位。类似于骨盆正片，球管垂直于患者髂前上棘耻骨联合上缘连线的中点，与探测器的距离是1 m（图12-5）。

（五）蛙式侧位

蛙式侧位片用以提供前方股骨头颈联合的骨性形态信息。患者仰卧位，患侧髋关节外展45°，同侧膝关节屈曲30°～40°，同侧足跟紧贴对侧膝关节的内侧。探测器置于患者下方，球管对准髂前上棘与耻骨联合上缘连线的中点，与探测器的距离是90 cm（图12-6）。

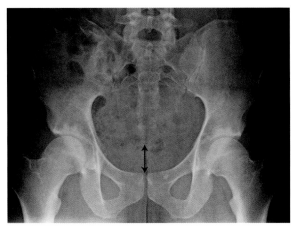

图12-2 骨盆正位片。闭孔、髂骨翼和髋臼泪滴应保持对称。耻骨联合上缘到骶尾联合的距离在男性为1～3 cm，女性为2～5 cm

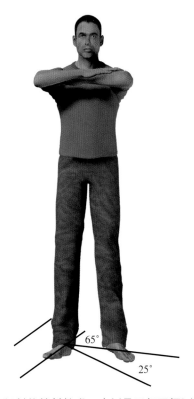

图12-3 假斜位放射技术。患侧足平行于探测器放置，对侧骨盆向后旋转25°，使得骨盆和探测器的夹角为65°。球管与探测器保持垂直

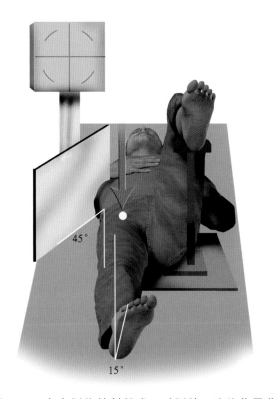

图12-4 穿桌侧位放射技术。对侧髋、膝关节屈曲90°，患髋内旋15°。探测器与患髋呈45°，球管垂直于床面

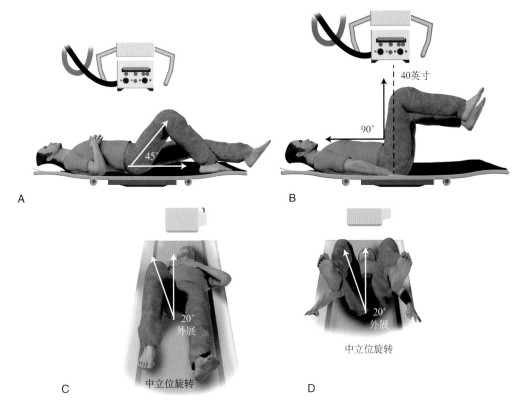

图12-5 45°和90°Dunn位放射学技术。A、B. 45°Dunn位技术：髋关节屈曲45°，外展20°，下肢中立位，球管对准双侧髂前上棘和耻骨联合上缘的中点；B、D. 90°Dunn位技术：髋关节屈曲90°，其余与45°Dunn位相同

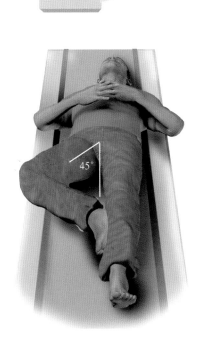

图12-6 蛙式侧位放射学技术。患髋屈曲45°，外展45°，同侧膝关节屈曲30°～40°，足跟置于对侧膝关节内侧

三、放射影像的解读与分析

尽管每种摄片图像都提供了髋关节的相关信息，但单个图像提供的信息仍然是有限的。多个图像联合起来分析有助于更好地理解髋关节的病理畸形。每种放射图像所能提供的关于髋臼和股骨头的信息见表12-1。接下来会对各种图像进行深入的描述和解读。

（一）骨盆正位——髋臼的影像学测量

骨盆正位片能显示髋臼和近端股骨的骨性形态。在髋臼侧，通过测量髋臼倾斜角或者称Tönnis臼顶角，能够说明髋臼负重侧的倾斜程度（图12-7）。测量时需要在两侧的坐骨结节或者泪滴画1条直线，来矫正骨盆的倾斜度（线1）；第2条线平行于该直线，经过髋臼负重区硬化带下缘内侧（线2）；第3条线连髋臼负重区硬化带下缘内侧和髋臼的外上缘（线3）。第2条和第3条线的夹角就叫作髋臼的倾斜角。正常值为

0°～10°，小于0°的患者被认为有患钳夹型髋关节撞击综合征的风险；大于10°的患者有潜在的髋关节不稳伴有髋臼发育不良。

另外，可以评价髋臼股骨头覆盖程度的是测量外侧中心边缘角（the lateral center edge angle，LCEA）（图12-8）。与测量髋臼倾斜角的方法类似：首先画1条通过两侧坐骨结节或泪滴的连线矫正骨盆倾斜度（线1）；第2条线经过股骨头中心并垂直第一条线（线2）；第3条线连接股骨头中心和髋臼的外上缘（线3），第2条线和第3条线之间的夹角即外侧中心边缘角。LCEA的正常

值范围尚有争议，但是若小于20°～25°可以认为髋关节发育不良，大于39°可能导致钳夹型髋关节撞击症。

为确定患者髋关节是否存在结构不稳或者髋臼过度覆盖，可以在图像上评估髋关节的深度。骨盆正位片上，正常髋关节髋臼的底线应位于髂坐线的外侧，当髋臼窝底内移并接触到髂坐线或在其内侧时称为髋臼过深（coxa profunda）（图12-9A）。Beck等认为这能导致钳夹型髋关节撞击症。但是，近来Nepple等发现76%的无症状患者也有髋臼过深，表明钳夹型髋关节撞击与深

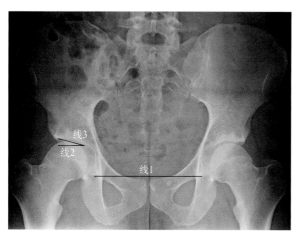

图12-7 骨盆正位片判断髋臼倾斜度。经过两侧髋臼泪滴画1条线矫正骨盆倾斜（线1），经过髋臼缘下内侧画一平行于线1的直线（线2），连接髋臼缘的外上侧和内下侧画第3条直线（线3）。线2和线3的夹角表示臼顶倾斜角

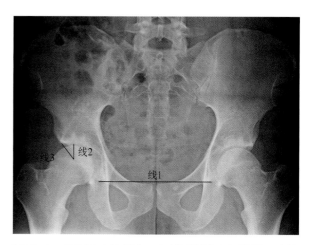

图12-8 外侧中心边缘角。经过两侧髋臼泪滴画一直线矫正骨盆倾斜（线1），再经过股骨头中心画一垂直于线1的直线（线2）。连接股骨头中心和髋臼外上缘画第3条直线（线3）。线2和线3的夹角称为外侧中心边缘角

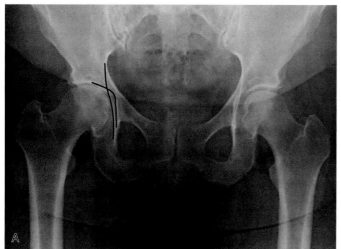

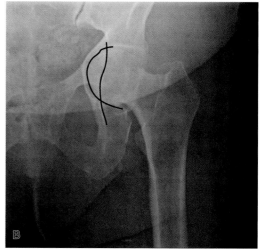

图12-9 A.骨盆正位片显示髋臼内侧壁位于髂坐线内侧，显示为深髋臼；B.股骨头的内侧缘位于髂坐线内侧，表明髋臼内陷

髋臼之间并无确切联系。髋臼内陷（acetabular protrusio）指的是股骨头向内移位超过髂坐线（图12-9 B）。所以使用LCEA也许更能代表髋臼的深度。

另一个测量髋臼股骨头覆盖程度的是股骨头膨出指数（图12-10）。首先测量股骨头的宽度（线1），然后用未被髋臼覆盖的股骨头部分（线2）的宽度除以股骨头的宽度（线1）。正常值小于25%，但是至今为止尚没确定膨出指数的下限。

髋臼前后倾程度也可以用骨盆正位片来评估。不过首先需要评估骨盆的倾斜和旋转，因为信息不充分的X线片可能会导致过度前倾或后倾的错误印象。在符合标准的图像中，正常骨盆髋臼前

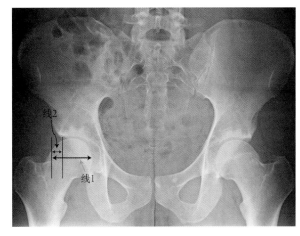

图12-10　股骨头膨出指数。用股骨头未被髋臼覆盖的部分（线2）除以股骨头的横径（线1）

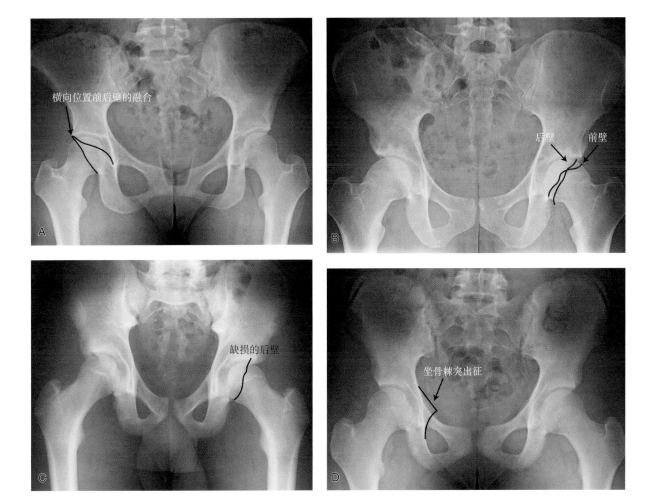

图12-11　A.正常髋臼前后壁交汇于外侧缘；B.交叉征：髋臼前后壁投影的交点靠近内侧；C.髋臼后倾时，髋臼后壁的投影线位于股骨头中心的内侧；D.坐骨棘突出征：坐骨棘位于髋臼窝底的内侧

后缘的汇合点位于髋臼的外侧缘（图12-11A）。髋臼前倾增加时，髋臼前缘和后缘的交叉点会变得不清楚，而且会向近端和内侧移位。当存在以下3个征象时可以判断为髋臼后倾的存在：交叉征（crossover sign，COS），后壁征（posterior wall sign，PWS）和坐骨棘突出征（prominent ischial spine sign，PRIS）。当髋臼前后缘呈马尾状交汇于外侧时，就会产生前壁的投影覆盖到后壁的情况，即交叉征（图12-11B）。但是髋臼前壁上缘局部过度覆盖也会产生孤立的交叉征。因此为了区分是由于髋臼前壁的局部过度覆盖，还是髋臼后倾导致的交叉征，需要检查髋臼后壁的轮廓。正常髋关节髋臼后壁的投影大致经过股骨头的中心。髋臼后倾的患者，后壁的投影线位于股骨头中心的内侧（图12-11C）。具有深髋臼的患者，后壁可能突出引起后方的撞击。如果髋臼后壁的投影位于股骨头的外侧，则称为后壁征。另一个有助于区分髋臼后倾和前上壁局部过度覆盖的指征是坐骨棘突出征（图12-11D）。在正常髋臼的骨盆正位片中，坐骨棘的突起常藏于髋臼后方。髋臼后倾时，坐骨棘变的更加突出甚至会超过髋臼的内侧缘。当交叉征、后壁缺损及坐骨棘突出征都存在时，患者存在髋臼后倾的可能性会更大，会影响到治疗的策略。

股骨头和髂坐线之间的位置关系可以在骨盆前后位片上评价。通过测量股骨头内侧缘和髂坐线之间的距离获得髋关节中心（图12-12A）。正常值为0～10 mm，超过10 mm的被认为

外移。髋关节发育不良的患者髋关节中心经常外移超过10 mm（图12-12B）。

（二）骨盆正位片——股骨头的影像学测量

骨盆正位片中可以确定近端股骨的形态。股骨颈干角即通过股骨干长轴的直线（线1）和通过股骨颈到股骨头中心的直线（线2）之间的夹角（图12-13A）。成人正常值为120°～135°，大于135°为髋外翻（图12-13B），小于120°称为髋内翻（图12-13C）。需要注意的是，股骨的外旋和前倾增加会造成髋关节外翻的假象。因此，拍摄骨盆正位片时，患者的体位非常重要，对于股骨前倾角增加的患者，应诊断为"疑似外翻"，以避免混淆。

骨盆正位片上可以评估股骨大转子和股骨头之间的高度关系。中心转子间距（center-trochanteric distance，CTD）是指沿股骨干轴线方向，股骨头中心到大转子尖的垂直距离（图12-14）。负值代表转子尖高度与股骨头中心相距较近。正常值位于-1.1～1 cm，小于-1.7 cm诊断为病理状态，位于-1.2～-1.7 cm的意义尚有争议。

股骨头的球形度和头颈交界处的偏移也可在骨盆前后位片上评价。然而细微的畸形可能被漏诊，因此，需要DUNN位、蛙式位和穿桌侧位来确认股骨头的非球面性。随后会详细介绍股骨头的偏心距。

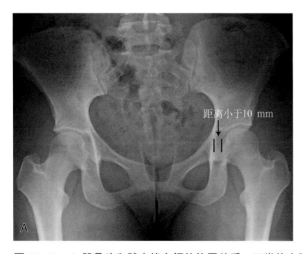
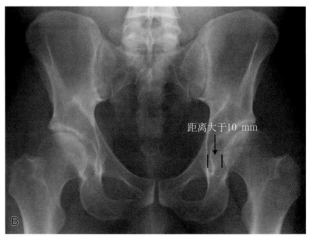

距离小于10 mm

距离大于10 mm

图12-12 A.股骨头和髂坐线之间的位置关系，正常值小于10 mm；B.股骨头外移，与髂坐线之间的距离大于10 mm

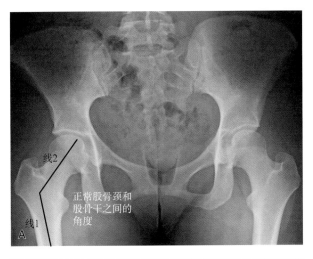

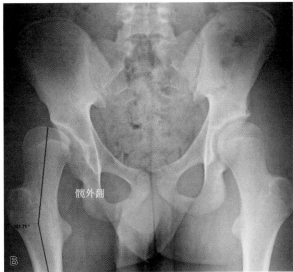

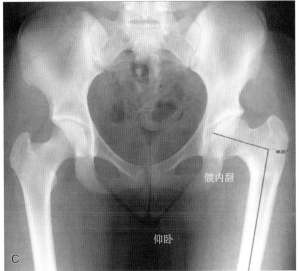

图 12–13 A.正常股骨颈和股骨干之间的角度；B.髋外翻时，颈干角增大；C.髋内翻时，颈干角减小

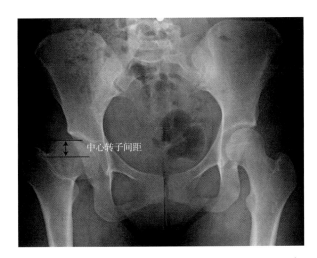

图 12–14 中心转子间距。测量股骨头中心到大转子间的距离

（三）骨盆正位——关节间隙的评估

骨盆正位片能较好地呈现股骨头与髋臼间的关节间隙。对于髋关节功能良好的人来说，整个关节间隙清晰可见。将关节间隙作为评价髋关节病的指征之一时，应同时注意股骨头与髋臼对位情况，即便轻微不对位也可能造成"间隙狭窄"的假象，导致误判。Yasunaga 等提出髋关节对位度的评价方法分为极好、好、一般、差。骨盆正位片中，线 1 表示髋臼线，线 2 表示股骨头轮廓线（图 12–15A）。如果从关节内侧到外侧两条线都保持平行表明对位极好。通常根据两条线是否平行来判断髋关节对位是"一致"还是"不一致"（图 12–15B）。其中，对位"不一致"的髋关节会有明显的髋关节上外侧间隙狭窄的假象，类似于髋

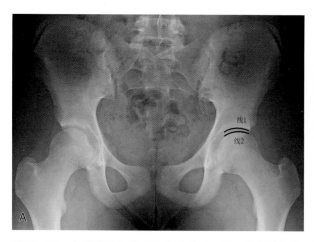
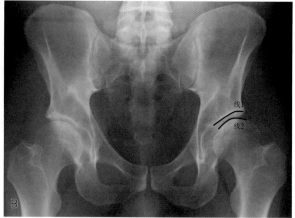

图12-15 A.股骨头和髋臼的吻合关系。线1代表髋臼缘，线2代表股骨头的弧度。两条线从关节内侧到外侧都保持平行。B.股骨头和髋臼在前外侧不吻合

关节发育不良并伴随股骨头前外侧半脱位，此时需要进行功能位摄片。股骨保持轻度外展、屈曲和内旋，模拟髋臼周围截骨术时的体位。如果股骨头和髋臼的对位得到改善，则表明关节间隙的狭窄是由于股骨头半脱位所致。

骨盆正位片也可用于评估髋关节炎的病变程度。目前常用Tönnis分级，根据股骨头、髋臼及关节间隙的改变分为4级：①0级，正常（图12-16A）。②1级，股骨头及髋臼硬化增加，关节间隙轻度狭窄，关节边缘骨赘形成（图12-16B）。③2级，股骨头和（或）髋臼有囊性灶，关节间隙中度狭窄，股骨头球面中度缺失（图12-16C）；若剩余的关节间隙小于2～2.5 mm时，关节炎可能会进一步进展，保髋手术可能会失败。④3级，股骨头和（或）髋臼出现大的囊性灶，关节间隙消失，股骨头严重畸形或出现坏死的表现（图12-16D）。

（四）假侧位——髋臼影像学测量

假侧位片可以看到前外侧髋臼的覆盖情况。前中心边缘角（anterior center edge angle，ACEA）常用来评估髋关节的前外侧覆盖情况（图12-17）。首先通过股骨头中心画一垂直线（线1），然后在股骨头中心和髋臼唇前方硬化区边缘画一连线（线2），两线夹角即前中心边缘角。正常情况下，前中心边缘角>25°；20°～25°时，属于临界性髋臼发育不良；当夹角<20°时，可以确诊为髋臼发育不良。

近来，髂前下棘的形态得到了越来越多的关注。尽管这种来源于关节外的撞击最初是用CT来描述，假侧位片能最佳显示髂前下棘的形态（图12-18）。同时，还可以提供关于髋臼后柱厚度的信息。在行骨盆截骨术之前，通过假侧位片评估髋臼后柱的厚度，确保有足够的骨量来进行手术（图12-18）。

（五）假侧位——股骨头影像学测量

假侧位同样也能提供股骨头的信息，可以显示前方的股骨头-颈交界。接下来描述髋关节侧位片的章节将详细描述股骨头-颈处的定量评价。假侧位还可以评估股骨头的球形度。Perthes病患者的股骨头失去球形度，会呈现蘑菇头样改变，这在正位片上有可能没有显示。

（六）假侧位——关节间隙的评估

正如骨盆正位片一样，假侧位也能评估髋关节的对位情况。需要注意的是，髋关节前上方髋臼软骨增厚时，可能会被误解为潜在的对位不良，但这可以通过髋关节造影鉴别。在髋臼发育不良的患者中，股骨前倾过大及股骨头前外侧脱位都会影响髋关节的对位。

评估关节间隙时，值得注意的是后下方关节间隙显示最清晰。当发生股骨髋臼撞击症时，髋关节前方撞击导致对应的股骨头后下半脱位。后下方的髋臼软骨与股骨头后内侧软骨反复摩擦，

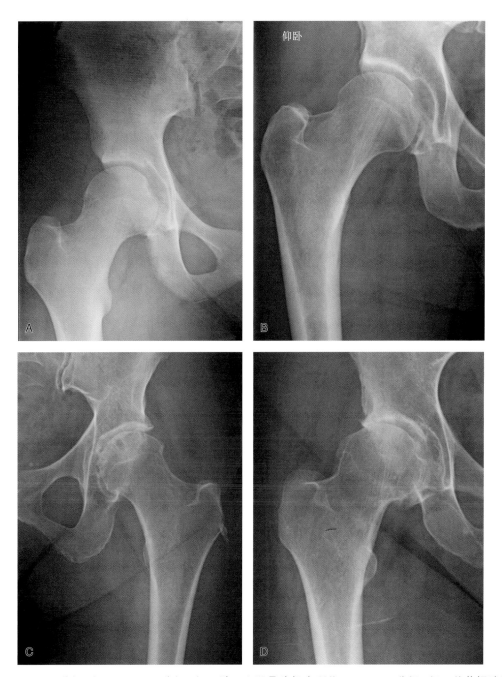

图 12-16　A.Tönnis 分级 0 级；B.Tönnis 分级 1 级，髋臼和股骨头轻度硬化；C.Tönnis 分级 2 级，关节间隙狭窄伴明显的软骨下囊性病灶形成；D.Tönnis 分级 3 级，严重的关节间隙狭窄和软骨下囊腔

会导致相应位置软骨过度磨损，这种对冲性损伤导致的关节间隙狭窄可以在这种位置摄片中显示出来。

（七）Dunn 位、蛙式位、穿桌侧位——股骨影像学测量

上述 3 种体位均能用于观测股骨头颈交界处。

凸轮样髋股撞击症中，由于股骨骨骺外侧的骨质增生，碰撞常发生在股骨头颈交界处或股骨头凹的扁平处，45°Dunn 位能很好地显示髋股撞击症患者的畸形情况。Dunn 位最利于观察股骨头-颈交界处的前外侧部分，而蛙式侧位和穿着侧位则最利于观察股骨头-颈交界的前部（图 12-19 A~C）。常用 α 角和头颈偏心距或率来定量描述颈交界部的骨质突起。通常 α 角都在 MRI 径向倾

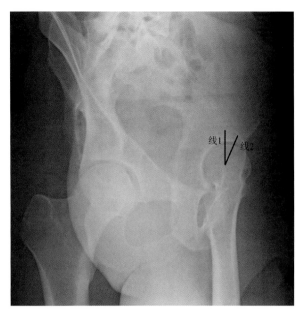

图12-17 假斜位片测前中心边缘角。首先过股骨头中心画一垂直线（线1），连接股骨头中心和髋臼硬化区外上缘（线2）。两线之间的夹角即前中心边缘角

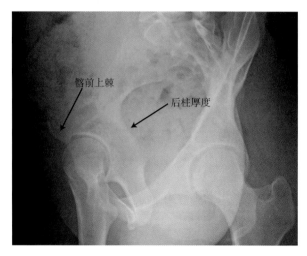

图12-18 假斜位片。显示髂前下棘和髋臼后柱的厚度

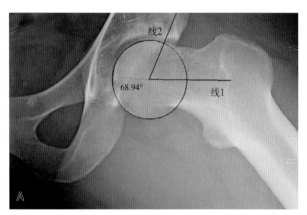

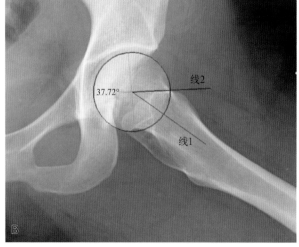

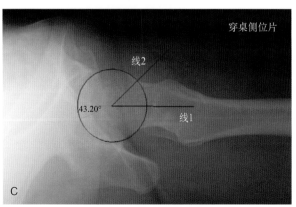

图12-19 A～C.Dunn位、蛙式位和穿桌侧位片中测量α角。先描绘出股骨头的轮廓，画一股骨颈的中轴线并经过股骨头中心（线1），过股骨头中心画第2条直线经过股骨头圆度消失的点即头颈联合处（线2）。线1和线2的夹角即α角

斜序列中测量，现在亦能在 X 线片上应用。首先在 X 线片中描出最能匹配股骨头的圆形轮廓，然后过股骨头中心画出股骨颈的中轴线（线 1），再过股骨头中心向股骨头开始失去圆度的点画另一直线（线 2），两线形成的夹角即为 α 角。α 角正常范围仍有异议，Clohisy 等报道 α 角的正常范围为 30°～92°，而 Pollard 等则认为是 32°～62°。有些学者建议把 α 角超过 63° 诊断为异常。

作为对 α 角的补充，股骨头颈部偏心距及偏心距比例也用来定量描述股骨头颈联合处的骨性突出（图 12-20）。在侧位片上画 3 条线：股骨颈轴线（线 1），股骨颈前缘画一线平行于股骨颈轴线（线 2），股骨头最前缘画一线平行于股骨颈轴线（线 3），线 2 与线 3 之间的距离即为股骨头 – 颈偏心距。前者与股骨头直径之比即为股骨头 – 颈偏心距比。股骨头颈偏心距 <8 mm 及比值 <0.17 视为不正常。

四、小结

采用正侧位放射学图像能够提供关于髋臼和股骨骨性形态的信息，这仍然是对髋关节疼痛评估的最初手段。严格的放射技术提供高质量的影像，能够避免由于骨盆倾斜和旋转造成的误解。

这种髋关节影像学的评估方法有助于对疼痛髋进行更加可靠的诊断。同时需要强调准确的诊断同样依赖于详细的病史问诊和体格检查。另外，其他先进的成像技术，如用 MRI 评估软骨和盂唇病变，有助于确诊疑似病变。三维 CT 能够显示股骨的髋臼侧细微的解剖变异，可以作为手术规划的一部分，帮助术者制订最佳的手术方案。

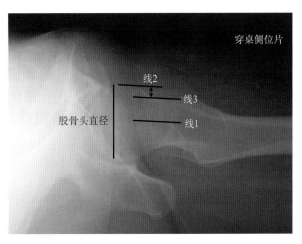

图 12-20　穿桌侧位片显示股骨头颈偏心距和率。先画 1 条直线平行于股骨颈中轴线（线 1），过股骨头前缘画 1 条平行于线 1 的直线（线 2），沿股骨颈前缘画 1 条平行于线 1 的直线（线 3）。线 2 和线 3 之间的距离称为股骨头 – 颈偏心距，股骨头 – 颈偏心距除以股骨头的直径称为股骨头 – 颈偏心率

第13章

软骨成像

原著者　David Stelzeneder, Young-Jo Kim
译　者　刘又文

一、正常关节软骨的结构和组成

MRI可直接显示人体的软组织结构。此外，MRI利用特定的脉冲序列和造影剂，也可以探测组织的超微结构。这与软组织的组织学利用电磁能量是密切相关的。因此，了解磁共振成像有助于了解软骨的组织学基础。MRI的自旋弛豫高度依赖于组织学和组织的生化结构，我们应该注意到一个小小的软骨生化改变都可以影响MRI图像。

（一）胶原蛋白——蛋白聚糖水凝胶

关节软骨是一个高度组织化的组织，主要是由软骨细胞、胶原蛋白、蛋白聚糖和水组成。虽然软骨细胞维持关节软骨的结构，但是与其周围的细胞外基质（ECM）相比较，它们的体积还是相对较小的。它们只占软骨组织体积的1% ~ 2%（图13-1）。

细胞外基质的主要成分是水合蛋白多糖凝胶和胶原蛋白网，水合蛋白多糖凝胶可以抗压缩，胶原蛋白网可以提供抗拉强度。蛋白聚糖是由一个核心蛋白和众多糖胺聚糖（GAGs）如硫酸软骨素或硫酸角质素联系在一起的。核心蛋白和糖胺聚糖的结构称为聚集蛋白聚糖，它是通过大型透明质酸聚合物相互连接起来的（本身也是一个糖类结构）（图13-2）。带负电荷的羧基和糖胺聚糖的硫酸基建立一个强大的固定电荷密度（FCD）。这个带负电荷的固定电荷密度吸引移动的阳离子（主要是 Na^+），因为增加了渗透压而作用于水。

这样水化程度高，以及糖胺聚糖的静电斥力，结果造成压缩载荷较强的阻力和良好的冲击吸收能力。在受损的软骨上，蛋白多糖的损失与组织软化、负载电阻减小是相联系的。

几种不同类型的胶原蛋白存在关节软骨中。主要的胶原蛋白网络是由 II 型胶原蛋白纤维，胶

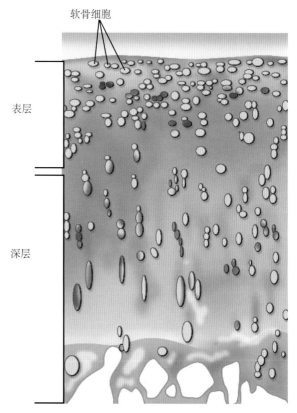

软骨细胞

表层

深层

图13-1　软骨结构。软骨的大部分组成结构是细胞外基质，其结构随着组织的深度发生变化。相对深层，表层有扁平的软骨细胞。细胞外基质结构随着深度发生变化，同时也随着更深层具有较高的电荷密度而发生变化

原Ⅲ、Ⅵ、Ⅸ、Ⅹ、Ⅺ、Ⅻ型，以及细胞外基质的一部分胶原ⅪⅤ型构成。Ⅱ型胶原提供关节软骨的拉伸性能。这不仅防止加载过程中的组织大变形，而且还可以防止由于蛋白聚糖膨胀产生的压力导致的体积膨胀。

（二）胶原蛋白的层状结构

关节软骨的组织成分和从深层到浅层的组织具有差异明显的极性。胶原蛋白结构的衔接模式是由Benninghoff在1925年发现的，时至今日仍然高度有效。该模型的基本观察点是软骨各层胶原纤维的不同取向。胶原蛋白取向在深层是垂直于软骨下骨的，在浅层是平行于软骨表面的（图13-3）。虽然胶原蛋白定位的基本模式在所有的关节都是相似的，但是膝关节的却不同。表层水平对齐方式的纤维与lubricin层结合被认为对于关节软骨的低摩擦滑动性能和抗剪切应力是至关重要的。当软骨表面层被破坏的情况下，较深层组织暴露，这样摩擦就会增加。胶原网络的联络中断和随后的异常生物力学应力分布会导致原有的软骨病变扩展。

胶原纤维的取向不仅对关节生物力学是至关重要的，而且与软骨成像也是相关的。在健康和患病的软骨中的胶原蛋白的带状组织对于T_2敏感的MRI成像技术是特别重要的。

（三）软骨中的电荷密度分布

不仅是胶原基质，蛋白多糖都是被深度依赖性地组织在一起。蛋白多糖含量梯度和随后的FCD的存在，是由于深层和中间层GAG高浓度及软骨表面较低的GAG浓度造成的。

类似胶原蛋白，蛋白多糖的分布格局是依赖于关节内的解剖位置。与小的机械负荷区域相比，增加负荷的区域有较高的GAG浓度。这种随着深度和在关节内的位置GAG含量的变化影响MRI技术，它对软骨内离子化合物是十分敏感的，即延迟增强磁共振成像（dGEMRIC）、钠成像、T_1rho成像。

二、骨关节炎早期软骨改变

软骨的特征性变化发生在早期骨关节炎中。软骨是一种活的组织，因此，其细胞外基质成分有正常的周转率。在疾病早期，有一个自身修复的生物反应；然而，在一些阈值的合成代谢失败，组织活性降低。通过标准的影像学评估，我们经

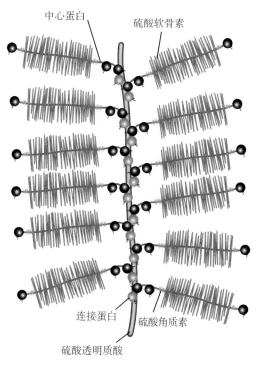

图13-2 被困于胶原网络的带电荷的蛋白多糖聚合体提供了软骨内的抗压刚度。聚集蛋白聚糖分子是由硫酸软骨素和硫酸角质素分子连接到核心蛋白形成的。聚集蛋白聚糖的糖类成分提供了软骨细胞的固定电荷密度。然后，聚集蛋白聚糖连接到透明质酸链后形成蛋白多糖聚合体

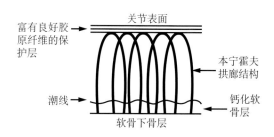

图13-3 在成熟的关节软骨中，胶原纤维组织成一个在表面具有抗高拉伸应力的拱廊结构。胶原蛋白的结构对于保护组织长期的完整性是非常重要的，一旦破坏将不能恢复

常看到的是处于疾病过程中的最后阶段。然而，通过磁共振成像技术，特别是生物-化学成像技术，我们能够看到不可逆的损伤之前的组织。

在健康组织中，软骨代谢的特点是其成分的分解代谢和合成代谢是平衡的。虽然在健康的软骨中胶原蛋白代谢率较低，然而蛋白多糖的代谢率较高。例如，兔软骨GAG半衰期为8 d。软骨损伤发生在代谢平衡失去平衡时，退化多于基质成分合成。

半个多世纪前的学者注意到，随着骨性关节炎的进展，蛋白多糖含量减少。而胶原蛋白含量（而不是结构）似乎是稳定的只到一定程度的软骨损伤，GAG缺失发生在疾病的早期阶段。这表明伴随着GAG变性，胶原/GAG比值升高。蛋白聚糖的损失和随后的膨胀压力的降低与组织刚度的降低有关。刚度损失使软骨变得脆弱，在负重时出现进一步的损伤。然而，在这一阶段，完全恢复组织的完整性是可能的。

许多损伤的研究已经在犬或兔动物模型上进行。然而，该结果被认为类似于人类的软骨。Mankin 1974年对损伤软骨反应进行了全面描述。与其他组织相比，软骨损伤后没有较强的炎症反应。然而，几种类型的反应试图修复组织。损伤后软骨细胞立即增殖，沿着缺陷的边界增加细胞的数量。在1～2 d，基质的合成达到最大值，但1周后降至正常水平。软骨病变中期的命运取决于病变的大小。较小的病变似乎随时间保持稳定，超过1年既没有愈合也没有进展。如果病变太大或受恒定应力刺激，进一步的组织损伤可导致恶化。

此外，蛋白多糖的损失在某一点上有水含量增加和关节软骨肿胀。Maroudas指出，这种矛盾是有可能的结果，胶原网络允许无限制的吸水促使软骨组织断裂。在这一点上，目前还不清楚软骨损伤是否可逆。形态学MRI扫描软骨厚度和体积可以判断是否是一个完整的组织。然而，生物成像技术应该显示胶原网络的毁坏和GAG浓度的变化。

据研究报道，胶原网络的中断是通过机械和酶作用于没有靶点的关节软骨，破坏胶原网络是关键的一步，随后的组织损失不能由内源性再生补偿，由此产生的组织损失造成的软骨缺损可以发展为骨性关节炎。

三、骨性关节炎的半定量MRI评分系统

相对X线平片和CT来说，MRI的主要优势在于对软组织的评估。这使得MRI不仅可以评估骨性结构，而且可以评估软骨和相关的软组织结构。

由于软骨是一个关节生理功能最关键的部分，软骨MRI评估是许多评分系统中的重点。几位作者开发的半定量评分系统侧重于软骨损伤。除了关节软骨外，在骨性关节炎中其他许多结构也可能被影响。因为这个原因，整个器官评分系统已被提出。

临床研究膝关节骨性关节炎最广泛使用的分级系统是Peterfy等研制的全器官磁共振成像评分系统（WORMS）。该系统包括软骨的特点、骨髓异常、骨囊肿、骨流失、骨质增生、半月板、韧带及滑膜炎，这些都是通过自旋回波（SE）和快速自旋回波（FSE）MR图像来分级的。软骨分级是从"正常"（0分）到"弥漫性（>75%）全层缺损"（6分）。其他组织分级也是根据其严重程度以类似的方式来分级的。WORMS是通过髋股关节，股胫关节，前、中央和后部，以及外侧和内侧，棘突下的胫骨来鉴别MRI定位的。然后，每个组织和组织间隙的一个总和得分和总分都可以计算。读者们一致认为对总评分组内相关系数（ICC）的测量值是优异的，在0.61～1。

Kornaat等研发的膝关节骨性关节炎评分系统（Koss），包含了与WORMS类似的特征，与WORMS不同的是Koss包含了骨软骨缺损、半月板半脱位、腘窝囊肿。骨赘分为边缘的、髁间的和中央的。观察者可重现的ICC值在骨软骨缺损的0.63和骨髓水肿的0.91之间。另一个针对膝关节主要的MRI评分系统是由Hunter等开发的波士顿-利兹膝关节骨性关节炎评分（BLOKS），类似于WORMS，它是以膝关节不同区域某一个点测量来分级的：骨髓病变（BMLs），BML的面积百分比，BML的百分比而不是囊肿，软骨损伤的厚度，软骨损伤的程度，骨质增生，滑膜炎，积液，半月板挤压，半月板信号，半月板撕裂，韧带，关节周围的特征。BLOKS创新点在于结构的完整性（与膝关节疼痛相关）和纵向的完好性

（可以预测未来的软骨损失）。尤其是被视觉模拟疼痛评分证明了的BML分级。观察者们一致认为用加权kappa值来评估，并且认为该值在半月板挤压的0.51和半月板撕裂的0.79之间。

直到最近，开发了主要针对膝关节的半定量MRI分级系统。2011年Roemer等发表了一个针对髋关节骨性关节炎全面的MR分级系统。所谓的髋关节骨关节炎的MRI评分系统（HOAMS）包含软骨特征、BML、软骨下囊肿、骨赘、盂唇、滑膜炎、积液、游离体、磨损、发育不良、大转子肌腱炎或滑囊炎、滑膜肥厚、盂缘囊肿和疝窝。他们报道，观察者之间的一致性和观察者一致性百分比分别是67%～100%和62%～100%。该系统结构的有效性会在今后的研究被确定。

四、软骨的厚度和体积的定量分析

目前，已经开始尝试开发、验证半自动和全自动定量软骨的评价方法，它主要集中在MRI上的软骨厚度和体积，尤其是全自动软骨评估方法在临床实践中可能被采用，同时也是临床医师和研究人员所需的。半自动MRI软骨体积评估方法的比较和水驱的"金标准"显示出很好的一致性，变异率为5%～10%。

来自三维MRI数据集的半自动和自动软骨评估系统的优势是相对缺乏观察者变异。随着时间的推移，哪怕是软骨形态测量学细微的变化，临床研究和日常临床实践也可检测。缺点是需要特殊的软件和专门的人才，能够划分软骨的区域（半自动方法）。该软件与专家读者相比，对局灶性软骨病变也不太敏感。此外，在对比半定量评分系统、定量的措施如软骨的厚度和体积，比较X线轻度OA患者和健康志愿者时显示只有轻微的差异。这个事实可能与这些参数在个体内巨大的生理变化相关。

这些方法大多数是为膝关节开发的，对于髋关节数据是稀缺的。除了研究使用人工软骨的评价，只有两个文件展示了自动或半自动髋关节软骨分割。Nishii等采用全自动算法，但是需要用牵引装置将髋臼和股骨的关节表面分开。他们的方法可以详细描述髋关节发育不良患者中增厚的软骨厚度，尤其是上外侧区域。此外，Li等没有使用牵引装置，在磁共振成像中用半自动方法区分股骨和髋臼软骨。

全自动髋关节关节软骨的分割领域继续发展是必要的，不仅可以帮助科学研究，同时也为日常临床实践提供帮助。这样的自动化系统不仅应该能够细分正常的髋关节软骨，还可以检测患病的软骨组织。

五、目前用于软骨生化成像的方法

所有这些OA形态学评分系统都是去了解疾病过程的。它非常适合于寻找疾病的进展，如果我们要证明一种旨在扭转软骨损伤的治疗方案疗效，我们需要一个看到软骨损伤前的结构变化的成像方法。生化成像方法诸如T_2、dGEMRIC和T_1rho成像，可以完成这样的角色。

（一）T_2成像的物理基础

在Lehner等证明T_2在经过软骨时软骨会发生变化之前，关节软骨T_2量化一直是许多研究的焦点。横向弛豫时间T_2（也被称为自旋-自旋弛豫时间）是依赖于水分子的流动性及彼此相互作用和水分子与周围的基质分子。增加与基质分子互动的结果是减弱的T_2。增加组织水含量，通过减少分子间的相互作用结果是增强的T_2。在正常的软骨中水分子的运动是相对受限制的。

虽然T_2也受胶原蛋白含量的影响，但是胶原蛋白的结构似乎比浓度更重要，所谓的各向异性是对某一组织"导向组织"的测量，如果胶原纤维高度有序并且沿一定方向的组织排列，那么就具有较高的各向异性。胶原组织存在较少的顺序和方向（低各向异性），水分子的自由移动更容易（T_2高），在具有高各向异性的软骨中水分子运动受到限制，结果造成T_2降低。Nissi等明确了人类髌软骨不同层各向异性和T_2弛豫时间这种联系，在他们的研究中，相对于具有较低的各向异性的中间区，浅层和深层区表现出较低的T_2值。

然而，不仅各向异性，而且胶原纤维方向联系到主磁场B_0也是重要的。Rubenstein等指出，各向异性的软骨中水分子的定向偶极相互作用结果造成所谓的魔角效应，在磁场中55°的纤维角度增加T_2。因此，占主导地位的角方向的胶原纤维相对于B_0可能有助于T_2弛豫时间。因此，关节软骨各区域和各层都可以受到魔角效应不同程度的影响，这取决于在那个地区主要的胶原纤维的取向（相对于B_0）。Mosher等研究了膝关节软骨中这种效果，推断它在体内是微弱的。

同时加载量对分子的相互作用有影响，因此对T_2也有影响。Nishii等研究了一半的体重加载志愿者单膝上的T_2弛豫时间。他们发现T_2加载减弱，特别是在胫骨软骨和股骨内侧髁。

（二）验证研究

软骨退变T_2增加已被一些体外研究论证。特别是软骨变性后表面软骨层T_2增加，这与表层至深层变性进展模式是一致的。

然而，变性的程度和T_2增加似乎没有线性之间的关系，并且有时研究之间还会出现不一致。事实上，甚至有报道认为的蛋白多糖的消耗会使T_2降低。Menezes等在他们的论文中强调T_2的变化不是特定的某一类型的分子。T_2增加同样与胶原蛋白流失（胰蛋白酶处理）有关，但是减少是由于GAG和胶原蛋白的流失（白细胞介素-1处理）。假设胶原蛋白裂解结果增加水分子相互作用，从而降低T_2。

事实上，不同的分子变化可以出现较高或较低的T_2弛豫时间，可以导致在退变软骨中竞争相互抵消。

对T_2弛豫有潜在影响的其他因素是扫描技术不同、序列参数差异及后处理不同（如在T_2图通过拟合算法的计算）。T_2拟合不是一个标准化的过程，不同的算法可能导致不同的T_2弛豫时间。

然而T_2对不同种类的矩阵变化仍然是敏感的，并且在临床实践中很容易适用，在软骨成像中是一个重要参数；在一般的高场强MRI（3T）中提供更高的信号，从而允许对T_2图软骨层进行详细的分化。3T系统扩展将允许T_2在临床上合理的扫描时间内进行高空间分辨率的测图（图13-4）。

（三）临床研究

与体外研究一致，一些临床研究表明，膝关节退行性变化和老化的同时T_2增加。Mosher调查不同年龄组的无症状志愿者，结果年龄在$46 \sim 60$岁的患者髌骨T_2增加。Dunn等比较OA患者与志愿者，研究结果表示OA患者有较高的T_2值（$34 \sim 41$ ms vs $32 \sim 35$ ms）。

大部分的体外和临床T_2研究都集中在膝关节。然而，也有一些关于髋关节T_2信号的报道。首先，Watanabe等证明了在健康志愿者中T_2值的变化趋势。T_2的最高值是在承重最高的髋臼软骨（上方）。股骨侧T_2显示的最低值在骨质量较高的部分，较高的值出现在外侧和内侧（$30 \sim 37$ ms）。特别是深层软骨层对称的信号增强、外侧和内侧的增强可能提示是由魔角效应的影响造成的。

Nishii等对髋关节发育不良的患者与健康志愿者做了对比研究。他们发现，T_2的平均值在早期发生的关节炎患者与健康者之间没有差异。但是，他们根据T_2外观上的差异，将他们分成"高"模式（高T_2）、"低"模式（低T_2）、"梯度"模式（深层低T_2，表浅低T_2）。他们发现，所有健康志愿者的髋臼软骨都存在梯度模式，而只有57%的患关节炎之前的患者和早期髋关节骨性关节炎患者呈现梯度模式。类似的分布模式也发现在股骨头软骨。同一研究小组还对志愿者、DDH患者承重下的髋关节T_2弛豫做了研究。他们发现，T_2（主要是浅层）增加和T_2（主要是浅层）降低的区域主要在承重区域。患者和志愿者在T_2改变的唯一显著差异为髋臼软骨的外表面区域，DDH平均为-7.6%，健康志愿者为$+1.2\%$。

Miese等的一个报道关注了股骨头骨骺滑脱患者（SCFE）T_2的变化。他们发现，SCFE患者的T_2值显著降低$26 \sim 30$ ms。作者解释这些T_2值的降低可能是因为退行性变化造成的纤维软骨重塑和（或）组织脱水。

（四）生物物理基础

自旋晶格弛豫-旋转框架量化（T_1rho或$T_1\rho$映射）已推荐应用在软骨蛋白多糖含量的评估。它是通过弛豫测量"自旋锁"的过程中一个恒定的射频场的磁化过程。T_1rho在低频率下受分子间的相互作用和化学交换的相互作

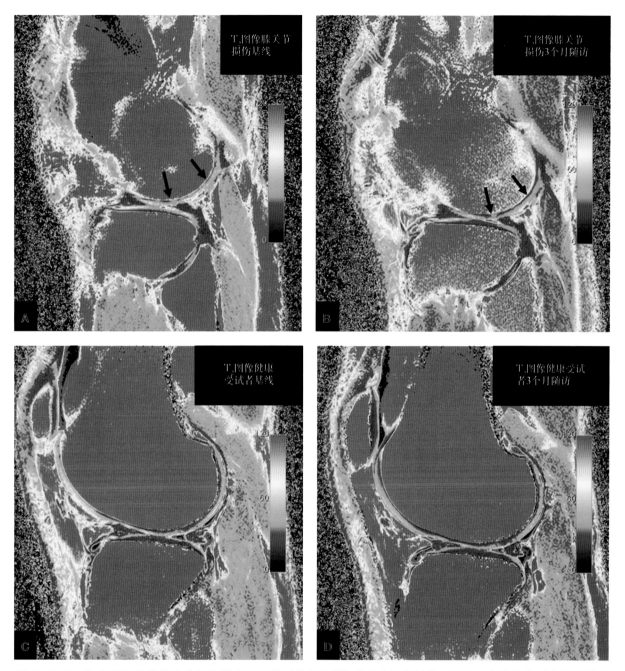

图13-4 A、B.基线与急性膝关节损伤患者T₂图像（伤后立即）和3个月的随访。稍高T₂值均在伤后急性期观察到（黑色箭头）。C、D.以健康受试者基线和随访3个月图像作为对照（Courtesy of Tallal Charles Mamisch, MD, Inselspital, University of Bern, Switzerland.）

用，特别是束缚和自由分子之间的相互作用是T_1rho对比的重要作用。它是在几种组织中的大分子成分的敏感变化。然而，由于关节软骨中含水丰富，使得它适合于软骨生化的评价。软骨T_1rho主要表明蛋白多糖的含量，这使得它作为一种无须造影剂的定量MRI技术而颇具吸引力。

（五）体外和体内研究

Akella等的研究表明，T_1rho在牛软骨蛋白多糖消耗时有明显增加（>100 ms）。此外，Regatte等的一项研究发现，T_1rho与蛋白多糖的含量密切相关，但T_2没有，这是其一个明显的特性。

另一个研究证明了软骨组织机械刚度和T_1rho

之间的关联。Wheaton等发现，较低的机械刚度往往伴随较高的T_1rho值。不仅可对组织生化进行评估还可联合MRI平扫技术评估其体内的生物力学特性，表明T_1rho适于临床使用（图13-5）。然而，也有对T_1rho有争议的报道。

（六）和T_2是否相同

虽然大多数在体外的报道显示，T_1rho与T_2性质不同，但是体内的报道却表明有相当大的相似性。Vogelsong等对OA患者的T_1rho、T_2成像和钠MRI成像做了对比研究。他们利用一个蛋白多糖的具体技术，发现T_1rho和T_2相关，但是和钠成像之间没有相关性。Taylor等同样发现，T_1rho与成像扫描（dGEMRIC）之间没有相关性。

对于这些有争议的报道，其中一个原因可能是T_2检测GAG含量的相对灵敏度降低，T_1rho检测胶原含量灵敏度降低。Borthakur也指出，和T_2一样，T_1rho由相对于软骨的取向影响磁场。此外，如自旋锁电源技术参数有可能对检测GAG灵敏度起决定性的作用。Salo等的研究表明，用于T_1rho成像脉冲序列的类型是获得蛋白多糖特异性的关键。

（七）临床研究

在第一个试验研究中，Duvvuri等发现在检测软骨损伤时，T_1rho加权比T_2加权图像信号差的

信噪比高25%。此外，还证实了在1.5T条件下，健康的关节软骨显示的弛豫时间是$40 \sim 50$ ms。OA患者显示T_1rho为$60 \sim 100$ ms。

最近，Witschey等对膝关节镜检查中的T_1rho MRI做了对照研究。他们发现，T_1rho的平均值在Outerbridge缺损分级Ⅰ级或者Ⅱ级的间隔中显著增高。关节镜检查时可直观地看到缺损区域升高了T_1rho的值。此外，患者的T_1rho值明显高于无症状志愿者。

到目前为止，没有任何同行评审使用T_1rho评价髋关节的论文发表。在进一步的研究和临床实践中，直接应用T_1rho检测蛋白多糖的特异性是必需的。

六、延迟增强磁共振成像

（一）生物物理基础

根据Donnan理论的描述，ECM中的FCD受到在间质液中的移动离子浓度的影响。Maroudas表明，FCD在软骨中类似于在Donnan理论描述的半透膜模型。在Donnan理论中，可以确定的是，为了保持电荷的中性，由细胞外液内的移动离子的净电荷来保持GAGs中的负电荷平衡。更具体地说，细胞外液应比血液或滑膜液具有较低浓度的阴离子和较高浓度的阳离子（图13-6）。在正常软骨组织中，分化完全的软骨细胞钠浓度比血

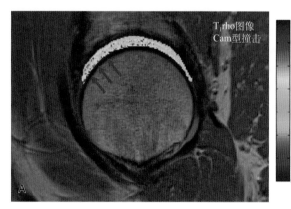
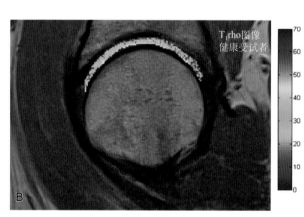

图13-5 呈现的是一个叠加在斜矢状位解剖图像上的髋关节透明软骨T_1rho图像。凸轮式FAI患者T_1rho松弛值为36.2 ms（A），而健康对照组为32.37 ms（B）。在FAI患者中T_1rho值升高反映了多糖的消耗，广泛存在于负重的关节软骨最明显的是位于关节的更前部（Courtesy of Kawan Rakhra, MD, Department of Diagnostic Imaging, Ottawa Hospital, Ontario, Canada.）

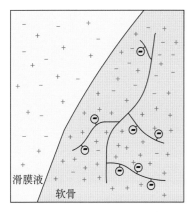

图13-6 在软骨中的蛋白多糖聚合体提供给组织高固定负电荷密度。为保持电中性，对于滑膜液而言，将有低浓度负离子在细胞外液中移动，带负电荷的造影剂 $Gd(DTPA)^{2-}$ 分隔开软骨，以类似的方式为移动氯离子。$Gd(DTPA)^{2-}$ 浓度可以从 MR 平扫 T_1 弛豫上估计出来。这是该成像技术的基础

液中高 1.5 倍。这些评估 GAG 浓度的方法是基于成像技术及软骨钠 MRI 技术组织学方法的基础上的。在组织中，特定的移动离子的分布 [Na^+ 和 $Gd(DTPA)^{2-}$] 是可直视的。

Donnan 理论可用于换算绝对的 GAG 浓度的图谱中的离子探针浓度。还可使用成像技术估计绝对的 GAG 浓度，前提是造影剂的浓度必须充分均匀地渗透到组织。此外，对比剂浓度必须是已知的。因此，在体内大部分情况下，我们的目标是找到一个稳定的造影剂浓度和 T_1 值来比较疾病和正常状态之间的相对变化。

（二）验证研究

相对几种标准方法，已经进行了多个体外的验证研究。成像技术对 GAG 的测定和钠 MRI、DMMB 法测定是接近一致的。在体内研究针对全膝关节置换前已进行成像的膝关节，术后切除的标本进行体外成像并进行组织学分析，在体内图像、体外图像和组织学分析中具有很好的相关性。鉴于造影剂带电性质的重要性，测量电荷密度的概念是由注射钆后软骨的增强模式的对比分析发现，$Gd(DTPA)^{2-}$ 和 ProHance（一种造影剂）是造影剂的不带电荷的形式。的确，当使用一个不带电的造影剂时，一致增强的软骨表明这种成像技术是真正的测量 FCD 分布的标准。

（三）临床研究

临床应用成像技术已经做了大量的研究。目前已经发现机械刺激可以调节软骨的电荷密度。Tiderius 等研究表明，使用成像技术可以看到优秀运动员膝关节软骨的电荷密度高于久坐的人群。Roos 和 Dahlberg 应用成像技术对半月板撕裂后适度运动 4 个月的患者进行了一个独立的研究。这些研究清楚地表明，利用成像技术，人软骨细胞在力学刺激下显示了和体外、动物体内具有相似的生物学效应。

扫描成像技术被用来更好地了解早期损伤的生物学变化和疾病如髋臼发育不良。Tiderius 等发现，前交叉韧带损伤的患者有一个较低的扫描成像指数。Young 等已经证实，急性后十字韧带撕裂患者扫描成像指数剧烈下降直至逐渐恢复需要 6 个月。现已经对髋关节 OA 与潜在的结构异常，如髋臼发育不良、髋关节撞击综合征等做了研究。Kim 等研究表明，扫描成像指数与不典型增生患者的症状和严重程度相关，而和关节间隙宽度没有相关性。此外，他们已经证实，扫描成像（dGEMRIC）指数具有髋臼发育不良骨盆截骨矫正后最好的预测结果的作用。Jessel 和 Zilkens 等应用 dGEMRIC 也证实了引起撞击的凸轮样改变的严重程度明显与髋关节损害相关。因为骨性关节炎在普通 X 线投照上的缓慢进展，对于骨性关节炎的自然发展历程的研究往往需要耗费数十年才能完成。图 13-7 表明了 X 线、形态学 MRI 和 dGEMRIC 扫描在评估早期骨性关节炎时各自的灵敏度。一个更为灵敏的疾病进展标记大大有助于我们理解人类骨性关节炎，而且它将使评定手术或者药物治疗骨性关节炎的疗效成为可能。

dGEMRIC 技术依赖于连续不断的将带电荷对比剂注入组织，深入的研究证实，注射对比剂之前进行持续的日常锻炼可以提高检测的重现性。传统意义上来讲，对于依赖于缓慢的倒置复位或磁化饱和复位序列及随后的数据处理而言，T_1 图像对于 dGEMRIC 是必须的。现在随着快速 T_1 成像技术的更新，获取 dGEMRIC 数据作为常规的临床扫描已成为可能。多项研究证实，快速 T_1 扫描序列只需要不到 1/4 的扫描时间即可提供与常规扫描同样多的信息。当前，dGEMRIC 技术是

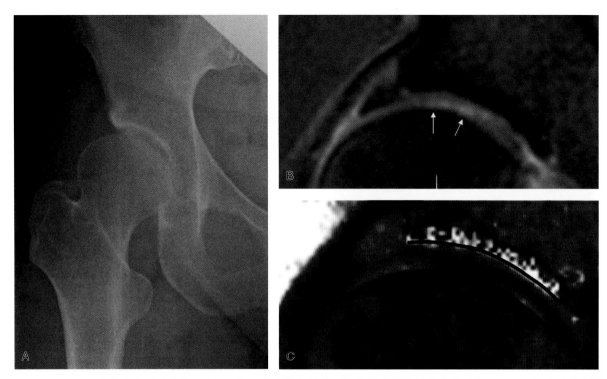

图13-7 A.一个发育不良的髋关节X线片。关节间隙是完整的，没有继发骨性关节炎的迹象。B.T₁加权脂肪抑制髋关节图像，有一些增加的信号强度在股骨头软骨（白色箭头）。C.dGEMRIC的图像显示在股骨和髋臼软骨明显的变性，以暗红色和黑色的区域标注

最经得起临床考证的生物化学MRI成像技术。

七、未来关于软骨生物化学成像的方法

未来的软骨成像将不只取决于当前系统基础上序列及软件的发展，还会受到MRI扫描磁场增强的影响。7-T扫描仪当前仅用于基础研究，但它必将用于髋关节或其他关节的某种MRI程序的临床检查方面。超高场强（7-T及以上场强）不仅通过标准形态MRI序列提供了更为直观的可视图像，也增加了诸如钠成像和gagCEST之类的MRI技术的重要性。

人体内的钠离子相对氢离子（MRI技术的首要靶目标）更为稀缺，因此，钠成像依赖于超高场强获取可接受的分辨率图像、成像时间及信号噪声比。十多年前已经证实，钠成像可以检测蛋白多糖丢失，蛋白多糖含量与钠离子信号之间存在线性关系。体内研究结果同样令人振奋，然而取决于场强限制的低信号并不允许钠成像呈现出高的分辨率。

7-T系统的出现为钠成像在体内呈现出足够的分辨率及信号-噪声比提供了条件。比如Trattnig等的研究证明了患者在软骨修复手术之后固有软骨与修复组织之间的明显区别。

另一项名为糖胺多糖化学交换依赖饱和转让成像的技术（gagCEST）在评估蛋白多糖时并不需要对比剂。该方法利用了驻留在GAG的质子与重水分子之间的化学交换，这一点对于gagCEST超高场强来说似乎也是一种优势。Schmitt等将gagCEST与作为7-T系统"金标准"的钠成像相比较，发现gagCEST与钠成像之间存在着极强的相关性。gagCEST更高的分辨率使其成为未来有效的非造影剂增强检测软骨的候选方法。Robust的MR序列不止适用于7-T场强，也适用于低一些的场强，这有助于更确切地发现早期软骨损伤。

在将先进的软骨成像技术应用与临床实践之前，需要进行更深一步的研究和发展。只有那些被公认为有效的及被证实有益于患者的方法才能在未来的临床中常规应用。

第14章

成人髋关节的CT成像

原著者　Travis J. Hillen，Daniel E. Wessell
译　者　刘又文

一、引言

髋部疼痛是导致青年人及老年患者到骨科就诊的常见症状。在青年运动员中髋与骨盆损伤的发生率随不同运动类型而变化，芭蕾舞者的发病率最高（44%），其次是足球运动员，再次是跑步运动员（11%）。在60岁及以上人群中，14%的患者有平素髋部疼痛的主诉。尽管在上述人群中髋部疼痛的病因大相径庭，但是临床查体及影像学检查仍然是评估疼痛病因学的初始诊断工具。X线检查尤其适合对一些包括骨性关节炎、炎症性关节炎、骨折和形态异常在内的常见的髋关节疼痛的病因进行评估。高级的成像技术包括计算机体层摄影术（computed tomography，CT），特别是可进行二维（2D）及三维（3D）重建的多拍探测器CT（MDCT），以及磁共振成像（magnetic resonance imaging，MRI）常被用于进一步评估髋部疼痛的起因，而且长久以来被认为是评估髋关节的最佳成像工具。

由于CT及MRI技术的进步，髋部结构的评估水平也随之提升。CT和MRI分别被认作是评估髋关节骨性异常和软组织、骨髓异常的优选工具。与保髋手术相关的CT评估的特殊适应证包括以下情形：股髋撞击（femoroacetabular impingement，FAI）、髋关节发育不良（developmental dysplasia of the hip，DDH）、Perthes病、股骨头骨骺滑脱（slipped capital femoral epiphysis，SCFE）和骨折畸形愈合。对于上述疾病，CT对评估多维度复杂畸形和重建手术失败后残留的骨骼畸形来说极有裨益。

二、CT的历史及原理

尽管X线检查有着很高的空间分辨率，其主要缺点在于图像对比度的相对缺乏及将一个3D构架"坍缩"为一个2D投照像后重叠结构的混淆性。多个2D投照像可在一定程度上提供帮助。如股骨前后位（AP）X线片上的位于股骨干近端的一个溶骨性破坏灶，在获得两个投照像（AP和侧位）后其可能会被更为准确地定位于股骨髓腔、前侧或后侧皮质。将此概念延伸，假如在小角度递增情况下得到1000个投照像，则更多详细的信息能够被获取。以前，在小角度递增环绕一个物体获取并试图理解1000张X线片的做法是不可实现的。现在，这种图像获取方式的不可实现性已经通过发明出一个旋转的可获取所有投照信息的X线球管和探测器而被攻克，尽管其获取图像的方式与传统的X线成像时不尽相同；图像的理解难题也通过可以对原始物体众多的断层图像的投照信息进行复杂的数学运算法则和计算机软硬件得以攻破。简单来说，上述这些是现代CT扫描仪器的组件。这种CT机是一部高精尖的机械电子设备，其可十分高效地获取巨量X线投照信息，并可在上述信息内借助其高度智能化的计算机和软件通过滤过反相投影和迭代重建算法建立高质量的断层图像。

建立断层扫描或薄层图像（tomos是希腊词语，意思是"切取"）是一个老的概念，其可以追溯到50多年前。但考虑到图像获取装置的复杂特性及图像重建所需要的强大的计算机效能，毫无疑问直到20世纪70年代第一台CT扫描仪才得以面世。这些装置可以对扫描物体的正常线性衰减值（与"密度"休戚相关但却不尽相同）进行断层显像。时至今日，这种正常线性衰减值的单位被称作Hounsfield Unit（HU），以向Godfrey N. Hounsfield先生（1979年因发展了计算机辅助断层成像技术而成为当年诺贝尔物理学/医学奖的共同获得者）致敬。这些早期的设备完全无法满足我们当前在肌与骨骼成像方面所需要获取和重建巨量信息以进行高分辨率2D重建和3D图像的要求。

事实上，在20世纪70年代早期第一台用于临床的CT扫描仪是一台颅脑扫描专用设备。以现在的标准来看，其扫描速度甚为缓慢且其分辨率有限。20世纪70年代中后期，躯体CT扫描仪方得以被应用于临床，而且这项新技术的应用在持续增长。到了20世纪70年代末期和80年代早期，将其应用于髋关节与骨盆成像的研究在如火如荼地进行着。CT在髋关节成像中的应用在20世纪80年代中期随着2D多层面成像技术的引入而有了长足的进步。然而，CT图像的获取、重建、格式转换和显像的过程及相关的多维度重建有着极高的计算密集性，以至于又经过了15年他们方被用作临床常规检查的一部分。毫无疑问，在此15年中最为重要一项进步是在1989年螺旋CT的面世。从那时起，一台CT扫描仪的探测器和探测器的排数开始不断增加，直至今日有着双重渠道获取能力的320排甚至更多。科技的发展使得骨与关节成像有了长足的进步，从而使得数据的获取速度加快，覆盖范围增加，分辨率提高。这些进步使得获取极高质量的2D数据成为可能。而这些2D数据可被用于任意层面（如矢状面、冠状面等）的极佳的2D多维重建（multiplanar reformations，MPRs）和高质量的3D渲染。

这些高质量的2D和3D CT图像的获取建立在患者投出成本的基础之上，患者最大的成本便是增加的放射线剂量。高分辨率低噪声的CT图像根据其本性而需要增加放射线剂量。因此，必须在图像质量和患者所承受的放射线剂量之间寻求平衡。这在整个肌肉与骨骼系统中所需放射线剂量最高的髋关节/骨盆的成像中显得尤为真切。除此之外，多数被检查的患者往往是青少年或青壮年，而且在这些人群中放射线的潜在危害包括

肿瘤在内的发生率较老年人群为高。

上述高质量CT检查的一种替代检查方式是3D MRI，其主要用作评估软骨的厚度。传统的MR序列要求2D图像具有高的层面内分辨率，但是因其有着相当的层厚（一般为3 mm或4 mm）和小的层间隔（约1 mm）而不适合进行多维度重建。3D MRI序列在一个扫描平面上和层间隔甚小或不存在的情况下所获取的薄2D层面的层厚与2D层面内的像素维度近乎一致。因此，3D MR序列需要在所有3个方向内的像素均有几乎一致的维度（也就是同向立体像素）。通过这些同向立体像素，2D多维度重建得以实现，并且理论上对问题关节成像所需扫描的总序列量得以减少，进而总的成像时间得以缩短。很多这样的3D MRI序列均可获得并且因MR售卖商的不同而序列名称不同；然而它们中的极少数被临床证实可确保诊断的准确性。最近，一项应用关节成像3D MRI序列的研究被用来评估股骨头和髋臼表面区域和股骨近端和髋臼形态学。尽管可获取这些超薄MRI扫描层面，MRI图像的3D渲染仍旧是一项正在进行中的工作，因为3D MSK MRI的分割、显像和分析软件相比3D MSK CT而言均较滞后。图14-1是获取于3D MRI序列的一张股骨近端的3D表面阴影重建图像。尽管该图像很好地描绘了股骨近端的

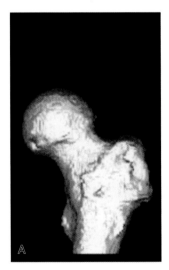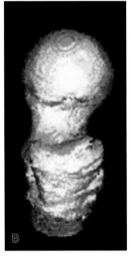

图14-1 经3D梯度回声MRI数据获取序列而来的股骨近端3D阴影表面渲染图像。A.经数字化减除髋臼的左侧股骨近端的正位像；B.经数字化减除髋臼的左侧股骨近端的俯视像（由圣路易斯的华盛顿大学电子放射实验室的Paul Commean友情提供）

大体形态，其却难以评估股骨头颈结合部的形态细节。

通过在CT扫描仪、成像协议和后处理算法方面技术的不断进步，在过去的几年里，每次CT扫描所需的总的放射线剂量有了显著降低。这与在可获得高质量诊断图像的同时尽量减少放射线暴露的ALARA（as low as reasonably achievable）原则相一致。随着这些进步的持续进行，CT在病态髋关节的评估中发挥越来越重要的作用，因为目前一些低剂量CT协议（1.5 mSV）的有效放射线剂量已降低至或低于髋关节两位（闭孔斜位、髂骨斜位）及骨盆三位（正位、出口位及入口位）X线检查相加的剂量（约3.2 mSV）。

三、CT技术

有了CT扫描仪的显著进步，有着同向属性的体积资料组可经一次扫描获得。在所测3个扫描轴上的同向立体像素有着相同的尺寸。通过原始资料组，高分辨率的2D多维度重建和3D阴影表面重塑或容积渲染图像即可被获得，而且它们十分有助于评估骨骼形态。

骨盆成像的范围依赖于临床问题。例如，如果临床问题是评估与股髋撞击相关的骨骼形态，则原始资料组的获取始于骶髂关节的下缘并通过股骨近端薄准值（在0.5～1.0 mm）调节而实现（图14-2A、B）。如果所面临的临床问题是髋臼发育不良而且需要在髋臼周围旋转截骨手术之前得到该畸形髋的相关信息，则整个骨盆自双侧髂骨翼的最高点至双侧股骨小转子最低点均需要被扫描。除了骨盆及股骨近端的CT图像之外，髋关节医师常需要进行股骨前倾的测量。为了测量股骨前倾，需要在不搬动患者的情况下额外获得股骨髁层面的图像（图14-2C、D）。为了减少放射线剂量可只进行双侧股骨髁的扫描，无须扫描整个股骨。如果患者在两次扫描过程中变动了体位，则股骨前倾测量将变得不准确。

（一）2D重建

一旦获得轴向原始资料组数据，则可进行2D多维重建和3D阴影表面重建或容积渲染成像。髋关节的2D多维重建常包括骨盆和股骨近端的轴位（图14-3A）和冠状位（图14-3B）图像和疼痛髋的矢状位（图14-3C）、斜轴位（图14-4A、B）

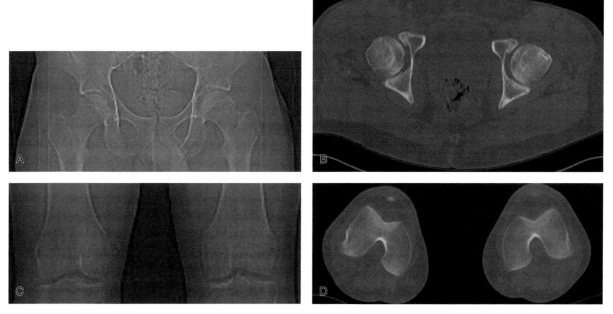

图14-2　常规髋关节撞击的CT检查范围及具有代表性的骨盆和膝关节轴向CT扫面图像。A.CT定位像显示骨盆和股骨近端的成像范围；B.经过股骨头中心的具有代表性的骨盆轴向骨窗CT图像；C.CT定位相显示用于股骨前倾角测量的股骨远端成像范围；D.用于测量股骨前倾角的具有代表性的股骨髁轴向骨窗CT图像

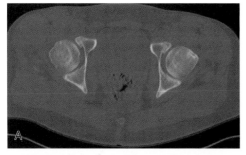

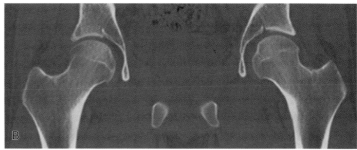

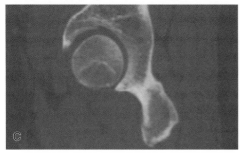

图14-3 传统的正交2D多维度髋关节CT重建图像。A.经过股骨头水平的轴向骨窗图像；B.经过股骨头中心的冠状位重建骨窗图像；C.经过股骨头中心的矢状位重建骨窗图像

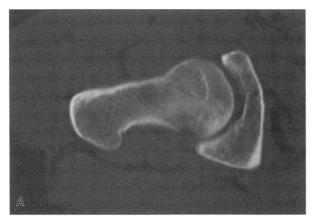

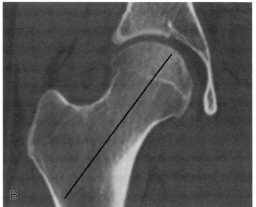

图14-4 髋关节成像中包括斜轴向重建图像在内的需要获取的其他2D多维度重建CT图像。A.经过股骨头及股骨颈的斜轴向重建骨窗图像；B.经过股骨头中心的冠状位重建骨窗图像。在此像上通过股骨头及股骨颈中心的黑线代表了斜轴向重建图像的指向（即平行于此线并垂直于此像）

和径向位（图14-5A～D）图像。这些2D图像的重建需要将与患者在CT扫描仪上的体位有关的骨盆旋转的矫正考虑在内。

（二）3D渲染

3D阴影表面重建或容积渲染图像可由初始轴向资料组数据得来，用以显示肌肉与骨骼系统的病理状态。例如，数字化减除髋臼后的股骨近端3D阴影表面渲染图像可以用来评估疑似凸轮样股髋撞击症的病例的股骨头颈联合部（图14-6A～C）。为了完成3D渲染，原始轴向2D资料组

数据需要被导入可在数据内像素间相互关系基础上进行3D重建的可视化软件内。阴影表面渲染和容积渲染是用来制作3D图像的两种最常用的运算法则。

阴影表面算法捕捉沿X线投射方向所遭遇的第一个超过既定阈值并被设定为需要显示表面的立体像素。在肌肉骨骼系统CT成像的情况下，该立体像素即骨的表面（图14-7A、C）。沿射线投照方向的其他CT信息均无助于所显示的图像。因此，这种可视化算法善于显示大体的3D关系和骨表面信息而无法显示深于骨表面的损伤。容积渲染算法利用沿射线方向的每一个像素对数据

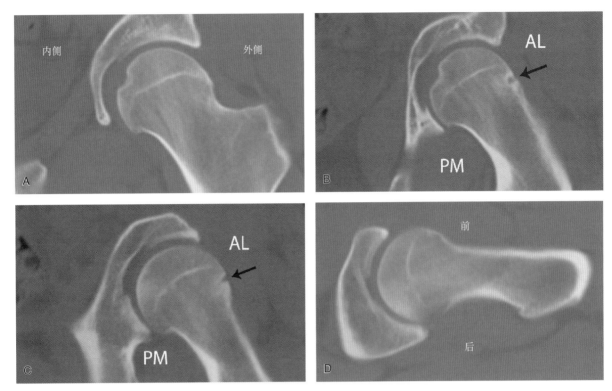

图14-5　髋关节的径向2D多维度CT重建图像。A～D.经股骨头及股骨颈的12：00、1：00、2：00及3：00位置的径向2D多维度CT重建骨窗图像显示1：00及2：00位置存在骨性隆起及撞击沟槽（黑色箭头）。这些图像由围绕在所有平面上均通过股骨头－颈中心的轴线（类似于图14-2B中的黑线）进行时针样旋转并进行2D多维度重建而获得。AL.前外侧；PM.后内侧

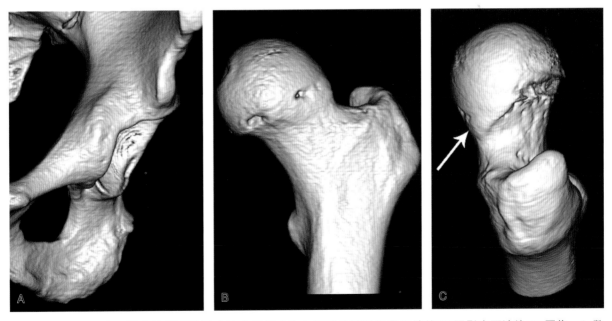

图14-6　一例18岁男性凸轮样股髋撞击综合征患者的左侧髋关节及股骨近端的3D阴影表面渲染CT图像。A.数字化减除股骨近端的左半骨盆髋臼的正位3D阴影表面渲染CT图像；B.数字化减除骨盆髋臼的左侧股骨近端的正位3D阴影表面渲染CT图像；C.股骨近端的俯视像3D阴影表面渲染CT图像显示股骨头颈结合部存在骨性隆起（白色箭头）

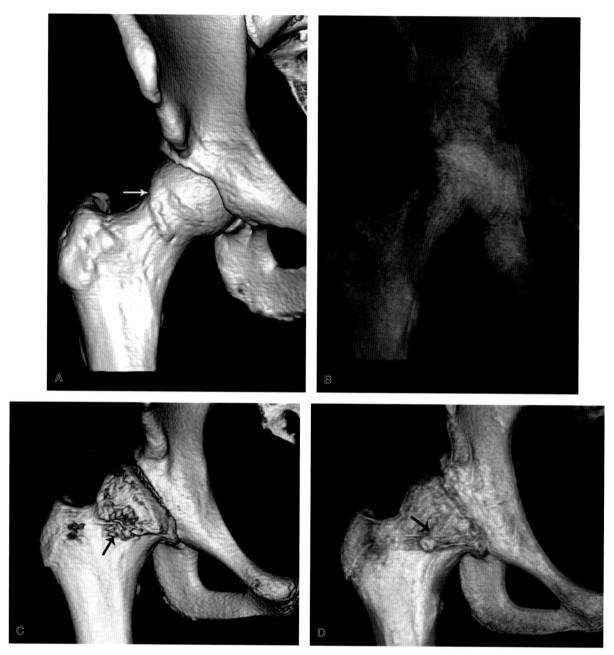

图14-7 3D CT渲染图像显示阴影表面算法和容积渲染算法之间的表观差别。经阴影表面算法（A）及容积渲染算法（B）重建的一个右髋撞击症患者的正位3D CT图像。图A可以很好地显示股骨头颈结合部的骨性隆起（白色箭头），图B无法显示该骨性隆起但可以很好地显示内部骨性结构。经阴影表面算法（C）及容积渲染算法（D）重建的一个进行过股骨头骨骺滑脱治疗的患者正位3D CT图像。容积渲染图像（D）可以显示螺钉的全长（黑色箭头），而阴影表面图像（C）仅可显示螺钉头端（黑色箭头）

进行整合，因此，其具有显示深在骨内损伤的能力（图14-7B、D）。然而，容积渲染图像与阴影表面图像相比对骨表面所显示的细节并不相同。在对疑似股髋撞击症病例的骨盆CT成像中，阴影表面显像将经常被用以描绘骨表面形态。与任何3D渲染一样，2D图像需要被整体评估，因为其与3D渲染图像相比更敏感于描绘骨的隐匿表现。

笔者所在的机构内常做的髋关节3D渲染包括去除股骨近端的髋臼的阴影表面图像、去除髋臼的股骨近端的阴影表面图像及同时保留髋臼和股骨近端的髋关节的阴影表面图像。

四、CT关节造影术

尽管MRI关节造影术被认为是关节内病变的标准的影像检查方法，CT关节造影术也可用作上述检查的替代方法。许多最近发表的研究表明在探测盂唇或软骨病变方面CT关节造影术的准确性、敏感性和特异性均与MRI关节造影术相当。临床上最常遇到MRI检查的禁忌证是诸如心脏起搏器、脊髓刺激器等类的体内置入物。当诸如患有幽闭症或运动协调障碍的患者在检查过程中出现躯体活动或检查区域附近存在大量金属的时候，MRI在如下状况时也无法拍摄出具有诊断意义的图像。

髋关节造影技术包含在X线透视指导下向关节内注射稀释的碘化造影剂的操作（图14-8）。髋关节的任何部位均可容纳8～20 ml注射剂。在我们机构内，该20 ml注射剂由10 ml康瑞（Conray）43加10 ml无菌生理盐水或者由10 ml康瑞43加5 ml生理盐水再加5 ml 1%利多卡因混合而成。如果向关节内注射了包含利多卡因的造影剂，注射后需要评估患者髋部疼痛症状，如果疼痛减轻则提示该疼痛是由关节内病变所导致的。在疼痛评估过后，患者平卧于CT扫描仪上，然后以与非关节造影术相同的方式获取初始的轴向资料集数据（图14-9A、B）。

CT和CT关节造影术的优势包括其检查时间

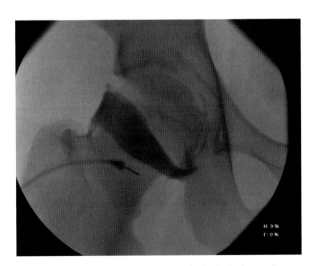

图14-8 一例有股髋撞击症状的年轻患者在CT或MRI关节造影检查之前进行的关节内造影剂注射的透视像，显示了置针和造影剂形态

短（CT设置时间少于5 min而且CT扫描时间一般少于10 s），拥有制作高分辨率2D多维度重建和3D渲染图像的能力，可对有MRI检查禁忌证的患者进行影像评估。

CT和CT关节造影术的劣势包括相对低的软组织对比度致使对软组织病变的评估较为困难。此外，CT数据的获取导致放射线暴露，在青少年和青壮年人群中尤甚。

五、CT测量

当评估与髋部疼痛相关的髋关节形态时，特别是在怀疑股髋撞击综合征的情况下，放射学测量需要常规进行。许多这些测量结果也可通过CT扫描而获得且有助于评估髋臼和股骨的形态学特征。

股骨前倾角被宽松地定义为股骨颈向前偏离股骨髁轴线的角度，其也是股骨颈相对于股骨干的向前旋转程度。股骨前倾角可通过X线片、透视像或CT图像进行测量。推荐的测量方法是CT测量。正常的前倾角变化取决于人的年龄。刚出生时，正常的前倾角约为30°，而成年后的正常前倾角则为15°左右。股骨前倾角可经由Murphy等所描述的方法在CT上可靠地计算出来。首先，股骨颈的轴线需要经过股骨头和股骨颈基底部中点的连线而描画出来。其次，经过股骨内外髁后缘的连线而描绘出股骨髁的轴线。最后，将股骨颈轴线投射到包含有股骨髁轴线的轴向CT扫描图像上，上述两个轴线的夹角即为股骨前倾角（图14-10）。

髋关节后倾是一种可导致髋臼对股骨的包容过度，进而可能导致钳夹样股髋撞击综合征的髋臼的形态异常。髋臼前倾的角度在正常情况下从头端至尾端是逐渐增加的。通过X线片或CT扫描对髋臼的前倾角进行评估均存在固有的难度。X线片测量的难度与不标准的患者拍片体位所导致的不正常的骨盆倾斜或旋转及X线片本身的成像质量有关。CT对髋关节后倾的评估，包括对骨盆倾斜和旋转的校准及正确轴线水平的选择。许多髋臼倾斜角的2D和3D CT测量方法见诸报道。在笔者所在机构内部所应用的2D CT测量方法与Dandachli等所描述的方法类似。首先，对初始的

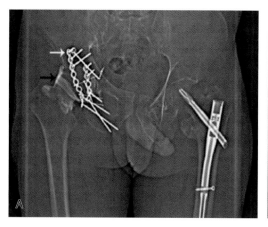
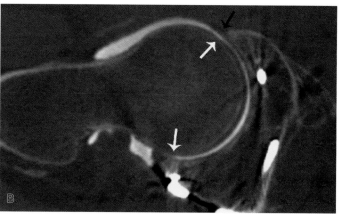

图14-9 一例右侧髋臼骨折已愈合的27岁男性患者有持续性右侧髋关节疼痛，考虑疼痛的原因可能为盂唇撕裂或软骨损伤。CT关节造影正位片（A）显示右侧髋臼固定所应用的重建接骨板及螺钉（白色箭头）和右侧髋关节内的造影剂（黑色箭头）。CT关节造影检查的斜轴向重建骨窗图像（B）显示髋臼盂唇正常（黑色箭头）及股骨头及髋臼软骨形成（白色箭头）

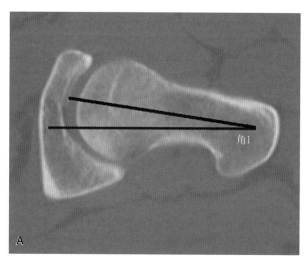
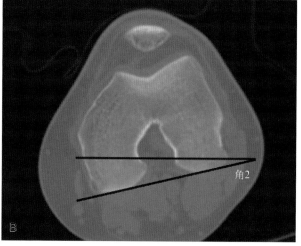

图14-10 股骨前倾角的CT测量。股骨头及股骨颈的斜轴向重建的CT骨窗图像（A）上通过股骨头及股骨颈的中点的连线即为股骨颈的轴线，测量其与冠状面的夹角（角1）。股骨髁的轴向CT骨窗图像（B）上通过股骨内外髁后缘的连线即为股骨髁的轴线，测量其与冠状面的夹角（角2）。股骨前倾角为两个角的和（角1+角2）

轴向扫描资料集数据进行校正，包括通过在轴向CT扫描图像上对齐骨盆的左右侧来校正骨盆在冠状面的旋转（将骶髂关节的尾端对齐到同一轴向平面）及校正骨盆在矢状面上的倾斜（将髂前上棘和耻骨联合的前缘对齐到同一冠状面）。然后，选择刚好位于髋臼顶下方的一个轴向扫描图像来测量存在问题的髋臼的倾斜角。具体的测量方法为先画一条通过双侧髋臼后缘的水平连线，然后再画一条通过髋臼前后缘的斜向连线，两条线之间的夹角即为髋臼的倾斜角（图14-11）。

凸轮样髋股撞击综合征与短缩的股骨头颈偏距（offset）相关。股骨头颈结合部的非球面外观通常见于活跃的年轻男性，但也可与DDH、SCFE、先前遭受的创伤及Legg-Calvé-Perthes病（LCPD）相关。这种位于股骨头颈联合部前方的非球面外观导致剪切应力出现于髋臼顶部关节软骨上，此区域是凸轮样髋股撞击综合征中髋臼软骨损伤的典型区域。短缩的股骨头颈偏距可通过X线片或断层图像（CT或MRI）进行评估。该偏距的测量方法，[即阿尔法（α）角]首先由Nötzli等提出。该α角在沿股骨颈轴线并通过股骨头中心的斜轴向MR图像上测得。在Nötzli的报道中，患有凸轮样髋股撞击综合征患者的α角均≥55°，而对照组患者的α角均小于48°。一项类似的通过CT图像评估α角的研究由Beaule等发表。通过股骨颈中部的径向图像允许在股骨颈的任何部位测量α角，尽管该角通常测量于股骨颈的前部。因此，这也允许测量股骨头颈联合部前上缘的α角。该部位最大的平均α角见Dudda等的研究报道。从技术上讲，α角的测量方法包括以下步骤：首先，沿着股骨头皮质轮廓画一个最相称的圆形进而找出股骨头的中心；然后，沿着股骨头中心及股骨颈中心画一条连线；接着，沿着股骨头中心及股骨头颈结合部最先突出于上述圆形的点再画一条连线；最后，测量上述两条连线间的夹角（图14-12）。

CT的争议

最近，医学界存在着关于影像诊断的放射线暴露问题的讨论，这也引发了关于不同病变适合的影像准则的争论，而髋关节失常是诸多争论的焦点之一。当对股髋撞击综合征的患者进行影像检查时，有些机构对每一个患者均进行CT扫描，而其他医院则仅对少数被筛选出的患者进行CT检查。保髋手术前是否需要进行CT检查也存有争议。主张CT检查的原因在于髋部撞击的病变来自于骨性结构的异常，而后者可在CT上得到更好的评估，并且CT成像可通过3D重建对骨性病变的3D表观进行评估，进而有助于指导手术操作。反对CT检查的主要原因在于获取CT图像过程中敏感的器官、系统被暴露于高剂量放射线下。此外，反对的原因还在于测量于CT的结果同样可从MRI图像上测得。

考虑到年轻患者的骨盆/生殖腺的放射线暴露问题，笔者所在机构在最近几年内很少开具髋部撞击相关的CT检查。随着CT技术的进步和在减少放射线剂量的基础上获得高质量图像的能力的提升，笔者所在机构的医师又开始开具这些检查以获得极佳的形态学信息。随着放射线剂量的逐渐减少，特别是如果原始CT数据、2D多维重建和3D渲染能排除目前常规获取的X线片的需要时，CT将成为一种更为可行的选择。

六、病例集

（一）撞击

病例1是一个患有日益加重的右侧髋关节疼痛的31岁男性患者。其症状和体格检查结果均与髋股撞击症相符。骨盆CT检查结果显示双侧髋臼后倾、右侧股骨头-颈联合部偏心距减小，且符合凸轮样和钳夹样髋股撞击症表现。3D阴影表面渲染图像证实股骨头-颈联合部前上方偏心距减小和髋臼后倾（图14-13）。

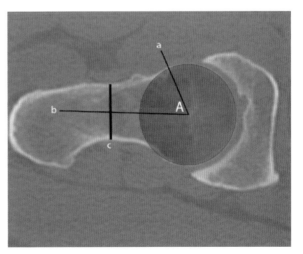

图14-12 右侧髋关节的斜轴向CT重建图像显示3：00位置的α角的测量方法。沿股骨头的边缘画一个圆。通过圆心及股骨头突出于上述圆的第一个点画一条线（线a）。然后将圆心与通过股骨颈最窄部的垂线（c）的中点做一连线（b）。线a与线b的夹角即为α角（A）。严格来讲，α角需要在股骨头颈结合部的前方进行测量（即3：00位置）。然而，可在任意点钟位置进行类似的测量，以评估股骨头颈的偏心距

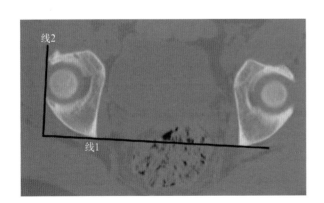

图14-11 通过骨盆轴向CT扫描的近髋臼顶的骨窗图像，以测量髋臼倾角。通过双侧髋臼的后界的水平线（线1）与通过一侧髋臼的前后缘的斜线（线2）间的夹角即为髋臼的倾斜角。此例患者髋臼的倾斜角为中性（即90°）

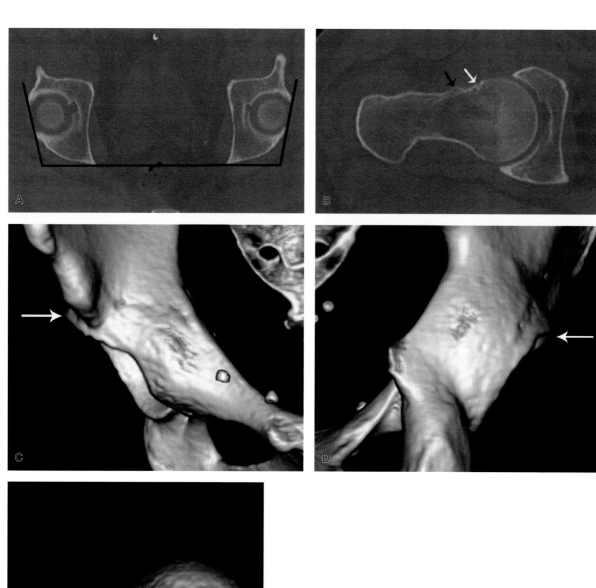

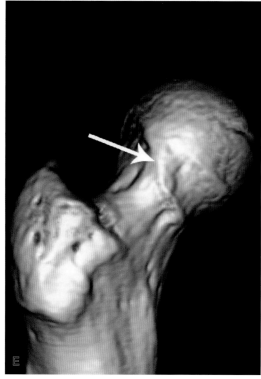

图14-13 病例1：一例患有日益加重的右侧髋关节疼痛的31岁男性患者，其症状和体格检查结果均与股髋撞击症相符。轴向CT骨窗图像（A）显示双侧髋臼后倾（黑线）。斜轴向重建CT骨窗图像（B）显示前部骨性隆起（黑色箭头）及股骨头颈结合部的撞击沟槽（白色箭头）。左侧髋臼的前后位（C）及后前位（D）3D CT阴影表面渲染图像证实了髋臼前方的过度包容和髋臼后倾（白色箭头）。股骨近端的正位3D CT阴影表面渲染图像（E）证实股骨头-颈结合部的偏心距减低（白色箭头）

凸轮样撞击的CT检查结果显示了股骨头–颈结合部偏心距的减小，正如由异常 α 角所证实的那样。股骨颈撞击部位常存在纤维囊性损害/撞击沟槽。除了原始的轴向CT资料组数据之外，2D多维度重建和3D阴影表面渲染图像允许临床医师轻易察见股骨头颈结合部的异常轮廓并进行术前计划。

钳夹样股髋撞击症是以由髋臼形态异常所导致的股骨头的包容过度为特征的主要发生于女性人群的病症。髋臼后倾可通过轴向CT扫描上股骨头的相对覆盖而得以评估。作为股骨头过度包容的髋臼侧病因的髋臼骨性关节炎/盂唇钙化易于通过CT而得到评估。

（二）先天性髋关节发育不良

病例2是一例患有左侧DDH且伴有左髋进行

性疼痛的32岁女性患者。她先前未曾进行治疗。CT检查显示其股骨头外侧及前侧覆盖缺失、臼顶陡峭及继发性骨性关节炎（图14–14）。

对于这些患者群体来讲，可进行2D多维重建和3D渲染的MRI和CT检查是评估术前股骨头畸形、髋臼形态异常和股骨头缺乏髋臼覆盖的有用工具。

（三）Legg-Calvé-Perthes病

病例3是一例20岁女性患者，其童年时即被诊断出患有双侧LCPD，此病导致了其成年后双侧髋关节疼痛。CT显示其股骨头宽大且扁平，股骨颈缩短，髋臼顶陡峭（图14–15）。

除了骨盆、髋关节的X线检查之外，MRI及CT可准确评估LCPD病的髋臼和股骨头通常不正常的倾角。CT的2D多维重建及3D渲染图像通常

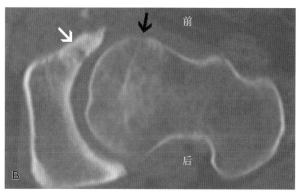

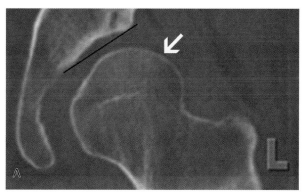

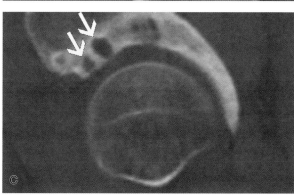

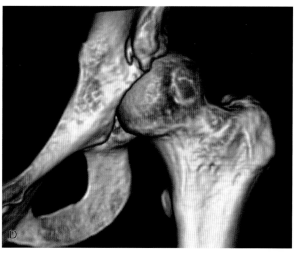

图14–14　病例2：一例患有左侧DDH且伴有左髋进行性疼痛的32岁女性患者。她未曾接受过治疗。冠状面重建CT骨窗图像（A）显示股骨头外侧覆盖缺失（白色箭头）合并髋臼顶陡峭（黑线）。斜轴向重建CT骨窗图像（B）显示骨囊变（白色箭头）及髋关节间隙变窄均与骨性关节炎相符，显示发育不良的股骨头–颈结合部有一撞击沟槽（黑色箭头）。矢状位重建CT骨窗图像（C）显示软骨下骨有多个囊变（白色箭头）及关节间隙变窄。正位3D阴影表面渲染CT图像（D）证实了由上述2D多维度重建图像所发现的DDH及其继发性骨性关节炎

被用作LCPD病股骨头颈部凹陷的定量检查。MR关节造影检查沿股骨头颈结合部轴线的重切图像允许对股骨头颈部形态及盂唇病变进行评估。最近，软骨的延迟钆增强MRI检查已经被用于评估LCPD病的关节软骨损害类型。

（四）股骨头骨骺滑脱

病例4是一例以前接受过右侧股骨头骨骺滑脱治疗的12岁女孩。其有与髋关节前方撞击相关的持续性症状（图14-16）。CT显示股骨头颈前

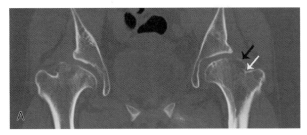
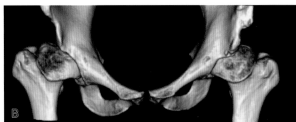

图14-15 病例3：一例有双侧髋关节疼痛且合并有双侧LCPD病的20岁女性患者。骨盆的冠状面重建CT骨窗图像（A）显示股骨头宽大且扁平（白色箭头）、股骨颈短缩（黑色箭头）和髋臼顶异常。骨盆的3D阴影表面渲染CT图像同样有上述阳性发现

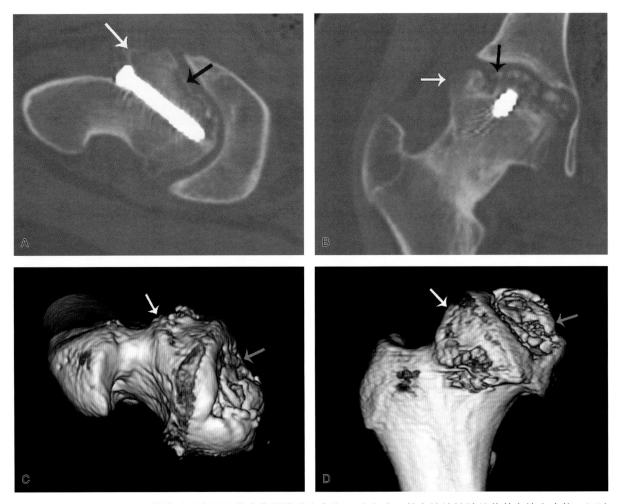

图14-16 病例4：一例以前接受过右侧股骨头骨骺滑脱治疗的12岁女孩，其有持续性髋关节前方撞击症状。经过股骨头及股骨颈的斜轴向（A）和冠状位（B）重建CT骨窗图像显示股骨头-颈结合部前方偏心距减小（白色箭头）、股骨颈内螺钉及与缺血性坏死相符的股骨头的碎裂、塌陷（黑色箭头）。3D阴影表面渲染CT的俯视位（C）和前后位（D）图像显示股骨头-颈结合部偏心距减小（白色箭头）及股骨头变扁和碎裂（灰箭）

上部偏心距不足、股骨缺血性坏死所致的股骨头碎裂和塌陷、先前手术固定用的螺钉。

对于出现股髋撞击相关症状的患者来讲，CT的2D多维重建和3D渲染成像及MRI通常被用于评估股骨头颈结合部的形态及髋臼唇的病变。

（五）股骨颈骨折

病例5是一例接受过股骨颈骨折治疗的12岁男孩。其有与股骨颈骨折畸形愈合相关的前方撞击的持续症状（图14-17）。

对于骨折固定后出现股髋撞击相关症状的患者来讲，CT的2D多维重建和3D渲染成像及MRI通常被用于评估股骨头颈结合部的形态、髋臼唇的病变及股骨的扭转。

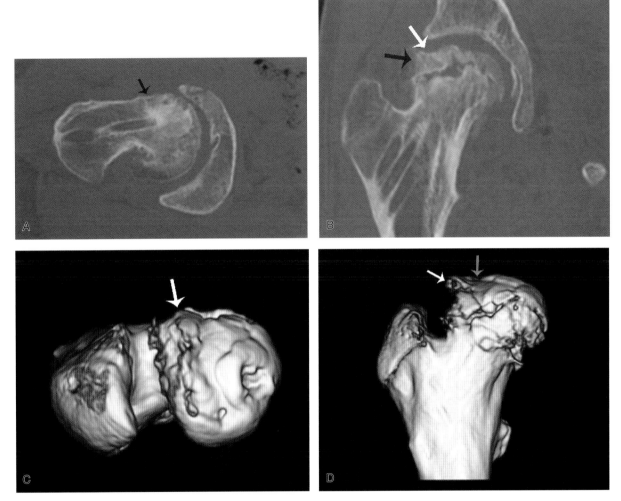

图14-17 病例5：一例接受过股骨颈骨折治疗的12岁男孩出现髋关节前方撞击相关症状。经右侧股骨颈的斜轴向重建CT骨窗图像（A）显示股骨头-颈结合部前方的偏心距减小（黑色箭头）及股骨头-颈内的钉道。经右侧股骨颈的冠状位重建CT骨窗图像（B）显示股骨头-颈结合部头端的偏心距减小（黑色箭头）、钉道、股骨头缺血性坏死后塌陷的关节面（白色箭头）。3D阴影表面渲染CT的俯视位（C）和前后位（D）图像显示股骨头-颈结合部偏心距减小（白色箭头）及股骨头变扁（灰色箭头）

第15章

髋臼盂唇影像学检查

原著者　Fiona Carty，Adam C. Zoga，William B. Morrison

译者　何　伟　魏　秋

一、引言

髋关节磁共振关节造影（MRA）诊断盂唇撕裂具有高度精确性，对临床上强烈怀疑存在盂唇损伤的患者是首选的影像学检查方法。盂唇损伤的类型包括部分撕裂、完全撕裂和盂唇分离，分离比撕裂更常见。一些研究报道不用关节造影剂也可以成功评估盂唇的病理改变。但是，Czerny等将MRI和手术下所见进行对比，发现MRI的敏感性和精确性分别为30%和36%。向关节内注入钆造影剂后，MRI的敏感性和精确性分别为90%和91%。

Sundberg等对比了8例患者的8个髋关节1.5T MRA和3.0T MRI结果，两者均发现有7个盂唇撕裂。其中有1例患者的两种检查结果不一致，3.0T MRI结果显示盂唇内部有一个明显信号增强区域提示盂唇撕裂，而1.5T MRA显示盂唇正常。在髋关节镜下发现盂唇撕裂。

二、解剖

髋臼盂唇为纤维软骨结构，环绕髋臼前、上、后缘，并延续为下方的纤维横韧带。髋臼横韧带跨越充满关节软骨的髋臼缺损窝可能将盂唇隔开。这个缺损在MRI和MRA表现上可能与撕裂相混淆。盂唇用于加深髋臼；然而，它在维持关节稳定性中的作用可能没有肩关节盂唇重要。在MRA影像上，正常盂唇呈边缘清晰的三角形。盂唇的前下方最薄，后上方最厚，在所有影像序列中表现为低信号强度。髋关节囊直接附着于盂唇前、后、上方的基底部，在盂唇附件上方几毫米处。在下方，关节囊与髋臼横韧带相连接（图15-1）。

（一）MR关节造影技术

MR造影技术包括两个步骤。第一步需要在透视引导下进行。直接前方入路是髋关节造影的常用方法，定位股骨颈外侧或股骨头外侧（图15-2）。首先注射碘化造影剂确定针在关节内的位置。然后注入钆稀释液以扩张关节。钆稀释液标准品是2.5 mmol的钆喷酸葡胺。对于单髋注入的稀释液可通过将0.1 ml钆喷酸葡胺与20 ml生理盐水混合后获得，然而，不同的钆产品可能包含不同的钆浓度。关节容量一般为8～20 ml。关节内注射利多卡因也可能有一定的价值。关节内注射利多卡因后疼痛缓解进一步支持是关节内病变。然而，疼痛不缓解也不能排除关节内病变的可能。髋关节内注射钆造影剂后，需要使用表面线圈和小视野（14～16 cm）获得T_1加权-压脂轴位、冠状位和矢状位像。至少扫描3个平面以确保盂唇的每个部分被充分评估。使用T_1和STIR冠状位像评估完整的骨盆时，包括耻骨联合和骶骨，需将视野增大至36～40 cm。

标准的成像平面可以清楚地显示所有类型的髋臼盂唇撕裂。其中斜轴位像对髋臼盂唇撕裂的检出率最高。此外，尚未发现X线成像可以诊断哪种类型的盂唇撕裂。

（二）解剖变异

干扰髋关节MRA诊断的一个"陷阱"是髋

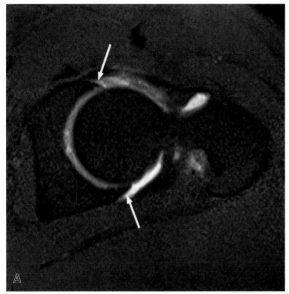

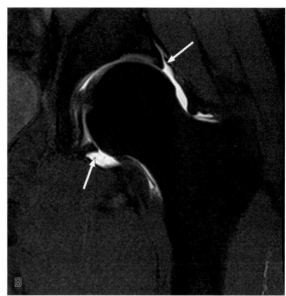

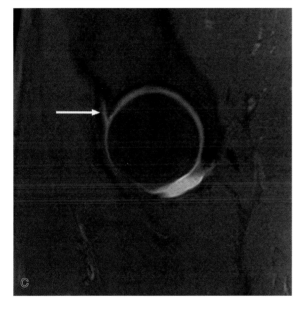

图15-1　左髋部轴位（A）、冠状位（B）和矢状位（C）MRA图像显示前方和后方盂唇呈正常三角形（白色箭头）

臼前上方存在一个正常的沟或凹陷。迄今为止，还没有确凿的证据证明此沟的存在是否为正常现象。盂唇旁隐窝位于盂唇侧关节囊表面的盂唇关节囊连接部。髋臼横韧带和盂唇交界处形成的沟也属于正常现象（图15-3）。此沟应该被称为盂唇韧带沟。另一个沟位于髋臼的前下方，它代表盂唇软骨接合部的一个生理裂口。裂口可能是部分或完全裂开。组织学研究证实关节软骨和盂唇之间是无缝隙连接，说明两者之间有缝隙属于异常现象。Cashin等对11例胎儿髋部盂唇-软骨复合结构的发育情况进行研究，胎龄从8周至足月妊娠。形态学研究发现，前髋臼盂唇-软骨复合结构稍微附着于髋臼软骨的边缘，看起来覆盖了

整个前部。在髋臼软骨表面和盂唇之间有一关节内盂唇突起并形成一个凹陷。与之不同的是，后盂唇直接附着并延续为髋臼软骨。关节腔内缺乏盂唇突起。在较高的放大倍率下，盂唇在髋臼前方的附着部位呈尖形，在髋臼软骨和盂唇结合部突然转折。在偏振光检查下，前方的髋臼软骨中的胶原纤维与盂唇-软骨结合部平行排列，而位于后方的髋臼软骨中的胶原纤维与结合部垂直排列。

Hodler等对12例老年人尸体的髋标本进行了观察。Seldes和Tan对67例尸体标本进行了研究。然而，Seldes和Tan的报道有74%的髋关节盂唇前上缘撕裂，有89%盂唇发生分离。在他们的研究

中，位于前上方的盂唇边缘几乎没有正常的。这些样本的平均年龄为78岁。这一发现对年轻人来说具有重要意义，而不是老年人。Czerny等对6例尸体髋部标本（72～84岁）进行研究后，没有发现任何盂唇下凹陷。Dinauer等和Petersilge等分别对23例和24例髋关节进行研究后，无法确认关节前上方沟的存在。Fitzgerald对56例髋关节镜的

研究中发现，有41例髋关节的盂唇撕裂，伴有关节软骨和盂唇分离。盂唇撕裂最常发生在髋关节的前方。基于这些目测的检查，他们报道可以看到缺损试图修复的证据，但仍然可以识别残留的沟。如果出现宽2～5 mm、长8～20 mm的沟，表明为异常沟。文献表明，一个正常的裂隙位于关节软骨边缘与盂唇之间，正常变异发生率为5%～6%。软骨的边缘和盂唇的边缘很锋利。与此相反，若造影剂渗入到髋臼（骨性）和盂唇接合部内应视为异常。因软骨边缘或邻近的盂唇边缘出现任何不规则的状态而显示的盂唇和软骨分离，属异常表现。

耻股韧带和髂股韧带之间的关节囊缺损可能会导致关节与髂腰肌滑囊相互贯通，造影剂可能偶尔会填充这个结构。滑囊不应该与关节外囊肿或囊肿相混淆。滑囊通常位于髂腰肌腱外侧，而关节外囊肿位于内侧，通常与髋臼相邻近。

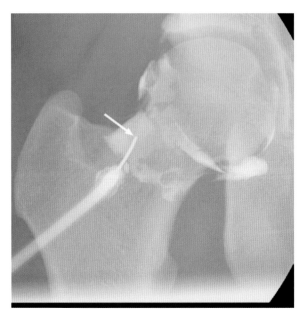

图15-2 右髋关节造影显示针尖位于股骨颈外侧（白色箭头）

三、诊断标准

在MRA和关节镜的研究文献中报道，大多数髋臼盂唇撕裂发生在盂唇的前方或前上方。单纯后方盂唇撕裂最常见于髋关节后脱位或髋关节发育不良的患者中，在经髋关节镜诊断的其他患者中少见。外侧盂唇撕裂在关节镜下很少见到。当盂唇外侧发生撕裂时，通常与其他部位的盂唇和髋臼病变有关。尽管髋臼盂唇从底面撕裂过渡到完全撕裂表明是疾病进展的失代偿期，但Leuing等发现髋臼股骨撞击症的患者仅出现盂唇下表面撕裂，而在髋臼发育不良的患者中出现盂唇退变和体积增大。

MRA诊断盂唇撕裂的标准包括盂唇实质部有造影剂，盂唇边缘不规则伴或不伴盂唇分离。盂唇分离可通过髋臼-盂唇之间渗入造影剂来识别，伴或不伴有盂唇移位。文献报道分离是盂唇损伤的高发类型，而不是实质部撕裂（图15-4）。

（一）囊肿

关节附近的囊性病变可能代表腱鞘囊肿或滑膜囊肿。囊肿是包含黏蛋白的囊性结构，内部衬

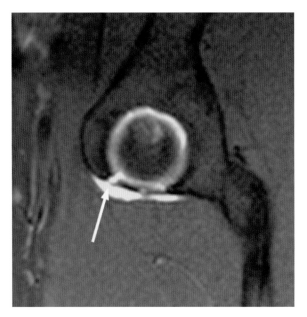

图15-3 髋部矢状位MRA图像显示在髋臼横韧带附着处存在前盂唇旁凹槽（白色箭头）

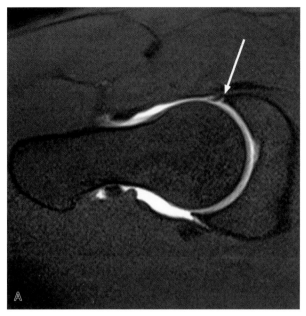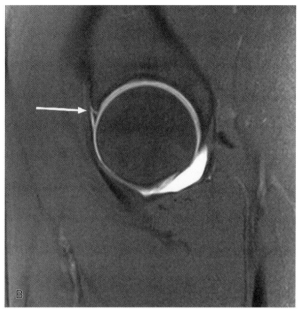

图 15-4 右髋部斜轴位（A）和矢状位（B）MRA图像显示前方盂唇存在分离的撕裂（白色箭头）

有扁平的、梭形细胞，它们可能起源于关节囊、腱鞘、滑囊或软骨下骨。滑膜囊肿是含有大量液体的滑膜。髋关节盂唇旁囊肿是最佳的名词术语，因为它描述了囊性病变邻近盂唇，它可以代表一个囊肿或滑膜囊肿。一旦发生盂唇撕裂，股骨头和髋臼之间协调性丧失，可能导致关节内压力升高和关节积液。升高的关节压力使滑液通过撕裂的盂唇进入到邻近的软组织，形成髋臼旁囊肿（图15-5）。盂唇囊肿也可能与骨关节炎相关髋臼骨内囊肿相关联。压力条件下滑液可通过对关节软骨的腐蚀和渗透渗入到骨内形成囊肿。由于持续存在的压力，骨内病变可能累及周围的软组织，形成囊肿或滑膜囊肿。

（二）软骨

盂唇撕裂除能引起症状之外，重要的病理改变是能导致相关退变性疾病。McCarthy等对436例髋臼盂唇磨损或撕裂的患者进行关节镜探查，发现73%的患者存在软骨损伤，且在盂唇损伤的位置软骨损伤更加严重。他们也发现94%的患者髋臼软骨损伤和盂唇损伤发生在相同区域。他们认为，当存在盂唇损伤时，发生软骨侵蚀的相对风险约增大了1倍。单纯盂唇撕裂好发于年轻患者，而盂唇撕裂合并软骨损伤好发于老年患者，表明盂唇撕裂可能先于并可能导致关节病变。

MRA诊断软骨损伤的标准包括造影剂填充缺损、软骨信号强度改变区域和继发骨关节炎的信号（软骨下骨硬化、软骨下囊肿及骨赘）。MRA用于评估髋关节软骨的诊断价值相对较低。通过外科手术证实，MRA对评价关节软骨损伤的敏感性为41%～79%，特异性为77%～100%。此外，对髋臼股骨撞击症患者软骨损伤的诊断敏感性低至22%（图15-6）。

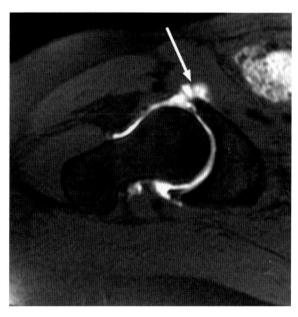

图 15-5 右髋部斜轴位MRA图像显示前方盂唇旁囊肿（白色箭头）和前方盂唇退行性撕裂

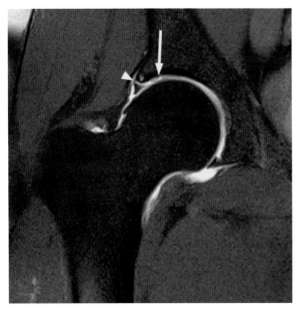

图15-6 右髋部冠状位MRA图像显示关节软骨剥离损伤（白色箭头）和前上方盂唇撕裂（短箭头）

四、髋臼缘骨化和髋臼旁小骨

髋臼发育不良患者的盂唇和髋臼缘常发生明显的病理改变，Klaue等将这种改变称为"髋臼缘综合征"。研究者根据边缘内的不同病理改变，将其分为两种类型的解剖结构改变。在Ⅰ型病变中，髋臼浅平、倾斜度大、股骨头与髋臼不协调。在这种情况下，由于负重力增大，盂唇更容易受慢性的剪切应力影响。这种应力可导致盂唇肥厚，随后从髋臼边缘上分离，可能形成软组织髋臼旁囊肿。若出现关节周围囊肿，提示可能存在潜在的盂唇撕裂或分离。尽管这些囊肿常发生在髋臼发育不良患者中，但发育不良患者并不是唯一的患病人群。在Ⅱ型病变中，股骨头和髋臼匹配度较好，但髋臼顶较短。髋臼缘承受应力，最终可能会导致疲劳性骨折，形成髋臼旁小骨。可能会形成骨内囊肿。McCarthy和Lee推测，当软骨和盂唇交界处中断时，关节液可渗入到软骨下骨内。这些液体能破坏关节软骨，引起软骨剥脱，进而损伤软骨下骨，形成软骨下囊肿（图15-7）。

五、盂唇撕裂分型

Lage等描述了4种病因，并根据髋臼盂唇撕裂的关节镜下形态表现将其分为4种类型。在形态学上，Ⅰ型撕裂或瓣状撕裂根据MRA影像可做出诊断，如果造影剂延伸进入部分或完整的盂唇实质部则产生一个瓣状裂。Ⅱ型为放射状的纤维样撕裂，盂唇轮廓不规则，盂唇内没有分离的裂口。Ⅲ型为纵行撕裂，造影剂延伸到盂唇与髋臼软骨接合部附近或接合部内。Ⅳ型为不稳定撕裂，盂唇增厚、扭曲变形。这些标准有其局限性，当不稳定因素存在时，失稳的盂唇通常增厚、扭曲，但不是所有发生不稳定撕裂的盂唇都增厚（图15-8）。

Lage等描述了4类引起盂唇撕裂的病因。

（一）创伤

有明确的髋部外伤史，随后出现症状。最近，一些病例报道通过髂腰肌腱的作用可以引起盂唇牵拉性损伤，在这些病例中发现髂腰肌肌腱的关节内部分与盂唇相连。

（二）先天因素

存在髋臼发育不良，中心边缘角（CE角）<25°，伴或不伴有Tönnis角>10°。

（三）退行性病变

影像学上存在关节炎改变，如关节间隙变窄、骨赘或在手术时可见严重的软骨破坏。退行性撕裂也可在炎症性关节病中出现。撕裂的程度与关节退变的程度相关。Ⅰ型退行性撕裂位于前方或后方的某一解剖节段内；Ⅱ型撕裂涉及整个解剖区域；Ⅲ型为弥散性，超过1个解剖区域。撕裂程度越高，髋臼和股骨头退行性改变越明显。

（四）特发性

没有其他任何发现。然而，3个最近的研究对骨骼畸形伴盂唇撕裂的患者进行了回顾性分析，发现大多数骨骼畸形患者（78例，49%；99例，79%；31例，87%）与髋臼股骨撞击症同时存在。因此，将其命名为特发性髋臼股骨撞击症更为合适（图15-9）。

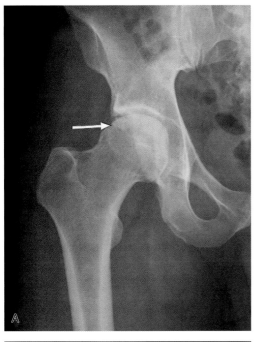

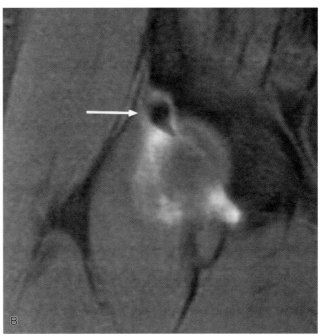

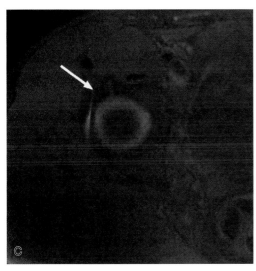

图15-7　右髋的X线片（A）和冠状位（B）、轴位（C）MRA图像，显示了1个髋臼旁小骨（白色箭头）

Czerny 分型包括基于 MRI 影像评估盂唇形态、盂唇内信号、是否存在盂唇撕裂或分离、是否存在盂唇旁凹陷，已报道与关节镜下发现具有很好的相关性。在这个分型体系中，盂唇被分为：0型为正常盂唇；1A型为盂唇中心信号强度增高，没有延伸到盂唇表面和三角外形，存在盂唇旁凹陷；1B型与1A型相似，有盂唇增厚，不存在盂唇旁凹陷；2A型为造影剂渗入到盂唇，没有盂唇分离，存在盂唇旁凹陷和三角外形；2B型与2A型相似，无盂唇增厚和盂唇旁凹陷；3A型为盂唇与髋臼分离，呈三角外形；3B型为盂唇分离、增厚。只有2A、2B、3A、3B被认为存在盂唇撕裂。

六、相关性疾病

（一）髋臼股骨撞击症

在凸轮撞击中，通常在股骨头-颈连接部前上方的一个凹形结构变得扁平或凸出。由于存在这种异常的形态，股骨头可能变成非球形。形成这种股骨头-颈异常形态的确切病因尚不清楚。尽管有些学者认为这可能是由于亚临床型股骨头骨骺滑脱所致，但另有一些证据表明这种异常形态是因为在发育过程中股骨头和大转子共同的骨骺异常分离所致。当髋关节屈曲、内旋时，由于这个区域缺乏正常的凹形结构，导致股骨撞击髋臼缘。异常撞击引起髋臼盂唇和关节软骨损伤。MRA影像可显示凸轮型髋臼股骨撞击症患者的三联症。三联症包括异常 α 角、前上方髋臼软骨损伤和前上部髋臼盂唇撕裂。在这项研究中，90%

有临床撞击症状的患者在MRA上有三联症表现（图15-10）。

在钳形撞击中，软骨损伤部位通常位于髋臼后方，是因为股骨和髋臼缘间反复撞击所致。相关的盂唇退变和撕裂常发生在前上部盂唇。股骨颈囊袋样改变和髋臼股骨撞击症之间的确切关系

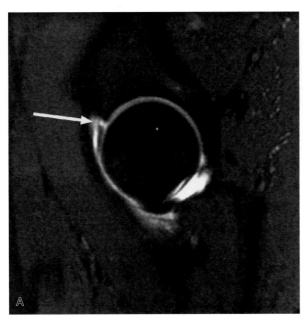
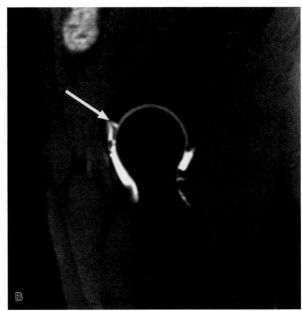

图15-8　髋部矢状位（A）和斜轴位（B）MRA图像显示了前上方盂唇撕裂，与基底部分离（箭头）

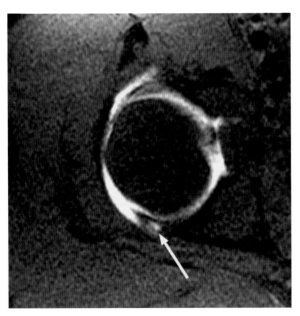
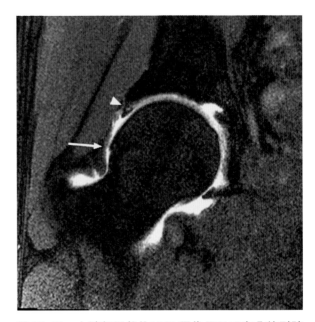

图15-9　右髋部轴位MRA图像显示了后方盂唇撕裂（白色箭头）

图15-10　右髋部冠状位MRA图像显示了在凸轮型髋臼股骨撞击症的股骨头-颈交界处有一凸起（白色箭头），并在前上部存在髋臼盂唇撕裂（短箭头）

不完全清楚。最近一项研究表明，在髋臼股骨撞击症患者中，囊肿的发生率较高。然而，另一项研究表明，在凸轮形髋臼股骨撞击症患者中，只有5%存在这些囊肿。因此，原因可能是钳形撞击患者比凸轮形撞击更易发生这些囊肿。

钳形撞击引起的撕裂垂直并延伸到盂唇表面，更严重的病例可延伸到软骨下骨，在这种情况下，盂唇可能发生钙化。通常可以看到盂唇的软骨内骨化。凸轮形撞击引起的撕裂发生在盂唇纤维软骨和关节透明软骨的过渡区域，垂直于关节表面。

在钳形撞击中，股骨颈和髋臼前缘的凸起反复接触导致早期盂唇损伤，这种相互冲击性损伤可导致后关节面过早发生磨损。

（二）发育不良

髋臼浅平使盂唇承受过度负荷，导致盂唇退变或从髋臼边缘上分离。髋臼发育不良引起股骨头覆盖不足，导致上盂唇承担一部分负重力。增大的应力最终会导致盂唇退变和撕裂。一旦发生撕裂，股骨头缺乏周围覆盖，最终会移出关节。盂唇分离后，软组织内容易产生骨外囊肿，盂唇或髋臼软骨容易分裂，导致滑液渗透到软骨下骨，从而诱发骨内囊肿。这些软骨和骨形态和结构的改变，导致退行性关节炎的发生（图15-11）。

（三）髋臼后倾

髋臼口的排列方向不面向正常的前外侧方向，而向后外侧倾斜。由于后倾，股骨头前外侧覆盖

面比正常大。髋关节在屈曲时，后倾髋臼的前壁边缘和前上方顶部已发生撞击，因为它们直接阻碍了股骨颈的运动轨迹。这个病理过程使骨性髋臼边缘发生碎裂，产生不同程度的退行性改变。

MRA为髋臼盂唇评估提供了最好的影像学方法。使用大磁场强度、小视野的MRA可以获得最佳的图像质量。与肩关节盂唇不同的是，髋臼盂唇很少出现解剖变异。如果盂唇信号不均匀，液体延伸进入或通过盂唇实质部，高度怀疑存在盂唇撕裂。此外，出现盂唇旁囊肿是盂唇撕裂的可靠征象。MRA是兼具敏感性和特异性的诊断盂唇撕裂的影像学检测方法。

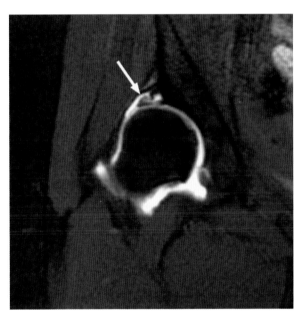

图15-11 髋臼发育不良MRA图像显示盂唇肥厚（白色箭头），同时也出现撕裂

第16章

保髋手术的患者选择

原著者　Jeffrey J. Nepple, John C. Clohisy

译　者　何　伟　魏　秋

在过去的10年中，对于年轻成人髋部疾病的诊断和治疗，包括髋臼股骨撞击症（FAI）和髋臼发育不良，已日趋普遍。我们对年轻成人髋部病理改变的认识水平不断提高，使我们能更好地识别哪些患者适宜保髋手术。选择合适的患者进行手术对确保手术成功是至关重要的。这类患者群最常用的手术干预措施包括髋关节镜、髋关节外科脱位技术和髋臼周围截骨术（PAO）。本章将阐述患者的特征、病史、体格检查及影像学因素，这些均是施行保髋手术需要考虑的重要因素。另外，笔者将阐述髋关节镜、髋关节外科脱位技术和伯尔尼PAO适宜患者的选择。

一、患者的特征

在年轻成人髋部疾病的外科治疗中，患者的多种因素是重要的考虑内容。其中包括患者的年龄、一般健康状况和活动水平等一般情况，还包括任何合并症、结缔组织疾病（或家族史）、吸烟史等。调查既往有无髋部手术史或幼年髋部疾病。还要记录所有的体育活动和相关症状的信息。关于体育活动的详细信息包括体位和运动对髋部的特异性需求、出现症状与髋部疾病病理生理学的相关性及康复和术后恢复情况。FAI是一种与极度屈髋位体育运动强烈相关的疾病，其中包括曲棍球和足球。最近的证据表明，青春期进行激烈的运动活动可能形成FAI相关的典型的骨性畸形。然而，仅有一小部分存在这种畸形的个体会发生髋部疼痛。

二、患者的病史

确定髋关节周围疼痛的部位是非常重要的。由于髋关节内发生典型的病理改变引起腹股沟前方出现疼痛，患者可能描述疼痛区域在大转子前方呈C形分布。然而，明显重合的髋关节外侧和后侧疼痛并不罕见（图16-1）。应该确定患者的慢性疼痛以及任何相关的急性改变。持续的症状或许提示严重的继发型骨关节炎。活动后疼痛应考虑盂唇不稳定撕裂、软骨剥脱或者游离体。髋关节发育不良的典型表现是外展肌疲劳引起的长距离行走或跑步后髋外侧疼痛。另一方面，髋股撞击症的典型表现是髋关节极度屈曲或者久坐后引起的腹股沟前方疼痛。然而，这两种髋关节紊乱有很多相同的症状。

诊断性注射（麻醉药注射）对确定关节内源性疼痛极为重要。注射通常在超声或透视引导下进行。主动或被动活动时的疼痛在短期内缓解有助于确认关节内源性疼痛。出现模棱两可的反应时，让患者在主动活动时进行观察。年轻患者注射糖皮质激素存在争议，但对尝试避免或延缓手术的患者来说，该方法可长期缓解症状。

三、体格检查

初次体格检查应包括一般体征、行走步态和坐位姿势。保髋手术的最佳患者应具备良好的身体素质和活动功能，体重指数正常。肥胖和身体素质较差的患者行保髋手术可能有较差的预后。

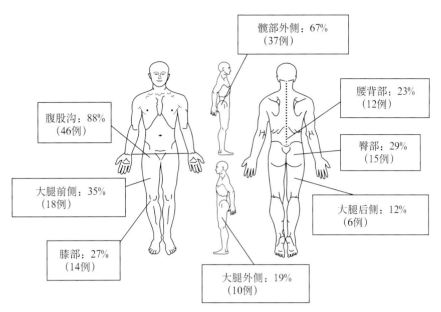

髋部外侧：67%
（37例）

腰背部：23%
（12例）

腹股沟：88%
（46例）

臀部：29%
（15例）

大腿前侧：35%
（18例）

大腿后侧：12%
（6例）

膝部：27%
（14例）

大腿外侧：19%
（10例）

图16-1 FAI患者疼痛分布的队列分析（引自：Clohisy JC, Knaus ER, Hunt DM, et al. Clinical presentation of patients with symptomatic anterior hip impingement. *Clin Orthop Relat Res*, 2009, 467（3）：638-644.）

检查基本的神经血管功能，测量肌肉力量和腿的长度。对髋部肌肉力量较差的患者，在考虑保髋手术前应进行强化肌肉治疗。髋关节外部和骨盆肌肉的代偿机制可导致髋部继发疼痛性疾病，包括运动性疝和耻骨炎、髋关节屈肌肌腱炎、股骨大转子滑囊炎及骶髂关节疼痛。详细评估髋关节的活动范围对鉴定各种年轻成人髋部疾病的差别极为重要。除了提供诊断信息外，髋关节的活动范围还具有治疗意义。例如，充分的髋关节活动度允许对髋臼的方向进行调整。通过骨盆触诊检查髋关节屈曲，以骨盆出现倾斜为度。同样，检查外展时，以骨盆出现侧方倾斜为度。测量屈曲90°时内部旋转量（IRF），再进行疼痛诱发试验。撞击试验是通过内收、内旋和外旋旋转髋关节，用于检测一般的髋关节内病变。IRF小于15°提示存在FAI。然而，减小股骨倾角（股骨后倾或减小相对前倾）同样也会降低IRF。同样，IRF大于45°则提示检查者股骨前倾可能性增大。在屈髋90°并外旋时测量与IRF负相关。然而，在屈髋时考虑运动的弧线也是有用的。运动弧线增大通常发生在关节囊松弛的患者，而运动弧线减小大多发生在严重的FAI、儿童期残留畸形（股骨头骨骺滑脱、Perthes病）或骨关节炎患者中。全身韧带松弛可通过检查其他部位进行评估，包括膝、肘、手和腕，或者参照Beighton的标准进行

评估。对临界状态的髋发育不良结构不稳定患者中，髋周围软组织松弛可能对治疗有重要的影响。软组织松弛与临界状态的结构不稳定同时存在可能是截骨术的适应证，单纯用髋关节镜无法解决问题。

四、影像学因素

影像学评价对诊断年轻成人髋部疾病非常重要，因为在许多疾病中，患者具有相同的症状和体格检查表现。另外，继发性骨关节炎的存在及严重程度可通过普通X线片观察。X线片分析的具体内容已有详细介绍，一般原则包括识别结构畸形、观察继发性退行性改变。标准化的（站立位或仰卧位）骨盆前后位X线片是分析的关键影像资料。在特定的X线片上观察到骨盆倾斜和旋转是需要特别注意的信息。虽然骨盆倾斜对髋臼发育不良的参数（CE角和臼顶倾斜度）相对影响较小，但对髋臼倾斜影响较大，正如我们看到的交叉征。骨盆前倾增大导致髋臼相对后倾，关节窝位于正常中立位。笔者对年轻成人髋部疾病的动态骨盆倾斜意义的理解仍然是有限的。大腿内旋时拍摄骨盆前后位X线片可在股骨头-颈结合部观察到凸轮状畸形。然而，观察FAI患者凸

轮畸形的影像学检查通常用侧位片，不同的拍片体位可以观察股骨头－颈结合部的不同区域。蛙式侧位或穿台侧位X线片都可显示股骨头－颈结合部前方。FAI伴发的畸形一般都是发生在股骨头－颈结合部前外侧，改良的Dunn侧位片可清晰地显示病变轮廓（屈曲45°，外展20°，旋转中立位）。此外，假侧位X线片可显示前覆盖不足，提示髋臼发育不良。

骨关节炎的影像学评估对判断那些因存在关节软骨损害而无法从保髋手术治疗中获益的患者尤为重要。根据骨关节炎的影像学表现，传统的分类方法包括Tönnis分级和Kellgren-Lawrence分级。然而，这些分级方法的观察者间信度可能较差。在骨盆前后位X线片上测量关节间隙显得更可靠。测量关节间隙的宽度一般沿眉弓选取3个位置：内侧、中间和外侧。已经明确的是，关节间隙小于2 mm的患者，保髋术后预后较差。轻度关节间隙变窄的预后尚不明确。确定相对狭窄程度常用的方法是与健侧髋关节进行对比。假侧位X线片也可显示前上方和（或）后方的关节间隙狭窄和骨赘，在其他视角无法显示。

MRI的价值在于不仅可以观察盂唇和软骨的病理改变，还可以排除年轻成人股骨头坏死、股骨颈应力性骨折等相关骨骼异常疾病。CT扫描对观察髋臼和股骨近端更详细的特征非常有用。CT扫描对处理畸形的边界和细微结构或者严重的畸形极为有用。了解FAI患者畸形位置和严重程度的精确特征，有助于外科医生判断这些区域是否可以通过关节镜检进行处理。髋关节外科脱位技术更容易显露畸形周边或更后方的畸形。

五、髋关节镜

随着髋关节镜技术和设备的发展，髋关节疾病的诊断和治疗有了新的突破。对术前影像学进行全面检查是非常重要的，确保外科医生能使用关节镜充分解决相关畸形。X线片上显示关节间隙明显变窄，提示存在弥漫性退行性改变，采用保髋方法不可能获得好的疗效（图16-2）。髋关节

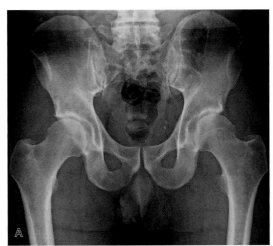

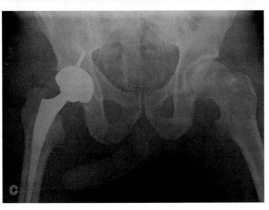

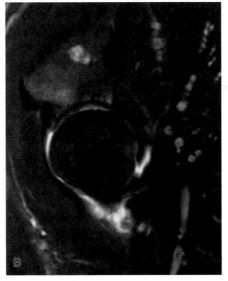

图16-2 A.骨盆前后位X线片上显示右髋凸轮形髋臼股骨撞击症合并右髋中度退行性改变，无法预测保髋手术的预后；B.矢状位MRI图像显示关节软骨明显退变，软骨下骨水肿，囊肿形成；C.全髋关节置换术后骨盆前后位X线表现

镜技术用于中至重度的肥胖患者比较困难，且预后普遍较差。髋臼发育不良患者也不适用于单纯关节镜治疗（图16-3）。在处理相关的盂唇和软骨损伤时，关节镜可以联合PAO解决所有的病理改变，矫正病理状态下的力学环境。对前上方髋臼的过度覆盖（钳形）和大肌肉男性患者来说，如何突破关节囊进入关节内，给关节镜检技术带来了新的挑战。

六、髋关节外科脱位技术

髋关节外科脱位技术能充分显露股骨近端和髋臼缘的周边，包括旋股内侧动脉的支持带动脉分支。切开脱位关节手术能显露凸轮状畸形，可向后延伸到支持带动脉（图16-4）。另外，在处理Perthes病残留畸形时，外科脱位关节可充分处理大转子和相对的股骨颈延长，可能完全改善近端股骨的力学状态（图16-5）。现代外科技术治疗后很少发生大转子骨不连，但吸烟和高龄是该方法的相对禁忌证。

七、髋臼周围截骨术

采用PAO治疗髋臼发育不良需要考虑几个重要因素。髋关节屈曲大于90°，外展大于30°，是施行重定向截骨术的基本条件，因为功能丢失可能会限制髋臼调整的角度。在处理中至重度髋臼发育不良时，功能位摄片用于评估重定向截骨术后髋关节的匹配性很有帮助。采用髋屈曲外展内旋位模拟重定向PAO术后髋关节的匹配性。除PAO外，有症状或影像学显示盂唇撕裂的患者行髋关节镜检可能获得良好疗效。股骨近端畸形通常与髋臼畸形同时存在，这可能会增加继发性FAI的风险（图16-3）。通过前方关节囊切开入路进行截骨术和股骨头–颈结合部成形术不但安全，还可能会降低继发性撞击的风险。

八、小结

临床中、长期随访结果显示采用髋关节镜、

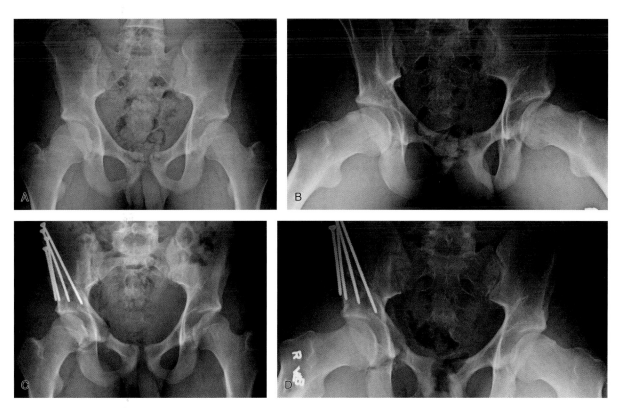

图16-3 A.骨盆前后位X线片；B.45°位Dunn侧位片显示髋臼发育不良和股骨近端凸轮形FAI；C、D.髋臼周围截骨和近端股骨头–颈结合部成形术后X线表现

髋关节外科脱位技术和PAO等保髋手术治疗的患者优良率不断增加。对每一种方法选择合适的患者对术后的疗效有重要影响。适合保髋手术理想的患者包括存在与病史、体征和影像学相一致的明确损伤，以及年龄相对年轻的患者（<50岁）、身体素质良好、影像学上无骨关节炎征象。

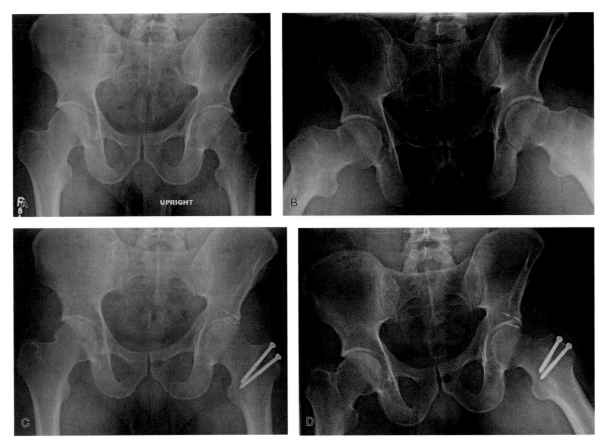

图 16-4 A.骨盆前后位X线片；B.45°位Dunn侧位片显示较大的凸轮状畸形，向后延伸至支持带动脉处；C、D.切开脱位髋关节、髋臼盂唇修复、近端股骨头-颈结合部至后方支持带动脉间成形术后X线表现

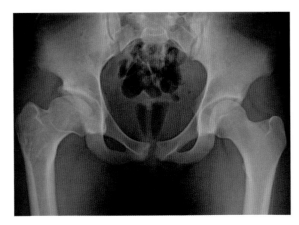

图 16-5 骨盆前后位X线片显示Perthes病残留髋畸形存在高位大转子、髋膨大、扁平髋和髋外翻

第17章

年轻髋关节疾病患者治疗结局评价

原著者　Nicholas G. H. Mohtadi
译　者　何　伟　魏　秋

一、引言

评价患者的治疗结果可能要观察很多方面。相比医疗工作者，社会和卫生保健系统有着不同的视角，最重要的是患者的自身评价。应该非常清楚的是，在一开始就没有一个评价方法能同时满足所有的目的，认识到这一点是非常重要的，每个视角都可能存在偏倚。从卫生保健系统的角度来看，治疗费用可能是评价的一个重要方面。从患者的角度来看，疾病对生活质量（QOL）问题的负面影响及治疗后QOL改善是非常重要的。从外科医生的角度来看，X线片上畸形的矫正及手术方式可能是评价结果的关键问题。

此外，根据一般状态评估所得的结果可以是主观的或客观的；或者从特定关节或特定疾病方面来评估的话，结果可能有区别性、可评估性和预见性。根据患者随访和文献报道的数据，通过专家共识来确定结果，确定各种不同的治疗方法的适用范围，并且可以使用各种量表进行疗效评估［如利克特量表、视觉模拟评分（VAS）、顺序量表和类别量表］。

本章将围绕结果评价进行一个简要的总体概述，对年轻髋关节疾病患者治疗结果的评价进行重点阐述。

二、结果评价概述

当评价年轻髋关节疾病患者手术治疗效果时，我们必须明白结果依赖于3个独立因素或变量。

首先，我们需要考虑患者。患者的人口统计学资料、明确的髋关节疾病、疾病的自然史、疾病的程度、疾病对患者的影响及任何有可能影响手术治疗结果的相关因素或合并症。为了更好地了解两个研究之间治疗的效果，有必要了解患者人群、抽样架构，以及如何将患者纳入本研究。因此要考虑这些患者的许多特征，并且尽可能多地匹配这些特征。然而，患者也有其内在的偏倚。这些偏倚是未知的、不可预测的或预期的。因此，考虑患者相关偏倚的唯一解决方式是采用随机化原则让患者接受一种治疗方法或其他方法。随机对照试验（RCT）研究的设计解决了患者之间的差异对结果评价带来的干扰，为衡量一个具体的治疗效果提供了最佳机会。这可以通过已发表的文献来证明。一项出色的研究对比了盂唇再固定/修复术和盂唇清理术的治疗效果，Larson和Giveans等采用改良Harris髋关节量表（MHHS）对结果进行评价后发现，采用再固定术组有更好的短期和长期疗效。为了尽可能考虑和匹配手术前患者组间的差异。作者还比较了许多基线变量来证明患者之间是否有任何明显的差异。作者合理地认为："在这项早期队列研究中，虽然其他变量可能影响这些结果，但初步结果表明，与盂唇清创术对比，采用盂唇再固定术治疗的患者有更好的HHS（MHHS）评分结果和更大比例的优良率。"其他变量"可能在以下方面存在差异，包括如何选择患者、患者对所患疾病的了解程度、他们对治疗方案所做出的反应等。在回顾性设计研究中没有考虑这些患者的偏倚。RCT通过随机分配患者到每个治疗组最大限度降低患者之间的偏倚影响。

第二个要考虑的独立因素是外科医生/手术方法。外科医生在医疗上有相对独特的位置，因为患者的结果与施行手术的大小有关。对于外科医生来说，单纯参照文献的结果并将其应用于自己所管理的患者身上不一定恰到好处。在世界上任何地方的患者服用一种相同的药物时，预期会有类似的效果，可以推测患者具有类似的疾病状态和人口统计学特征。但不能说接受相同手术方法的患者具有同样的疾病状态。因此，医生应该有责任用一些有意义的方法来衡量结果。手术经验的影响是很好理解的。这已经在掌握专业的理论知识基础上，通过丰富的临床实践得到了解决。这种设计将患者随机或匹配到执行某一特定手术的外科医生那里。外科医生对执行这种手术具有丰富的经验。因此，研究结果更可能与手术方法有关，而不是外科医生。在Larson和Giveans的研究中，通过实例证明解决了这一局限性，它可能是"治疗FAI（髋臼股骨撞击症）的改良技术可影响再固定术组患者远期疗效"。本研究的另一个局限性是外科医生将盂唇组织的损伤程度作为患者能否施行盂唇再固定/修复术的影响因素之一。如果盂唇不能修复，患者就不会被分配到再固定术组中。他们将被列入清理术组中。如果盂唇对结果很重要，那么外科医生决定能否行盂唇修复术则会影响结果。可能有人认为，这是一个与患者相关的因素，即盂唇的损伤情况；然而，对其修复与否由外科医生决定，那么它也是一个基本外科医生的因素。随机分配是解决这个问题的一种方法，但在伦理学上，采用这种方法存在一定的困难。作者有效地证实了这一争论："随着我们对髋臼盂唇的重要性和其修复能力的认识不断提高，我们不会特意随机分配患者做盂唇切除手术"。另一种解决这个问题的方法是对所有患者施行固定/修复术，然后根据盂唇损伤程度进行分组。

手术方法还可以从以下几方面进行评价，包括手术时间、牵引时间（如髋关节镜手术）、是否发生并发症、术前和术后X线表现，以及手术操作过程中涉及的其他技术细节。手术评估结果相关的信息可能也有必要提供给第三方，如保险公司、政府机构或工人赔偿委员会。在这种情况下，有必要报告重要的手术相关信息，如安全措施、抗生素的使用和深静脉血栓形成的预防、住院天数和费用。这些结果的类型通常是客观的指标，是可以观察和计算的，并以可靠的和有效的方式来描述。假如由一个无偏倚的观察者独立记录这些信息，这是可以信任的，并认为是真实的。

第三个独立变量或因素（本章内容中最重要的）是测量结果本身。在Larson的研究中，早期结局评价指标是MHHS，他们还使用了VAS疼痛评分（0～10）和SF-12。在循证医学或患者报告结果（PROs）的概念出现之前，于1969年发表的一篇文章中制订并公布了Harris髋关节量表。MHHS是以医生评价为主的Harris改良量表，其中减掉了测量活动范围的部分。因此，用这种不是基于患者自身的评价方法观察疗效不太理想，结果会有争议，因此仅在此基础上得出的结论是有偏差的。在Larson的研究中如果使用VAS疼痛评分或SF-12作为主要结局评价指标，得出的结论在两种方法中没有差异。

结果评价可以通过仪器、工具、量表、评分、指标、测量、结果或问卷来完成。这些术语在本章中交替使用。结果评价可以分为多种方式。简单地说，治疗结果可以在任何方面被测量或观察。它可以是一些简单的活动范围测量，也可以是复杂的、多方面的、针对具体疾病的、与健康相关的生活质量（HRQOL）问卷调查。结果评价的目的可以分为针对某一具体的疾病，如那些用于评估骨关节炎工具，或针对某一具体的关节，如那些用以评估髋关节病理状态的方法。这些方法也能根据患者对自身的评价进行分类。传统意义上，临床医师的评价结果都是客观的测量，如影像学评估。临床医师还询问患者疼痛和其他主观指标。这些"基于临床医师"或"临床医师管理"的工具可能会因为它们的管理方式而引起偏倚，但更重要的是不能获得患者的主观感受。因此，最近，已经建立了以患者为基础的管理工具。该工具也包含了客观的评价指标。如果目的是评估患者随着时间的推移而发生的变化，一个评价性指标是必要的，因为它可以评估个体或群体的纵向变化程度。如果目的是评价一种方法对不同患者的疗效，应采用一个区分性指标，因为它可以区分个体或群体之间的差异。非常重要的一点是每个结局指标的变化特点取决于该工具的目标。其中一个评价指标的关键特点是反应性的表现。反应性指的是结果评价或仪器检测患者随时间变化的能力。一个区分性指标需要在特定时间点来区分患者。换句话说，能够区分患者存在的或轻或重的"疾病"状态。Guyatt通过使用量化信噪比的统计概念解释了两种类型量表之间的差异。信噪比越好量表越好。"如果患者（信号）之间的差异性比患者（噪声）中的差异性更大，认为该量表是可靠的"。区分性量表必须具有较高的可靠性，并且这些量表所包括的问题必须要提高检测变化的能力。评价性量表能微妙地检测和区分随着时间推移而发生的变化及变化的反应性。反应性是"与患者评分的差异大小直接相关，如这些患者改善或恶化（信号）及患者没有变化，可以出现或多或少的评分（噪声）程度"。如果随着时间的变化在临床上是有意义的，那么反应性量表能够测量是否某一具体的治疗方法（如手术）会提高患者的疗效。最后，非常重要的是如何确定PRO的每个条目。通过条目生成的过程建立初始条目池是非常关键的。一旦确定了一个全面的条目池，那么最终的条目数是减少的并且制订成问卷。与区别性量表或预测性量表相比，选择一个条目池制作评价性量表，实现的整个过程是有区别的。在一个区别性量表中，有大部分需要受访者回答的问题是非常重要的。而在评价性量表中，所有相关和重要的方面，应该是测量临床重要结局的指标。

当今复杂的医疗服务领域受费用、疗效、安全性、有效性和绩效工资问题的影响，关键是在各方面都保持耐心。因此，我们有责任从患者的角度来测量结果。此前报道的结果评价主要以临床医师为基础，其中包括畸形测量、关节活动范围，或所谓的客观测量，如X线片的评价。最近合理的并且重要的趋势是测量PRO。PRO被认为是报道临床试验的参考标准。观察自我管理（如患者）结果的区别是很有必要的，因为那不仅是自我管理，而且是患者推断或确定的结果。关

于PRO的组成还存在一些争议。普遍接受的定义是"任何直接来自患者的报告，没有经过医生或者别人解释，与健康状况和治疗相关的功能和感觉。"这个定义非常适用于简单的结果，如用VAS评分测量随着时间推移的疼痛强度。当人们试图评价更复杂的结果时，PRO则包含了不同的内容，如QOL。关于PRO更完整的定义是，它从患者中收集，但更重要的是"获得的信息必须与患者直接相关"。众所周知，患者的视角与临床医师及最重要的外科医生不同。因此，如果我们接受第一个并且简单的PRO定义，也就是来源于患者的信息，制订具体的PRO内容是至关重要的。此内容包含对患者健康因素的、直接的主观评价指标：症状、功能、身体素质、健康相关的生活质量（HRQOL）、对治疗的认识、对护理的满意度及专业沟通的满意度。要求患者描述他或她对自己所患疾病、治疗、多种模式医疗保健交互系统的评价，并对相关情况、影响及功能提出看法。文献中已对PRO的定义从以下几方面进行了讨论和争论：什么情况下评估，患者输入信息的重要性，更不用说它是如何分析和报告的。

最近发表的一篇文献系统评价确定了3个FAI和盂唇撕裂患者的PRO。作者确认西安大略和麦克马斯特大学骨关节炎指数（WOMAC）、非关节炎髋关节评分（NAHS）和髋关节结果评分（HOS）。严格评价这些结果得出的结论是，WOMAC是基于患者和自我管理的评价工具。然而，骨关节炎患者的疾病特异性是患者年龄比FAI患者年龄大。NAHS包括20个问题，其中10个直接取自WOMAC，而剩下的问题根据一项初步队列试验观察获得的共识来决定，受试者为与医务人员教育水平大致相同的不同行业的患者。NAHS是专为这些患者而设计，但是这个问卷的反应性没有被报道。HOS用来评估日常生活（ADL）和体育活动。然而，没有任何患者参与确定HOS两个部分问卷的条目。

第二篇文献系统评价集中于描述髋关节和腹股沟功能障碍时的PRO问卷。该评述建议，推荐髋关节功能障碍和骨关节炎结果评分（HOOS）用于评估骨关节炎患者，并且推荐HOS用于评估接受髋关节镜手术的患者。他们通过声明解决"一个新的PRO问卷集中于评估年轻和从事体力

活动的髋关节和腹股沟功能障碍的患者"。

最后一篇文献系统评价着眼于应用髋关节镜效果评价的心理测量证据。作者鉴别了MHHS、NAHS和HOS 3种工具可能的评价结果。为了精确地选择健康评估量表，他们使用基于共识的标准评估每个结果。基于可利用的证据，他们的结论是，对接受髋关节镜的患者，NAHS和HOS联合应用以评估疗效。他们还指出"对这些问卷的有效性和可靠性进行更多的研究是必要的"。

在评估年轻患者髋关节疾病的治疗效果时，从手术的角度，可将PROs大致分为两类：测量患者的满意度和测量HRQoL。患者满意度是一个包含很多方面的概念，它包括获得关怀、持续的护理、可享受的服务、医生的行为及总体结果。虽然患者满意度代表了一个PRO，它也是由提供治疗的医疗保健系统决定的。因此，如果我们真正关注患者的利益，我们应该评估HRQoL。我们可以从描述中看出，对总体结果条目而言，在患者的满意度和HRQoL之间是重复的。QoL也是一个多方面的概念，它包括患者对身体"性能"的感知、职业功能、心理状态、社会交往和躯体感觉。HRQoL已经阐明它包含了与临床医生相关这些方面。

通过询问患者这个非常简单的方法可能用于评估他们的QoL，评分范围为0～100分，100分代表最好的QoL。然而，这种方法会导致有限的信息和存在潜在的干扰因素。事实上，这是一种与单一数值评分类似的评价方法。在一般情况下，如果我们需要评估类似手术治疗的效果和这些治疗对患者的影响，更详细的评估是必要的。结果评估的关键是回答重要的研究问题，但最重要的是要查明患者是怎么做的！

三、可用于评价保髋手术的方法

根据手术治疗的类型评价结果并不重要，重要的是根据患者的类型评价结果，比如哪些患者考虑行保髋手术或特殊的关节镜手术，或者哪些患者可选择非手术治疗。这些患者很可能是年轻的、活跃的、有工作的，不是髋关节置换手术的最佳人选。从历史上看，评估髋关节疾病的疗效评价指标多用于髋部骨折或行关节置换手术的患者中。

在PubMed数据库搜索引擎中查找关键词为"髋关节镜检和结果（S）"的文献，即检索［"髋关节"（主题词）OR "髋关节"（所有字段）］AND［"关节镜术"（主题词）OR "关节镜"（所有字段）］AND "结果"（所有字段）。然后检索［"髋关节"（主题词）OR "髋关节"（所有字段）］AND［"关节镜"（主题词）OR "关节镜"（所有字段）］AND "结果"（所有字段），然后检索［"髋关节"（主题词）OR "髋关节"（所有字段）］AND［"关节镜术"（主题词）OR "关节镜术"（所有字段）］AND［"随机对照试验"（文献类型）OR "随机对照试验作为主题"（主题词）OR "随机临床试验"（所有字段）］。

对所有文章进行了审查以确定发表（综述或原始研究）的类型。只有关于特定的关节（即髋关节）的评价被考虑。特定疾病的评价被排除在外（如WOMAC）。整理和分析原始研究的出版物，确定是否在出版物中有临床结果的评价方法。通过互联网使用"谷歌浏览器"搜索潜在的结果。通过多中心髋关节镜检查结果评价研究网络（MAHORN）成员之间的人际交流和从国际社会对髋关节镜检查年度科学会议（2009年和2010年）回顾摘要确定额外的结果评价方法。比较每个方法的总得分形式，并对每一个问题所包含的内容和范围进行评估。

本综述确定了几个结果评价指标，均可用于外科医生评估他们所管理的患者，其中包括比以前发表的系统评价更新的研究报道和发表的结果。

日本骨科学会使用已发表文献中用于评估髋关节镜手术或保髋手术的评价方法，包括MHHS、Merle d'Aubigne-Postel评分、NAHS、Larson髋关节评分、HOS及髋关节残疾评分量表。随后又鉴定3个额外的评价方法：哥本哈根髋关节和腹股沟结果评分（HAGOS）、推断评分（即所谓的Vail-10）及国际髋关节结果评估工具（IHOT）。只有NAHS、HOS、HAGOS、IHOT及"Vail-10"专门针对年轻、活跃的髋关节疾病的患者。

最后，应该考虑使用随机对照试验和前瞻性队列研究，用这些评价方法评估治疗效果。评价结果不仅来源于患者的自我报告，也要反映任何评价测量工具中重要的心理特性。这些包括可靠性、反应性和有效性。

NAHS创建于2003年，用于评估因髋部疼痛导致活动受限的年轻患者在手术前和手术后的疼痛和功能。这个工具是基于患者的、自我管理的问卷，是WOMAC问卷的改良版。10个问题直接来自WOMAC，而其他10个是重新制订的。其中4个问题针对髋关节的力学性能症状，而其他6个用于评估患者的活动水平。该条目是通过访谈不同教育水平的患者和健康专家制订的。NAHS计划用于20～40岁、有髋部疼痛、但无明显影像学表现的患者。通过1～16 d的重复性测量证明该工具可重复使用，具有可靠性。使用α信度系数评估表明该工具具有内部一致性。结构效度通过在48例患者中比较NAHS和Harris评分、SF-12的结果来确定。虽然这种工具尝试用于没有特异性结局评价方法的患有髋关节疾病的年轻患者，但该方法不是理想的，因为所有的问题有点随意确定的嫌疑，并无统计学支持。对评估患有非关节炎髋部疾病的年轻活跃患者来说，这种评估的问题可能会缺乏代表性。此外，有一半的条目直接来自WOMAC指标，它是在老年人、久坐的人群中生成的。因此，结果可能会倾向于天花板效应，从而限制了其在更活跃的年轻人群中使用。在8个出版物上报道的NAHS基线的平均得分为47～70分。此外，了解疼痛、力学相关症状和身体功能的部分，只要求患者回顾过去48 h内的问题，可能时间太短而不能真正反映这些患者正在遭遇的问题。最后，没有评价反应性的报道。

HOS是专门为年龄13～66岁的、更活跃的年轻患者制订的。HOS是一种自我管理的、基于患者的工具，它的目的是评估自我报告的功能状态；因此症状不作为功能评估的一部分。HOS包括两个分量表：ADL和运动。条目由医师和物理治疗师制订，并且减少了因素分析。没有患者参与条目生成。使用信度系数评估表明该工具具有内部一致性。没有进行确证试验证明重测的可信度，因为在基线调查和平均7个月的随访之间，所有的患者接受了干预措施（如关节镜手术）。采用Pearson相关系数测量SF-36问卷的收敛和发散效度结果显示。这两个分量表中的条目具有良好的反应性。设计的HOS不代表真正的PRO，因为它不包含特定针对患者的条目，如症状、与工作有关的、社交或情绪问题。它是用于评估功能结果的一个很好的工具。HOS的评分有些复杂，

因为每个分量表的得分均为百分比的分数。ADL分量表有19个条目，但只有17个评分。有关坐着穿上袜子和鞋子的条目不包括在内。运动分量表有9个条目。两个分量表的每一项得分是从0～4，4表示"没有困难"，0表示"不能这样做"。另外还有一个"不适用"的选项。百分比得分的计算方法是比较条目的总得分除以最高的可能得分再乘以100。

最近已经开发出两个更新的PRO，即HAGOS和IHOT。HAGOS的生成使用了标准化的格式，通过识别特定的目标人群、生成条目、缩减条目，并确定有效性、可靠性和反应性。该量表的评价目标是"对年轻到中年体力活动的患有髋部和（或）腹股沟疼痛的患者，根据国际功能、残疾和健康分类（ICF），评估与髋关节和（或）腹股沟疼痛有关的损伤（身体结构和功能）、活动（活动受限）及参与（参与限制）"。该条目的生成是根据文献系统评价的结果来确定的。作者选择了HOOS和HOS问卷所包含的条目。一共43个问题（40来自HOOS和3个来自HOS），形成了HAGOS的基础条目。一个专家小组，其中包括2名骨科医师、1名内科医师和4名物理治疗师，增加额外的8个问题。以20例患者为代表的核心小组增加了两个问题并删除了1个问题，制成了52项调查问卷。条目缩减过程涉及101例患者。这些患者的每个问题是频率和重要性的组合，信度测试用来确定应该包括哪些项目。根据作者之间进一步达成的共识，移除14个条目。根据因素分析最后移除1个条目，最后形成1个包含37个问题的问卷，分为6个分量表：疼痛（10项），症状（7项），ADL（5项），运动/娱乐（8项），PA（2项），生活质量（5项）。因为有患者（$n=25$）和专家组（$n=7$）参与，要考虑内容效度。重测信度检测是在基线调查后1～3周，在101例患者中有44例，在所有分量表中被认为是非常高的，组内相关系数范围是0.82～0.91。作者对101例患者中的87例，在基线调查后4个月时测量了反应性。他们使用全球感知效果评分中的7个方面对患者进行询问，比较分数的变化。每个分量表中评分与HAGOS相关性比假设的要高。他们还对每个分量表测量了标准反应均数（SRM）和效应量（ESS），明显高于他们在全球感知效果评分中表示"更好"和

"好"的患者。对ADL量表，SRM和ES的计算范围为0.90～0.77，而生活质量量表的计算范围为1.46～1.78。结构效度是通过HAGOS与SF-36比较后确定的，其中有显著的局限性。SF-36是一个通用的结局评价工具，很可能与人口没有多大相关性。因此，先前的相关性比较取得令人满意的结果并不奇怪，但结果并不一致。最后，PRO应该测量最小重要变化（MIC）和（或）最小重要差异。根据报告标准差的一半进行估计，HAGOS中每个分量表的MIC在10～15分。作者发现了这一局限性。如果HAGOS在临床试验中被用作主要测量指标，更多患者将需要取得一个有意义的样本大小。

对于髋关节疾病的患者，提倡使用的、最新的PRO是IHOT。该PRO以前被称为髋关节生活质量问卷和MAHORN。开展与MAHORN的合作，这个工具的目的是要评估患有髋关节疾病的年轻活跃患者的治疗结果。这个结果测量包括来自美国、加拿大、英国和瑞士的患者。这个结果测量用于活跃的患者（18～60岁；Tegner活动评分≥4），表现为多种髋关节疾病。这个多中心研究从国际髋关节镜和关节置换外科医师管理的患者中招募患者。使用条目生成过程建立结果（51例患者、4名骨科医师和4名物理治疗师），条目缩减（150例）、预测试（31例）。问卷调查用于检测重复可信度（123例）、外观、内容和结构效度（51例），以及关节镜术后6个月患者（27例）的反应性，总共433例患者。最初，确定了146项条目，通过患者询问减少到60项，通过缩减和分类后分为4个方面：①症状和功能上的限制；②运动和休闲体育活动；③与工作有关的问题；④对社交、情感和生活方式的关注，使用VAS格式。预测试确定适当的措辞、内容和格式。重测信度显示60个问题中Pearson相关系数比0.80大的有33个。这33个问题被制成一个使用VAS从0到100反应格式的自填式问卷。"0"分表示最差的生活质量，而"100"分表示最好的。信度的组内相关统计值为0.78，内部一致性的Chronbach's α信度系数为0.99。由于大量患者、专家及MAHORN团体参与，外观及内容效度被确定。结构效度证明与NAHS的相关性为0.81。配对t检验证明了反应性（$P \leqslant 0.01$），ES为1.95，SRM为1.69，反应率为6.7。计算出的最小临床

重要差异（MCID）是6分，总分100分。这些特性使得IHOT作为一个结局评价工具非常具有吸引力，因为在计算前瞻性调查研究的样本量时，MCID与MIC可以交换使用。因此，这种具有高度有效性，真正做到以患者为基础和反应的问卷已被推荐应用在随机对照研究和前瞻性队列研究中。经过MAHORN团体的不断努力，发展成12项调查问卷，也就是IHOT-12，反映了更长的版本IHOT-33。IHOT-12采用具有类似特性的同样的12个问题，包括4个方面，并已经被推荐用于临床，而不是用于研究目的。这样，忙碌的临床医师可以用最少的资源测量患者的PRO。IHOT-12比较简单，足以用手机管理，基于纸质或计算机的格式，并会尽量减轻患者反应负担。

表17-1中描述的这些疗效评价指标与IHOT-33对比作为参考标准。IHOT-33作为参考标准是有原因的：这是一个来自年轻而活跃的患有髋关节疾病而通常行保髋手术的患者自我管理、评估和报告的结局评价工具。IHOT没有来自任何先前的问卷，所有条目的制订和验证都是新的。IHOT已具有国际代表性，并且有超过400名患者参与了这个过程。

相比较来说，MHHS对于保髋手术仍然是最常用的评分。它很简单、篇幅短，且易于使用。MHHS是基于临床医师的工具，以评估疼痛和步态为主。虽然疼痛是髋关节疾病患者最明显的、重要的主诉，但最活跃的年轻患者没有显著步态问题。因此，MHHS很可能遭受天花板效应。HOS在许多方面有所不同，但在ADL和运动活动方面反映了患者的功能。HOS-ADL的多数问题类似于IHOT-33，而HOS-运动问卷的问题与IHOT-33相反。因此，HOS-运动量表将通过系统评价来建立。NAHS与IHOT-33是非常相似的，多数问题是等效的。它已在几个研究中用于评估髋关节镜手术的结果。在这些研究中基线调查得分范围为49～81分，总分100分。这些得分表明，这个结果并没有确定患者在得分的下端。反应性和最小临床重要差异并未被NAHS评估。与IHOT-33不同，HAGOS是一个制订良好的有10个问题的问卷。这10个条目具体涉及的问题与肌肉/腹股沟损伤或症状相关。HAGOS是与众不同的，它可能用于慢性腹股沟拉伤、耻骨炎，以及所谓的运动型疝气，而不是一个具体的髋关节疾

病。HAGOS也有一些限制，包括它是目前可用的、最长的问卷，MCID相对较高，并且6个分量表比其他更敏感。生活质量量表是反应性最佳的量表，讽刺的是与IHOT-33是非常类似的。

Briggs和Philippon确定10项调查问卷（如Vail-10），均是简单的衍生问卷，假定先前的问题具有有效的可靠性和反应性。已经实施的这10个问题没有被正式确认，并且10个问题都包含在IHOT-33。新衍生的IHOT-12代表IHOT-33的子集。这个量表旨在内容、格式方面代表较大的问卷，可以作为一个临床HRQOL工具。它被推荐用于临床实践中的基线调查和随访评估中，并没有专门针对随机对照试验。12个问题可能充

满患者的特异性反应，很可能不太敏感，并且MCID很可能具有更大的百分比基础。

四、结论

当评价接受髋关节疾病和（或）保髋手术治疗活跃的年轻患者的结局时，可选择的评价方法很广泛，没有"金标准"。然而，人们越来越清楚地认识到一个患者报告的结果是最低的标准。IHOT-33代表了一个有吸引力的PRO，因为它是源自患者并且评估与健康相关生活质量有关的评价工具。

表17-1 IHOT-33和其他疗效评价指标的比较

结果汇总	IHOT-33：等效	IHOT-33：相似	差异
MHHS：基于临床医师的8个问题 91分（疼痛，44；步态，33；活动，14），乘以1.1为100分	5/8个疼痛和活动问题包括在IHOT-33	IHOT的问题13类似于MHHS的公共交通问题	2/8个问题涉及步态评估，即跛行和支撑
NAHS：基于患者报告的20个问题（5个疼痛；4个其他的不适症状；5个ADL困难；6个运动障碍）。80分乘以1.25为100分	16/20相当于IHOT问题	1/20个问题：僵硬和减小的活动范围与IHOT问题2相似	3/20个问题：髋关节不适及沉重和轻的家庭活动
HOS-ADL：患者报告：19个问题；坐15 min和穿上袜子及鞋子没有分，所以只有17题	12个问题等同于IHOT	1个问题：腿部扭曲旋转与IHOT改变方向相似	4/17问题：上和下陡坡；起步和行走10 min
HOS-运动：患者报告的9个问题	2个问题相当于IHOT	1/9问题：长距离行走相比于快速行走	6/9问题：跑1 km；跳跃；摆动目标就像一个高尔夫俱乐部；快速落地，开始和停止；有执行正常技术活动的能力
HAGOS：患者报告的37个问题，在6个分量表中（疼痛，症状，ADL，运动/娱乐，身体活动和生活质量）	25题相当于IHOT	2个问题：早上僵硬，沉重的家务，扭曲旋转与切开和改变方向相似	10个问题：腿部伸展出边，刺痛/刺向髋部/腹股沟的感觉，与髋部/腹股沟相关的其他区域的疼痛，疼痛完全拉直髋关节，疼痛完全弯曲髋关节，夜间疼痛妨碍睡眠，疼痛行走在坚硬的表面上，跑步，尽可能快地跑，使腿强有力地向前和（或）伸到一边，如踢腿，滑冰，以及腿部伸展到外侧位置
Vail-10源自MHHS、NAHS和HOS	所有10个问题包括在IHOT-33		
IHOT-12	所有12个问题等同于IHOT-33		

第三部分

常见髋关节疾病概述

第18章

髋关节发育不良概述

原著者　Michael Leunig, Reinhold Ganz
译　者　程　徽　罗殿中　张开伟

髋关节发育不良是多种因素导致的骨科疾病，此前已有一些专著对这一疾病做了详细阐述，反映了该时期对本病认识的进展及治疗理念，本章关注于现阶段对髋关节发育不良的科学认识及治疗实践。

一、定义

"髋关节发育不良"包含了髋关节整体或局部的生长发育迟缓的病理形态学变化。主要发生在髋臼侧严重的发育障碍甚至会发生产前或真性先天性股骨头脱位。出生后发育不良的髋臼若不能及时发现并恰当处理，也可发生脱位。完全性脱位位于髋关节后方的高位或低位，可合并或不合并与髂骨形成假关节（图18-1）；低位脱位则较难同较浅的真性髋臼所致的半脱位鉴别（图18-2）。畸胎型上的发育不良很罕见并常伴有其他畸形，如骶部发育不良（图18-3）。轻微程度的发育缺陷将持续存在，治疗并不能解决所有不良外力导致的髋臼发育的最终后果，即股骨头仍位于髋臼中，但髋臼对其覆盖不足。目前，这一形态变化被称为残留髋臼发育不良（图18-4A），尽管近端股骨也常显现出一些轻微的畸形（图18-4B）。髋臼发育不良继发于一些婴儿时期疾病对股骨头发育的干扰，如Perthes病（图18-5），或继发于细菌感染和创伤而导致的血供受损（图18-6）。继发性发育不良也常见于某些神经系统疾病引起的髋部肌肉不平衡，主要为臀中肌及髂腰肌，这所导致的畸形同股骨头全脱位是不相同的（图18-7）。

半脱位则是指股骨头偏离髋臼旋转中心（图18-7），极端的位置是位于髋臼边缘；通常，股

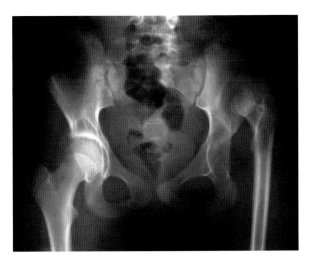

图18-1　一例18岁单侧高脱位女性患者，整段股骨明显发育不良

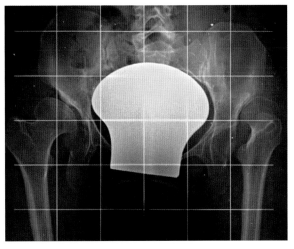

图18-2　一例23岁患者，左髋关节完全低脱位，右髋从浅臼高位半脱位

骨头无法复位入髋臼。需要指出的是，在某些情况下，如大腿外展时，股骨头可以完全回纳到髋臼窝，这一情况则更宜称作髋关节不稳定。髋关节不稳定多见于很年轻的患者，新生儿髋关节不稳的诊断是出生后即早期予以挽具治疗的基础，在成年患者中髋关节不稳也偶有发现且必须依靠MRI来检查（图18-8）。如前所述，极端半脱位（特别是髋臼边缘变形的情况下）与全脱位很难鉴别，根据定义，此时股骨头位于关节盂唇的上方。目前，结构不稳定更多用于描述潜在的或已经可见的发育不良小的骨性髋臼所导致的股骨头不稳定（图18-7）；目的是为了同髋关节软组织不稳定及松弛做出鉴别。后者多见于运动医学领域。

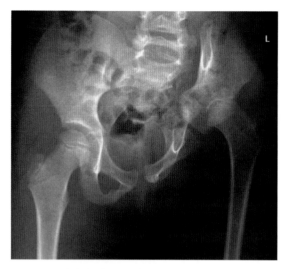

图18-3 7岁女性患儿左髋关节畸形脱位，同侧伴骶骨发育不全导致的骶髂关节不稳

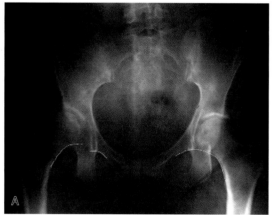

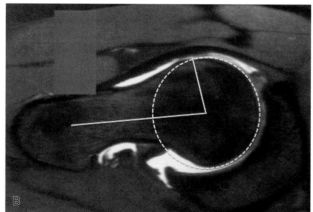

图18-4 A.一例27岁右侧髋关节残留发育不良女性患者。由于髋臼外侧覆盖不足所导致的股骨头结构性不稳：股骨头同泪滴之间距离明显增加，沈通线不连续。B.磁共振断层显示髋臼发育不良股骨头–颈前部腰线减少。这一细小的变化并不会和髋臼覆盖不足一样产生病理学变化，但可能导致髋臼矫形后的撞击产生（α角 >55°）

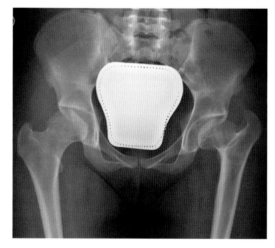

图18-5 一例双侧 Perthes 病畸形的 15 岁女性患者。进一步发育过程中的适应将导致更加轻微的髋臼发育不良，常见后倾

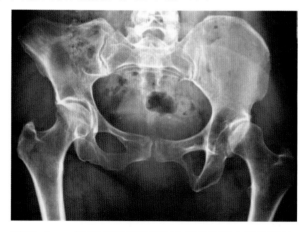

图18-6 一例30岁左髋关节创伤后发育不良男性患者；4岁时有骨盆外伤史。髋臼外侧典型畸形，髋臼向下移位，伴内壁增厚及后倾；髋臼的畸形为半骨盆畸形的一部分

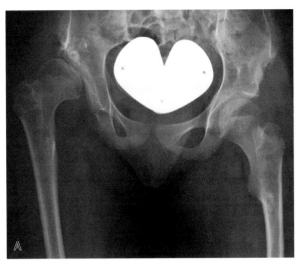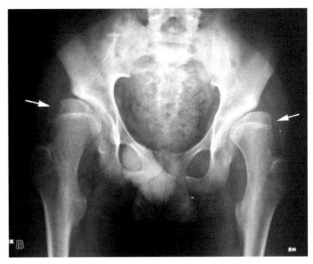

图18-7 神经性髋关节发育不良。A.一名13岁脊柱裂患者患有左髋关节严重半脱位，数次尝试保头手术后；B.一名13岁双侧髋关节半脱位男性轻微脑瘫患者，由于臀小肌肌腱（箭头处）而造成的典型股骨头凹陷

二、髋关节发育不良的流行病及病因学

关于髋关节发育不良的发病率差异较大，这取决于出生时是否关节不稳定。使用超声学或影像学检查可以进行筛选。此病在白种人群多见，本土非洲人种中十分罕见，就亚洲而言，中国地区发病率很低，特别是中国香港地区，但在日本此病很常见。女性发病率约为男性的4倍（范围为2.4：1～9.2：1）。虽然直接家族遗传并不常见，但是当父母一方患有此病时子女患病风险

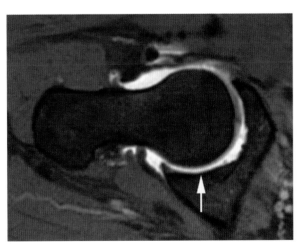

图18-8 磁共振断层显示股骨头前侧半脱位而普通X线片无法显现，白色箭头指向股骨头和髋臼后壁的间隙

增加到12%，当父母一方及一个子女患有此病时则患本病的风险增加到36%。子宫内臀位被认为是导致更高脱位发生率的机械性因素。随着超声筛查的普及及早期挽具的广泛应用，全脱位的发病率已经大幅下降。同时，我们经常看到髋关节残留髋臼发育不良的成年患者在出生时有着正常的超声学表现，这表明在青春期时某些病变对髋臼边缘的骨化中心发育影响可能限制今后髋臼的正常塑形。也就是说，髋臼Y形软骨闭合后，本病仍可发生。

三、髋关节发育不良的病理生理学

如第5章节所述，了解髋关节发育不良的病理生理有助于明确髋臼及股骨发育的基础。简而言之，髋关节原始骨化中心在胚胎发育中伴随骨芽基双层排列而形成较早。内层通过原始成软骨细胞呈球状集聚形成了股骨头，而外层由3块盘状组织聚集组成：原始的髂骨、坐骨及耻骨。在之后的生长过程中，Y形软骨出现在上述3块的骨化中心间，在胎儿时期这是一个复杂的生长板构建髋臼的过程。股骨头对髋臼的机械刺激作用对于髋臼的外形及深度塑形起着决定性的作用，而边缘的次级骨化中心负责最终微调髋臼的形状。只有当Y形软骨生长板完全闭合后成熟过程才完

成；这就凸显了骨化中心边缘的重要性。有这样一个有趣的临床现象，髋臼骨折好发于大龄儿童，继发性创伤性发育不良仅发生于5岁之前Y形软骨受损的患儿。最重要的是，个体性生长迟缓可造成髋关节发育不良，不良的机械应力的影响见于胎儿时期和（或）出生后。通过重塑及维持髋臼同股骨头之间的同心应力，髋关节发育不良可以完全治愈；另一方面，缺乏股骨的刺激也将会造成原发的、浅窝、三角形态的髋臼。我们必须意识到股骨头进入髋臼过晚会造成髋关节塑形障碍，最终不仅导致残余髋臼发育不良，而且也会导致生长后期小部分的股骨头畸形。同样，未完全中心复位的股骨头形成的偏心及过大的压力会导致受累髋臼边缘的发育缺陷，所形成畸形的程度大部分取决于生长时期不良刺激的出现时间和延续时间。

成年患者残留髋臼发育不良的病理形态学通常是髋臼矢状面过度前倾及前外侧覆盖不足。然而，目前更多文献显示，17%～34%的典型髋臼发育不良为髋臼后倾（图18-9）。观察组中有接近10%的患者为单纯髋臼前倾，小于5%的患者为髋臼外侧缺损。在继发性髋臼发育不良中，继发于Perthes病者后倾更加常见，高达42%，创伤性发育不良及股骨近端局部畸形情况下后倾的病例现在为100%（图18-10）。判别这样的变异对于鉴别髋撞击和非发育不良至关重要，并且在矫形手术中也应被考虑。

四、髋关节发育不良与骨关节炎的关联

残留髋臼发育不良的异常机械应力作用经常导致骨性关节炎,这很容易理解。作用在较小的受力面上其结果见图18-11，50岁之后，25%～50%的患者可能患有继发性关节退变。Murphy等发现，由于负荷传导区域面积比的髋关节外侧CE角（LCE，lateral center edge）小16°，所有髋关节都将面临骨性关节炎的终末期进展。当伴有股骨头半脱位时，将面临"不可避免的髋关节病"；另一项研究指出，髋臼发育不良伴有半脱位时，患者在45岁左右将接受全髋关节置换术治疗。

随着影像技术的发展，如MRI使得髋关节发育不良患者的关节退变得以很明显被发现，不仅能看出髋臼骨性腔隙的偏心性，而且能早期显现肥厚的关节唇随着时间推移的变性，和（或）遭受伴或不伴随盂唇的撕裂（图18-12）。盂唇的退化和撕裂不仅降低了股骨头的稳定性，而且降低了髋关节囊的密闭功能并因此减少了关节内滑液的润滑及应力分布，这两者均能解释为什么试图关节镜下修补髋关节发育不良患者的髋关节唇破损的治疗具有很高及较早期的失败率。Klaue等将髋关节发育不良患者的盂唇破损称为骨性关节炎

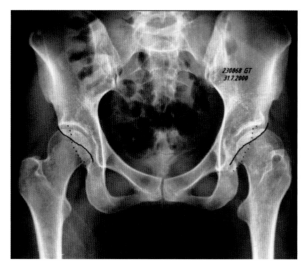

图18-9 一名32岁女性患者，在1岁时行切开复位术的残留髋臼发育不良。轻度髋增大；髋臼后倾（实线的交叉，虚线代表后壁）及高度股骨前倾

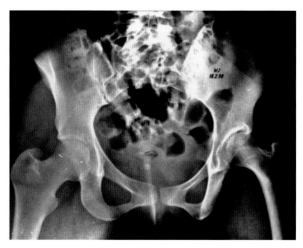

图18-10 一名31岁女性患者，左髋关节因股骨近端匹配不良所致的轻度病理形态改变，髋臼接近100%的后倾，髋臼前缘位于后缘外侧

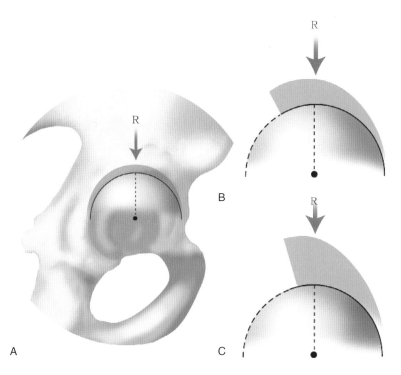

图18-11　负荷传导。"A"为负荷分布矢状面；"R"为Kummer提出的有效区域；"B"代表正常髋臼；"C"代表髋臼发育不良病例髋臼边缘高度应力集中

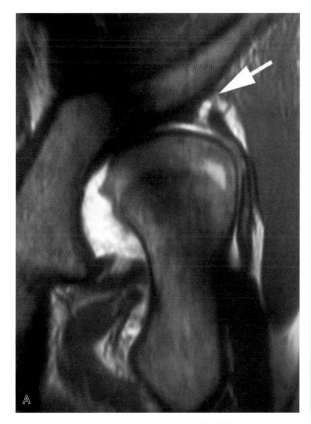

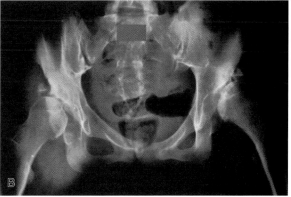

图18-12　髋臼发育不良病例关节唇撕裂进一步破坏股骨头。A.磁共振断层显示关节唇不相连（箭头处）及股骨头移位；B.双侧结构不稳定伴随的骨边缘碎片是关节盂唇撕裂的部分

的前驱病变，这一解释也为一长期观察结果所证实，髋臼矫形后拥有完整关节唇能显现出髋关节更好的结果。

髋关节发育不良骨性关节炎的分型通常采用 Tönnis 提出的三级影像学程度分级。然而，MRI 研究发现，软骨的实质性损伤甚至可以出现在 0 级之前，往往认为是正常的髋关节形态；Beck 等因此建议增加术中视野下软骨损伤 4 级分型方法；这将有助于手术精确性的提高和使治疗结果更有意义。为了量化畸形，大量的影像学参数被提出；有针对关节一致性的分型同时用于治疗效果评估的分级系统（表 18-1）。然而，最常用的评价畸形及成人关节矫形的参数是 Wiberg 提出的外侧 CE 角、Lequesne 和 de Sèze 提出的前侧 CE 角及承重区域的 AC 角；最近更多强调髋臼及股骨的前倾角及头-颈的偏心距。

五、现代治疗方案的概况

髋关节发育不良的畸形主要位于髋臼侧，基本上表现为髋臼变浅，因此，髋臼侧的矫形将增加能提供显著力学改善的载荷传导区域。通常，这种手术的目的是改善覆盖面和股骨头的稳定性，可分为骨移植手术和髋臼矫形术。骨移植术包含了将部分关节囊纳入到扩大的骨性臼顶中，这一部分关节囊转化为纤维软骨，光滑的软骨面保持数十年，但本质上要劣于透明软骨。髋臼矫形术是翻转全部髋臼以增加覆盖率。除了极少数髋关节腔十分狭小以外，通常都有足够的髋臼来增加所需的覆盖部分，并且不会导致头的其余部分覆盖不足；通过矫形术，增加了覆盖的区域，由软骨下骨支撑的透明软骨拥有光滑的软骨面，是关节负重的理想的机械材料。

髋关节造盖手术是首先由 Spitzy 在 1923 年提出的一种骨移植手术，并经过几次改良后得到广泛推广。然而，尽管拥有良好的长期随访结果，伴随着 Chiari 骨盆截骨术的出现，造盖术逐渐不再流行。Codivilla-Hey Groves-Colonna 的关节囊成形术也归于骨移植手术的类别，现在也完全失去了声誉度。然而，鉴于 20 岁以下的患者行人工全髋关节置换术长期效果不理想，特别是某些骨骼成熟前的患者，这一技术及其他一些股骨近端的手术也仍可以考虑作为适应证。理想的适应证主要包括髋关节单侧全脱位或青少年半脱位患者或不适用于其他骨移植手术及矫形手术的成年半脱位患者（图 18-13）。

表 18-1　骨盆重定位截骨指标

研究	截骨至髋臼的距离	截骨类型	物理交叉
Salter	远	单向	否
Sutherland 和 Greenfeld	远	双向	否
Hopf	远	双向	否
LeCoeur	远	三向	否
Steel	远	三向	否
Tönnis 等	近	三向	否
Carlioz 等	近	三向	否
Eppright	近	球形	是
Wagner	近	球形	是
Ninomiya 和 Tagawa	近	球形	是
Ganz 等	近	髋臼周围	是

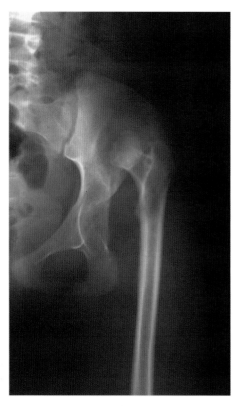

图 18-13　一名 13 岁单侧髋关节高脱位女性患者，术前（同图 18-1 为同一患者）和 Codivilla-Hey Groves-Colonna 关节囊成形术后 12 年。转子下短缩及转子间截骨术后的内固定被取出。HHS 值达 90 分

矫形手术范围主要包括单相、双相、三相半骨盆截骨术及髋臼球形截骨术和髋臼周围截骨术（表18-1）。三相截骨术可以分为远离髋臼的截骨术和近髋臼的截骨术，远离髋臼的截骨术依靠位于半骨盆和骶骨之间的坚强韧带来维持在髋臼截骨块的附着并干扰了术中的矫形。近关节部位的截骨术具有这些韧带不会限制术中操作空间的优点。在髋臼球形截骨术中，由于手术操作十分接近关节部位，因此干扰了髋臼截骨块的血供。由于Y形软骨的覆盖，髋臼球形截骨术和Bernese的髋臼截骨术并不适用于年幼的患者。在年龄较大的儿童患者中，通过软骨的截骨术不会干扰髋臼的最终塑形。球形截骨术和Bernese的髋臼周围截骨术并不改变产道的宽度，即使是行双侧截骨术，Bernese截骨术采用Smith-Petersen入路更容易进行关节囊的切开暴露及关节的矫形，甚至于股骨的骨与软骨成形术，然而关节囊切开术在球形截骨术中并不推荐，因此可能需要延长切口来进行其他矫形手术。在德国和法国多采用近关节三联截骨术，在日本及汉语使用地区多采用髋臼球形截骨术，Bernese的髋臼周围截骨术通常见于瑞士及英语使用地区。

虽然几乎所有的矫形手术适应证都是相似的，但单相、双相、三相截骨术均不跨过Y形软骨，因此更适合于年幼的患者。髋臼周围截骨术从10岁起即可采取，而球形截骨术通常需要等到Y形软骨完全骨化后方可施行，以此来增加关节头窝的内在稳定性。矫形手术的上限年龄是45岁左右，若大于此年龄，则其术后效果、并发症及系统康复等多方面与人工全髋关节置换术相比都没优势。虽然有良好的中期结果报道，但更大的年龄施行此手术本身就预示了不良的结果，同时，术前骨性关节炎进展的程度也是另一不利预后因素，这也是为什么Tönnis分期的2期髋关节是手术适应证，而3期不考虑矫形手术的原因。矫形手术技术上有难度，报道的并发症发生率应在6%～37%，需要强调的是，每年大量的病例会增加术者经验并减少并发症的发生。提高术后髋关节使用寿命的一个重要因素是空间矫形的精确度。通过此种方式，矫形手术可以获得长期结果，优于有症状但未行手术治疗的患者（图18-14）。当髋关节没有骨性关节炎表现且无手术史，年龄

限制在30岁以下时，术后15～22年随访成功率高达100%。排除并发症，髋臼周围截骨在1型和2型骨性关节炎患者中有更高的成效，而全髋关节置换术在3型骨性关节炎患者拥有更高成效。Clohisy等近期回顾性文献分析指出，虽然有很多已经出版的文献，但针对矫形手术的证据级别非常低，因此他要求更多的前瞻性纵向队列研究，以进一步探讨最佳的选择标准、最佳的矫形面、并发症的发病率，以及就不同严重程度等级的髋臼发育不良手术的最终效果（Clohisy J. C., personal communication, 2011）（表18-2）。

六、股骨近端截骨术

直到20世纪70年代，转子间和转子下截骨术都是治疗残余髋关节发育不良的常规方法。这种矫形术是一种主要的内翻去旋转截骨术方法，并成功地阻止了轻微半脱位的发生；其他中心在股骨截骨术基础上增加造盖成形术也取得了良好的长期疗效。然而，基于对髋臼缺陷是主要问题的认识，股骨入路的手术首先被髋臼重建手术所取代，自从20世纪80年代开始已被整体髋臼矫

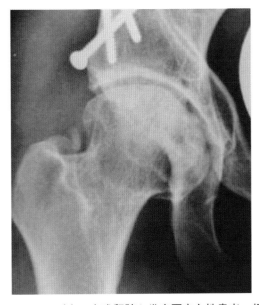

图18-14　一例34岁残留髋臼发育不良女性患者。根据Tönnis分级骨性关节炎为1～2级，髋臼周围截骨术后15年良好的影像学结果。影像学上骨性关节炎轻度加重；患者无临床症状

表18-2 髋关节发育不良分型

Author（s）	标准	髋关节发育不良分型					
Severin	保守治疗后形态	I 良好发育的髋关节	II 头、颈、髋臼的中度畸形	III 持续髋臼发育不良	IV 半脱位	V 二次髋臼损伤	VI 脱位
Yasunaga 等	包容性	I 很好	II 好	III 中等	IV 差		
Clohisy（J. C. Clohisy, personal communication, 2011）	畸形复杂度	I 边缘髋臼发育不良，LCE>18°，AC: 11°～15°	II 髋臼发育不良，结构不稳，LCE<18°，AC<15°	III 边缘髋臼发育不良，股骨头畸形（Perthes病）	IV 髋臼发育不良，结构不稳，股骨头畸形（Perthes病）		
Tönnis	骨关节炎影像学标志	0 正常	I 软骨下骨硬化	II 轻度关节间隙变窄，硬化，软骨下骨囊肿	III 重度关节间隙变窄，清晰的软骨下骨囊肿和骨关节炎		
Beck 等	MRI-软骨异常	I 正常	II 软化（粗糙，纤维化）	III 地毯状	IV 分裂	V 全层缺失	
Crowe 等	不全脱位情况	I 少于50%不全脱位	II 50%～75%不全脱位	III 75%～100%不全脱位	IV 超过100%的不全脱位		
Hartofilakidis 等	包容性	I 股骨头被真的髋臼包裹	II 股骨头半脱位并与假的髋臼形成关节	III 股骨头高脱位，与真的和假的髋臼都没有形成关节			

形术所替代。股骨截骨术继续作为髋臼矫形术的附加手术使用，主要是用于纠正先前手术残留的股骨内翻，其发病率高达10%。最近则更加关注严重的股骨和髋臼畸形，特别是Perthes病后残留畸形，这些联合的入路可以获得和单独髋臼周围截骨术治疗典型髋臼发育不良相似的结果。这样结果可以通过经典的股骨近端截骨术获得，但采取关节内的矫形术更易于纠正畸形，并且带来更少的继发畸形（图18-15）。近期文献报道如何评估股骨髋臼联合截骨术适应证及手术顺序，并指出在同样的麻醉下，两者均可获得最佳的施行。

七、全髋关节置换术

髋关节发育不良的全髋关节置换术不应当被认为是保髋手术的替代品，而应该作为当不适合行保髋手术时的治疗选择。初期截骨术会影响全髋关节置换的结果不能被证实，甚至于传统

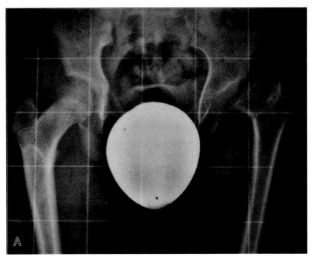
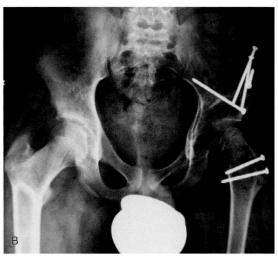

图18-15 一例由儿童时期化脓性关节炎引起的股骨头局部缺血性坏死后遗症的9岁男性患儿。A.股骨头健康部分已经被髋臼挤压形成继发性发育不良，股骨颈短缩，大转子高移。B.头颈交接处移位纠正并空心钉置入术后3年结果，股骨颈相对延长、转子下移，髋臼周围截骨术矫正了髋臼发育不良；良好的关节动度并拥有几乎与健侧相当的外展肌力；双腿长度的差异由鞋子来代偿

的股骨矫形术将导致主要病变侧的畸形也不能确认。就关节置换而言，发育不良的分型主要是判别髋臼重建的难度。Crowe等提出的分型一直沿用数十年，但最近髋臼的缺损则更多采用Hartofilakidis等提出的分型：即分为发育不良、低位脱位及高位脱位3型，这一分型因其简洁有效而为越来越多人所接受（表18-2）。但是，这两种分型均没有包含股骨畸形的较大的可变性，特别是股骨颈前倾角、股骨干直径及大转子的相对水平这些可变因素。已僵直的脊柱侧弯以及严重膝外翻都会给关节置换带来额外的问题。另一方面单侧高脱位的患者却可以在数十年内拥有满意的功能。因此，鉴于关节置换手术的复杂性，仅仅基于影像学的畸形及跛行不能作为手术适应证的评判依据。

通常可以接受的是，髋臼组件应该置在病变

髋臼的水平。小号的髋臼组件可以减少对植骨的需要，但是也带来人工股骨头直径偏小的问题。需要结构性植骨时，采用自体股骨头或短缩截骨术的剩余自体骨是首选。通过精确的移植骨塑形，螺钉固定或髋臼加强环的保护，骨水泥或非骨水泥或混合工艺的组件均能带来良好的长期疗效。对于高位脱位及在关节复位时软组织张力较高的低位脱位，股骨短缩应当考虑。这是避免股神经及坐骨神经损伤的最好措施。经转子间股骨短缩的实施可通过截骨及转子下截骨来完成，首先需要对转子进行重新固定，其次需要钢板固定或使用股骨加长柄假体。当关节囊及瘢痕组织被仔细切除时，肌腱松解则通常不再需要。总的来说，这样一个复杂的手术应该在那些注重于置换手术技术挑战的机构进行，以取得近似于标准全髋关节置换术长期疗效。

第19章

股骨髋臼撞击症概述

原著者　Jeffrey J. Nepple，John C. Clohisy
译　者　程　徽　罗殿中　张开伟

"股骨颈对髋臼前侧撞击……这种撞击会导致伴有关节表面特征性变化的'创伤性关节炎'""没有经过足够的时间来获得真正的最终结果，但作者认为合理……因为在没有其他适当的治疗的情况下，该方法不具有破坏性，且好像在缓解疼痛方面有效。"

Marius Nygaard Smith-Petersen，医学博士，
1936年

一、引言

20世纪90年代后期，Ganz等明确了股骨髋臼撞击症（FAI）的概念。他们对FAI的理解基于Bernese髋臼周围截骨术（PAO）及安全的髋关节外科脱位手术的发展。施行PAO后，如果存在髋臼过度校正则会带来髋臼畸形而导致FAI。通过外科脱位技术及直观的髋关节病理经验，他们重新定义了概念，即股骨近端和髋臼细微的形态异常都可能导致髋关节发生FAI。当然，识别髋关节解剖结构细微异常与关节炎的关联并不新鲜。事实上，对这些畸形的治疗可追溯到20世纪30年代。对FAI潜在机制更明确的理解来自于几十年前大多已被遗忘的概念的恢复。识别FAI及其在髋关节炎病理形态中的基本作用，使得这一主题的研究大量增加，并且治疗进展延续至今。

二、股骨髋臼的概念

FAI产生于髋关节运动终末期，股骨近端和髋臼缘反复碰撞导致的进行性关节损伤。FAI可能源于初始的股骨近端畸形（凸轮型）、髋臼畸形（钳夹型）或两者兼有（凸轮及钳夹混合型）。在凸轮型FAI中（图19-1），股骨近端异常的解剖结构在髋关节屈曲及混合屈曲/内旋活动终末期时，导致了偏心的股骨头被挤入小的髋臼口中从而形成了凸轮效应。反复拱桥式撞击导致盂唇软骨结合处由外向内磨损，且多数发生在前上象限。盂唇关节软骨的损伤导致盂唇从其软骨附着处剥离，并且随着疾病的发展，可能会形成髋臼关节软骨碎片（图19-2）。在早期，盂唇通常从相邻处的软骨上剥离，但其本身"不参与"。钳夹型FAI源于相应的髋臼缘撞击产生的较小的撞击集中区域。在髋关节运动终末期，髋臼及股骨近端间出现一个线性接触的区域。反复的撞击造成盂唇反复受到伤害。这会导致盂唇严重变性，并可能伴随对应位置髋臼缘骨的退变。这在传统上被描述成是盂唇骨化，但最近Ganz等进行的组织学研究表明其结果与骨同位改变符合。同位的髋臼缘骨变化导致了与髋部较早的骨接触及后续恶化的撞击。这种骨退化进一步取代髋臼盂唇，造成更早期的撞击。在进展的钳夹型撞击征患者中，整个盂唇可能缺失，并被同位骨组织替代。钳夹型FAI中关节软骨损伤通常仅限于周缘。与凸轮型FAI相比，其关节软骨破坏程度较小。此外，钳夹型FAI中前侧骨性撞击可能通过撬起后侧股骨头导致后前方髋臼的对冲型损伤。

FAI可表现为单纯的凸轮型或钳夹型，但最常见的是其中一种处于主导地位的混合型。关于凸轮型和钳夹型畸形的影像学诊断标准仍有争议。凸轮型FAI中，股骨近端形态包括非球形股

骨头或头颈连接处偏心距减小。凸轮型畸形部位通常位于前外侧，但在某些患者中，可以涉及更多头颈连接前或外侧部分。关于凸轮式形态的病因仍有争论，但一些病例可能是源于儿童髋关节疾病包括股骨头骨骺滑脱（SCFE）（图19-3）或Legg-Calvé-Perthes病（图19-4）。最近，一种介于凸轮型畸形进展及青春期剧烈体育活动的关联性被提出。钳夹型FAI中，髋臼畸形可能继发于髋臼后倾、髋臼前上缘突出或球形过度覆盖（图19-5）。髋臼后倾通常是由于髋臼冠状面的畸形（图19-6）。后倾导致前外侧髋臼缘相对突出，从而引起碰撞。髋臼后倾往往是半骨盆畸形的一部

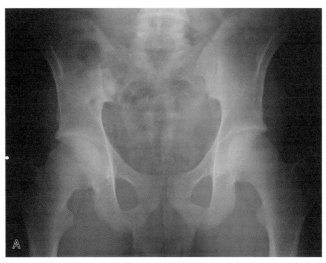

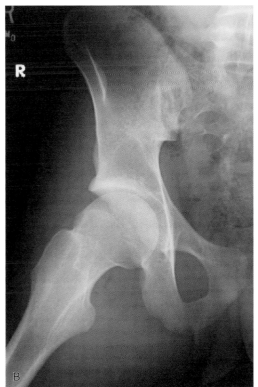
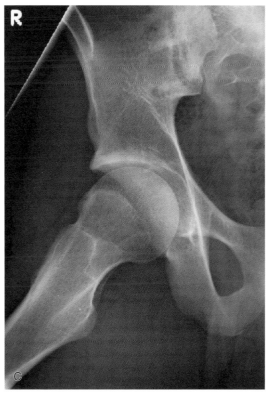

图19-1　凸轮式股骨髋臼撞击症（FAI）。一例18岁右侧髋关节疼痛的男性患者，分别为：骨盆前后位（A）、Dunn侧位（B）、蛙式侧位（C）。该患者有症状性FAI。前后位骨盆X线片显示轻微非球形股骨头或沿着头颈连接处上外侧区域偏心距不足，头颈部畸形沿着头颈连接处上外侧区域清晰可见。分别是在Dunn和蛙式侧位片上的头颈交接处前方，反复髋关节屈曲运动，手术时可见髋臼缘和股骨头-颈处的异常接触（B）

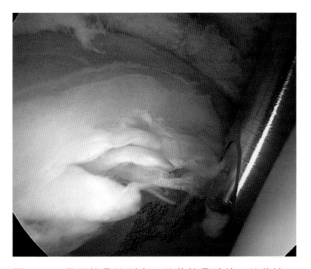

图19-2 盂唇软骨处剥离和关节软骨碎片。关节镜下显示盂唇软骨连接部前外侧合并复杂髋臼软骨碎片的剥离，以及其相邻复杂髋臼关节软骨的关节软骨瓣的形成。这是一例21岁具有症状性凸轮型FAI的男性患者

分，表现为坐骨棘突入骨盆出口（图19-6）。因为过度覆盖，广义的髋臼缘突出可能导致髋关节在不同位置的骨撞击，包括屈曲和内旋。

症状性FAI要求将髋部置于"危险"的潜在畸形和导致撞击的反复髋部运动的活动相结合。即使在早期的描述中，Ganz和他的同事们也承认如果髋关节运动到极限，那么解剖结构正常的患者中也可能发生FAI。这种情况相对少见，只有在患者髋关节需要极端的活动范围时（如芭蕾舞蹈）才会出现。

三、撞击的历史

Ganz等阐述了FAI的机制，识别股骨近端细微的形态异常和骨关节炎（OA）发展间的关系

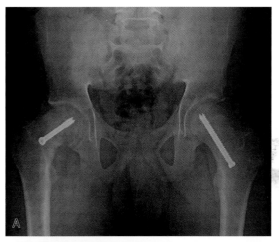

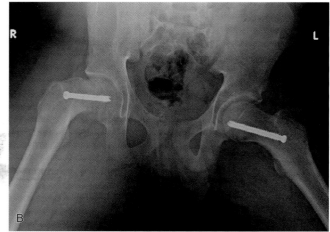

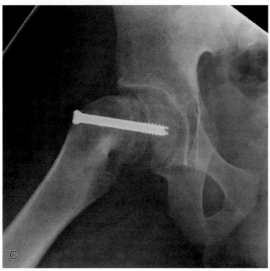

图19-3 FAI继发于残留股骨头骨骺滑脱（SCFE）畸形。骨盆前后位（A）、Dunn侧位（B）、蛙式侧位（C）显示一例15岁男孩的影像，经原位固定后股骨头骨骺滑脱残留畸形。所有影像显示了干骺端突出，股骨头颈连接处有撞击。该患者有症状性股骨侧撞击、限制髋关节屈曲并限制内旋

并不新鲜。一些学者首先指出影像学观察到的细微形态变化与骨关节炎发展间的关系，甚至给出治疗建议。"倾斜形畸形"和"枪柄样畸形"是股骨近端畸形的术语，类似于和FAI相关的术语。虽然对影像学结果和骨关节炎关联性的机制缺乏全面理解，但早期的许多关于这一主题的想法仍然正确，并且一些当时提出的问题目前依然悬而未决。

虽然髋臼发育不良是髋骨关节炎的原因之一已被确认一段时间了，但大部分的髋骨关节炎还是按传统划分为特发性关节炎。1933年，Law指出："原发性骨关节炎组相当多的患者是股骨上端骨骺轻微滑移的结果，这些患者在青春期并没有出现

症状或体征。"他后来说："这种生长障碍导致了股骨头轻度扭曲，因此关节在机械学上并不完美，因此在相对较早的年龄比如40岁后期至50岁早期即会出现磨损或撕裂的变化。"1933年，Elmslie指出已有的髋关节畸形（包括股骨颈可能缩短和异常增厚）和骨关节炎形成的关系。

1936年，Smith-Petersen报道了几例撞击症患者的治疗。他描述一名髋臼突出患者，因"股骨颈撞击髋臼前部"而感到疼痛，"这种撞击会导致伴有关节表面特征变化的创伤性关节炎，"他甚至描述了治疗策略，而这反映了几十年后所描述的内容。"如果我们能消除撞击，我们应该能够让其后的反应和疼痛消失。为了消除撞击，则需要

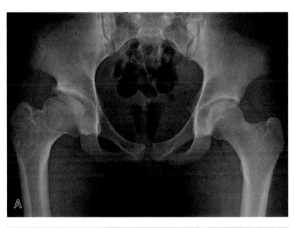
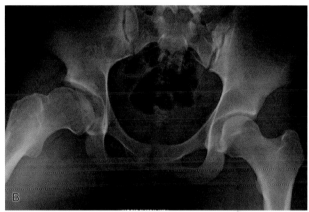
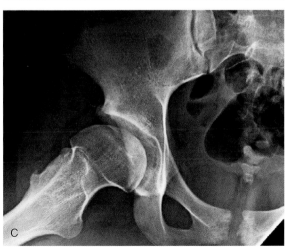
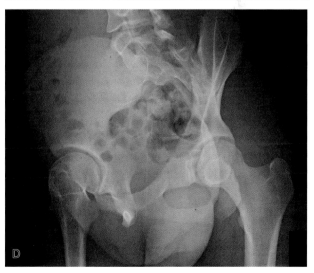

图19-4　一例Perthes病残留畸形的16岁女性患者。图为该患者术前骨盆前后位（A）、术前Dunn侧位（B）、术前蛙式侧位（C）、术前斜位片（D）的影像。该患者右髋关节存在有症状性Perthes残余畸形。临床症状和影像学结果提示合并复杂的股骨髋臼撞击和继发髋臼发育不良。该例Perthes畸形表现为非球形股骨头、短宽的股骨颈、升高的大转子和继发髋臼发育不良。侧位片显示股骨头畸形程度，斜位片显示前方髋臼缘骨片及继发髋臼发育不良。患者有复杂的关节内的和关节外FAI与继发的髋臼发育不良

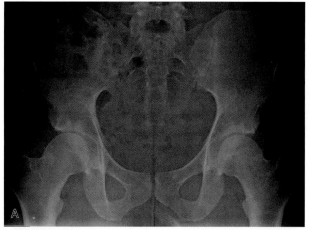

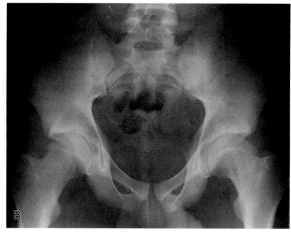

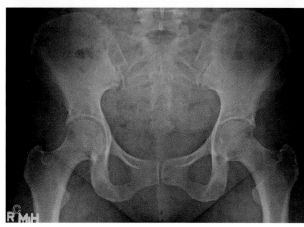

图19-5 钳夹型FAI的不同表现。图中显示为钳夹型FAI的3种变化。A.一例23岁男性患者的骨盆前后位片显示交叉征，合并髋臼前上缘过度覆盖，且股骨头-颈短缩畸形。B.一例18岁男性患者的骨盆前后位，通过交叉征提示髋臼后倾，髋臼前上缘过度覆盖，阳性后壁征及阳性坐骨棘突出。该患者有症状性髋关节撞击症，源于髋臼后倾、前下坐骨棘肥大及股骨头-颈部缩短畸形。C.一例34岁女性的骨盆前后位显示髋臼过度覆盖导致的环形钳夹型撞击。该患者双侧髋臼窝深，中心边缘角大，环形髋臼缘过度覆盖股骨头。前后位片中股骨颈形态正常

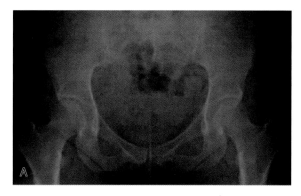

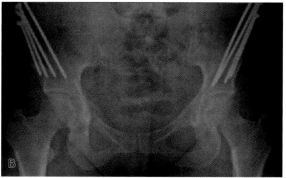

图19-6 A.骨盆前后位X线片显示双侧阳性交叉，表明髋臼后倾；B.双侧髋臼周围前倾截骨术后骨盆前后位X线片

处理股骨颈和髋臼前边缘这两个区域。"他主要是用"髋臼成形术""通过股骨颈整形手术来消除撞击是不可能的，因为这样会损害大部分股骨颈"。但是在2名患者中，他描述道："当股骨头颈发生晚期的增生性变化时，通过髋臼成形术，牺牲一小部分髋臼前壁，能获得大范围的运动。"他还描述了对2名"股骨上端骨骺滑移"患者使用髋臼成形术。他治疗另外8名退行性髋关节炎患者时承认"如果证明该手术不能永久缓解病情，那么

至少利于在一个重要的时间阶段暂时缓解病情并改善功能"。他建议将该方法用于"Legg-Calvé-Perthes病"和"股骨颈骨折伴错位"，这也印证了数十年后的研究。关于这些患者的治疗结果，他说："没有经过足够的时间来获得真正的最终结果，但作者认为该方法合理。因为在没有其他适当的治疗的情况下，该方法无破坏性，且在缓解疼痛方面看似有效。"

接近30年后，骨科文献中修订了这一观点。

1965年，Murray 指出200名原发性骨关节炎患者中，高达65%的患者可能是归咎于细微结构异常。他创造了一个术语"股骨头倾斜形畸形"，通过包括："①相对于股骨颈的股骨头残留内翻；②因为受累的骺板生长受损而造成的股骨颈缩短，这是经常被强调的不成熟性融合；③股骨颈外侧面的骨性突起，对应于干骺端上端残留部分"来反映"股骨头和股骨颈之间的异常关系"。他承认"轻度畸形可能出现在没有症状的个体上，可参考那些青春期没有髋或膝部疼痛史患者的髋关节"。此外，他认识到了其与骨关节炎的关系，说明"假定异常关节的发病机制和关节软骨面的结果不一致促使关节退变的可能性比解剖结构正常的关节更大。倾斜行畸形"在男性比女性更常见"，且"有在一定条件下更早变成有症状的趋势"。他指出："识别无症状成人的倾斜畸形的异常结构并不意味着骨关节炎变化不可避免的发生，但这些变化存在意味着患者更易于发生这种疾病。"

事实上，我们今天所知道的大部分，都在Stulberg和Harris等近35年前的工作中反映出来。在1976年，他们推测"在所谓特发性骨关节炎患者中，可能存在髋臼和股骨头相对细微的结构异常。"而且，"可能与骨关节炎发病率增加有关"。他们描述了一种"特征性的股骨头和股骨颈形状"，即"最小程度的SCFE或轻度Legg-Perthes型畸形"。他们进一步描述多种畸形包括"外侧股骨颈正常凹面变平、股骨颈前外侧表面凸起、股骨颈中后部凹度增加伴股骨头-颈关节面连接处形成钩子样的锋利轮廓。"他们创造了"枪柄形畸形"这个词来描述这种畸形。在75例特发性关节炎中，40%被证明为枪柄形畸形。66%的男性和9%的女性出现该畸形。他们指出："这种畸形经常发生在对侧未累及的髋关节"，并指出特发性关节炎的髋关节畸形"往往惊人地相似于已知儿童期有髋关节疾病患者的畸形"。枪柄形畸形在男性特发性关节炎患者中比女性更常见。他们观察到"前后位X线片中通常无法看到畸形结构，但很容易从蛙式侧位判别出来"，且"随着下肢位置的改变也可以改变突起的位置"。他们指出影像学分析"难以用单一方法来确定畸形的存在及表现，但认为影像学有助于多角度评估髋关节并系统地寻找畸形的特点"。他们得出的结论是"解剖结构畸形并不是确定退变性关节疾病发病率或性质的唯一

因素"。

1976年，南非的Solomon指出有证据表明300例骨关节炎患者中超过90%存在潜在畸形，包括约近20%的髋关节炎患者有"倾斜形畸形"。他意识到很难识别哪类畸形的患者会发展成骨关节炎。还指出："早期诊断这类疾病很重要，但这是否意味着对所有这些患者进行手术矫正，只为了预防小部分人发生骨关节炎是合理的？"

1986年，Aronson 重申Stulberg和Harris的发现，他写道："在年轻的成人中微小的跛行被忽视了，把疼痛归咎于肌肉拉伤，儿童期的髋关节疾病往往被遗忘，像耳朵痛一样被'治愈'。年轻人以职业及家庭为中心，极少有时间或金钱来就医。最初这些残疾可以被隐藏。但到50岁之前就变得非常明显，当疾病对生活要求达到最大程度的时候，这些人可能被迫改变职业甚至退休"。

1986年，Harris扩展了他之前与Stulberg的工作，并发现超过90%的"原发"骨关节炎患者存在潜在结构异常。他指出，枪柄形畸形"与轻度SCFE（无论识别或未识别出来）、Legg-Perthes病（无论识别或未识别出来）、多种骨骺发育不良、脊椎骨骺发育不良和（或）髋臼内盂唇存在及某些情况下髋臼发育不良有关"。他指出："因此，关键问题是从射线照片卜检测和识别髋臼和（或）股骨头相对细微的异常来反映停止生长的髋关节轮廓，并确定这些结构异常与骨关节炎发病率的增加有关"。他指出枪柄型畸形的另一个影像学特征是"无论是前后位、蛙式侧位、真正的侧位、还是或在多角度图像中，股骨头都未处于股骨颈的中心位置"。他还描述了某些情况下存在髋臼内盂唇，"盂唇存在于关节窝内类似于撕裂的关节盂唇或膝关节内撕裂的半月板，意味着髋关节内部紊乱"。

然而这些早期研究未能推动进一步的研究来确定细微的解剖形态和髋关节退变之间的关系。这些研究并非未受到质疑。1976年，Resnick通过研究挑战了"倾斜形畸形"可能会导致骨关节炎的断言，并假设该研究才是骨关节炎的结果。他们认为"股骨头明显上内侧迁移产生倾斜畸形，是髋关节炎股骨头畸形最常见的模式。"事实上，退行性病变晚期的髋关节解剖结构可能发生明显变化，解剖限制了识别任何潜在的畸形。多数早期影像学证据表明有关节炎的髋关节

存在FAI样畸形，直到最近，很少的信息显示髋关节患关节炎前存在畸形。除了Smith-Petersen早期的想法外，早期工作未能提供一种联系形态学改变与退行性髋关节疾病的机制。早期研究早于我们理解了髋臼盂唇对髋关节功能和寿命的重要性。

四、与骨关节炎之间的关系

越来越多证据证明FAI和髋关节炎之间的关系（表19-1）。虽然早期历史研究已提出了这种关系，但最近多个研究进一步做了证实。但仍需要探索确定因果关系的决定性证据，并需要大规模有序的前瞻性研究。进行这些研究的困难包括所需人群规模、影像学分析的复杂性、长期以及其他因素对骨关节炎发展的影响（包括活动程度）。此外，目前许多基于人群的研究只能使用前后位骨盆片，这只能识别部分FAI患者形态，并将FAI形畸形患者亚群归类为正常。

Bardakos和Villar研究了凸轮型患者中骨关节炎进展相关因素。他们回顾了43例凸轮型髋关节，开始研究时患者小于55岁，10年后再接受影像检查。研究开始时所有患者均有轻度或中度骨关节炎（Tönnis 1级或2级）。43髋中有28髋（65%）有影像学证据表明存在骨关节炎。股骨近端内侧角增加（意味着大转子生长相对过度）与病程进展密切相关。髋臼倾斜（通过阳性后壁标志或阳性交叉标志显示）与病变进展的风险增加呈现出较弱的关系。α角、颈干角、髋臼过深不是重要的预测因素。

Hartofilakidis等同样回顾研究了一群平均随访超过18.5年的FAI患者的对侧髋关节（治疗同侧髋关节疾病）。结果只有20%在这段时期发生了骨关节炎。当分析局限于初始时有特发性关节炎的髋关节亚组时，约1/3在研究期间发生了骨关节

炎，远超过其他亚组（非特发性）。

Clohisy等回顾了3个机构30年内710例在50岁时接受全髋关节成形术的髋关节（604例患者）的影像学结果，总体来说，52%的男性患者和48%的女性患者中，骨关节炎约占50%。有关节炎的髋关节中，髋关节发育不良和FAI各约占50%。影像学检查结果发现，不明原因的髋关节出现FAI的比例非常高，其中约63%为凸轮型畸形，6%为钳夹型畸形，而30%为混合型。此外，他们分析了70例接受全髋关节成形术且影像学检查发现FAI患者的对侧髋关节。所有这些髋关节的对侧髋关节均显示出FAI的影像学证据。连续进行超过4年（平均8.8年）X线检查的髋关节都监控到骨关节炎的发展。在最后的随访中发现：37%接受了后续全髋关节成形术的髋关节，而另外36%没有接受髋关节成形术者表现出骨关节炎的影像学进展。在这组病例中，α角增加或股骨头-颈偏心距的减少都明显增加了与后续全髋关节成形术相关的可能性。

五、FAI的临床表现

从年轻到中年的FAI患者普遍都比较活跃。凸轮型FAI最初被认为在活跃的年轻男性中比较普遍，而钳夹型FAI在较为活跃的中年女性中更常见。然而，最近的数据显示，凸轮型FAI在女性中比之前认为的更为常见。运动或职业活动可能与髋关节反复屈曲有关。FAI常表现为髋关节隐隐作痛。疼痛往往因体育运动或久坐而加剧。所以通常有症状的FAI患者在明显延迟后才得到确诊。2007年Clohisy等报道，一般确诊FAI的患者平均经由4.2位医疗服务人员诊断过，而13%的患者经历过手术失败而另行诊断。从症状出现到临床诊断的平均时间为3.1年，才发展为关节疾病，包括形成全层关节软骨瓣，这通常并不常见，

表19-1　当前证明FAI与骨关节炎相关的重要证据总结

研究	研究设计	小结	备注
Agricola等	前瞻	5年随访，凸轮型畸形与OA显著相关	中度和严重畸形风险比分别为3.7和9.7
Nicholls等	前瞻	19年随访，凸轮型畸形与OA显著相关	α角每增加一度，风险比增加1.052
Gosvig等	横断面研究	凸轮型畸形和钳夹型畸形(LCEA>45°)增加OA风险相关	骨关节炎形成比：OA风险比为2.2，钳夹型为2.4

尤其是在凸轮型FAI中。Nepple等发现男性发病隐隐作痛，凸轮型畸形会成为加剧关节软骨病变的独立危险因素。对于FAI认知的增加肯定会有利于早期诊断，也有利于在关节疾病发展加剧之前加以干预。早期诊断的策略有待提高，特别是针对男性患者。

FAI患者的临床评估应该从患者的年龄、总体健康状况及活动水平入手。应充分掌握关于活动程度的详细信息，包括具体体育/活动、位置、髋关节使用详情。关于髋关节疼痛的细节应大致包括特征、部位、加剧因素及持续时间。应注意关注非手术治疗有无反应，包括停止活动、应用非甾体类抗炎药（NSAIDs）及物理治疗。对于任何先前用于诊断或治疗的髋关节注射的反应均应关注。此外，童年髋关节疾病或以前的治疗史都应考量。还应考虑有无背部、骨盆的病史或腹腔病理学情况。

六、FAI临床检查

FAI患者的身体检查要求对髋关节和邻近软组织进行全面的评估。检查应从身高、体重和总体健康水平入手。应注意观察坐姿和异常的步态，包括跛行的表现。通过Trendelenburg征、侧卧外展肌力量及自行车试验来评估外展肌肉无力。明显的外展肌无力说明有慢性的潜在病因。此外，评估还应包括腿部长度及详细的神经血管检查。仔细评估髋关节活动范围很重要，包括髋关节屈曲、髋屈曲90°位内外旋、伸髋位内外旋、外展及内收。应特别关注在髋屈曲状态下内旋的度数和任何与终末运动相关的疼痛。在FAI中，这通常是受限（<15°）的。检查对侧髋关节也很重要，FAI样形态改变往往表现为双侧，并且可能伴或不伴随症状。撞击症对于FAI并不具有特异性，但仍然提示存在关节内的病变。此外，刺激活动还包括Patrick试验、恐惧试验、后撞击症及直腿抬高试验受阻。

七、FAI治疗

有症状的FAI患者的治疗从限制活动和非甾体类抗炎药试验入手。FAI患者普遍活跃，难以忍受长时间的活动受限。针对髋关节和核心强化的物理疗法是有益的，指南强调过于激进的运动范围很可能会适得其反。非手术治疗几个月后无效者需要考虑外科手术干预。

FAI的治疗策略一般着眼于去除撞击的异常骨结构和处理关节内病变。FAI可以通过包括外科脱位术、髋关节镜、髋关节镜与有限切开相结合的几种方法进行治疗。这两种方法都允许术中动态评估自由撞击的活动范围。在凸轮型FAI中，骨成形术会涉及股骨头-颈交接处的再成形，以重建正常的头颈部偏心距及弧度。在钳夹型FAI中，髋臼缘的突出同样被去除（髋臼成形术）。髋臼缘切除术中小的修正可以施行于盂唇没有完全从骨撕脱者，而明显的髋臼缘切除则需要盂唇完全从骨上撕脱并随后进行修复。在混合型FAI髋关节和相对轻微的钳夹型部位中，通过股骨侧畸形的充分矫正就可充分缓解撞击，无须盂唇剥离和髋臼成形术。

在钳夹型FAI中，病变的髋臼缘会根据潜在的原因如是否环形过度覆盖或髋臼后倾/前上缘突出而变化。在髋臼明显后倾和相应的后壁缺损情况下，髋口矫形运用前倾的髋臼周围截骨术（PAO）能消除撞击。考虑施行前倾PAO时应关注髋臼后上方覆盖量和关节面的状态。任何髋臼后方过度覆盖都会因前倾的PAO而加重，并且通常被认为是禁忌证。此外，明显的关节软骨病变会导致髋臼矫形后的关节面承重，这也是一个相对的禁忌证。

髋臼窝中央间室的病理是可变的。然而，术中情况通常会随着所呈现出的全层关节软骨疾病而进展。凸轮型FAI患者病灶通常都集中在盂唇与软骨交接处，盂唇与软骨分离，且潜在的关节软骨瓣形成。盂唇与软骨分离通常在盂唇组织质量足够好的情况下用缝合锚钉进行盂唇修复。盂唇修复技术包括周围缝合或实质内缝合。盂唇修复主要以盂唇清创术作为首选治疗方法，因为我们对盂唇对于髋关节功能和寿命的重要性有了更深刻的了解。目前针对盂唇修复对于盂唇清创术的优越性的证据有限。凸轮型FAI中，相邻关节软骨从底层骨面剥离程度不同。术前先进的成像技术一般无法识别剥离的面积。目前针对明显软骨剥离的治疗方案仍然有限，且往往不去处理。

关节软骨剥离对髋关节使用寿命的影响还有待观察。钳夹型FAI患者通常有明显的盂唇退化或周围式骨化。盂唇明显退化或骨化/骨同位化者不需要修复，一般需要将盂唇部分或完全切除。相邻关节软骨病通常较轻微。后下方关节软骨病变及"对侧外伤病变"，可能由股骨头通过杠杆从髋臼脱出引起。需要近乎完全切除盂唇的最小相关关节软骨异常的髋关节并不少见。目前对髋臼盂唇对于正常髋关节功能的重要性的理解提醒我们要注意没有盂唇的髋关节的长期功能。用自体髂胫束进行盂唇重建已经能通过开放或关节镜技术完成。

FAI的治疗方法包括手术脱位、髋关节镜和髋关节镜与有限切开相结合的方法。在Smith-Petersen的经典文章中，开放的前入路用来矫正撞击导致的髋臼和股骨的畸形。虽然Smith-Petersen起初提倡积极的髋臼矫正，但现代治疗策略普遍首先进行股骨侧畸形矫正。Ganz等首创的髋关节手术脱位实现了髋关节周围的全暴露。关节镜技术已经越来越受到青睐，适用于多数FAI患者的治疗。此外，利用关节镜进入髋臼窝并有限切开处理周围部分病变的方法也已被采用。

Ganz等研发出一种安全的经转子翻转截骨的髋关节手术脱位方法。这种技术能暴露股骨头颈衔接处的周围及髋臼。针对复杂畸形的髋关节，该技术也允许相伴的转子推进或股骨近端截骨术

（股骨头、股骨颈、转子间）。并发症一般较为少见，但潜在可能会出现股骨头缺血性坏死、转子间骨不连。

FAI治疗的关节镜技术在过去10年中迅速发展。通过牵引，关节镜可在仰卧或侧卧提供髋臼窝和周边的良好视野。髋关节的关节镜设备改良使得关节镜治疗发展迅速。多数FAI患者可通过关节镜成功治疗。处理股骨和髋臼畸形的能力与畸形矫正术相似。当需要良好的显露时，有限的前入路切开可以作为关节镜的补充。向后延伸超出侧方显露凸轮型畸形的关节镜技术比较困难，理论上这给股骨头血液供应带来一定风险。

八、结论

FAI是早期髋关节疾病和最终骨关节炎的原因，这一观念逐步完善，也得到认可。然而，目前许多争议来自于那些第一次认识到这些畸形的人几十年前提出的同样问题。什么影像学参数可准确地识别FAI畸形？为何FAI畸形会加剧？是什么原因导致潜在的FAI畸形的髋关节出现症状？什么时候可以对进行性关节退变加以干预？进一步的研究需要调查这些问题及关于FAI的诊断和治疗的争议。

第20章

症状残留性股骨头骨骺滑脱及 Legg-Calvé-Perthes 病

原著者　Eduardo N. Novais，Michael B. Millis
译　者　王诗军

一、引言

股骨头骨骺滑脱（SCFE）及 Legg-Calvé-Perthes 病是儿童的髋关节疾病，可导致股骨近端永久的畸形。Murray、Stulberg 等、Solomon 及 Harris 的研究提示，继发于髋臼发育不良、Perthes 病、SCFE 的髋关节畸形是症状性髋关节骨关节炎（OA）的最常见原因。尽管继发于 Perthes 病及 SCFE 的骨关节炎病理生理尚未完全清楚，但股骨-髋臼撞击（FAI）描述的异常股骨头-颈结合处与髋臼边缘的撞击可部分解释骨骼已愈合症状性 SCFE、Perhtes 病青少年及青年患者关节软骨和髋臼盂唇的破坏。当儿童发育停止，近端股骨形态不匹配可导致继发性髋臼畸形。因此，Perthes 病及 SCFE 因继发性髋臼发育不良可导致两种截然不同的髋关节机械障碍，即 FAI 和髋关节不稳。尽管如此，关于 SCFE 和 Perthes 病的自然病史、病理生理学及治疗等一系列问题仍无答案。

理论上，儿童的这些髋关节疾病的治疗目的是保留股骨头球形形态及头-颈的偏心距，以避免发生 FAI。一旦造成这些畸形及出现 FAI，治疗的目的则应关注股骨近端头-颈结合处及髋臼盂唇的重建。但是，髋关节骨关节炎是一个多因素疾病，由生物学及力学因素联合所致。青少年及成人早期时，畸形可能症状轻，应鼓励延迟及有限的干预。本章将讨论已愈合的 SCFE、Perthes 病髋关节残留畸形的病理生理学与早期髋关节 OA 的相关性、临床表现及治疗方案的选择。

二、Perthes 病与股骨头骨骺滑脱的病理生理学（从发病至髋关节残余畸形）

（一）Perthes 髋

LCPD 是儿童股骨头坏死的一种形式，好发年龄为 4～9 岁，男性与女性比例约为 5：1。在美国，估计的发病率为每 100 000 名儿童发生 5.1 例。尽管，Perthes 病约 100 年前已被描述，但其病因学仍未完全了解。最近，高级临床影像学研究学者意识到，股骨头血供的破坏是导致缺血性坏死的主要事件。动物缺血性坏死实验研究已明确，股骨头骨骺血供的破坏是 Perthes 病发病机制中最重要的单一事件。缺血性坏死被认为破坏了整个股骨近端的血供，包括干骺端、生长板、骨骺及关节软骨。根据影像学检查可将 Perthes 病划分为 4 个经典时期：初始或坏死期、碎裂期、再骨化期及残余畸形期。Kim 等最近利用乳猪的缺血性坏死模型发现缺血导致坏死股骨头-颈力学性质的改变。当髋关节存在机械负荷时，这些改变最终可导致软骨下骨骨折、塌陷及疾病晚期股骨近端的畸形。尽管 Perthes 病坏死期及碎裂期的病理生理学已明确，但再骨化期（重塑期）及残余畸形期仍未完全了解。现广泛认为患者年龄直接影响受累股骨头重塑潜能及预后。随着儿童的成长，股骨头的再骨化和重塑改变了其形状，增加了股骨头的大小，导致不同的残余畸形。在儿童和青少年早期，股骨头畸形症状较少，且可以耐受，但通常至成人期后将发生退行性变。

一旦Perthes病经过了坏死、破碎及再骨化期，股骨近端残留的异常畸形是影响长期预后的最重要因素。尽管儿童Perthes病可愈合并残留轻微的畸形，但继发于已愈合Perthes病的残余畸形可能导致FAI和早期相关的软骨退变。最常见的残余畸形是受累股骨头骨骺的扩大（髋增大，coxa magna），严重的病例伴有短宽的股骨颈（短髋，coxa brevis）。因大转子生长未受限，最终导致关节转子间距减少（头侧至股骨头旋转中心的距离），临床上表现为因外展力臂不足而致外展力量减弱及疲劳（图20-1）。颈干角通常被保留，高位的大转子表现出功能性髋内翻（functional coxa vara）畸形。受累肢体短缩、下肢不等长可能影响步态及髋部力学。股骨头骨与软骨的病变尽管少见，也可能成为髋关节机械障碍的一个原因，临床上表现为交锁和捕捉。在Perthes病中轴向平面上力线不正也被描述。在残留Perthes病的髋关节中，关节面常位于股骨头后中上部分，相邻的股骨头前外下部分从髋臼内突出。关节的前外侧部分被认为是假盖，通常阻碍髋臼的内旋，影像学表现为垂线征。后内侧的部分被认为是原始关节面的残留部分。这部分相对于前外侧部分是后倾的，导致一种畸形，Kim和Wenger描述为功能性后倾，临床上表现为外旋的步态。除了近

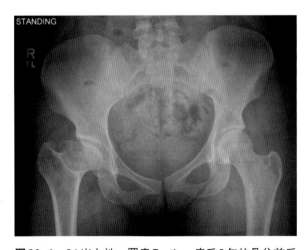

图20-1 21岁女性，罹患Perthes病后9年的骨盆前后位片。可见右髋关节－转子间距离减少，伴有高位大转子、相对短的股骨颈、球形股骨头及髋臼发育不良

端股骨的畸形，残留异常形状的股骨头可导致髋臼的适应性改变，进而导致髋关节的力学障碍。髋臼可能发生发育不良，大的非球形股骨头可能导致股骨头前侧及前外侧覆盖不全伴髋关节不稳定，最终导致髋关节的力学障碍。40%的成人Perthes病患者存在髋臼的后倾。Sanker及Flynn认为Perthes病患儿起初有正常的髋臼位置，但随着时间的延长，伴有严重畸形的股骨头病例可能发生髋臼的后倾。Stulberg等经过长期的临床随访和影像学观察研究了Perthes患者，并识别出Perthes病活动期特征性的模式，将其分为5类。第Ⅰ类是完全正常的股骨头；第Ⅱ类是球形股骨头（前后位及蛙式侧位片上有相同的同心圆），但是伴有1个或多个股骨头－颈或髋臼的异常特征，包括大于正常的股骨头（髋增大）、短于正常的股骨颈或髋臼的倾斜。第Ⅰ类和第Ⅱ类被认为具有球形一致性，不会发生骨性关节炎。第Ⅲ类为非球形（椭圆形）股骨头，而不是扁平的股骨头。第Ⅱ类中的异常特征也可存在于第Ⅲ类中。第Ⅳ类为扁平股骨头伴有第Ⅱ类中所描述的股骨头、颈及髋臼的异常。Ⅲ、Ⅳ类被描述为非球形一致性，在青少年晚期伴有轻至中度的关节炎。最后第Ⅴ类为扁平的股骨头及正常的股骨颈及髋臼，这些非球形一致性的髋关节患者50岁前会发生严重关节炎。Perthes病髋关节在站立位时不稳定，屈曲时因为异常形状的股骨头而发生撞击。

（二）SCFE髋关节

SCFE是青少年最常见的髋部疾病，特点为异常的剪切力破坏通过股骨近端的生长板；相对于股骨头的后下部位，股骨干骺段的向前向头侧的移位。其发生率为2/100 000，男女比例为2∶1。诊断时的平均年龄男性为13.5岁，女性为12岁。SCFE可能会影响未满10岁的儿童，但应排除激素功能障碍（主要是甲状腺）。SCFE往往只涉及一侧髋关节，但是后续对侧髋关节有较高的滑脱率。双侧总的滑脱率为21%～80%。根据症状的持续时间，SCFE可分为急性（<3周）、慢性（>3周）及慢性期急性发作（新的原因导致症状急性加重，前驱疼痛超过3周）。也可根据股骨骺的移位程度进行分类，通过测量Southwick描述的股骨骺－干角分为轻度（<30°）、中度（30°～60°）

及重度（>60°）。最常用及可能单一的重要分类由Loder等描述，将SCFE分为稳定性（患者能够负重，即使在拄拐的情况下）、不稳定性（即使在拄拐的情况下，患者不能行走或站立）。在他们的系列研究中，Loder等报道不稳定SCFE患者股骨头缺血性坏死发生率为74%（14/30），而相比稳定的SCFE为0（0/25）。根据其描述，骺板的不稳定被广泛接受作为继发于SCFE的股骨头坏死最重要的预后因素。

SCFE治疗的首要目标是稳定骺板及阻止其进一步移位，进而避免股骨头缺血性坏死。多年来，原位固定是稳定的SCFE最初标准的治疗方法，其与移位的严重程度无关。原位固定常引起骺板的闭合和短期可靠的功能改善。但原位固定不能恢复股骨骺与干骺端之间正常凹面的偏移。干骺端明显的残留畸形可导致FAI及髋臼软骨、盂唇损伤（图20-2）。原位固定后股骨头-颈结合处的重塑之前已有报道。但是最近推测重塑过程将于股骨头-颈结合处突出部分与髋臼盂唇之间发生撞击，导致关节软骨及盂唇损伤。除股骨近端畸形外，SCFE也伴发髋臼的畸形。

三、FAI（已愈合Perthes病及股骨头骨骺滑脱髋关节力学破坏最常见的原因）

力学破坏是已知髋关节骨性关节炎（OA）病因学中的危险因素。症状性髋关节OA是成人

Perthes病及SCFE的主要结果。髋关节OA传统上被分为原发性及继发性，继发性由公认的结构畸形导致，其通常是先天性或者发育起源的。早在20世纪50年代，超过一半末期髋关节OA被认为是原发性的。20世纪60年代，Murray认为股骨近端的"倾斜畸形"是髋关节OA的一种可能原因。20世纪70年代，Stulberg等通过对4种髋臼形态的测量，检查了75例原发性髋关节OA的影像学表现，发现39%的患者存在髋臼发育不良。此外，40%的患者股骨近端被发现所谓的"枪柄样"畸形。Solomon及Harris明确表明了绝大多数先前被认为是特发性髋关节OA与髋关节畸形有关。这些畸形在骨骼成熟前可能或未被识别。1986年，Aronson报道了76%行全髋关节置换术的患者有过相关的儿童髋部疾病的诊断，其中43%为DDH，22%为SCFE，11%为LCPD。继发于Perthes病及SCFE髋关节的病理机制过去被广泛研究，但是直到Ganz等的研究报道后才认识到FAI是早期软骨损伤及髋关节OA进展的主要病因学机械因素。

（一）Perthes髋关节

在已愈合的Perthes病髋关节中，髋关节异常形态导致FAI已被阐述。Novais等通过观察SHD外科脱位后髋关节的位置，对继发于Perthes病的残留畸形进行了分类。近段股骨畸形被分为关节内、关节外或两者兼有。关节内畸形与非球形股骨头、增大的股骨头（髋增大）、扁平髋（coxa plana）或者这些畸形的组合有关，并最终导致凸轮性的撞

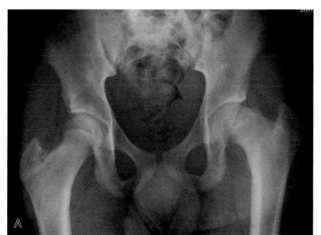
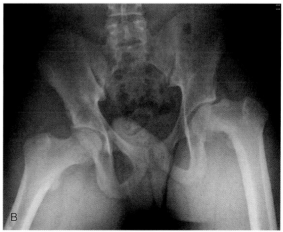

图20-2　16岁女孩，继发于SCFE左髋关节的慢性改变，前后位片（A）及Dunn侧位片（B）。在前后位片上，可见股骨头-颈结合区大的突起

击。凸轮撞击是由于非球形股骨头进入相对球形的髋臼，髋臼未能容纳增大的股骨头前段。大的股骨头可能造成凸轮介导的钳夹式撞击，引起股骨头在盂唇的线性接触，导致盂唇的初始损伤。Kim和Wenger阐述了功能性后倾的现象，即股骨头的关节面与股骨颈不在同一轴线上。前外侧部分突出，并可于髋关节前后位X线片发现"垂线征"，其阻碍屈髋时内旋，后内侧部分是与股骨头相关节的部分。这一段相对于前外侧段后倾，导致"功能性后倾"，临床上表现为外旋的步态。关节外的撞击可能继发于大转子的过度生长。残留的短宽的股骨颈（短髋）及高位的大转子可导致转子的前和（或）后方向的撞击。在已愈合Perthes髋关节中，继发性的髋臼形态可能导致异常的髋关节力学和髋臼发育不良、髋臼后倾。股骨头的覆盖不足可致通过关节的剪切力增加，进而破坏髋臼边缘。髋臼的后倾结合股骨头的畸形损害了关节活动度，可导致钳夹式撞击。在骨骼已发育成熟的Perthes病患者中，31%～42%的患者存在影像学上可识别髋臼后倾的交叉征。

（二）SCFE髋关节

在骨骼成熟后与畸形程度相关的髋关节OA的相同概念在SCFE髋关节中同样适用。在一例SCFE患者未经治疗的研究中，Carney等阐述了滑脱可能进展至严重程度及发生髋关节退行性关节炎。对于轻微SCFE，未经治疗的远期结果是较好的。但是只有1/3的患者无关节退变的影像学表现。作为SCFE的结局，股骨骨骺任意程度的移位可能导致"枪柄样畸形"和"仰头畸形"，这些畸形可能发生于对侧未受累的髋关节，并与晚期OA相关。Cooperman等研究了人类尸体股骨，报道了约70%具有最小程度滑移形态的髋关节骨关节炎的严重程度。Rab对已愈合SCFE髋关节股骨近端异常形态作为FAI发生的原因做了详细的描述。在1999年的一个3D模型研究中，Rab描述了发生SCFE后，异常的活动导致干骺端与髋臼之间的撞击。Rab证实了即使发生了干骺端的重塑，干骺端关节面在重塑髋关节内的包容是随后发生SCFE相关退行性变的一个因素。根据3D模型，可能发生两种不同形式的FAI，当股骨近端干骺端接触髋臼边缘，发生压紧撞击，其限制了

髋关节的活动度，导致髋臼前部盂唇的损伤。在髋关节屈曲过程中，会发生股骨头撬起，离开髋臼，造成髋臼另一侧关节软骨的破坏。当股骨干骺端进入髋臼内，将发生包容性撞击。干骺端异常的尺寸及形态会导致髋臼负荷的增加，从而引起关节软骨的破坏。继发于股骨近端异常形态的髋臼软骨的破坏临床上已被不同的研究证实（图20-3）。在4例因SCFE伴有急性至慢性髋部疼痛患者的关节镜手术中发现盂唇撕裂及髋臼前上部分软骨损伤。最近，Leunig等报道了在轻、中、重度SCFE髋关节中股骨干骺端突出导致髋臼软骨早期的机械破坏。作者推测，机械干扰是直接造成髋臼边缘及软骨破坏的主要因素，其可导致髋关节OA。最近的一项回顾性研究中，Sink等对39例症状性稳定的SCFE患者行SHD外科脱位时发现33例存在髋臼软骨损伤，34例存在盂唇损伤。

因FAI所致软骨损伤的力学模式可解释多达40%SCFE后遗症的患者晚期髋关节OA的进展。事实上，即使亚临床轻微的滑脱形态也被报道是重度髋OA主要的危险因素。在一项股骨近端骨骼解剖分析中，Goodman等报道了伴滑脱形态的髋关节OA具有明显特点，如髋臼前缘扁平、前面干骺端－骺端区域的囊性变及进展为全髋关节OA。除了骨骺移位的严重程度外，患者的活动水平、干骺端形状（股骨头－颈方向）、轴向平面上股骨及髋臼的方向（前倾和后倾）、时间在决定关节机械性破坏起到主要作用。

四、患者的评估及影像学检查

继发于Perthes病及SCFE的成年FAI患者通常表现为髋部隐匿且逐渐进展的疼痛。疼痛通常位于腹股沟区及髋部前侧，但有时可能出现于髋外侧，很少出现于臀部。通常活动后疼痛加重，需要屈髋缓解，如坐位。不稳定的症状表现为直立行走或跑步后腹股沟区域的疼痛。撞击症状更常见于髋关节屈曲和内旋位。在早期，症状的主要特点是髋关节的僵硬及活动受限而不是髋部的疼痛。交锁及卡住的机械症状可能提示关节内的疾病，包括盂唇撕裂、软骨瓣或不稳定的骨软骨碎片。

完整的体格检查应先于一般的骨科检查及专

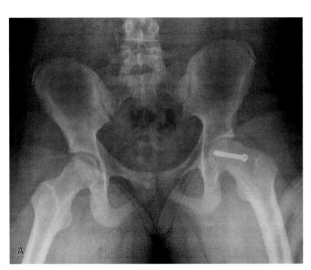

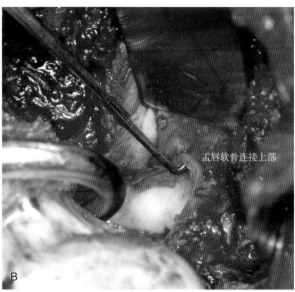

孟唇软骨连接上部

图20-3　16岁女性，因SCFE行原位固定的骨盆前后位片（A）；患者主诉左髋关节疼痛，外科脱位时发现异常的股骨头–颈偏心距及软骨的剥离（B）

科查体。髋部重要的检查包括站立的评估、步态、肢体长度、重要的神经检查，相关的神经检查包括肢体张力（特别是髋外展位）、感觉和协调性。髋关节被动活动的详细测量是至关重要的，包括完全伸直及90°屈髋时的屈伸、外展与内收、内外旋。所谓的前方撞击试验指的是被动屈曲、内收、外旋髋关节时引发的腹股沟区域的疼痛。随后应行前方恐惧试验、自行车试验及Patrick（FABER）检查。体格检查可发现髋关节被动活动受限，特别是屈曲及内旋的异常。髋关节的内旋通常是0°或者更少，尤其是在屈髋90°时检查。SCFE患者当髋关节被动屈曲时，髋关节典型地趋向外旋（被动外旋）。即使允许外旋，受累的髋关节屈曲往往不能超过90°。

　　基于病史及体格检查，一旦临床上可疑FAI诊断时，应进行行骨盆影像学的评价。基本的影像学资料包括仰卧位或站立位骨盆前后位片。髋臼发育不良的评估包括测量Wiberg侧CE角及Tönnis、Brunken髋臼指数。沈通线的断裂（≥5 mm）提示关节的半脱位，是髋关节机械不稳定指征。Perthes病及SCFE如前文所述存在髋臼后倾。当存在交叉征及坐骨棘在骨盆内投影时应怀疑存在髋臼的后倾。骨盆前后位的拍摄技术是重要的，因为脊柱骨盆的前凸和骨盆旋转的轻微变化，就可使髋臼出现后倾。当髋关节屈曲挛缩时，髋臼后倾的解释可能产生误解。髋臼的深度

通常以髂坐线位参考来进行估计：如果髋臼窝底触及或位于髂坐线内侧，认为是髋臼过深；如果股骨头内侧面位于髂坐线内侧，则认为是髋臼内陷。除了骨盆正位片，通过测量假侧位片（faux profile）的CE角来评估股骨头前方覆盖情况。也应拍摄股骨近端侧位片。不同的摄影技术也有阐述，包括仰卧水平投照、蛙式侧位片、Dunn体位。股骨近端侧位片可评价股骨头球形形状和股骨头–颈的过渡，可以测量头–颈的偏心距。股骨头–颈结合处的定量评价包括α角和头–颈偏心距比。近来认为仰卧位水平投照及Dunn体位是评价头–颈结合处的最佳体位。此外，动态透视允许进一步评价畸形股骨头与髋臼的关系，并被推荐用于非球形股骨头矫正力线股骨截骨的术前计划。

　　高级影像学方法包括CT和MRI。CT扫描可以评价骨性解剖，识别潜在撞击的特殊区域。CT扫描也提供了轴向平面上股骨头与髋臼的精确信息（前、后倾）。Perthes病的功能型后倾被广泛意识到，并容易通过CT扫描识别。增大股骨头前外侧突出的部分限制了髋关节最终的屈曲和内旋角度，而真正与髋臼相关节的股骨头后内上部分是后倾的。CT检查的缺点是射线的暴露。MRI成像是吸引人的，因其无射线暴露，可围绕股骨颈轴径向切面旋转重建，并可围绕头–颈结合处完整地评估其形状。MRI成像通过延迟钆增强软

骨磁共振成像技术（dGEMRIC）可进一步有助于评价关节软骨的生物化学结构。dGEMRIC成像时，在行多层面快速自旋回波扫面前，静脉注射钆对比剂，步行30 min后计算dGEMRIC指数，其可反映继发于关节软骨退变后黏多糖的丢失情况。

五、治疗

对症状性已愈合的Perthes病及SCFE年轻患者髋关节的治疗是具有挑战性的。继发于Perthes病及SCFE畸形的FAI外科治疗的目的是改善无撞击的关节运动度，恢复关节的连续性及稳定性。术前计划至关重要，应识别出导致患者症状的特殊畸形模式，并从髋关节发育不良和不稳定或两者兼有的患者中区分出FAI患者。FAI原因识别（髋臼与股骨、关节内与关节外的）是外科手术计划的重要步骤。外科手术的治疗应缓解疼痛，获得更好的髋关节活动，阻止关节软骨的进一步破坏，最终保留髋关节及避免加速髋关节OA的进程。然而，因缺乏长期前瞻性研究，FAI的各种治疗方法仍存在争议。已经明确未矫正已愈合的Perthes病及SCFE的长期效果随着时间延长容易恶化并发生严重畸形。近年来，年轻人保髋手术得到普及，现代外科技术得到了发展。治疗方法的选择包括髋臼发育不良的股骨近端截骨、骨盆截骨，治疗FAI的先进技术包括Ganz等描述的髋关节外科脱位方法。一旦发生髋关节OA，手术选择应限于髋关节置换术及髋关节融合术，这一点已无争议。

过去，股骨头的前外侧突出部分切除术（cheilectomy）被推荐用于治疗髋关节Perthes病后遗症。Klisic报道了10岁及以上儿童。在严重骨骺半脱位的儿童中，可获得75%效果不差的卵圆形股骨头。在初始破碎的骨骺病例中，术后获得可接受的结果（卵圆形或圆形股骨头）。Herndon、Heyman等描述了类似概念并推荐用于已愈合的SCFE髋关节。

已愈合症状性Perthes病及SCFE经典的手术治疗是股骨近端力线重建截骨术。股骨近端截骨术，特别是屈曲-外翻-去旋转截骨术被用于治疗已愈合Perthes病及SCFE（图20-4）。因为对解除骨关节炎髋关节撞击及治疗Perthres病种所谓的铰链外展撞击的有效性，转子间外展延长截骨被采用。用于治疗SCFE的矫正力线的截骨术可于股骨头下、股骨颈基底部、转子间及转子下区域进行。截骨部位越靠近骺端，越可能获得解剖矫正，但更容易发生股骨头缺血性坏死。

近来，Gautier等描述了旋股内侧动脉，为股骨头血供提供了一个很好的理解方式，并由Ganz发展了一个安全的髋关节外科脱位技术。髋关节手术脱位允许完全暴露股骨头及髋臼，而无股骨头缺血坏死的风险。在SHD的过程中，可动态评估髋关节撞击的关节内及关节外的原因（图20-4）。股骨头-颈结合处的骨软骨成形术可切除股骨头非球形部分。骨软骨成形术后，股骨头的复原可改善屈曲及内旋，而无撞击症的发生。然而，某些情况下，髋关节仍可发生撞击，因为需要切除的股骨头的量超出了后外侧安全部位，有破坏血供的风险。屈曲-去旋转转子间截骨重新定向了股骨头前外侧面，使其离开撞击范围，这些病例可采用这种方法。如果撞击的来源相比前侧更偏向外侧时，转子间截骨相比屈曲应更加外翻，以减轻外展时的撞击。在SHD的过程中，可以评估和矫正由高位大转子或短、宽后倾股骨颈导致的关节外撞击。股骨颈的相对延长，可以矫正关节外的撞击，并改善外展肌的功能。在涉及股骨头血供的支持带软组织瓣被松解后，进行股骨颈的相对延长（图20-5）。在极端情况下，周围软骨良好而中央软骨差的大股骨头导致的严重活动受限的髋关节，可切除股骨头中央已坏死的部分（股骨头缩小截骨术）。

SHD继发于Perthes病和SCFE的FAI的疗效是有希望的。Spencer等评估19例患者采用SHD行骨软骨成形术或骨软骨成形术加转子间截骨术的临床及影像学结果。约65%的患者随访1年后的WOMAC评分改善。他们指出，伴有关节软骨破坏（软骨瓣）的功能改善较少。Rebello等报道了采用SHD治疗15例Perthes病及29例SCFE患者的疗效。尽管两组患者WOMAC术后评分得到改善，但是SCFE患者总体改善更多。Anderson等报道了14例平均年龄19.6岁的Perthes病患者采用SHD和股骨颈相对延长术的结果。他们发现了股骨头剥脱性骨软骨炎的发生率较高和总体上临床症状改善率较高。

继发于髋臼重塑的髋臼发育不良伴Perthes病较一般伴有SCFE的髋关节更加复杂。尽管髋关节有极度的机械功能受限,但髋臼发育不良可能共存于Perthes病中。继发于Perthes病非球形股骨头的髋臼发育不良的治疗,除了股骨近端矫正手术外,还需要骨盆截骨术。矫正手术有股骨头-颈相对延长的骨软骨成形术或转子间外翻截骨。最常见的骨盆截骨术是由Ganz等提出的伯尔尼髋臼周围截骨(PAO)。用于非球形股骨头患者的髋臼周围截骨的原理及技术近来被修订,目的是使发育不良的髋关节获得机械性稳定,减少髋臼负荷至正常生理水平,避免发生FAI。Clohisy等建议患者术前至少有95%的髋关节屈曲活动度,因为髋臼的重定位可能减少髋关节的屈曲及外展活动(在非球形股骨头中可能会减少)。尽管转子间截骨及PAO是复杂的手术,但在选择合适的患者后,这两种术式的结合可全面矫正畸形,获得髋关节功能的改善。

一旦出现了严重关节软骨的破坏,进展性的OA需要避免行保髋手术。全髋关节置换术是应用最广泛的选择。最近欧洲一项关于135例Perthes病的研究发现,约15%的患者需要行THA,对于继发于Perthes病的年轻及活动量多的患者,全髋关节表面置换术被采用。Boyd等报道了18例Perthes病患者行全髋关节表面置换术的结果,平均随访51个月,假体生存率为100%,18例患者HSS评分均获得改善。作者认为继发于Perthes病的髋关节是复杂的,全髋关节表面置换通常要求行相关的手术,如股骨颈相对延长术。Larson等报道了33个采用THA治疗SCFE后遗症的髋关节病例的回顾性研究,并指出SCFE并发的股骨头缺血性坏死是全髋关节置换术最主要的指征。Thillemann等报道了利用丹麦髋关节置换中心数据识别出267例SCFE髋关节及404例Perthes病髋关节。在他们的研究中,SCFE及Perthes病的失败率分别为9%和13%。另一项来自挪威关节置换中心的预后研究报道了用于Perthes病及SCFE的骨水泥型Charnler假体10年生存率

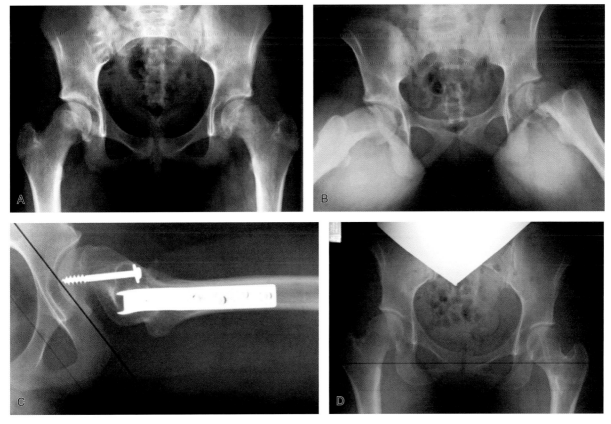

图20-4 14岁女孩,继发于SCFE的左股骨严重畸形的前后位片(A)及蛙式侧位片(B);患者接受了屈曲-去旋转转子间截骨术;转子间截骨术后近端股骨的侧位片(C);随访10年后,左髋关节无骨关节炎改变,患者无症状(D)

分别为96%和81%。作者指出，相比原发性髋关节OA的患者，儿童时有髋关节疾病的患者翻修的风险增加。

六、结论

SCFE及Perthes病是儿童髋关节疾病，可以

愈合伴有股骨近端永久的畸形，并继发髋关节退行性骨关节炎。目前的理念是FAI是导致关节软骨及盂唇损伤的机械性病因学因素。因此，保髋手术的焦点是识别能够导致FAI的畸形，适当矫正，以实现无撞击的关节活动度，缓解症状，希望避免或减缓骨关节炎的进展。

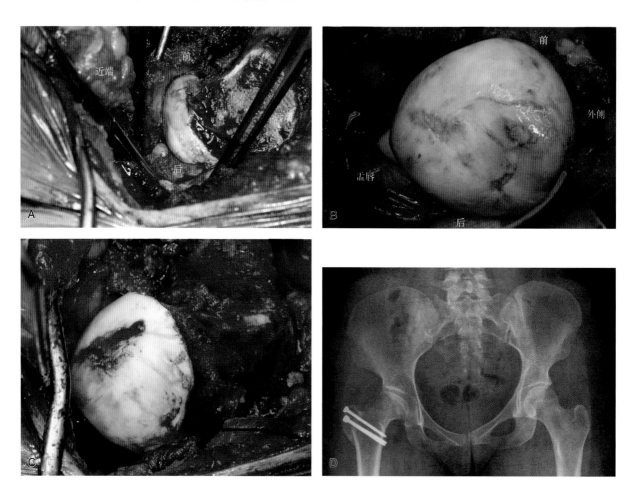

图20-5 图20-1中患者的术中观察，显示上唇旁的囊性变及非球形股骨头（A）；股骨头呈非球形（B）；股骨颈相对延长的骨软骨成形术及支持带松解术后股骨头的形貌（C）；术后8个月前后位片显示矫正的关节–转子间距，股骨颈相对延长，股骨头–颈偏心距改善

第21章

股骨头坏死的概述

原著者 Michael A. Mont, Aaron J. Johnson

译 者 张文明

一、引言

现在称为骨坏死的疾病，早在1925年 Haenisch就描述过，当时称为髋部缺血性坏死。骨坏死还有多种不同的名称，如缺血性坏死、非创伤性坏死、特发性坏死等。其特征性改变是骨死亡（骨细胞及骨髓成分的死亡），常发生在髋关节，而其他负重关节，如肩关节和膝关节，则较少发生。自认识该病以来，针对其致病的危险因素、疾病的分期、合理的治疗方案等研究层出不穷，虽然都取得了 定的进展，但对于本病的确切病因还知之甚少。本病在各个年龄段均可发生，但更好发于30～40岁的人群。在美国，每年有1万～2万新发股骨头坏死的病例。在本病的自然病程中，80%以上的患者有明显的症状，接近2/3的患者因发展到终末期退行性关节病而需要外科干预。本病的治疗方案包括药物疗法、保髋手术治疗和各种关节置换手术，不同治疗方案的选择往往基于对其影像学的评估。

本章将对股骨头坏死的病因学、相关危险因素、诊断标准、分类方法及各种治疗方法做一简要的概述。

二、病理生理学和病因学

目前，非创伤性股骨头坏死的病因和病理生理机制还未完全阐明。通过对其自然病程的研究发现，坏死病灶的位置和大小影响疾病的发生发展，病灶体积小于15%的股骨头无症状患者可自

发愈合，而更大范围的病灶有典型的病理过程，最终导致股骨头塌陷及关节软骨的破坏。这种病理过程是一种反应性修复的过程，首先是坏死组织被部分吸收及新生骨在原有坏死骨小梁中形成，随后出现硬化灶和炎症带，紧接着便是破骨细胞介导的骨质再吸收，并伴随着纤维化，最后在坏死区出现微骨折，而不断出现的微骨折将会导致软骨下骨折。随着疾病的进展，最终将发生股骨头塌陷和疼痛性的终末期退行性关节病（图21-1）。

对于上述病理过程的解释存在两种不同的说法，即骨外机制与骨内机制。骨外机制认为：当髋部血运受损时引起股骨头坏死；骨内机制则认为骨髓腔内的高脂状态是最终导致股骨头坏死的原因。此外，血管栓塞和髓内压力的增加可能也是髋部血流动力学改变的潜在机制。

不管股骨头血供不足的确切病因如何，已经描述了维持股骨头血液供应的重要性。McCarthy

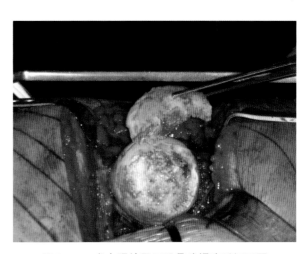

图21-1 术中照片显示股骨头塌陷后坏死区

总结了股骨头初始缺血事件发生后骨坏死的病理过程，缺血性病变最先累及的是红骨髓，其次是黄骨髓，再次是血管结构，最后是骨组织。尽管这些改变是多种危险因素导致的骨坏死的共同作用途径，但由于危险因素的作用错综复杂，其真正的成因尚无法完全弄清。

股骨头坏死的分子和遗传机制的研究也在不断深入。一项研究发现，一种Ⅱ型胶原蛋白基因（COL2A1）可出现在骨坏死的高危患者中，另一项研究发现COL2A1基因所在染色体上存在与家族性骨坏死有关的基因。某些调节凝血、脂质运输和新陈代谢、一氧化氮合成的基因同样也是股骨头坏死的高危因素；但也有其他基因对股骨头坏死具有保护作用，最近的一项研究发现，血管内皮生长因子D基因缺失的患者易患股骨头坏死。鉴于未来的发展，基因易感性的认识将不断深化，最终有望通过基因筛选检测出具有股骨头坏死倾向的高危患者。

骨坏死在组织学上有特征性表现，与正常骨组织相比，主要区别在于正常骨细胞与空泡腔隙间的比例明显下降。与其他因素相比，皮质类固醇引起的骨坏死组织学表现为：骨髓水肿、脂肪坏死及纤维化更明显，并伴有更高比例的坏死骨小梁。无论具体的病因如何，骨坏死一旦发生，坏死和修复过程循环往复、周而复始。此外，由于病理组织学分级与影像学改变程度无相关性，因此，针对骨细胞和骨髓的坏死程度、纤维化范围分级的分类系统应运而生。然而，这些系统实际上并不常用，因为其操作具有侵入性，故而与影像学分期相比，很少作为术前选择合理治疗方案的依据。

三、危险因素

在引起股骨头坏死的众多危险因素中，可以分成两大类：直接因素（包括创伤）和间接因素。但无论哪种因素引起的股骨头坏死，它终将经历上述同样的病理过程。除了创伤，其他直接导致骨坏死的因素包括：减压病、戈谢病、某些凝血障碍、放射和一些自身免疫性疾病。间接危险因素包括：应用激素、酗酒、吸烟和重症急性呼吸窘迫综合征（表21-1）。

创伤性髋关节损伤是导致股骨头血流中断而引起股骨头坏死最常见的直接原因。创伤性股骨颈骨折和脱位之所以会导致髋部血液供应缺乏，是由于髋部侧支血管少，一旦骶外侧动脉、滋养动脉或股骨头圆韧带内的小凹动脉受损，将会导致股骨头大部分缺血。

沉箱病，也称为减压病。19世纪70年代，在建造布鲁克林大桥的工人中发现，工人们往往需承受3～4倍的大气压力。后来发现这是大气压快速变化下氮失衡造成的后果，气压快速下降导致氮气泡在血管形成，最终导致髋关节（和其他大关节）缺血。除了这些以外，该病更多的全身表现也相继报道。随着症状的加剧，患者不得不靠弯腰来缓解腰背部异常的酸痛。这时他们的体态，特别像当时一些女演员喜欢摆出的希腊翘臀造型（grecian bend），于是人们就将这种疾病叫作"翘臀病"（the Bends）。现代气压病主要发生在矿工人群和某些需要承受气压骤变的职业，如飞行员和高空跳伞者。

Gaucher病是一种葡萄糖脑苷脂酶功能缺陷引起的溶酶体贮积病，表现为器官脂肪蓄积（包括骨髓腔），这种脂肪蓄积可引起股骨头脂肪栓塞，

表21-1 与骨坏死相关的危险因素

直接危险因素
创伤（骨折、脱臼、烧伤）
减压病（沉箱病）
戈谢病
凝血功能障碍（血栓形成倾向、低纤溶血质、凝血因子V莱顿、蛋白C和S缺乏、抗凝血酶Ⅲ缺乏）
自身免疫性疾病（SLE、RA）
妊娠
医源性（放射、化疗）
器官移植
过敏反应
白血病
镰刀形红细胞病（地中海贫血）
人类免疫缺陷病毒感染
重症急性呼吸窘迫综合征
胃肠道疾病和肝功能障碍
间接危险因素
激素使用
饮酒
吸烟

结果导致股骨头坏死。约有30%的该病患者会出现股骨头坏死。

其他危险因素包括：遗传性凝血疾病，如镰状细胞性贫血、血栓性疾病、纤溶酶功能紊乱性疾病；自身免疫性疾病（系统性红斑狼疮等）和其他疾病（HIV）。血栓形成性疾病和纤溶酶功能紊乱性疾病是凝血功能病变，常导致局部缺血随后出现骨坏死。严重急性呼吸窘迫综合征也是一种危险因素，它是由2003年导致SARS世界性流行的冠状病毒引起的，但是否能作为独立因素还无法明确，因其治疗过程中常需要使用激素。

激素应用是导致骨坏死最常见的间接因素。早在1957年，Pietrograndi就提出两者存在因果关系。其主要致病机制是：在某些易感个体中因长期使用皮质类固醇而导致骨的脂肪细胞肥大，最终导致骨坏死。有些学者认为，肥大脂肪细胞会使骨髓体积增加，而随着骨髓体积的不断增加，将会导致骨髓腔压力的增高和骨的血流量减少（如股骨头）；另一些学者则认为，皮质类固醇可直接抑制成骨细胞的发育和增殖，逆转正常成骨过程，加快破骨细胞代谢。无论其真正的致病机制如何，每日2 g以上的激素持续2～3个月以上将明显增加患病风险，常在初始用药3～24个月后发病。

日本学者针对股骨头坏死发病危险因素相关分析发现酗酒和吸烟与骨坏死明显相关。每周饮用超过400 ml的乙醇量（或约22 L含乙醇饮料）的相关患病风险是不饮酒者的11倍。同样，超过20年包的吸烟者患病风险也明显增加。发病机制上，乙醇倾向于与肝代谢紊乱引起的高脂血症和脂肪栓塞有关；吸烟主要因其含有的尼古丁对股骨头血运造成直接伤害。实际上，因受试者常既吸烟又饮酒，很难区分吸烟和饮酒各自的具体作用机制，但两者在遗传易感性的个体发病机制中起协同效应。

四、详细的检查和诊断

本节将概述股骨头坏死的临床表现、影像资料及术中相关检查。本病早期常以行走时出现间歇性腹股沟疼痛为特点，然而，10%～15%的患者可出现非特异性疼痛，表现为腹股沟深部的阵痛，偶尔可向膝盖放射。如果位置不明确，诊断性髋关节穿刺有助于明确疼痛的来源。

对每位患者年龄、活动水平、一般健康状况的评估至关重要，以制订出最佳的治疗方案。严重的全身性疾病或短的预期寿命，都会影响外科治疗方案的制订。此外，与那些需要久坐工作的患者相比，高活动要求的患者可能会有更高的需求，需要考虑不同的治疗措施。而且，也要考虑治疗方案对患者长期制动的影响及对今后关节置换的影响。据文献报道若患者已行"带血管游离腓骨移植术"或"股骨近端截骨术"，今后全髋关节置换会更加困难。

另外，症状持续时间对治疗效果也会有影响。据Beaule等报道，临床症状小于12个月者行髋关节表面置换术预后较好；而超过12个月者因其髋臼受累，行髋关节表面置换将在短时间内失败，需要再次改为全髋关节置换。此外，Mont等报道，在45例平均随访2年（20～39个月）的股骨头坏死患者中，症状持续时间短于6个月者比长于6个月者，其HHS评分明显改善和翻修率明显降低，且翻修成功率分别为80%、24/30（症状持续时间<6个月），57%、8/15（症状持续时间>6个月）。

X线片和MRI是诊断股骨头坏死的主要辅助手段。以往对股骨头骨坏死影像学征象的描述分为主要和次要标准，主要标准包括边界清楚的硬化带、软骨下塌陷（即"新月征"）的形成和在磁共振T_1加权像（图21-2和图21-3）上的低信号带。次要标准是关节间隙狭窄伴股骨头塌陷、斑点状硬化和髋臼受累程度，MRI上表现为边界不明显的低信号带。

虽然股骨头坏死常为双侧受累，但在对侧无症状时是否需要治疗仍旧存在争议，Mont等在一项meta分析中提出，超过60%的无症状股骨头坏死终将出现疼痛或者股骨头塌陷。其他学者提出病情进展速度与初次诊断的时间长短密切相关，并提出应用MRI对另一侧无症状的股骨头坏死进行评估，有助于为患者提供合适的疾病咨询和治疗选择。

总之，尽管通过X线片和MRI即可对股骨头坏死做出诊断，但在临床评估制订患者最佳治疗方案时，还需要考虑到其他诸多因素。

五、分期体系

目前存在诸多用于描述股骨头坏死的分期体系（表21-2）。例如，Ficat和Arlet依据X线片中股骨头塌陷程度提出Ficat分期；Steinberg随后将股骨头的磁共振表现纳入分期标准并提出Steinberg分期，国际骨循环研究会后来对该分期做了进一步修改（ARCO分期）；但是目前仍没有一种分期方法可被单独用来指导临床治疗方案。因此，只能通过对常用的这几种分期进行相应的整合并结合临床，总结出以下4种对指导治疗十分有用的X线片标准：①股骨头塌陷与否；②正侧位片上股骨头坏死的范围；③股骨头塌陷的毫米数；④髋臼受累程度。

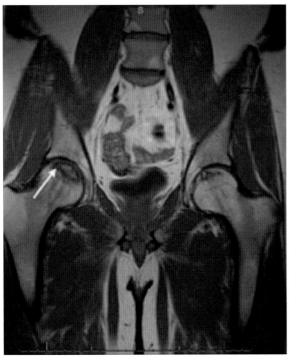

图21-2 典型磁共振T$_1$加权成像上股骨头坏死病变（白色箭头），注意右髋软骨下骨边界清晰的低信号节段性区域。左髋也展示了一个更小的具有相似特点的病灶。两病灶均为股骨头塌陷前表现，且患者只有右边有症状

表21-2 描述股骨头坏死的分期体系

分期	释义
	Ficat 和 Arlet 分期
I	正常
II	囊性或硬化性病灶
III	新月征（软骨下骨折）
IV	骨关节炎
	Steinberg 分期
0	正常
I	X线表现正常，MRI有病灶
II	囊性或硬化性病灶
III	新月征
IV	股骨头变平
V	髋臼受累
VI	早发骨关节炎
	ARCO 分期
0	正常
1	X线片和CT扫描正常，至少1项其他影像学检查阳性
2	硬化，溶解，点状密度减低
3	新月征
4	骨关节炎
	日本矫形外科学会分期
1	分界线，依据承重区域细分为1A、1B、1C
2	股骨头变平
3	囊性病变，分为3A（中间）和3B（侧面）
	Marcus 和 Enneking 分期
1	正常
2	X线下外围部分梗死病变
3	新月征
4	股骨头变平
5	软骨磨损合并中间骨赘形成
6	最末期，骨关节炎

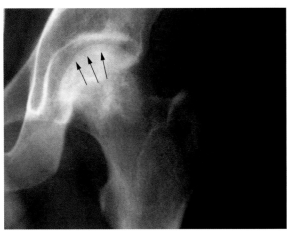

图21-3 新月征。髋关节正位片可见关节软骨下的新月征

（一）股骨头塌陷前后

关节软骨塌陷是由坏死区域骨质支撑结构减弱引起的。尽管X线上范围较大的股骨头坏死很容易发现，但是轻微的股骨头压缩较难辨别。该病变X线片上常被描述为"新月征"（图21-3）。治疗上，股骨头塌陷前（图21-4）可采用多种治疗方法，但是股骨头塌陷后（图21-5）关节置换则是最佳方案。

（二）病灶范围

诸多研究表明病灶范围影响股骨头坏死治疗的预后，中小范围病灶（依据Kerboul法）比大

范围病灶具有更好的预后。Kerboul法的角度测量为正、侧位片中股骨头受累区域的角度之和（图21-6），两者之和为总股骨头坏死联合角度。小于150°为小范围损伤（<15%股骨头），角度在150°～250°为中范围损伤（15%～30%股骨头），角度大于250°为大范围损伤（>30%股骨头）。此外，股骨头坏死范围还可通过MRI冠状位和水平位的图像进行容量测定。

（三）股骨头压缩

除了了解关节面是否塌陷以外，还需要注意其塌陷程度，或者是否有因大面积关节面塌陷而造成的股骨头压缩，因股骨头压缩通常提示预后不会太好。小范围的股骨头压缩（2～4 mm）预后良好，而在2～4 mm中等程度及大于4 mm的大范围压缩则预后较差。Berend等在对带血管游离腓骨移植治疗224例股骨头坏死（至少5年随访移植骨的总体生存率为64%）的研究中发现，本病术后疗效与病灶范围（累及股骨头百分比）及股骨头塌陷程度（塌陷毫米数）密切相关。并应用Kaplan-Meier生存曲线和Harris评分进行分析，发现坏死灶累及股骨头超过50%或者压缩程度超过3 mm的患者术后疗效较差。

（四）髋臼是否受累

合并髋臼受累的股骨头坏死选用保髋治疗，

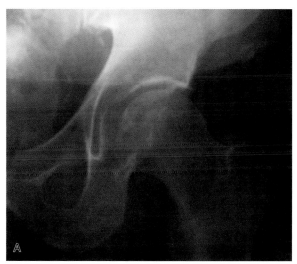
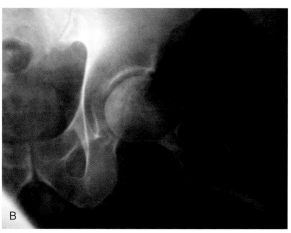

图21-4 A.正位片；B.侧位片。42岁女性，股骨头塌陷前X线片提示病灶有硬化带，但没有塌陷或者髋臼受累表现

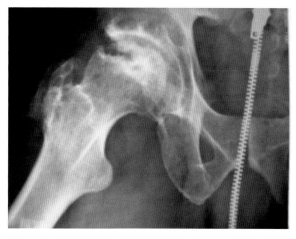

图21-5 X线片提示有股骨头塌陷后改变。除了有硬化灶以外，还显示明显压缩，关节面与股骨头之间失去了连续性

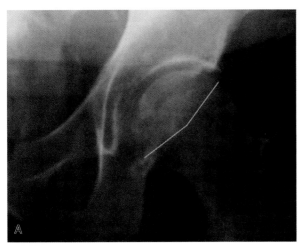 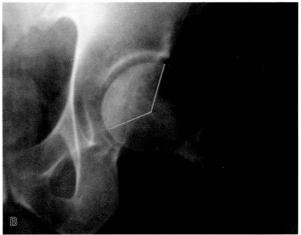

图21-6 X线片所示的Kerboul角的角度。A.正位Kerboul角为160°；B.侧位Kerboul角为121°，总共的Kerboul角为281°

通常会出现治疗失败，认清这一点是很重要的（图21-7）。虽然Steinberg分类系统将是否累及髋臼分为早期（Ⅴ期）和晚期（Ⅵ期），但不管是哪一期，髋关节置换术都是优于保髋手术的。

总之，保髋手术适用小范围的、塌陷前的股

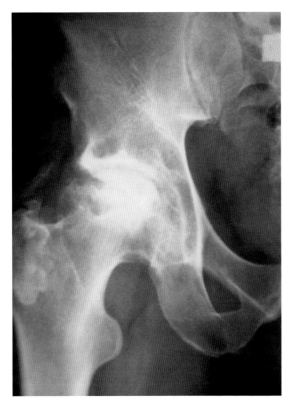

图21-7 X线片显示大面积的股骨头塌陷，伴有关节退行性改变及髋臼受累，累及整个股骨头和髋臼，关节间隙消失

骨头坏死，比用于治疗大范围的、塌陷后的损伤疗效好，而对于后者的治疗最好采取关节置换术。下一节将总结一下股骨头坏死的治疗方案，以及我们所采取的方法及治疗流程。

六、治疗方法

股骨头坏死不同分期的各种治疗方案的疗效评价不一。非手术治疗包括单纯的临床观察、药物治疗、超声治疗及高压氧治疗。手术治疗有保髋手术和关节置换两种。每种治疗具体过程及相应疗效将会在以下各个章节中详细介绍。接下来，我们将通过介绍基于前述骨坏死评价标准的治疗流程，来简要阐述各种不同的治疗方案的选择以及总结它们各自在治疗上的作用。

（一）非手术治疗方法

非手术治疗可进一步分为药物性治疗和非药物性治疗。药物性治疗包括使用降脂药、抗凝药、前列环素类似物及二磷酸盐。非药物治疗包括理疗、冲击治疗、磁场疗法及高压氧疗法。尽管这些治疗方法大部分较为新颖，但多数方法的疗效多为试验性或缺乏文献支持。尽管非手术治疗在将来可作为预防该病进展的手段，但就目前尚无疗效确切的非手术治疗方案。

（二）保髋治疗

多种保髋手术被用于治疗股骨头坏死，包括股骨头髓芯减压术、截骨术和植骨术。这些技术都有各自不同的衍生技术，而且在不同的患病人群和病变范围各不相同。

传统观点认为，髓芯减压术的作用在于降低髓腔内压力，从而促进坏死区的再血管化和活力新生骨质的再生。Hungerford、Ficat和Arlet将髓芯减压术运用于股骨头坏死的诊断与治疗。传统的髓芯减压术是在透视的引导下用8 mm或10 mm（图21-8）的带锯面的套筒，从股骨大转子端向病灶区做一条状隧道，以便于填充移植材料。其术后并发症包括股骨近端骨折和关节软骨损伤等，因此Kim等将该技术改良为经皮的多个小口径的减压。

植骨术包括带血管蒂与不带血管蒂。带血管蒂的移植骨可取自髂骨或者腓骨。其中，带游离血管蒂腓骨较髂骨的应用更加广泛。通常，这项技术需要两个技术水平较高的外科团队参与（要求经过专业显微外科技术训练以保证血管移植成功）。尽管存在这些不足，但多数研究表明，该技术对早期股骨头坏死的治疗可取得好到优的疗效。

不带血管蒂的植骨术可分为3类，并各有优缺点：米斯特法（借助髓芯减压道植入移植骨）、开窗技术（通过关节软骨上开小窗，直接将移植骨填补于病灶）及灯泡技术（在股骨颈处开一小骨窗而非关节软骨面植入移植骨）。此外，非血管化的骨移植技术可利用钽棒、骨生长因子、干细胞、基因治疗产物和关节分离技术。同时，这些

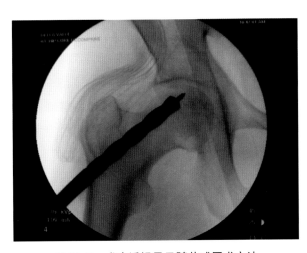

图21-8 术中透视显示髓芯减压术方法

技术各有优缺点，并在文献报道中呈现出不同的成功率。

截骨术是一项在美国不被广泛采用的技术，然而，在日本却获得成功。这与亚洲人口髋关节的后关节囊更加松弛的解剖变异有关。截骨术可细分为内外翻截骨、旋转截骨，均具有一定的技术难度。其并发症较常见的是愈合延迟、内固定失效和继发股骨头塌陷。此外，截骨术后的关节置换手术难度将增加。

（三）关节置换术

股骨头坏死的关节置换术包括半髋关节置换术、限制性股骨头表面置换术、髋关节表面置换术及全髋关节置换术。半髋关节置换术及股骨头表面置换术由于疗效较差并不常用。双极头半髋关节置换术的理论基于其能够减小髋臼与股骨头之间的剪切力。然而，其临床疗效仍欠佳，并发症发生率较高，其中包括术后持续疼痛和继发于内衬和髋臼内陷磨损产生的碎屑引起的骨溶解。限制性股骨头表面置换术是一种仅对病变股骨头替换为金属假体的方法，其优点在于最大程度地保留骨量和容易更换为全髋的可变性，但因常出现术后疼痛和髋臼软骨退变而限制其应用。

金属对金属的表面髋关节置换术在适当的人群中获得了良好的效果。其理想患者常常是年轻、活动量大的男运动员，仅为细微病灶、塌陷前或塌陷后早期的股骨头坏死。但是，近来其应用前景越发堪忧，因为金属过敏并发症发病率增加，比如不良的局部组织反应导致的炎性假瘤和无菌性淋巴细胞性血管炎，使得某些制造商开始召回金属对金属假体，鉴于上述问题，该手术仅用于经验丰富的外科医生对理想的患者施行。

全髋置换术可以作为股骨头坏死的初始治疗方法，尤其更适用于严重股骨头塌陷后期或者当其他保髋治疗失败时。由于其早期应用于股骨头坏死时疗效较差，使得许多非关节置换手术得到了发展，但这些手术仅仅只是延长了从股骨头坏死发病到需要通过全髋关节置换治疗的时间。近来研究发现，全髋关节置换术在治疗原发性骨关节炎患者中取得一定的疗效。此外，股骨头坏死患者较原发性关节炎患者年轻，置入物预期使用

年限的延长使得骨溶解备受关注。但是，随着新型的高交联聚乙烯的使用，骨溶解将不再是问题。

七、治疗策略

股骨头坏死的治疗方法因人而异，需要综合考量，如对预期寿命分析、活动量评估和疾病的影像学特征评价（图21-9）。图21-8所示流程是基于改良的Ficat和Arlet分期系统建立的。如果在MRI上发现患者对侧髋存在无症状的坏死区，我们可以考虑行经皮钻孔和髓芯减压。在大面积股骨头坏死（股骨头坏死区域大于30%）的患者具有进展性的自然特性，这与小面积（股骨头坏死区域小于15%）患者刚好相反，可自愈，无须干预。但对这些小病灶无症状的患者，一旦出现疼痛就需要进行经皮钻孔和髓心减压。

有症状、股骨头坏死的区域在小至中等面积、不伴股骨头塌陷者可行髓心减压。大面积股骨头坏死者需要行骨移植，必要时还需要辅助的生长因子（如骨形态发生蛋白）或者取自髂骨和大转子的自体骨髓移植。一旦股骨头塌陷，若压缩小于2 mm可行骨移植（不带血管的如开窗或"灯泡"程序，带血管蒂腓骨瓣植骨）和股骨近端截骨术；若压缩大于2 mm的或髋臼受累，因保髋手术疗效都不好，髋关节置换术是很有必要的。尽管在过去做过股骨头表面置换术，但我们现在仅考虑行髋关节表面置换术或全髋关节置换术。髋关节表面置换术比较适用于年轻、运动量大的男性患者，同时需要满足坏死的区域小，有足够的健康的骨量来支撑假体。其他患者需要考虑行传统的人工全髋关节置换术。

八、结论

总之，骨坏死是一种灾难性疾病。有多种较为明确的危险因素，其中大剂量类固醇激素最为常见。但具体的病因仍知之甚少。其分类系统较多，然而针对坏死区域划分的以下4项标准可有效指导治疗：①塌陷前或者塌陷后；②病灶范围；③股骨头压缩程度；④髋臼受累与否。对小到中等面积的塌陷前和塌陷后的早期，保髋手术在预防疾病的进展方面有效。然而，大面积的坏死和塌陷的后期经常需要行关节置换术才能有效减轻疼痛和改善症状。

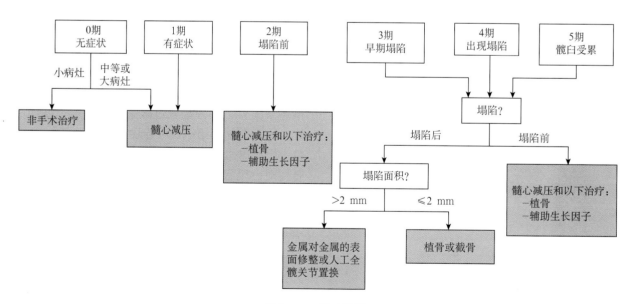

图21-9 治疗流程

第22章

髋关节镜的进展

原著者　Giles H. Stafford，Ajay Malviya，Richard N. Villar
译　者　陈晓东

一、引言

经历了大约30年的时间，髋关节镜从世界范围内仅有少数外科医生掌握的经验技术逐步被广泛认识，并且越来越普及。它可以被用于髋关节内或是周围的许多疾病，而且其应用指征不断扩大、细化。这一章主要介绍髋关节镜的产生及它在髋关节疾病中的具体应用。我们参考已经发表的文章描述了髋关节镜检查发展的不同阶段，主要涉及技术的革新。我们采访了一些这项技术的创始人和几位专门从事髋关节仪器设计专家。总之，我们希望通过这一章使读者更全面地认识髋关节镜的发展和应用。

二、髋关节镜简史

Philipp Bozzini（1773—1809年）在德国发明了世界上第一台内镜，他将这台内镜命名为"Lichtleiter（光源）"，并于1806年面世。这台内镜可以探查许多腔隙，如耳道、尿道、女性膀胱、子宫、口腔、鼻腔和伤口。然而，由于照明和光学技术的局限，内镜的发展遇到了瓶颈。在19世纪中叶，不同的照明技术被应用，比如通过镜子将燃烧的松脂油发出的光进行反射或者应用灼热的灯丝。直到1880年，爱迪生发明了灯泡使内镜取得了重要的发展。它让内镜显示膀胱成为可能。

被大家公认的首次使用内镜检查关节的是丹麦奥尔胡斯医生（Severin Nordentoft）。1912年他在第41届柏林外科大会报道了他的工作。他使用具有90°透镜的"Trokart内镜"详细描述了膝关节。当时他用的冲洗液是生理盐水或硼酸溶液。他是第一个使用"关节镜"这个词语的人。他的发明并没能激起当时医生的兴趣，虽然报道了他的工作，但也渐渐被淡忘了。

大约在同一时间，另一种内镜被斯德哥尔摩教授Hans Christian Jacobaeus研发出来。这种内镜和Nordentoft的设计有很大程度的相似性，并且在1913年报道了它的应用。Jacobaeus利用这台内镜将肺结核粘连的胸膜分离开来。他因此而出名，并使得"Jacobaeus内镜"成为主流产品。

1918年东京Kenji Takagi教授再一次报道了关节镜检查。他利用膀胱镜检查膝关节结核。在那个年代的日本，关节结核会导致关节僵硬，从而引起严重的社会问题和身体残疾。Takagi教授不断改进膀胱镜，终于在1931年成功研制了第1代直径只有3.5 mm的关节镜，之后他又成功研制出第11代不同的关节镜。这12代关节镜分别拥有不同的视角，配合足够小的手术器械来完成诸如膝关节内组织活检此类基本的外科操作。第二次世界大战的爆发使得Takagi的研发工作受到了阻碍。

在西方国家，1921年，瑞士医生Eugen Bircher成功使用Jacobaeus内镜进行了关节镜检查。Bircher医生发表了膝关节内镜的文章，并将这项技术称为"关节内镜技术"。Bircher把关节内镜作为关节切开术的前期步骤。和腹腔镜相比，他主要是使用氮气、氧气作为填充气体来观察、诊断内部结构紊乱的情况。他在1921—1926年的文章主要是基于大约60台关节内镜手术。然而，到1930年，他为了应用影像学造影剂来使得关节更好地显影——关节镜充气造影术，放弃了关节内镜的进一步研究。

在这之后的1925年，Kreuscher教授报道了关于半月板损伤的相关工作，题目为"关节镜对半月板疾病早期识别的意义"。他虽然工作在芝加哥，但1912年在柏林研究院的学习经历使其深受Nordentoft研究的影响。然而由于在同一年他的同事发表了一篇关于Jacobaeus内镜在腹部应用的文章，人们曾一度认为他使用的也是Jacobaeus内镜。Kreuscher教授尝试使用了不同的气体、液体，如用氮气、氧气或甲醛来填充膝关节。

1929年，Burman个人提出了构想，认为利用一种特殊的设备可能可以看到关节的内部结构。那时，他还仅仅是一位纽约关节病医院的住院医师，处于实习阶段。他委托美国膀胱镜制造中心的Reinhold Wappler来设计和制造这台仪器，并于1930年完成。Wappler的同事这样描述这个仪器："关节镜带有一个尖端的鞘管，在鞘管内部是一个非常小的可以发光的镜头，它可以看见充满水或者空气的狭小区域。移去镜头可以冲洗掉在空腔中的浑浊液体，直至视野变清晰。前透镜被设计成特殊的形状以便让光线从周边进入瞳孔，而末端的小灯泡在视野的外面。"他接着说鞘的直径是4 mm，带有一个直径3 mm的目镜。值得注意的是，在鞘和目镜之间有一个冲洗装置，开关安装在鞘上，可以用来冲洗或吸引。

不幸的是，纽约的医学生没有足够的尸体可以实践，Burman就利用旅行奖学金航海去了德国。他继续开始他的工作是在der Freidrichstadt-Dresden医院，师从Georg Schmorl教授。回纽约后，他出版了一本书，书中全面描述了关节镜在髋关节、膝关节、踝关节、肩关节、肘关节和腕关节中的应用。同时他认为鉴于关节镜的直径，它不适宜在更小的关节中使用。直到完成著作，他才意识到在他之前Bircher已经做过了这项工作，他在书中也指出了这一点。

然而，Burman是描述髋关节镜的第一人。他指出："关节囊内部分限制了清楚地呈现髋关节，因此在股骨头和髋臼之间插入一根针是不可能的。"他没有阐述是否尝试分开髋关节，但的确提到："由于死后尸体僵硬使得关节不容易活动。"同时他也指出，他偏爱髋关节镜从转子间前进入，这一入路至今仍被广泛使用。他还强调，髋关节应当使用"长鞘配长目镜"，长度至少15 cm。正因如此，Burman无疑是"髋关节镜之父"。当他完成住院医师实习期后，他的整个医学生涯都在一所关节病医院从事骨科工作。他一直在做关节镜，但是从来没有发表相关文章。

第二次世界大战限制了医学前进的步伐，战后经历了16年时间才恢复出版了一些关于关节镜外科进展的文章。事实上，在Burman之后，关节镜在北美直到19世纪60年代都一直发展低迷。然而，在日本，Watanabe因为发明了更加精密的内镜而被称为现代关节镜创始人。这种内镜应用的是光电原理，并在二战之后风靡日本。1959年，Watanabe 21代问世，北美外科医生通过它提升了外科关节内镜技术。然而，尽管不断改进，第21代仍存在缺陷，如光源容易短路、在膝关节内灯泡容易破碎。

直到Harold H. Hopkins教授发明了冷光源，内镜才变得安全可靠。并在1965年由Karl Storz研制出"Hopkins杆式内镜"，同时Watanabe的设计最终也被大量生产，称之为"针式内镜"，并在1971年被Dyonics公司广泛采用。

Robert Jackson是加拿大多伦多的一位外科医生，在1964年拜访了Watanabe先生之后一直从事膝关节镜工作，也因此在1968年被调到美国骨科学会。次年，他被学会邀请做首场报告。由于关节镜发展势头迅猛，国际关节镜协会于1974年应运而生。伴随由Dyonics公司和Lanny Johnson博士合作研发的第一电动剃须刀问世，仪器的开发开始加速。Johnson在1980年创立了自己的公司，成为仪器制造商，制造其他关节镜工具，2002年他最终把公司卖给了Smith & Nephew公司。

三、现代髋关节镜（1990年以前，起始阶段）

髋关节镜作为一种临床工具是逐步被采用的，目前应用范围仍在扩大，它可以帮助了解病理学情况，同时伴随着设备的改进越来越具有吸引力。尽管最早报道髋关节的是Aignan，19世纪70年代中期已经报道关节镜可以行滑膜活检，但究竟谁是第一个应用髋关节镜的人仍难以断定。

20世纪70年代中期，两位使用髋关节镜的先驱是 Lanny Johnson 和 Ejnar Eriksson，他们分别在美国和瑞典工作。Johnson 医生 1976 年在密歇根州举行第一个髋关节镜讲座。他对一位仰卧位患者实施了膝关节镜检查。他通过向髋关节内注射液体，不需要过多的分离就可以获得较安全的入路。他还应用亚甲蓝来更好地显示退变的关节软骨。Johnson 主要利用关节镜来诊断疾病，他能全貌显示全髋关节，包括圆韧带。然而，事实上他可以通过备选入路实施一些手术，如游离体取出、骨赘切除、软骨成形、髂腰肌清创。

但是，现代第一位用英文发表文章的是 Gross，他在 1977 年描述了髋关节镜在股骨头骨骺向后滑脱儿童中的应用。这之后在 1980 年 Shifrin 和 Reis 发表了一篇关于在全髋置换手术中应用关节镜清除髋臼中碎骨片的文章。同年，Vakili、Salvati 和 Warren 随后发表了有关用髋关节镜在全髋置换术中清除髋臼杯异物的报道。这之后，Holgersson 等在 1981 年报道了髋关节镜在诊断青少年慢性关节炎中的应用。也是在 1981 年，Johnson 发表了髋关节镜在髋关节疾病诊断和外科手术中应用的文章，在文章中他介绍了他的做法。

Eriksson 和 Sebik 在 1982 年探讨了气体作为介质优于液体，并提出髋关节中"密闭吸引"的理念。1986 年，Eriksson 等测量了可以分开髋关节暴露股骨头和髋臼间隙的力量，麻醉状态下在 300 ~ 500 N，清醒时需要达到 900 N。在文章中他也提出了气体和液体作为中介的优劣问题，指出在诊断时气体更优，手术时液体更优。

Johnson 和 Eriksson 都是在患者仰卧位条件下，利用牵引床分开髋关节进行髋关节镜检查（图 22-1）。1977 年在和 Johnson 探讨过之后，James Glick 医生起初采取患者仰卧位，在 1982 年，他和同事 Thomas Sampson 第一次尝试侧卧位。这其中的一个原因就是他们发现在为肥胖患者行关节镜检查时标准的关节镜不够长。他们假设在侧卧位状态下，皮肤到关节的距离会因为重力的影响而减小。Glick 应用重物和滑轮来牵拉髋关节，由于这种改变，促成了发明一种特殊的髋关节牵拉器，最终由 Arthronix 完成了这项发明（图 22-2）。

第一个用关节镜行髋关节检查的人是利用标准的 30° 膝关节镜来显示髋关节的内部结构。而不久之后才开始使用 70° 的关节镜，Glick 将此归

功于 J. W. Thomas Byrd。Byrd 早期也是应用标准长度的关节镜。究其原因主要是当时认为制造专门的髋关节镜没有什么商业价值，而且当时也只有少数的外科医生掌握这项技术，直到髋关节镜越来越流行，它才被大量生产。Dyonics 公司为 Glick 等设计了加长的关节镜，当时他们仅仅在一些特殊的病例中应用，而如今，这种关节镜成了髋关节镜的制造标准。Glick 也参与了 Stryker 发明第一台髋关节镜的过程，最终将髋关节镜命名为"Glick 髋关节镜系列"。Byrd 也参与了髋关节镜的设计，"Byrd 系列"由 Smith & Nephew 公司制造（图 22-3）。

Glick 等在 1987 年报道他们做了 11 例侧卧位的髋关节镜患者。在这篇报道中他们描述了解剖、技术条件及上面提到的设备的相关情况。然而，就最佳入路是仰卧还是侧卧位还存在争议。Byrd 报道了 20 例仰卧位患者，他指出仰卧位时，外科医生可以继续使用一般的牵引床，同时

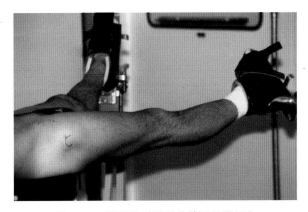

图22-1　仰卧位时髋关节镜用的骨折台

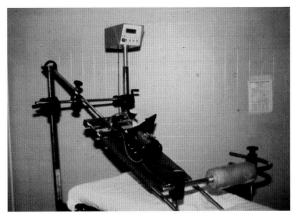

图22-2　Arthronix 发明的原始髋关节分离器

定位对于术者和助手更加方便。其实哪一种方式都有各自的利弊，关键取决于术者前期的训练和偏好。

Hawkins在1989年报道了12例髋关节镜检查的患者，之后行了微小关节切开术。在那时髋关节镜的应用范围主要是诊断，治疗上绝大部分局限在游离组织取出、活检、滑膜切除。

四、巩固阶段（1990—2000年）

随着髋关节镜应用的不断普及，急需加深对关节镜下的解剖和病理的理解。Dvorak等在1990年发表了髋关节镜下解剖，其中描写了不同入路下的图像。随后出版了第一本关于髋关节镜和处置指南教材。Keene和Villar对教材内容进行了扩充，更加详尽地描写了镜下解剖特征。那时，Byrd等提出鉴于考虑医源性损伤，应该更加注意入路的选择。他们研究了不同入路和神经血管的关系。他们发现只要入路合适，髋关节镜应该是安全的。Byrd的结论在2004年得到了Elsaidi等人在尸体上的证实。

在20世纪90年代早期，英国剑桥的麻醉师Amo Oduro与手术室医生Colin Dunling和Richard Villar合作，他们发现应用像深静脉置管一样的Seldinger技术，可以使得套管到达髋关节变得更加容易。这促使在透视条件下用导丝引导进入髋关节，防止进入中空闭孔内。这项技术使得关节镜进入髋关节变得更加容易、安全。而在这之前外科医生一直使用先尖后钝的套管针进入髋关节。之后，在1995年由Smith & Nephew公司生产了第一个中空髋关节闭孔装置。

尽管在20世纪70年代末，自动剃须刀已经应用，但直到1997年Smith & Nephew公司才生产出弯曲的剃须刀刀片。它在1986年兼并了Dyonics公司。关节镜起初设计目的是用在膝关节和肩关节，但在髋关节上也用了很多年。髋关节专门的毛边自动刀头主要用来切开股骨头颈连接处的骨。后来也出现了许多非球形毛边刀头，但入路、方式众多，只有球形刀头能都适应（图22-4）。

Dorfmann和Boyer进一步将髋关节分成了两个区域，即"中心"和"外周"。中心是指在股骨头和髋臼之间，上盂唇内部；外周指那些位于囊内的部分，但在球窝以外。然而，一直推迟到20世纪80年代他们才讲解髋关节外周部分的关节镜使用。再者，这里面主要涉及的是诊断和滑膜活检（他们是风湿专家），这些是Aignan早期工作的延续。Dienst等进一步推进了Dorfmann和Boyer的工作，发表了在非牵引条件下外周部分关节镜技术。他们在2005年继续研究了从外周部分进入中心的技术。

由于早期报道的神经血管损伤，使得大家认识到髋关节镜是要求很高的技术。1993年Lyon、Rode、Forster、Weiland等探讨得出损伤中以阴部神经废用最为常见。坐骨神经、骨神经、外周皮神经损伤也被报道。为避免这些损伤，要么减少牵引或直接压迫时间，要么改善髋关节镜技术和髋关节牵引的方法。会阴部最小直径9 cm，在这里施加均匀的力量被推荐。应当避免过度牵拉和早期使用Arthronix牵引产生的内在张力。后来，由于专门的髋关节牵引器都带有宽垫子来避

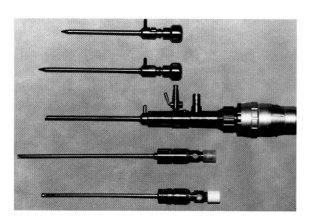

图22-3 Smith & Nephew公司生产的"Byrd系列"

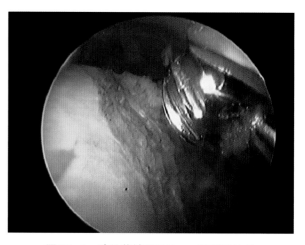

图22-4 髋关节镜的5.5 mm圆形毛边头

免对会阴部产生的医源性损伤，从远期来看，减少了并发症。

Funke 和 Munzinger 在 1996 年对 19 例并发症患者进行分析，得出了可以避免相关并发症的一套办法。Griffin 和 Villar 3 年后进一步研究，观察了连续的 640 位患者的并发症发生率。总体发生率为 1.6%，没有远期后遗症。1999 年 Dorfmann 和 Boyer 报道他们 12 年的观察结果，偶然发生关节表面损伤，在其余 413 例患者中无不良事件发生。Clarke 等在 2003 年观察 1000 例髋关节镜患者得出总体并发症发生率在 1.4%。

最近的文献回顾中，Ilizaliturri 总结了已经发表的髋关节镜并发症。所有由于牵拉引起的坐骨神经、会阴部、股神经损伤都已经解决。尽管如此，仍然存在因前入路大腿外周皮神经分支的永久性损伤。没有发生术后深静脉血栓和肺栓塞病例。主要并发症和仪器断裂、骨切除不充分及软骨挫伤有关。还有报道术后异位骨化、血管坏死、股骨颈骨折、髋关节不稳定及过多的液体渗出带来的问题等。但这些都是最近报道的个案。

五、发展阶段（2000—2010年）

其中一个主要的进步是在髋关节镜中引入开槽套管，最开始由 James Glick 设计，并由 Stryker 制造。它既让引进的弯曲工具变得安全，又容易去除游离体。Ilizaliturri 继续细化开槽设置，他的设计在 2004 年由施乐辉制造，并于 2007 年升级。

钬：在 1990 年代，钇 – 铝 – 石榴石（YAG）激光用于关节清理术（图 22-5）。YAG 激光的不足之处是其精确性差和能量小。除非最小的损伤，应用 YAG 激光清创的时间令人难以接受。到了 2001 年，YAG 激光被射频头取代（图 22-6）。2002 年，施乐辉公司联合 Philippon 医生推出了可弯曲射频头（图 22-7）。这一改进可以使医生切除原来直射频头无法切除的组织。

前面提过的 Arthronix 髋牵张器是那些希望在侧卧位做关节镜下手术的特定设备。对那些喜欢采取仰卧位的医生而言，骨折内固定的牵引床就足够了。McCarthy 试图提高 Arthronix 的设计水平，他的臀部牵引器由 Innomed 制造，并且一直沿用（图 22-8）。McCarthy 设计的一个明显缺点

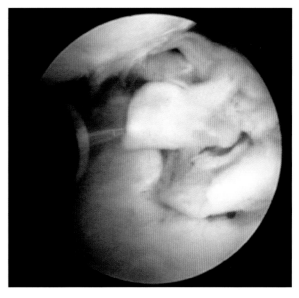

图 22-5 YAG 激光工作

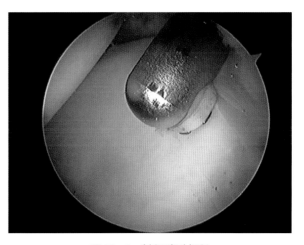

图 22-6 射频消融探针

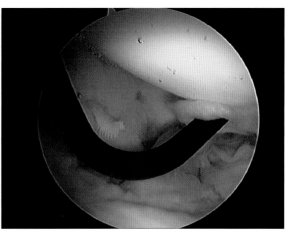

图 22-7 弯曲的射频消融探针

是它不允许髋关节活动，同时需要一名手术室工作人员分离引导和抱住屈曲的腿，不管是不是做旋转活动。这促进了髋关节定位系统的发展（施乐辉）并于2007年被推出（图22-9）。分为侧卧位和仰卧位两款，同时允许腿部弯曲和旋转，双足不需要从牵引器分开。位置可以被锁定，因此术中需要负责腿部移动的人，并不需要整个术中都维持着。

髋关节镜技术的进步和对髋关节病理的不断深入理解密不可分。现在，大部分的髋关节镜用来处理股骨髋臼撞击症（FAI）。这也并非总是如此，Fitzgerald在1995年探讨了关节镜在治疗疼痛性髋臼上盂唇撕脱的意义。大多数上盂唇的撕脱被认为主要和髋臼的发育不良导致的生物力学异常有关。直到2001年，Reinhold Ganz教授的学生Ito等发表了一篇基于磁共振的多平面研究来观察股骨头颈部形态，并且提出了假设：当股骨头的偏心距减少时会导致股骨和髋臼边缘的撞击，最终导致上盂唇撕脱。作者将之称为"凸轮效应"，并且将FAI理念推向了主流。

Ganz等将FAI的概念在2003年进一步扩充，提出了它是骨关节炎前奏的理论。这个理论的提出主要是基于对600例非发育不良，但需要外科干预脱位的FAI患者，并且对他们描绘了软骨破坏和缺失的区域。在那时，开放性外科手段治疗脱位被认为是治疗FAI的规范手段。

2003年由Kelly、Williams和Philippon发表的关于髋关节镜地位的文章指出，当存在以下情况时应当考虑应用关节镜："有症状的髋臼上盂唇撕脱、髋关节囊松弛不稳定、软骨损伤、剥脱性骨软骨炎、圆韧带损伤、弹响髋综合征、髂腰肌滑囊炎和游离体（滑膜性软骨瘤病）。"在治疗以下疾病时较少应用关节镜：股骨头坏死、骨性撞击、滑膜畸形、髋关节结晶性病变、感染、创伤后关节内碎片。

直至2005年，髋关节镜的应用才成为一种理念，它对FAI和其他的一些适应证才被人们广泛认识。早期已经有报道用于髋臼上盂唇的清理伴或不伴修复，Steadman的微创技术将它的应用范围从膝关节扩展到治疗软骨损伤（图22-10）。Guanche和Bare在2006年指出，髋关节镜在治疗FAI方面的作用包括对头颈连接处凸起的切除。同年，Sampson发表了使用髋关节镜治疗FAI的早期结果，称和开放性的手术相比较，关节镜具有优势。次年，Philippon和Ganz作为共同作者发表髋关节镜在FAI治疗上的意义。在2008年，又有3篇文章阐述了髋关节镜治疗FAI的两年疗效良

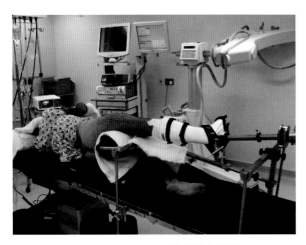

图22-8 McCarthy髋关节分开器

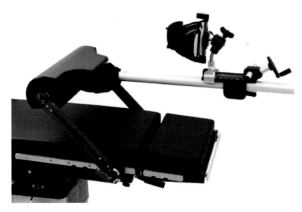

图22-9 髋关节定位系统

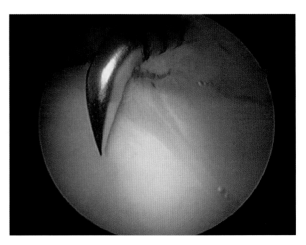

图22-10 微创锥

好。然而，髋关节镜不仅对撞击有治疗效果，这一理论在2006年被Khanduja和Villar在综述中再一次强调。他们指出当符合前面所提及的条件时，髋关节镜对全髋关节置换具有治疗评估的作用。

Marc Philippon和Smith & Nephew公司合作在2006年创作了修复上盂唇的带线锚钉，包括有结和无结两款，而这之前主要被用于肩关节。2006年无结带线锚钉"Bioraptor"发行。而原来的锚钉主要用于当髋关节存在更大的曲张力时。最近，它的应用范围进一步扩大，包含了一个弯曲传输系统来保证锚钉更加安全，减少关节穿孔可能性。

到那时，大多数的文章都更加注重对髋关节镜技术的描述，而不是治疗结果。这自然和这项技术的不断改进及对新问题的认识、处理有关。但如何最好地处理上盂唇问题仍没有答案。Philippon已经报道了有关上盂唇再固定问题，但大多数文章还是报道了关于髋关节镜早期干预上盂唇撕脱的手段仍旧是上盂唇的清理。Larson和Giveans在2009年在对75例行清创术或再固定术患者分析后得出了以上结论。其他的一些队列研究表明最少在再固定后1年的疗效比清创要好很多。

关于髋关节镜治疗结果的报道也持续呈现上升势头。Byrd和Jones已经发表了10年的观察结果，继续期待更长期的回顾分析。但是，目前的两项独立回顾性研究得出：和开放性手术相比较，在相同疗效下，髋关节镜治疗具有恢复快、并发症少的优点。

六、2010年以后（多样化发展阶段）

对髋关节镜的兴趣会继续保持强劲的势头。这会进一步洞察以前可能忽略的病理情况。一个扩大的领域是关节镜周围检查，如髂腰肌、股骨大转子疼痛综合征、髂胫束减压、股骨冲击、深臀肌综合征（坐骨神经压迫），以及臀中肌肌腱的修复。

圆韧带被推测可能是向股骨头输送物质的多通道的导管。已有关于关节镜行圆韧带修复成功的报道，并且已被全球范围内的少数外科医生掌握。仪器的进步使髋关节镜的发展更加安全和便捷，包括在2008年推出的"Crosstrac"导向器（Smith & Nephew）（图22-11）。该装置在安全门户设置和三角测量上为外科医生提供帮助。该装置拓展功能可以用来帮助关节镜行圆韧带重建。

由于上盂唇的切除术比重建产生更坏的结果，当上盂唇不存在或是无法修补时可以考虑上盂唇嫁接技术。到现在为止，用过的组织包括圆韧带和髂胫束的一部分，早期结果显示良好。

已有报道关于股骨头和髋臼囊肿的关节镜移植。纤维蛋白胶辅助固定不稳定的软骨皮瓣早期效果良好。同时，近来也有报道髋关节镜用来评估全髋置换疗效。结果和其他领域相比，髋关节镜的发展不能满足诸如关节镜-截骨、髋臼软骨-关节镜辅助髋臼骨折固定及圆韧带重建的要求。

七、结论

髋关节镜已成为一项不能忽视的技术并被广泛使用。外科医生正在努力建立起全球范围内髋关节镜的合作，如国际髋关节协会和多中心髋关节镜疗效研究网络，来确保技术和研究结果在一个开放的平台上讨论和分类。同时，我们急切地盼望着关节镜长期疗效结果公布，如对于治疗FAI。

总之，髋关节镜技术在世界范围内的先驱者们的推动下继续迅速发展，并不是所有的这些新技术都被证明是有效的，有一些可能是技术的需要。然而，和所有的创新一样，最终由少数人所取得的进步将受益于大众。

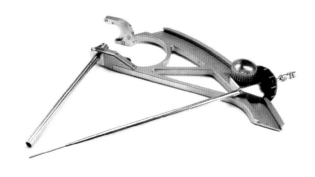

图22-11 "Crosstrac"导航器

八、致谢

这篇文章尝试去描述在过去30年中髋关节镜的诞生及其演变过程。作者有机会亲自和早期的髋关节医生交谈，并且在这篇文章中记录了他们的一些回忆。髋关节镜大家庭之间的合作是温暖的，我们对James Glick和Lanny Johnson医生付出的时间和资料表示感谢；同时也对Thomas Sampson医生在扫描和转发Jim's Arthronix图像上的帮助表示感谢。特别感谢Torrie of Smith & Nephew公司的Alec Torrie 的帮助，多年来他一直走在仪器设计的最前沿，他提供的资料和付出是十分宝贵的。

第四部分

髋关节镜检查

第23章

髋关节镜：仰卧位

原著者　J. W. Thomas Byrd
译　者　陈晓东

一、引言

不管是仰卧位还是侧卧位，髋关节镜都能进行很好地操作。体位的选择取决于医师的个人喜好，大部分医师选择仰卧位。本篇中我们介绍的是仰卧位，它操作简单，可在几分钟内完成。事实上，任何骨折牵引床都可以进行仰卧位操作。虽然也可以使用专门的牵引装置，但它更常用于门诊手术。经常处理髋部骨折的骨科医师更熟悉髋关节的定位，且医师、助手及手术室工作人员也都熟悉手术室的布局。仰卧位方便所有标准入路的建立，也方便周围区关节镜的体位调整，以及髂腰肌滑囊内镜、粗隆间和臀下间隙内镜的操作。

二、髋关节镜手术原则

不管髋关节镜操作时选用何种体位或技术，有几个原则我们应该牢牢记住。首先，手术成功的关键在于选择合适的患者。如果患者选择不恰当，关节镜技术再熟练也有可能出现手术失败，其中也包括手术效果达不到患者的期望值。其次，患者需要保持合适的体位以确保手术顺利进行，体位不好将导致操作困难。再次，手术入路的选择也至关重要，应尽量减少创伤。由于髋关节位置深，有致密的软组织覆盖，手术入路的建立存在医源性创伤的风险，且有时是不可避免的。因此，每一个合理的操作都应该将损伤降至最低。关节镜操作应尽可能仔细，且确保操作的合理性。

三、手术室装备

（一）麻醉

门诊患者可选用全身麻醉。硬膜外麻醉亦是合适的选择，但需要足够的运动神经阻滞以确保足够的肌肉松弛。

（二）患者体位

可使用骨折牵引床或专门设计的牵引装置，也可连接于标准的手术床（图23-1A、B）。患者仰卧位。将有厚垫的会阴柱置于患侧大腿内侧将其顶向外侧（图23-2）。会阴柱稍偏可在牵引同时增加外推力（图23-3），同时远离阴部神经，减轻其对阴部神经的压迫，避免神经麻痹。仔细检查生殖器，以免牵引过程中会阴柱压迫生殖器。

患侧髋关节保持约25°外展。轻度屈曲（<10°）可放松关节囊并利于牵开关节，但应避免过度屈曲，因为过度屈曲会牵拉坐骨神经，增加神经麻痹的风险，还可能会关闭进入髋关节前方的通道。建立入路过程中应保持下肢处于旋转中立位，而关节镜操作过程中旋转足固定器有利于观察股骨头。

健侧下肢外展以便于C形臂置于两腿之间。C形臂亦可置于患者健侧，但无法获得患髋侧位和斜位片。在牵开患侧髋关节之前，轻度牵引健侧下肢，有利于稳定躯干并防止牵开患侧髋关节过程中骨盆发生移位。

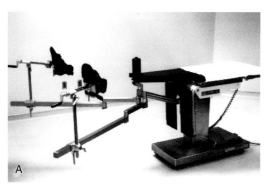 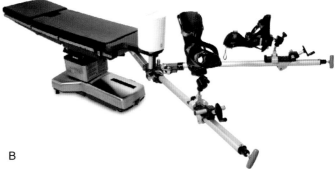

图23-1 A.大部分骨折牵引床通过调整可以满足髋关节镜的需要；B.专门的牵引装置功能齐全，更适用于门诊手术

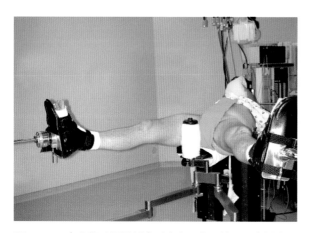

图23-2 患者仰卧于骨折牵引床上，会阴柱置于患侧大腿内侧（Reprinted with permission from J.W. Thomas Byrd, MD）

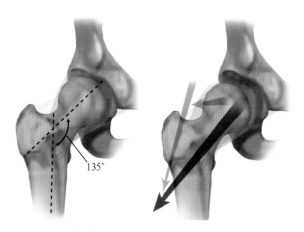

图23-3 牵引的最优向量是倾斜于体轴，更接近于股骨颈长轴而非股骨干。髋关节外展牵引和通过会阴柱产生的横向分量形成斜行向量

牵引患侧下肢，并透视确认关节已牵开。通常50磅的牵引力便足够。当髋关节过于紧张时，有时需要更大的牵引力，但应小心谨慎。至少牵开8～10 mm以便于关节镜器械进入关节内。有

些髋关节经轻度的牵引即可牵开，应避免关节过度牵开（>1.5～2 cm），牵引力过大或牵开过多都可能引起神经麻痹。

如果髋关节不能很好地牵开，可以维持牵引数分钟，使关节囊松弛从而避免过大的牵引力。透视下可明显看到真空现象，这是牵开时关节囊内负压造成的。用液体扩张关节囊将消除其负压状态，并有利于进一步牵开关节。然而，这种效应因人而异，并不能依靠它来克服牵引力的不足。

一旦确认髋关节已牵开，应取消牵引。然后患髋进行消毒、铺巾，当开始关节镜操作时，再重新牵引患肢。术者、助手、洗手护士站在患侧，显示器、关节镜器械则置于健侧（图23-4）。

（三）器械

目前已有专门的牵引装置适用于标准手术床（图23-1B）。由于门诊手术室通常没有骨折牵引床，专门的牵引装置更适用于门诊手术。而大部分骨折牵引床经适当调整可以满足髋关节镜的需要（图23-1A）。连接到足固定器的张力计有利于测量术中维持足够牵引所需的牵引力大小。有厚垫的大号会阴柱可有效分散会阴部的压力，并可维持患髋偏于一侧。

所有患者术中都应使用C形臂以确保精确建立入路。单纯进入髋关节并不难，重要的是精确建立入路，将医源性损伤降至最低。

常规使用30°和70°关节镜，交替使用这两个镜头可获得更好的视野。30°关节镜可更好地观察髋臼中心区、股骨头和髋臼窝上部，而70°关节镜可观察关节周缘、盂唇、关节囊及髋臼窝下部。

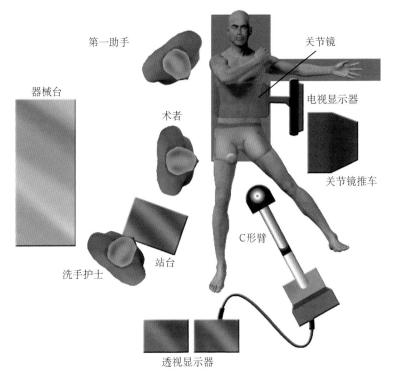

第一助手

器械台

术者

关节镜

电视显示器

关节镜推车

C形臂

洗手护士

站台

透视显示器

图23-4　手术室布局。显示术者、助手、洗手护士、关节镜推车、显示器、器械台、C形臂及背侧手术台的位置

在髋关节镜中液体泵起到重要的作用。高流量系统在没有过度压力下可提供最优流量，这是安全的，且有利于观察。足够的流量可提供清晰的视野，从而确保手术顺利进行。重力系统无法提供稳定精确的流量，导致观察困难和液体外渗。在关节镜手术前，手术医生应了解不同泵的功能特点。

加长套管是专门设计便于穿透髋关节周围致密软组织（图23-5）。通过缩短相应的桥，加长套管可与标准关节镜相配套。对于极其肥胖的患者，还有专门加长的关节镜（图23-6）。空心套管芯允许套管/管芯通过导针进入关节内（图23-7）。洗手护士的器械台包括常规手术器械（图23-8）。5 mm套管用于初次引导关节镜，同时连接入水管。液体管理系统连接至5 mm套管的桥，能产生足够的流量。一旦3个入路都建立后，入水管可连接至其他套管，然后将5 mm套管更换成4.5 mm套管。这3个4.5 mm套管允许关节镜、手术器械和入水管在3个入路中相互转换，而5.5 mm套管则允许大的电动刨刀通过。

髋关节镜手术有时需要加长的刀片，而弧形刀片适用于球形关节，这些刀片可通过开槽的套管进入关节内（图23-9）。

电刀已被证明在髋关节镜中有独特优势。小直径和可弯曲设计允许电刀进入刀片无法到达的

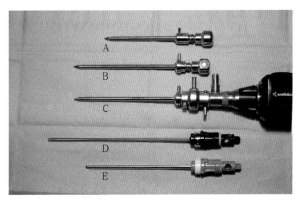

图23-5　A.标准关节镜套管；B.加长关节镜套管；C.改进和缩短的桥（鞘），适合于带加长套管的标准长度关节镜；D.加长关节镜刀片；E.标准关节镜刀片（Reprinted with permission from J.W. Thomas Byrd, MD）

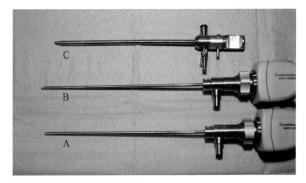

图23-6　A.加长30°关节镜；B.加长70°关节镜；C.配套套管（Reprinted with permission from J.W. Thomas Byrd, MD）

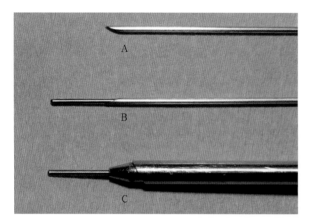

图23-7 腰穿针定位正确时，空心套管芯更便于确定入路。导针（B、C）可通过6英寸17号腰穿针（A、B），而套管/管芯可经导针进入（C）（Reprinted with permission from J.W. Thomas Byrd, MD）

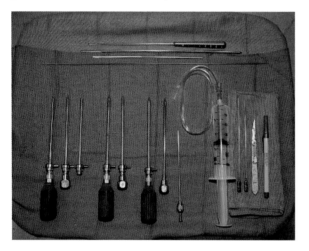

图23-8 洗手护士器械台包括基本的关节镜手术器械：标记笔，11号外科刀片，6英寸17号腰穿针，带延长管的60 ml注射器，导针，3个4.5 mm、2个5 mm和1个5.5 mm套管，空心套管芯和实心套管芯，转换杆，入水管接头，改良探针（Reprinted with permission from J.W. Thomas Byrd, MD）

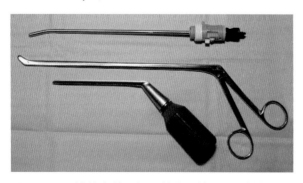

图23-9 开槽的套管更便于其他器械通过，如电动刨刀、大的手动器械等（Reprinted with permission from J.W. Thomas Byrd, MD）

关节内隐窝（图23-10）。由于机动性有限，电动刨刀很难切除损伤的关节软骨或盂唇。相比之下，电刀在形成光滑移行带、保留更多健康组织方面作用更显著。

四、一般技术

本篇介绍的技术已被证明是有效的，且可重复性好。常规关节镜检查从中央区开始进行，因为大部分病变发生于该中央区并引起疼痛症状。通常情况下，关节镜检查也包括周围区，在特殊情况下，还应检查关节外区域。一般而言，中央区检查所见决定了关节镜操作的程度，如FAI矫正等。

五、中央区

（一）入路

髋关节镜需要3个标准入路：前入路、前外侧入路和后外侧入路（图23-11和图23-12）。经髂前上棘矢状线与股骨大粗隆上缘水平线的交叉点即为前入路的进针点，针与头侧呈45°，与内侧呈30°。股骨大粗隆顶点的前后缘分别为前外侧入路和后外侧入路的进针点。

另一个常用的入路是改良前入路（图23-13），相对于标准前入路更偏外侧和远侧。为了进入关节内达到更好的三角关系，前入路的进针点

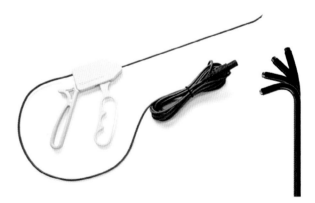

图23-10 可弯曲的射频装置（Courtesy of Smith & Nephew, Inc.）

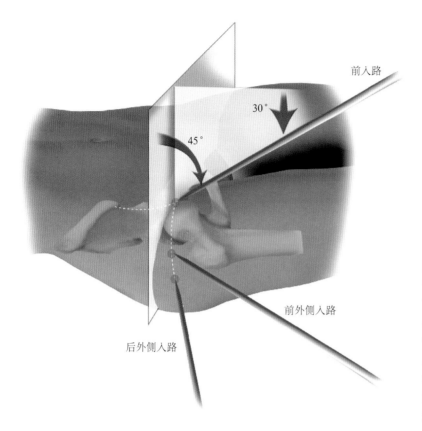

图23-11 经髂前上棘矢状线与股骨大粗隆上缘水平线的交叉点即为前入路的进针点，针与头侧呈45°，与内侧呈30°。依患者解剖特点，进针点可向近端或远端做适当调整。股骨大粗隆顶点的前后缘分别为前外侧入路和后外侧入路的进针点，这两个入路在进入关节过程中逐渐汇合

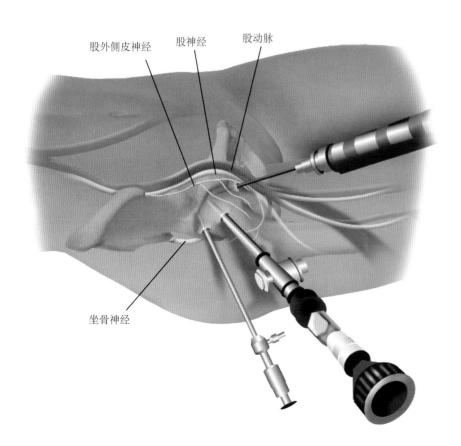

图23-12 主要神经血管与3个标准入路的关系。股动脉和股神经位于前入路内侧。坐骨神经位于后外侧入路后方。股外侧皮神经的小分支靠近前入路。采用恰当的入路布局可以避免损伤这些结构。首先应建立前外侧入路，因为它位于中央安全区

通常有1～2 cm的偏差。有时为了在髋臼前缘置入锚钉，且使锚钉远离髋臼关节面，前入路的进针点需要极度偏远侧。这时，弧形钻导系统经改良前入路则更便于操作。对于中央区的其他病变，偏远侧的前入路使用较少。而且，为了避开股外侧皮神经使前入路偏外侧也是错误的。

（二）前入路

前入路穿过缝匠肌和股直肌后进入前关节囊

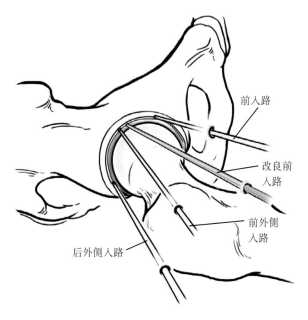

图23-13 改良前入路（绿色）进针点位于标准前入路和前外侧入路之间，且偏向远侧（Reprinted with permission from J.W. Thomas Byrd, MD）

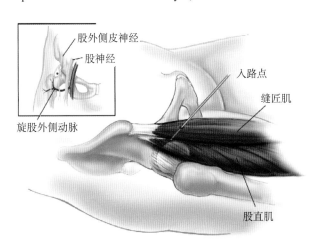

图23-14 前入路与股外侧皮神经、股神经和旋股外侧动脉的关系（Courtesy of Smith & Nephew, Inc.）

（图23-14）。在该入路水平，股外侧皮神经通常分为3个或多个分支。因此，前入路通常会在其中一个分支的数毫米内经过。由于其分支较多，通过改变前入路位置很难避开股外侧皮神经，更可靠的方法是在建立入路过程中精确定位。较深的皮肤切口更容易损伤股外侧皮神经，因此，在穿入套管之前，先切一个小切口，然后钝性分离，可更好地避免神经损伤。从皮肤到关节囊，前入路几乎与股神经长轴相切，在关节囊水平接近股神经，两者平均最小距离约3.2 cm。旋股外侧动脉升支与前入路的关系变异较大，一般位于前入路远侧约3.6 cm。

（三）前外侧入路

前外侧入路穿过臀中肌后进入外侧关节囊前缘（图23-15）。臀上神经位于该入路近侧约4.4 cm。

（四）后外侧入路

后外侧入路穿过臀中肌和臀小肌后进入外侧关节囊后缘（图23-16）。它经过梨状肌肌腱的前上方；在关节囊水平最接近坐骨神经，平均距离约2.9 cm；臀上神经位于其近侧约4.4 cm。

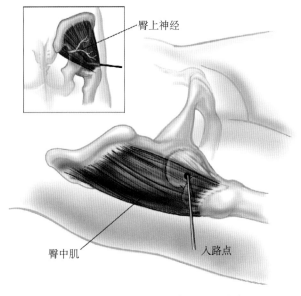

图23-15 前外侧入路与臀上神经的关系（Courtesy of Smith & Nephew, Inc.）

（五）入路建立

前外侧入路位于中央安全区，因此最先建立，其他入路则在关节镜直视下辅助建立。首先在前后位透视下建立前外侧入路。当然，在侧位透视下定位也同样重要。下肢处于旋转中立位时，股骨前倾使得髋关节中心位于大粗隆中心前方。因此，股骨大粗隆前缘的前外侧入路进针点正好位于髋关节中心前方。在入路建立过程中穿刺针与地面保持平行能确保穿刺针进入关节内（图23-17）。

当牵开髋关节时，关节内会产生真空现象

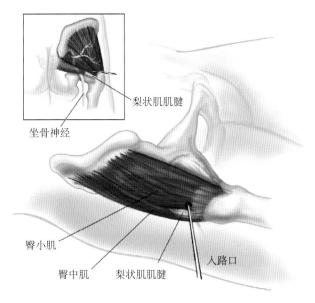

图23-16 后外侧入路与坐骨神经和臀上神经的关系（Courtesy of Smith & Nephew,Inc.）

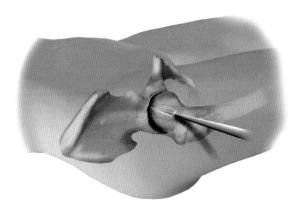

图23-17 患者仰卧位，患侧髋关节旋转中立位，腰穿针于股骨大粗隆前缘进针，在冠状面上与地面保持平行进入关节。由于股骨颈前倾，进针点正好位于关节中心前方。如果进针点太靠前，则太靠近前入路；太靠后，则难以观察到前入路的进针点

（图23-18A）。在透视下用一6英寸17号腰穿针从前外侧入路进行预定位。腰穿针定位非常重要，因为套管/管芯需要经腰穿针准确定位进入关节内。当腰穿针进入关节后，真空效应消失，产生空气造影效果，从而有助于显示外侧盂唇的轮廓（图23-18B）。手上的触觉非常重要，因为穿透盂唇的阻力明显要高于穿透关节囊的阻力。一旦腰穿针进入关节内，用40 ml液体扩张关节囊，液体反流再次证实穿刺针位于关节内。关节囊扩张有助于进一步牵开关节（图23-18C）。一旦关节囊已经膨胀，如果感觉腰穿针进入盂唇，这时仅需将腰穿针后退，在盂唇下方重新进入关节囊即可。

在穿刺部位做一小切口，经腰穿针插入导针后取出腰穿针，带空心套管芯的5 mm套管沿导针插入关节内（图23-18D）。

在建立入路时，套管/管芯应经大粗隆顶点上部沿股骨头凸面上方进入，并确保避开股骨头以免刮伤其关节面。

关节镜进入关节后，接下来在关节镜和透视引导下建立前入路。70°关节镜能更好地观察到腰穿针穿透关节囊的位置（图23-19）。再次用17号穿刺针预定位，经前方盂唇游离缘下方直接进入关节内。套管/管芯进入关节后，在经过盂唇下方时，应将其抬高以避开股骨头关节面。

在建立前入路时应当熟悉局部的解剖结构，股神经位于该入路内侧，而股外侧皮神经更靠近该入路。较深的皮肤切口容易损伤股外侧皮神经，因此，在建立入路时，应使用恰当的技术以避免神经损伤。

最后建立后外侧入路。透视方法与建立前外侧入路相似。向后旋转关节镜，使后方盂唇下方的进针点位于视野中（图23-20）。在关节镜监视下，确保腰穿针不会偏向后方，以免损伤坐骨神经。在建立后外侧入路时需要保持患髋处于旋转中立位。因为大粗隆是主要的解剖标志，如果髋关节外旋，大粗隆更靠后方，建立入路时损伤坐骨神经的概率将增大（图23-21）。

（六）诊断性关节镜检查

当准备进行髋关节镜检查前，手术医师需要根据初步诊断形成一个暂时性治疗方案，而最终的治疗策略则需要根据关节镜检查结果来决定。

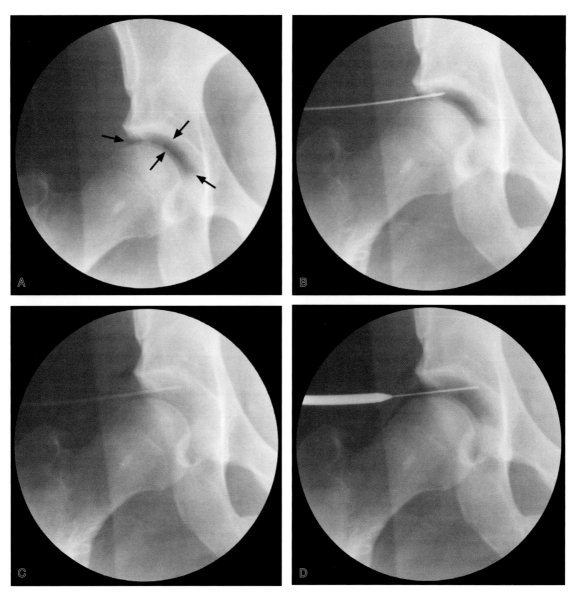

图23-18　右髋前后位透视。A.牵开关节时关节囊内负压产生真空效应（黑色箭头）；B.腰穿针从前外侧入路预定位；经穿刺针进入气体，真空效应消失，同时产生空气造影效果，显示出外侧盂唇的游离缘；C.液体扩张关节囊，进一步牵开关节；D.经腰穿针置入导针，套管/管芯沿导针进入关节内（Reprinted with permission from J.W. Thomas Byrd, MD）

受现有检查技术的限制，关节镜下所见可能跟其他术前检查结果有很大的不同。因此，在关节镜下对关节进行系统全面的初步检查非常必要。当关节内所有病变确定后，手术医师应合理安排时间对病变进行处理，避免将过多的时间花在病变明显的部位，而忽略了同样需要处理的其他并存损伤。尤其在持续牵引的情况下，合理安排时间尤其重要。

利用入路技术，关节镜检查从前外侧入路开始（图23-12）。该入路位于关节镜的中央安全

区，故最先建立。先使用70°关节镜，它能提供关节周缘最好的视野，并能在直视下协助另外两个入路的建立。前外侧入路能提供关节前部最好的视野（图23-22）。

接下来，关节镜从前入路观察，向外侧可以看到外侧盂唇下方外侧两个入路的关系（图23-23）。因为前外侧入路仅在透视引导下建立，因此从前入路可以判断前外侧入路的进针点是否恰当。从前入路向内侧观察，可以看到前方盂唇的最下界（图23-24）。

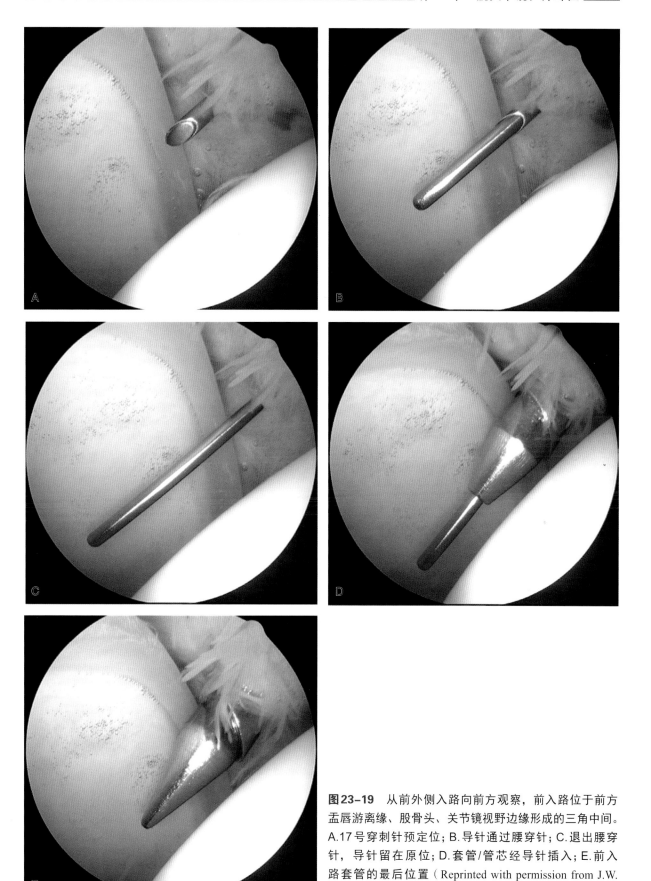

图23-19 从前外侧入路向前方观察，前入路位于前方盂唇游离缘、股骨头、关节镜视野边缘形成的三角中间。A.17号穿刺针预定位；B.导针通过腰穿针；C.退出腰穿针，导针留在原位；D.套管/管芯经导针插入；E.前入路套管的最后位置（Reprinted with permission from J.W. Thomas Byrd, MD）

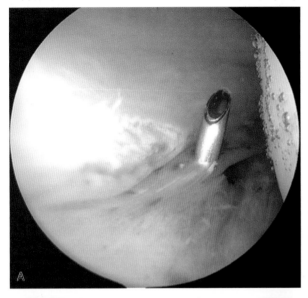

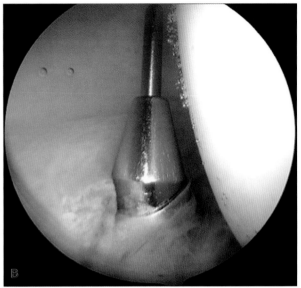

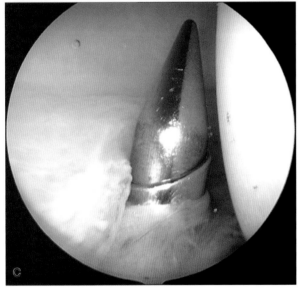

图23-20 从前外侧入路向后方观察，后外侧入路位于后方盂唇游离缘、股骨头、关节镜视野边缘形成的三角中间。A.17号腰穿针预定位；B.套管/管芯经导针插入；C.后外侧入路套管的最后位置（Reprinted with permission from J.W. Thomas Byrd, MD）

然后，关节镜从后外侧入路进入，可提供关节后区最好的视野，尤其是后方盂唇（图23-25）。后方盂唇极少发生损伤，且形态较为一致，因此，可作为评估前方和侧方盂唇变异和病变的参照。

3个入路提供3个不同的角度观察髋臼窝（图23-26）。70°关节镜可直接观察到髋臼圆韧带位于髋臼窝下部，还可部分观察到髋臼横韧带位于髋臼圆韧带下方。70°关节镜探查完毕，换成30°关节镜，反顺序逐个入路进行观察。30°关节镜可更好地观察股骨头和髋臼中心区，以及髋臼窝上部。

在诊断性髋关节镜检查中有几个正常变异我

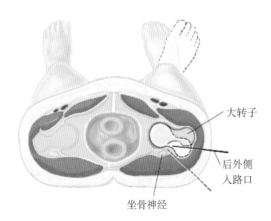

大转子

后外侧入路口

坐骨神经

图23-21 在建立后外侧入路时应保持患髋旋转中立位，以保护坐骨神经（Courtesy of Smith & Nephew, Inc.）

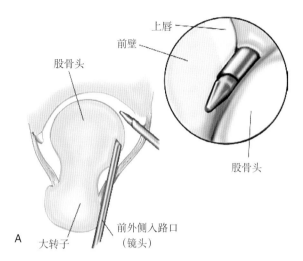
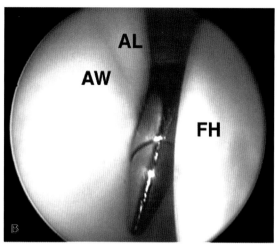

图23-22 A.右髋前外侧入路的关节镜视野；B.图中标记为髋臼前壁（AW）和前方盂唇（AL）。前方套管经盂唇下方进入关节内，股骨头（FH）位于右侧（A: Courtesy of Smith & Nephew, Inc.; B: Reprinted with permission from J.W. Thomas Byrd, MD）

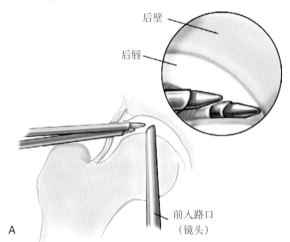
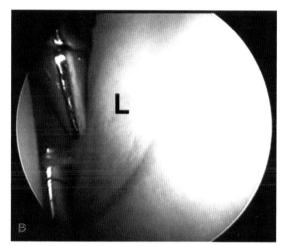

图23-23 A.前入路的关节镜视野；B.图中标记为外侧盂唇（L）及其与外侧两个入路的关系（A: Courtesy of Smith & Nephew, Inc.; B: Reprinted with permission from J.W. Thomas Byrd, MD）

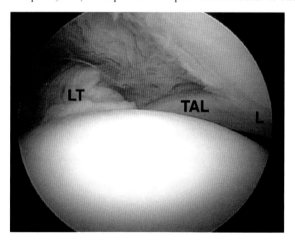

图23-24 从前入路向内下方观察可以看到前方盂唇（L）的下部与圆韧带（LT）下方的髋臼横韧带（TAL）相延续（Reprinted with permission from J.W. Thomas Byrd, MD）

们需要特别注意。

　　侧方和前方盂唇形态变异最多，有时较薄、发育不良，而有时则较宽大。在髋臼发育不良患者，由于骨性髋臼侧方覆盖不良，侧方盂唇变得极其肥厚，起到稳定髋关节及承载负荷的作用。有些患者可看到盂唇裂隙（图23-27），这是正常变异，而非创伤引起盂唇分离。两者的区别在于盂唇裂隙不存在创伤引起的组织损伤和愈合反应。

　　Y形软骨的遗迹在成人表现为骨骺瘢痕，缺乏表面覆盖的关节软骨，在髋臼内侧呈线性向前或向后延伸到髋臼窝（图23-28），不能误以为是陈旧性骨折线。

　　在成人患者中经常可观察到髋臼窝上方类似关节损伤的星形皱褶（图23-29），它并没有太大

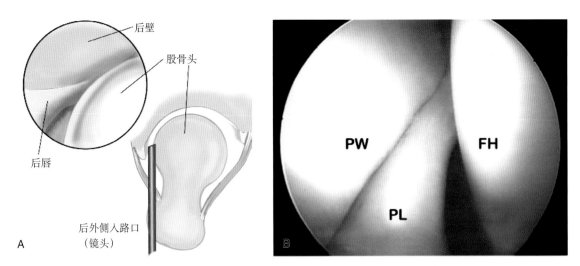

图23-25 A.后外侧入路的关节镜视野；B.图中标记为髋臼后壁（PW）、后方盂唇（PL）和股骨头（FH）（A: Courtesy of Smith & Nephew, Inc.; B: Reprinted with permission from Byrd JWT. Hip arthroscopy—the supine position. In: McGinty JB, Caspari RB, Jackson RW, et al. eds. *Operative Arthroscopy*. New York, NY: Raven Press; 1996:1091–1099. ）

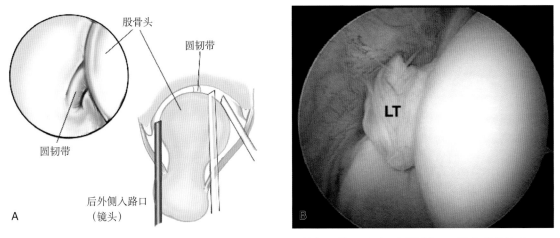

图23-26 A.3个入路都可观察到髋臼窝；B.圆韧带（LT）及伴行血管，从髋臼侧蜿蜒至股骨头附着处（A: Courtesy of Smith & Nephew, Inc.; B: Reprinted with permission from J.W. Thomas Byrd, MD ）

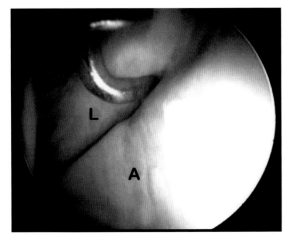

图23-27 有时探针发现盂唇在髋臼关节面边缘存在裂隙。这不是由创伤引起的或愈合反应，而是正常变异（Reprinted with permission from J.W. Thomas Byrd, MD ）

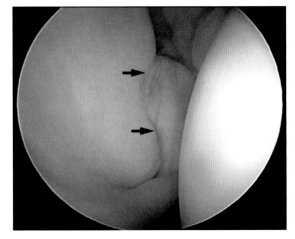

图23-28 骨骺瘢痕（黑色箭头）是一个没有关节面的区域，向后与髋臼窝相延伸，向前与旧Y形软骨骨骺相分界（Reprinted with permission from J.W. Thomas Byrd, MD ）

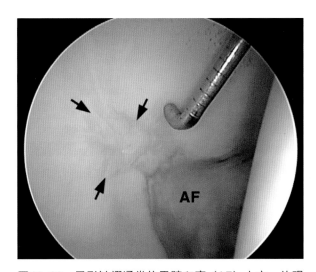

图23-29 星形皱褶通常位于髋臼窝（AF）上方，外观表现为星形软骨软化灶（黑色箭头）。这似乎是一个正常的发生过程，即使是在年轻成人中也如此，并无明确的预后意义（Reprinted with permission from J.W. Thomas Byrd, MD）

的临床意义，不太可能是髋关节痛的原因，也不能预示将来易患退行性疾病。有时，星形皱褶需要与发生于该部位的关节损伤相鉴别，尤其是髋关节侧方受到撞击使股骨头撞向髋臼内上方引起该部位关节损伤。

在青少年和年轻人中可看到星形皱褶的前身是髋臼上窝，它可能是髋臼内上方的骨性凹陷，经常在平片上可以看到，而在MRI上则表现为充盈液体的骨性缺损（图23-30A、B）。这个缺损并不是骨软骨损伤，它可持续到二十几岁，最后被骨质填充，表面覆以不规则的纤维软骨，即成人中的星形皱褶。从关节镜下观察，固有髋臼窝上方的小窝形似老式的钥匙孔，被称为"钥匙孔复合体"。它是正常的发育变异，而非真正的损伤。纤维束向下延伸至固有髋臼窝（图23-30C），手术时需要清除这些纤维束才能完全看到下方的髋臼结构。目前仍不清楚这些纤维束是否会引起症状，也不清楚是否只是偶然的发现。

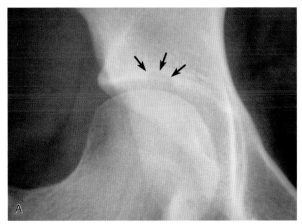

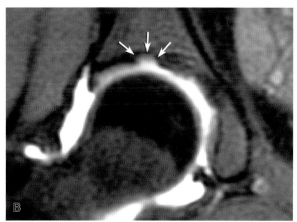

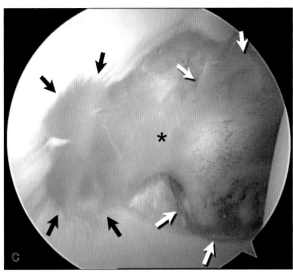

图23-30 髋臼上窝是一个形态学变异。A.右髋前后位平片上显示典型表现（箭头）；B.MR关节造影冠状位T₁相显示典型的缺损，被造影剂填充；C.关节镜检查显示髋臼上窝（黑色箭头）被覆纤维束（星号），向下延伸至固有髋臼窝（白色箭头），形态像个"钥匙孔"（Reprinted with permission from J.W. Thomas Byrd, MD）

六、周围区

至少有两个标准方法可进入周围区。第一种传统方法适用于相对简单的操作，无须扩大暴露和广泛关节囊切开。中央区入路周围小的关节囊切开可提高关节内操作的灵活性，但不便于将器械直接从中央区移至周围区。

对于复杂的盂唇修复，钳夹型和凸轮型撞击矫形等需要较广泛的关节囊切开以连接前入路和前外侧入路。关节囊切开后，器械可顺利地从中央区转移至周围区。虽然广泛的关节囊切开并发症极少，但操作时需要认真仔细以免造成关节不稳定。

如果无须广泛关节囊切除，传统的方法即可提供进入周围区的无创技术。

（一）周围区传统入路

髋关节内关节镜检查完毕后，为建立周围区入路，拔出器械，放松牵引，髋关节屈曲约45°，以放松前方关节囊（图23-31）。在透视引导下，腰穿针经前外侧进针点穿透关节囊进入股骨颈前方（图23-32A、B）。套管/管芯沿导针插入（图23-32C）。因需要连接入水管，选用5 mm的套管。

为了方便探查，在前外侧入路远侧5 cm建立辅助入路。在关节镜直视下再次用17号穿刺针预

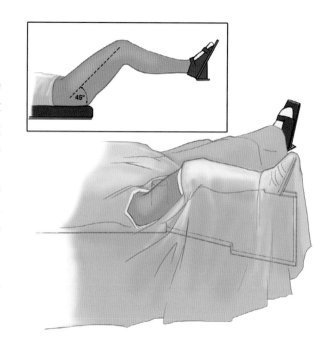

图23-31 手术区域仍铺无菌开刀巾，放松牵引，髋关节屈曲45°。插图显示髋关节不铺巾的情况下所处位置（Courtesy of Smith & Nephew, Inc.）

定位（图23-32D）。很多游离体位于该区域，可同时行游离体摘除术。该入路也可进入滑膜囊上部，便于行滑膜全切术。

该入路可提供周围区良好视野（图23-33和图23-34），可观察到从关节内无法观察到的结

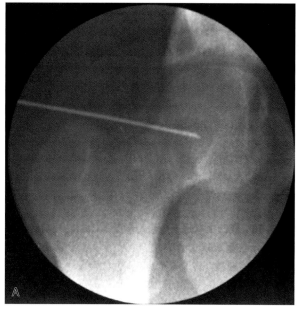

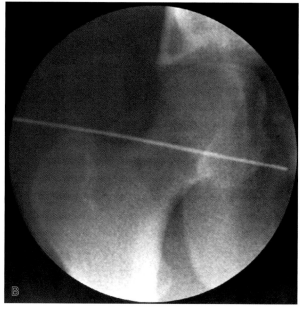

图23-32 （接下页）

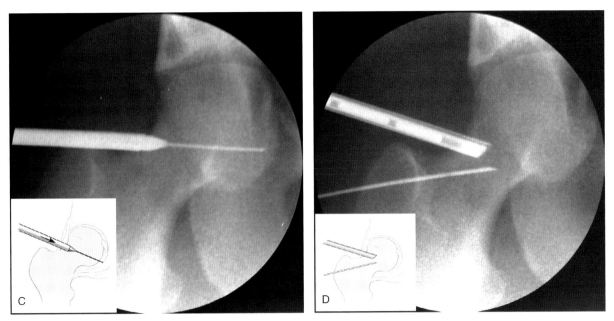

图23-32 髋关节屈曲前后位透视。A.从前外侧入路的进针点，17号腰穿针预定位于股骨颈前方。腰穿针在触及骨头前，穿过关节囊时有落空感。B.导针经腰穿针插入，导针应能顺利到达内侧关节囊。C.套管/管芯经导针插入。D.30°关节镜的位置，同时腰穿针经辅助入路进入（Reprinted with permission from J.W. Thomas Byrd, MD）

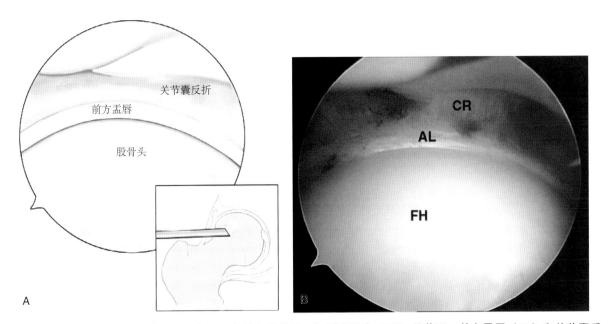

图23-33 A.观察周围区上方；B.图中显示为髋关节前部，包括股骨头（FH）关节面、前方盂唇（AL）和关节囊反折（CR）（A: Courtesy of Smith & Nephew, Inc.; B: Reprinted with permission from J.W. Thomas Byrd, MD）

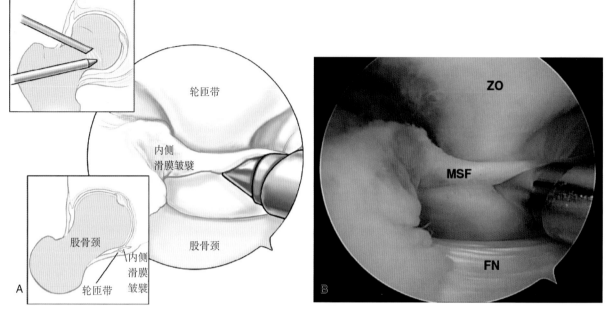

图23-34 A.观察周围区内侧；B.股骨颈（FN）、内侧滑膜皱襞（MSF）和轮匝带（ZO）（A: Courtesy of Smith & Nephew, Inc.; B: Reprinted with permission from J.W. Thomas Byrd, MD）

构，同时还可观察到盂唇的关节囊面。内侧滑囊襞始终邻近股骨颈前内侧。

（二）经关节囊切开建立外周入路

关节囊切开以连接前入路和前外侧入路（图23-35），切开范围可小至1.5 cm，也可根据需要适当延长，也可作为强直髋的治疗措施。因需要连接入水管，选用5 mm的套管。从前外侧入路和前入路退至盂唇周围，放松牵引，维持髋关节屈曲。由于位于周围区，需要时刻观察关节镜视野以确保器械位于作业空间内。髋关节屈曲角度根据周围区显露需要进行适当调整。大部分情况下，该技术用于凸轮型损伤的治疗。当髋关节屈曲，股骨头旋转进入髋臼时，可观察到凸轮型损伤的关节边缘。通常屈曲的角度小于35°。屈曲过多可能导致损伤位于髋臼内而被遗漏。

一旦进入周围区，根据需要可进一步显露。如果手术需要可建立其他入路。对于凸轮型损伤我们使用近端前外侧入路（图23-36）。根据操作需要，原前外侧入路可保留或放弃（图23-37）。髋关节屈曲时，相对于原前外侧入路，近端前外侧入路稍偏向后方。凸轮型损伤多位于股骨头颈交界区前外侧象限，前外侧入路正好可直接进入凸轮型损伤的上方（图23-38）。

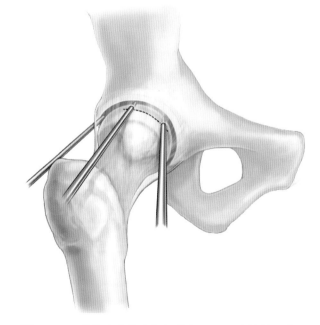

图23-35 虚线为关节囊切开范围，从而连接前入路和前外侧入路。切开范围可根据髋关节需要适当调整。对于关节不稳患者，应尽量减少切开范围。对于髋关节僵硬伴严重撞击，应扩大切开范围以利于增加髋关节活动范围（Reprinted with permission from J.W. Thomas Byrd, MD）

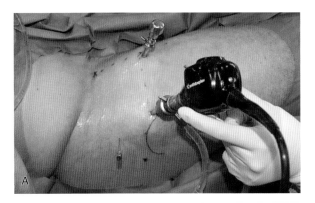

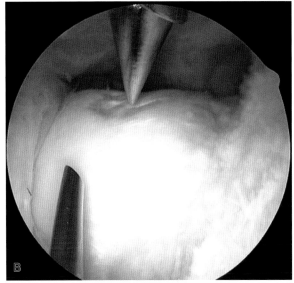

图23-36　A.放弃后外侧入路，屈曲髋关节，关节镜置于前外侧入路。腰穿针从近端前外侧入路进入预定位；B.从关节镜下观察，前入路套管在位，腰穿针已定位（Reprinted with permission from J.W. Thomas Byrd, MD）

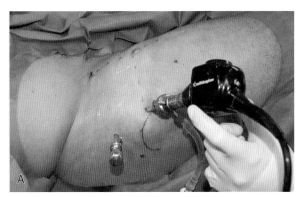

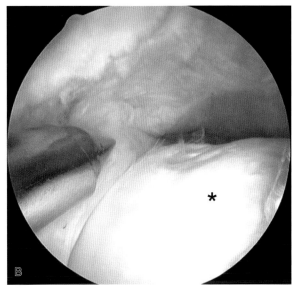

图23-37　A.放弃前入路，由近端前外侧入路替代；B.从关节镜下观察，这两个入路在凸轮型损伤上方会合（Reprinted with permission from J.W. Thomas Byrd, MD）

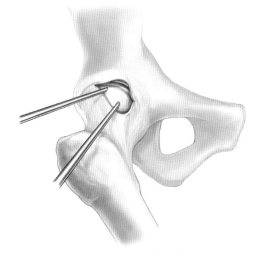

图23-38　关节囊切开可见凸轮型损伤，近端和远端前外侧入路在凸轮型损伤上方会合（Reprinted with permission from J.W. Thomas Byrd, MD）

七、结论

在髋关节镜检查中，仰卧位已被证明有效且重复性好，备受青睐。仰卧位可提供中央区和周围区的最优入路，能适应关节位置改变，可动态评估术中关节运动范围。它也可用于关节外的操作，包括髂腰肌滑囊内镜、转子间和臀下间隙内镜的操作。

第24章

侧卧体位

原著者　Joseph C. McCarthy，Maureen K. Dwyer
译　者　陈晓东

外侧入路需要患者处于侧卧位同时患侧朝上。适当的填充可预防挤压和神经失调。用一个垫圈放置在低位侧肢体的腋下。另外，健侧下肢需要被垫起以保护腓骨头。手术医生可以站立于患者的前方或后方，同时视频监控、图像增强屏幕、液体泵设备放置在医生的对面以便观看。显露及到达髋臼深处要求股骨头与髋臼适当牵引分离。

标准的手术室中运用一张骨折手术台或者特殊的外侧髋关节牵引分离器。小心地将患肢足踝部衬垫包裹并连接牵引设备。在牵引分离前，将髋关节放置在轻度外展、屈曲、外旋体位以放松关节囊。牵引的力线根据颈干角的角度和髋臼的深度首先确立在患肢外展0°～20°。然后髋关节在10°～20°轻度屈曲以放松前关节囊，促进头臼分离。足中立位或轻度外旋。两腿内侧间放置衬垫于坐骨结节远端10～15 cm处以保护会阴部。如此既可以保护阴部神经，预防神经失用，也可以在牵引分离时作为向上抬起股骨头的悬垂（图24-1）。实际用于分离股骨头与髋臼的力量因人而异，但平均约为25磅。影像学显示屏用来在前后位平面确定髋臼和股骨头的分离关系。荧光屏可以放置在桌的上面或者下面以便获得合适的显像。张力测试计用来控制牵引分离的力量。安全的关节镜进入通道一般需要7～10 mm的分离力量。

特别设计的髋关节镜设备要求可以促进插入关节并维持其在关节中的位置。最初运用的长腰穿导针释放了牵引分离造成的真空负压并可以通过影像来确认位置。所有的器械必须能通过足够长的金属通道来保护软组织和髋关节周围的神经血管结构，并防止关节囊膨胀。

深部的骨性标志是股骨颈和股骨头及髋臼。这些可以被腰穿导针和套管针所触及以完成关节入路。器械穿过臀中肌和臀小肌并直接进入髋关节。当感觉到关节囊被刺穿后，髋臼的骨板会阻止导针。如果骨性敲击在关节囊刺穿之前说明器材放置太浅，打击到了髋臼外板，或者太深，触碰到了股骨头。邻近的重要结构包括后侧坐骨神

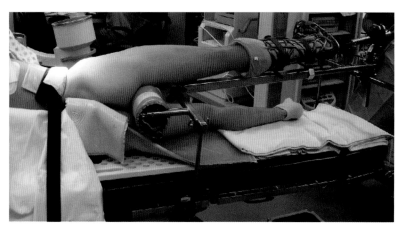

图24-1　患者处于牵引腿部的侧卧位

经和前侧的股外侧皮神经。股动脉和神经及臀上神经远离开口处，但它们的位置要牢记。

这个体位的优势在于大部分髋关节医生熟悉其解剖位置。股骨大转子和髂前上棘作为此入路的骨性标志。股骨大转子可作为每一个转子周围入路的参照物。转子周围前侧入路位于股骨大转子顶点前中1/3处。此入路可看清股骨头、股骨颈前部和前固有关节囊折叠。轮匝带下面的滑膜组织和前侧关节盂唇都容易看见并且定位。转子周围后入路直接相对于转子周围前入路。开口点位于大转子顶点中后1/3处。导针套管在股骨中立位时前进以免损伤坐骨神经。此入路的视野显示股骨头后侧部分、后关节盂唇、后关节囊、Weitbrecht韧带、坐股韧带的深缘。

应用外侧入路做髋关节镜手术具有几个优势。相对于平卧位，侧卧体位通过转子周围入路可以通过股骨颈的上面、前方或者后方到达关节，但是，如果遇到到达髋臼窝下面部分摘除游离体的情况，如滑膜软骨瘤就会有所限制。很少有结构

穿过髋关节外展肌。对于肥胖的患者，侧卧体位由于腹部和臀部的脂肪下垂而增加了可操作性。关节囊较薄易于进入关节。血管神经损伤风险较小，特别是股外侧皮神经。对于关节内损伤主要发生的关节前部，此入路可获得很好的视野，具有更小的关节盂医源性损伤风险，因为轻度的髋关节发育不良患者，其外侧关节盂唇较薄，而前方关节盂唇增大更可能因前关节囊入路而损伤（图24-2）。最后，从患者的美容方面考虑，外侧的瘢痕不易发现并且有助于避免瘢痕形成。

在过去5年里，由于侧卧体位的一些限制，髋关节关节镜手术平卧体位有所增加。这种转变是对诸多因素的反应。首先，平卧位时应用影像技术更为简便。然而，在侧卧位使用时，合理的放置透视设备也可以获得良好的髋关节视野（图24-3）。再者，对于一些增加的疾病治疗方法如间隔周围（凸轮型和钳夹型髋股撞击症）、关节周围结构（髂腰肌、髂胫束，外展肌群）迫使关节镜技术进步和改良。通过前入路，平卧位可以

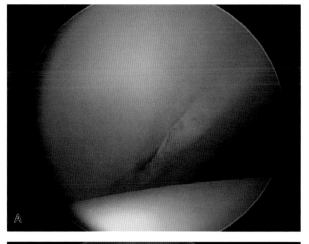

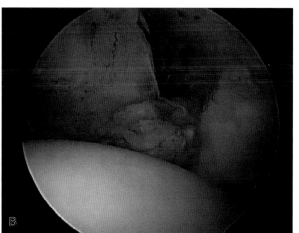

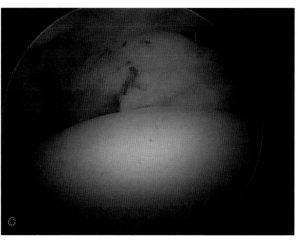

图24-2　A.关节前方有前内侧的横向撕裂；B.髋臼窝和圆韧带；C.关节镜中的股骨头

提供一个较简便的通路到达关节间隔周围来切除撞击源和缝合修补关节盂唇。但是，这些手术在侧卧位时可以通过附加一个前开口，较一般前侧开口偏远端略偏外侧。显露和研磨股骨颈前侧部分可以通过此入路完成。和前方入路类似，围术期准备需要确定切除的具体尺寸大小，并在术中通过影像学辅助确认。最后，很多特制髋关节牵引器的增加和超标准的骨科手术台为平卧位提供了力学的辅助。这些牵引器允许术中调节肢体的位置，便于建立间隔周围通道。此外，在应用侧卧体位时，也可以辅助增加一个前方开口来帮助显露。

应用侧卧位行髋关节镜手术，术后平均13年的随访结果已经被报道（表24-1）。

术后1～3年的患者，平均改良的Harris评分（MHHS）为80～88分，61%的患者表示较术前功能得到改善。另外，有36%～92%的患者术后功能优良。术后3～5年的患者，报道的MHHS评分为73.6～92分，优良率为43%。术后13年的患者，平均Nonarthritic Hip评分为87.3分。

不论术中的体位如何，手术并发症罕见。髋关节镜手术的术后并发症发生率报道为1%～7.5%。主要并发症都较为轻微：医源性的关节盂唇和关节软骨损伤、牵引相关的会阴部皮肤损伤，以及关节周围神经麻痹。不常见的并发症还包括低体温症、髋关节脱位、腹腔或胸腔液体外渗、血管损伤，甚至死亡。必须注意限制牵引的时间和力度来减少并发症。

利用侧卧位和平卧位都可以成功完成髋关节镜手术。适当的手术指征、特制的髋部牵引器和工具、充分的手术开口位置选择经验对手术结果都至关重要。

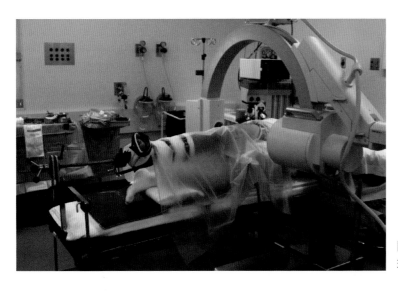

图24-3 腿的弯曲状态和C形臂的外周环绕的位置

表24-1 后位髋关节镜的效果

作者	随访（范围）	数量	获取效果方法	功能恢复
Farjo等	2.8年（1～8.3）	28	问卷	46%有好到很好的效果
Margheritini和Villar	1.5年	133	Harris评分	61%有提高，36%有好到很好的效果
McCarthy等	13年（10～20）	111	Nonarthritic Hip评分	平均术后：87.3
Santori和Villar	3.5年（2～5.1）	58	Harris评分	平均术后：73.6
McCarthy等	1.5年（0.3～6）	13	问卷	92%有很好的效果
Sampson	4.4年（0.3～7）	1200	Harris评分	平均术后：92
Singh和O'Donnell	1.8年（0.5～5）	27	Harris评分	平均术后：88
Marchie等	4.3年（0.3～10）	23	问卷	48%有好到很好的效果
Malviya等	1年	122	Harris评分	平均术后：80
Javed和O'Donnell	2.5年（1～4.5）	40	Harris评分	平均术后：80

第25章

髋关节镜解剖及关节腔手术入路

原著者　James R. Ross，John C. Clohisy
译　者　陈晓东

随着诊断工具的不断发展，外科手术技术和器械的不断进步，髋关节镜手术变成了一种治疗髋关节疾病的热门微创手段。髋关节镜技术在1931年由Burman首次介绍问世。他介绍了在尸体上进行髋关节镜的手术难点及髋关节腔的入路。世界首次髋关节镜手术出现于1977年，Gross使用髋关节镜技术给一例先天性髋关节发育不良的患者进行了手术。此后，髋关节镜手术仅仅零星被报道使用在髋关节置换术中。此外，也被使用在慢性青少年骨关节炎的诊断评估中。

20世纪80年代末至90年代初，许多关节镜专家开始考虑髋关节镜手术的流程问题。根据已知的髋关节腔手术入路难点，Eriksson指出对于全身麻醉患者，需要300～500 N的外力建立髋关节手术腔室。Eriksson介绍了髋关节套管的进入位置及解剖标志，Glick报道了侧卧位时手术定位的方法及一些关于粗隆间关节镜入路的细节。此后很多人陆续报道了一些额外的技术进展，从而逐渐形成了目前所用的经典手术技术。

髋关节镜技术使外科医生能够全面检查髋关节，并且让医生可以微创治疗一系列髋关节疾病，这些疾病有些原来无法诊断，有些原来只能通过开放切开的方式治疗。这项技术使外科医生可以通过微创的手段治疗一系列髋关节疾病，有利于患者快速恢复和身体康复。相比于膝关节镜和肩关节镜，髋关节镜对医生的技术要求更高。对于想操作髋关节镜的外科医生来说，要熟知髋关节表面、关节内和关节外的解剖学。同时也要熟知疾病的病理发展变化，从而为患者提供适宜的、无创的、个体化的治疗。同时，医生也必须了解髋关节镜的不足，很多髋关节疾病切开治疗效果会更明显。

一、解剖学

正常的髋关节是由股骨头和骨盆上的髋臼组成的。股骨头被髋臼紧紧包裹，从而形成了一个稳定坚固的关节。除了骨性结构的固定外，纤维性的关节囊和股骨头周围的韧带也增加了髋关节的稳定性和支撑性。而且，髋关节被大量的软组织覆盖，包括肌肉、肌腱和神经血管。髋关节复杂的骨性结构和韧带结构对髋关节镜医生带来了很大的技术挑战，而若想安全进入髋关节腔内，这些技术是必需的。因此，髋关节外科医生必须具有扎实的髋关节解剖知识来保证提供安全有效的髋关节疾病治疗方案。

髋关节镜医生在解剖学上通常将髋关节分为3个分开的腔室。中间腔室是位于髋臼和股骨头之间的关节腔，这个腔室也是本章节介绍的重点。第二腔室是关节腔周围部分，即关节囊内股骨颈周围和盂唇外缘的空间。第三腔室即转子周围腔室，即髂胫束和股骨近端之间的空间，这一观点由Kelly首次提出。因为不同的髋关节病变发生在不同的腔室内，所以全面了解各个腔室是有必要的。

每个独立的腔室均可通过之前介绍的关节镜入路进入。要想快速安全地进入各个腔室，外科医生不仅要熟知每个腔室的结构，也要熟知腔室表面和周围的解剖结构。每个患者的身体类型和体型也要考虑在内，从而根据个人情况调整每个腔室的进入方式。

二、体表结构解剖学

髋关节镜医生必须全面熟知髋关节的体表结构解剖。因为这不仅能使医生确定套管进入的位置，也保证医生可以根据患者不同的体形情况确定相适应的治疗方案。在确定套管进入位置时，有两个骨性标志非常重要，即髂前上棘（anterosuperior iliac spine，ASIS）和股骨大转子（great trochanter，GT）。髂前上棘是缝匠肌和腹股沟韧带的起点。通常在下图画圈的位置有个可触及的骨性标志。下图中，大转子的大致轮廓也被画出。大转子可作为臀小肌、臀中肌、闭孔内肌、闭孔外肌、梨状肌和孖肌肌腱的插入点。纵向的虚线由髂前上棘指向髌骨中心点。两条纵向的实线位于股骨大转子的前方和后方，平行于股骨的轴线。最后，水平的虚线是从大转子顶部发出向髂前上棘纵向虚线做垂线得到（图25-1）。

此后便可触及并标记出股神经、股动脉、股静脉的体表标志，他们在大腿前侧进入点（anterior portal，AP）深部几厘米的位置。股神经是3种结构中最表浅的，距离标记点平均3.2 cm。在做套管进入切口时，髋关节镜医生也要熟知股外侧皮神经（lateral femoral cutaneous nerve，LFCN）的知识从而进行保护。股外侧皮神经起始于腹股沟韧带的深处，髂前上棘的内侧，平均深度20 mm（3～46 mm）。然后向大转子前外侧

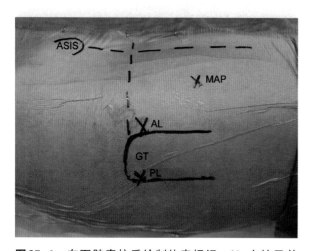

图25-1 在下肢牵拉后绘制体表标记。AL.大转子前外侧；ASIA.髂前上棘；GT.大转子；MAP.前壁中部；PL.大转子后外侧

标记点（AP）横向走行。股外侧皮神经发出多个分支，在AP点水平线上发出3个或更多的分支。最内侧的分支位于AP点横向平均3 mm处。

三、髋关节镜的体表入口和进入中央关节腔的入路

在选择关节镜入口位置时，前文介绍的体表标记必须要考虑周全。在医生确定关节镜入口前，每个病人的下肢必须赋予足够的牵引力从而保证关节镜能够安全进入关节腔内。前文介绍的关节镜入口不仅提供了进入关节腔最容易的方式，也最大程度避免了损伤周围组织。自1995年Bryd研究了关节镜的安全入口起，约有18种不同的进入点被报道介绍。有些报道的进入点并没有明确精准的体表解剖位置。有些关节镜入口是被特意用来做关节检查或治疗关节周围、粗隆周围疾病的，故在这里对这些入口不做讨论。我们在这介绍4个常用的进入中央关节腔的体表入口，即大转子前外侧（AL）、大转子后外侧（PL）、大腿前壁中部入口（MAP），以及大腿前侧壁进入点（AP）。

在从AL点插入套管前，医生必须保证关节腔已被牵引出足够的空间，而这些都无法在直视下完成，只能通过透视来完成（图25-2）。具体关节腔应被牵引的距离并未被仔细研究过，不过大量学者都认为，安全的范围应该是8～10 mm的关节间隙。由于个体差异，使股骨头和髋臼分离的力量也不同，据报道，力量为25～200磅。笔者建议在患者牵引前，对其进行充分的麻醉和肌肉松弛。在最初牵引时，关节腔内会存在静息负压。通过腰穿针刺入关节腔并注射生理盐水来逐渐消除关节腔内的真空效应。相关研究表明，这种操作在相同的牵引力下可以制造更大的关节间隙。

（一）前外侧进入点（anterolateral portal）

AL点常常是进行关节镜手术时的第一个进入点。它不仅在选择下个进入点时提供关节腔的直视视野，也可以在关节镜进行手术操作时起到重

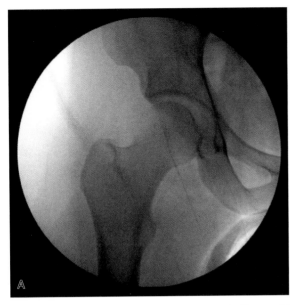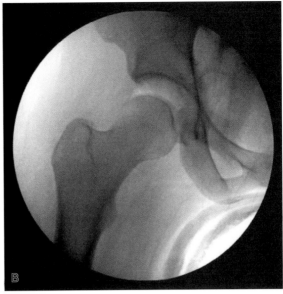

图25-2　A.附加牵引力前，右髋关节前后透视像；B.附加牵引力后右髋关节前后透视像，可以看出髋关节内部的真空效应

要作用。AL点的体表切口位置位于大转子前方和上方所画平行线的交叉点。也有部分外科医生倾向于在AL点上、内各1 cm处选择做体表切口。笔者推荐使用18号的腰穿针来帮助确定体表切口的位置。我们将腰穿针置于大转子的顶端，方向指向髋臼和股骨头之间的间隙（图25-3）。腰穿针应指向间隙的远端1/3的位置，如图25-3透视所示。一旦医生确认导针位置合适，腰穿针在体表的位置要被标记下来。然后医生要触摸臀中肌和阔筋膜张肌之间的间隙，在体表沿着原进针路线进针，并向臀部方向倾斜10°～20°。导针向关节方向进入并刺破关节囊，医生可以通过刺破感判断也可通过透视确定（图25-4A）。取出导针内部的细针，并确认关节内髋臼内侧壁的位置，并通过透视确认（图25-4B）。移除导丝，并向关节腔内注射30 ml的生理盐水，并等待多余的盐水被动流回注射器中。此时通常可以看见滑膜液或血性液体回流，可将导丝重新插入关节腔内并移除导针。

使用11号刀片在导丝的近端和远端分别做切口，并保持切口方向与之前标记的纵向线平行。切开皮肤和皮下的脂肪软组织。使用直径5 mm尖锐的关节镜套管沿导丝插入。此步操作在透视下进行，防止导丝进入关节腔过多而造成损伤（图25-5A）。关节镜套管插入至关节囊，并用尖头刺破关

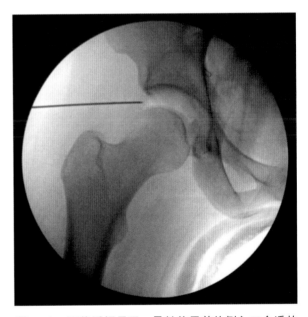

图25-3　正位透视显示，导针位于前外侧入口合适的进入位置

节囊。然后使用钝头替换尖头（图25-5B），通过套管向关节腔内注射60 ml生理盐水。

笔者倾向于在臀中肌和阔筋膜张肌肌腹间隙的表面切开大转子前外侧切口（AL点）。在大多数年轻患者中，臀中肌前缘和阔筋膜张肌后缘可以被摸到，两者在大转子前外侧线处交汇。利用这个间隙，可以在手术中避免损伤臀中肌。如果

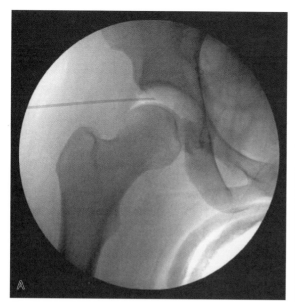
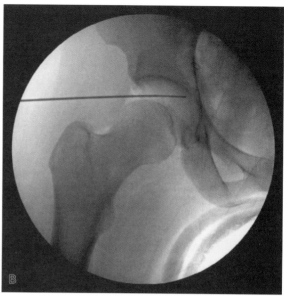

图25-4 A.前后位透视显示导针位于关节间隙的外侧1/3处；B.导丝触及髋臼的内侧壁，从而确定合适的关节镜进入位置

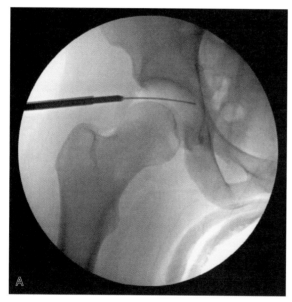
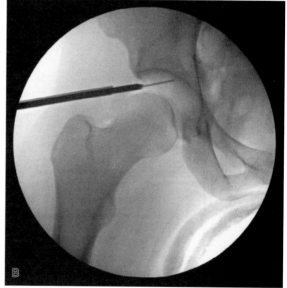

图25-5 A.向前推进关节镜套管，并使边缘触及关节囊；B.套管远端进入关节囊远端1/3的腔室内

在AL点近端1 cm处做皮肤切口，则有可能损伤臀中肌。避开肌肉结构可以让医生通过触觉来判断套管是否触及关节囊，从而避免进入关节囊内部损伤髋臼。臀上神经是该入路中唯一要避免损伤的结构。该神经从梨状肌上方穿出坐骨大孔，走行于臀中肌和臀小肌之间。此神经一般有2～3个分支，最后1～2个分支走行至阔筋膜张肌肌腹，并支配该肌肉。当AL切口位于大转子内上方1 cm处时，臀上神经位于该点深处平均6.4 cm处（表25-1）。

（二）后外侧进入点（posterolateral portal）

下一个进入点笔者倾向于选择后外侧进入点。在大多数情况下，并不使用这个进入点进行关节镜操作，而使用18号腰穿针放置在关节腔内，在关节镜手术过程中进行引流。这种做法在关节镜诊断时改善了关节腔的视野，同时也在创建其他进入点时提供了视野。此进入点的皮肤表面切口位于大转子上方和后方平行线的交点。使用腰穿针刺破皮

表25-1 与关节镜进入点相关的解剖结构

进入点	相关解剖结构	距离（mm）	
		平均值	范围值
前方进入点	股外侧皮神经	15.4	1～28
	股神经缝匠肌段	54.3	40～73
	股神经股直肌段	45.4	34～71
	旋股外侧动脉升支	31	13～53
	旋股外侧动脉升支终末端	14.7	2～33
前外侧进入点	臀上神经	64.1	39～81
	坐骨神经	40.2	31～51
后外侧进入点	坐骨神经	21.8	11～38
大腿前壁中部进入点	股外侧皮神经	25.2	9～38
	股神经缝匠肌段	63.8	46～87
	股神经股直肌段	53	35～85
	股神经髋关节囊部	39.9	26～54
	旋股外侧动脉升支	19.2	5～42
	旋股外侧动脉升支末端	10.1	1～23

（引自：Robertson WJ, Kelly BT. The safe zone for hip arthroscopy: A cadaveric assessment of central, peripheral, and lateral compartment portal placement. Arthroscopy, 2008, 24:1019–1026.）

肤并向关节腔方向插入，轨迹大概是指向AL点的方向，在水平方向上保持腰穿针与地面平行。腰穿针的针尖应指向关节腔外缘的1/3处，医生可以通过透视来确认这一点（图25-6A）。在AL点进行前后位的透视即可确定腰穿针进入关节腔的情况（图25-6B）。如果外科医生想建立关节镜进入点，而不是单单的引流点，可以将腰穿针内部的细针拔出，并将导丝沿着腰穿针插入关节腔，通过透视来确定导丝在关节腔内的位置。然后将腰穿针移除，导丝维持原位置不变。在导丝的前后用11号刀片做皮肤切口，并保持切口方向与之前标记的基准线平行。这个切口的深度仅到达皮下脂肪组织。然后使用直径5 mm的关节镜套管沿着导丝进入关节腔，然后小心地移除导丝，防止套管进入关节内过多，一切操作过程与AL进入点时的操作类似。然后将套管插入至关节囊，并用套管尖头刺破关节囊。然后用钝头替代尖头，最后使用关节内部套管进入关节腔。

在穿过皮肤及皮下组织后，PL进入点入路通过臀中肌和臀小肌的间隙到达关节囊。入路位于梨状肌肌腱的前上方。考虑到比较薄的软组织及关节囊，这个进入点一般被认为是最容易建立的进入点。此入路最有可能损伤的结构是坐骨神经，

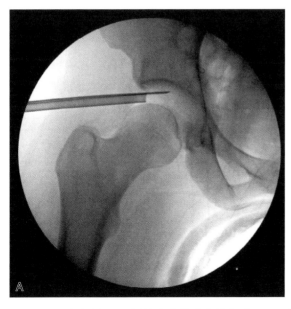
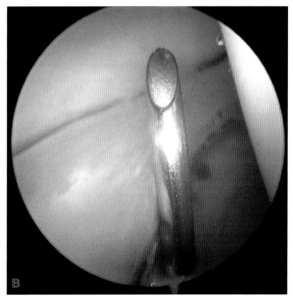

图25-6 A.通过透视显示导丝在关节腔内的位置，可见导丝及套管均在关节腔内；B.可见从后外侧进入点插入的腰穿针位于盂唇和股骨头之间的关节腔内

位于此进入点深处平均2.2 cm处（表25-1）。如果仅使用腰穿针引流，而不是真正的髋关节进入点，那么可以在腰穿针上连接一段静脉导管，引流至关节镜的专用漏斗中。

（三）前方进入点（AP）

AP是下一个要建立的进入点，而且是公认最难建立的进入点。大多数外科医生选择在髂前上棘纵向线与大转子顶点横向线的交叉点做皮肤表面切口。选择在此建立进入点可以使导丝直接穿过股直肌肌腱。为避免损伤肌腱而引起肌腱炎和疼痛，笔者选择在图中描绘的虚线的交点远端4指、外端2指的地方做AP进入点（图25-1）。再次使用腰穿针来确定AP点的合适位置。腰穿针刺破皮肤后，应指向后侧45°，内侧20°～30°（图25-7）。通过AL进入点将关节镜插入关节腔，帮助医生观察关节腔前部三角，前部三角是由股骨头、髋臼及上方的组织构成（图25-7）。AP点进入的关节镜应该到达前部三角区域从而达到最佳工作位置。使用腰穿针达到关节腔内前三角区域，然后移除腰穿针细针，并使用导丝插入至关节腔内（图25-8A、B）。然后移除腰穿针，使用11号刀片在导丝插入的前方及后方纵向切开皮

肤，用中弯止血钳将软组织压向深处，防止损伤股外侧皮神经。然后使用尖头关节镜套管穿过导丝。待套管穿过皮肤及皮下组织后，尖头应小心移除，防止损伤股外侧皮神经。套管插入至关节囊外，使用尖头刺破关节囊（图25-8C）。然后使用钝头替换尖头，最后是关节内镜替换钝头（图25-8D）。

AP进入点入路先穿过皮肤及皮下软组织，然后穿过阔筋膜张肌肌腹，然后是股直肌和臀小肌的间隙，最后到达髋关节囊。股外侧皮神经的分支是该入路上最可能损伤的结构。当进入点位于髂前上棘外侧1 cm处时，股外侧皮神经的平均深度为1.5 cm（表25-1）。在30%的尸体解剖研究中，股外侧皮神经在AP点水平存在两个或更多的分支。在这些情况中，大部分最外层的分支很靠近AP点（0.1 cm，0.6 cm，1 cm）。还有一个相关的解剖结构为旋股动脉升支（LCFA）。这个分支的末端平均位于AP点远端3.1 cm处。然后，通常可以看见这个血管的终末分支，平均位于AP点外侧1.5 cm处，但也可近至0.1 cm（表25-1）。

（四）大腿前壁中部进入点（MAP）

Kelly及他的同事还介绍了除上述3种进入点外的进入点的解剖结构。医生可以使用额外的进入点来进入关节腔。这个进入点为前壁中部进入点，要通过测量前方进入点和前外侧进入点的距离来确定前壁中部进入点。将上述两个点作为基准点，然后在远端做第三个进入点，使3个点构成一个等边三角形。我们在直视下，以建立AP点的方式来建立这个进入点。在使用腰穿针定位后，先将导丝放置在关节腔内。然后用11号刀片做切口，并使用中弯血管钳来分离软组织，从而保护股外侧皮神经。然后使用5 mm尖头套管沿导丝插入，直至刺破关节囊。最后使用钝头套管进入关节囊。

与AP点入路相类似，MAP点入路先穿过阔筋膜张肌肌腹，然后穿过臀小肌和股直肌之间的间隙，最后到达髋关节囊。股外侧皮神经在到达MAP点之前便分成2支或更多。离AP点最近的分支平均距离为2.5 cm。然而，离MAP点最近的结构为旋股动脉升支末段，平均距离MAP点为1 cm（表25-1）。

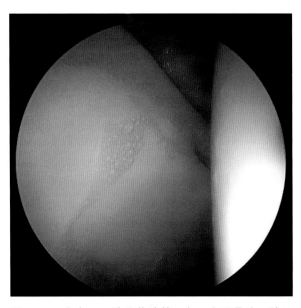

图25-7 术中可见髋关节腔前三角，由股骨头、髋臼及两者之间上方的组织构成。经常可以在髋关节镜空气造影中看见这个图像

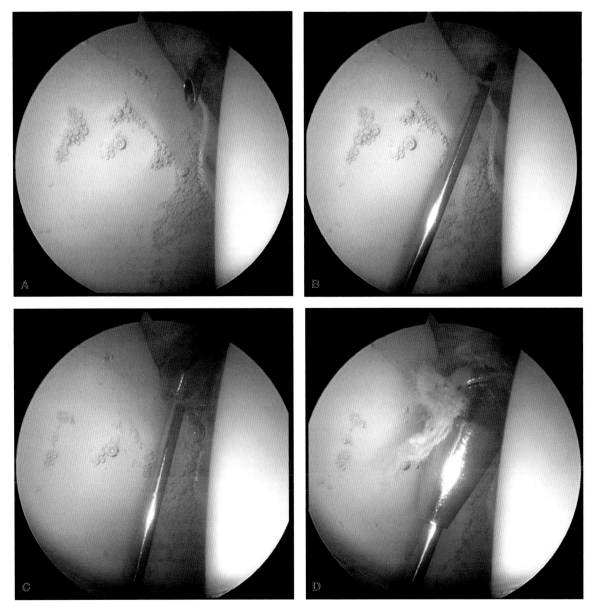

图25-8 前方进入点的建立。A.腰穿针进入关节腔前三角，在移除腰穿针时，应排出关节腔内剩余的空气；B.然后导丝伸入关节腔内引导，最后导丝被移除；C.利用尖头套管刺破前方关节囊；D.利用钝头套管使套管安全进入关节囊

（五）髋关节囊前方切开术——增加关节腔的手术范围

髋关节囊是由3种不同的韧带构成的，关节囊增加了髋关节稳定性。坐股韧带构成了关节囊的后方，耻股韧带和髂股韧带构成了关节囊的前方。3个韧带中，坐骨韧带是最薄的，这使髋关节镜可以较容易地穿过关节囊后方，而不会遇到太多阻力。此坐骨韧带具有很强的柔韧性，使关节

镜和其他工具从PL进入点进入关节腔具有操作空间。耻骨韧带覆盖髋臼前内缘、耻骨下缘至股骨颈内侧区域。此韧带并不影响各种髋关节腔进入点的建立。髂股韧带起始于髂后上棘并向前延伸至股骨粗隆前方。髂股韧带的远端形成一个轮匝带，轮匝带环绕在股骨颈周围。轮匝带像一个锁定的环，在髋关节受到牵引时提供足够的稳定性。髂股韧带最厚的部位是关节囊前方，会影响前方进入点及前外侧进入点的建立。因此，在建立这

两个进入点时会遇到更多的阻力，关节镜医生必须控制关节镜套管进入的程度，从而避免不经意间造成关节内损伤。髂股韧带覆盖的位置也是很多关节镜下治疗的髋关节病变发生的位置。因此笔者常规做髋关节囊前方切开术，从而使关节镜和其他仪器在关节腔内有更好的操作空间。

笔者从AL点将关节镜放置于关节腔内，并从AP点插入一个长柄扁平的圆头刀片。先将关节镜套管缓慢抽出，刚刚离开关节囊的位置，而圆头刀片仍然留在关节腔内。然后使用圆头刀片切开髋关节囊前壁，从而使前方进入点入路和前外侧进入点入路通畅（图25-9）。整个过程圆头刀片不要抽出至关节囊外部，也可使用圆头刀片撬动并切开关节囊周围的组织。然后使用刨刀进入AP点并切除关节囊边缘，再使用电凝止血（图25-9B、C）。最后将关节镜从AP点伸入关节囊，然后使用圆头刀片或者刨刀从AL点进入关节囊并切开关节囊（图25-9D）。关节囊切开术使通过前方进入点和前外侧进入点治疗关节腔疾病成为了可能，并提供了便利的操作空间。如果有需要，可以在

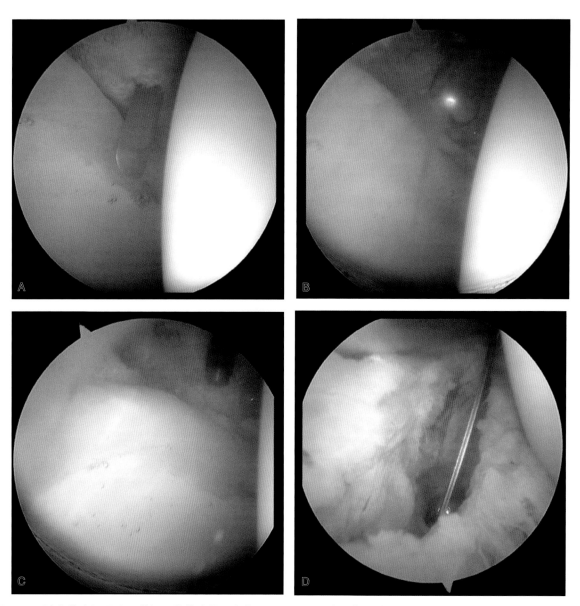

图25-9 髋关节囊切开从而增加了关节腔的手术范围。A.圆头刀片从前方进入点插入髋关节囊并分离关节囊，髋关节镜从前外侧进入点进入关节囊，提供手术视野；B.刨刀清除关节囊边缘的组织，为进一步手术提供操作便利；C.术中电凝止血；D.髋关节镜从前方进入点进入，圆头刀片从前外侧进入点进入，切开剩余关节囊完成关节囊切开术

术中切开更多的关节囊，也可横向切开关节囊形成一个"T"形切口，从而增加手术视野，这样更容易观察周围和腔室内的结构。后文将讨论腔室周围的结构。

四、与中央腔室相关的髋关节镜解剖

（一）关节囊

如前文所述，髋关节囊是由坐股韧带、耻股韧带和髂股韧带构成的，此结构增加了髋关节的稳定性。Dvork和Dienst先后指出髂股韧带和坐股韧带均可通过观察增厚的关节囊从而在关节镜下辨认出来。然而实际上我们很难分辨出两者独立的纤维结构。Telleria等描述了这两个韧带在关节镜下解剖不同，并描述了它们与已建立的进入点的关系。从前方进入点和前外侧进入点均可刺破髂股韧带。AL进入点位于髂股韧带外侧缘的内侧，而AP点位于髂股韧带内侧缘的外方。髂股韧带一般分布于12：45—3：00方向。耻股韧带的外侧缘靠近"腰大肌U形槽"，U形槽位于髋臼的前缘，中间有腰大肌浅层的肌腱走过。耻股韧带的内侧缘位于髋臼前下方与髋臼窝的交叉点位置，通常它分布在3：30—5：30的位置。坐股韧带的内侧缘和下缘位于髋臼的最后方（7：45方向），而上缘和后侧缘位于PL进入点的位置（10：30方向）。几种韧带的独立纤维结构很难在患者身上区分出来。髋臼横韧带的后缘及下缘和髋关节的外侧缘是髋关节囊的两个主要区域，这两个区域并未由上述几个重要韧带所覆盖。根据以上基础研究，常规的关节囊切开术是通过前方进入点和前外侧进入点切开大部分髂股韧带，从而提供了手术空间。

（二）盂唇软骨

髋臼盂唇是一种纤维软骨结构，位于髋臼外缘四周，并向下延伸与髋臼横韧带相连接。经典解剖中将髋臼盂唇分为两部分，关节囊和髋臼部分。关节囊侧的盂唇软骨是由胶原蛋白 I 型和胶原蛋白 III 型构成的致密结缔组织，而髋臼侧盂唇

软骨则主要是纤维软骨。在关节镜下，盂唇软骨可根据胶原纤维的排列方向被分为3层。髋臼层的软骨不存在任何排列方向。中间层软骨排列成层状。而关节囊侧软骨排列成环状，这有助于提高稳定性。髋臼边缘的楔形部分通过一部分钙化软骨的过渡与盂唇组织连接在一起。盂唇分布在髋臼前方，并且滑膜与软骨交接的地方有明显的分界，分界区域由交错的小纤维组成。因为盂唇与髋臼之间的软骨存在明显的交错结构，所以髋臼后缘的盂唇-软骨交界部分变化并不明显。因为盂唇与髋臼软骨之间存在生理沟，所以在关节镜下两者可以被鉴别出（图25-10）。熟知盂唇与髋臼软骨交界处的解剖很重要，因为在关节镜下我们要区分这是生理沟还是盂唇撕裂。

髋臼盂唇没有明显的血管系统。大量的研究表明，盂唇软骨的血供主要由关节囊侧的盂唇提供。最近一项尸体解剖研究表明，盂唇软骨的血供来自髋臼周围的血管环，而不是来自关节囊内部的滑膜血管。盂唇软骨也可接受来自骨内的血液渗透，在一系列假说中，骨内血液渗透是盂唇撕裂时软骨修复、血管再生的主要来源。同时也有证据表明，盂唇靠近关节囊表面的部分也存在血管，这也为盂唇软骨提供了血供。

（三）髋臼

髋臼是一个半球结构，其中髋臼表面有髋臼软骨，中间的卵圆窝中没有软骨。正常髋臼位于55°外展、20°前倾的位置，并且覆盖约70%的股骨头。让关节镜从不同进入点进入，可以看见髋臼的全部（图25-11）。然而，髋臼解剖位置的变化及形态的变化让关节镜获得好的视野变得困难。一般来说，卵圆窝软骨的边缘是圆形的，并且一直延伸到卵圆窝的外缘。在卵圆窝的前方顶端也可以看见这种"星状条索"（图25-11A）。这个区域的透明软骨是锯齿状的，一般认为这是一种发育缺陷。医生不要将这视为早期关节退变。卵圆窝上缘的结构更加扁平化。这个区域没有滑膜组织，而是致密的纤维组织。卵圆窝的其余部分是由脂肪组织覆盖，这些组织实际上是髋臼的血管。

传统上，我们使用钟面法来描述髋臼内部的病变，这类似于其他关节腔的方法。然而这种描述方法也可能引起误解，如左侧髋关节的前壁位

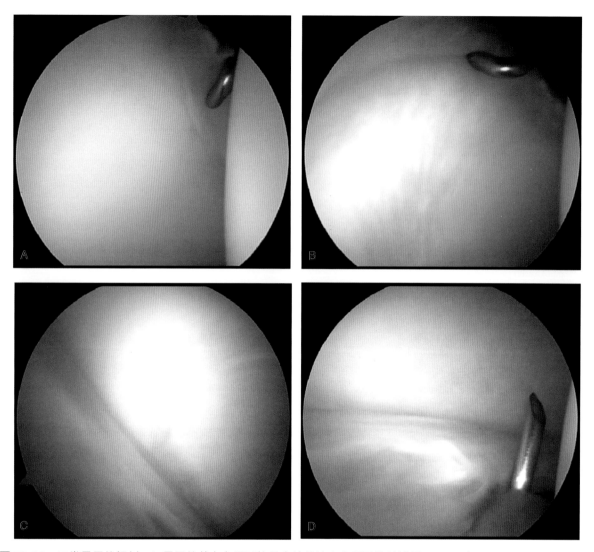

图25-10 正常盂唇的解剖。A.盂唇的前方在盂唇软骨交接的地方有明显的过渡区；B、C.在盂唇上外侧，交界区变得平缓；D.髋臼软骨和盂唇在髋臼侧存在生理分界沟，因此可以明显区分出来

于7：00～11：00方向，而右侧髋关节前壁位于1：00～5：00方向。有经验的髋关节镜专家根据视野中可见的解剖标识将髋臼分为不同的区域，从而替代了上面一种描述方法。根据卵圆窝在镜中的位置将髋臼分为6个不同的区域。笔者在卵圆窝的前壁和后壁上做两个垂直的线，这样就将髋臼分为3个区域。然后再做一条线，平行于卵圆窝前壁的线，这样就将髋臼分为了6个区域（图25-12）。这个方法已经被证实可以比钟面法更好地描述髋臼内部的病变。

（四）股骨头

股骨头的形态大致是一个2/3的球体，上方

有一片平坦的负重区域，髋臼的主要压力落在上面。在功能位的时候，股骨头的前壁并未包裹在髋臼中，而且盂唇可以通过从骨性髋臼中延伸出，来增加对股骨头的覆盖。通过髋关节镜我们可以看见股骨头约80%的区域。圆韧带进入股骨头的地方，也被称作裸区，位于股骨头稍后下方（图25-13）。通过不同的进入点，我们可通过髋关节镜最大化地观察股骨头。以前关节镜医师很难描述股骨头的病变，因为没有诸如"钟面法"这类的描述方法。前文已经介绍了将髋臼分为6个区域，同样也可将股骨头分为6个区域，每个区域对应相覆盖的髋臼（图25-12）。笔者用定义髋臼区域的方法来定义股骨头上的区域。股骨头上对应髋臼卵圆窝的区域被认为是个独立的区

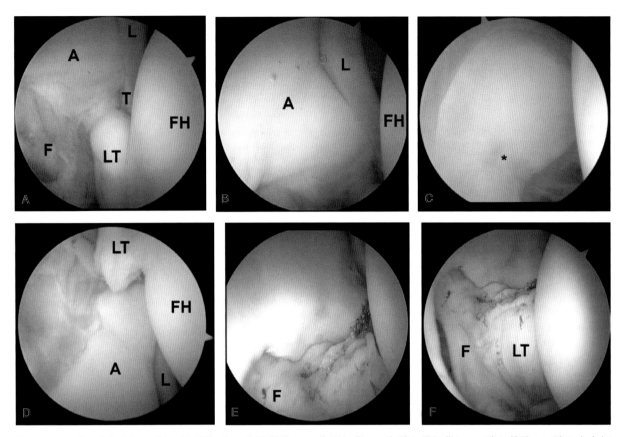

图 25-11 髋臼的解剖。A.髋臼的前壁（FH 为股骨头，LT 为圆韧带，T 为髋臼横韧带）；B.髋臼前壁；C.髋臼中央部（* 为星状条索）；D.髋臼后壁；E、F.髋臼卵圆窝主要由脂肪组织覆盖

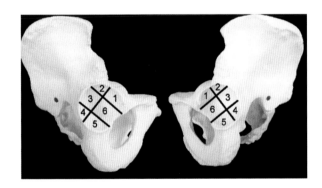

图 25-12 髋臼及股骨头的分区首先由 Ilizaliturri 等提出。根据卵圆窝作为镜下标志物，笔者将髋臼分为 6 个区域。在卵圆窝的前壁和后壁上做两个垂直的线，这样就将髋臼分为 3 个区域。然后再做一条线，垂直于卵圆窝前壁的线，这样就将髋臼分为了 6 个区域

域，其中有圆韧带穿过。笔者用髋臼画假象线分区的方法来对股骨头进行分区。唯一的区别是上方的区域（2、3、4 区）被进一步区分成上、中、下 3 个部分。下部分包括股骨头未被髋臼包裹的部分。

（五）圆韧带

圆韧带是从髋臼卵圆窝发出的锥形组织，然后延伸进入股骨头的裸区，裸区位于股骨头稍后下方（图 25-13）。圆韧带的来源很多，与髋臼横韧带和髋臼窝的坐骨壁及耻骨壁相连接。圆韧带的坐骨来源占主要位置，不仅仅是髋臼，同样也起源于坐骨骨膜和关节囊。在关节镜下，圆韧带有前、中、后 3 个部分。前束（耻骨束）起始于髋臼前壁，位于髋臼前壁透明软骨的后方。后束（坐骨束）是最长的，起始于卵圆窝后缘，走行于髋臼横韧带下方。最后，中束是最薄弱的，它紧贴髋臼横韧带的上缘。我们可以通过关节镜看到卵圆窝的枕状结构，这是位于圆韧带周围的纤维脂肪组织。圆韧带的平均长度为 30～35 mm。随着圆韧带走行向股骨头，圆韧带的截面逐渐变成圆形。

圆韧带同样被滑膜组织包裹，其中有一些小血管。闭孔动脉后支的一部分走行于圆韧带中，

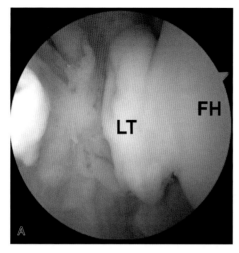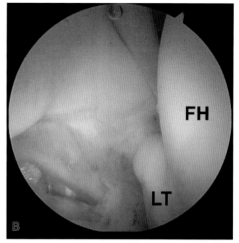

图25-13 股骨头的解剖还有圆韧带（LT）穿出的部位——裸区，裸区位于股骨头（FH）稍后下方。髋臼的卵圆窝也可以在图中看出，卵圆窝被脂肪组织覆盖

在儿童时期这个动脉为股骨头上的骺板提供血供。在骨骼成熟后，这个动脉提供的血供就很少了。圆韧带被认为主要由Ⅰ、Ⅲ、Ⅳ型胶原蛋白构成，这一想法在兔子模型中被证实。髋臼侧的圆韧带含有Ⅰ、Ⅳ型胶原蛋白，而股骨头侧圆韧带只含有Ⅰ型胶原蛋白。有趣的是，在韧带附着处并不含有任何纤维软骨，这一现象已经在膝关节的韧带中得到了证实。圆韧带在髋关节屈曲、内收、外旋时变得紧张，有助于保持髋关节的稳定性，防止关节脱位。无髓神经纤维也存在于圆韧带中，这可能与髋关节疼痛的感知有关。

五、关节腔内的病变

（一）关节囊

有症状的髋关节不稳主要是由于髋关节周围软组织的不足，而不是髋关节结构上的发育异常。这是青年患者髋关节疼痛的一个不常见的原因。髋关节不稳可分为创伤性的和非创伤性的。以往文字记载中描述的创伤性髋关节不稳通常指明显的外伤性的髋关节脱位或半脱位。通常我们可以在摩托车事故中见到这种创伤性关节不稳，甚至是运动损伤中也存在。非创伤性髋关节不稳常常由于髋关节没有分离，而且很难被诊断。这种不稳定的原因包括周围韧带松弛、重复性的微小创伤、结缔组织的异常及手术等。非创伤性的髋关

节不稳近年来开始通过髋关节镜治疗。

髋关节囊缝合术被用来治疗关节囊松弛。在一个病例研究中，有12名高水平运动员存在痛性髋关节不稳，医生对所有12人进行了关节囊缝合术，并对9人进行了盂唇修补术。经6年随访后发现，所有运动员均没有髋关节疼痛症状，83%的人髋关节Harris评分增加。然而，在肩关节囊缝合术后发生软骨溶解的并发症，这也是广泛应用髋关节缝合术前的一个顾虑。尽管目前还未有类似的病例报道，但是此项技术还未被广泛应用。

此外，髋关节镜术后引起的髋关节不稳也逐渐引起了人们的重视。对于本身存在髋关节软组织松弛的女性患者，大面积的关节囊切开术会引起术后的髋关节不稳。基于前文的解剖学介绍，常规的关节囊切开术是通过前方进入点和前外侧进入点横向切开大部分髂股韧带，而髂股韧带是维持髋关节稳定的重要结构。最近有报道称，关节镜下关节囊修复可以重建这个维持稳定的韧带。Smith和Sekiya报道了一种术式，即在周围腔室中进行前关节囊缝合术。Ranawat报道了一个病例，1名患者在关节镜下行盂唇修补术和关节囊缝合术来治疗非创伤性关节不稳。尽管这位患者在术后佩戴了髋关节矫形器，但是2个月后从楼梯上滑倒，他的髋关节仍然从前方脱位了。MRI显示他的髂股韧带完全撕裂，最后他接受了髋关节镜下关节囊缝合术。6个月的随访后，患者髋关节无明显不适症状，而且在测试中对髋关节不存在心理障碍。

（二）盂唇

许多医生认为盂唇撕裂发生在骨性关节炎的早期，而且是关节退变的一个主要原因。然而目前还没有确切的研究表明盂唇撕裂和骨性关节炎的进展有何种关系。因为盂唇没有丰富的血供，所以许多人认为盂唇损伤自我修复的能力有限。因此，在过去的许多年中，部分盂唇切除术是关节镜医生首选的常规治疗方法。盂唇手术的目的是通过消除关节内部的不稳定从而缓解疼痛。医生使用刨刀和组织消融刀来完成这个手术。随着髋关节镜技术的逐年进步，医生开始尝试盂唇修补手术，因为医生相信保存盂唇的功能对于保护髋关节健康更有利。在一项回顾性对比研究中，Larson和Giveans指出，相比较盂唇切除术，盂唇修补术对于患者术后Harris评分提高更多，以及得到完善的髋关节功能的机会更多。目前我们所说的盂唇切除术是指切除小片的撕裂盂唇或者磨掉剩余的未撕裂的盂唇（图25-14）。

Philippon等在山羊体内行关节镜修复盂唇损伤，经过12周观察后，发现所有修复的盂唇均保持稳定和完整。同样他们的试验指出，损伤修复主要通过关节囊侧形成纤维瘢痕组织及髋臼侧形成新的骨性结构。生物力学研究表明，在关节镜修复一处长3cm的盂唇撕裂后，股骨头的软骨细胞也逐渐恢复正常，这表明了盂唇修复对恢复髋关节健康非常重要。Philippon等介绍了5种盂唇损伤：盂唇与髋臼分离、纵向撕裂、部分皮瓣撕裂、磨损和盂唇退变。通常来说，当盂唇损伤位于前方或前外侧时，笔者建议使用AL点位关节镜观察孔，而AP点用为操作孔。如果盂唇撕裂范围更大，或者更靠近后外侧，那么笔者建议使用AP点作为观察孔，AL点作为操作孔。笔者先用4.5mm的刨刀对盂唇的坏死组织进行清创，然后使用可弯曲的电凝探头暴露盂唇边缘，并准备盂唇修复。将电凝探头从AP点插入，然后用来游离关节囊和盂唇的交界处，从而暴露盂唇的骨性边缘（图25-15A）。最后使用刨刀清除残余的软组织，然后磨去髋臼边缘的部分软骨使其与出血的骨性结构相对合（图25-15B）。笔者使用复合纤维线固定于尖嘴钳上，从外向内穿过盂唇与髋臼软骨交接的地方（图25-16A、B）。复合纤维线穿过盂唇进入关节腔后，再次使用尖嘴钳穿过盂唇外上方，同时离盂唇固定于髋臼的位置1～2mm（图25-16C）。然后使用尖嘴钳夹住复合纤维线的末端并拉出尖嘴钳，从而完成对盂唇的修复（图25-16D）。将尖嘴钳拉出AP点并在复合纤维线的末端做一个滑结（图25-17A）。再将滑结用钩针推入AP点并至盂唇部（图25-17B）。先放置钻头定位器于髋臼盂唇内侧2mm的位置，然后放入

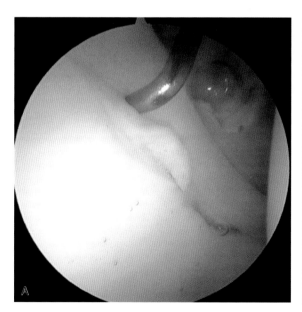
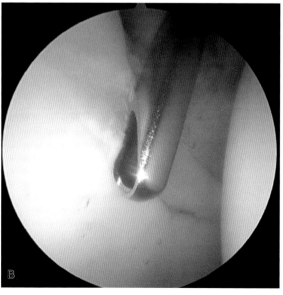

图25-14 盂唇撕裂。A.图中显示患者盂唇有小片的突起，使用刨刀剃掉突出盂唇；B.健康的盂唇仍然存在，盂唇软骨交界的地方仍然完整，因此此患者不需要治疗

钻头并注意钻头的角度防止损伤关节内部，钻头向着盂唇30°～45°（图25-18A、B）。在选定缝合位置后，笔者建议在钻头工作的全程中直视髋臼表面，从而保证髋臼没有损伤。如果盂唇的表面有凹陷或者凸起，那么钻头的轨迹就要做相应调整。然后再使用线锚钉穿过之前缝合的地方，继续插入至髋臼边缘钻头的洞眼处（图25-18C）。最后进行适当的张力缝合，使盂唇的软组织重新附着在髋臼边缘。当缝合结束后，在直视下使用

锤子，钉入1个锚钉（图25-18D）。根据盂唇损伤的大小可以选择性重复以上治疗过程。

盂唇重建通常在盂唇损伤无法修复或盂唇者清创过度时选择。在这项技术中，笔者选用髂胫束自体移植来重建盂唇并恢复其功能。Philippon等对一组盂唇重建后的患者进行了最少1年的随访，术后结果表明手术效果良好，患者满意度较高。此项手术的效果仍需要具体的评价和长期的随访结果来评定。

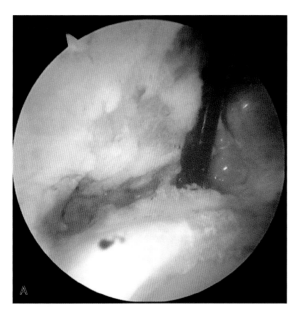
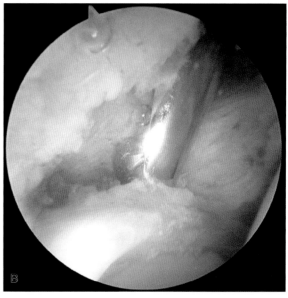

图25-15 A.使用可弯曲的电凝探头分离关节囊和髋臼的交接处，从而游离髋臼边缘；B.在使用刨刀清除软组织后，用关节镜圆头剥离器来分离髋臼边缘，从而暴露出血的骨性结构，促进软骨的修复

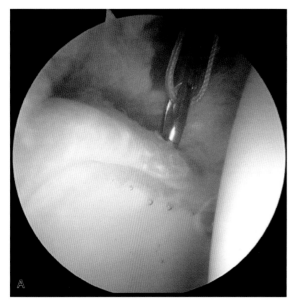
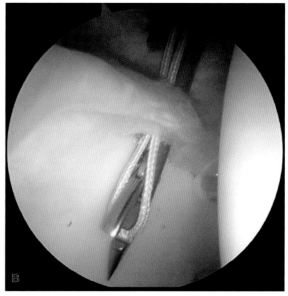

图25-16 （接下页）

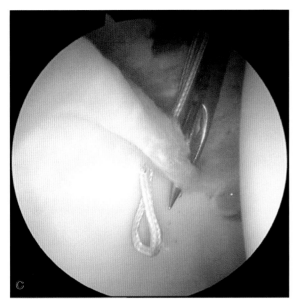
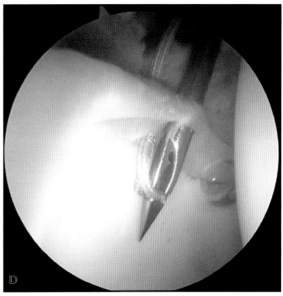

图25-16　A.尖嘴钳带着缝合丝线从外向内穿过髋臼软骨与盂唇交接的地方；B.缝线穿过组织后，线头被留置在关节腔内；C.然后尖嘴钳在盂唇边缘1～2 mm处小心地穿过盂唇组织；D.最后使用尖嘴钳勾住之前的线头，然后穿过组织完成缝合

（三）髋臼

髋臼表面的损伤及骨性缺损很有可能导致骨性关节炎的发生。因为想达到髋关节中央腔室很困难，所以治疗髋臼损伤变得非常有挑战性。在髋关节镜发展早期，很多医生根据Outerbrigde分级系统来评价软骨的损伤。然而，髋关节软骨损伤和膝关节软骨损伤有很大的不同。因此，Beck等建立了新的软骨损伤分级体系，这一体系目前仍在使用：正常，软骨软化（表面不平整），脱离（髋臼软骨与软骨下骨分离，地毯现象），撕脱（软骨缺少软骨下骨的固定，部分软骨分离，软骨边缘磨损），磨损（软骨厚度的缺失）（图25-19）。

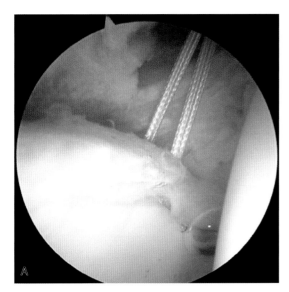
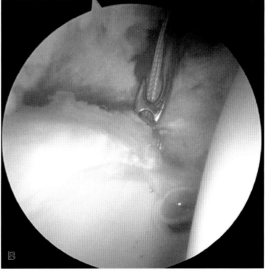

图25-17　A.将线头拉出AP点之外，并在体外完成1个滑结，将滑结推入至盂唇边缘；B.用1个钩针将滑结推入盂唇边缘

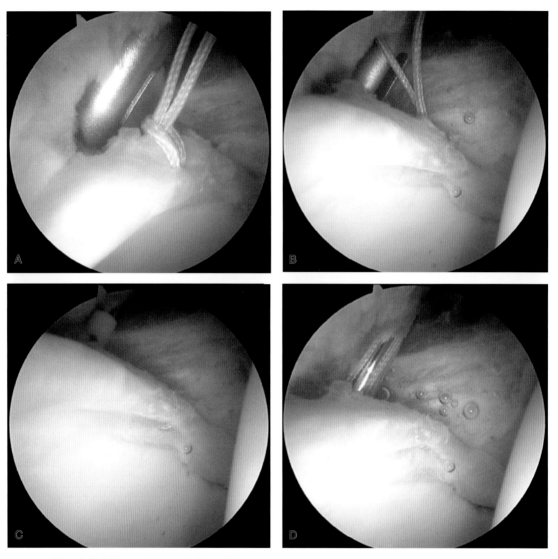

图25-18 A.使用钻头定位器，将无线头缝合线放置在合适的位置；B.钻头定位器放在盂唇边缘内侧，然后小心使用钻头，防止造成关节内损伤；C.先将缝合线穿过盂唇上的小孔，然后再穿过髋臼边缘钻出的小孔；D.使用张力缝合，使撕裂的盂唇附着于髋臼边缘，并用1个锚钉固定

髋臼表面软骨修复，诸如软骨重建、钻孔或微骨折等，是通过刺激骨髓组织，使未分化的干细胞定位于损伤软骨处，然后产生新的纤维软骨结构。这些修复软骨损伤的技术很多是借鉴自膝关节技术。几个研究已经显示，在膝关节软骨损伤处行微骨折处理可以得到良好的软骨愈合效果。然而，髋臼软骨损伤则很少有报道用微骨折方法处理。能够用微骨折方法处理的软骨损伤一般要小于2～4 cm。一些专家指出，损伤小于400 mm²时治疗效果要比400 mm²要好。一旦软骨损伤被确诊，然后剩余的不稳定的软骨要用刨刀刨掉或用工具磨掉，从而建立一个四周稳定的

边缘。然后再切除钙化的损伤软骨，注意不要损伤软骨下骨（图25-20A）。最后使用弯角的关节镜锥子插入软骨下骨中，每隔3～4 mm建立1个洞（图25-20B）。洞的深度通常为2～4 mm，而且要达到骨髓腔。可以通过去除压力，观察脂肪滴或血液从微骨折洞眼里流出来，从而确定洞的深度（图25-20C）。在笔者的经验中，微骨折的治疗方法通常在髋股撞击综合征中使用，因为软骨损坏的位置更集中。钳形髋臼病变在髋臼边缘常有软骨病变，所以笔者在治疗时通常将髋臼边缘修剪掉，以达到治疗目的。Byrd和Jones进行了3例髋臼微骨折治疗并随访2年，结果显示患

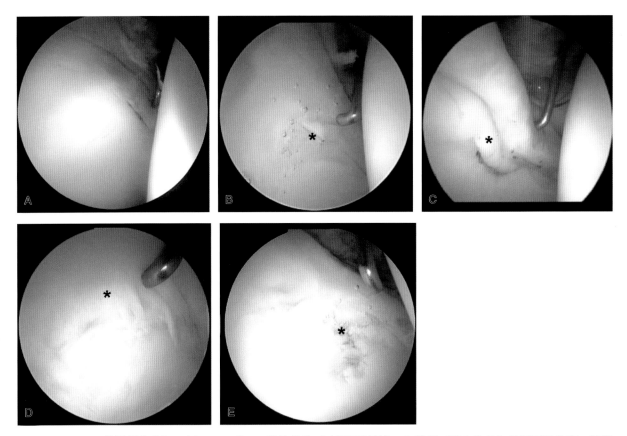

图25-19 Beck软骨损伤分级示例。A.正常；B.软骨软化（表面不平整）；C.脱离（髋臼软骨与软骨下骨分离，地毯现象）；D.撕脱（软骨缺少软骨下骨的固定，部分软骨分离，软骨边缘磨损）；E.磨损（软骨厚度的缺失）

者能够回到患病前的状态。McCarthy等也报道了一个10名优秀运动员的队列研究，其中4人进行了髋臼软骨治疗，并且以优异状态回归体育比赛。Philippon等报道了9名患者进行计划性二次髋关节镜下髋臼治疗手术。所有髋臼软骨的损伤面积均小于250 mm²。重复关节镜治疗主要是针对髋股撞击症、关节囊粘连松解术、骨化肌炎切除术、股骨头成形术及股骨头部分缺损的重建术。髋臼软骨缺损的填补率为91%（25%～100%）。无股骨头软骨缺损的患者填补率更高，为99%（95%～100%）。进行微骨折处理的禁忌证是部分软骨厚度缺损，或者缺损累及骨性结构。如果缺损累及软骨下骨，通过关节镜辅助逆行植入软骨-骨条状结构的病例在欧洲已被报道。随访的MRI及CT检查显示软骨及骨性结构重建良好，不过这项研究缺乏更多的临床结果报道，并且目前还处在试验阶段。

凸轮型的髋股撞击综合征可以引起典型的地毯现象，即大量的髋臼软骨完全与软骨下骨分离，而髋臼和盂唇交接的地方仍然保持不变（图25-19）。当清创至边缘时，这些损伤面积往往大于400 mm²。最近Tzaveas和Villar介绍了用纤维蛋白胶水将分离软骨与软骨下骨粘连在一起的方法。他们认为如果使用肉眼下完好的软骨治疗缺损，比微骨折治疗形成纤维软骨的方法更好。他们的案例报道随访6个月至1年，功能及疼痛改善效果均良好，而且没有局部或全身并发症。需要指出的是，案例中3名患者进行了二次手术，原因不明，仅指出需要修复之前分离的软骨。Sekiya等也介绍了一种缝合修复的方法，使用1号PDS缝线穿过游离的软骨，然后对软骨下骨进行微骨折治疗。Yen和Kocher也介绍了一种类似的方法，将盂唇后方的滑膜和关节囊抬高缝合，盂唇向前方固定。因为盂唇和游离软骨相连，这样可以使游离软骨与软骨下骨之间形成压力。笔者用治疗骨软骨剥脱的方法是，Flexible K缝线穿过游离的软骨和软骨下骨，并进行固定，这样可以将游离的软骨重新固定。然而，所有这些方法并未进行长期的随访研究，目前只是试验阶段。

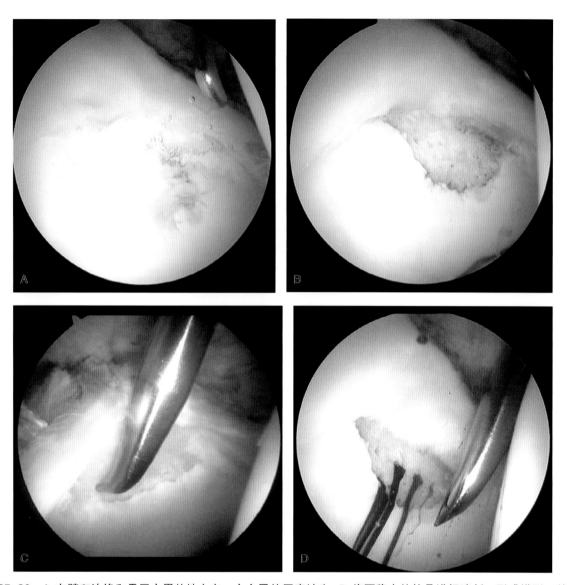

图25-20　A.在髋臼边缘和盂唇交界的地方有一个全层的厚度缺失；B.将不稳定的软骨进行清创，形成梯形，并将钙化的软骨移除；C.弯曲的锥子垂直插入髋臼中；D.撤去关节腔内的灌溉压力，可见脂肪滴和血滴从微骨折洞眼处流出，从而确定合适的微骨折深度

　　另一方面，钳形的髋股撞击综合征是髋臼过度覆盖的结果，或者是前方过度覆盖，或者是髋臼后倾，可以通过关节镜下髋臼边缘修剪来治疗该疾病。在关节镜下进行髋臼修剪对技术要求很高，而且要控制修剪不要过量很难。医生必须修剪掉足够多的组织达到治疗髋股撞击综合征的目的，同时要避免过度修剪造成关节不稳定。笔者通过关节镜下直视和透视结合使用，从而保证精确的削骨。在治疗钳形病变中，进行髋臼前后位的透视非常重要。透视图像可以帮助确定髋臼边缘准备被切除的区域，结合关节镜图像给予更好

的治疗。为了完成钳形撞击的治疗，在进行髋臼边缘削骨后要行盂唇修复术。结果发现可以通过前方进入点切除大部分需要削骨的髋臼边缘。钳形的髋股撞击综合征不仅仅有髋臼的过度覆盖，也常常伴有髋臼软骨的损伤。软骨缺损常常出现在髋臼的外侧缘，因此在进行削骨时可将这一部分切除。

　　在髋关节发育不良的患者中也常常可见软骨缺损。在行PAO术的患者中，超过2/3的患者在髋关节镜下可见软骨损伤。大约50%的患者关节软骨存在Beck Ⅰ型变化（软骨软化），主要治疗

方法是髋臼软骨植骨。

（四）股骨头

如前文所述，股骨头部的软骨损伤和软骨缺损有可能导致患者罹患骨性关节炎。像股骨头这样的位置，软骨损伤不常发生，所以要治疗也很有难度。髋臼软骨修复，诸如软骨成形术、钻孔术、微骨折术等，是通过刺激骨髓细胞，使未分化的干细胞定位于软骨缺损表面然后分化成纤维软骨组织。通过微骨折方法治疗股骨头软骨缺损的报道很少。因为股骨头软骨比髋臼软骨更薄，所以医生必须确保有足够的深度来使血凝块固定。在一个14名专业运动员组成的队列研究中，他们因外伤造成髋关节脱位，要通过关节镜技术治疗，其中5人要通过股骨头微骨折术来治疗股骨头软骨缺损。所用运动员在关节镜治疗后均回到专业运动领域。

Yamamoto等用髋关节镜技术治疗了10名因外伤造成持续性髋关节脱位的患者，共11个髋关节。其中1名患者的股骨头存在骨折，医生使用可吸收钉予以固定。还有1名患者的股骨头骨折无法固定，故仅予以缺损切除。Matsuda也报道了另一个病例，用2枚Herbert螺钉固定可治疗股骨头骨折。髋关节镜不仅可以移除脱落的组织，也可以取出诸如遗留子弹等异物。Cory和Teloken介绍了用关节镜取出股骨头嵌入子弹的案例。在取出子弹的同时要将骨折碎片连接在一起。

（五）圆韧带

髋关节镜技术已经大大提高了我们对于圆韧带的损伤、作用及圆韧带病例变化的认知。Gary和Villar基于他们的关节镜检查结果，将圆韧带损伤分为3型：①Ⅰ型，完全断裂；②Ⅱ型，部分断裂；③Ⅲ型，退行性撕裂。完全断裂（Ⅰ型）通常见于有外伤性髋脱位史的患者或者手术髋脱位的患者。这些撕裂患者常常有以下症状：腹股沟区疼痛或者关节僵硬。医生可以通过前方进入点进行探查，可见圆韧带撕裂（图25-21）。圆韧带周围的滑膜都已经磨损掉，韧带的纤维已经磨损或者仅剩瘢痕组织。我们可以看见圆韧带的断端连着撕脱骨片，该骨片可以来源于髋臼或者股

骨头。其他髋关节疾病，如软骨损伤或盂唇撕裂中，我们也常见到圆韧带损伤。各种报道均表明，对圆韧带残端进行彻底清创可以缓解关节疼痛及症状。Simpson等介绍了一种圆韧带重建的技术，研究对象是一名20岁的女性患者，她已接受圆韧带清创术，但仍然有持续性的髋关节疼痛。他们使用PET合成纤维进行重建。重建术后8个月，患者疼痛症状消失，但是仍存在外旋限制。另一方面，清创术已经对运动员在内的患者进行过，然后结果证实有效，而且运动员均达到之前的运动水平。进行圆韧带清创及治疗的最佳进入点是前方进入点，如果要治疗髋臼侧的圆韧带，可以选择后外侧进入点。髋关节外旋可以使圆韧带前移，从而达到更好的暴露效果。Schaumkel等指出圆韧带可以从完全断裂的状态下恢复正常。2名有2年以上外伤性髋关节脱位病史的患者进行了关节镜手术，并在股骨头和髋臼之间发现了连接两者的组织，这就是圆韧带。这项发现预示着在某些情况下圆韧带可以自愈，但是仍需要更多的研究予以支持。

在Gray和Villar的分型体系中，圆韧带部分撕裂（Ⅱ型）通常见于长期髋关节慢性疼痛，但进行关节镜检查时未见特殊异常的患者。我们可以看见断裂的韧带纤维漂浮在关节腔内，从而区分断裂的圆韧带和完整的圆韧带。刨刀放置在圆韧带断端边缘，然后使用刨刀清除断端。这可以让我们选择性地切除损伤的韧带而保留完整的韧带，要避免非直视下的清创术。此外，小巧灵活的消融探头可以缩小韧带完整的部分。探头释放出的电能可以使韧带中的蛋白质变性。热能可以引起圆韧带内的胶原蛋白三级螺旋结构变形。在这个过程中，医生可以看见圆韧带缩短。此项治疗过程中应保持髋关节于中立位，从而避免术后髋关节外旋受到限制。总的来说，用热收缩方法治疗正在接受更多的质疑。因为在肩关节关节囊热收缩术后，软骨溶解的风险会增加。

由于在Gray和Villar的分型体系中，Ⅱ型患者比例很高，所以Boster等提出了一个新的圆韧带分型办法。新的分型体系为：①0级，无损伤；②1级，小于50%的撕裂；③2级，大于50%的撕裂；④3级，完全撕裂。

在他们检查的558名患者中，51%的患者存在圆韧带撕裂。而之前的研究报道称，圆韧带撕

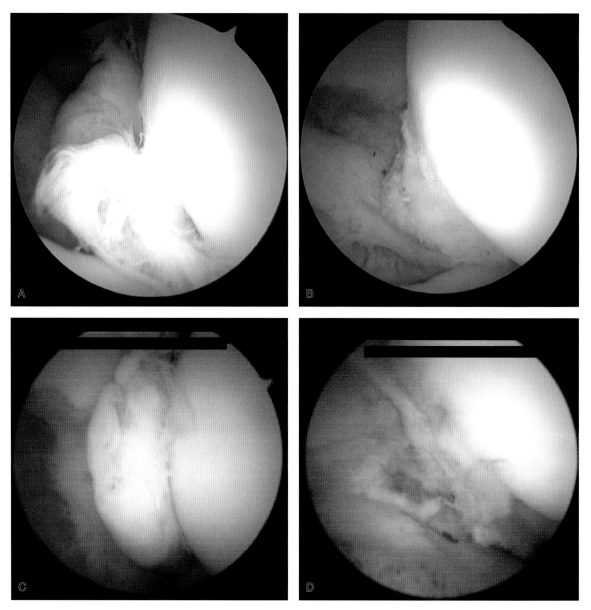

图25-21 关节镜下可见圆韧带撕裂。A、B.部分撕裂（清创术前后）；C、D.完全撕裂（清创术前后）

裂的患病率为4%～17.5%。如此高的患病率不仅仅因为他们的研究中包括了一些轻微撕裂的患者，也因为近些年医生对于圆韧带损伤的认识更加充分。有趣的是，在1/3的患者中，他们并不存在髋关节的剧烈疼痛。这可能因为圆韧带撕裂是由于重复性应力、微小的髋关节不稳，或者微小的损伤造成的。此外，95%的患者也伴有盂唇损伤，然而这两者并不存在确定的因果关系。

在髋关节发育不良的患者中，圆韧带也会延长或增生。传统意义上认为，患者的股骨头成半脱位状态，因此圆韧带会受到牵拉而延长。然而当髋关节脱位到一定程度时，圆韧带会断裂或

部分断裂。在行PAO术治疗髋关节发育不良的患者中，关节镜探查发现26%的患者存在部分圆韧带撕裂，而4%的患者存在完全撕裂。对于髋关节发育不良的患者，圆韧带撕裂修复术的远期预后仍需要进一步调查。

（六）游离体或异物

关节镜技术是取出关节异物的理想方法。它可以通过损伤最小的手段治疗由关节内游离软骨或骨片或小异物造成的髋关节疼痛。很多情况下，小碎片可能卡在髋臼中从而造成髋关节疼

痛。骨性成分的碎片可以通过透视或者CT诊断。而纯软骨性的碎片很难在影像学中看到，即使使用MRI。在一个94名难治性髋关节疼痛患者组成的回顾性研究中，McCarthy和Lee指出，67%的游离异物无法在影像学中表现出来。游离体在以下疾病中常常以孤立片段出现，如髋脱位、骨软骨炎或Perthes病。90%的髋关节脱位患者关节镜检查可见游离体在关节腔中。有趣的是，78%的影像学检查未见异常的患者，在关节镜检查中可见游离体。在滑膜软骨瘤病患者中，常常可见多个游离体。治疗此病时，要彻底检查髋关节并移除所有碎片。Marchie和McCarthy报道在关节镜治疗滑膜软骨瘤病患者中，平均每个患者可见35个游离碎片。他们使用灌洗设备、异物钳、电热设备来协助移除异物。异物常常附着在股骨头凹的滑膜处，这些异物必须被分离移除。在髋臼软骨软化，股骨头软骨软化或盂唇撕裂的患者中，游离体存在也常常发生，我们可以通过部分盂唇切除、软骨成形术或微骨折的方法来治疗。

关节内的异物如子弹碎片也可以影响髋关节的功能，即便是没有骨折。除了有报道关于取出髋臼或股骨头内嵌入的子弹碎片外，甚至有报道称取出关节内游离漂浮的子弹碎片。关节镜技术甚至可以用来取出全髋关节置换术后关节内的游离骨水泥。也有报道称可以通过关节镜取出THA患者体内松动的大转子固定钛缆或者髋臼固定螺钉。

（七）化脓性关节炎

急性化脓性髋关节炎属于骨科急诊病例，要求及时准确的诊断和有效的治疗，从而达到最佳的预后和防止残疾后遗症。髋关节化脓性关节炎标准的治疗方法是早期切开引流及充分清创。鉴于膝关节化脓性关节炎已经有关节镜治疗的成功案例，所以髋关节镜引流也可以作为切开引流的替换方法。之前已经有作者报道了使用关节镜治疗髋关节化脓性关节炎的成功案例。在一个切开治疗和髋关节镜治疗的对比研究中，EI-Sayed报道了超过12个月的术后随访，两组患者治愈率相同而且没有复发及并发症。然而作者强调早期诊断及治疗是最关键的因素。关节镜治疗组的患者

住院时间更短，然而整体恢复的时间并没有差异。在关节镜清创术中使用了3个进入点：前方进入点、前外侧进入点和后外侧进入点，并全程使用负吸技术清除碎片及血凝块。对于有经验的髋关节镜医生来说，髋关节镜清创引流术是切开引流术的一个有效的替代。

六、局限性及可能的并发症

髋关节镜的手术风险与医生的经验和技术息息相关。如本章前文介绍，充分了解各个进入点的解剖标志及周围血管神经组织非常有助于避免医源性损伤。在儿童及成人患者中，髋关节镜的并发症发生率为1.4%～1.8%。并发症可由牵拉引起，或者仪器或者手术操作本身。

牵拉可引起的并发症包括阴部神经损伤、坐骨神经损伤、股神经损伤。这些神经障碍通常都是神经休克，并且可以完全恢复。在一个1045名患者的研究中，髋关节镜术后神经损伤的发生率约为0.48%，而阴部神经损伤的概率是坐骨神经损伤概率的2倍。与牵引有关的并发症包括会阴血肿及盂唇撕裂。确定会阴的位置并充分保护会阴处可以避免这些损伤。如果定位器位于中间位置，会阴部压力过大的风险会增加。然而，如果定位器太靠外侧，皮肤可能会擦伤而且女性患者盂唇撕裂的风险也会增加。其他潜在的并发症可能由足部或会阴部压力过大造成。这些并发症均可通过减少牵引压力及牵引时间来避免。如果牵引时间要求很长，可间歇性地释放压力。

手术入路及手术器械也可能引起其他并发症。手术入路引起的并发症主要是髋关节周围软组织内的血管或神经损伤。本章之前介绍的结构研究有助于医师更好地了解进入点周围的解剖结构。前方进入点最容易损伤的结构是股外侧皮神经。Bryd指出，损伤的发生率为0.5%～1%。医源性软骨损伤是一个很难完全避免的并发症，尤其是在下肢牵引不够的情况下。有记录显示，医源性股骨头软骨损伤的发生率约为16.4%，但是需要指出的是，我们并不知道手术医师的关节镜技术如何。Byrd提醒医师要使用合适的技术以避免医源性损伤。如果严格按照本章介绍的方法，那么前外侧进入点的建立是在非直视下进行的。腰穿

针的针尖应指向股骨头和髋臼间空腔的外1/3处。腰穿针穿过盂唇和穿过关节囊的突破感并不相同，然而这需要经验来培养敏感性。这些损伤与临床预后有何关联仍然不清楚。

器械损坏也可能发生，而且需要额外切开手术。因此所有仪器使用时都要通过金属套管和保护套，避免仪器损坏的同时，也避免损伤或穿透关节。其他的手术并发症包括出血（0.2%）、进入点位置出血（0.2%）、感染（0.15%）和腹腔渗液。液体外渗可引起腹腔间隔室综合征甚至是心搏骤停。这一情况通常发生在新鲜的髋臼骨折或关节外手术或长时间关节镜手术中。医生要随时检查患者是否有腹胀，尤其是长时间手术或者大量液体冲洗液无法使关节腔膨胀的时候。

关节镜手术也可能引起髋关节不稳，尤其是对于髋臼发育不良的患者。对已经存在髋臼发育不良的患者进行髋臼边缘修剪术，会减小髋关节覆盖的角度，造成髋关节不稳甚至是髋关节半脱位。医生必须严格评估每个患者的影像学检查结果，确定是否有髋臼发育不良，同时也要确认影像学检查技术是否符合标准。良好的诊断及对患者的筛选对于预后至关重要。技术水平的提高和仪器的更新是髋关节镜成为一种治疗多种髋关节疾病的有效微创手段。

第26章

髋关节镜：解剖和外周间室的入路

原著者 John P. Salvo
译　者 罗殿中　张大光

髋关节镜在骨科属于新兴领域，与膝关节镜和肩关节镜相比，髋关节镜还处于婴幼儿阶段。类似于20世纪70年代的膝关节镜和80年代的肩关节镜，髋关节镜早期阶段对其解剖、病理和操作技术等方面的认识有限。在20世纪90年代，髋关节镜在外科技术上迅速发展，开始允许外科医师治疗更多病理状况导致的髋关节疼痛。随着诊断技术的进步、专用设备的应用、对髋关节病理和机制认识上的进步，每年的髋关节镜手术数量呈指数增长。影像学技术的发展进步，尤其是磁共振成像技术（MRI）的进步，已经使得关节内解剖结构清晰可见，可以提供精准的诊断和随后准确的外科诊疗。

1939年，日本的高木（Takagi）首先介绍了髋关节镜技术，并在此后的数十年里得到快速的发展，成为诊治髋关节疾病的良好技术。在1980—1990年髋关节镜发展有限，但从2000年开始再次呈指数级快速发展。

从关节镜角度来看，髋关节可以分成3个区域：中央间室、外周间室、大转子周围间室。本章笔者将介绍关节镜的解剖、讨论外周间室的手术入口和技术。

一、解剖学

讨论髋关节镜解剖学时，需要知道在髋关节周围有3个区域：中央间室、外周间室和大转子周围间室。中央间室包括股骨头和髋臼的关节面。其中

的主要结构包括盂唇、关节软骨（股骨头和髋臼）、圆韧带、马蹄窝、髋臼横韧带。外周间室在关节负重面之外、关节囊内，包括股骨头关节软骨与骨膜移行部、向远端延续至股骨转子间线。主要结构包括内外侧滑膜皱襞、轮匝韧带和股骨颈。外侧韧带血管束在外周间室常常清晰可见，是关节镜的重要标记结构。大转子周围间室包括大转子外侧面、转子间嵴、大转子滑囊、臀中肌、臀小肌肌腱、股外侧肌起点、臀大肌肌腱和髂胫束。

髋臼盂唇加深骨性髋臼并增加股骨头覆盖，盂唇由纤维软骨组成，周边血运由关节囊、滑膜和髋臼提供。这些血管可以提供盂唇周边约1/3的血液供应。髋臼盂唇附着于髋臼边缘，在下方与髋臼横韧带前后端相延续。髋臼盂唇附着处有游离神经末梢、Pacini小体和Ruffini小体等受伤害感受器和本体感受器的反馈调控。髋臼盂唇除了有机械加强髋臼稳定性的作用外，还有"密封"关节的作用，防止关节液外溢并且产生关节内负压（又称"吸力密封"）。这种密封作用进一步增强髋关节稳定性并保护关节软骨。

股骨头圆韧带分前后两束，起自股骨头小凹，止于髋臼横韧带附近的髋臼窝。在盂唇损伤和髋关节发育不良的情况下，股骨头圆韧带被认为是髋关节的补充稳定结构。

二、简介

髋关节镜可用于治疗盂唇损伤、游离体、股

骨髋臼撞击症（FAI）、滑膜病变（如色素结节绒毛性滑膜炎，PVNS）、软骨损伤、内源性或外源性弹响髋、早期退行性骨关节炎、化脓性关节炎。大转子周围疾病如慢性大转子滑囊炎、臀中肌和臀小肌肌腱炎和损伤、外源性弹响髋等也可以应用髋关节镜来解决。

三、外科技术

髋关节是很紧密的球窝关节，需要牵开以便关节镜安全置入和顺利操作。因此，必须透视以保证建立安全的通道和恰当的入口，同样需要特殊牵引床和弯曲的、可弯曲的工具，以利于在关节内和关节周围顺利安全操作。

这些基本设备保证用最小的医源性损伤来完成最大限度的治疗。

（一）设备

为了将关节镜安全地置入中央间室，需要牵引设备，如骨折手术床或其他牵引床。在手术过程中需要C形臂透视机确保安全进入关节腔并且可以评估FAI的准确清理效果。这套设备应该是专门为髋关节设计的关节镜设备。很多部件比膝关节镜或者肩关节镜长，并且是弯曲的或可以弯曲的，以便更大限度上围绕股骨头进行探查操作。多数常规采用70°的关节镜，也经常需要使用30°的关节镜。手术过程中需要使用压力液体泵，压力大小依靠外科医生的个人喜好及手术方式来设置。在盂唇修补、股骨头颈部成形、髋臼缘成形、关节囊修补等手术时还需要各种铆钉、缝线穿过设备、刨削刀和磨钻头、射频设备。

（二）体位

髋关节镜可以根据医生的喜好采取仰卧位和侧卧位，髋关节周围应该有充裕的空间来放置C形臂透视机，通常术者站在术侧髋关节躯干侧，助手站在邻近大腿或膝部。关节镜检查设备和透视机放在术者对面，需要有骨折手术床或者牵引床提供下肢牵引，会阴柱需要用软垫包裹好，减少牵引可能产生的并发症。理想情况是让中央柱

外移些，使牵引的力量与股骨颈方向平行，牵引力量一般为25～50lb（磅），一般不超过2h，最好小于60min。

（三）入口

合适的入口设计是任何关节镜检查的关键，彻底掌握解剖（浅表解剖和关节内解剖）是减少医源性并发症、保证手术成功的关键。髋关节镜通常需要2～3个基本入口和必要的辅助入口，标准的3个入路分别是前外侧、前侧和后外侧入口（图26-1）。辅助的入口包括前中间入口、大转子周围入口、近端侧方入口。根据外科医生的喜好和病情选择入口数量和顺序。所有的入路首先要用脊柱穿刺针定位，然后换用可以弯曲的镍钛合金导丝。由于最初用穿刺针引入空气，在髋关节的负压消除之后，可以增加髋关节的牵引程度。在透视引导下制作入口可以降低医源性并发症的发生率。一般情况下，首先在透视引导下建立前外侧入口，然后再建立前侧入口，如果需要可以建立后外侧入口。沿着导丝置入金属套管，用香蕉刀或者关节镜刀切开关节囊。工作通道应该允许关节镜器械无障碍地移动，这是关节镜技术的要点。一般情况下，先做一个小的关节囊切口，然后根据医生的喜好和手术的需要扩大切口。CAM型撞击综合征在股骨头颈部成形术时需要更大的关节囊切口。

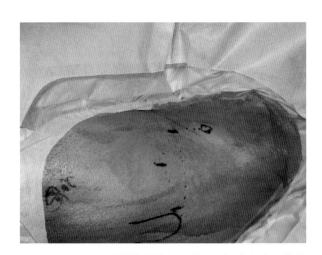

图26-1　入口。左侧髋关节标示的3个标准入路。前外侧入口位于大转子的近端偏前；前侧入口位于经髂前上棘（ASIS）垂线与经大转子顶点水平连线的交点，前中间入口位于前侧入口和前外侧入口连线中点稍远端

前外侧入口也称大转子前方入口，通常距离大转子尖的前方2 cm、近端1 cm，一般是首先建立的入口。这个入口最适合观察股骨头、前方和前上方盂唇、圆韧带、后外侧盂唇、后隐窝和髋臼。这个入口适合前外侧盂唇修复、CAM型FAI的股骨头颈部成形、钳夹型FAI的髋臼缘成形。前侧入口位于经髂前上棘垂线和经大转子顶点水平连线的交汇处，18号穿刺针尾侧倾斜30°、与前中线呈45°进入关节腔。前侧入口需要在关节镜通过前外侧入口监视下建立。前侧入口应于上方盂唇、下方股骨头和前方关节囊组成的三角内进入。这个入口可以观察前上部盂唇和关节囊、后下部盂唇、前方陷窝、圆韧带、头颈交界部、前方股骨颈、轮匝韧带（髂骨韧带的末端纤维）。建立前侧入口最大的风险是有可能损伤股外侧皮神经（LFCN）和股神经血管束。这个入路适合前方盂唇修补、股骨头颈部成形和髋臼缘成形。

后外侧入口也称大转子后侧入口，位于大转子尖后侧2 cm，与前外侧入路在同一水平面，这个入口最适合观察后方盂唇和关节囊、股骨头后方、圆韧带、游离体摘除。一些外科医生利用该入口置入脊柱穿刺针进行关节腔冲洗。这个入口最常见的结构损伤是坐骨神经，该神经位于该入口内侧3 cm左右。在手术过程中内旋大腿会保护坐骨神经。

中外侧或前中间入口位于前侧和前外侧入口之间，远侧约4 cm。这个入口可以很好地观察股骨颈前方，适合用于治疗CAM型股骨髋臼撞击症的股骨头颈部成形术。这个入口也可以用于修复盂唇时的置入铆钉，这个入口最好在前侧入口监视下建立。

近端外侧辅助入口位于前外侧入口水平面近端2 cm，通常被用于髂胫束的松解和偶尔用于股骨成形术。这个入口也一般在前外侧入口监视下建立。

（四）关节镜检查

与所有的关节镜检查相似，应根据手术医师的喜好来建立标准系统的入路，以保证进行全面的关节镜评估。

髋关节包括中央间室和外周间室，首先在牵引状态下检查中央间室，然后在非牵引状态下检查外周间室。一般首先建立前外侧入口，如前所述，采

用外部的解剖标记来确定进入点，然后置入穿刺导针，注入液体使关节膨胀。然后通过穿刺导针插入可以弯曲的镍钛合金导丝。建立该入口要非常小心，注意避免损伤关节内结构（如盂唇和关节表面软骨等），制作该入口建议需要透视辅助。此后可以在直视下建立前侧入口，该入口位于髂股韧带内外侧束之间。在关节镜监视下行适当的关节囊切开。此时，采取前外侧入路置入关节镜可以观察到髋关节中央间室。再次强调，系统地建立入路有利于术者争取观察所有结构并对任何异常进行评估。中央间室应检查的解剖结构包括环形关节盂唇、髋臼软骨、股骨头软骨、股骨头圆韧带、关节囊和髋臼横韧带。在前外侧、前侧和后外侧入口（需要时）交换关节镜头系统以全面检查中央间室（图26-2）。

（五）外周间室

中央间室被完全观察、评估及治疗之后，应该去探查外周间室。去除牵引后髋关节屈曲45°，使关节囊松弛后可以更好地探查外周间室。探查最好采用前外侧入口、前中间入口或者前侧入口。在完成了中央间室的工作之后，通过前侧入口和前中间入口切开关节囊来探查外周间室（图26-

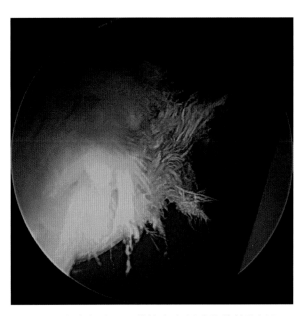

图26-2　中央间室：关节镜自右侧髋关节前外侧入口观察，前上方盂唇撕裂、前方盂唇正常，股骨头软骨在图像的左侧

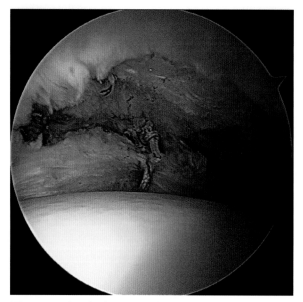

图26-3 外周间室：右侧髋关节自前外侧入口观察，解除牵引盂唇修补后，可以看到盂唇修复后密封作用恢复

3）。由于牵引解除并且屈曲髋关节，关节囊松弛允许探查外周间室。有时需要T形切开关节囊以便更充分地探查外周间室，这需要平行于股骨颈切开关节囊、切断轮匝韧带。如果切开了关节囊，在完成外周间室的治疗后应缝合关节囊T形切口。外周间室可以探查前侧、前外侧、一部分后外侧股骨头颈交界区，以完成CAM撞击症探查和股骨头颈部成形术。

Wettstein和Dienst描述了一项无牵引条件下可靠的、可重复的关节镜探查外周间室技术，这项技术利用近端前外侧入口探查外周间室。近端前外侧入口比常规前外侧入路更加靠近近端和前侧，位于髂前上棘（ASIS）与大转子尖端连线的近1/3处，穿刺导针自臀中肌从前方穿过后直接垂直股骨颈的头颈交界处，然后在相同的皮肤切口内采取前侧入路直接朝向股骨头颈交界处内侧进入。前外侧入路也是采取同样的皮肤进入点，重新调整方向朝股骨头颈交界处外侧进入，通过轮匝韧带近侧或远侧（或者穿过轮匝韧带，如果已经T形切开关节囊）。

Wettstein和Dienst描述了探查外周间室的经典入路，在此基础上术者可以提高和发展自己独特的技术。外周间室被分成7个区域：股骨颈前侧、股骨颈内侧、股骨头内侧、股骨头前侧、股骨头外侧、股骨颈外侧。笔者的入路和探

查顺序为：股骨颈内侧、股骨头内侧、股骨头前侧、股骨颈前侧、股骨颈外侧、股骨头外侧（图26-4）。当采取近端前外侧入口时，可以很好地观察间室的内侧部分，可以观察到内侧滑膜皱襞、内侧股骨头和股骨颈及前侧关节囊陷窝。髂腰肌肌腱位于滑膜皱襞的前外侧，偶尔也会在关节囊分隔附近被观察到，也可以很好地观察关节囊远端到股骨粗隆间线。外旋髋关节可以更容易地观察股骨颈和关节囊的后内侧，这对去除游离体和处理这个区域的病变是必不可少的，同时也可以进行髂腰肌肌腱的松解，然后探查股骨头和股骨颈的前侧和外侧，在这里将会找出CAM型撞击症的主要病变部位。关节镜从内侧区域轻轻移动可以探查前侧和外侧结构，同样可以屈曲和内旋髋关节来动态评估CAM型FAI，这个评估对于治疗CAM型FAI非常重要。外侧滑膜包含供应股骨头血供的旋股内侧动脉终末分支，在轻度外展和内旋状态下松弛关节囊可以观察到这个血管。

另一种评估外周间室的技术是：在除去牵引后，重新建立前外侧入口直达股骨颈，这种技术可以探查股骨颈到股骨转子间线及内侧和外侧股骨颈，这个技术可以用于游离体取出、髂腰肌肌腱松解和滑膜切除。

（六）手术操作

1.盂唇 髋关节镜的适应证在前面已经介绍，髋臼盂唇损伤是髋关节镜最常见的适应证，简单的清创或者修复都适用于髋关节镜技术。清创术要用弯曲的关节镜刨削刀和射频消融（软的或者硬的），清创术的目标是保留健康的盂唇、去除病变的组织。

修复和清创的选择要根据损伤的类型和部位、患者年龄、组织质量、伴随病变（如钳夹型或者凸轮型FAI、退行性骨关节炎等），还有更重要的是外科医生的经验和技术水平。如前所述，盂唇在基底部和滑膜缘存在血液供应，年轻患者自基底部的全层撕裂适于修补缝合。同样的原则适用于肩关节盂唇镜下修复。术者需要对撕裂组织进行清创，到达健康的基底部分，切除纤维化组织，在髋臼缘制作渗血的骨床以利于修补并提供解剖稳定的锚钉固定。修补盂唇的目的是恢复

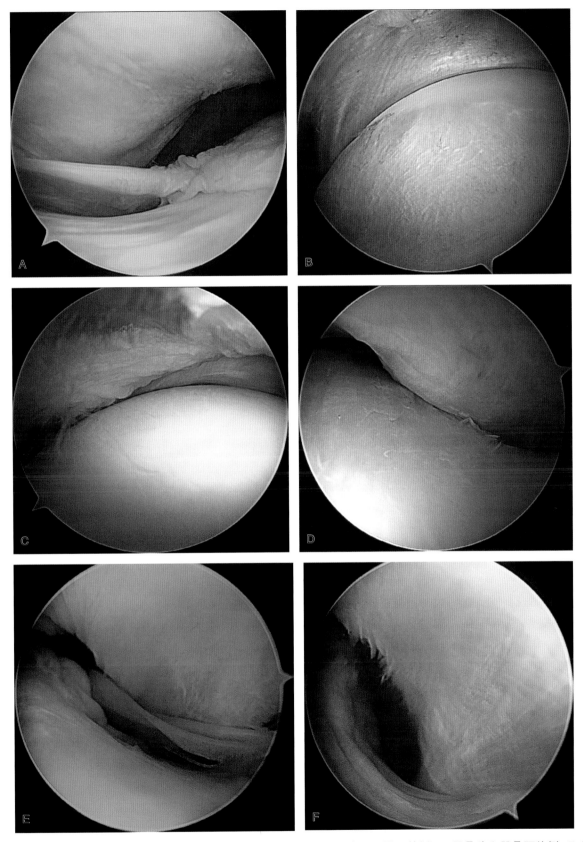

图26-4　外周间室。A.内侧滑膜；B.股骨头和股骨颈内侧；C.股骨头和股骨颈前侧；D.股骨头和股骨颈外侧；E.外侧滑膜；F.外侧支持带血管

盂唇的密封作用。该技术有一定难度，需要有经验的髋关节镜医生完成。在髋臼缘置入锚钉时应仔细，避免穿破关节软骨，或使盂唇内移进入关节。多家公司可以提供有结或无结锚钉，可吸收、聚酯或金属锚钉，术者可以根据自己的倾向来选择。

2. 股骨髋臼撞击症 凸轮、钳夹或者混合型股骨髋臼撞击症适用于关节镜治疗。钳夹型撞击症的主要病因是髋臼前缘/前外缘骨质增生，或髋臼骨引起的髋臼过度后倾。钳夹型撞击症通常通过中央间室切除髋臼前缘过多的覆盖（又称髋臼缘成形术或边缘切除术），可同时修补受到损伤的髋臼盂唇，切除不稳定撕裂，然后再次缝合固定。钳夹型通常存在不牢固的盂唇损伤，继发邻近的髋臼软骨破坏。钳夹型FAI可导致邻近的髋臼关节软骨产生典型"气泡"，适于关节镜修复。在牵引状态下完成中央间室的处理后，在关节镜下和透视下可以确认过度覆盖钳夹区域。术中透视时获得标准髋关节正位像至关重要，否则会导致切除不足或过度切除。术者必须避免髋臼缘的过度切除，那样将导致医源性术后髋关节不稳定。一旦不稳定的盂唇和增生臼缘骨赘得到确认，就可以用关节镜、磨钻头进行磨削减压，用缝合锚钉重新固定髋臼盂唇，重建负压密封作用。

CAM撞击症是指股骨头–颈结合部偏心距减小，可导致髋臼前侧/前外侧的盂唇受到异常的撞击或挤压（图26–5）。多数CAM病灶位于股骨颈的前侧至前外侧，导致邻近的髋臼软骨和盂唇损伤。治疗CAM病灶需要修整股骨头颈交界区（股骨头颈部成形术），需要去除牵引、屈曲约45°，并且从外周间室操作。确认CAM病灶后，用关节镜高速磨钻来修整股骨头颈交界的偏心距，经常在股骨头骨膜和软骨交界处开始。修整从内向外，从上向下，要非常小心修整股骨头颈交界的轮廓，同时防止损伤外侧支持带血管（图26–6）。需要透视确认并保证恰当的减压，关节镜动态观察髋臼成形、股骨头–颈部成形或者兼而有之，透视和镜下动态观察非常重要，并保证恰当减压和修整（图26–7）。

3. 关节软骨 任何负重关节在关节软骨损伤时都会产生非常严重的不适，其他负重关节软骨损伤的处理原则同样适用于髋关节。受到的限制

因素是如何达到关节表面。目前治疗关节软骨损伤最常用的方法是微骨折术，微骨折的治疗原则也适用于髋关节。用刮勺和刨削器处理关节软骨的缺损边缘，必须保持稳定，软骨的钙化层也必须去除，微骨折须激活多能细胞。在髋关节更多不同角度的微骨折器械可能会效果更好，术后康复方案对于治疗效果也非常重要。

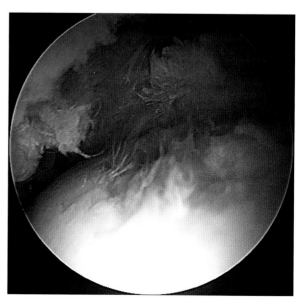

图26–5 CAM撞击症：左侧髋关节从前外入口观察，股骨头软骨缘与相应的CAM撞击症病灶，正常髋关节这个区域应该是凹陷的，但是撞击症患者却是凸起的

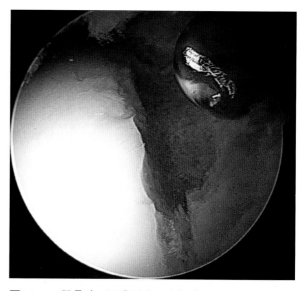

图26–6 股骨头–颈成形术。左侧髋关节从前外侧入口观察，图中右侧显示了关节镜用磨钻头自前入口进入。正在修整位于关节软骨边缘的股骨头偏心距

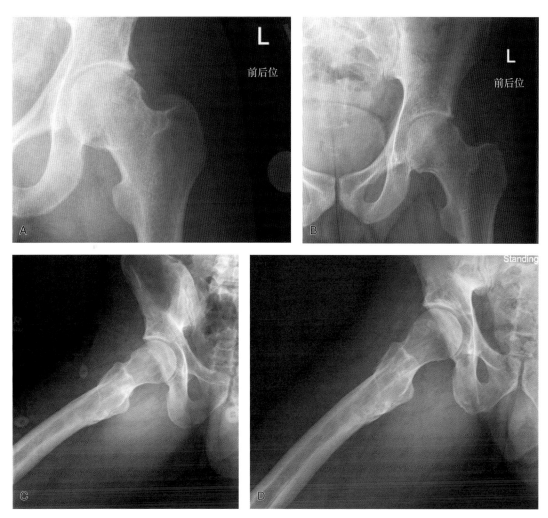

图 26-7 X线检查。A.前后位片（AP）显示左髋关节术前CAM病灶；B.前后位片（AP）显示左侧髋关节CAM病灶术后情况；C.侧位片显示术前CAM病灶合并α角增大；D.侧位片显示CAM病灶的术后情况

4.髂腰肌　髂腰肌肌腱位于髋关节囊前方髂股韧带和耻股韧带结合部，肌腱紧张或者炎症可能是引起腹股沟区疼痛的原因。它经常是导致内侧弹响髋的因素。当非手术治疗（物理治疗、功能练习和激素）无效的时候，可以考虑手术治疗。根据术者倾向，髂腰肌肌腱可以在关节镜下3个不同的区域进行松解，最近端松解部位在前侧入口附近的关节线（图26-8）。肌腱刚好位于入口内侧、关节囊附近，在这个水平可以安全使用电切、非常容易地从关节囊剥离并安全延长。第二个区域是越过关节囊处，去除牵引探查外周间室，在关节囊的前方和内侧可以看到一小段肌腱，髂腰肌肌腱通常紧贴前内侧滑膜皱襞，可以使用电切进行松解；第三个区域是从小转子关节囊外进行松解，在无牵引时下肢置于改良蛙式位，外旋

时，小转子从它的正常后侧旋向前侧。在透视下用关节镜套管自前外侧入口穿刺进入，紧贴关节囊，直接指向小转子。一旦进入髂腰肌肌腱滑囊，髂腰肌肌腱就很容易找到。在切除滑囊后，进入小转子止点处直接松解肌腱。与关节镜呈三角形建立辅助入口。通常，松解位置越靠近端，获得的肌腱延长就越少。

5.游离体　游离体可源于外伤或者病因不明疾病（如滑膜软骨瘤病等），当游离体形成时，它们可以导致疼痛和髋关节功能障碍。活动受限、交锁、卡壳、听得见的或者摸得到的钝响或脆响是游离体的特点。与那些失败的传统保髋方法相比，髋关节镜有非常好的确实疗效。通过关节镜可以探查髋关节的许多区域，但是这些区域通过传统的切开方法很难到达。髋关节镜不仅

可以彻底探查清理中央间室，还可以清楚彻底地探查和清理外周间室，摘除所有的游离体（图26-9）。

（七）并发症

髋关节镜可能会有一些并发症，这个技术需要一定的学习曲线，正如大家所说的，这种手术的学习曲线很漫长陡峭。如前所述，这个技术需要专业的设备，外科医生要接受专门的髋关节镜技术培训，建议外科医师在开展这些手术之前，最少进行一次尸体上的髋关节镜训练。当外科医师越过学习曲线之后，才能从普通的清创术发展到盂唇修补或者FAI的治疗。

可能的并发症包括医源性关节软骨损伤、神经损伤（由于器械导致的直接损伤或者由于体位压迫或者牵引导致的间接损伤）、不稳定、骨折、股骨头缺血坏死、血栓等，总体来说并发症的发生率较低。

髋关节镜手术效果较好。从短期和中期的随

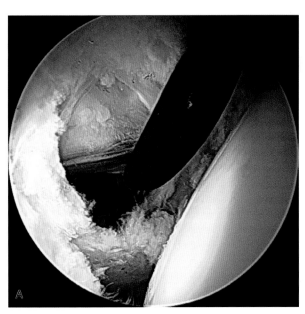
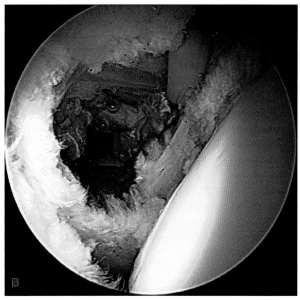

图26-8 髂腰肌肌腱。从前外侧入路看到的髂腰肌肌腱，关节线水平（A）和肌腱松解后（B）

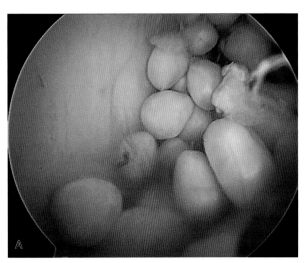
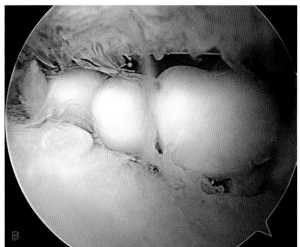

图26-9 游离体。A.自左侧髋关节前外科入口，可见中央间室多个游离体；B.在处理完成中央间室后，同一髋关节周围间室的游离体

访来看，不同的评分结果都证实改善明显。长期的疗效应当也较为满意。随着技术和硬件的发展，髋关节镜疗效将会越来越好。

（八）术后康复

随着关节镜适应证和应用能力的发展，目前还没有大家认可的术后康复指导和训练手册，某些特殊的术后康复训练不在本章的介绍范围。通常髋关节镜术后患者康复训练要根据所做的术式来决定。康复的重点是保护髋关节受损结构在手术后恢复髋关节活动度。依据手术方式不同，最初要保护性负重1～4周，理疗的重点放在关节活动度和肌肉的平衡。如果进展良好，他们可以骑健身器材自行车、椭圆机和跑步，时间由所做术式决定。通常在做单纯清创术后3个月可以完全恢复正常，FAI手术和盂唇损伤修补术后6～9个月可以完全康复。

第27章

转子周围间隙的关节镜解剖学与入路

原著者 Andrew E. Federer, Richard C. Mather III, Charles A. Bush-Joseph, Shane J. Nho

译 者 罗殿中 张大光

一、背景介绍

转子周围间隙（PTS）的定义是髂胫束（ITB）与股骨近端亦即大转子之间的间隙。研究发现在工业化社会中，股骨大转子侧方疼痛又称大转子疼痛综合征（GTPS），其发病率为10%～25%。也有报道大转子疼痛综合征（GTPS）的发病率为1.8‰。常见于40～60岁女性，推测是由宽大骨盆所致。越来越多的学者认为PTS的多种紊乱症状可作为临床整体，通过开放或关节镜手术得到治疗。

股骨大转子自股骨颈与股骨干交界处向上向外隆起，有5块肌肉附着：臀中肌、臀小肌、梨状肌、闭孔内肌、闭孔外肌。只有臀中肌和臀小肌的附着部位在转子周围间隙。这些肌肉、相关滑囊、髂胫束、大转子周围的潜在腔隙构成了大转子周围间隙，其中的异常将导致GTPS。

本章的目的是描述转子周围间隙的解剖和病理，以及诊断细节、外科处理措施。

二、解剖学

（一）臀大肌和阔筋膜张肌

阔筋膜张肌（TFL）为三角形，起自髂前上棘（ASIS）至髂骨粗隆之间的髂骨脊外缘，前缘与缝匠肌相邻，后缘与臀大肌相延续。TFL在大转子处增厚，变为髂胫束（ITB），阔筋膜张肌类

似于肩关节的三角肌，是髋外展的主要肌肉，由臀中肌和臀小肌支持。

臀大肌是浅层最强大的肌肉，起点自后侧臀肌粗线、髂骨上缘内缘、向后起自骶尾骨后下部。臀肌纤维向外、向下斜行在大转子下缘止于ITB。深层纤维走行在股外侧肌、大收肌之间，止于臀肌粗隆。

（二）臀中肌

臀中肌边缘起自髂前上棘外缘、髂嵴外板、髂后上棘外缘，使臀中肌几乎覆盖整个髂骨外侧面。真正起点沿髂嵴约1.0 cm宽。臀中肌包括前部、中部和后部三等份，每部分由相对独立的臀上神经分支从肌肉深面相应部位支配。

臀中肌止点分为2束，分别止于大转子的外侧、后上部（图27-1）。外侧面止点长约34.8 mm，最窄处为11.2 mm，与股骨长轴呈36.8°。臀中肌的前部和绝大部分中部纤维呈倒三角形，止于大转子外侧面；臀中肌深面自然形成宽大的菱形肌腱。前部和中部纤维提供纵向拉力，以启动髋外展。于大转子后外侧面形成的菱形足迹面积比后上部足迹面积大，约为438 mm²。

臀中肌后部和少量中部纤维止于大转子后上面，大转子后上部止点与股骨颈在同一平面，肌腱止点散乱呈环状。臀中肌后部纤维走行与股骨颈平行，协助臀小肌在步行时股骨头在髋臼内的稳定性。大转子后上方的环形足迹半径为8.5 mm，总面积为196.5 mm²。

Robertson等报道约1/3肌腱止点凭肉眼检查未见肌腱止点，这1/3肌腱止点与臀中肌前1/3部分延续，加入臀小肌腱，止于大转子的前部。

（三）臀小肌

臀小肌起自外侧髂窝，自臀肌粗线前部延伸到臀肌粗线的后部，介于髂前下棘、髂后下棘之间。更为特殊的是，臀小肌的前部起于髂前上棘和髂前下棘之间，而臀小肌后部包裹坐骨切迹进入盆腔，保护臀上神经和臀上动脉；远端臀小肌的肌肉筋膜增厚形成关节囊头，止于髋关节囊的上部，其余臀小肌腱继续向前下止于大转子。多项研究表明，臀小肌常出现伴行副肌，称作"第四臀肌"或"副臀小肌"，它起自臀小肌筋膜、髂嵴侧方的髂前上棘与髂骨转子之间。第四臀肌自起点发出之后，穿过臀小肌、止于大转子后缘，辅助髋关节内旋。

臀小肌远端有两个头，关节囊头和长头，两个头均止于大转子前内侧、臀中肌腱止点的前方（图27-1和图27-2）。关节囊头的足迹位于大转子前方，长头足迹位于大转子前方和下方。关节囊头自肌肉周围的筋膜逐渐增厚，变为腱性组织、止于股骨头髋臼关节囊，该部位被认为是大转子前方的髂股韧带，关节囊头的足迹前后宽

10～15 mm、头尾侧长20～15 mm。

臀小肌长头腱足迹止于大转子"裸区"的前下方，裸区的中心位于大转子尖远侧11 mm、大转子中线前方约5 mm。臀小肌长头腱常行走于前方的关节囊头与后方的臀中肌足迹之间。裸区呈椭圆形，直径约为21 mm，常常无腱性止点。Robertson等报道，虽然裸区处无肌腱附着，常由臀中肌滑囊覆盖。裸区的前内缘紧邻长头腱止点，或许被薄层的纤维软骨覆盖，进而形成臀小肌的滑囊基底部。臀小肌止点千变万化，或呈不规则L形，或呈三角形（图27-2）。观察臀小肌肌腱起点和止点，最前方纤维与最后方纤维呈75°，呈扇形。髋关节屈曲90°时，所有臀小肌纤维呈直线直接从起点走行到止点。

Gottschalk等认为臀中肌和臀小肌的主要功能是在不同体位时、不同旋转角度时、不同时期的步态中，使股骨头稳定于髋臼中。他们的报道中提到，臀中肌与其3部分在步态的启动相时起稳定股骨头的作用；而臀小肌在步态的终末期时起稳定股骨头的作用。另外，臀中肌和臀小肌启动外展，并与阔筋膜张肌一起完成外展动作。该机制与肩关节肩袖功能很相似，冈上肌和肩胛下肌启动肩外展，并辅助三角肌完成外展动作。

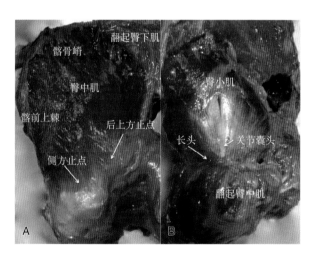

图27-1 A.左髋肉眼检查，臀中肌起自髂嵴，止于大转子上的侧方足迹和后上方足迹，髂前上棘（ASIS）是阔筋膜张肌（TFL）起点，其腱性部分形成髂胫束（ITB），向下止于胫骨结节外侧面；B.将臀中肌向大转子下方翻开，可见臀小肌的关节囊头止于大转子前部，而臀小肌长头止于大转子前面和大转子前下部

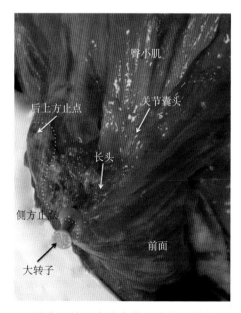

图27-2 臀小肌的两个止点位于大转子前方，分别为关节囊头、臀小肌长头。关节囊头止于关节囊的髂股韧带，形态变化较大。臀小肌长头止于大转子裸区的前下方。部分臀中肌的后上部和外侧部止点也可以看到，位于大转子后外侧面

（四）大转子周围滑囊

转子周围滑囊主要分为3组：臀大肌下滑囊、臀中肌下滑囊、臀小肌滑囊。

臀大肌下滑囊有4个：臀大肌深滑囊、第二臀大肌深滑囊、臀大肌浅滑囊、臀大肌股骨滑囊。这4个滑囊位于大转子侧面，臀大肌和髂胫束深面，位于大转子外侧面和臀中肌腱远端外侧。这4个滑囊并未越过大转子侧面的前缘，侧面是臀中肌前部和中部肌腱的止点。臀大肌深滑囊常指"大转子滑囊"，是转子区滑囊炎最为常见的部位。

臀大肌下滑囊或称大转子最大滑囊，是位于闭孔肌、股骨、坐骨神经之间的区域，因此，该部位滑囊炎可引起明显的疼痛。另外，不同分支区域可以引起放射痛，常导致误诊。

根据Woodley等的意见，臀大肌下滑囊主要由3个独立的滑囊组成，最大的滑囊位于大转子尖部附近的前外侧，滑囊同时覆盖"裸区"和大转子前侧。

最深滑囊是臀小肌滑囊，位于臀小肌深面止点处大转子前部，该滑囊覆盖部分关节囊，或与臀中肌深囊相连续。

（五）髂胫束

髂胫束（ITB）为纤维组织条索，主要起源于髂骨粗隆，越过2个关节，止于胫骨结节外侧。ITB被认为主要由阔筋膜张肌的筋膜肥厚形成，少量纤维由臀大肌纤维形成。ITB前部分为深浅两层，"包裹"阔筋膜张肌。虽然大多数纤维组织起于髂骨粗隆，表层纤维与髂脊、ASIS相连，而粗糙的深层纤维与髋臼上缘的髂股韧带相连。阔筋膜张肌起于髂脊前部或下缘，向下连接ITB。Evans描述ITB是"大腿侧方筋膜的纵行纤维"，注明它"强度很大且有一定弹性"。Gottschalk等描述阔筋膜张肌（TFL）在髋外展时为启动肌，其张力直接作用于ITB。Evans报道ITB协助髋外展肌群，避免臀肌步态和单腿站立征阳性（Trendelenburg步态和阳性体征）。虽然ITB没有直接附着于股骨，少量臀大肌纤维汇入ITB，主要臀大肌腱止于臀肌粗隆，使ITB间接附着于股骨。在髋膝关节伸直时，ITB张力最大，髋外展时张力加倍。当臀大肌和阔筋膜张肌收缩时，ITB更为紧张。在屈髋时，ITB增厚部分滑动到大转子前方，伸髋时滑动到大转子后方，这种前后滑动可形成"髋部弹响现象"。在ITB（部分臀大肌纤维汇入处）与大转子之间有较大的大转子滑囊（臀大肌下滑囊），该滑囊位于臀中肌和股外侧肌表面。ITB在髂前上棘水平厚度为59 mm，而在大粗隆下部为90 mm，显示ITB通过大转子时明显增厚。

三、大转子周围常见疾病

髋外展肌腱末端病和撕裂

Lachiewicz报道髋外展肌撕裂时出现3种临床结果：①A型，臀中肌前部慢性非创伤性撕裂；②B型，部分THA患者置换手术时同时发现外展肌撕裂；③C型，在前外侧入路或经臀肌入路行THA时，外展肌腱撕脱。

在这3种撕裂中，A型撕裂多数通过关节镜处理。Kagan描述慢性非创伤性臀中肌前缘撕裂为"髋部旋转袖撕裂"，他发现诊断为顽固性大转子滑囊炎的患者中，髋旋转袖撕裂常见。其他作者也报道了同样的结果。Bard和Kingzett-Taylor等认为外展肌腱特别是臀中肌腱变性是大转子疼痛综合征（GTPS）的主要原因。Voos等对482例连续进行关节镜治疗患者的研究中，发现10例需要臀中肌修补，而且术前已评估。术后1年随访，所有10例修补患者，外展肌力达到5级，改良Harris评分和髋关节评分平均为94分和93分。10例患者疼痛完全消失，7例认为髋关节恢复"正常"，另外3例认为"接近正常"。

臀中肌肌腱撕裂较臀小肌肌腱撕裂更为常见，可能源于高张力的ITB摩擦损伤所致。虽然可以出现急性肌腱撕裂，但退变是外展肌腱病变的首要原因，脆弱的肌腱在创伤时撕裂为次要因素。外展肌撕裂可表现为肌腱内撕裂、完全撕裂和部分撕裂，部分撕裂最为常见。Domb等认为部分撕裂、特别是深层部分撕裂最为常见。作者认为此现象类似于肩袖深面撕裂，以及肱骨外伤髁炎时桡侧腕短伸肌（ECRB）的撕裂。此外，由于损伤部位被完整的腱性部分覆盖，无论是开放手术还是关节镜手术都无法验证类似Domb等报道的高损伤率。

外展肌腱B型撕裂常在选择性髋置换或股骨颈骨折中发现。Bunker等报道22%的股骨颈骨折患者合并外展肌撕裂，常出现于臀中肌腱的前1/3和臀小肌腱。如Beck等所见，臀中肌肌腱前部损伤与臀小肌肌腱撕裂将导致髋关节内旋、屈曲、外展力量减弱。

Howell等在176例髋置换患者中，发现20%合并臀中肌和臀小肌的退变与撕裂。有外展肌撕裂的患者年龄明显大于无撕裂的患者，74%外展肌撕裂患者可以回忆起关节置换之前有突然事件导致髋关节疼痛。对这些患者进行检查，发现其中72%外展肌撕裂患者在撕裂的中央部有钙化现象，钙化多沿着前侧转子间线产生。骨赘难以在X线片上发现。而且，所有的撕裂部位距离转子间线约1 cm之内，该部位是乏血供区。Howell等认为引起关节囊和外展肌腱退变的病理机制是缺血。如果在该结合部位同时存在骨赘摩擦，退变将增加肌腱损伤的可能性。

在一项类似的研究中，Bunker等发现50例因股骨颈骨折行关节置换的患者中11例存在臀中肌、臀小肌肌腱附着处椭圆形或环形撕裂，为2～3 cm，占22%。这些合并撕裂的患者中，大转子滑囊积液、"裸区"硬化并增生。在一项回顾性影像学研究中，Steinert等报道大转子3个面上骨质增生对髋外展肌腱病变的诊断能力有限，特异度为96%～98%，灵敏度为18%～28%，限制了影像学在外展肌腱病变诊断中的应用。

在第三项由Lachiewicz开展的临床病例随访研究中，通过前外侧入路或经臀肌入路的THA常发现外展肌腱撕裂。Iorio等报道543例THA患者术后经平均19个月随访，24例存在假性大转子侧方疼痛，占4.4%。女性多于男性，直接外侧入路多于后侧入路。在一项经臀肌入路THA的前瞻性研究中，在臀中肌肌腱缝合处两侧行金属线标记，随访结果显示虽然95例患者中半数存在术后金属标记之间距离的分离现象，但统计学分析仅支持明显的分离（＞2.5 cm）与跛行相关，而分离与疼痛和功能之间无相关性。

四、解剖学和条件影响

特殊的骨盆形态和状况可诱发外展肌腱退变

和撕裂。主要有两种情况：明显膝外翻和下肢不等长。明显膝外翻和下肢不等长均可导致ITB张力增高，进而机械摩擦外展肌腱。另外，无论ITB张力是否增高，这两种情况下，机械因素导致的步态异常可以复制外展肌损伤。

而且，局部激素的使用、钙化性肌腱炎、糖尿病、钙质沉着症、痛风、甲状旁腺功能亢进、纤维肌痛、肥胖、畸形性骨炎、类风湿关节炎、系统性红斑狼疮等，均可引起髋外展肌腱病变。

肌腱末端病变与骨关节炎相互关联，但谁是病因谁是结果尚无定论。Meknas等建议无论什么原因，肌腱末端病均可加重髋骨关节炎的症状。由Grimaldi等开展的另一项研究表明，外展肌的不对称也与髋骨关节炎相关。他们在该研究中报道，在单侧严重髋骨关节炎患者中，患侧臀中肌较未受累的对侧臀中肌体积缩小12%。

另外一个引起大转子顽固性疼痛的易感因素是腰痛（LBP）。研究表明，普通女性人群中，1.18%同时合并LBP和大转子疼痛综合征（GTPS）。一项对43例LBP合并双侧转子周围疼痛和压痛患者的研究中，26例进行皮质激素注射后1个月，Oswestry指数由31降至1.7，注射后4年又渐升至18.7。而在安慰组，治疗后1个月Oswestry指数由34.8降至32.2，注射后4年又渐升至33.4。因此，Sayegh等认为来自大转子滑囊的放射痛是LBP病因之一，也是治疗部位。

五、临床表现

髋外展肌腱撕裂患者常表现为臀部、髋侧面、腹股沟区疼痛。直到最近，GTPS还常常被误诊，因其症状无特异性，且易误导。部分原因是大转子周围的神经支配丰富，而且该区域的炎性反应可导致放射痛、感觉异常，并需要与LBP等多种疾病鉴别。患者可主诉爬楼困难、活动过程中有摩擦感；虽然退变常常存在，但多数患者会回忆起有髋部摔伤史。Voos等报道10例臀中肌撕裂患者中，6例有髋部摔伤史。由于在夜间侧卧位时，髋部压力增大，患者常主诉夜间疼痛。对于THA术后臀中肌肌腱撕裂的患者，常表现为严重疼痛合并跛行，需要助步器协助。

物理检查应首先进行步态观察。患者因外展

肌力不足，表现为臀肌步态（Trendelenburg征），常需要助步器或手杖。一旦发现该现象，应进行单腿站立疲劳试验，以观察到外展肌的减弱和功能丧失，会出现非支撑腿明显的下坠。随后，应令患者侧卧，触压大转子周围看看有无压痛。通过屈膝和伸膝位外展肌力检查，观察臀中肌和臀小肌的力量和功能。特殊试验包括大转子疼痛试验，患者平卧，屈髋至90°，外展外旋（图27-3），如果诱发疼痛为阳性。外旋阻力试验应在患者平卧、髋关节屈曲至90°进行检查。

MRI或B超为诊断外展肌腱病变的基本检查方法。外展肌腱撕裂常导致软组织水肿、肌腱肥厚、间质信号异常、局部连续性不佳、肌腱信号消失等，可以通过MRI或超声检查发现。常常合并臀中肌下滑囊、臀小肌下滑囊、肌腱止点处病变、脂肪变性等。在T_2 MRI片子上，因髋外展肌腱肥厚、肌腱变性、肌腱撕裂，可以看到高信号。Kingzett-Taylor等发现MRI T_2加权相，大转子上方信号对诊断部分外展肌腱撕裂具有高灵敏度和特异度，分别为73%和95%。而Blankenbaker等发现240例没有GTPS的患者，212例在大转子周围存在信号异常，说明该检查的特异性不高。

Segal等通过计算得出，GTPS中发生同侧膝关节骨关节炎、腰痛、ITB疼痛的预测值分别为3.47、2.79、1.72。作者认为这说明GTPS与下肢生物力学改变相关。进而，Collée等得出24.5%的腰痛患者合并GTPS的结论。

（一）外源性弹响髋（弹响髋）

弹响髋继发于ITB后1/3增厚，中立位时恰好位于大转子后侧。髋关节反复屈伸活动，导致过度绷紧的ITB在大转子上摩擦、卡住和撞击。而且当髋关节内收、膝关节伸直时，ITB进一步绷紧，导致髋关节"弹响"更明显。

特殊的骨盆形态可诱发外源性髋关节弹响，如骨盆宽大或大转子突出的女性，同时这种状况会导致大转子周围滑囊的压力增高。而且，跑步的人若大步跨越身体中线，或在凸凹不平路面上奔跑，将增加骨盆和大转子的应力，易导致大转子周围滑囊炎。

较大的股骨颈外翻角，即髋内收，可导致ITB对大转子和周围组织的压力增高。需要特别说明

的是，对颈干角155°的患者测量ITB在大转子上的压力为92 N，而颈干角115°的患者压力为14 N。在中立位时，大转子处髂胫束深面的张力随内收角度改变而变化，内收10°为36 N，内收20°为50 N，内收30°为80 N，内收40°为106 N。由于韧带跨过大转子的张力增高，往往继发于内收角度变化，因而骨盆形态变化或步态运动力学改变均可导致内收角度增大，进而导致ITB的弹响。

实际上ITB的弹响通常没有疼痛，而外源性弹响髋的病理在于其多种并发症。通常，大转子滑囊炎由外源性弹响髋引起。另外，Kingzett-Taylor等支持ITB张力增高使得大转子滑囊反复摩擦损伤、外展肌腱退变，进而认为弹响髋是GTPS的病因之一，可导致其他状况和症状，该状况是多因素所致。

对外源性弹响髋的物理检查，在髋关节屈伸过程中，可观察到或触摸到ITB在大转子上的滑动和弹响。ITB明显紧张时，可呈现Ober征阳性，并要求ITB松解时需要切除引起症状的滑囊。

对于外源性弹响髋的临床研究有限，多数患者的研究报道为临床撞击现象。如Ilizaliturri等报道对11例ITB松解的患者随访中，10例痛性弹响完全消失，另1例仍有弹响，但无疼痛。

（二）大转子滑囊炎

虽然大转子滑囊炎患者表现为髋部的突然疼痛，但多数患者有髋部既往外伤史。大转子滑囊炎可由反复微小创伤、乏血管区的牵拉、钙化软组织的撞击、腰部疾病痉挛等引起。Farr等强调，继发性肌紧张可导致ITB收缩，诱发GTPS并使其慢性变及其他病变，如滑囊炎、肌腱末端病、外源性弹响髋等。因此，外源性弹响髋的危险因素同样适用于大转子滑囊炎。

当GTPS涉及其他状况时，大转子滑囊炎常被误诊。目前认为，大转子滑囊炎不是GTPS的主要原因。Bird等在一项对24例GTPS的MRI回顾性研究中，发现62.5%的患者有明确证据为臀中肌肌腱炎，45.8%为臀中肌撕裂，仅8.3%支持大转子滑囊炎。单纯的大转子滑囊炎诊断困难，局部压痛、疼痛点封闭治疗后缓解，以及其他物理检查均无特异性。

另一原因是诊断常合并其他疾病。Schapira等

报道在72例诊断大转子滑囊炎的患者中，91.6% 合并髋关节骨关节炎和腰痛。另外，Sayegh 等报道大转子滑囊炎常常类似，或合并腰痛或神经根卡压症。

六、临床表现与诊断

Stegemann 于1923年首次对大转子滑囊炎进行描述，用词为"混淆者"，因为常用它诊断股骨头坏死、腰痛、坐骨神经痛、髋骨关节炎。患者常觉间断疼痛，可从髋侧部、向臀部放散，该区域有闭孔肌、股骨、坐骨神经。由此说明大转子滑囊炎需要与多种疾病鉴别。深部压痛可复制疼痛，髋内收、后伸、内旋时更易诱发。

除了压痛、疼痛点注射后缓解外，对大转子滑囊炎的其他物理检查措施均没有特异性（图 27-3A）。X线片往往没有可靠发现，超声常有助于确定大转子滑囊炎、排除外展肌撕裂。MRI检查同样可以排除外展肌撕裂，发现局部炎症。

七、治疗

绝大部分大转子滑囊炎是自限性疾病，无须手术治疗。对初期的大转子滑囊炎的标准治疗方案是休息、改善运动方式、抗炎治疗。如果数月后这些治疗措施仍无效，可建议理疗。最后的非手术治疗措施是局部注射局麻药物和皮质激素，常常可获得数月的缓解。报道显示皮质激素注射的疗效差异较大，这种差异的部分原因是误诊。Shbeeb 等发现通过一次局部注射治疗61%的患者症状可改善26周。Ege Rasmussen 和 Fan 报道经过平均1.5次皮质激素注射治疗后，2年随访时，2/3

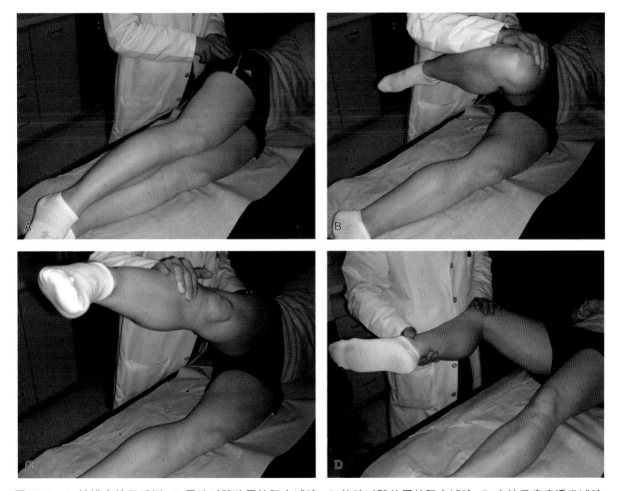

图27-3 A.触摸大转子后侧；B.屈膝时髋外展抗阻力试验；C.伸膝时髋外展抗阻力试验；D.大转子疼痛诱发试验，髋关节做"4"字试验时（FABER）可复制大转子后外侧疼痛

的患者完全康复。Farr等在一项临床分析中显示经2次皮质激素注射仍然存在症状的患者需要手术治疗。如果患者仍倾向于非手术治疗，建议每年注射不超过3次，以免多次注射皮质激素导致不良结果。

由于病理显示ITB可导致大转子滑囊炎，Farr等认为在关节镜下切除大转子滑囊时，需要同时松解ITB，以免术后再次出现GTPS。病理状况、物理检查、治疗方案、治疗结果可参考表27-1。

（一）手术技术

针对大转子周围间隙的病变的初始关节镜入口相同（图27-4）。关节镜入口置入有几种方法，依据个人喜好和GTPS的状况选择不同方法。笔者采用3个入口技术：患者术侧髋关节伸直、15°外展、10°～15°内旋。初始观察入口（PSP）位于大转子与ASIS连线中点、远侧5 cm（图27-4），这也是髋关节中央间室、髋关节周围间室关节镜检查的改良前外入口（用70°关节镜）。首先，向后钝性置入鞘管并在大转子滑囊、大转子、ITB之间钝性分离，类似于肩关节镜时对肩峰下间隙的操作。透视确认大转子位置，并于股直肌外缘置入套管，这样可以减少臀肌和股直肌的医源性损伤。冲洗液的压力与髋关节中央间室、髋关节周围间室不同，大转子周围间室的冲洗泵压力为50 mmHg，

表27-1　大转子周围疼痛综合征的诊断与治疗

病变	临床表现	病理状况	治疗方法	预后
外展肌腱病	臀部、髋侧方、腹股沟区疼痛；臀中肌止点触痛或大转子压痛；单腿站立疲劳试验（+）；爬楼困难，摩擦感，外展肌力弱，大转子尖部MRI T_2 高信号	臀中肌前1/3退变性撕裂，多因膝外翻、下肢不等长、髂胫束反复摩擦、转子前线骨赘、肌腱退变缺血所致。分为间质损伤、部分撕裂和完全撕裂3类	若证实臀中肌臀小肌肌腱损伤，适于手术治疗。手术方法：清理退变撕裂的肌腱，半环刨削器将大转子止点处去皮质；在透视下于大转子处置入金属锚钉，可吸收缝线缝合。臀大肌后部翻瓣技术、跟腱移植也可应用	通常髋侧方旋转袖撕裂对非手术治疗无效。及时手术治疗可以预防肌肉脂肪变性。文献报道，对10例患者采用金属锚钉修复臀中肌，术后25个月所有患者疼痛完全缓解，外展肌力恢复正常
弹响髋	在屈髋/伸髋过程中，可以观察或触及髂胫束在大转子上的滑动、弹跳。髋内收并伸膝时加重。Ober征（+）	因骨盆形态、股骨颈角度、步态异常导致髋内收角度偏大，进而引起髂胫束后1/3增厚	理疗牵张髂胫束，抗炎药物防治大转子滑囊炎。手术方法：于大转子后外侧松解髂胫束，从大转子到股外侧肌结节行Z形松解，对髂胫束由远至近纵向松解，或菱形部分切除	多数患者理疗后改善，残留滑囊炎可以采用NSAIDs药物、皮质激素封闭治疗。2例患者采用关节镜下滑囊切除+纵向髂胫束松解，疼痛消失；11例患者采用菱形切除，2年随访疼痛消失，除1例之外全部恢复术前运动水平
大转子滑囊炎	髋侧方的间断疼痛可向臀部放散。突然出现的疼痛，常常无受伤史。深部压痛，特别在内收、后伸、内旋时明显。对疼痛点封闭有效，有特异性。常合并弹响髋	可由反复微小损伤、或牵拉引起的血管增生、由撞击引起的软组织钙化、腰椎问题引起的髂胫束痉挛所致。常见于骨盆宽大、大转子突出的女性	通常为自限性。①休息、改善运动方式、抗炎药物；②物理治疗；③非手术治疗最后需要混合局麻药/皮质激素局部封闭，可获得数月缓解。手术治疗：切除炎性滑囊，一般是臀大肌下滑囊；建议同时松解髂胫束	对顽固性滑囊炎采用关节镜下滑囊切除术，在术后25个月疼痛评分从3.1分变为7.2分。HHS从51分变为77分。功能评分从33.6分升至54分。1例出现术后血肿；另1例镜下滑囊切除失败需要行开放手术

注：在物理检查中"+"表示阳性。

同时使用引流系统。

检查中央间室的前外侧入口同样可以用于大转子周围间室（图27-4）。通过前外侧入口置入关节镜刨削刀或射频刀头，可以进行彻底大转子滑囊切除。后外侧入口对大转子周围间室同样有用，该入口位于大转子尖的近侧1 cm、后侧1 cm。

首先，从近端置入光源和镜头，然后采用初始观察入口（PSP）向远侧观察臀大肌向前止于ITB。光源照向头侧，镜头应与下肢呈180°进入转子周围间隙（图27-5）。术者站立时足尖应向远端，以便在转子周围间隙内调整器械的方向。通过前外侧入口，置入关节镜刨削刀头、切除滑囊。当滑囊完全切除后，镜头和光源指向远侧，可以看到大转子和臀中肌止点（图27-6）。此时，术者应调整足尖指向近端，以便操作。应彻底清

除位于大转子侧面和ITB之间的所有纤维化组织，保持视野清晰。对于左侧髋关节，探查应从后外侧的臀大肌止点开始，顺时针转动检查，直达股外侧肌。

臀中肌纤维位于臀小肌纤维后侧，应用探钩检查确认部分撕裂和全层撕裂（图27-7A、C）。最后，关节镜应转向ITB的后1/3，如果怀疑存在外源性弹响髋，而且对非手术治疗无效，即可通过大转子后外侧入口，对ITB进行松解。松解ITB需要多种手术技术，作者倾向于通过大转子周围间室观察，通过后外侧入口采用小刀水平方向切断ITB，同时做一纵向切口，在ITB后1/3处制作一个菱形缺损（图27-8）。

与肩袖损伤修复相同，外展肌腱撕裂也需要修复。关节镜下应准确辨认臀中肌腱止点，有些部分层厚的臀中肌腱撕裂、臀小肌腱撕裂不能通过滑囊侧确认；多数臀中肌腱撕裂是部分层厚的撕裂，需要通过臀中肌腱前缘来辨认。如果可以看到撕裂，肌腱的游离缘应牵引并固定到解剖止点。发现撕裂之后，清理残端并用关节镜磨钻对大转子止点去皮质。根据骨骼质量，可以选用钛钉、PEEK或可吸收缝合锚钉固定，透视或不透视。对于骨密度较差的患者，作者愿意用钛质锚钉或PEEK锚钉，并用经皮腰椎穿刺针定位。带线锚钉置入后，一次将缝线穿过清理后的臀中肌肌腱边缘；也可以采用肩关节镜常用的组织穿刺设备进行缝合。根据术者的选择、撕裂的类型，可以采用单排或双排固定（图27-7B、F）。

其他常用的手术技术如Kelly等描述的第三入口技术、Ilizaliturri等描述的侧卧位双入口技术、

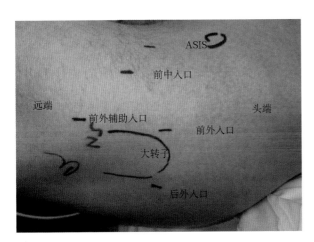

图27-4 左侧髋关节镜入口显示与髂前上棘、股骨大转子的关系

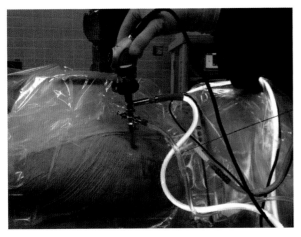

图27-5 进入大转子周围间隙的合适入口

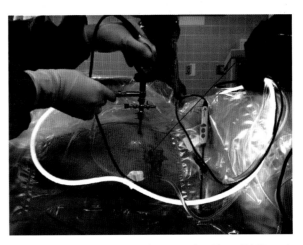

图27-6 适当置入光源和镜头可更清晰地见到外展肌腱

Farr等描述的与Ilizaliturri类似的双入口滑囊切除并ITB松解技术等。患者侧卧、患侧肢体在上、髋关节轻度外展以放松ITB，上入口用尖刀于大转子近侧前方4 cm穿刺、下入口于大转子远侧4 cm ITB后缘穿刺进入。用30°关节镜从下入口置入，交换套管置于上入口，5.5 mm关节镜刨削刀从上入口引入，采用从外到内技术清理ITB下方的脂肪组织，改善视野。然后用一个带钩射频刀头纵行由远至近切开ITB，此后交换镜头和射频，从相反方向完成操作。之后活动髋关节，镜下观察确认ITB不再交锁和撞击大转子。ITB松解之后，利于观察滑囊，滑囊常呈大片红斑。机械刨削刀彻底清理滑囊，直到大转子清晰可见。一旦增生的滑囊得以切除，即可移出器械、缝合入口。作者提示尽量避免损伤神经血管组织，避免破坏关节囊和松解髋外旋肌腱。另外，Farr等发现该术式更为便利，创伤小，可以在局麻下操作，患者术后数周即可参加运动，相对多种开放手术而言更为安全。

第三种方法是第三入口手术技术，如Domb等所述，第三入口采用经肌腱入路，以利于缝合臀中肌腱部分撕裂。患者仰卧，第一入口从前外辅助入口，在透视下置入70°关节镜，指向股外侧肌起点下方。通过该入口进行大转子滑囊切除。后外侧入口位于大转子尖端近侧3 cm处，大转子旁入口位于大转子尖端远侧3 cm处，这样一来，形成的后外侧入口和远侧大转子旁入口均位于大转子的中心轴线上。

术者用齿刀片沿臀中肌止点处纵向切开，抵达大转子外侧面，此时关节镜可以通过臀中肌，观察到臀中肌深部滑囊，检查肌肉深层的病理变化。用刨削刀清理病变的组织显露大转子外侧面，用磨钻头在大转子外侧面磨除骨皮质，制作成合适的渗血创面，以利于修补的肌腱愈合。用一个5.5 mm带线锚钉通过肌腱切开处、置入大转子外侧面远端，采用组织穿刺器或穿刺探钩，一根尾线穿过前侧肌腱，另一根尾线穿过后侧肌腱进行缝合。在大转子外侧面稍近侧置入另一枚锚钉，重复缝合操作。

（二）手术的限制和潜在并发症

大转子周围间室的关节镜操作技术相对新颖，

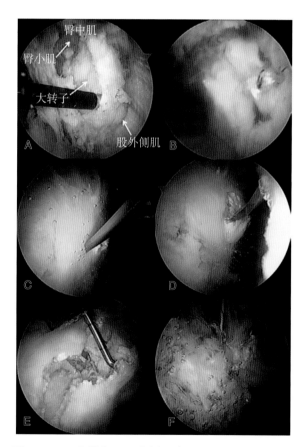

图27-7　A.从前入口见右侧臀中肌巨大全层撕裂，同时显露臀小肌和大转子；B.采用双排技术修复臀中肌全层撕裂；C.臀中肌部分撕裂；D.显露撕裂处；E.准备修补；F.单排缝合修补臀中肌部分撕裂

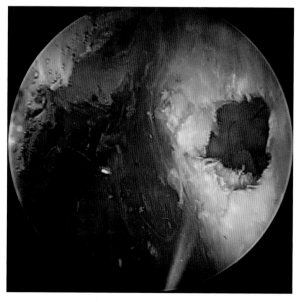

图27-8　镜下ITB松解应用菱形缺损技术

技术和设备均需要进一步改进，以扩大适用范围，更为便捷。也许最大的限制是视野较小，可以通过仔细操作和改变下肢体位来改善。

关节镜处理大转子周围间室的并发症相对较少，较中央间室和外周间室的并发症更少。由于大转子周围间室位于骨盆外，潜在的并发症如液体过度灌注比较罕见。其他严重并发症如股骨头坏死、骨折更为罕见。如上所述，如果入口过度靠近近端或远端，可造成医源性臀肌损伤、股外侧肌股直肌损伤。Walsh等报道，在2000—2008年，髋关节镜修补外展肌腱损伤89例患者中，最多的并发症为深静脉血栓（6%）。修补陈旧性撕裂有一定限制，在一项对THA后外展肌腱撕裂修补的MRI研究中，术后1年随访，臀中肌前部的脂肪变性未能恢复或改善。这说明对晚期外展肌腱撕裂的修补效果有限、脂肪变性不能逆转。

第28章

关节软骨病变（软骨成形术和微骨折术）及圆韧带损伤的处理

原著者 Ritesh R. Shah，Ryan M. Nunley

译 者 毛新展

一、简介

髋臼软骨和股骨头软骨的缺损及股骨头圆韧带的撕裂可能为髋关节疼痛的重要原因。虽然经常在髋关节镜中遇到软骨损伤和圆韧带病变，但是这些疾病通常难以在临床上和放射学上诊断。关节软骨缺损可以是急性或者慢性的，可以是全层缺损或部分缺损，可以是创伤性的或者非创伤性的。软骨病变可以由很多因素引起，包括游离体、Perthes病、股骨头骨骺滑脱、股骨髋臼撞击症、骨坏死、剥脱性骨软骨炎、髋关节发育不良、髋关节不稳定、髋关节退变。不管是由什么因素引起，关节软骨损伤的愈合能力都是非常有限的。

股骨头圆韧带由妊娠第2个月髋臼窝中的间充质细胞在妊娠晚期转变为成熟的纤维组织而形成。圆韧带通过两束纤维附着于髋臼切迹的坐骨部和耻骨部的边界。股骨头圆韧带一般长30～35 mm，它的形状由髋臼附着处的扁平、锥形，转变为靠近股骨头凹处的卵圆形，最后紧而圆地附着在股骨头凹。股骨头圆韧带由以 I 型、Ⅲ型、V型胶原为成分的深、厚、排序规则胶原层和胶原束组成。股骨头圆韧带的髋臼端附着在髋臼窝的下后方。股骨头凹是位于股骨头中心后下方缺少透明软骨的卵圆形凹陷。虽然有学者仍然认为股骨头圆韧带是一个退化的结构，但是股骨头圆韧带可以造成患者的髋关节疼痛是很明确的。在股骨头圆韧带中发现了Ⅳa型游离神经末梢支持了股骨头圆韧带是引起髋部疼痛的因素之一。有报道指出，在行髋关节镜手术的患者中股骨头圆韧带断裂的发病率为4%～15%。股骨头圆韧带的撕裂可以发生在关节退变或没有关节退变的疾病中，可以是部分撕裂或完全撕裂。

髋关节镜手术的过程中发现关节软骨损伤的发病率通常会做好登记。Beck等证实股骨髋臼撞击症是在非发育不良的髋关节中髋臼唇撕裂的一种原因。Wenger等认为髋臼唇很少单独撕裂，其撕裂通常与骨性异常相关。只处理病变的髋臼唇而不处理骨性异常通常会导致髋关节的预后很差。McCarthy和Lee认为软骨的损伤与髋臼唇的撕裂密切相关。在457个髋关节中，59%有前方髋臼软骨损伤，24%有上方髋臼软骨的病变，25%有后方髋臼软骨的病变。髋关节软骨损伤的治疗通常运用髋关节镜手术或开放的髋关节外科脱位。髋臼和股骨头软骨损伤的治疗技术是从外科治疗膝关节软骨损伤的技术和结果发展而来的。关节软骨缺损的治疗方法有软骨成形术、软骨磨削成形术、微骨折术、自体或异体骨软骨移植、自体软骨细胞移植、部分半髋表面置换。这一章将重点讨论那些开展更广泛、更为人们接受的软骨成形术和微骨折技术。股骨头圆韧带损伤的外科治疗更加有限，几乎只能通过关节镜治疗。其治疗包括清理术、射频皱缩术或者是运用很少的自体阔筋膜移植或合成移植物来重建。本章将着重讨论更广泛采用的清理术及射频皱缩术。

二、病史和体格检查

髋关节疾病的发现最主要是依赖于医师有效获取详细病史的能力，包括患者主要主诉疼痛部位、严重程度、频率、是否有放射痛、缓解因素、诱发因素和疼痛的性质。对于急性病例，损伤机制和下肢在创伤过程中的姿势能提示髋关节病变。髋关节内病变通常表现为腹股沟区疼痛和大腿前外侧疼痛，疼痛有时会放射至膝关节。患者偶尔也会抱怨臀部疼痛或大腿外侧疼痛；这些症状应该让医师警惕，尽管如此，仍需要排除神经源性因素。髋关节屈曲并旋转时的疼痛，如下蹲或者是长时间的坐位、扭转，通常见于股骨髋臼撞击症，并常常伴随着髋臼软骨的损伤。有扭转损伤的病史，屈髋、屈膝时摔倒、髋关节脱位、半脱位或反复的过度外展损伤的病史，医生应警惕是否有圆韧带损伤。大多数股骨头圆韧带急性损伤是由创伤性髋关节损伤引起。机械性症状包括喀喇声、停顿感、交锁、响指声、弹响等，通常与髋臼唇损伤相关联，但是也可以跟关节软骨缺损或者是圆韧带损伤相关。

虽然关节软骨损伤、圆韧带损伤没有特异性，但是全面的髋关节体格检查是阐明与软骨缺损或圆韧带损伤相关的髋关节疾病的关键。应该评估步态，下肢长度的差异，Trendelenburg征，外展肌肌力，主动、被动活动度的对称性，触诊骨性凸起。还应该做关节内相关病变的体格检查，如撞击试验、恐惧试验。

三、影像学诊断

发现髋关节疾病，首先做X线检查是最有效的。一个完整的年轻人髋部X线系列检查应包括骨盆平片、改良Dunn位、穿桌侧位、蛙式侧位、假斜位片。这些放射片的结合，应该能让医师看出髋关节的发育不良、股骨髋臼撞击症、股骨头骨骺滑脱、Perthes病、骨坏死、游离体、退变性疾病。在前面的章节中已经讨论过，骨盆倾斜中立位和旋转中立位的标准放射片对于准确的放射学评估是必要的。

诊断关节软骨的缺损、髋臼唇病变、圆韧带撕裂，相对于常规MRI检查，MRI造影更可靠、更精确。通过造影剂钆的轮廓不对称可以看出关节软骨损伤。圆韧带的损伤最好在冠状面、轴状面、轴斜面观察。部分和完全的圆韧带撕裂能用 T_1 和 T_2 像评估；一个正常的圆韧带在所有的脉冲序列上看起来都是一个均匀的低信号结构。由于圆韧带的撕裂更常见于靠近股骨头凹处，在这附近的撕裂将表现为MRI T_2 加权像或 T_2 加权无脂像信号增高。其他的MRI检查发现可能包括关节内异物的信号、髋臼窝的水肿或者关节积液。

虽然MRI造影已经大大地提高了对髋臼唇撕裂的认识水平，但是在评价软骨病变、股骨头圆韧带撕裂时，它没有那么可靠。当与关节镜下发现相比，Keeney等认为MRI造影只能发现76%的髋臼唇损伤、62%的关节软骨缺损。而且，有效的诊断股骨头圆韧带损伤依然很困难。在一组超过1000例髋关节镜的病例报道中，只有5%的患者在术前被准确地诊断出圆韧带损伤。在另一个有328例患者的前瞻性研究中，在术前无一例诊断为圆韧带损伤，但是在关节镜手术中发现了13例股骨头圆韧带损伤。在另一项回顾性研究中，有23个髋关节在关节镜下发现了圆韧带损伤，但是作者从术前的MRI造影中只能发现2例股骨头圆韧带损伤。目前，发现圆韧带损伤最可靠的方法是髋关节镜。

最近，磁共振延迟增强软骨成像技术（dGEMRIC）已成为关节软骨在微观层面成像的一种有用的形式。dGEMRIC是一种以钆为基础的生物化学MRI，对黏多糖（GAG）敏感。给药后，吸收的带负电荷的钆对比剂与透明软骨中黏多糖含量成反比。因此，健康的关节软骨有高浓度的黏多糖，dGEMRIC T_1 像上钆吸收低。然而，退变的关节软骨中黏多糖减少，会导致钆吸收增加。虽然还没有得到广泛的应用，但是dGEMRIC对于评估髋关节软骨是一种有用的术前诊断工具。

四、分类

在关节镜下行关节软骨缺损和圆韧带损伤的分类是最可靠的。受膝关节软骨损伤分类的影响，髋关节软骨缺损的分类同样采用Outerbridge

分类法。表28-1描述了Outerbridge分类系统。Outerbridge分类系统简单，具有可重复性，可信度高。然而，Outerbridge分类系统不能用软骨损伤的深度区分介于Ⅱ级和Ⅲ级之间的病变。由Beck在2004年提出的另一个更新的分类系统更具有描述性。表28-2说明了Beck分型系统。虽然Outerbridge系统应用更加广泛，但是两种分类系统都用于临床和研究上对软骨缺损的分类。

股骨头圆韧带撕裂的分类在髋关节镜下最准确。股骨头圆韧带损伤最常用的分类是Gray和Villar方法，其中包括3种类型的圆韧带损伤（表28-3）。Ⅰ型是完全撕裂，完全撕裂常常与关节内病变包括关节软骨病变和髋臼唇撕裂相关。Ⅱ型是部分撕裂。Ⅲ型是一种退变性的撕裂，常常与退化性的关节疾病相关。约有60%Ⅲ型撕裂患者有关节的其他问题，如髋臼发育不良，或者是骨坏死。在髋关节发育不良中，股骨头圆韧带可能变厚或肥大，并伴随髋臼横韧带的肥大。在Perthes病中，股骨头圆韧带也可能因为动脉管壁的增厚和水肿而变厚。

表28-1　Outerbridge 分类

分级	描述
Ⅰ	软化或水肿
Ⅱ	碎裂/撕裂（少于0.5英寸或1.3 cm）
Ⅲ	碎裂/撕裂（超过0.5英寸或1.3 cm）
Ⅳ	软骨下骨暴露

表28-2　Beck 分类

分级	描述
0	正常；宏观上正常的关节软骨
Ⅰ	软化；纤维化，表面粗糙
Ⅱ	剥脱；失去对软骨下骨的附着，宏观上正常的关节软骨，地毯现象
Ⅲ	裂开；失去对软骨下骨的附着，边缘磨损，关节软骨变薄，瓣状剥离
Ⅳ	缺损；全层缺损

表28-3　Gray 和 Villar 分类

分级	描述
Ⅰ	完全撕裂
Ⅱ	部分撕裂
Ⅲ	退行性撕裂（完全或部分）

五、外科技术

当患者的髋关节病变明确，并且非手术治疗失败时，可以实施如前面所描述的髋关节镜手术。可以采用侧卧位或仰卧位，会阴部用衬垫保护，髋关节牵引，手术需要牵开7～15 mm，并用C形臂确认。应用前正中入口和前外侧入口。最常用的辅助入路包括后外侧入口、前远端外侧入口。应该对髋关节进行一个全面的诊断性的关节镜评估。

（一）关节软骨病变的处理

当处理关节软骨病变时，外科医生有3种基本的选择：清理，微骨折或者是两者结合。Beck等报道了一系列病例，与移植一样将软骨瓣粘回去，这与自体骨软骨移植系统相似，但这仍然被认为是试验性的。一旦遇到髋臼或股骨头软骨缺损，应该探查病变处，并记录软骨缺损的范围和深度。特别重要的是识别有任何不稳定软骨片的地方。然后运用Outerbridge/Beck分类系统对软骨病变进行分类。当缺损的下方有完整的关节软骨，包括Outerbridge分类的Ⅰ～Ⅲ型和Beck分类0～Ⅲ型时，最好是进行一个彻底的关节骨软骨成形术。当病变为全层关节软骨缺损，暴露了软骨下骨时，可以在关节镜下运用Steadman所描述的病变处微骨折处理技术。

（二）软骨成形术

在缺损的下方还有完整关节软骨的软骨损伤，如软骨瓣状损伤、部分层厚的病变，能用软骨成形术治疗。该技术是用一个电动的直或弯的全半径剃刀，清除不稳部分厚度的关节软骨缺损来获得一个稳定的软骨边界。其他需要用的工具包括上咬钳、下咬钳、直咬钳或者鸭嘴钳。其他的治疗方式包括射频和热探针。外科医生对于软骨成形范围和深度的判断是进行软骨成形术的关键，同样关键的还有最理想的工具。据我们所知，还没有研究调查髋关节镜下软骨成形的范围及其结果。然而，只清除稳定的关节软骨而避免损伤软骨下骨是很关键的。当与其他关节镜手术操作相结合时，软骨成形术后没有必要进行额外的术后限制。

（三）微骨折术

Steadman等描述的微骨折技术，是在软骨下骨制造小孔，让来源于骨的未分化的干细胞填充关节软骨缺损。随后，一个骨髓凝块在微骨折处形成，使间充质干细胞和多功能骨髓细胞分化成为稳定的纤维软骨组织。

微骨折术的适应证包括局部、独立的全层关节软骨缺损并有软骨下骨暴露少于4 cm，在髋臼负重区全层关节软骨缺损，不稳定的软骨瓣状破裂但有着完整软骨下骨。微骨折的禁忌证包括弥漫性的退行性关节疾病、部分层厚的软骨缺损、全层关节软骨缺损伴有软骨下骨缺损、依从性差

的患者。决定是否行微骨折手术依赖很多因素，包括患者的活动水平、年龄、术前谈话、对术后计划依从可能性。

经仔细探查确定软骨缺损后，评估不稳定的软骨、病变范围、病变的分级，然后用一个直的或弯的刨刀清除不稳定的软骨（图28-1A）。去除钙化的软骨层而不造成软骨下骨性缺损是很重要的。可以用一个环形的刮匙来制造一个带有垂直软骨环的轮廓分明的病变部位，以便骨髓凝块在原位愈合。用关节镜下带角度的尖钻穿透软骨下骨来制造多个小孔，钻孔从外围开始，然后到中心，孔之间的距离为3～4 mm，孔的深度为2～4 mm（图28-1B）。对于股骨头侧的软骨缺损，这边的关节软骨更薄一些。因此，必须准备好垂直的软骨边界，降低钻孔的深度。暴露软骨下骨表面必须保持垂直，防止尖钻的刮削、损伤健康

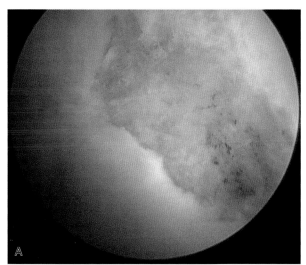
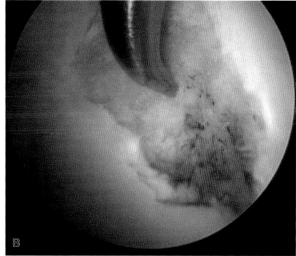
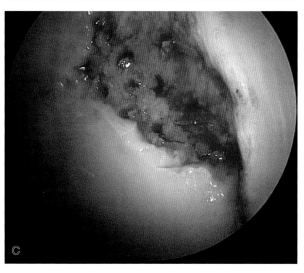

图28-1　A.在髋臼负重面关节软骨的局部损伤；B.演示用45°尖钻在软骨下骨钻孔；C.在微骨折处可见骨出血，来确定软骨下骨钻孔的足够深度

的骨性或关节软骨表面。确定微骨折钻孔深度时，先降低灌注压力，看到钻孔内流出脂肪或血液等骨髓成分即可（图28-1C）。当与其他髋关节镜手术相结合时，微骨折术后计划包括8周的足尖触地式负重限制，用机器持续性被动活动锻炼。活动度的物理治疗应在术后立即进行。

（四）股骨头圆韧带撕裂的处理：清理术和射频皱缩

股骨头圆韧带撕裂的关节镜评估或治疗的适应证包括圆韧带肥大引起的疼痛或机械症状；术前影像学上表现为部位或完全撕裂，MRI造影显示髋臼窝有炎症；韧带撕脱性损伤伴有关节内游离的骨软骨片；非手术治疗无效的长期髋关节疼痛在诊断性髋关节注射后疼痛好转。对同时发生的髋关节其他病变进行全面的关节镜下检查后，然后用上面列出的Gray和Villar分型系统对股骨头圆韧带病变进行分型。很多研究表明股骨头圆韧带病变的髋关节镜下患病率在4%～15%。当用新提出的分型系统（该系统包括低级别的圆韧带撕裂），一个最近的研究报道了更高的患病率。虽然已经描述过股骨头圆韧带重建术，但是目前股骨头圆韧带撕裂的外科治疗主要是关节镜下清理或热收缩。关节镜下髂胫束自体移植及合成移植物重建圆韧带已经在先前被报道过。

70°关节镜能提供髋臼周围、盂唇、髋臼窝下方、股骨头圆韧带、股骨头最完整的视野。30°的关节镜被用来观察更完整的髋臼中心、髋臼窝上方的视野。通过前外侧入路插入70°关节镜，再通过前入路能很容易到达撕裂的韧带处。关节囊的松解可以增加术中的操作空间。通过髋关节内外旋动态可以测试股骨头圆韧带的完整性。轻度外旋髋关节能使圆韧带处于更靠前的位置以便完整地清除。在髋关节屈曲、内收、外旋的状态下股骨头圆韧带是紧张的。当关节镜器械通过前入路在关节腔里时，应避免过度外旋，因为这样可能损伤关节软骨。当用一个弯的刨刀时，抽吸能让圆韧带磨损的边缘被选择性地清除，并保留住稳定的圆韧带纤维。通过前入路能清除大部分圆韧带损伤。少数的情况下出现圆韧带在髋臼附着处撕裂时，能通过后外侧入路到达圆韧带在髋臼窝后下方撕裂的地方。

另外，一个带尖的长而薄的射频消融探针能轻松地到达股骨头圆韧带。可以在韧带未受损伤的部分进行60°～70°的热收缩。热收缩治疗运用电磁能量使胶原蛋白三聚体解开，导致关节镜下看到的股骨头圆韧带收缩。重塑后，成纤维性愈合表明提高了机械性能。和清理术不同，热收缩治疗应在髋关节旋转中立位下进行，以避免髋关节外旋受限。

术后的治疗通常由相关病变的治疗决定，但是术后处理经常包括手术后就马上开始的理疗，其中包括轻度范围的旋转和闭环练习。

六、临床结果

报道显示，髋关节镜术中发现的股骨头圆韧带撕裂患病率达4%～15%；然而一个更新的研究表明，如果纳入低度部分撕裂，圆韧带撕裂的发生率高达51%。股骨头圆韧带撕裂单纯清理术或射频皱缩术的研究很少，因为大多数研究都混杂了髋关节内其他病变的治疗。Byrd和Jones报道了一组包含23个髋关节、平均年龄在28岁、平均随访时间为29.2个月的病例。作者发现，Harris评分的平均值从47分提高到了90分，其临床结果与撕裂的Gray、Villar分型、关节内其他病变的程度或损伤的机制无关。其他的研究表明，在没有相关骨软骨碎片或关节软骨损伤的相对独立的圆韧带病变的患者中，其效果是最好的。另有研究表明，完全性圆韧带撕裂（Ⅰ型）多伴有其他关节内病变，包括盂唇撕裂、关节软骨损伤。此外，有研究证实完全性圆韧带撕裂发生早期退行性关节炎的概率较高，通常归咎于最初的损伤。

Outerbridge Ⅲ型和Ⅳ型软骨损伤的自然病史已经显示出会导致严重的退行性关节病。在同样的研究中，70%的前方髋臼软骨病变是Outerbridge Ⅲ型或Ⅳ型，然而髋臼后方和上方各自只有36%和27%的Ⅲ型或Ⅳ型损伤。Buckwalter等已经证明软骨损伤不治疗就不会愈合。微骨折技术已被证实对于膝关节软骨的Outerbridge Ⅲ型和Ⅳ型病变是一种有效的治疗方式。文献显示微骨折技术对髋关节关节软骨损伤治疗很有前景，尽管此类文献很少。Philippon等报道了9例在微骨折术后进行髋关节镜翻修的患者。髋臼软骨病

变的平均填充率为91%，用该作者的分级系统，8
例患者得到1～2级的修复结果，1例患者只获得
25%的填充，出现了弥漫性骨性关节炎的4级修复
结果。Byrd等报道了21例Outerbridge Ⅳ型软骨
病变患者行微骨折术治疗。平均年龄为38岁，随
访2年发现，86%的患者有临床功能的改善，没有
并发症被报道。在另一项研究中，Byrd等报道了
没有弥漫性关节炎的软骨病变，经关节镜治疗后，
在10年的随访中，髋关节改良Harris评分有显著
提高。McCarthy等证明了髋关节镜和微骨折技术
使体育精英都回到了他们的事业中。对于有弥漫
性骨性关节炎的患者，行髋关节镜手术的效果均
不好。Phillippon等证实在仰卧前后位X线片中关
节间隙少于2 mm的患者，髋关节镜术后2年内再
行全髋关节置换术的概率是其他患者的39倍。

七、结论

随着术前和术中对软骨病变和股骨头圆韧带
撕裂的关注增加，对软骨缺损和股骨头圆韧带撕

裂的理解及最佳的治疗方案也在不断改善。

局部的软骨缺损和圆韧带撕裂用髋关节镜治
疗足矣。运用前文概括的术前诊断性检查、适应
证和技巧，外科医生能正确治疗此类患者，同时
也可以发现髋关节内其他的病变。圆韧带撕裂应
根据Gray和Villar系统分类，并依此治疗。完全
性撕裂可行清理术或射频皱缩术。部分撕裂可将
撕裂片段清除或者是对健康部分射频皱缩。退行
性撕裂可行清理术或射频皱缩术。而软骨缺损可
额外用延迟增强磁共振成像（dGEMRIC）进行
术前评估，以便在术前能了解关节软骨病变是局
限性还是弥漫性。关节软骨缺损应用Outerbridge
和Beck分类系统联合分级。如果没有软骨下骨暴
露，这些缺损一般可通过软骨成形术获得良好效
果。如果存在软骨下骨暴露，这些缺损可通过上
述的微骨折技术治疗。虽然微骨折技术的结果如
上所述有良好的前景，但是当软骨下骨暴露时，
还是应该告知患者预后不确切并需要长期随访。
对于关节软骨和圆韧带损伤的这些治疗方式，其
临床效果及长效性仍需要进一步研究和更长时间
的随访来确定。

第29章

关节镜下关节囊缝合术治疗松弛综合征

原著者　Amelia A. Sorensen，Matthew V. Smith
译　者　金　毅

髋关节非常稳定，是由于髋臼与股骨头间形成的关节深度及形合度良好。骨性结构、关节囊、圆韧带、髋关节周围肌肉组织及髋臼盂唇为髋关节提供额外稳定。髋关节不稳曾被认为是由髋关节脱位或半脱位等创伤因素导致。最近，由非创伤因素引起的髋关节不稳正逐渐被了解及认可，并可导致难治性髋关节功能障碍。非创伤性髋关节不稳或许是由髋臼发育不良引起的髋关节软组织增生或功能不全，如埃-丹综合征等结缔组织病，以及反复扭转所引起的微创伤等因素导致。

非手术治疗包括限制活动、口服抗生素、加强肌力锻炼等仍是各种原因引起的髋关节不稳的主要治疗措施。关节囊切开折叠术是治疗创伤性髋关节不稳的手段。近年来随着髋关节镜的长足进步，髋关节囊折叠术也越来越普及。

一、解剖学

髋臼包容整个股骨头的77%～79%，显著增强了髋关节稳定性。正常髋臼的前倾角平均为21°，外展角平均为40°。股骨头与髋臼的形状相比球体更接近于贝壳样，导致外周部不相匹配。而髋关节前方稳定则更多依赖于软组织，特别是髋臼盂唇及髂股韧带。

髋关节周围软组织对髋关节的稳定性起重要作用，如韧带、髋臼盂唇及肌肉。在髋关节活动过程中，通过髋关节周围关节囊及韧带提供稳定。髂股韧带（Y形韧带）限制外旋活动，其起始于髂前下棘并分为两束，外侧束止于大转子，内侧束在小转子高度止于股骨前侧。髂股韧带在伸髋时有力阻止股骨前移。坐股韧带起于坐骨髋臼缘，止于大转子基底部，位于关节囊后部，在髋关节屈、伸、内收时阻止股骨内旋或后移。耻股韧带起始于耻骨上，并与髂股韧带合并阻止伸髋时股骨外旋。深弓形韧带同样也位于关节囊后部，阻止过度屈伸运动，包括轮匝带在内的近中部髋关节囊拮抗向下牵引力。圆韧带在外旋、屈曲及内收时紧张，内旋时松弛。切断圆韧带时内收会增加，但总的改变非常小，圆韧带对髋关节稳定性的贡献大小并未得到证实。

髋臼盂唇由纤维软骨组成，位于髋臼外缘，可增加髋臼深度及对股骨头的包容性。而增加髋臼深度及总的髋臼容量均可增强髋关节稳定性。所谓的"空吸效应"可阻止关节液进出关节，增加关节腔负压，进而增强关节稳定性。另外，髋臼盂唇单纯的机械阻挡也有助于关节稳定。切除2 cm或以上的髋臼前部盂唇可降低髋关节稳定性。最后，髋关节周围肌肉产生关节间的压力，伸髋时，髂腰肌及股直肌维持髋关节动态稳定。

二、关节囊松弛相关紊乱

关节囊松弛可由创伤或非创伤性因素导致。创伤性脱位通常由伴有急性疼痛的明确事件造成。相反，非创伤因素造成的脱位通常表现为较隐匿的症状。在这两种情况下，围绕发作症状可为寻找潜在的不稳定因素提供线索。

三、创伤性髋关节不稳

（一）受伤机制

创伤性髋关节不稳通常由明确的半脱位或脱位导致。后部脱位最为常见，是由屈膝时向后直接暴力引起，通常发生于机动车事故或其他高能量创伤中。其他的创伤性因素包括坠落时屈膝着地且髋内收，向后受撞击时四肢着地导致受外旋力，或是奔跑时突然变向导致创伤性髋关节半脱位或脱位。据估计，2%～5%的关节脱位是在体育运动中出现的。在进行足球、橄榄球、自行车、滑雪、跳舞、曲棍球、体操、摩托车、英式足球运动时会增加创伤性不稳的风险。

髋关节前脱位发生于外展、外旋及后伸时高能量创伤，如摩托车事故中。髋关节镜术后可导致医源性髋关节前脱位。因此，建议在关节镜手术中，髋关节囊切开越小越好。此外，对于存在韧带松弛或关节囊缺损较大的患者，应当考虑应用关节囊修补术和（或）折叠术以降低复发性脱位发生的概率。

（二）临床表现

对于外伤性脱位患者，创伤史及临床表现通常是明确的。患者通常存在非常严重的急性疼痛和患髋活动受限。患髋的静息体位有助于判断脱位方向。对于后脱位，髋关节轻度屈曲、内收、内旋及短缩。相比较而言，对于前脱位，患髋后伸、外展、外旋，但不一定存在短缩。

相反，发生创伤性半脱位的患者会有短暂疼痛，一旦自行复位，疼痛会明显缓解。由于血液进入髋关节腔，通常这些患者在伤后不适及强直会加重。患者会保持患髋中度屈曲、外展及外旋位，以减轻疼痛，是由于这种体位下可减轻出血引起的关节囊张力升高。尽管X线上显示已复位，活动时仍常可出现严重不适。对创伤机制进行谨慎评估及注意患者主诉有助于确诊怀疑创伤性半脱位的患者。

（三）影像学评估

对骨盆及患髋的标准影像学评估应当包括骨盆正位像及侧位横断位像。斜位片可用来评估髋臼骨折。CT平扫对于合并有髋臼骨折的创伤性髋关节脱位是有益的。同时也可用于了解髋关节复位后关节内骨折碎片嵌顿的情况。另外，很高比例（4/9）遭受创伤性髋关节脱位的运动员可以在X线上发现股骨头-髋臼撞击。因此，对于怀疑髋关节半脱位的患者，应当评估髋臼倾角。麦琪指数定义为股骨与髋臼的联合前倾角。股骨及髋臼联合前倾角若大于60°则表明髋关节严重不稳定，因为应力的合力位于盂唇-关节囊复合体上。针对此种情况的手术，必须保持增强关节稳定性与减少关节内撞击的平衡。

MRI检查或MRI关节造影可用于评估软骨损伤、游离体、盂唇撕裂伤、韧带断裂及关节囊结构的细微改变、股骨头挫伤及其他软组织损伤。创伤后6周应行MRI检查以评估是否存在股骨头缺血坏死（AVN），如可疑应于4～6个月复查MRI。另外，存在疼痛或机械症状的患者应行MRI检查或MRI关节造影来评估盂唇撕裂、软骨损伤或游离体，而这些或许在X线片或CT上显示不清。

（四）处理

创伤性髋关节脱位应当急诊复位以降低股骨头坏死风险并减轻疼痛。如髋关节持续脱位超过6 h，则股骨头坏死风险将会增加。复位后，对处于镇静状态下的患者进行被动关节活动度测试以评估稳定性。如果怀疑关节存在不稳，可使用应力位X线片进一步评估。复位术后应摄骨盆正位片以评估复位情况。常规应用CT评估髋臼骨折、股骨头和颈骨折，以及任何关节内游离体。手术指征为髋臼缘骨折（>20%～30%），嵌顿于关节内的碎片，或者是中心型脱位在闭合复位后不能维持。如果股骨头骨软骨损伤或有症状的关节内游离体存在，则是髋关节镜或开放手术指征。

如不需手术治疗，应立即进行主动及被动关节活动训练。对于髋关节后脱位，患者6周内应避免屈曲髋关节超过90°或内旋超过10°。髋关前脱位6周内应受保护，避免后伸及外旋。各种类型的脱位通常不需要支具保护。在这两种情况下，2～6周内患者负重应限制于足尖触地。然而，长期研究未能证明保护下负重与减少骨坏死或改善预后间的关系。受伤后6周应行MRI检查以评估股骨头坏死和在X线及CT上不显影的游离体。如果6周后未出现股骨头坏死，则患者可以安全恢复包括运动在内的所有活动。如果出现股骨头坏死的早期征象，可以对患者进行额外的保护下负重6周并劝告停止参加体育活动。

脱位后髋关节周围软组织损伤范围未见很好的阐述。关节镜评估髋关节脱位后盂唇撕裂、髋臼软骨损伤、股骨头软骨损伤、游离体、圆韧带损伤及关节囊损伤很常见。急性盂唇损伤很少需要修补，除非嵌顿阻止同心复位盂唇。创伤性脱位后长期关节不稳的概率较低。如果患者在创伤性脱位后出现持续的髋关节疼痛症状，关节囊松弛或许是潜在原因。这种情况的治疗与非创伤性髋关节不稳相似。使用物理疗法治疗时重点在于加强髋关节稳定性，腰腹核心肌肉应当是髋关节不稳治疗中的核心。盂唇修复、关节囊折叠术、关节囊缝合术用于改善非手术治疗后复发不稳症状。

（五）病例

36岁女性患者，遭受高速车辆碰撞时从车内飞出。从现场至急诊室，左下肢外旋并尝试滚动左髋时产生极度疼痛。X线片显示内下脱位（图29-1），在急诊科于清醒镇静下急诊复位（图29-2）。

复位后CT片显示，位于负重区有2 cm×3 cm软骨及骨碎片（图29-3）。行股骨牵引以降低对软骨进一步损害的潜在风险。待患者病情稳定后行关节镜下清除髋关节游离骨片并切除在股骨头外上侧残留软骨瓣（图29-4）。术后1个月，患者可以无痛下耐受轻度髋关节活动，并允许开始负重。术后2个月，可以在有限距离内行走，可以耐受0°～85°的髋关节屈曲，尽管在高度屈曲及内旋时仍存在不适。患者具15°内旋、30°外旋及85°屈曲活动。术后进行约1年理疗以恢复肌力。尽管进行理疗，仍残留髋关节外展乏力并引起中度跛行，该患者最终未发展为股骨头坏死。

四、非创伤性髋关节不稳

（一）损伤机制

原发的非创伤性髋关节不稳可由结缔组织病引起，如马方综合征、埃勒斯-当洛综合征、先天性多发性关节松弛和唐氏综合征，可导致原发性韧带松弛。这些患者可出现自发髋关节脱位。

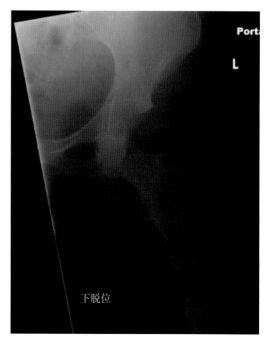

图29-1　左髋关节下脱位

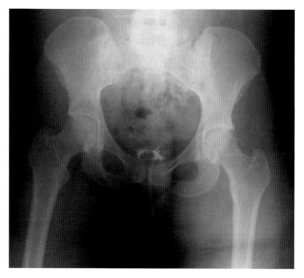

图29-2　左髋关节脱位复位术后X线片

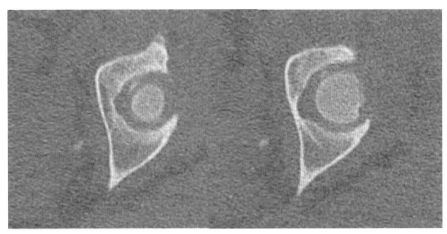

图29-3 CT平扫显示嵌顿的关节碎片

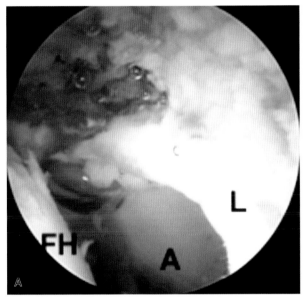

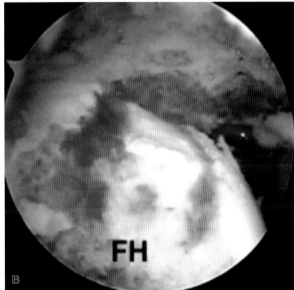

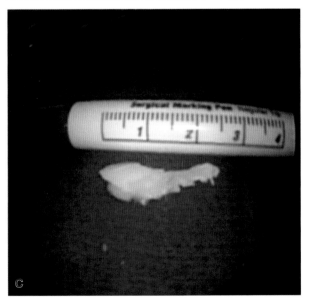

图29-4 A.关节镜视野下显示股骨头（FH）、髋臼（A）及髋臼唇（L）；B.股骨头前侧软骨缺损；C.取出后的关节腔碎片（Courtesy of Ryan Nunley, MD.）

轻度的韧带松弛或许也可导致原发性非创伤髋关节不稳。对于患者主诉提示髋关节不稳，应追问结缔组织病家族史。这些主诉包括特定体位时感觉髋关节不稳、行走或运动时感觉髋关节移动，或是在髋内及髋周存在弹响。

继发性髋关节不稳可由髋关节囊轻微损伤引起，导致这种创伤的活动需要反复轴向负重及外旋，并可导致慢性关节囊损伤。高尔夫、舞蹈、体操、武术及长跑运动员均表现出继发性关节囊松弛。髋臼、股骨头或颈的发育畸形均可导致髋关节不稳。这些骨结构异常被认为可导致结构性不稳。先天性髋关节发育不良、撞击综合征及Perthes样畸形（髋膨大、扁平髋、短髋畸形、转子相对过度生长）可以导致结构畸形，为髋关节脱位提供潜在的支点，特别是盂唇缺陷或软组织松弛的患者。

（二）临床表现

非创伤性髋关节不稳起病隐匿，为正确诊断提出了挑战。患者可能描述包括疼痛、髂腰肌或髂胫束弹响、恐惧不稳症状出现，以及弹响、交锁或屈曲的感觉在内的一系列症状。这些患者可通过检查发现有股骨髋臼撞击、盂唇撕裂、弹响髋、髂腰肌或髂胫束肌腱炎、多发韧带松弛或者以上全部。有时患者或许有上述症状，但在影像学上并没有盂唇撕裂或股骨髋臼撞击。仔细关注主诉及检查结果可以更好地对怀疑存在的潜在关节囊松弛进行评估，而以上问题可引起髋关节功能障碍。

有必要进行完善的体格检查以鉴别引起髋关节疼痛的各种原因。应对所有患者是否存在多发韧带松弛进行评估。这些测试包括出现以下症状及数量：双侧肘关节过伸、双侧第5掌指关节过伸、双侧拇指至前臂贴合、双膝过伸、屈膝时躯干前屈及髋关节自发性半脱位或脱位。

应评估患者步态以发现任何臀肌无力征象，特别是外展蹒跚步态或Trendelenburg步态。于仰卧位屈髋90°及0°时评估患者双髋主、被动活动度。如果髋关节在中立位伸直时外旋角度增加应怀疑关节囊松弛（Dial试验）。患者仰卧位髋关节中立位伸直时，下肢被动内旋后放开并允许外旋。如果患肢被动外旋垂直轴面超45°并缺乏对被动

外旋的抵抗，该试验考虑前关节囊松弛阳性。这种现象出现是因为前关节囊松弛不能维持对外旋的抵抗。内旋度数增加更可能是因为股骨前倾角增大或骨骼畸形，而不是关节囊松弛。被动伸髋及外旋时或许能产生疼痛。如产生疼痛应进行主动后部撞击试验。

髋关节囊松弛的患者为保持髋关节稳定，其髋周肌肉必须做功更多。怀疑存在关节囊不稳症状的患者，应评估其髂胫束及髂腰肌紧张度，因为其可发展为伴有慢性髋关节不稳的挛缩。为了解髂胫束紧张度，应触诊大转子以评估与转子滑囊炎相关的触痛。另外，可行Ober试验，即患者健侧卧位，膝、髋屈曲90°，患髋在上保持伸直至0°并完全外展。然后，患髋在重力作用下内收，如果内收无法超过身体平面，则该试验为阳性。髂腰肌紧张度可用托马斯（Thomas）征评估。患者平卧，保持健侧膝贴近胸壁以减少腰椎前凸。在保持健侧膝贴近胸壁的情况下，可评估患髋被动屈曲。如果患髋被动屈曲且不能在舒适情况下伸髋，则说明髂腰肌紧张。提示髂腰肌紧张的髂腰肌弹响可在髋关节被动屈曲、外展外旋至伸直、内收及内旋时再次产生。在髂腰肌腱从髂耻隆起前滑过时产生弹响，髋前方直接加压可减轻弹响。在屈膝状态下抵抗阻力屈髋时疼痛不仅表明存在髂腰肌肌腱炎，也可表明关节内存在病变。

（三）影像学评估

对骨盆及髋关节的影像学评估应从包括标准的骨盆正位及侧位（蛙式位或水平侧位）开始。屈髋45°或90°、外展20°侧位片（Dunn view）可为股骨头、颈畸形提供更多信息。髋关节假斜位片（false-profile view）可评估髋臼前壁包容性，并可客观测定Lequesne及de Seze前中心边缘角。在骨盆正位片上，Tönnis角及Wiberg中心边缘角可决定髋臼发育不良是否为导致不稳定的因素。通过平片或动态透视可获得患髋牵引像以评估显示髋关节异常分离的"真空征（vacuum sign）"（图29-5）。如果不稳与股骨或髋臼明显的畸形有关，则CT平扫有助于手术计划的制订。MRI或MR关节造影有助于评估髋臼软骨或髋臼盂唇的损伤。

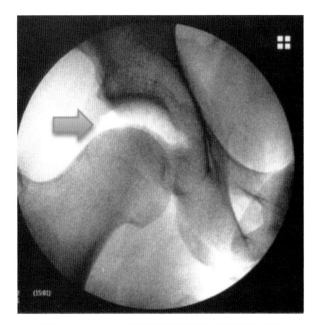

图29-5　右髋关节透视显示异常分离的真空征

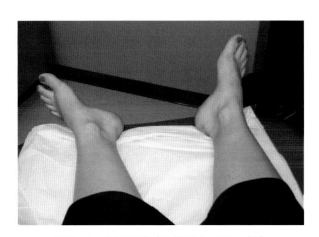

图29-6　左侧伸髋时外旋增大（Dial试验）

（四）治疗

正如非创伤性关节不稳的诊断具有挑战性，其最佳的治疗方案也不易确定。目前，怀疑关节囊松弛并不能作为绝对手术指征。具有临床症状的髋关节不稳患者通常首先进行为期8～12周的非手术治疗，包括口服抗炎药物、限制活动、冰敷及理疗，其重点在于增强臀中肌、髋关节外旋、腰部及核心肌肉力量。如果没有好转，对髋关节、髂腰肌滑囊、坐骨滑囊或转子滑囊选择性麻醉药物注射，以对疼痛部位进行定位。如果关节内存在如盂唇撕裂等异常及关节内注射后疼痛缓解明显，则可考虑行髋关节镜治疗。如果

怀疑关节囊松弛，也可考虑行前关节囊缝合术治疗。

（五）病例

患者女性，24岁，以"间断左髋疼痛5年余"为主诉就诊于矫形外科门诊。患者诉疼痛位于大转子及腹股沟前方。如果将身体重心快速转移至左腿，则会感觉到髋关节"弹出（pops out）"。在跑步，特别是疲劳时，患者会感到髋关节"滑出（slides out）"。患者用"关节松弛"来描述自己。如果跑步超过5 km，大转子会出现疼痛，髂嵴下的髋部外侧肌肉会感到疲劳。

在体格检查中，患者髋关节活动度屈曲110°，外展40°，屈髋90°位时可外旋60°，内旋30°。伸髋时髋关节可内旋30°，外旋80°（图29-6）。患髋伸直时，外旋无稳固的终末点。纵向牵引左髋可再现跑步时出现的患髋"滑出"感。检查发现存在多发性过度松弛，包括双膝关节过伸、双肘关节过伸及双膝伸直时手掌可轻松触地（图29-7）。在髋关节屈曲、内收、内旋时可出现腹股沟区疼痛，而在平片上无明确证据表明股骨头-髋臼撞击（图29-8），并且无髋关节发育不良证据（图29-9）。患者大转子压痛，Ober征阳性。在腹股沟区存在弹响，在股骨头直接受力时可减轻。经过3个月的实验性非手术治疗，患者髂胫束及髂腰肌症状改善，但腹股沟疼痛未缓解。MR关节造影显示小的盂唇前上部撕裂，在麻醉药物注射入关节腔后疼痛缓解约90%。该患者检查所见符合关节囊松弛及继发性撞击。在术中温和牵引时髋关节间隙很容易分离，并在关节镜下行盂唇修复及关节囊缝合术。

（六）髋关节前关节囊缝合术

患者平卧位，会阴后部放置衬垫。应用髋关节镜牵引系统（Smith & Nephew，London，UK）或传统骨折牵引系统以提供跨骨盆的牵引平衡。患者健侧下肢应固定于牵引靴并外展30°～40°，以允许大型C形臂进入双下肢之间。应对健髋行温和牵引，以在对术肢进行全力牵引时保持骨盆水平。术肢应牢固固定于牵引靴，以使足跟在牵引时不会脱出。然后，对术肢进行徒手牵引直到

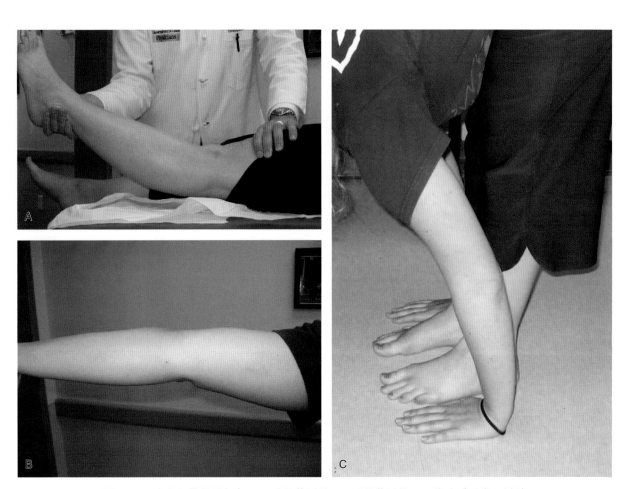

图29-7 多发韧带松弛征象。A.膝关节过伸；B.肘关节过伸；C.伸膝时手掌可触地

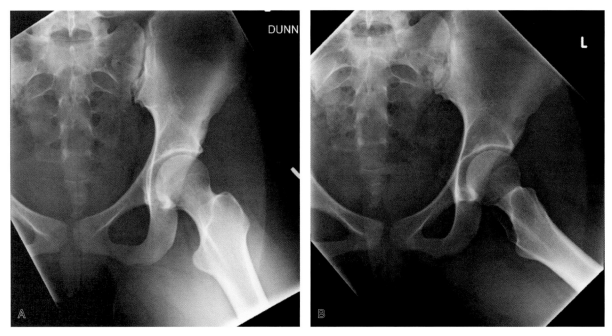

图29-8 A.Dunn像；B.蛙式侧位无证据表明存在撞击

髋关节分离及在X线透视下出现"真空征"。对于存在关节囊松弛的患者，使用温和的牵引即可使患髋关节面分离。如果在术前不明确是否存在关节囊松弛，则这种轻松的分离具有诊断价值。如果在X线透视下使用温和牵引即可使患髋关节面轻松分离，则考虑术中行关节囊折叠术。

术中髋关节轻度内收并内旋以使关节外侧分离并抵消股骨前倾角。在做入口之前，可通过牵引架上的手柄调整分离程度。推荐将牵引时间控制于1 h内。应用髋部骨折无菌单铺巾，并在术髋前后放置抗菌手术膜（3M，St Paul，MN）。在透视辅助下使用腰穿针做入口，前外侧做入口应位于大转子顶端向前约1 cm处。腰穿针进入关节后应距离髋臼2/3，距股骨头1/3。应用细导丝通过腰穿针以证实针位于关节内。留置导丝于关节内并通过扩张器扩大入口，髋关节镜套管通过导棒进入关节。使用70°关节镜进入前外侧入口，在直视下使用腰穿针建立前侧入口。在髂前上棘至膝中点连线延长线以外范围应注意保护股外侧皮神经。通过腰穿针插入导丝以协助置入前入路工作套管。将尖刀伸入套管并退出套管以进行关节囊切开。在治疗如软骨损伤或盂唇撕裂等关节内病变有必要应用刨刀时，可使用刨刀扩大关节囊切口。

在解决关节内的所有异常之后，放松牵引，将关节镜调整至外周间隙。屈髋30°～40°以使前关节囊松弛，如果有必要可同时行股骨头及股骨颈骨软骨成形术。在骨软骨成形术后，可使用

刨刀扩大股骨颈前关节囊切开范围（图29-10），或可使用尖刀行"T"形关节囊切开。70°关节镜进入前入口，直径约8.25 mm的关节镜工作套管插入前外侧入口。钩状缝合装置（Linvatec，Orlando，FL）将一种聚二氧环酮缝线（PDS，Ethicon）穿过髂股韧带内侧束（图29-11）。一种22度的"鸟喙"样挂线器（Arthrex，Naples，FL），通过髂股韧带外侧束抓取PDS缝线（图29-12）。2号金属丝缝线（Arthrex，Naples，FL）在PDS缝线引导下通过髂股韧带内侧束及外侧束（图29-13）。缝线最终通过标准的关节镜打结方法系紧（图29-14）。如有必要，可重复上述步骤加强关节囊。

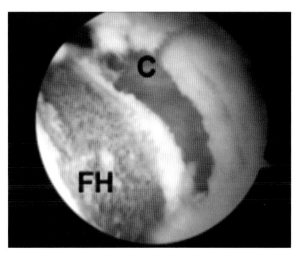

图29-10 在股骨头-颈成形术后关节囊清理显示关节囊缺损（C）及股骨头-颈成形术（FH）

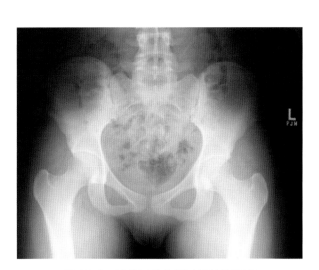

图29-9 骨盆正位片显示无结构畸形

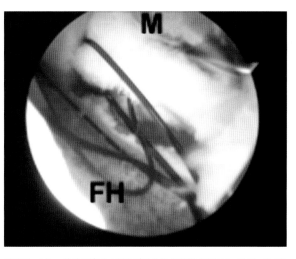

图29-11 钩状缝合装置穿过关节囊内侧束（M）和股骨头（FH）

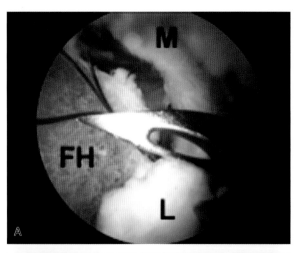

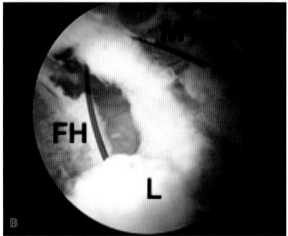

图29-12 A. 22°的"鸟喙"样挂线器穿过关节囊外侧束（L）抓取0号PDS缝线；B. PDS缝线通过关节囊内侧束（M）及外侧束。FH. 股骨头

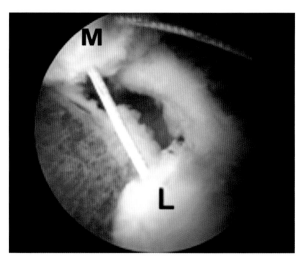

图29-13 关节囊折叠缝线引导2号金属丝缝线通过关节囊内侧束（M）及外侧束（L）

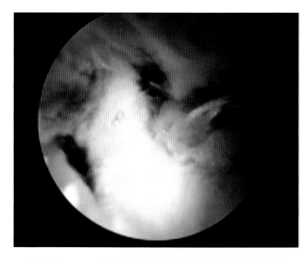

图29-14 穿过各束的缝线通过关节镜打结系紧

（七）术后护理

患者术后2周内不负重，应当警惕髋关节前脱位。并非必须使用支具。2周后开始负重，每半周增加25%。无跛行后可弃拐全负重行走，步态应在6周内恢复正常。

术后应立即进行理疗，重点在于肌肉等长收缩及被动髋内旋，同时应避免外旋、后伸超过0°及内收。2周内患者可骑无阻力的固定式自行车，座位应足够高以避免患髋屈曲时疼痛、足跟滑动、穿带跟皮鞋及坐扇形车座。2周后固定式自行车可增加较小阻力，随着关节活动度增加座位可逐渐降低。2周后开始水中训练，包括行走、在齐胸高的水内慢跑、穿着救生衣游泳，但应注意避免蛙泳。6周时开始练习下跪、屈髋伸展，加强躯干力量，坐姿划船，并增加椭圆状或爬楼梯器具训练。3周后开始包括压腿、半蹲、反复进行轻量的腘绳肌屈伸训练及地面慢跑等闭链训练。髋关节活动度3个月内应正常。

4个月开始进行功能训练及负重训练。当肌力、关节活动度正常、在全速奔跑时无跛行，可重新参与运动及所有活动。

五、文献发表的临床结果

虽然人们更普遍认可髋关节不稳是髋关节疼痛的一种原因，但很少有关于治疗非创伤性不稳或关节囊松弛的临床结果发表，通常这些疾病可引起髋关节疼痛。所有的这些个案报道或连续系列报道均出自同一名外科医生。到目前为止，Philippon报道最多例数的手术是关节囊热缝合术。非手术治疗无效的6名创伤性不稳患者及6名非创伤性关节不稳患者使用设定为67℃及40W的单级射频探头以清除多余的关节囊。另外，75%（9/12）的患者在手术时合并有盂唇撕裂。患者负重限制为足尖点地，在1个月内只允许髋屈伸。1例使用人形石膏，5例使用支具。在最少1年的随访中，所有患者均无不稳，12例中的10例疼痛完全缓解。进一步研究有轻微不稳征象的患者使用关节囊热缝合及盂唇清创。允许这些患者在可耐受的情况下负重，但仅限制屈伸18 d。4周后允许恢复运动，所有患者疼痛缓解。

伴有关节不稳征象的髋关节疼痛及弹响通过切开关节囊折叠术可改善症状。另外，经报道改良的Bankart样盂唇修复及关节囊折叠术应用于创伤后复发关节不稳治疗效果良好。到目前为止，没有关于关节镜下关节囊折叠术的随访结果的报道。

六、手术失败的潜在并发症、限制及原因

目前尚无关于关节囊热缝合术或关节囊折叠术的详细报道。髋关节镜存在1.4%～1.8%的并发症概率。这些并发症包括骨神经及坐骨神经损伤、切口出血、切口血肿、转子滑囊炎、缝合处脓肿、器械损伤。髋关节镜术后化脓性关节炎很少报道。

在肩关节使用关节囊热缝合治疗复发性不稳定后出现关节囊热坏死、软骨溶解、关节囊拉长等的报道导致其在肩关节的应用减少。目前在髋关节应用关节囊热缝合后没有关于以上并发症的报道。也许自从报道这些并发症后应用该技术时即受到限制或应更加谨慎。

虽然关节囊已经恢复，但仍存在复发性不稳的风险。然而，与肩关节相比髋关节具更强的内在稳定性，所以不用过于担心导致不稳的复发性松弛。由于关节瘢痕形成，术后可出现僵硬，特别是外旋受限，上述情况很少出现在多发韧带松弛的患者。

第30章

髋关节镜：转子区域的病变
（滑囊炎和外展肌损伤）

原著者　Lazaros A. Poultsides，Bryan T. Kelly
译　者　沈计荣

一、引言

髋关节外侧疼痛或大转子疼痛综合征（GTPS）是一种常被认为"大转子滑囊炎"的常见临床主诉，最初定义为患者侧卧位大转子处触诊时有压痛或抗阻外展诱发疼痛。现在GTPS的概念已扩大为包括很多髋关节外侧转子周围区域的病变，包括转子滑囊炎，外源性弹响髋，臀中肌、臀小肌的损伤。

据文献报道，GTPS在普通人群中发生率为10%～25%。这一临床疾病的女性发病率高于男性，发病高峰在40～60岁。这类患者接受糖皮质激素注射治疗通常有效。被作为骨关节炎治疗的患者也常出现GTPS。Howell等报道全髋关节置换术后的患者中外展肌病变发生率为20%，但是Farmer等发现全髋关节置换术后患者中4.6%存在转子滑囊炎，其中80%糖皮质激素治疗有效。但是，对非手术治疗或注射治疗无效的GTPS患者，则怀疑存在外展肌腱损伤，需要行磁共振检查。Bird等发现反复发作的GTPS患者行髋关节MRI后46%的患者存在臀中肌撕裂，其他38%存在臀中肌肌腱病变而非撕裂。这些损伤可能是臀中肌前束纤维的慢性、非创伤性撕裂，也可能是股骨颈骨折或骨关节炎全髋关节置换切开手术所伴发的撕裂，可以通过切开修补。

最近，医生可以通过髋关节镜下直视检查并治疗转子周围区域的关节外疾病。髋关节镜下滑囊切除对于反复发作的转子滑囊炎是一种选择，

同时臀中肌、臀小肌肌腱的损伤也可以通过髋关节镜成功修补。

这一章的主要目的是回顾对髋关节转子周围区域疾病的认识，包括患者评估、相关解剖、鉴别诊断、影像学、关节镜技术及可能会遇到的伴随疾病。此外，还将介绍手术指征和用于治疗关节镜下无法直接修补的巨大外展肌撕裂的不同切开重建技术。

二、外展肌止点和功能解剖

股骨大转子起于股骨的颈干交界处，这一区域是5组肌肉的附着点，臀中肌和臀小肌腱在外侧，梨状肌、闭孔外肌和闭孔内肌在内侧。大转子由4个不同的层面组成，Dwek等根据髋关节MRI表现对外展肌损伤进行分型，并把大转子分成后上面、外面、前面和后面（图30-1）。后侧面是唯一一个无特殊肌腱附着的面，但转子周围区域最大的滑囊分布于此，因此，极有可能是不伴随外展肌腱损伤的单纯转子滑囊炎的主要疼痛源。臀中肌是一块大的弯曲扇形的肌肉，起于髂前上棘（ASIS）和髂嵴的外侧缘和髂后上棘。臀中肌由等体积的前束、中束和后束3部分组成，并由臀上神经支配。前、中束纤维呈垂直走行并有一个垂直的反折，负责髋关节外展的启动。前束纤维也是骨盆的一个主要旋转袖。臀中肌后束纤维水平地平行于股骨颈走行，它能够在步态的触地相至站立相维持髋关节稳定（图30-2）。最

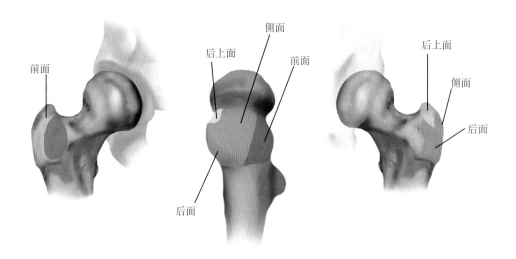

图30-1　大转子的4个面

近一项解剖研究表明臀中肌肌腱在大转子有两个不同的附着点：后上面和外侧面（图30-3）。臀中肌后侧纤维止于大转子的后上面，近似圆形，半径为8.5 mm，总表面积为196.5 mm²。臀中肌的中束大部分纤维和前束的全部纤维止于大转子的外侧面，近似矩形形状，表面积更大，约438 mm²。大转子外侧面还有一块裸区，恰好在臀中肌腱止点的前上方。

臀小肌起自髂前下棘沿着臀中线至髂后下棘。臀小肌的纤维也相对股骨颈呈水平走行（图30-2）。臀小肌在步态循环的中后期也参与维持髋关节的稳定。臀小肌止于大转子裸区前方的前侧面。臀小肌肌腱止于髋关节囊（关节囊头）和臀中肌肌腱下方的前侧面（长头）。因此，裸区位于臀小肌关节囊头和臀中肌大转子外侧面止点之间（图30-2）。

在修复臀中肌和臀小肌损伤时，熟悉正常解剖有助于重建肌腱的正确足迹。有关巨大臀中肌损伤的报道中曾有"光秃大转子"的描述。在评

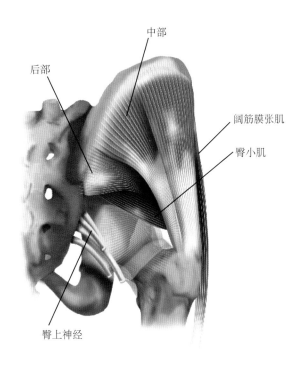

图30-2　臀中肌前中后部侧面观

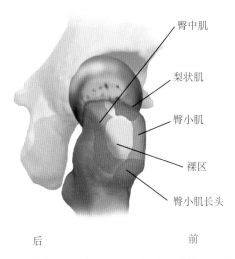

图30-3　臀中肌肌腱、臀小肌两头、梨状肌及大转子裸区上外侧观

估外展肌损伤的程度时，必须注意不要由于把正常的裸区当作臀中肌的解剖足迹而过大地估计了肌腱撕脱的范围，继而放置锚钉并将组织重新固定在裸区。

三、临床表现、诊断要点和鉴别诊断

典型的临床表现是髋关节近端外侧面的慢性疼痛和压痛，通常直接位于大转子或其前方。当步行、爬楼梯或患侧卧位时疼痛可能加重。患者可能存在轻、中度的跛行。更为典型的是，髋关节被动活动范围无受限，但会有不同程度的侧卧位外展力量的减弱。

髋部疼痛的评估需要全面了解患者的病史，以区分关节内和关节外的病变。腹股沟处疼痛常常提示关节内病变，而大转子上深部触诊诱发的外侧疼痛常提示GTPS。然而，有时疼痛部位存在明显的重叠，而且患者经常表现不止一种临床问题。当主诉部位在外侧时，可以根据每种病变的特征来进一步鉴别不同的转子周围病变。弹响髋综合征患者会主诉在髋关节屈伸过程中听到或触及弹响，这种弹响在体格检查时也会出现。转子滑囊炎和外展肌腱损伤都有大转子区域的压痛和抗阻力外展痛。但是外展肌损伤患者常急性起病，

且常表现外展力减弱和行走摇摆步态。此外，进行腰椎和骶髂关节鉴别诊断非常重要。通过患者的特征性描述和针对每种转子周围疾病的特异性体检可以将鉴别诊断范围缩小（表30-1），这些特殊内容将在每种转子周围区域病变的特点部分详述。

依据患者病史对髋关节及周围结构进行彻底体检，特别是髋外侧区域，可以进一步缩小鉴别范围得出确切的诊断。查体时让患者行走可以观察患者是否存在跛行、髋病或疼痛步态，或明显的摇摆步态。然后让患者仰卧于诊查床，检查髋关节的全部活动范围，注意诱发疼痛的特定姿势。最典型的疼痛姿势是屈髋45°、外展、外旋，这一姿势使得大转子后侧面靠近坐骨和髋臼后壁，导致大转子后侧面的炎性软组织结构和位于后侧面的滑囊受压。为了进行一项有效的体格检查，必须熟知上述全部知识和髋部肌群止点。由于与转子周围区域相关的关节内病变会在髋关节主动或被动活动时出现疼痛，但却不会伴随该区域的直接压痛，因此这些区域触诊出现的止点痛可以用来鉴别关节内和关节外病变。

髋部外侧触诊检查一般始于髂骨和骶骨后下方的臀大肌起点，然后检查位于股骨近端的粗线外侧基底和阔筋膜张肌的两个止点。臀中肌的触诊检查需要从髂骨前中部的起点到其位于大转子外侧面和后上面的两个止点。臀小肌触诊检查需要从其位于臀中肌深面的起点至大转子前侧面的

表30-1 转子周围疾病的鉴别诊断

	症状	体格检查
大转子滑囊炎	髋侧方间断的慢性疼痛；大转子部位压痛，偶尔伴肿胀、发热；患侧侧卧困难	屈髋45°外展外旋，使大转子外侧面接近坐骨近端及髋臼后缘，导致大转子后侧面的炎性组织和滑囊挤压痛［FABER（+）］；外展抗阻力诱发疼痛；可用Ober征检查髂胫束张力
弹响髋（弹跳髋）	髋屈伸过程中可触及或听到弹响；伴或不伴髋部疼痛	患者侧卧，患侧朝上，嘱患者主动屈曲髋关节，检查者可触摸大转子，可以触及髂胫束的弹响。在大转子近端施加压迫，可使再次屈髋时弹响消失，此可确诊。超声实时监测可观察到弹跳现象及相关的滑囊炎
臀中肌、臀小肌撕裂	髋侧方疼痛、无力；常隐匿出现、无受伤史；外伤所致常呈急性临床表现；大转子区域触痛	疼痛、无力，同时：①伸髋外展力弱；②屈髋90°外旋力弱；③30 s单腿站立（+）Trendelenburg步态可出现；臀中肌挛缩可致Ober征（+）

止点。大转子滑囊检查也应在位于股骨近端中后侧面的大结节进行。转子滑囊炎患者在大转子表面有痛点，偶尔伴有局部皮温升高和肿胀。

肌力的检查需要让患者侧卧位，髋关节屈曲位评估阔筋膜张肌，中立位评估臀中肌，伸直位评估臀大肌，这种检查需要配合膝关节的屈伸以使髂胫束紧张和松弛。由于局部疼痛，所有患者均会出现肌力减弱，但显著的肌力减弱可能提示臀中肌和（或）臀小肌的损伤。同时，30 s单腿站立和抗阻力外旋试验对明确转子周围疼痛患者是否存在肌腱损伤具有很好的敏感性和特异性。

Ober试验在临床常用于检查髋关节外展肌是否有挛缩，检查时要分别在髋关节屈曲、中立和伸直位进行。传统的Ober试验在髋关节伸直位时检查髂胫束的紧张度。当膝关节屈曲可以使髂胫束放松，这样可以正确有效地评估臀中肌和臀大肌是否挛缩。在这个位置，如果没有肌肉病理性张力，那么膝关节可以内旋以致接触床面（图30-4）。

四、影像学诊断

所有髋关节疼痛患者需要拍摄骨盆前后正位片和Dunn侧位片（髋关节屈曲90°、外展20°、X线机球管对准髋关节并与髋关节垂直），Dunn侧位片能够提供与骨盆前后位片相垂直的股骨头-颈部像，两种X线片均可用于评估大转子的骨赘或撕脱、外展肌腱止点钙化（图30-5）、股骨髋臼撞击征、关节间隙减小、交叉征、髋臼发育不良及骶髂关节病变。我们推荐在旋转中立和骨盆标准倾斜位拍摄骨盆正位片，这可以用耻骨联合与骶尾关节之间的距离来检测（男性约为32 mm，女性约为47 mm）。站立位的骨盆正位片能更好地显示骨盆的功能位置。

如果怀疑外展肌或其他软组织病变，尤其是有髋外侧疼痛的顽固性转子滑囊炎及外展肌力减弱引起的跛行，这时高分辨率的髋关节MRI检查有重要价值。MRI可以提供髋关节周围软组织主要信息（图30-6A、B、C）。髋关节MRI平扫和增强都可以用来观察髋关节，需要使用冠状位反转恢复相和轴位质子密度相。通过在髋关节表面放置线圈，并从3个方位获得软骨敏感图像（矢状位、冠状位和斜轴位），以及使用快速自旋回波和中间回波可获得细腻的髋关节影像。转子滑囊炎患者如果怀疑有臀中肌肌腱撕裂，可以通过髋关节MRI检查明确。MRI对臀中肌和臀小肌肌腱损伤具有较高的准确性；MRI中大转子上方区域T_2加权相的高信号对臀中小肌肌腱损伤具有最高敏感性和特异性，分别是73%和95%（图30-6A、B、C）。

超声检查可以用于诊断和治疗性注射的引导，也可以用于评估臀中、小肌腱损伤。超声检查可以用于确诊臀中、小肌腱病并提供病变严重程度的信息。动态超声也可以用于外源性弹响髋的评

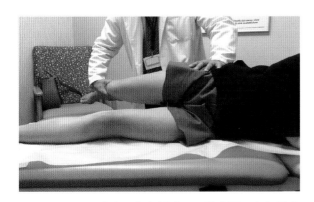

图30-4 Ober试验。患者侧卧，双腿分开，肩与骨盆在一条线上。下方肢体的髋关节和膝关节屈曲以消除腰椎前凸。检查者的一只手扶住上方的髂嵴以固定骨盆，另一只手抬高上方肢体，此时肢体呈屈膝位以使髂胫束松弛，然后伸髋。注意维持骨盆固定不发生移动。在此位置上，无病理性张力的情况下，失去支撑的膝关节可内收触及桌面。因此，此实验可有效评估臀中肌或臀大肌挛缩。膝关节不能触及桌面为奥伯征阳性

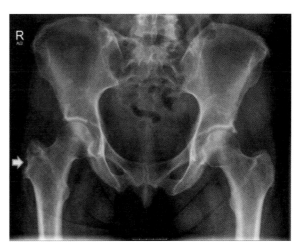

图30-5 48岁女性，有严重的右侧转子滑囊炎。骨盆正位片提示肌腱附着点钙化（白色箭头）

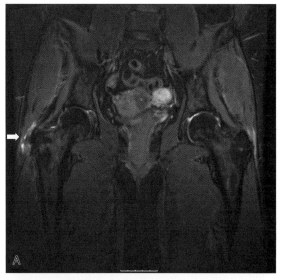

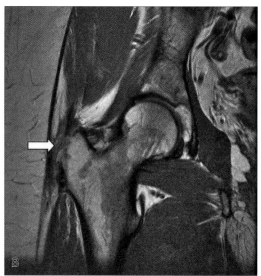

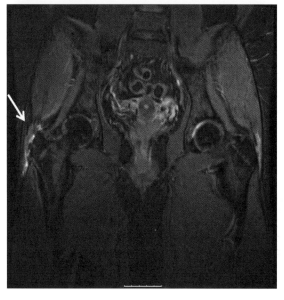

图30-6 A.磁共振T$_2$像提示右侧大转子囊内少量积液（白色箭头）；B.磁共振T$_1$像提示右臀中肌前外侧部肌腱全层撕裂（白色箭头，肌腱不连续）；C.磁共振T$_2$像提示右臀中肌前外侧部肌腱全层撕裂伴周围软组织肿胀（白色箭头，增强信号）

估，特别是在需要手术治疗时。动态超声可以提供大转子上突然异常移位的髂胫束或臀大肌的实时影像，这和髋关节运动过程中产生的疼痛性弹响有关。

五、转子周围区域疾病的相关治疗结果

（一）转子滑囊炎

转子滑囊炎的临床特征是髋部外侧区域慢性、间歇性疼痛，常放射至大腿外侧区域或臀部。通常的病因是劳损，继发于髋关节屈伸过程中大转子和髂胫束之间反复摩擦，多见于老年女性。转子滑囊炎也常见于长跑的年轻人、下腰痛患者、弹响髋、髂胫束综合征、全髋关节置换、截骨术患者及其他改变正常步态的相关疾病因素。Schapira等通过对72例症状性转子滑囊炎进行2年随访观察记录了这些鉴别诊断，其中91.6%患者存在影响该区域的其他疾病，如同侧髋关节和腰椎骨关节炎。此外，患者自述常在患侧交叉坐位、长时间站立或行走及患侧卧位时由于直接压迫炎性滑囊出现症状。更常见的是，在髋关节查体时该区域触诊按压可直接诱发疼痛并偶尔伴随局部皮温升高或肿胀。进一步检查会发现Patrick-FABERE（髋屈曲、外展、外旋和伸直）试验阳性和抗阻力外展痛。Ober试验（前述）可以用于

评估髂胫束的紧张度，当髂胫束过度紧张则呈现阳性。

尽管大转子周围滑囊区域偶尔会出现钙化征象，但是普通X线片常不能显示。Karpinski等回顾了15例基于临床症状和大转子处局部压痛体征诊断的转子滑囊炎患者，结果报道12例髋关节影像学显示完全正常，只有3例出现小的软组织钙化征象。动态超声可作为另外一种影像学检查，除了排查GTPS的其他伴随疾病包括弹响髋和臀中肌和臀小肌的撕裂外，超声也有助于转子滑囊炎症的诊断。MRI能够排查引起髋部外侧疼痛的其他病因，并能够在一定程度上显示大转子区域的炎性反应（图30-5）。有学者对24例髋部外侧疼痛和大转子压痛的女性GTPS患者的MRI进行回顾，发现臀中肌肌腱炎占62.5%，臀中肌撕裂损伤占45.8%，转子滑囊炎仅占8.3%。

通常来说，转子滑囊炎具有自限性且对非手术治疗有效，如休息、冰敷、抗炎药物及拉伸、屈曲、肌力训练和步态训练。如果经上述治疗症状仍然持续，局麻下大转子滑囊注射糖皮质激素能够使60%～100%的患者疼痛得到有效缓解。对于初次激素注射有效但症状复发的患者，可以在转子周围区域再次注射。

非手术治疗是主要的治疗方法（除了顽固性病例），顽固性病例需要行外科手术治疗。早期患者需要行髋关节MRI检查臀中肌和臀小肌有无损伤。转子滑囊切除术被用于顽固性转子滑囊炎。

关节镜下滑囊切除术近来成为流行趋势。Baker等近来对25例关节镜下滑囊切除患者行前瞻性随访研究，随访26.1个月，发现所有患者VAS评分、Harris评分和SF-36评分均显著提高，通常术后1～3个月患者状态显著改善并长久保持。

有学者认为导致滑囊受压、发炎、疼痛并引起转子滑囊炎的原因是髂胫束，Farr等介绍了关节镜下滑囊切除结合髂胫束松解的手术方法，2例接受这一手术治疗的患者疼痛完全缓解，回到他们的职业和娱乐运动中并且没有复发。Craig等报道了15例患者（17个髋）行髂胫束Z字形延长术，作者发现随访47个月后，8个髋症状完全缓解，8例髋症状部分缓解，1个髋术后症状无改善。

根据我们的经验，对于没有临床检查提示髂胫束过紧或机械性外源性弹响髋的病例，单纯滑囊切除术就足够了。如果可以触及或观察到髂胫束过紧引起的大转子弹响或者查体Ober征阳性表明髂胫束紧张，这时需要在滑囊切除术后行髂胫束后1/3松解术。

（二）外源性弹响髋（弹响髋综合征）

外源性弹响髋主要是由于过度肥厚、后侧过度紧张的髂胫束或臀大肌前部肌腱滑过大转子时产生。当髋关节处于伸直位时，髂胫束处于大转子后侧，当髋关节屈曲时髂胫束从大转子后侧滑向前侧。在髋关节屈伸活动中，前方紧张的阔筋膜张肌、后方臀大肌及臀中肌的腱膜部都能限制髂胫束滑过大转子。髂胫束滑动过程中产生了髋关节弹响的感觉，导致髋部外侧疼痛，且患者会时常自诉髋关节从屈曲到伸直过程中能明显触及或听到髋部外侧弹响。患者病史常包括在弹响髋形成之前有外伤史，但这比非外伤性、隐匿性发作者少见。有症状的外源性弹响髋患者往往在20岁左右时运动量过大。

典型症状是患者大转子周围区域存在疼痛和弹响。怀疑外源性弹响髋的患者临床查体时需要患侧在上侧卧位。嘱患者主动屈曲髋关节，检查者触诊大转子感觉髂胫束的弹响。重复屈髋并按压大转子近端区域可以避免关节弹响即可诊断。实时动态超声检查可以用于观察弹响现象和伴随的滑囊炎情况，同时也可以排除其他引起疼痛的因素。影像学检查非常重要，X线片可以明确游离体和滑膜软骨瘤等引起关节弹响的内在因素。通过X线仔细观察评估潜在的发育异常很重要，有些发育不良患者紧张的髂胫束试图增加关节的动态稳定性，但是X线片通常表现为阴性。尽管MRI可以显示增厚的滑囊，但对弹响髋的诊断作用不大。实时动态超声可以用来显示弹响现象和伴随的滑囊炎，同时可以排除其他潜在的疼痛因素。

对于众多外源性弹响髋患者，患者既可以表现为无症状，也可能需要接受非手术治疗如休息、改变运动类型、拉伸、抗炎药物、糖皮质激素注射。在最疼痛部位局麻下注射糖皮质激素配合物理治疗被认为是最基本的诊断和治疗方法。偶尔有非手术治疗无效的外源性弹响髋患者需要手术干预。骨科文献中曾报道过一些手术技术，但大部分文献是个案报道或结果混杂的有限的研究系列。用于治疗顽固性弹响髋的开放性手术已被报道，包括椭圆形切除覆盖在大转子上的髂胫束并切除转子滑囊。髂胫束"Z"字成形术是另外一种行之有效的手术选择。Brignall和Stainsby报道了8例髂胫束"Z"字成形术治疗有效的患者，随访3年发现所有8例患者疼痛和弹响征象全部缓解。Provencher等回顾了平均年龄25.6岁的8例患者（9个症状性弹响髋），描述了髂胫束"Z"字成形术的结果：所有8例患者在平均22.9个月随访时弹响髋症状完全消失，8例患者中有7例完全恢复自由不受限的运动。一种更加微创的松解方法，即在大转子表面筋膜做一长约10 cm纵行切口后再行横向切开也被报道过，White等回顾了16例接受这种治疗的患者，在平均32.5个月随访时87.5%患者症状缓解。转子截骨降低术可以用来治疗非手术治疗无效的慢性持续性转子滑囊炎患者，或作为髂胫束松解和滑囊切除术后失败的补救措施。Govaert等报道用这种手术方法治疗的12个髋关节中有11个获得很大改善，平均随访时间为23.5个月，所有患者术前经至少1年的非手术治疗无效，其中5个髋关节还接受了髂胫束纵向松解和转子滑囊切除术。

虽然这些切开手术技术治疗外源性弹响髋取得了良好的效果，但关节镜下髂胫束松解术被认为具有良好的前景。髂胫束可以通过"由外向内"和"由内向外"方法松解（图30-7A、B）。由外向内技术由Ilizaliturri等报道，在该研究中，11例患者接受关节镜治疗，先用射频钩刀头对髂胫束

垂直切开，然后在垂直松解的中点处做一横行切开，形成十字形松解，再将周围四瓣切除，形成一个钻石形缺损。所有11例患者无术后并发症并完全恢复伤前运动水平。

（三）臀中肌和臀小肌撕裂

臀中肌撕裂可表现为间隙性撕裂、部分撕裂和全层撕裂，全层撕裂范围较大。臀中、小肌在大转子止点的撕裂类似于肩袖撕裂。髋钙化性肌腱炎和臀中、小肌的撕裂有关，因此进一步证实与肩袖损伤相似。与肩袖损伤相类似，臀中肌和臀小肌损伤属于慢性磨损。特别是臀中肌与冈上肌相似，止于大转子外侧和后上面，像冈上肌一样产生矢向力。臀小肌类似于肩胛下肌，止于大转子前侧面，和肩胛下肌一样提供内旋动力。通常情况下，臀中肌的前束纤维和臀小肌深部纤维最容易受累。据估计，25%女性和10%男性会有外展肌撕裂。女性发生率高于男性，其比例约为4∶1，提示由于女性骨盆外展肌的矢向力与男性不同，可能因此存在潜在的病理机制。

作为引起患者症状的主要原因，外展肌肌腱撕裂损伤发病率渐增，可能是由于MRI在诊断中的应用，这种损伤女性多于男性，可能和女性骨盆更宽有关。外展肌损伤最初在顽固性转子滑囊炎清理术、全髋关节置换术及股骨颈骨折等开放性手术时被发现。然而，外展肌撕裂也可发生于正常髋关节的创伤或者原有外展肌腱疾病。

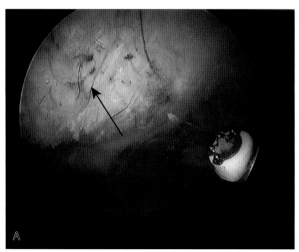
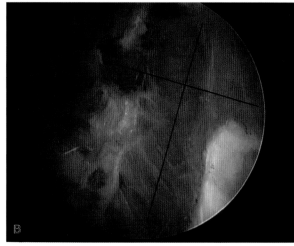

图30-7 如果在修复部位出现髂胫束压力过高，可在直视下进行十字交叉松解。A.可以看到侧面的直接压力明显增加（黑色箭头）；B.用标准的进出技术行十字交叉松解（黑色十字交叉线表示）

Bunker等前瞻性研究了50例股骨颈骨折患者，发现22%患者存在臀中肌和臀小肌的撕裂。Howell等前瞻性研究了176例因骨关节炎行全髋关节置换术的患者，发现20%存在退变性撕裂。

尽管可能存在创伤事件，但这些症状的发作多为隐匿性和非创伤性的。长时间单腿站立可以诱发疼痛症状。体格检查常显示大转子止点处触诊压痛、髋外侧疼痛及髋外展力减弱。在屈髋90°抗阻力外旋或髋伸直抗阻力外展时可以诱发髋部疼痛和无力。

怀疑外展肌肌腱疾病诊断性影像学检查通常从患侧髋关节X线片开始，虽然X线片通常阴性，但是大转子止点处可能发现钙化灶（图30-5）。超声检查显示水肿和增厚的外展肌肌腱提示肌腱病或肌腱损伤。但是臀中、小肌撕裂的最终诊断常需要MRI，特别是在伴随急性或顽固性转子滑囊炎时。近来MRI的发展使得部分撕裂和全层撕裂及实质内脂肪浸润均能被鉴别。Cvitanic等回顾性研究74例髋关节MRI，将15例手术证实外展肌撕裂病例和另外59例对照组病例进行对照，结果发现MRI诊断臀中肌和臀小肌撕裂损伤的准确率为91%。在这个研究中，外展肌损伤的统一征象为T_1相上肌腱不连续（图30-6B），T_2相上大转子后上区域信号增高（图30-6A和C）。

非手术治疗一般作为最初的治疗手段，包括抗炎药物、休息及围绕肌力和活动度训练的物理治疗。持续性疼痛和肌力减弱妨碍日常活动的顽固性病例可能需要手术治疗，而持续性疼痛严重影响了日常活动则更进一步提示需要外科手术干预。开放性手术已用于治疗臀中、小肌撕裂。内镜手术治疗臀中肌和臀小肌钙化性肌腱炎也已被Kandemir等报道，同时Voos等报道臀中、小肌肌腱撕裂的镜下修补技术。最近，Voos等回顾了10例接受关节镜下臀中肌修补术患者，结果发现所有10例患者疼痛完全解除，90%的患者在平均25个月随访时重新获得正常的髋关节外展肌力。

六、作者推荐的手术技术

（一）关节镜探查

髋关节镜的逐渐流行和技术进步使得对转子区域解剖的理解更加深入。关节镜下转子周围区域的边界包括外侧的阔筋膜张肌和髂胫束、内上方向的外展肌、内下方的股外侧肌、上方的臀大肌及后方的臀大肌腱。准确的入口在髋关节镜手术中非常重要，在转子周围间室髋关节镜手术时，可以同时使用传统入路和特殊入路。中前入路位于髂前上棘外侧2 cm，大转子凸起的中心点水平，阔筋膜张肌和缝匠肌之间（图30-8）。可以通过X线透视获得大转子外侧凸起处获得最佳的中前入路。在髋关节屈曲0°～20°、外展20°、内旋10°～15°位置置入工作鞘管，向后直接指向大转子外侧凸起，在髂胫束覆盖大转子滑囊和大转子之间的区域前后滑动，这是钝性鞘管置入最安全的起始位置。如果刚开始鞘管置入距离太靠近端，则会损伤臀中肌纤维组织；如果鞘管放置太靠远端，则鞘管可能破坏股外侧肌的纤维。这种技术类似于在肩关节肩峰下间隙的操作，髂胫束就相当于肩峰下表面。将70°关节镜放入鞘管，镜头可以直接向远侧观察。起初可以看到臀大肌在髂胫束后缘的止点，应从臀大肌止点远、后方开始环形检查。这可以通过将70°镜放置在前方

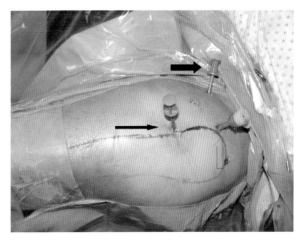

图30-8　左髋粗隆周围间隙入路的术中所见。 前入路（黑色粗箭头）位于髂前上棘外侧1 cm，位于阔筋膜张肌和缝匠肌的间隙。后远端入路（黑色细箭头）位于大粗隆顶点和途经大粗隆后1/3平分线的股外侧肌结节连线的中垂线上。第三个入路（透明箭头）可以放置在后远端入路延长线与大粗隆顶点近端水平。该入路可以便于近端操作，利于使用更远端的镜下视野。（引自：Voos JE, Rudzki JR, Shindle MK, et al. Arthroscopic anatomy and surgical techniques for peritrochanteric space disorders in the hip. *Arthroscopy*, 2007, 23(11):1246.e1–1246.e5. ）

入路进行，摄像头和光源均放置在近端指向远侧。转子周围间室通常用约50 mmHg的水压膨胀，有时需要切除视野中的纤维束。如果需要的话，可以用射频消融刀头或标准电凝进行止血。

（二）转子滑囊炎

一旦完成定位，通过中前入路置入70°镜头，光源和摄像头均指向远侧。首先看到的第一个结构是股外侧肌下方臀大肌腱股骨止点，这个止点可以作为一个标志在该间隙里提供很好的方向（图30-9）。通常没有必要在臀大肌肌腱远侧进行操作，且必须避免进入臀大肌肌腱后方探查，因为坐骨神经位于近端（2～4 cm）。当光源指向股骨外侧面时，可以看见股外侧肌的纵行纤维，并向近端走行至股骨脊。在股骨脊的近端可以看到臀中肌的止点和肌腹（光源指向前上）。臀中肌在大转子上有两个独立的骨性附着点，后部肌纤维止于大转子后上面，大部分中束和所有前束纤维附着于大转子的外侧面。臀小肌的止点位于更前方，且大部分被覆盖。最后探查近端和外侧，可见髂胫束。

进行关节镜探查以后，在前外侧入路远侧4～5 cm处关节镜监视下置入腰穿针，这时可以建立转子周围区域间室远端入路，其位置在大转子顶点和沿大转子中线的后1/3的股结节中间，大致与前外侧入路点在同一条直线上（图30-8）。这种入路的设置便于直接进行探查和手术操作。在转子周围间室远端入路置入刨刀，在远侧区域进行转子滑囊彻底切除。最初，在臀大肌止点远侧清除肿胀的滑囊组织和纤维束，射频装置可以用来间歇性止血，自远向近地行滑囊切除（图30-10A～C）。可以在前外侧入路近侧2～3 cm制作一个转子周围间室近侧附加入路（PPSP），大致和前外侧入路在一条直线上，可以进入炎性滑囊最近端区域。这个入路也可以作为一个观察入路以获得一个更全面的视角来观察潜在的病变，特别是便于进行更近端操作，也可以用于更远端的探查。

（三）外源性弹响髋（弹响综合征）

在进行滑囊彻底切除术后可以行髂胫束的探查。弹响髋的实质是增厚的髂胫束后1/3滑过大转子。在大转子外侧突起处常可以看到一个"接吻征"：与撞击区一致的挫伤或充血区域（覆盖在大转子上的肌腱磨损或充血）（图30-11A）。在中前入路置入70°镜头，腰穿针插入该区域以90°的角度直达最大的激惹区，它通常在大转子外侧突起。在这一入路经皮置入尖刀片或射频刀头，通常位于转子周围入路的后外侧入路的更后方。通过这一入路，可以做部分横向或十字形延长。为防止横向切割，刀片旋转90°朝向后方，向后方松解直至看见臀大肌纤维。当在这一转子周围区域行"由内向外"松解时，由于能够直接观察转子上的损伤区域，因此很容易明确松解是否彻底（图30-11B）。

（四）臀中、小肌损伤

关节镜术中探针可以直接探查外展肌，明确撕裂肌腱的位置。有时需要轻轻牵引髋关节使臀中肌纤维保持紧张，可以更清楚地分辨近端滑囊组织和臀中肌纤维。70°关节镜置入这个PPSP入路可以获得外展肌全部视野，操作工具通过中前入路和前外侧入路置入。通常臀中肌在大转子外

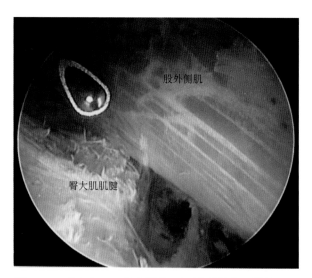

图30-9 前中部70°观察臀大肌远端附着在股骨处。坐骨神经位于臀大肌腱止点后3～4 cm，所以术中看到臀大肌腱有助于避免坐骨神经的损伤。滑囊切开范围远端可至臀大肌肌腱止点，位于股外侧肌纵行纤维的后方。当镜头对向股骨，可以看到臀大肌肌腱止于股外侧肌纵行纤维的后方

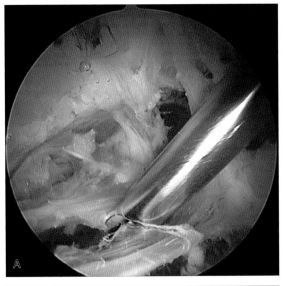
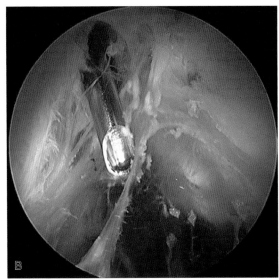
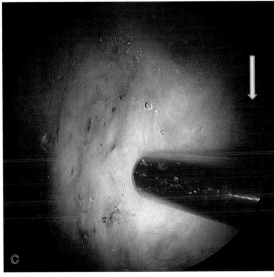

图30-10　A.髂胫束（图右）、大转子、臀中肌和股外侧肌（图左）间的炎性增厚的囊性组织；B.彻底清创，直至转子周围解剖呈现；C.一旦囊性组织清除，会看到臀中肌的肌纤维（白色箭头）及大转子（刨刀位置）

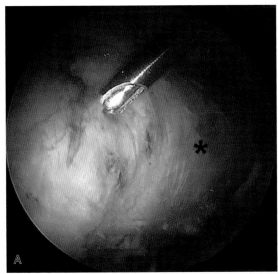
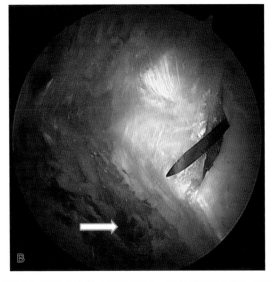

图30-11　A.镜下所见的髂胫束后1/3与大粗隆表面腱性组织撞击所形成的淤血损伤区域。股外侧肌腱可见（黑色星号）。B.通过"反向"入路在粗隆周围间隙通过11号刀片自髂胫束中后1/3连接处向后松解之臀大肌（白色箭头）

侧面远处止点退变和撕裂。多数撕裂是下表面撕裂，类似于肩袖的关节面撕裂，撕裂向后延伸最终成为全层撕裂。在臀中肌的前缘，臀中、小肌之间的层面可以更好地观察肌腱的下表面（图30-12A、B）。如果肌腱止点处过薄，最好将其转化为全层撕裂，因此必须准备好骨床重新固定。

外展肌撕裂的修复类似于肩袖损伤的修复。一旦证实肌肉撕裂，就用抓钳把肌腱断端拉回解剖足迹的位置，评估一下肌腱的质量和移动度。然后使用动力刨刀修整肌腱的边缘，然后用打

磨刀头将大转子去皮质处理以利于愈合（图30-13A、B）。由于大转子处骨质情况特殊，通常使用金属或PEEK锚钉固定。锚钉可经皮置入以获得最佳的置入角度（图30-14），用腰穿针寻找置入锚定的正确位置和角度。通常行髂胫束松解的入路可以用于锚钉置入，这时X线机透视明确锚钉位置（图30-15A、B）。臀中肌在大转子外侧面的撕裂需要在肌腱足迹处均等地放置2～4颗锚钉。锚钉置入后，用过线器将缝线依次穿过肌腱的游离缘，锚钉的数量由撕裂的大小决定。然后用关节镜下标准打结技术进行打结，把肌腱断端固定

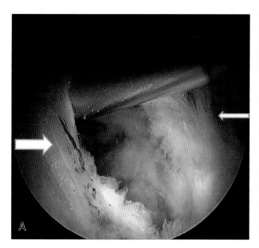
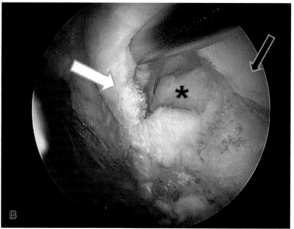

图30-12　A.进展到臀中肌前缘平面，位于臀小肌（细白色箭头）和臀中肌（粗白色箭头）之间。为获得肌腱底面的良好视野，将70°镜头深入粗隆周围间隙近端入路能获得较广泛的外展肌视野。B.内镜可见臀中肌撕裂（粗白色箭头），暴露出肌腱进入的位置（*），臀小肌前方肌腱纤维完整（粗黑色箭头）

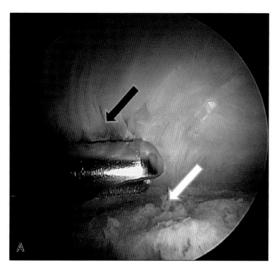
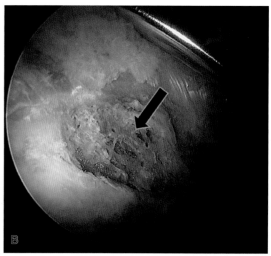

图30-13　A.关节镜可见臀中肌撕裂（黑色箭头），剥去大转子外侧部皮质（白色箭头）；B.多孔出血点有利于肌腱愈合（黑色箭头）

至解剖足迹处。加长的工作套管有助于镜下管理缝线和打结。在过线后，用推结器行镜下滑结、锁结将臀中、小肌撕裂端重新固定回大结节足迹处（图30-16A～C）。作者推崇将1枚锚钉上的缝线相互垂直做两个褥式缝合。

MRI上显示的下表面部分撕裂伤通常在关节镜下很难发现，因此镜下需要仔细探查，重度的部分撕裂需要被解离下来，然后进行标准修复。也有专家报道了经肌腱修复技术。那些术前髂胫束过度紧张（Ober征阳性），或者由于与髂胫束直接接触引起的局部炎症，这时需要用此前介绍的技术行髂胫束松解。

七、髋关节镜下修补术后康复训练

髋关节髂胫束松解术和大转子滑囊切除术后的康复训练，建议前2周扶拐行20磅全足触地负重，然后根据耐受能力逐渐过渡至全部负重。在患者疼痛允许后尽快行活动度训练及髋关节的无阻肌力锻炼，术后应避免使髋关节外侧疾病加重的过度康复治疗。

臀中肌修补术后所有患者给予拐杖和髋关节外展支具，保持髋关节10°外展，6周之内行20磅的全足触地部分负重。术后立刻开始每天2～4 h被动活动度训练，髋关节可以被动屈曲至90°，被动外展也一样，两者都可以降低瘢痕形成和外侧区域粘连的风险。术后至少6周内应避免髋关节主动外展和内外旋，被动内收不能超过中立位，被动外旋不能超过30°。由于多数是老年患者且术后6周内需要久坐，术前应该评估深静脉血栓的风险并采取适当的预防措施。术后2周患者应开始髋部伸肌、外展肌和外旋肌等长收缩训练及股四头肌的电刺激。术后4～6周患者开始髋部屈肌和股四头肌的锻炼，6～8周时逐步过渡至完全负重。10周时在耐受范围逐步进行负重、全部下

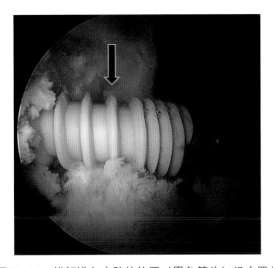

图30-14 锚钉进入皮肤的位置（黑色箭头）经皮置入铆钉。置入铆钉时需要良好的肌止点印记视野。此例手术第一颗铆钉使用双股线，偏后方置入。鉴于粗隆骨质通常较硬，所以通常使用尖锐的铆钉便于置入

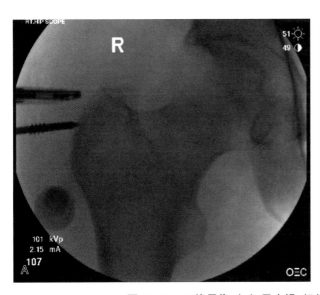

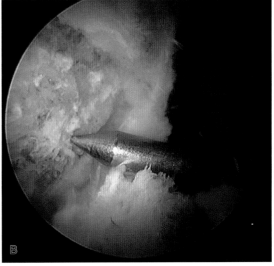

图30-15 X线显像（A）及直视（B）下来确定钻头位置在转子周围

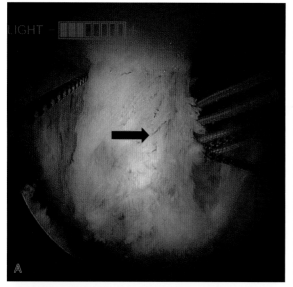

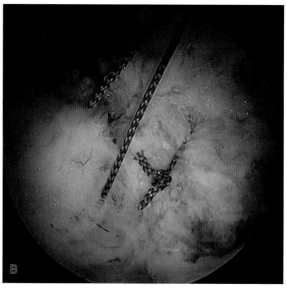

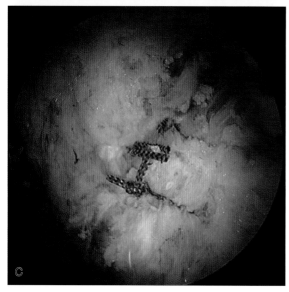

图30-16　A.此例手术中，双股线的铆钉于臀中肌腱撕裂点远端置入，所以在外侧面的前后区域可以共有四根线通过撕裂的肌腱边缘（黑色箭头）。B.一旦铆钉在预处理的骨腱结合部固定，使用标准的穿线器将缝线穿过肌腱的断端。拉线的目的在于使腱骨面得到最大限度的接触。虽然每个撕裂治疗不尽相同，但一个水平褥式结加一个普通线结足以达到双排线固定的效果，达到良好坚强的解剖重建。一旦缝线收紧打结，最终的效果需要确保腱性印记与相关骨面解剖重建。C.尽管每一处撕裂都需要单独考虑，但需要注意用双线缝合来保证坚固的固定效果

肢力量训练和向心训练。3～6个月后患者疼痛减轻，股四头肌和腘绳肌肌力和对侧相同，下台阶测试正常。等到患者髋外展肌力平衡能够单腿站立支撑骨盆时就可以练习跑步了。

八、切开修补技术

对于关节镜下不能直接修补的巨大撕裂，有些切开修补技术被报道过。根据笔者的经验，切开直接修补适用于完全断裂并伴有断端回缩的外展肌撕裂，但肌肉质量必须是好的。切开修补可以改善近端组织的活动性，以减少修补的张力。

伴随回缩和脂肪浸润的慢性撕裂可能需要利用某种肌腱转移修复技术；类似于背阔肌转移修补不可修复的冈上肌损伤或胸大肌转移修复肩胛下肌的撕裂。

Whiteside等报道了一项新技术，在全髋关节置换翻修术中用臀大肌后侧肌瓣转移修复大转子骨溶解造成的外展肌止点缺失。这项技术应用于5名患者，另5名患者大转子骨溶解未给予肌瓣转移修复，术中制作6～10 cm臀大肌后侧肌瓣，转移至大转子外展肌缺损区，并缝合固定至髋关节的前关节囊（图30-17）。术后康复方案包括扶双拐部分负重，8周内禁止髋关节外展训练。这项研究结果显示和未接受治疗的患者相比，用臀大

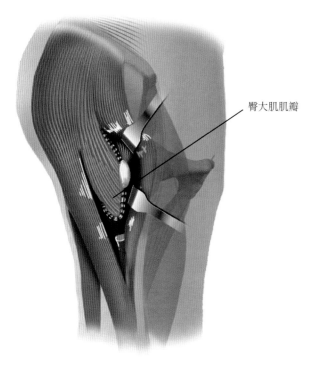

臀大肌肌瓣

后面　　　　　　　　前面

图30-17 转移后臀大肌肌瓣重建因大转子不连所致的外展肌缺失。一个6～10 cm长、由臀大肌后部组成的肌瓣局部转位至外展肌缺损处，与髋关节前方关节囊、股四头肌残端以及臀中肌后缘相吻合。（引自：Whiteside LA, Nayfeh T, Katerberg BJ. Gluteus maximus flap transfer for greater trochanter reconstruction in revision THA. *Clin Orthop Relat Res*, 2006, 453:203–210.）

肌瓣转移修复技术能够减少疼痛，减少跛行，减少步行架的使用。作者认为这项技术具有前景，但还需要其他研究来证实。笔者将这项技术进行改良，不是用于全髋关节置换中，而是用于巨大回缩并伴有脂肪浸润的外展肌修复中。在这些病例，笔者把臀大肌筋膜的前束纤维转移并重新固定至大转子外侧面，为外展肌腱止点缺损处提供外侧的支撑。

九、结论

转子周围区域疾病的手术治疗适合那些髋外侧持续疼痛和功能障碍且非手术治疗无效的患者。随着手术工具和技术的改进，该部位的关节镜手术对于一部分患者具有良好的前景。对于严重的病例需要切开手术，但目前仍缺少对于需要接受切开肌腱转移手术患者值得推广的最佳治疗策略的大样本量研究。

第31章

髋关节外弹响综合征

原著者　Victor M. Ilizaliturri Jr，Francisco C. Lopez

译　者　邹吉扬

一、引言

近年来，髋关节镜的手术指征已经扩大。这项技术已成为治疗关节外弹响髋的主要方法。传统上，将弹响髋描述为3种类型：外侧型，内侧型，关节内型。关节内型弹响髋是指卡住（catching）、交锁等造成的髋关节机械症状，这些机械症状也被诠释为类似弹响的症状。游离体、盂唇及圆韧带的撕裂亦被描述为所谓"关节内弹响髋"的病因。现如今，因为我们在确定关节内病变时变得更加细化，所以关节内型弹响髋这一名词已被弃用。即使外侧型弹响髋和内侧型弹响髋都被称为弹响髋，但它们的病因却完全不同。第一种弹响髋被公认称之为外侧型弹响髋。它是在髋关节屈伸活动时，髂胫束（ITB）在股骨大转子表面滑动产生的。内侧型弹响髋首先报道于阿根廷，它是由髂腰肌腱在髂耻粗隆或股骨头表面滑动产生。由于内侧型和外侧型弹响髋的病因不同，因此它们各自的病程、体格检查、诊治也完全不同。

二、外侧型弹响髋

外侧型弹响髋是由于髂胫束后缘和臀大肌前部肌纤维的增厚造成的。这些增厚的纤维位于股骨大转子后方，在髋关节屈伸过程中滑过大转子而产生弹响。在更严重的病例中，甚至于髋关节的旋转都能引起这种弹响。

（一）临床表现

这种弹响常能很随意地产生，患者往往可以主动随意地向医生展示。而无症状的弹响总是被认为是正常的现象。诊断是显而易见的，在髋关节屈伸会发生弹响（笔者推荐患者在侧卧位时被动屈伸其髋关节）（图31-1）。在一些病例中可以观察到皮下的这种滑动弹响，在其他病例中可以将整个手掌置于大转子区域从而触及弹响（图31-2）。另有一种不同的外侧型弹响髋的表现形式，也被患者描述为"脱位髋关节"的能力。倾斜骨盆站立的同时旋转患髋往往可引出弹响（图31-3）。这种随意的"脱位者"大多数时是无疼痛感的，只需通过拉伸训练髂胫束来治疗。有症状的外侧型弹响髋总是伴有大转子区的疼痛（图31-4）。疼痛继发于大转子滑囊炎、髂胫束炎症或外展肌腱的病变。体格检查时往往Ober试验阳性（图31-5）。当发现合并Trendelenburg步态时要怀疑合并外展肌撕裂，这是外科治疗的指征之一。这类患者最初的Trendelenburg试验可能是阴性，但进行Trendelenburg疲劳试验可能会有阳性发现。Trendelenburg疲劳试验要求患者单腿站立超过10 s，10 s为一周期，每次递增10 s，若20 s内出现Trendelenburg阳性表现则提示外展肌病变，该试验应与对侧对照进行（图31-6）。

（二）外侧型弹响髋的影像学

需要拍摄骨盆前后位X线片以鉴别骨性异常、钙化或其他病变。可以通过动态超声检查证实弹响的存在，同时可以探测到如肌腱炎、滑囊炎、

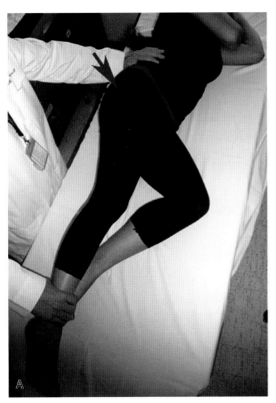
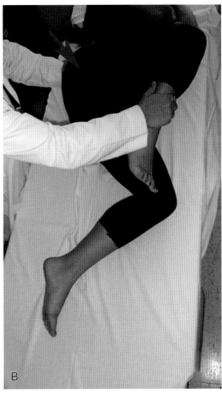

图31-1　被动诱发外侧型弹响髋弹响（患者左侧卧位）。A.髋关节和膝关节位于伸直位，当被屈曲时会在红色箭头指示的部位产生弹响（屈伸时产生弹响）；B.被动屈髋

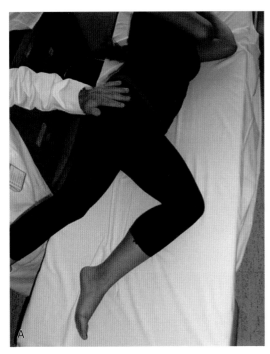
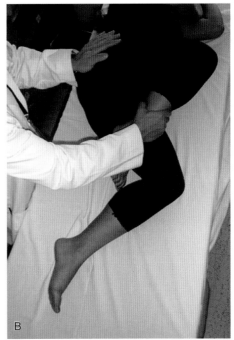

图31-2　图31-1显示了被动诱发外侧型弹响髋弹响。在这个病例中，将手掌展开置于大转子外侧，可触及弹响。A.伸；B.屈

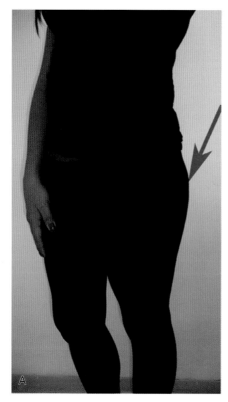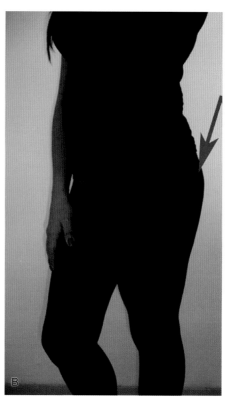

图31-3 "髋关节脱位者"的髋弹响。A.患者站立；B.在骨盆向外侧倾斜并旋转时，在大转子区发生弹响（红色箭头）

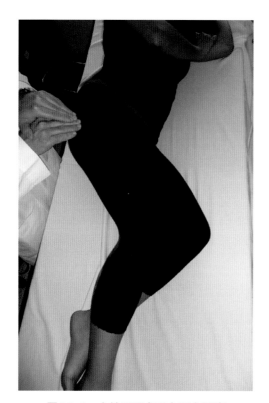

图31-4 大转子顶点后方可有压痛

肌肉撕裂等合并病变（图31-7）。髂腰肌滑囊炎和外展肌撕裂还可以通过MRI检查诊断。

（三）非手术治疗

很多有症状的病例可以通过伸展性物理治疗、非甾体抗炎药物、大转子滑囊注射皮质醇激素得到改善。物理治疗一般疗程为2个月，1个疗程结束后需复诊，如果没有获得改善，可考虑手术治疗。转子滑囊部位注射皮质醇激素最多3次，注射后需要休息3 d，并且3 d内暂停物理治疗。非手术治疗无效时可以考虑外科手术。切开松解或延长髂胫束是治疗外侧型弹响髋的传统术式。近年来，笔者已描述过通过内镜技术松解髂胫束来治疗外侧型弹响髋。

（四）内镜下髂胫束松解

笔者所提出的内镜下松解髂胫束治疗外侧型弹响髋：患者被置于类似髋关节置换的侧卧体位，

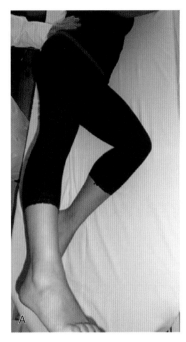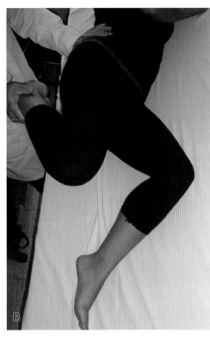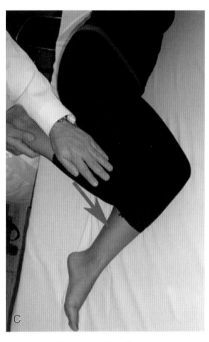

图31-5 Ober试验。A.患者侧卧位并主动外展髋关节（该患者右髋外展）。B.屈膝并停止外展髋关节，膝关节可下落至对侧膝关节为结果阴性。若髋关节保持外展状态，为阳性表现，提示髂胫束挛缩。C.检查者将膝关节向下方按压（红色箭头方向），阳性体征时会有弹簧效果被察觉

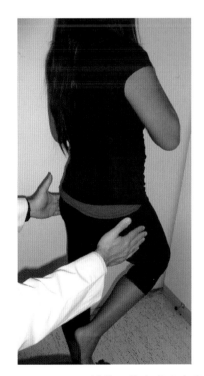

图31-6 Trendelenburg试验。检查者坐在患者后方，双手置于两侧大转子区，患者被要求抬起一侧下肢，如果骨盆保持水平且上半身轻微向负重腿侧倾斜，说明负重腿侧的髋关节外展肌功能足够。如果骨盆向非负重侧倾斜，Trendelenburg试验阳性，说明负重腿侧的髋关节外展肌功能异常

铺无菌单时要保证下肢能自由活动范围足够，以方便手术时能诱发弹响。显露大转子滑囊和髂胫束时不必牵引。大转子是确定手术入口的主要体表标志，需要在皮肤上标记。笔者应用大转子近端和远端两个入口（图31-8），使弹响部位位于两入口之间，以确保所松解的髂胫束是引起病症的部分。笔者同样在皮肤上标记出弹响区域。首先于髂胫束下间隙注入40～50 ml生理盐水，接着使用标准的关节镜套管建立大转子下方入口，走行于皮下，方向指向大转子近端入口，并用钝头套管内芯在皮下和髂胫束间建立操作空间。可以在转子近端入口部位使用穿刺针穿刺，镜下确定近端入口位置。用刨削器清除两入口间髂胫束表面的皮下组织。为保证髂胫束在镜下清晰可见，需要仔细止血。从近端口伸入射频探钩，自转子下口水平纵行向上切开髂胫束4～6 cm。在建立皮下操作空间时水泵压力要调低，避免皮肤出现并发症，纵行切开髂胫束后压力可调高，再于纵行切口中间部位向前横行切开髂胫束2 cm。形成的前上和前下裂唇瓣可用刨削器切除，从而在髂胫束前部形成一个三角形缺损，为处理髂胫束后部提供方便。接着在同样的水平横行向后方切开髂胫束，这是最重要的松解步骤，要一直松解到

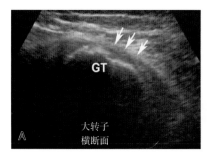
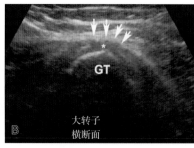
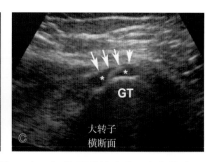

图31-7 这些照片取自于一名右侧外侧型弹响髋患者的动态超声检查。A.大转子（GT）位于照片中央，白色箭头所指即为髂胫束。B.这张照片是髋关节屈曲时髂胫束滑过大转子（GT）的瞬间。白色箭头所指为髂胫束，大转子位于照片中央。注意相对于照片A，髂胫束和大转子（GT）之间的间隙增加（*）。C.当髂胫束（白色箭头）向前滑过大转子（GT），大转子滑囊的滑液（*）显现出来

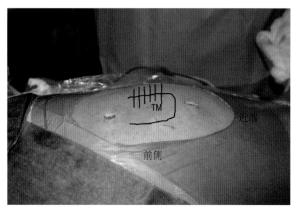

图31-8 右髋髂胫束松解内镜的入口位置。患者左侧卧位，大转子（TM）已被标记。划线指示的是弹响部位。转子近端和转子远端的入口被显示出来

弹响消失。最后切除后上和后下裂唇瓣，最终在髂胫束形成一个菱形缺损区。大转子会在菱形缺损区内转动而不会出现弹响。经缺损区还可以切除大转子滑囊，探查外展肌的撕裂（图31-9和图31-10）。

当我们必须同时进行髋关节镜手术时，可以先让患者侧卧位，关节镜处理完髋关节中央室和外周室后，去除下肢牵引装置，按上述方法行内镜下松解髂胫束。

Voos等提出了另一种技术，即进入转子周围间隙（在髂胫束和大转子之间）及从髂胫束深层面向外松解，该技术尚未有结论报道。

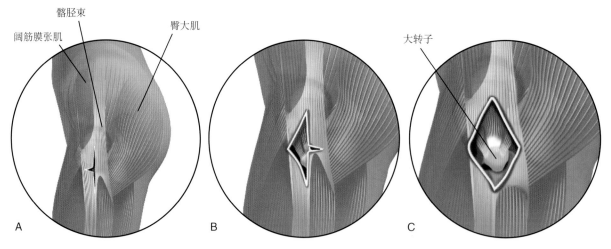

图31-9 内镜下行左髋髂胫束松解手术。A.髂胫束纵行切开和水平向前切开。B.髂胫束纵行切开和向前水平切开所形成的唇状裂瓣被切除后形成三角形的髂胫束缺损，并露出部分大转子滑囊。进行后方的横行松解。C.后方松解形成的裂瓣被切除，形成菱形的缺损窗，可供大转子在其内自由旋转

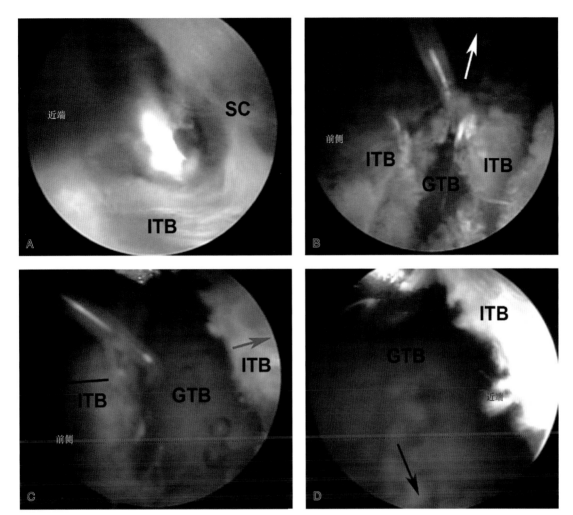

图 31-10　左髋内镜下髂胫束松解手术步骤。A.应用刨削器分离髂胫束外侧面的皮下组织（SC）。刨削器经转子近端入口被置于皮下组织间隙内。自转子远端入口插入 4 mm 30°的关节镜。B.用射频探钩逆向纵行切开髂胫束（ITB）（8 cm 长）。将髂胫束分为前后两部分。从髂胫束切口可以看到大转子滑囊。C.用射频探钩在纵切口的中点做向前方（黑色箭头）和后方（红色箭头）的横行切口。D.切除唇状裂瓣，获得一菱形的髂胫束（ITB）缺损窗。从该缺损窗可以看到大转子（GTB）。黑色箭头指示的是股外侧肌肌纤维

（五）结果

关于外侧型弹响髋手术治疗效果的文献发表较少，而其中的大多数文献报道的也是关于开放性手术松解髂胫束，并且缺少对照比较。最近，笔者报道了内镜下髂胫束松解，同时做大转子滑囊切除、外展肌腱检查。表 31-1 显示出内镜下松解髂胫束对比开放式松解髂胫束在外侧型弹响髋手术治疗中的效果。从这个表格看出，虽然关于内镜技术下手术效果的信息较少，但效果要好于

表 31-1　髂胫束松解治疗结果

作者	例数（髋）	术式	随访	疼痛（例）	弹响复发（例）
Fery 和 Sommelet	35	开放、横切、翻瓣缝合	7 年	21	10
Faraj 等	11	开放、Z 字成形术	12 个月	3	0
Provencher 等	9	开放、Z 字成形术	22 个月	1	0
White 等	17	开放、垂直切开合并多个横切口	32.5 个月	0	2（再手术）
Ilizaliturri 等	11	菱形缺损	25 个月	0	1 例、理疗后好转

已报道的开放性手术效果。

除了弹响仍然残留外，该技术尚未报道有其他并发症发生，而弹响残留被认为是治疗失败。尚需要更多的研究和随访去鉴别和描述可能存在的并发症。坐骨神经毗邻于大转子后缘，在转子周围间隙进行手术操作时我们会担心损伤坐骨神经。但尚未有报道骨神经损伤这一并发症。

（六）康复

内镜下松解髂胫束治疗外侧型弹响髋术后，我们并不限制髋、膝关节的活动范围。告知患者术后3周内扶拐或使用助步器行走，患肢部分负重，以避免由于髂胫束松解所致的疼痛。当弹响合并臀中肌或臀小肌撕裂时，笔者同样要求扶拐或使用助步器部分负重行走，以保护外展肌的修复。

对于不合并外展肌损伤的患者，术后3周开始主动关节活动和肌肉力量训练，术后第4周恢复日常活动，6～8周后可参加体育活动。合并外展肌损伤的患者通常6～8周可恢复日常活动，而恢复体育活动则因人而异。

三、内侧型弹响髋

内侧型弹响髋是由髂腰肌腱在髂耻粗隆或股骨头表面滑动产生。在髋关节完全屈曲时，髂腰肌腱位于髂耻粗隆外侧，随着髋关节伸直髂腰肌腱向内侧移动，当髋关节位于中立位时，髂腰肌腱也移动至髂耻粗隆内侧。高达10%的人会感觉到这种无痛性的弹响，而这种无痛性的弹响被认为是一种正常现象。有症状的内侧型弹响髋患者总是弹响并伴有腹股沟区疼痛，有时疼痛也位于患髋外侧。髋关节从屈到伸时会反复出现弹响，患者会诉说弹响在上楼梯或从椅子上站起时出现。这种弹响总会随患者意愿而发生，这点有助于我们鉴别关节内的病变。

（一）内侧型弹响髋的体格检查

患者仰卧位，患髋屈曲超过90°，然后伸直髋关节至中立位。这个动作会引起腹股沟前方弹响，

检查者会被患者告知这一弹响的发生。从外观我们不能观察到这种弹响，但我们会经常听到弹响（图31-11）。屈髋同时外展外旋、伸髋同时内收内旋会使弹响更加明显。将手放在腹股沟区可以触及弹响的发生（图31-12）。其他的阳性体格检查发现诸如"C"征阳性、滚动试验阳性、撞击试验阳性等可能与关节内病变有关。超过半数的内侧型弹响髋患者合并关节内病变。

（二）内侧型弹响髋的影像学表现

X线片往往是正常的，而在有些病例我们常常会发现髋臼股骨撞击的畸形。腰大肌滑囊造影可以显现肌腱的轮廓，如果在透视下，还可以动态观察到弹响。这项检查主要问题就是能在C形臂的透视视野范围内活动髋关节并使之产生弹响。髂腰肌腱的超声检查可以动态、无创地观察到弹响现象，同样可以发现髂腰肌腱及其滑囊的病理改变。同样，超声检查依赖于检查者的能力和经验。最近，超声检查已被用于来描述髂腰肌弹响的新机制，如二分髂腰肌腱、髂腰肌腱在髂肌上弹响、髂腰肌腱在盂唇滑囊上弹响。因为几乎一半的内侧型弹响髋患者合并关节内病变，因此笔者推荐磁共振关节造影。它能够显现出关节内病变、髂腰肌腱和滑囊的改变（图31-13）。但磁共振关节造影并不能显现出弹响。

四、髂腰肌撞击

无论在自体髋关节还是人工髋关节都会出现髂腰肌撞击。

在自体髋关节的病例中，有学说称由于髂腰肌紧邻髋关节前方，紧张的髂腰肌腱可能是盂唇前方和关节囊损伤（粘连、滑囊炎等）的病因（图31-14）。这种髂腰肌撞击的临床表现可能并不伴有可发觉的弹响，但在主动屈曲髋关节撞击试验、下肢滚动试验时感到疼痛，与盂唇损伤相关的髋关节机械症状较一致。

当髂腰肌撞击出现在全髋关节置换术后的患者时，受累患者的典型主诉是在上楼梯、上下床、从椅子坐起、上下车时感到腹股沟区疼痛，往往不出现弹响或碰撞声。受累患者可能出现痛性跛

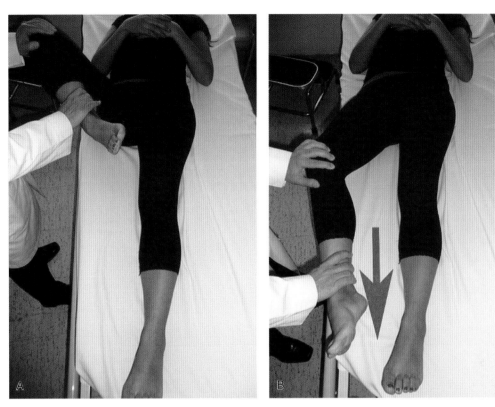

图31-11 A.患者仰卧位，屈髋超过90°同时外展和外旋；B.在髋关节伸直至中立位时（红色箭头指示的活动方向），弹响可能被闻及或感受到

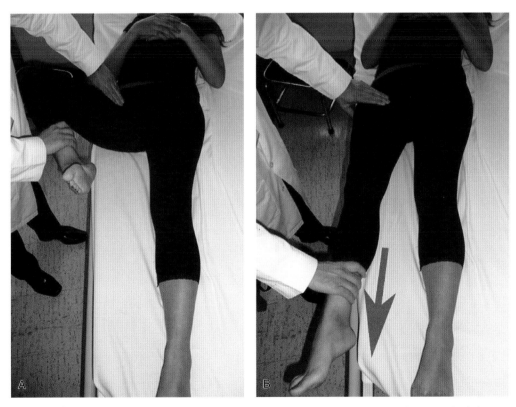

图31-12 仰卧位时查体寻找内侧型弹响髋的弹响。A.髋关节屈曲外展外旋，检查者将手置于患髋腹股沟区以感触弹响；B.髋关节活动至中立位，检查者的手会在腹股沟区触及弹响（红色箭头指示的活动方向）

行。一定要谨记的是，在患者出现全髋关节置换术后腹股沟区疼痛时，首先要评估一些更常见的原因，诸如感染、假体松动、隐匿的假体周围骨折。在X线和CT片上的典型表现是臼杯前缘没有被髋臼前缘骨壁所覆盖（图31-15）。

自体髋关节和人工髋关节髂腰肌撞击的非手术治疗方法是一样的，包括休息、服用非甾体类抗炎药、理疗。髂腰肌药物注射疗效有限，但作为诊断性试验非常可靠。非手术治疗无效，就要考虑手术松解髂腰肌腱。

在自体髋关节髂腰肌撞击的病例中，髋关节镜将会为一些合并的损伤提供帮助，如盂唇撕裂或骨性撞击。

在人工全髋关节的患者出现髂腰肌撞击时，进行髋臼假体的翻修、调整和开放式切开松解髂腰肌腱已被报道。这两种技术在治疗髂腰肌撞击上似乎都有效果，开放式切开松解髂腰肌腱的发病率更低。在全髋关节置换中通过内镜技术松解髂腰肌腱也成为可能，但经同行评审的文献所报道的结果非常有限。

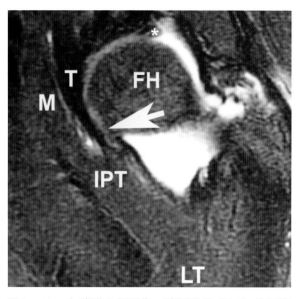

图31-13 左髋磁共振影像。髂腰肌腱（IPT）位于照片中央。近端IPT的腱性部分（T）和肌肉部分（M）可以辨别。白色箭头显示的是与股骨头（FH）颈交界部凸轮状髋关节撞击灶的密切关系。可以在照片上方看到盂唇（*）

五、内镜下髂腰肌腱松解

在过去10年里内镜下髂腰肌腱松解已经得到发展，许多应用在不同解剖部位的髂腰肌腱松解手术技术都是有效的。

自近端向远端，可以从两个不同的位置跨关节囊行内镜下髂腰肌腱松解：①经中央室；②经

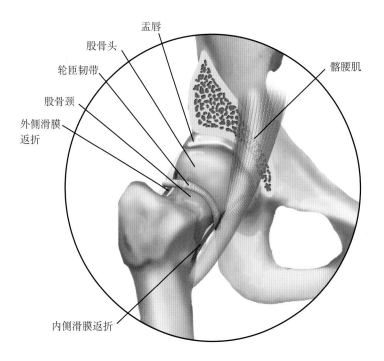

图31-14 髂腰肌、髂腰肌腱（IPT）与髋关节前方的关系。前方盂唇紧贴在IPT后方，两者间仅有一层薄的关节囊。肌腱滑过股骨头移向远端。肌腱位于股骨头颈前下方水平，盂唇前下部的外侧，轮匝韧带内侧（轮匝韧带像皮带一样环绕关节囊）。内侧滑膜返折位于股骨颈下方。外侧滑膜返折位于股骨颈上方

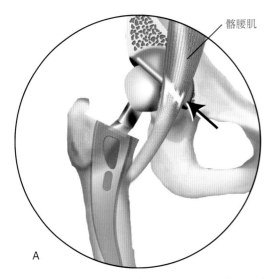

髂腰肌

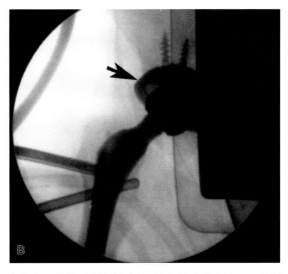

图31-15　A.在全髋关节置换术中髂腰肌的撞击。注意假体突出于骨缘（黑色箭头），该部位发生摩擦。B.小转子水平髂腰肌肌腱松解时的透视照片。黑色箭头指示为臼杯突出骨缘

髋关节周围室。也可以从小转子处插入在髂腰肌滑囊内操作。无论哪一种技术，患者都是按髋关节镜手术体位要求的仰卧位或侧卧位。

刀，在相对于盂唇2：00—3：00方位切开前方关节囊。从关节囊切口可以看到髂腰肌腱纤维。可使用刨削器以更好地显露肌腱。使用射频钩后退式松解髂腰肌腱并保持髂肌的完整（图31-16和图31-17）。

六、跨关节囊髂腰肌肌腱松解

（一）经中央室松解

经中央室行髂腰肌腱松解需要牵引髋关节。前外侧入口（Byrd医生所描述的位于大转子前上角）可作为观察口。通过70°的关节镜确认前方部分关节囊。经前方直入口引入射频钩或香蕉

（二）经外周室松解

经外周室行髂腰肌腱松解不需要牵引髋关节。经前外侧入口引入70°或30°关节镜进入外周室股骨颈前下方。内侧滑膜返折是确定股骨头-颈下方（6：00方位）的最佳标志，必须要确认清楚。可以看到内侧滑膜返折近端起自股骨头-颈交界

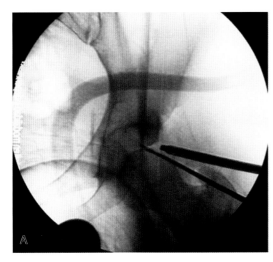

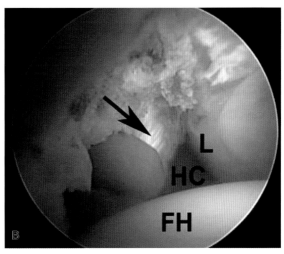

图31-16　（接下页）

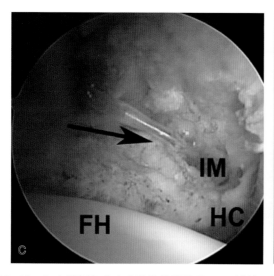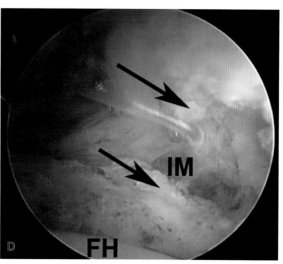

图31-16 A.左髋行经中央室跨关节囊髂腰肌肌腱松解透视照片。从前外侧入口置入70°的关节镜。从前方入口置入关节镜刀并指向髋关节前方关节囊。注意髋关节处于牵引状态。B.关节镜下照片显示髋关节前方关节囊切开。盂唇（L）位于上方。使用射频切开关节囊，通过关节囊（HC）切开的窗口可以看到黑色箭头所指示的髂腰肌肌腱。股骨头位于底部。C.髋关节前方关节囊（HC）被松解后，用射频探钩逆行松解髂腰肌的腱性部分（黑色箭头）。在松解过程中，可以在髂腰肌肌腱后方观察到髂腰肌（IM）。股骨头（FH）位于底部。D.髂腰肌肌腱松解完成后可以将髂腰肌（IM）充分显露出来。黑色箭头指示的是肌腱松解后残端。股骨头（FH）位于底部

下方。将镜头视野旋转至前方关节囊。经前中入口引入器械至外周室。在盂唇和轮匝韧带间、内侧返折上方切开关节囊，显露出髂腰肌腱纤维。一些病例中，前方关节囊和髂腰肌滑囊在这一水平自然相通。可以使用刨削器更好地显露髂腰肌肌腱。最后使用射频钩后退式松解髂腰肌腱，被松解的髂腰肌腱后方的髂肌要保持完整（图31-18和图31-19）。

（三）经髂腰肌滑囊松解

利用辅助入口，紧贴小转子近端引入硬膜外穿刺针至髂腰肌。通过矢状位和冠状位透视定位，穿刺针触及股骨近端前面。当穿刺针到达紧贴小转子近端位置时，拔出针芯，引入导丝，接着引入关节镜套管装置，建立供观察的入口。引入30°的关节镜，在小转子上可以辨认到髂腰肌肌腱的纤维。用硬膜穿刺针以关节镜尖为顶点通过成三角建立第二个辅助入口。一旦在髂腰肌滑囊内观察到针尖，通过导丝及关节镜套管装置建立工作通道。使用刨削器暴露好髂腰肌肌腱，用射频探钩逆行松解髂腰肌肌腱（图31-20和图31-21）。

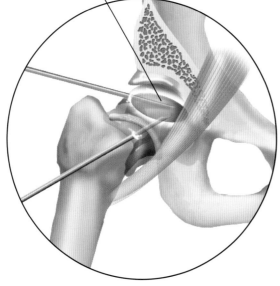

中央室经关节囊松解部位

图31-17 经中央室跨关节囊髂腰肌肌腱松解

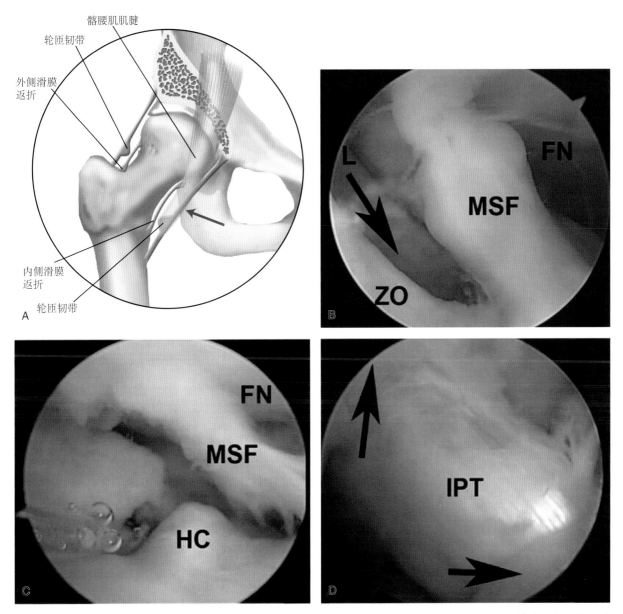

图31-18 A.髂腰肌肌腱（IPT）与髋关节前方的关系。内侧滑膜返折和轮匝韧带也被显示。红色箭头所指示的是关节囊切开的部位，可直达髋周的髂腰肌肌腱。B.关节镜显示股骨颈前下方髋周的视野。内侧滑膜返折（MSF）位于中央，股骨颈（FN）位于右侧。可以在照片底部看到轮匝韧带：黑色箭头所指即为关节囊切开的部位，在轮匝韧带（ZO）和前下盂唇（L）间进入达到髂腰肌肌腱。C.在髋前下关节囊（HC）开窗。内侧滑膜返折（MSF）位于照片中央，股骨颈位于左侧。D.从髋前下关节囊开窗部位可以暴露出髂腰肌肌腱（IPT）：黑色箭头指示的是关节囊切缘

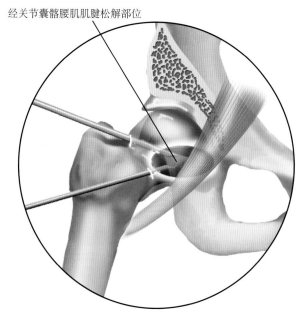

经关节囊髂腰肌肌腱松解部位

图31-19 在髋周跨关节囊行髂腰肌肌腱松解

当进行髂腰肌肌腱松解时，髂腰肌肌腱的外科解剖非常重要。松解的平面决定了切断肌腱多少和保留肌纤维多少。在髂腰肌肌腱的断面解剖学研究中，Zellner等报道在不同的平面髂腰肌肌腱的平均直径及肌腱和肌肉的百分比也不同。它们测量了20具尸体的髂腰肌在盂唇、髋周及小转子止点不同水平肌腱-肌肉单位的直径。他们观察在上述不同平面髂腰肌肌腱和肌肉的百分比，报道的结果是髂腰肌在盂唇水平的平均直径为68.3 mm，在髋周水平为58 mm，在小转子水平为45.7 mm。在盂唇水平肌腱组织占40%，肌肉组织占60%；在髋周水平肌腱占53%，肌肉占47%；在小转子水平肌腱占60%，肌肉占40%（图31-22）。基于这些资料，越靠近端松解就会越多肌肉保留完整，对髂腰肌整体影响越小，理论上对功能影响也越小，但也可能与松解后更频繁的弹响复发有关。对于初次手术的病例笔者一般在盂唇水平松解髂腰肌肌腱。对于全髋关节置换术后出现髂腰肌肌腱炎的患者，由于关节假体前方可能有大量瘢痕组织，笔者首选在小转子水平松解。

（四）结果

内镜下髂腰肌肌腱松解治疗内侧型弹响髋被报道已取得了令人鼓舞的结果。在小转子水平进行松解被报道是最常用的。内镜下小转子水平松解髂腰肌肌腱在治疗运动员的内侧型弹响髋也很成功。大体而言，内镜下松解相比较于开放式手术操作成功率更高，复发率更少，已发表的内镜研究认为这可能是因为关节镜同时处理了合并的关节内病变。文献上报道在治疗合并损伤中多见的是髋关节撞击灶的成形、盂唇修复或部分盂唇切除及软骨损伤修复（清除不稳定软骨和微骨折处理）。表31-2显示了内镜下手术和开放式手术松解髂腰肌肌腱以治疗内侧型弹响髋的比较分析。

报道关于在盂唇水平或髋周水平跨关节囊松解髂腰肌肌腱获得成功的文献很少。作者报道过在小转子水平松解髂腰肌肌腱与跨关节囊在髋周水平松解的前瞻性随机对照研究，表明这两种技术没有显著的差异。

异位骨化已被报道与髂腰肌肌腱松解有关。这种并发症可能需要进一步手术治疗并且影响治疗效果。无论是内镜下还是开放式松解小转子水平的髂腰肌肌腱，都有该并发症的报道。预防性每日服用400 mg塞来昔布似乎可有效预防其发生，但仍需要更多的证据去证明其有效性。在内侧型弹响髋的病例中，复发可能继发于对其伴有的骨性结构异常不恰当处理或不完全矫正。最近有报道称二分髂腰肌肌腱是内镜下髂腰肌肌腱松解术后弹响复发的病因之一。为避免这一并发症，术前尽可能通过影像学检查明确是否有二分髂腰肌肌腱存在（图31-23）。必须要使术者警惕的是出现异常薄的肌腱，这提示内侧可能还有第二根肌腱。经髋周切开关节囊可以观察得更直观。

（五）康复

关节内的发现对髂腰肌肌腱松解术后的康复有很大影响。如果患者由于软骨缺损、软骨下骨裸露而接受微骨折处理，那就需要拄双拐部分负重6周。如果未处理软骨，那么只需要拄拐3～4周以保护因髂腰肌肌腱松解所致无力的屈髋肌。如果患者髂腰肌肌腱松解同时又进行盂唇修复、锚钉缝合，就要在平躺或站立时避免外旋髋关节。患者仰卧位时可以在患侧大腿和足下垫一软枕3～4周以限制外旋。由于髂腰肌肌腱松解后无力，患者术后3～4周内应避免主动屈曲髋关节以预防疼痛。根据已发表的文献，屈髋力量通常

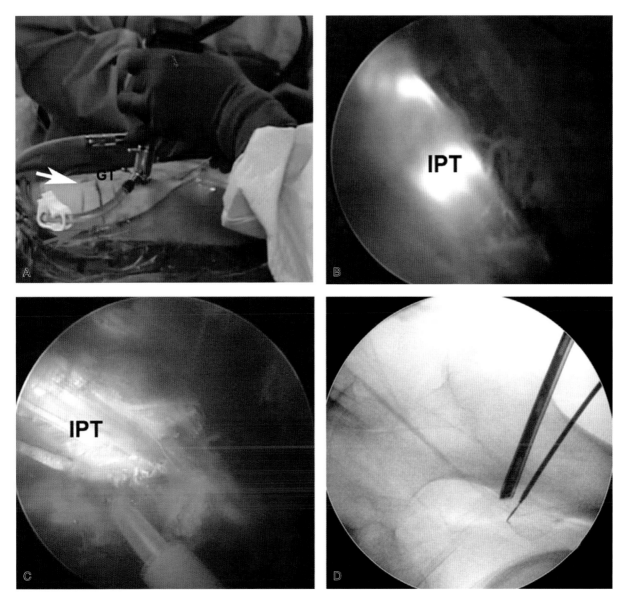

图31-20 在小转子水平髂腰肌肌腱（ITP）的松解。A.GT为大转子的位置。白色箭头指示为关节镜前外侧入口。红色箭头指示的是关节镜前入口。经前下入口置入关节镜，用针建立远端入口。B.髂腰肌肌腱（ITP）位于紧邻小转子的髂腰肌滑囊内部。C.使用射频探钩松解髂腰肌肌腱（ITP）的腱性部分。D.透视片显示了射频钩和关节镜相对于小转子的位置

需要6周的时间恢复。为预防结构粘连，术后应及早开始关节活动度的被动锻炼。

七、小结

最近报道髋周手术显露髂腰肌滑囊的技术和转子周围操作空间是安全的、可重复的，被认为是治疗弹响髋和其他一些病变手术中损伤最小的。早先的报道称内镜技术治疗弹响髋要好于开放性手术。为了对髋关节周围的内镜手术技术做出更充分的评估，还有必要进行更多的研究和更长时间的随访。

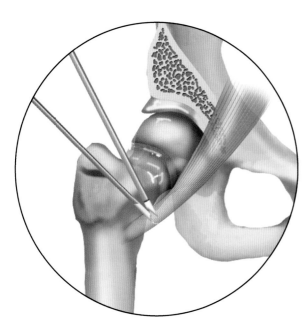

图31-21 髂腰肌肌腱在小转子水平的松解

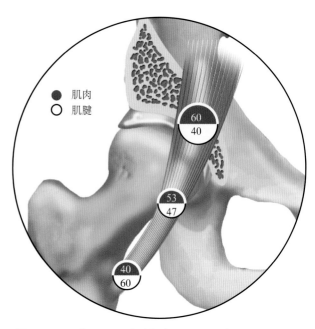

肌肉
肌腱

图31-22 髂腰肌肌腱腱性部分和肌肉部分在中央室、髋周、小转子水平的组成比例

表31-2 髂腰肌肌腱松解治疗结果

作者	例数（髋）	术式	随访	疼痛（例）	弹响复发（例）
Taylor 和 Clarke	17	开放松解	17个月	0	5
Jacobson 和 Allen	20	开放 Z 成形术	20个月	2例（再手术）	6
Dobbs 等	11	开放 Z 成形术	4年	0	1
Gruen 等	11	开放 Z 成形术	3年	0	0
Byrd	9	小转子水平内镜下松解	20个月	0	0
Ilizaliturri 等	7	小转子水平内镜下松解	21个月	0	0
Wettstein 等	9	髋关节囊内镜下保留髂腰肌松解	3个月（技术报道）	0	0
Flanum 等	6	小转子水平内镜下松解	12个月	0	0
Anderson 和 Keene	15	小转子水平内镜下松解（运动员）	9个月	0	0
Ilizaliturri 等	19	小转子水平内镜下松解（10例）髋关节囊内镜下松解（9例）（随机）	20个月	0	0
Contreras 等	7	内镜下经中央室髋关节囊松解	24个月	0	0

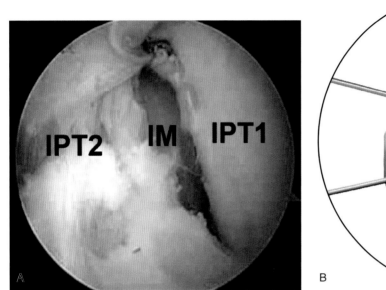
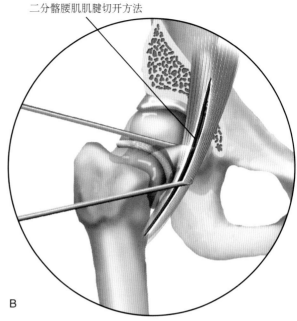

二分髂腰肌肌腱切开方法

图31-23　A.关节镜下在右髋髋周通过关节囊切开窗口观察到的二分髂腰肌肌腱；B.在右髋髋周二分髂腰肌肌腱
松解

第五部分

手术治疗

第32章

髋臼周围截骨治疗有症状的
髋臼发育不良

原著者　Robert T. Trousdale
译　者　程徽　罗殿中　孙廓

对于无严重继发性骨关节炎的有症状的年轻髋关节发育不良患者，Bernese髋臼周围截骨已成为许多临床中心的治疗选择。典型的发育性髋关节发育不良患者通常伴有不同程度的解剖异常。髋臼窝浅，髋臼前倾增大和向外移，股骨头前方和上方覆盖缺陷，髋臼深度小于25%。在股骨侧通常表现为股骨头变小、颈干角增大和股骨髓腔变窄。这些结构导致股骨头和髋臼接触面积减少，同时髋关节旋转中心过度外移导致体重的力臂增加。随着时间的推移，相对较高的压力减少的接触面积导致继发性关节退行性疾病。过去十余年逐渐认识到髋臼后倾是髋关节发育不良的潜在原因，也就是髋臼在矢状面上向后方倾斜，可被认为是独立存在或与传统髋关节发育不良相关。这种异常同样可存在于儿童期的Y形软骨损伤或膀胱外翻或Legg-Calvé-Perthes疾病。髋臼后倾的患者合并髋臼后壁缺陷是前倾PAO的适应证。对于无明显退行性关节病变的髋关节发育不良的年轻患者，可施行非关节成形手术以控制疼痛和延缓关节炎进展。目前存在多种关节截骨手术方式可用以改善年轻症状性关节发育不良患者的症状和关节力学。笔者在1992年开始使用Bernese髋臼周围截骨，原因在于该手术方式显露范围小、并发症发生率较低和对发育不良髋关节矫形能力之间的平衡（图32-1），该截骨手术具有可通过单切口操作，不需要过多干扰外展肌、骨盆环和骨盆出口，可以早期活动，不需要术后制动，不影响女性患者的阴道分娩，同时进行内侧、外侧和旋转方向的矫形，同时具有在不影响髋臼血供时行关节囊切开检查撞击和关节盂唇等多种优势，也被广泛接受。

笔者认为重建性骨盆截骨的理想适应证是相对年轻，伴有轻度继发性关节炎改变及股骨头覆盖较差的患者。髋臼窝和股骨头应该是相对圆形的，矫形后可获得同心圆髋关节。

一、手术技术

大部分患者采用硬膜外麻醉。由于术中自体血回输的应用，目前已经不再使用术前储存的自体

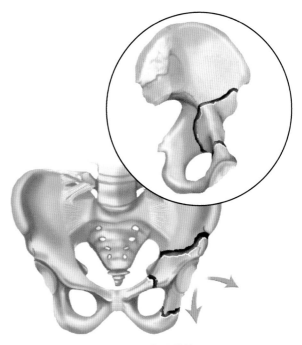

图32-1　截骨的位置

血，同种异体血输血率小于1/5。

患者平卧于可透视手术床上，留置Foley尿管。使用术中EMG监测坐骨神经和股神经功能，减小永久性神经损伤的风险（图32-2）。笔者在1992年开始使用前路切口显露骨盆的内外侧。1996年开始使用同样的皮肤切口显露骨盆内侧实施截骨术，保留髂骨外板上外展肌的完整性，笔者认为这些改进可以显著改善患者的愈合率、术后可负重时间和术后跛行症状。切口常规起始于髂嵴，延髂嵴缘至髂前上棘，远端止于股骨大转子前方以远3 cm，沿阔筋膜张肌和缝匠肌肌间隙进入，切开阔筋膜张肌表面的深筋膜，避免损伤股外侧皮神经。将髋关节屈曲内收，显露骨盆内侧至坐骨切迹，向内侧牵拉髂腰肌，把Hohmann拉钩置于耻骨显露耻骨。将股直肌直头自髂前下棘向远端分离显露髋关节囊前方，向远端和内侧钝性分离，透视下使用剪刀探及坐骨和闭孔。

术中透视技术的使用使得截骨术变得越来越普遍。笔者在截骨术中于4个时间点使用术中透视。在开始行坐骨截骨时使用前后位透视确保远端和内侧截骨位于正确的位置（图32-3）。坐骨截骨刀置于原处，作为最后截骨的指导（髂后截骨）。通常可使用此骨刀触及四方体表面的远端和内侧。然后使用Hohmann拉钩显露耻骨，透视检测截骨线位置，避免进入关节。从近端内侧向远端外侧斜行截断耻骨，这样可以方便移动截骨块。髂骨截骨线通常位于髂前上棘下方，前后位透视确保远离关节，以便于远端骨块的固定。通常稍稍将髂骨截骨线移向远端，有助于确保髂骨与坐骨切迹顶端的坐骨连接（图32-4）。此时，透视

就会提供很大的帮助。笔者使用45°斜行X线显示髋臼后柱，确保后方截骨在关节外，也没有涉及髋臼后柱。截骨完成后移动截骨块。偶尔截骨块的边角会撞击或镶嵌，阻碍其移动。此时需要注意不要在未调整情况下固定截骨块，通过触摸或放射影像学检查可以发现这些错误。放射性影像显示髋臼泪滴可以翻转，证实截骨块尚未铰合。如果在后方或下方形成铰合，可以使用骨刀或咬骨钳修正截骨块的边角使之便于移动。当正确完

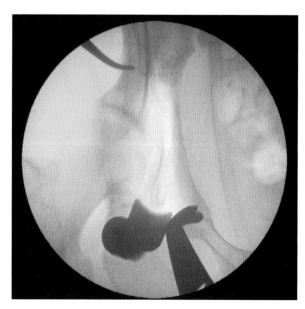

图32-3 术中透视显示坐骨截骨，Hohmann拉钩置于耻骨外侧

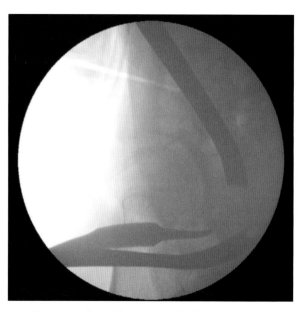

图32-4 术中透视显示髂后截骨联合坐骨截骨

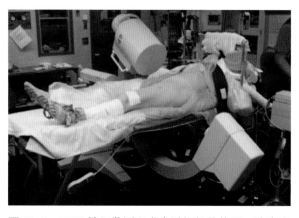

图32-2 EMG神经监测和术中透视机的位置，该患者为左侧髋关节手术

成所有截骨步骤后，髋臼后柱应该是完整的，髋臼可以被自由移动。

手术最难之处在于截骨块的正确对位。目前认为正确复位在于4个不同的步骤：髋关节旋转中心的适度内移、髋臼的合适形态、合适的外侧覆盖及合适的股骨头前后方覆盖。事实上，对于发育不良的髋关节，只有一个完美的对位，任何平面的对位错误将导致股骨头覆盖不完善、髋关节接触面积减少、接触压力增加、髋关节撞击或继发性髋关节半脱位。我们临时固定截骨块后获得前后位X线，评估截骨块之间的对位对线。避免骨盆在任何平面的倾斜有助于正确评估髋臼形态和旋转中心内移。标准的骨盆前后位X线应该是双侧闭孔对称，尾骨位于耻骨联合近端1 cm。髋臼内移可以通过减少体重力臂从而减少关节接触压力。在大多数髋关节发育不良患者，髋关节旋转中心异常外移。如果对侧髋关节是正常的，可以将其作为内移参照。在双侧髋关节发育不良患者，使股骨头内侧缘位于髂坐线的外侧（0～5 mm）。合适的外侧矫正可使髋臼的负重面正常化，使之在水平面上减少0°～10°。外侧矫正过度将导致关节撞击及可能将股骨头凹带入负重区。如果Tönnis角已恢复正常，但Weiberg角仍未达到最佳，可能需要考虑行股骨内翻截骨术。术中X线透视有助于最后的决定。髋臼前方矫正和前倾角非常重要，容易将截骨块向前方过度矫正，这将导致股骨头颈交界处在髋臼前缘的前方撞击，从而限制了髋关节屈曲和导致关节疼痛。在极端情况下，前方过度矫正可导致股骨头的后方半脱位。在真正的骨盆前后位X线检查中，髋臼前后缘与负重面外侧缘之间的关系可为前倾提供参考。我们通常使前壁覆盖近1/3的股骨头，后壁覆盖近1/2的股骨头。前后壁都应该与髋臼眉弓的外侧部相交。如果在前后位骨盆X线上股骨头的前壁覆盖少于后壁覆盖，并且在髋臼眉弓的外侧部相交，说明髋臼窝的前倾角是足够的。如果后壁较前壁处于髋臼眉弓的内侧，说明髋臼窝是后倾的。一旦截骨块在所有平面均调整到位，去除临时固定针，3枚全螺纹皮质骨螺钉固定（图32-5）。切开关节囊检查关节盂唇。有些外科医生在行PAO手术之前，应施行关节镜手术处理软骨和盂唇问题。如果盂唇从关节缘撕裂，可将其缝合修复。如果盂唇自关节缘磨损并且是不可

修复的，可以将其环形切除。同时将髋关节屈曲110°～115°，排除股骨头-颈交界处在关节前缘的前方撞击。如果存在前方撞击，需要确认髋臼窝是否后倾。如果髋臼窝的前倾是合适的，可能需要行股骨头-颈交界处的骨软骨成形术以改善股骨头-颈比例。

二、术后处理和康复

术后第2天即动员患者在辅助下下地行走，术后24 h内静脉使用抗生素。术后第2天拔除术区的引流管。术后24～48 h拔除硬膜外置管和留置尿管。口服阿司匹林6周预防深静脉血栓。6周后开始逐渐负重、外展锻炼、水疗，4周后可行原地自行车训练。

三、结果

在过去20年内，全世界多中心已报道该截骨手术的结果，均显示可改善髋关节疼痛评分、髋关节功能和可接受的并发症发生率（表32-1）。

四、并发症

该手术可能合并多种并发症。在过去13年

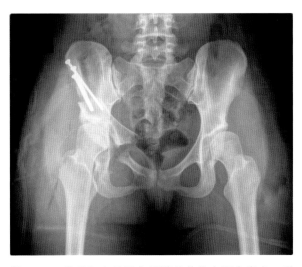

图32-5　术后复查显示左侧髋关节发育不良患者，所有平面获得满意矫形

表32-1 髋关节发育不良的髋臼周围截骨结果

研究（参考文献）	时间	截骨例数（患者数）	平均年龄（年龄范围）	平均随访时间（可随访时间）	术前Tönnis分级2级以上者（%）	Tönnis分级进展超过1级（不需要后续手术）	转为THR或关节融合患者数	临床结果：术前和术后评分方法	阴性的诊断因素	评价
Kralj等	2005	26(26)	34(18~50)	12(7~15)	5(19.2)	18(69)	4(15)	WOMAC: 66(63)	OA分级，接触压力高峰	可能选择偏差
Siebenrock等	1999	71(60)	29.3(13~56)	11.3(10~13.8)	13(18)	14(25)	12(17)	73% G/E D, Aubigne 14.6(16.3)	患者年龄，OA分级	对于传统髋关节发育不良不明确
Trumble等	1999	123(115)	32.9(14~54)	4.3(2~10)	38(30)	6(56)术前Tönnis分级在一级以上	7(6)	83% G/E	OA分级	对于传统髋关节发育不良不明确
Clohisy	2005	16(13)	17.6(13~32)	4.2	0	5(31)	0	87% G/E Harris: 73(91)[a]	假日	Severin IV级和V级髋关节，无关节炎，活动度好
Matta	1999	66(58)	33.6(19~51)	4(2~10)	28(39)	4(6)有18人术前Tönnis分级在一级以下	5(8)	76% G/E 60%临床改善	OA分级	截骨块难以定位
Trousdale	1995	42(42)	37(11~56)	4(2~8)	9(21)	4(9)	6(14)	Harris: 62(86)	OA分级	所有患者术前合并骨关节炎，术后活动度减小
Crockarell	1999	21(19)	21(17~43)	3.2(2~4.3)	3(14)	2(9)	1(5)	Harris: 62(86)	未报道	减少术后活动度，截骨块难以定位
Nassif	2012	48(40)	未报道	3.4(2~9)	2(5)	未报道	0	Harris: 64(87)	未报道	比较骨软骨成形与PAO（无骨软骨成形）
Matheney	2010	189(157)	未报道	9	未报道	未报道	17(10)	WOMAC疼痛评分未提供	年龄>35岁	弱或一般术前一致性

[a] 排除了2例不满意的髋。

G/E. 好/很好；OA. 骨关节炎；THR. 全髋置换

间，笔者的手术时间和失血量较前显著减少，异位骨化、症状性内固定激惹、感染和切口并发症相对少见。在前300例患者中发生3例确认的深静脉血栓，其中1例为无症状性肺动脉栓塞。

术中使用EMG监测，很少发生神经损伤。我们注意到25%的患者存在神经损伤风险，但只有0.7%的患者在术后1年感觉小腿的麻木。从未发生股神经或胫神经问题。股外侧皮神经支配区域麻木是常见的，但术后1年患者均感觉麻木感消失。我们继续使用术中血液回输，但不再使用术前患者储存的自体血，平均失血量为400 ml。

髂骨截骨均能愈合，耻骨骨不连的发生率约为8%，但这些患者均未行再次手术治疗。所有患者的髂骨截骨均得到愈合。2例患者出现坐骨截骨不愈合，其中1例患者行植骨术治疗。耻骨骨不连的发生率与发育不良的严重程度相关。需要矫正的程度越重，耻骨截骨处的间隙越大，越可能出现耻骨骨不连。

虽然该手术的学习曲线较长，但对于合适的患者行成功的截骨手术，其结果还是相对值得信赖的。该手术技术对于症状性髋关节发育不良患者来说也是成功的手术。

第33章

髋臼周围旋转截骨治疗髋臼发育不良

原著者　Kang-Ⅱ Kim，Javad Parvizi
译　者　程　徽　罗殿中　夏　庆

一、髋臼周围旋转截骨概述

髋臼周围旋转截骨（PARO）是一种将截下的球形髋臼向前外侧移动以提高髋臼覆盖率的重定向截骨术，可以有效地降低关节面应力，预防或至少推迟成人髋臼发育不良继发性骨关节炎的进展。与Chiari截骨术相比较，PARO将关节软骨随髋臼一起移动，给股骨头覆盖提供了最佳的负重面。这种用髋臼周围截骨（PAO）来移动髋臼关节软骨的概念为某一些医生所接受，包括Nishio、Tagawa、Wagner和Ganz。

几个技术上的因素将Bernese PAO术与PARO术区分开来。Bernese PAO通过可控制的多角骨折造成一系列的直线切割，使髋臼从周围的骨盆分离。尽管这些成角的切割提供了截骨位置的稳定，大的多角髋臼骨块也最大限度降低了缺

血坏死发生的风险，但不是所有的骨性切割都是在直视下完成，这就使髋臼骨块难以精准地移动。此外，这种技术难以评估及控制前方的纠正。对比而言，Ninomiya和Tagawa所描述的髋臼旋转截骨（RAO）具有出色的与外形匹配的球形截骨，提供了大块的愈合面且不累及骨盆环。话虽如此，但这是一个关节内截骨，髋臼远端内侧的泪滴处仍保留于原位，增加了髋臼骨块缺血坏死的概率。另外，当髋臼骨块向外下方旋转后，上方的缺损必须要用移植骨来填充（图33-1）。PARO手术需要行大转子截骨，但已经不是RAO最初技术中的截骨了。通过大转子截骨的入路可以提供对髂骨和坐骨更好的手术视野。此外，RAO经常使用骨移植而PARO则不需要。这一章专注于PARO这一种保留了Bernese PAO和RAO的优点但又特点鲜明的技术（图33-2）。PARO通过经转子入路在直视下操作。因为截骨为球形，所以可以精

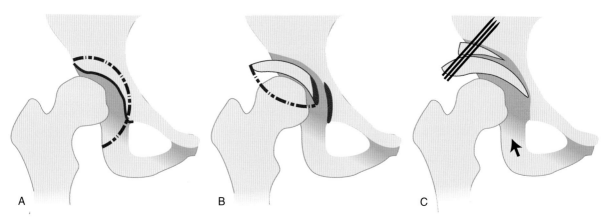

图33-1　（接下页）

A　　　　　　　　　　　B　　　　　　　　　　　C

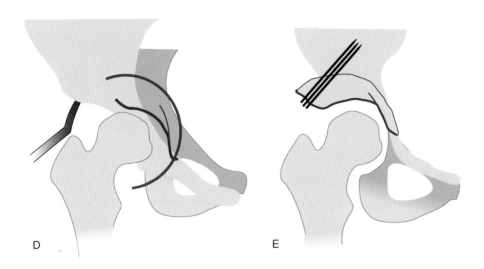

图33-1 髋臼旋转截骨和髋臼周围旋转截骨的比较。A～C.髋臼旋转截骨的原始设计。髋臼部分向前外侧旋转，向内侧尾侧移动。髋臼内壁完整。双侧皮质骨块和松质骨条常规填入上方缺损处。为了内移，通常那个需要行下方关节囊切开（箭头处）。D.髋臼周围旋转截骨。截骨的半径与骨刀的半径一致。截骨线自髋臼边缘上方20 mm起，通过内侧壁。E.旋转髋臼，使负重眉弓线达到水平。既然使用弧形骨刀使旋转中心位于股骨头中心的上方，只需旋转便可将髋关节中心内移。比起髋臼旋转截骨的原始技术，因为没有特意将髋臼上部下压，旋转后通常不需要植骨，具有内在的稳定性

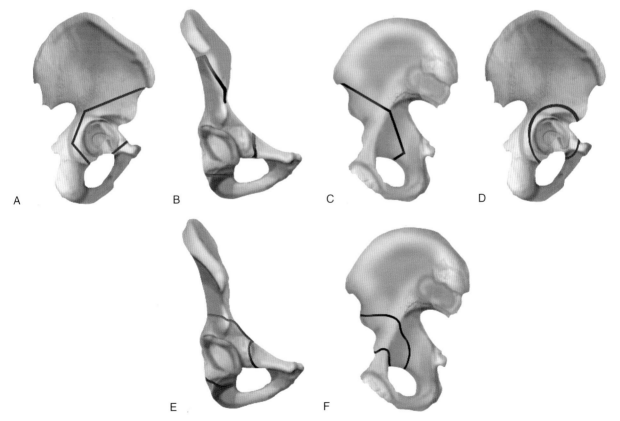

图33-2 Bernese髋臼周围截骨的截骨线都是直线，线条之间都是直角（A～C）。与其比较，髋臼周围旋转截骨的截骨线为圆形（D～F）。但这两种技术都包括了骨盆内壁

确矫正生物力线和解剖结构。因为截骨中骨盆袖套完整，所以可以将髋臼骨块旋转到任意想要的位置，同时达到内在的稳定性。因为大转子截骨，臀中肌的血供未被干扰，截下的髋臼骨块的活力也被保留。与RAO相比较，它像Bernese截骨一样涉及骨盆内壁，但不需要植骨，并且可以更自然地内移关节。

二、髋臼周围旋转截骨的指征及特点

Y形软骨闭合后髋臼发育不良的关节炎前期及早期、股骨头无明显变形者是这类手术最典型的指征。手术的指征是髋关节发育不良、中心边缘角（CE角）小于15°、髋关节关节疼痛且非手术治疗不能缓解。同时也建议在髋关节外展时前后位表现出良好的包容性和外形匹配。在高年资作者的经验中（KK），畸形不太严重的髋关节（CE角15°～20°）倾向于使用更为简单的近端内翻截骨术。年龄限制通常是55岁或60岁以下。超过这个年龄，当症状加重时建议行全髋关节置换术。要达到足够的髋臼覆盖和髋臼负重眉线的水平化。然而，完全纠正CE小于-10°的严重发育不良的髋关节更具有挑战性，通常需要同时行股骨截骨术。此外，这是一个有风险的、真正的大型髋关节手术，如果髋臼发育不良的程度轻微，

在初期应考虑创伤更小的手术如股骨内翻截骨术。考虑到患者的年龄，低于55岁的患者当然是更好的候选者，因为对于那些更老的患者，全髋置换可以提供更可靠的结果。绝对的手术禁忌证包括外展活动范围受限、脱位的髋关节和股骨头位于假臼内。如果髋关节外展时仍能保持适配，儿童Legg-Calvé病引起的继发性髋关节发育不良也是指征。如果外展时有碰撞，那就需要同时行股骨外翻截骨术。为了安全和准确地截骨，建议术前有落实到纸上的计划。有些情况下，三维CT对理解髋臼发育不良的三维状态、制订术前计划包括截骨线和术后评估（图33-3）都大有帮助。尽管含钆磁共振关节显像不是必需的，但对于评估退行性改变的程度和盂唇的状态是有帮助的。

三、髋臼周围旋转截骨的手术技术

手术患者在标准手术床上侧卧位。髋关节及下肢消毒铺巾后，肢体可以活动。做一长弧形皮肤切口，自髂前上棘后方2cm起，弧向大转子远端1英寸，结束于离转子3cm处（图33-4）。三射状Y形切口是可替代的切口，特别是需要同时做股骨截骨时。其后侧部分的入路比弧形切口更容易，但可能出现皮肤坏死和愈合问题的并发症。此外，就整形而言，前一种切口可以被热裤所遮盖。皮下组织切开后，筋膜Y形切开（图33-5）。将大转子的近侧

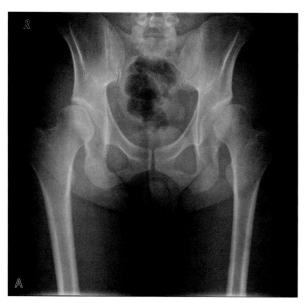

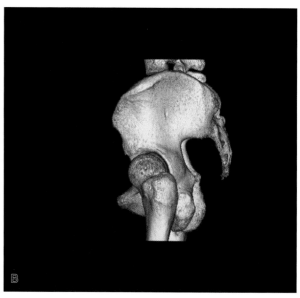

图33-3 （接下页）

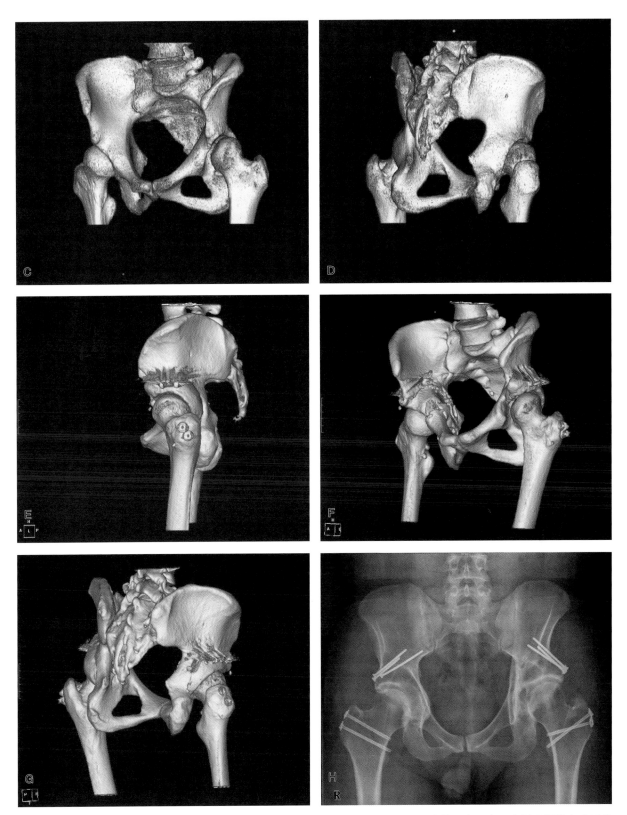

图33-3　A.25岁男性患者的术前X线片，双侧髋关节发育不良；B～D.三维CT图像使发育不良更容易理解并有助于术前计划；E～G.术后即刻的三维CT图像显示三维的截骨线、骨块位置和螺钉方向；H.7年的随访片显示髋臼重塑良好和足够的覆盖

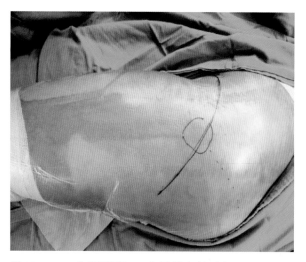

图33-4 一个长弧形切口自髂前上棘后方2 cm，向远端弧向大转子远端1英寸，结束于离转子3 cm处

尖端作为Y形的中心，向远端切开3 cm，向前对着髂前上棘，向后将臀大肌分开4～5 cm。先是前方分离。第一步，从大转子到髂前上棘，在臀中肌和阔筋膜张肌之间的平面分离（图33-6）。在肌肉分离之后，臀中肌和臀小肌在轻柔地向后拉开后可以看到前关节囊。中号的Cobb骨膜剥离器插入前关节囊和臀小肌之间，向后可以轻松地将臀小肌自后关节囊上分离（图33-7）。这同样有助于后方分离。后侧部分的入路在臀中肌后缘水平钝分臀大肌纤维进入，暴露髋关节的外旋肌群（图33-8）。梨状肌自梨状窝上分离并标记，关闭伤口时缝回（图33-9）。其他外旋短肌如上下孖肌和闭孔外肌则予以切断。然后以3/2英寸的直骨刀进行大转子截骨并避免伤及股骨颈及贴着关节囊的血供（图33-10）。在

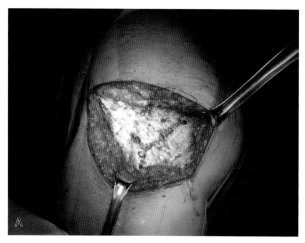

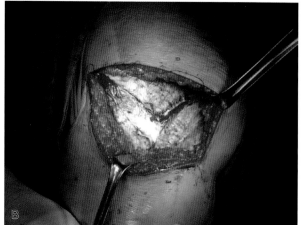

图33-5 A.皮肤切口和皮下组织切开后，筋膜Y形切开；B.大转子近端尖端为中心，远端方向切开；前方向髂前上棘切开；后方分离臀大肌

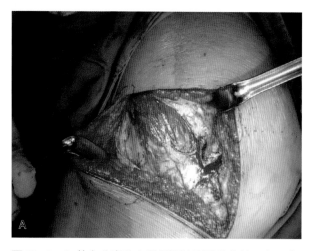

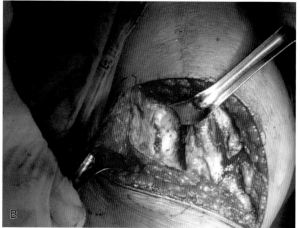

图33-6 A.前方分离从大转子开始到髂前上棘，在臀中肌和阔筋膜张肌之间进行；B.将臀中肌和臀小肌轻柔地向后侧拉开可以轻松地暴露关节囊

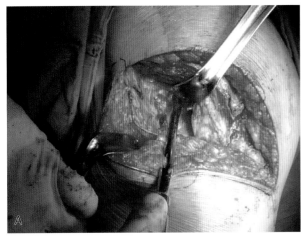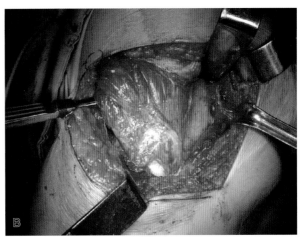

图33-7 A、B.中号的Cobb骨膜剥离器插入前方关节囊和臀小肌之间，向后可以轻松地将臀小肌自后关节囊上分离

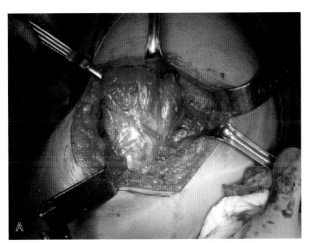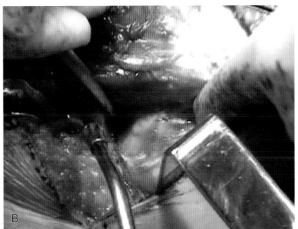

图33-8 后侧部分的入路在臀中肌后缘水平钝分臀大肌纤维进入（A），暴露髋关节的外旋肌群（B）

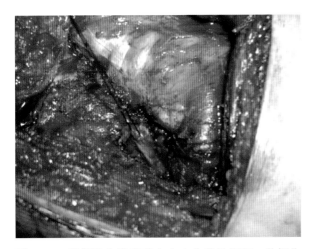

图33-9 梨状肌自梨状窝上止点分离并标记，关闭伤口时缝回，切断其他外旋肌

大转子截骨前，髋关节需要内旋15°以抵消前倾。如果截下的大转子骨块太小太薄，术中就可能因为太脆弱而碎裂，出现不愈合的风险。如果骨块太厚，骺血管就可能损伤，导致股骨头坏死。在小心分离关节囊和臀小肌后，将大转子骨块随臀中肌和臀小肌向近端翻起（图33-11）。笔者选择了保护阔筋膜张肌而不切断它。在髂骨外侧壁向上方连续环形分离1英寸。后方分离到坐骨大孔和坐骨（图33-12）。

截骨线以电刀或标记笔环形标记（图33-13）。首先，截骨线的上方从位于髋臼上缘近端2 cm开始。为了找到髋臼的骨性上缘，可以使用刺针或透视，使截骨平面更加精确（图33-14）。后方用手指扪及髋臼的后上方骨性边缘，在坐骨大孔和髋

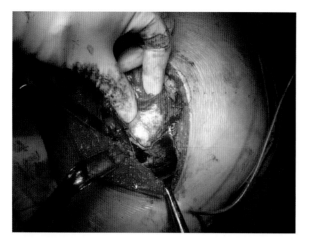

图33-10 对于经转子入路，髋关节内旋15°以消减正常的前倾角使大转子截骨更加水平。笔者偏爱3/2英寸的直骨刀进行大转子截骨，其他方法有gigli锯或电锯，但要注意避免伤及股骨颈及伴随关节囊的血供。如果截下的大转子骨块太小或太薄，术中就可能因为太脆弱而碎裂，出现不愈合的风险。如果骨块太厚，骺血管就可能损伤，导致股骨头坏死

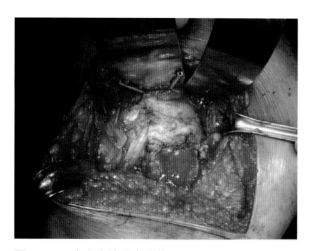

图33-11 在小心地分离关节囊和臀小肌后，将大转子骨块随臀中肌和臀小肌向近端翻起

臼骨性边缘之间等分切开标记。整个圆形截骨线从上方的点连接后方标志线和前方髂前下棘附近。髋臼截骨在透视下使用定制的弧形骨刀操作（图33-15）。通常截骨开始于髋臼上部和髂骨前方，然后是坐骨后侧部分（图33-16）。弧形骨刀穿透骨盆内壁，这样消除了关节内截骨的风险，得到了一个包括内侧壁的大髋臼骨块（图33-17）。当切开髋臼后下方时，轻柔地拉开坐骨神经和股四头肌是很重要的。另外，注意不要造成坐骨骨折。现在，从髂骨到坐骨的髋臼周围截骨已完成（图33-18）。在

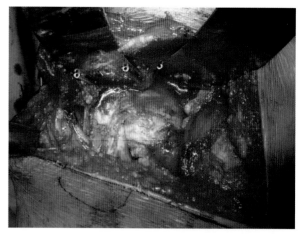

图33-12 髂骨外侧壁向上方连续环形分离暴露1英寸，后方分离至坐骨大孔，注意保护坐骨神经区域

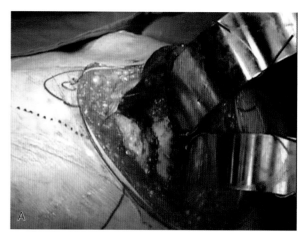

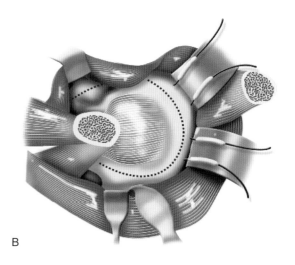

图33-13 A.截骨线以电刀或标记笔环形标记。线的上方位于髋臼上缘近端2 cm，前方指向髂前下棘上方，后方用手指扪及髋臼的后上方骨性边缘，在坐骨大孔和髋臼骨性边缘之间等分切开标记。B.整个髋臼周围旋转截骨

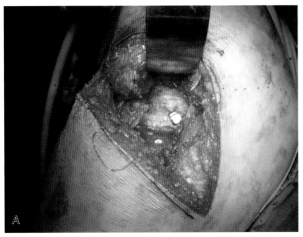
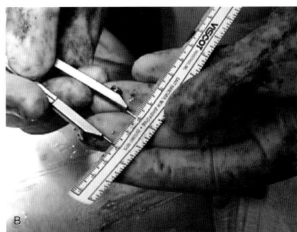
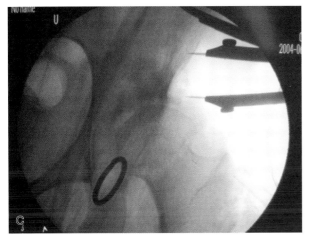

图33-14　A.为了找到髋臼的骨性上缘，可以使用刺针或透视；B、C.用圆规在髂骨上测出20 mm，可以更加准确地定位截骨线

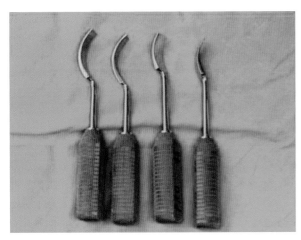

图33-15　定制的弧形骨刀（Mizuho，东京，日本）。骨刀半径为40～60 mm

这一步，髋臼前方没有从耻骨上分离。现在，将股直肌从靠近髂前下棘的地方牵开，用示指去钝性触摸耻骨结节。前方耻骨截骨是使用1/2英寸直骨刀直接在髂耻结节前方非直视下截骨（图33-19）。在实施耻骨截骨时，需要助手用一个骨钩勾住髋臼上部，将髋臼向外、向下牵拉（图33-20）。这是一个简单、安全的耻骨截骨术，因为当耻骨完全截断时，髋臼会沿着助手牵拉的方向突然移动，这样可以轻易地察觉耻骨截骨的完成（图33-21）。如果术前有轻度的外展受限，后下方的关节囊松解有助于旋转。

根据术前的计划，髋臼旋转骨块在直视下向前、下及外侧移动，并与骨盆壁获得良好的骨性接触，同时可以使股骨头获得足够的覆盖（图33-22）。通常情况下，发育不良的髋关节前方

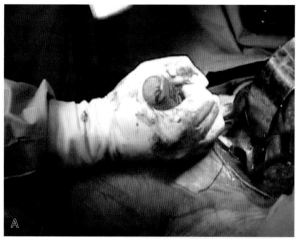

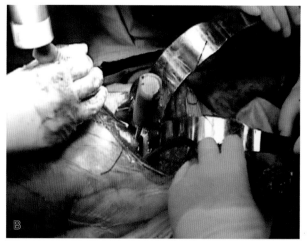

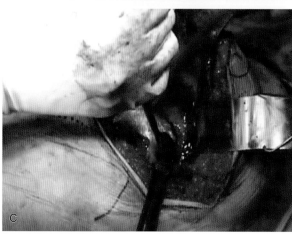

图33-16 截骨从髋臼的上部开始（A），然后转向髂骨前部（B），最后至坐骨后部完成截骨

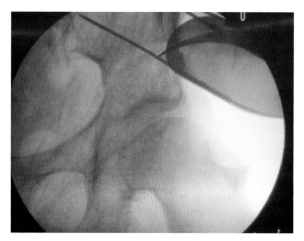

图33-17 C形臂影像显示弧形骨刀穿破骨盆内侧壁，这样髋臼骨块包括内板，从而降低关节内截骨的风险。可见截骨后髂耻线已经被截骨中断

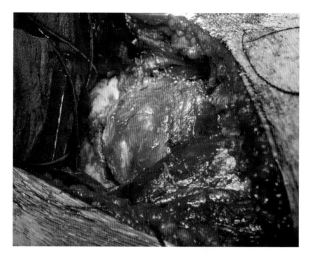

图33-18 可以看见完整的从髂骨至坐骨的髋臼周围截骨。这条弧形截骨线沿着髋臼的骨性边缘。在这个阶段，髋臼前面的部分还未从耻骨上分离，耻骨截骨线与目前所见的弧形截骨线并不连续，仅向外延续到髂耻隆起部位

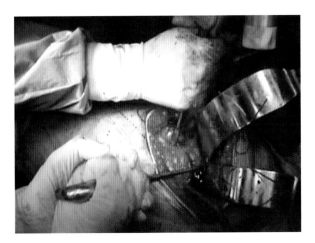

图 33-19　前方耻骨截骨不能直视，在手指触摸确定后，使用 1/2 英寸宽的直骨刀向外侧截至髂耻骨结节部位

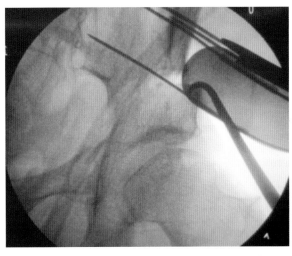

图 33-20　耻骨截骨时，一名助手可以使用骨钩牵开器在髋臼的上部将髋臼牵向外下方

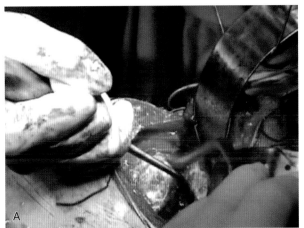

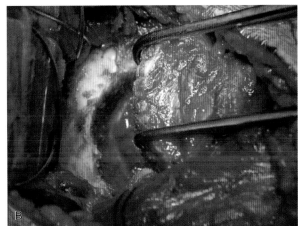

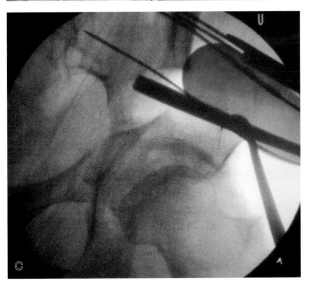

图 33-21　A、B. 当耻骨完全截断后，髋臼会突然向助手牵开的方向移动；C. 术中透视显示，在外科医生的牵引下已截断的髋臼向外下旋转，确认已完成截骨

的覆盖也是不足的，因此建议，髋臼不仅需要向外侧移动，还需要向前方移位一指的宽度。股直肌肌腱经常起于截下的髋臼部位，由于肌肉的张力，截骨部位会自发地出现向前的旋转。但是应该避免前方过度的矫形，这可能导致后方覆盖不足或者前方股骨髋臼撞击。外侧的过度矫形（CE>40°）可能造成夹钳样的髋臼撞击。因此，在固定之前应该对各方向上是否存在过度纠正进行确认。在获得足够的旋转之后，可以通过术中透视来确定髋臼软骨下骨（眉弓）是否处于水平位置、关节是否获得内侧移位以及关节间隙均匀增宽等（图33-23）。由于截骨后的髋臼与骨盆

看起来像一个球和球窝，因此在旋转后通常是稳定的，甚至不用任何固定。但是为了早期康复和避免矫形丢失，可以使用3枚3.5 mm皮质骨螺钉自旋转髋臼的前上方边缘打向髂骨（图33-24）。通常不予植骨，但如果旋转髋臼与骨盆间隙大于3 mm，则推荐使用松质骨植骨（图33-25）。进行每一步操作时，均需要使用术中透视确认骨折块的移位、股骨头的覆盖及髋关节适配性等情况。然后，将股骨大转子重新复位固定于原始位置，并使用2枚5 mm松质骨螺钉或钢丝进行固定（图33-26）。最后按照常规方法关闭软组织伤口（图33-27）。

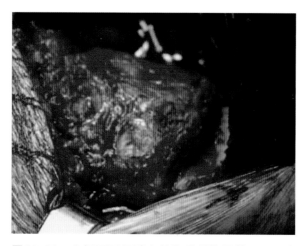

图33-22 直视下可见髋臼骨块重新位于前、下、外侧，这一旋转的骨块与骨盆壁联系紧密并无间隙，能够使股骨头获得足够的覆盖

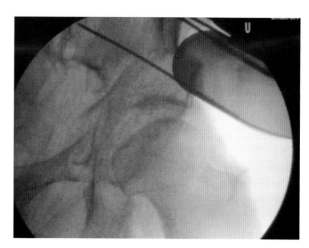

图33-23 在适当的旋转后应该使用电透确定髋臼软骨下骨（髋臼眉）水平，关节向内侧移位，关节间隙均匀增宽。由于截骨后的髋臼与骨盆骨像一个球和球窝，因此旋转后不使用相关固定也通常能获得足够的稳定性

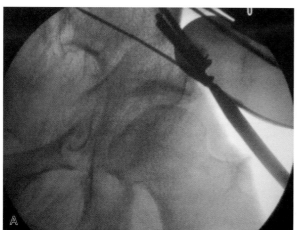

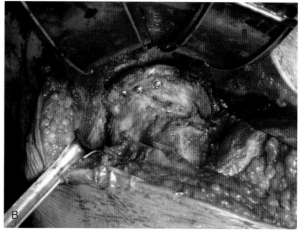

图33-24 A.为了能够进行早期康复和避免旋转矫形的丢失，通常在电透的帮助下，在旋转髋臼的前上缘与髂骨间使用3枚3.5 mm皮质骨螺钉。此外，应保持髂坐线的完整连续，这代表截骨过程中并未损伤髋臼后柱。B.所有3枚螺钉从髋臼前缘打向髂骨后部

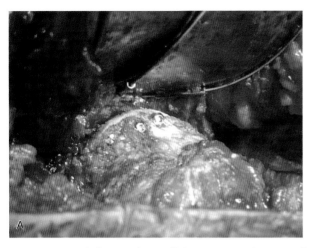
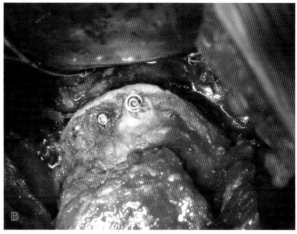

图33-25 观察旋转后髋臼的前方（A）和后方（B）。在髋臼和骨盆其余骨之间未见骨性间隙，因此通常不需要植骨

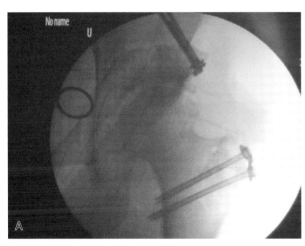
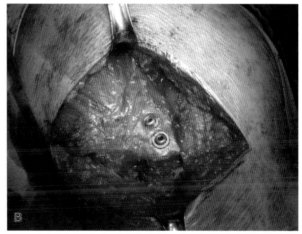

图33-26 A、B. 在电透下，将截骨后的大转子与原来位置重新复位固定，可使用2枚5 mm松质骨螺钉或钢丝固定。当然，对于那些外展肌力臂较短的患者，可以刻意地将大转子固定在更远的部位，以提高外展肌力量

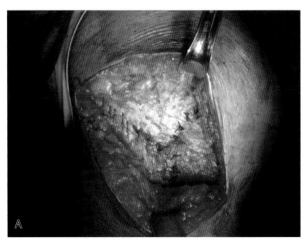
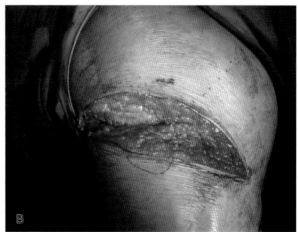

图33-27 （接下页）

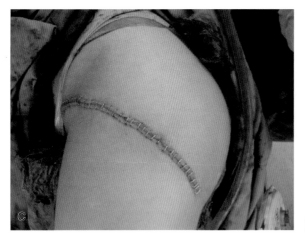

图33-27　A～C.使用常规方法关闭软组织伤口

术后康复包括卧床休息3 d。不需要使用夹板或牵引。为了避免下肢深静脉栓塞，推荐使用加压弹力袜，同时鼓励踝关节肌肉泵的练习。对于DVT高危患者，建议预防性应用药物抗凝。只要疼痛症状允许，股四头肌和髋关节力量训练及关节活动度的训练应尽早开始。术后第5天开始允许在轮椅上活动，第7天起允许在拐杖辅助下部分负重行走，术后12周可以完全负重。

四、伴随PARO共同进行的辅助手术

（一）髋关节镜

PARO可以与髋关节镜检查同时进行。两者同时进行可以更精细地处理髋关节发育不良患者。通过大转子截骨术，助手进行徒手牵引后能够获得足够的空间进行髋关节镜下观察和治疗。

髋关节囊显露后，在关节囊的内上方做一个垂直的截口，即可插入直径4 mm的30°髋关节镜（图33-28）。在足够的徒手牵引下可以顺利地插入关节镜。镜下观察股骨头、髋臼和盂唇，确认任何在关节内的病变。可以通过关节镜切除破裂的盂唇，清理退变组织（图33-29）。如果在进行关节镜检查中，需要使用很大的牵引力量才能获得较好的术中观察和动态评价，那么可能通过前方入路进行的PAO手术与关节镜检查共同进行并不合适。既然此时关节囊是暴露在直视下的，因此可以通过任何方向置入关节镜，而不是像传统的单独髋关节镜检查那样受到限制。在作者的研

究中发现，有90.7%（39/43）的患者可以通过关节镜检查发现关节内病变。在关节炎前期或早期关节炎患者中，经过关节镜检查有86.7%（26/30）的患者存在关节内病变，所有进展期的关节炎患者（13/13）均有关节内病变。在58.1%病例中发现盂唇撕裂，而28%的患者存在软骨纤维化。32.6%的盂唇撕裂患者撕裂部位在前上方，18.6%的部位在前方，9.3%在上方，有21%的病例是复杂撕裂，有多处撕裂部位，其余的撕裂部位在后方或后上方。

（二）股骨截骨术

髋关节外展前后位摄片有助于确定是否进行股骨截骨。如果股骨头呈非球形，在髋关节外展摄片时关节内侧间隙较站立前后位摄片时明显增

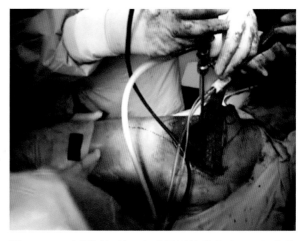

图33-28　在通过经转子入路暴露关节囊后，可以在关节囊上内方穿刺插入一个4 mm直径的髋关节关节镜。助手徒手可以牵开足够的空间进行髋关节镜检查

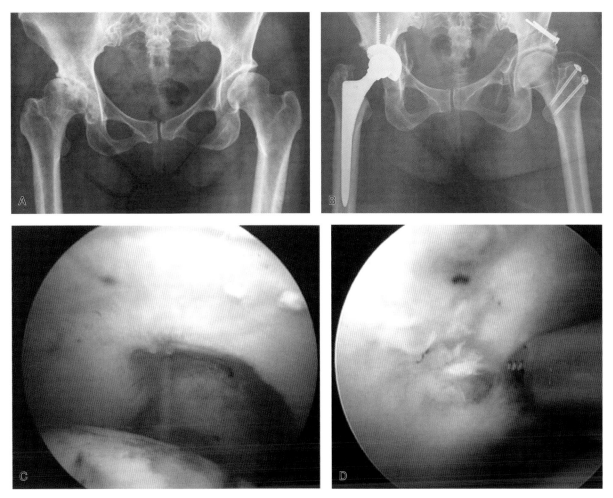

图33-29　为鉴别所有的关节内病变,需要彻底检查股骨头、髋臼和盂唇。如果遇到那些由于退化而造成盂唇撕裂的患者,在关节镜下可行部分盂唇切除成形,并清除退变组织。A. 50岁女性,髋关节发育不良;B.右髋关节内侧壁截骨合并全髋关节置换术,左髋关节行保留关节的髋关节周围弧形截骨术(PARO);C、D.合并行髋关节镜检查,发现盂唇撕裂和股骨头退行性改变,行撕裂盂唇清创术

宽,那么单独进行髋臼截骨可能不足以获得较好的股骨头覆盖(图33-30)。话虽如此,如果畸形的股骨头在髋关节外展时失去了关节的匹配(如扁平髋),那么进行PARO是没有指征的;但是如果联合进行PARO和股骨外翻截骨术保存了髋关节的匹配性,就可以优化股骨头的覆盖(图33-31)。在对变形股骨头进行PARO时,通常合并进行股骨近端截骨,此时股骨头应与旋转髋臼的髋臼眉平行,放置于水平的位置。一项研究报道,有30%的旋转截骨患者需要同时合并进行股骨近端外翻截骨,这样能获得更好的临床效果。此外,对于严重股骨前倾的患者,建议同时进行股骨去旋转截骨(图33-32)。然而,这是一个没有内侧皮质铰链的3D截骨,仔细的术前计划是必

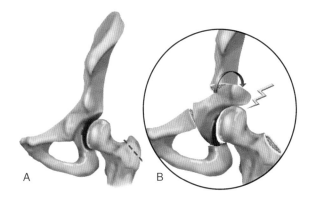

图33-30　原理图显示髋臼周围旋转截骨合并股骨截骨的指征。A.术前原理图显示髋臼发育不良合并非球形股骨头;B.髋关节外展时前后位摄片是确定是否在髋臼周围截骨时合并行股骨截骨的有效方法。如果髋关节外展时,内侧间隙增宽同时伴有外侧撞击,则单独行髋臼周围截骨通常并不能获得成功

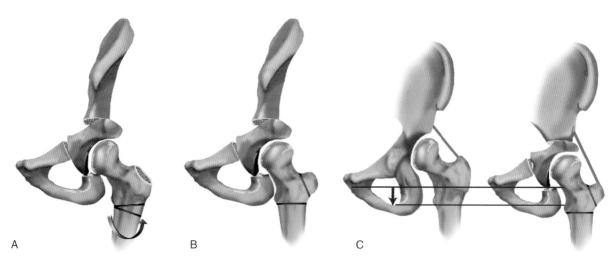

A　　　　　B　　　　　C

图33-31 A、B.如果像原理图中所示，当股骨头外翻后髋关节匹配更为合适，则同时进行PARO和股骨外翻截骨；C.在对非球形股骨头进行关节周围弧形截骨时，股骨头在股骨截骨后也应与旋转的眉弓相似，放置在更加水平的位置。对于那些严重的股骨前倾患者，推荐同时进行去旋转截骨以减少前倾

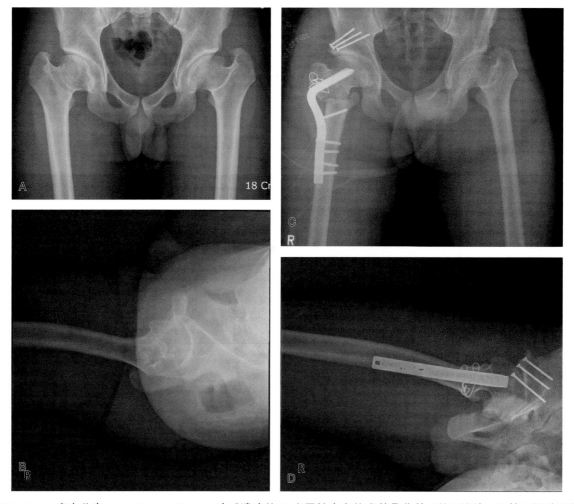

图33-32 A.患有儿童Legg-Calvé-Perthes病后遗症的19岁男性患者的术前骨盆前后位X线片。尽管双侧髋关节面看上去是吻合的，但与左髋比较，右髋关节线因为剪切应力增加更垂直。而且，左侧髋臼后倾，显示"交叉"征。B.水平投照侧位片显示过度的前倾，而且患者诉说髋关节外旋时受限。C.髋臼周围旋转截骨联合股骨外翻和去旋转截骨及同时大转子远侧推进术后的X线片。D.术后水平投照侧位片显示股骨去旋转后矫正的前倾

需的。这些合并手术的优点是可以优化髋臼覆盖，避免外侧撞击，提高关节匹配度，可能延长肢体，且能获得更好的外展功能。此外，PARO的手术入路与Bernese截骨的入路相差很大且距离较远，因此PAO失败的病例也可能可以进行PARO合并股骨截骨（图33-33）。

（三）开放关节切开术和手术脱位

最近有些学者建议在进行PAO的同时常规进行关节切开，以评价凸轮型畸形，并处理盂唇病变。在一个对Bernese PAO的长期随访中，作者们提到，过去10年中常规进行一个额外的关节切开术能允许处理盂唇的病变，同时矫正股骨颈的偏距。本文主要作者的观点认为前入路下进行PAO仅能获得有限的暴露。相反，关节切开合并PARO技术能简单地提供全关节囊的显露（图

33-34和图33-35）。如果必要则必须行关节切开，精细的操作分离有助于降低损伤韧带血管的风险。

五、PARO的临床结果

先前的关于旋转截骨的临床报道是基于长期随访后的Harris评分，关节磨损前期以及关节磨损早期病例获得了较好的结果，平均得分在89～98分。其他的长期随访研究显示，基于相关临床评分，96%患者疼痛缓解满意。在我们最新的系列研究回顾中发现，28%的患者关节炎的严重程度较术前提高，其他67.4%的患者严重程度无改变。术前平均CE角7.3°，术后末次随访为32.3°。术前平均头臼指数为61，术后末次随访为92。股骨头内移平均为4.4mm。

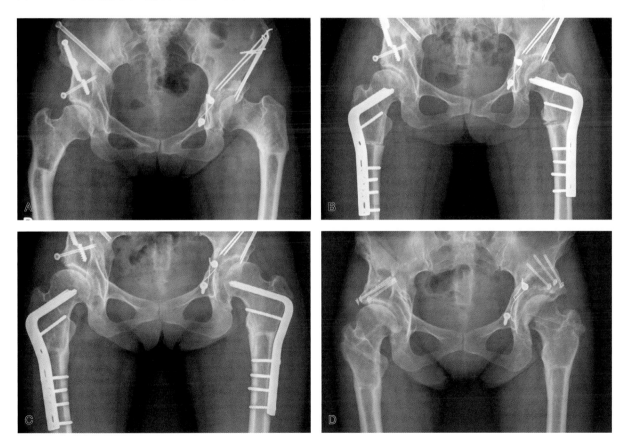

图33-33 A.一例37岁女性患者几年前接受了双侧骨盆和股骨的Bernese髋臼周围截骨及股骨内翻截骨，感到双髋疼痛。B.双侧股骨外翻截骨并同时使用角形刀状接骨板来改善外展杠杆力臂，并阻止垂直朝向股骨头的剪切应力。C.被截骨重新塑形满意，而且两侧股骨头的形状变得比先前的好，但仍然残留髋臼覆盖不足，可能需要髋臼截骨翻修术。D.髋臼周围旋转截骨翻修术5年后，患者对临床结果满意，而且X线片显示足够的髋臼覆盖和保存完好的关节间隙

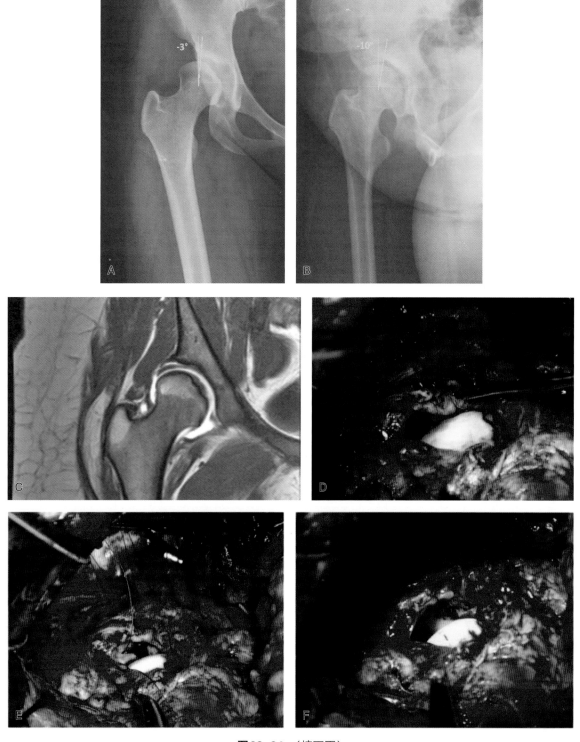

图33-34 （接下页）

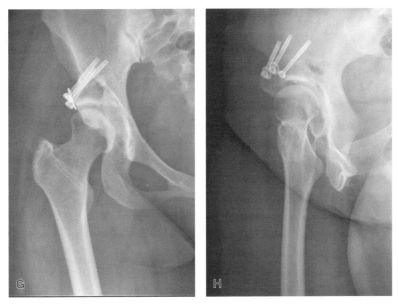

图33-34　一例27岁女性患者表现为双髋疼痛和撞击征。A. X线片显示髋臼覆盖差，前后位片提示–3°；B. false profile位（假侧视位）提示–10°；C. MRI冠状位显示明确的髋臼上方盂唇的撕裂；D.在髋臼周围截骨期间，同时关节囊切开确认了撕裂的盂唇；E.用缝线材料修补盂唇来恢复解剖轮廓；F.显示缝线收紧修补后的盂唇；G、H.术后6年，前后位和假侧视位显示足够的髋臼覆盖和重新塑形

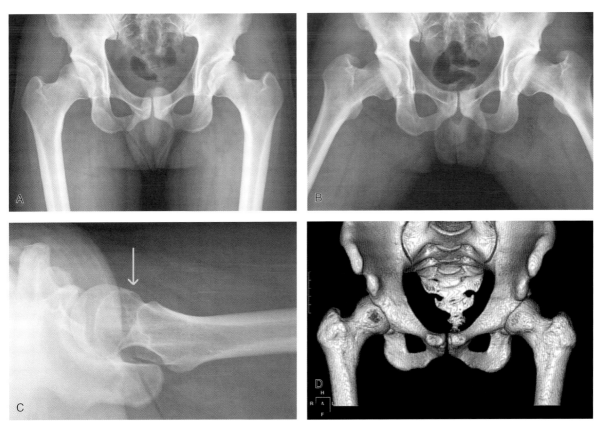

图33-35　（接下页）

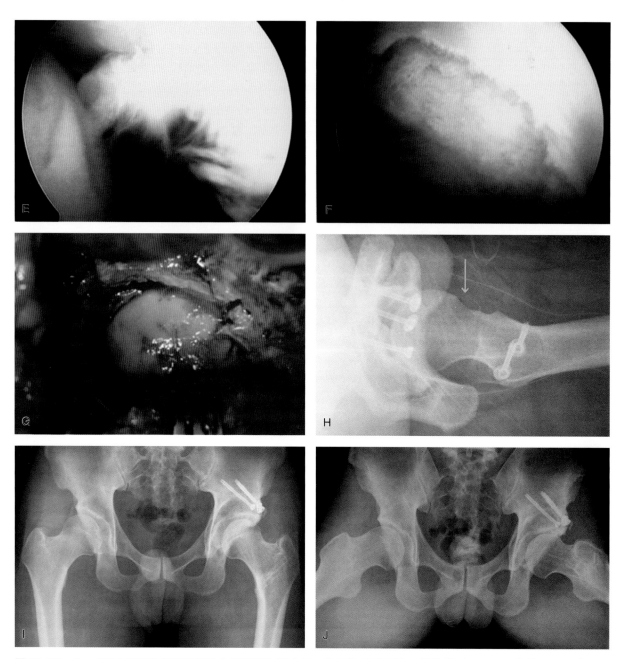

图33-35　A.一例20岁男性患者表现为左髋疼痛和撞击征。前后位片显示髋臼覆盖差（13°）。B.在蛙腿侧位片上有"枪柄"畸形，反映了凸轮型股骨髋臼撞击。C.水平投照侧位片中看见了前方头–颈结合部（箭头）的隆凸。D.通过CT图像三维重建毫无疑问地确认了隆凸。E.在截骨术同时通过关节镜确认了前上区域盂唇的退行性撕裂。F.在关节镜术中用刨削刀清除撕裂的髋臼盂唇

　　相反，对于那些髋关节进展期关节病患者进行截骨术更存有争议。通常末期关节病进行截骨术的预后不佳。这个趋势对于那些髋关节外展摄片是不能获得关节间隙增宽，关节匹配度较差更为明显。一项关于旋转截骨的长期研究显示，有80%的退变前期或早期退变性关节炎患者获得了优秀或良好的临床评分，而在进展期或终末期骨

关节炎患者中仅有27%获得了优秀或良好的评分。但是最近的一项中期随访研究报道，进展期关节炎患者临床结果改善明显。另一项研究也说明，对于经过选择的晚期骨关节炎患者，旋转截骨能提高临床评分并阻止影像学上的进展。对于有进展性骨关节炎的髋关节发育不良，笔者旋转截骨的指征是相对于前后位普通X线，髋外展前后位片上影像

学表现为关节间隙的张开，或者当没有骨关节炎，可以通过骨盆的前倾改善关节面的吻合性并与对侧髋关节相当（图33-36）。而且，由于术后关节面吻合性差的患者预后差，严格遵从指征是重要的。

六、髋臼周围旋转截骨的并发症

尽管很少见，但髋臼硬化改变和软骨溶解也会发生。前者被认为是髋臼的骨坏死，但没有详细阐明。软骨溶解是由截骨中骨刀的关节内穿透造成的。如果造成伴或不伴有关节穿透的关节囊损伤，可能会发生股骨头骨坏死（图33-37）。骨不连，特别是耻骨区，很少被报道。所有这些并发症很少见，而且笔者没有遇见这些并发症。后柱骨折也被报道为一种并发症。在截骨操作中从髋臼后上部分保留足够的坐骨及细心的截骨技术是必要的。如果骨折发生，通常需要更长的卧床休息时间，但不需要额外的接骨板固定，除非观察到有明显的移位。笔者本人医治过2例没有明显移位的后柱骨折，通过延长卧床休息治疗时间而得到治愈，且无并发症（图33-38）。异位骨化和术后感染也是可能的并发症。深静脉血栓形成可能发生。如果手术采用经股骨大转子入路，可能会发生相关的并发症如大转子不愈合、固定丢失、大转子破损、股骨头缺血性坏死或术后跛行。在文献中，开放关节切开术的缺点和并发症常常被报道。

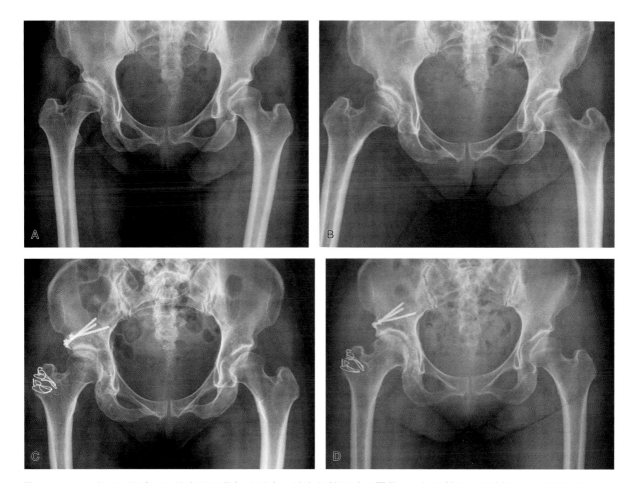

图33-36 C.术后X线片显示均衡的关节间隙增宽，并有足够的髋臼覆盖；D.与术前的X线片相比，关节间隙已经被保留和恢复，而且术后10年的X线片上髋臼也显示重新塑形满意

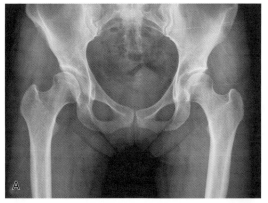
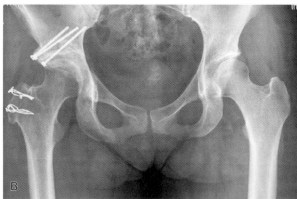
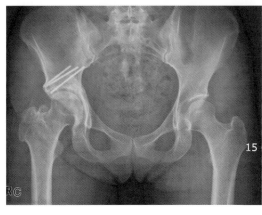

图33-37 A.一例32岁右髋发育不良的女性患者的术前X线片。B.在截骨术中，关节被骨刀穿透，关节囊可能发生损伤。C.术后1.5年发生了股骨头的骨坏死。但11年的随访X线片显示髋臼重新塑形满意，病损没有进一步发展（塌陷）

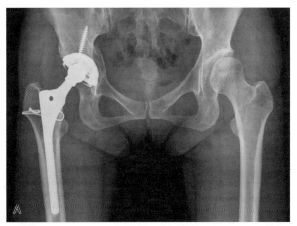
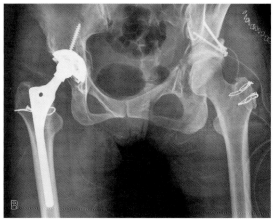
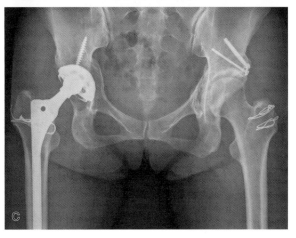

图33-38 A.一例39岁双侧髋关节发育不良的女性患者。右髋进行了全髋关节置换，并因为非常严重的髋臼发育不良同时行内壁的截骨。B.在髋臼周围旋转截骨坐骨部分操作期间，左髋发生了没有移位的后柱骨折，仅给予延长卧床休息时间而没有任何固定。C.术后8年的X线片提示骨愈合且髋臼塑形满意

第34章

Chiari骨盆截骨术在有症状的髋臼发育不良治疗中的应用

原著者　Catharina Chiari，Rainer Kotz，Reinhard Windhager
译　者　程　徽　罗殿中　李　军　周程沛　郭海涛　任　坤

一、背景知识

Chiari骨盆截骨术的手术原理是将髋关节整体内移，通过髋臼截骨重建股骨头的覆盖，内移的关节囊可转变成纤维软骨。该术式在1952年由维也纳大学骨科Karl Chiari首次报道。这个理论之所以能发展，主要因为之前加盖术的术后效果不尽如人意，特别是青少年和成人髋关节发育不良及股骨头半脱位。这些术式仅能重建穹顶以包容股骨头，但并未矫正髋臼的位置，而这对恢复骨盆和转子肌肉的生理力臂以重建髋关节的正常生物力学功能是至关重要的（图34-1）。最初，Chiari将该技术应用在很多髋关节疾病的治疗中，包括幼儿先天性髋关节脱位，儿童、青少年和成人的髋关节发育不良伴或不伴股骨头半脱位，以及髋关节发育不良继发骨关节炎的患者。后来，Chiari认为，4岁以下幼儿不是该截骨术的适应证。4岁以内幼儿的髋关节软骨有足够的发育潜力以建立一个功能良好的穹顶，因此，诸如Salter、Pemberton、Dega截骨术具有足够的优势通过透明软骨提供股骨头的覆盖。如今，随着各种改变髋臼方向的手术和关节置换手术的进步，Chiari截骨术的适应证进一步缩窄。因此，根据不同术式的适应证选择合适的患者是取得良好手术效果的关键。

二、适应证

现今，Chiari截骨术被认为是一种补救方法。

一般情况下，这种类型的截骨用于重建不匹配的髋关节。严重的进展性髋关节发育不良是经典的适应证（图34-2A～F），非常浅的髋臼和短的穹顶不能为改变髋臼方向的截骨提供足够的骨质结构，而股骨头向外侧移位或半脱位则会导致臀

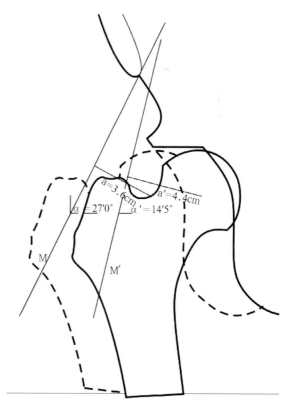

图34-1 Pauwels图提示Chiari骨盆截骨术通过内移髋关节可使外侧力臂（a,a'）和骨盆转子肌垂直力臂延长（α,α'），增加外展肌肌力（M, M'）。同时减轻关节负荷

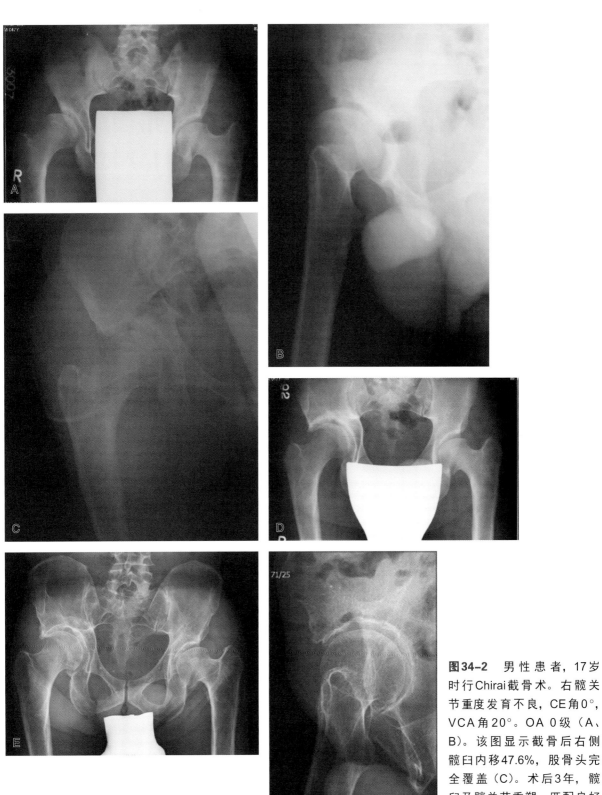

图34-2　男性患者，17岁时行Chirai截骨术。右髋关节重度发育不良，CE角0°，VCA角20°。OA 0级（A、B）。该图显示截骨后右侧髋臼内移47.6%，股骨头完全覆盖（C）。术后3年，髋臼及髋关节重塑，匹配良好（D）。30年后髋关节功能恢复满意，髋关节活动不受限，Trendelenburg征阴性，VAS疼痛评分2.2。CE角54°，VCA角64°，OA 2级（E、F）

肌发育不良肌力不佳。Chiari通过创建一个穹顶及下方的关节囊，同时内移股骨头至其生理学位置，重建髋关节的生物力学结构。在这种情况下，截骨只能在其假臼的上方进行（图34-3A～C）。本组患者的年龄组成从童年晚期到早期成人。对于<45岁的年轻患者，早期髋关节骨性关节炎是一个指征，但仅仅轻至中度软骨退变并且具有良好关节间隙的患者可进行Chiari截骨术。除DDH之外，Chiari骨盆截骨术也适用于神经肌肉疾病所致的髋关节半脱位，它可重建新的覆盖来稳定股骨头，改善行走时的髋关节功能。对于这些病例，绝大多数患者除髋臼侧手术外，往往还需要同时进行股骨侧的关节囊紧缩术和多重截骨术。对另外一组患者，原发病在股骨头，由严重的股骨头变形导致的髋关节不匹配包括Perthes病或股

骨头缺血坏死（自发或继发于DDH等疾病）等，也可在Chiari骨盆截骨术中获益。创伤后和感染后髋关节变形的患者很难从该手术中获益。

Chiari截骨术的禁忌证是进展的发育不良诱发的髋关节骨关节炎，以及年龄>44岁的患者。另外，Chiari骨盆截骨术不能应用于髋关节屈曲<90°的患者，术后患者的活动度将进一步降低。

临床表现和术前准备

体格检查应包括确切的髋关节活动度，尤其是髋关节屈曲<90°是手术禁忌证。大多数患者存在跛行，由肌肉功能不全或疼痛诱发。而Trendelenburg征（单腿站立试验）是检查臀肌障碍的有效方法。对于这些患者，术前做适当的理

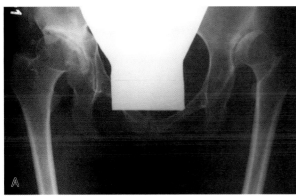
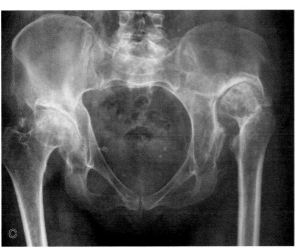
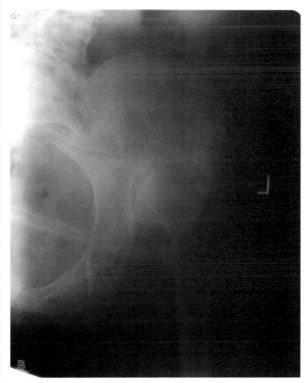

图34-3　女性患者，30岁，行左侧髋臼Chirai截骨术，患者在幼儿期间曾行双髋人字石膏固定。在其29岁时，因为右髋进行性疼痛行Chirai截骨术。左髋示股骨头半脱位，继发髋臼OA2级（A）。这个病例在其假臼上进行Chiari截骨（B）。28年后，尽管影像学结果不佳，但她对治疗结果满意，拒绝行全髋置换术。她的髋关节HSS评分左侧63.1分，右侧72.9分，且双侧髋关节活动受限，VAS10级疼痛评分均为5分。双侧Trendelenburg征均阴性。然而，双下肢不等长超过2 cm，以至于行走时存在跛行。关节间隙仍然可见，OA 3级（C）

疗以加强骨盆转子肌肌力，有助于术后功能恢复。还需要对疼痛进行评估，长时间行走和站立可诱发疼痛或疼痛可在休息时出现。

常规影像学检查包括站立位骨盆前后位及假斜位X线片。截骨始于髋臼外侧缘并15°向上延伸至Hilgenreiner线（图34-4）。对关节的匹配程度、股骨头形状和髋臼的覆盖范围进行评估。测量中心边缘角（CE角）、VCA边缘角，量化股骨头前方和外侧包容程度，并对骨关节炎进行评分。拍摄下肢站立位全长片以评估双下肢长度是否存在差异，这往往由于头-颈干角的不对称及股骨头半脱位所致。如今磁共振可以作为一个有效工具，获得更详细的关于软骨和臼唇的信息；而CT三维重建可对骨骼畸形进行进一步评估。

通常术前备血2U，因为出血量有限。截骨内移后一般出血会停止，但依然存在血管损伤及从骨髓中大量失血的风险。

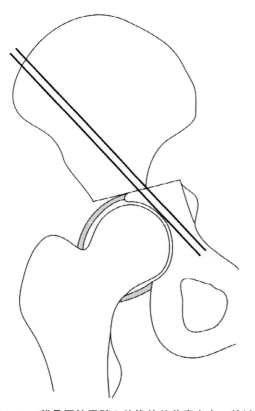

图34-4 截骨开始于髋臼外缘的关节囊上方，并继续向上0～15°延伸至Hilgenreiner线。最理想的内移程度是完全覆盖股骨头。关节囊在髋臼与股骨头之间并传递负荷，这将致使关节囊向纤维软骨和骨重塑。截骨块用2枚2mm的克氏针或空心钉由后外侧向腹内侧固定

病例资料非常重要，患者必须被告知截骨术不能重建一个健康的髋关节，几乎所有患者将面临远期髋关节置换的风险。需要告知患者所有可能发生的并发症及髋关节活动度可能因为截骨术进一步受限。所有患者必须了解跛行也是术后面临的一大问题，术后加强康复治疗是重建肌肉功能的必要手段。对于女性患者行双侧截骨术后，分娩可能受到影响，所以必须要考虑将来行剖宫产术。

三、外科技术

除了1982年提出的克氏针固定技术外，笔者描述的传统手术技术在维也纳医科大学骨科并未发生改变，近期应用螺钉可获得更坚强的内固定。

患者被置于牵引床上，髋关节外展20°，外旋30°。在这个体位下，臀部肌肉放松且大转子转向后方，有更多的空间行前外侧入路进行手术。从对侧影像学检查得到的影像学结果在术野中确认。有必要在铺无菌巾单前再次确认体位是否正确和图像质量。在髂嵴外侧3cm切开长约10cm的切口，以髂前上棘为中心向近端切开5cm，并向远端沿阔筋膜张肌切开5cm。切开阔筋膜张肌时切口尽量偏外，避免损伤股外侧皮神经。筋膜应沿其在髂嵴的起点切开，并根据需要分离肌肉以获得更好的髋臼暴露，随后剥离髂嵴的骨膜。应用弯的骨膜剥离器剥离骨盆内侧的肌肉并向后推，直至坐骨切迹。用钝的拉钩替代骨膜剥离器以保护坐骨神经。在髂翼内侧放置明胶海绵以减少出血并进一步保护坐骨神经。笔者推荐使用专门开发的2cm宽的可透视的弯骨刀进行截骨，它可根据术者的需要进行定制。随后将阔筋膜张肌及臀中肌牵向后侧，钝性分开臀小肌，暴露髋关节囊。将第二个拉钩放置在坐骨切迹外侧以保护臀部血管和神经（图34-5）。两个拉钩应该在坐骨切迹处相接触。用弯剪剪断腹直肌的反折头，准备截骨。截骨位置在股直肌反折头的髂骨附丽处和关节囊髂骨附丽处之间，且股直肌反折头的背侧跨越截骨线（图34-6）。C形臂透视观察截骨过程。笔者不建议使用线锯，因为它在截骨线的上移和弯曲上不具有优势。在股直肌反折头和关节囊之间插入一直骨刀对准弯截骨线的最高点（图34-7）。可以用一克氏针标记截骨的方向，骨刀沿着克

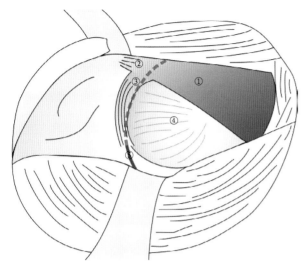

图34-5　骨盆截骨部位。在髂骨翼内外侧肌肉自骨膜下剥离后，两把可透视骨刀放置于坐骨切迹处以保护血管和神经，两把骨刀应彼此接触。内侧放入明胶海绵保护血管并预防出血。①M股直肌；②股直肌肌腱；③股直肌反折头；④关节囊；⑤截骨线

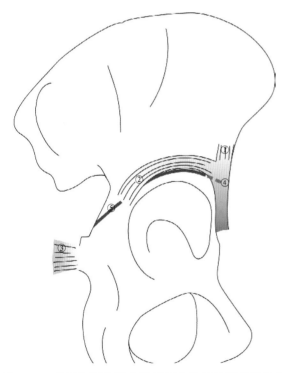

图34-6　截骨位置在股直肌反折头的髂骨附着处和关节囊髂骨附着处之间。股直肌反折头仅可作为截骨曲率方向的参考。股直肌反折头应该在其背侧面切开，因为它跨越了截骨线。第一刀应该在曲面的最高点开始截骨。截骨线的前方截止点略低于髂前下棘，后方略高于骶棘韧带。①股直肌肌腱；②股直肌反折头；③骶棘韧带；④髂前下棘水平；⑤截骨线

氏针的方向，进而可以防止骨刀从顶点滑出（图34-8A）。透视确定截骨起始点，在弯曲线切开外侧皮质，直至髂前下棘前下方，后侧到坐骨切迹骶棘韧带上方终止。在整个截骨过程中，关键是骨刀和髂骨内板呈10°～15°。骨刀的位置需要变换多次，最好使用2～3把骨刀交替使用，直至髂骨的内侧皮质，完成截骨（图34-8B）。在完成截骨前必须在透视下进行检查，轻微活动骨刀分开截骨间隙，避免水平或向下角度截骨，预防外侧截骨块的内移，截骨角度太大也有损伤骶髂关节的风险。去掉髋关节拉钩之后，通过外展大腿和中立位旋转股骨头达到髋臼内移的目的（图34-8C）。在完成外展移位后使髋关节外展减少到30°，当股骨头完全被骨性结构覆盖后移位的幅度可被矫正，过度的移位可被牵引力复位。除了极少数的截骨后不稳定，Chiari并没有采用任何内固定，但一般术后需要髋人字石膏固定3～4周。自1982年以来，应用两根2 mm克氏针自髂嵴从背外侧穿向腹内侧固定远端截骨块，因此不必要进行管型石膏固定。目前，笔者一般使用空心螺钉固定。避免深部的负压引流，预防截骨部位的过度失血，可应用皮下引流。腹壁肌肉及外展肌缝合以覆盖髂骨。这不仅增加了截骨的稳定性，也有效地覆盖了伤口。

（一）术后康复

术后第1天：股四头肌等长收缩锻炼；术后第2天：去除引流，髋关节CPM机辅助被动锻

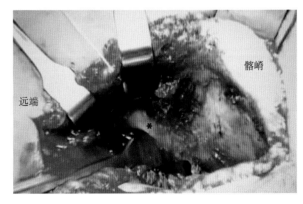

图34-7　髂骨截骨。将骨刀插入股直肌肌腱反折头下方，作为导板进行弯曲截骨。截骨开始的位置为曲率半径最大的地方，截骨开始后向前下到髂前下棘，向后至坐骨结节

炼，坐起和站立。鼓励患者非负重活动直至3～4周后拔出克氏针，并部分负重，直至截骨愈合。螺钉固定时，负重应该在截骨愈合后进行。术后应立即加强臀肌锻炼。门诊如果无法解决患者的跛行问题，则应制订住院康复方案。

（二）围术期用药

根据全髋关节置换术标准行抗凝治疗。根据"金标准"方案低分子肝素皮下注射直至完全负重，也可以应用新型口服抗凝药。对于骨盆截骨，没有一个确切的抗凝标准，患者应承担一定的出血风险。预防性应用抗生素，直至术后第2天。

（三）股骨截骨方案

粗隆间内翻截骨可应用于半脱位和高颈干角的患者。有时候需要进行大转子远端前移术以改善骨盆转子间肌肉的张力。Korzinek和Muftić等在临床和生物力学角度证明外移和向远端移动大转子可使臀肌力量得到改善。Chiari应用Pauwels的方法对卵圆形的股骨头进行外翻截骨术，他认为截骨的框架可使其最高点和股骨头的撞击风险增加。近期，笔者不推荐使用该方法。外展和内收位X线片可为股骨截骨术前计划提供重要参考，截骨术首先应避免强调股骨截骨，因为并未证明转子间截骨可改善远期效果。

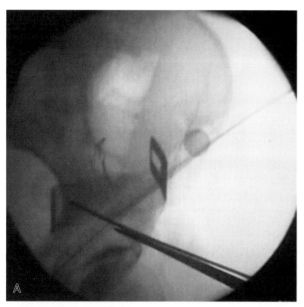

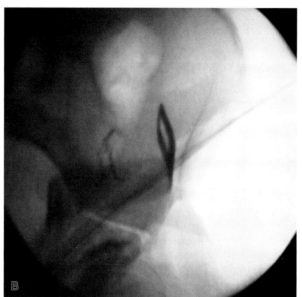

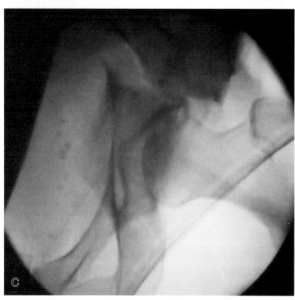

图34-8 术中前后位透视显示10°～15°向上方截骨，术中可以应用导针定位，方便找到髋臼外侧缘截骨的正确起始点（A）。2把可透视拉钩放置在坐骨切迹处以保护血管神经，穿透内侧髂骨皮质后截骨完成（B）。在中立位外展大腿以内移髋臼，应完全覆盖股骨头（C）

（四）并发症及技术问题

术中可能损伤坐骨神经。在这种情况下，术后会马上观察到神经麻痹症状，需要尽快对患者实施治疗。通过后侧入路进行神经减压，如果发现神经不连续或者中断，则应行神经的显微重建术。如果术后一段时间出现坐骨神经麻痹症状，最可能的原因是形成血肿，这可通过超声及CT证实。在这种情况下，非手术治疗通常就足够了。股神经或者腓总神经的损伤也是有可能的（可能性不大）。股外侧皮神经的损伤发生于切开或缝合切口时，术后3个月神经损伤才能修复并减压。

阔筋膜张肌和缝匠肌的瘢痕形成和皱缩可以导致髋关节屈曲挛缩畸形。关节内粘连也会导致关节僵直，这种情况通常由于术中破坏了关节囊及髋臼的组织。当使用石膏固定时，这些并发症出现得更频繁。自从采用内固定以后，术后第1天就可以进行CPM锻炼，关节的活动度得到了较好的改善。

截骨平面的错误会导致许多并发症。太低的截骨平面会导致关节囊损伤，如上所述，会有关节僵直的风险。股直肌反折头的精准定位是关键，因为这是手术过程中唯一的定位标准。当股骨头半脱位或者出现第二髋臼时，关节囊的处理是非常困难的，这种情况下，需要行高位的截骨（图34-3），以避免对股骨头产生太大的压力。早先对股骨头进行牵引或者减压是不推荐的，因为这会增加股骨头缺血坏死的风险。截骨平面过高会在骨性支架和关节囊之间形成台阶，这时可植入髂嵴的松质骨，并应用髋人字石膏固定4周。笔者建议针对这种情况进行植骨，而不是对每个病例常规植骨。高位截骨后不植骨，也会有良好的功能，这并不是技术性的错误。从X线片上看，截骨位置看似高是因为关节囊厚。另外，Chiari报道了一些重建的髋臼高位放置，但仍获得良好效果的病例，在长期的随访中也得到了证实（图34-9A～C）。截骨骨块之间的空隙将由坚固的纤维组织或骨组织填充，它能够传导髋臼骨的负荷。

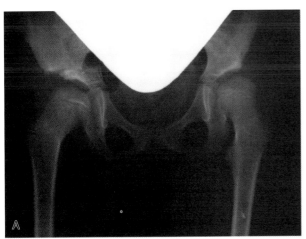

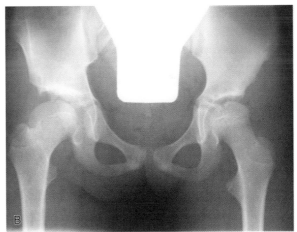

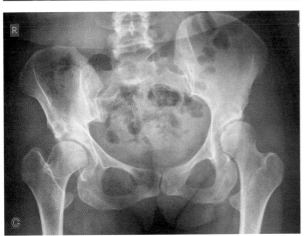

图34-9 女性患者，在6岁时行Chiari截骨术。截骨位置相对较高，在骨性穹顶和股骨头之间形成了一个台阶（A）。这是一个厚的关节囊提供了良好的骨力学传递的典型病例。新髋臼的骨质硬化作为力学负荷吸收的标志，在术后3年台阶被骨质填充（B）。术后29年依然可看到良好的关节间隙，OA分级1级（C）。她的髋关节活动度完全正常，HSS评分93分，10分VAS评分系统2分。Trendelenburg征阴性，但是因为下肢不等长（3 cm），依然跛行

髋前部可见V形裂隙，但它对截骨效果并无影响，也无须植骨，它可被纤维组织或骨组织填充。此外，应当牢记Chiari截骨并未重建一个完全匹配的髋关节，随着时间的推移，在负重条件下会产生骨的重塑及关节囊的适应性重建，可使其逐渐匹配。

在冠状面截骨的方向应向上10°～15°至Hilgenreiner线。影像学检查下精确定位非常重要，术前就应做相应处理。如果截骨方向是水平的甚至倾向内下方是不可接受的，因为随着时间的推移，生物力学负荷的缺乏会导致髋臼顶的缺失。另一方面，截骨方向太陡会带来骶髂关节损伤的风险。极少数的病例需要刻意增加截骨的角度，如一些患有神经肌肉性疾病的患者或髋关节内收的患者。这些患者术前需要仔细检查，因为他们的髋关节都不稳定。

能否充分覆盖前后方，截骨的曲率是关键。必须满足前方在髂前下棘以下、后方在坐骨崎以上（图34-6）。骶棘韧带的分离能够防止移位。骨凿必须反复定位，截骨必须反复验证是否在正确的位置上。后方的曲率对于后方的稳定性同样重要，可以防止股骨头向后滑脱损伤坐骨神经。不完全内侧移位的另一个原因是，当内侧皮质在截骨时被破坏，而不是被骨刀打断，导致骨棘形成。因此，锋利的凿子很重要。骨棘能够在透视下发现，必须在髋臼内移操作前用骨刀切掉。单纯的外展运动可充分放松收肌阻碍髋关节内移，这种罕见的情况下，可在大粗隆部将髋关节推向内侧。近期借助3D计算机模型的尸体研究，对于截骨高度、倾斜角度、负重区域的移位程度及覆盖范围有了新的认识。截骨高度被认为是最重要的因素。高位截骨会使负重区缩小继而髋关节压力过高。为了获得最佳的覆盖，有学者主张向内移位73%。为了同时提高前方和后方的覆盖，提出来多重高度截骨术，实际上对应了由Chiari最初强调的曲面截骨。当股骨头的负重区被完全覆盖时，就是内移的最佳量。过度移位会导致与原先有软骨覆盖的髋臼产生相对小的、垂直方向的接触区，这样会使这个区域接触压力增高。因此，在原先髋臼和新髋臼之间的最佳关系需要通过精确计划移位范围来实现。所谓的反Chiari效应认为手术时破坏了髋臼局部的生长区导致在髋臼外缘表现出发育的瑕疵，但这并未在笔者或者其他长期随访研究中发现，包括有代表性的儿童中都没有被证实。

术后并发症包括一般的风险如感染和血栓形成。关节周围骨化是罕见的，截骨术后假关节形成也很少见，尤其是内固定使用以后。通过松质骨的植骨和螺钉内固定改善截骨后的骨愈合结果。截骨后脱位在一些不稳定的情况下发生，主要是由于技术性错误，如水平或向下方截骨及内移不够。内固定克服了这个问题，在成年患者推荐使用螺钉，以实现最大的稳定性。在脱位或者内移不足的情况下，使用内固定翻修和再内移及术后石膏人字固定都是必需的。双侧截骨术可影响妇女的产道，生产时需要考虑剖宫产。1986年，Böhler等对1952—1984年一系列的1102例行Chiari骨盆截骨术的患者术后并发症发病率做了回顾性研究。总的并发症发生率为9.3%（103例）。具体而言，发现29例坐骨神经麻痹（7例恢复），16例股外侧皮神经损伤（9例恢复），13例感染，16例股骨头再脱位，15例深静脉血栓，3例关节周围骨化，3例骶髂关节脱位，2例耻骨联合移位，3例截骨移位（未使用内固定），2例假关节形成，2例腰大肌肌腱牵拉伤。如今，技术的改进使许多并发症都能够避免，如内固定的引入、早期活动、优化的抗血栓治疗及预防性应用抗生素。

持续性跛行是Chiari截骨受到批评及负面影响的原因。许多患者术前就有跛行，往往是无痛性跛行同时伴有臀部肌力不足及髋关节不稳。Chiari在X线引导下进行微创手术，因此，他使肌肉损伤到最小限度。骨盆转子上肌肉的过度剥离将增加持续性跛行的风险。术后跛行会恶化，因此，肌肉的康复非常重要，3个月后跛行应该消除。跛行疼痛及不稳定因素可通过手术解决。尽管如此，仍有一些患者Trendelenburg征阳性。Delp等进行了生物力学研究，阐明了持续Trendelenburg步态的原因。他们发现，外展肌即臀中肌力矩的减小是由肌肉长度短缩引起的，而不是因为力臂减小。这一效应在角度过大的截骨术及过度移位中的患者中常见。他们的结论与临床表现形成对比，行水平截骨或者有限的移位来保留肌肉的长度和外展肌的力矩，其中必须按照足够倾斜角度截骨以保证足够的移位和头部覆盖。同时，外展肌的作用线变得更加垂直，可以有效地延长横向的杠杆臂。手术入路的改进可能是解决肌肉功能不全问题的方法。1959年，Kawamura首次描述经转子入路。最近，Ito等公布了一项长期研究的结果，提倡一种类似的入路。转子截骨完全翻开肌肉，给予髋臼边缘良好的视野，这有利于截骨位置的选择。臀肌的抵抗及转子的远端转移使术后肌肉无力好转。最后，步态分析可区分持续性跛行的原因，它显示了在Ganz髋周截骨术中，外展肌的力量加强，但屈髋肌力轻度下降。

（五）结论

1974年Chiari出版总结了第一批600名患者的手术经验（表34-1）。在16岁以下儿童组的200名患者中，2/3的病例获得了优秀或良好的效果。同时104例随访了2～10年的合并发育不良及骨关节炎的成人，效果也令人满意，只有合并严重骨关节炎的患者效果不佳。Chiari当时认为他的方法适用于任何成人，没有年龄的上限。他的患者年龄最大的是69岁，术后也获得了良好的效果。不过，他表示，对于患骨性关节炎的关节，预计手术效果能否接受是非常困难的。

来自维也纳大学骨科的Windhager等第一次做了长期的随访研究。他报道了平均年龄在14.1岁、合并有先天性髋关节脱位或者半脱位的208例患者（236例髋关节）、长达20～34年的研究结果。总体而言，51.4%临床结果表现为优秀或良好，29%为一般，18.3%为差。关键的发现是年龄和手术效果相关，年龄越大效果越差，合并骨关节炎的患者效果不佳。只不满7岁的手术患者Trendelenburg征得到改善。21例髋关节（9%）最后不得不行全髋关节置换术或融合术。此外，在笔者所在的研究机构中，Lack等回顾了100名髋关节发育不良并骨关节炎的患者，Chiari骨盆截骨术治疗后平均随访15.5年。22例髋关节（22%）最终做了全髋关节置换术，大于44岁的患者手术效果更差。尽管如此，仍有75%的患者取得了良好的效果，9%为一般，16%为效果差。

笔者最近进行了一项长期的随访研究，其中包含了上述两项研究未发表数据的患者，平均36年（21.9～54.4年），是随访时间最长的研究。该研究纳入在1953—1986年间行Chiari骨盆截骨术

的1541例患者，其中共随访到416名患者行519例骨盆截骨术，363名男性，53名女性，手术时的平均年龄为23（1.8～55.2）岁。患者群体包括了幼儿到成人各年龄段，也包含了不同类型的诊断。313例髋关节（60%）做了全髋关节置换，年轻患者全髋关节置换术前有较长的时间间隔（$r=-0.7$，$P<0.000\ 1$）。全髋关节置换或融合术作为终点，采用Kaplan-Meier生存分析法进行计算，生存中值为32.7（图34-10）。206例未行置换或融合患者的髋关节HHS评分为80.3±17.5，32.9%为优秀（HHS 90～100），23.6%为良好（HHS 80～89），40%为一般（HHS 70～79），28.6%为较差（HHS<70）。平均活动范围为屈曲86.8°，外展37.1°，内收27.8°，外旋23.3°，内旋14.6°。40例Trendelenburg征阳性（19.4%），在10分VAS评分中平均疼痛程度为2.9±2.6。至今，笔者能够提供37例髋关节的影像学评估，包括完整的术前、术后及长期随访的X线片，其中15例在最后随访时做了全髋关节置换，骨关节炎主要根据Tönnis-Heinecke分级，从手术至长期随访过程中，骨关节炎逐渐加重。虽然大多数患者术前为0级，但是60%以上的患者在最终随访时进展至3级。CE角显著上升（$P<0.000\ 1$），从术前的平均6.9±14.1到术后的平均47.9±11.1，并保持稳定至随访，平均为48.4±15.1。髋臼平均内移量占髂骨宽度的56.4%（27%～100%）。HHS及VAS评分的临床结果与骨关节炎的影像学分级没有关系。

Høgh和Macnicol报道了一组长期随访时间为2～18年（平均10年）的94例行骨盆截骨术患者的临床结果，在他们详细的分析中，发现疼痛的缓解及良好的功能在大多数患者长期的随访中是可以实现的。由于骨关节炎的进展，关节活动范围缓慢减小，然而影像学结果并不能反映临床表现。股骨头足够的支撑及内侧移位被认为是最重要的因素。由于增加了外展肌力，术后跛行减轻。一项5～30年（平均18年）的同一机构的215例髋关节研究显示，以全髋关节置换术或融合术为终点的30年生存期为85.5%。患者年龄较大时做了初次手术，往往还需要再次手术。髋臼内移增加股骨头外侧覆盖经长期影像学随访可维持多年。这些结果与笔者的研究完全相符。Rozkydal等对平均年龄在29岁的130名患者进行了长期随访研

表34-1 Chiari骨盆截骨术系列文献综述

作者（参考文献）	时间（年）	患者/髋	平均年龄（年）	诊断	随访时间（年）	生存率	AO随访评分	临床结果
Chiari	1974	600（304随访）	<16岁成人	先天性髋关节脱位，DDH(n=200)，DDH+OA(n=104)	2～8（2～10）	—	—	2/3优良，1/3改善，75%满意，14%不满意，11%改善
Reynolds	1986	39/44	35（18～55）	DDH+OA（四分法）	5（2～13）	—	—	1～3级90%HHS>80 4级25%HHS>80
Høgh和Macnicol	1987	81/94	19	DDH，半脱位	10（2～8）	—	OA进展	疼痛缓解：明显38.3%，中度48.5%，无10.3%，加重2.9%
Windhager等	1991	208/236	14	先天性髋关节脱位和半脱位	25（20～34）	91%[a]	Tönnis 0 6.8% Tönnis 1 40.5% Tönnis 2 34.7% Tönnis 3 18%	优良51.7%，中等29%，差18.3%
Lack等	1991	83/100	38（30～59）	OA	15.5（10～21）	78%[a]	OA进展	优良75%，中等9%，差16%
Ohashi等	2000	91/103	18.2（6～48）	DDH+先兆/早期OA，DDH+晚期OA	17.1（4～37）	先兆/早期OA 84%（10年）69%（20）[b,c]，晚期OA 88%（10年）72%（20年）[b,d]（20年）[a]	OA进展34%（先兆/早期OA组）	先兆/早期OA：JOA评分89.4±12.5；晚期OA：JOA评分84±12
Rozkydal和Kovanda	2003	130/130	29（15～52）	DDH	22.3（15～30）	61.5%[a]	—	
Ito等	2003	129/135	24（9～51）	DDH+先兆/早期OA	16.5（5～25）	98%[a]	OA进展46%	优良77%，HHS81±10
Macnicol等	2004	191/215	15.9±9.5	DDH	18（5～30）	94.7%（20年[b,d]）85.5%（30年[b,d]）	—	
Ito等	2004	31/32	35.2（16～50）	OA 3级	11.2（5～24.5）	72%（10年[b,c]）54%（20年[b,c]）	OA进展63%	HHS 77
Yanagimoto等	2005	69/74	32（6～64）	DDH+先兆/早期OA，DDH+晚期OA	13（10～20）	97%[a]	OA进展（晚期OA，术前）	改善89%，IOA评分87
Kotz等	2009	66/80	23（2～50）	先天性髋关节脱位，DDH，OA，巨大髋	32（27～48）	60%[a]	Tönnis 0 4.5% Tönnis 1 4.5% Tönnis 2 32% Tönnis 3 59%	HHS 79
Ito等	2011	163/173	20（9～54）	DDH+先兆/早期OA，DDH+晚期	20.3（10～32.5）	85.9%（30年[a,d]）	OA进展31%（先兆/早期OA组）	72%HHS>80（78%先兆/早期OA组，49%晚期OA组）
Chiari（未发表）	—	416/519	23（2～55）	先天性髋关节脱位，DDH，OA	36（21.9～54.4）	生存中值32.7年[a,d]	OA进展 Tönnis 3 62%	优32.9%，良23.6%，中40%，差28.6%

a.随访时的保持率；b. Kaplan-Meier分析；c. OA进展作为终点；d. 全髋置换/关节融合作为终点；e. HHS<70作为终点。DDH.发育性髋关节发育不良；FU.随访；HHS. Harris髋关节评分；JOA Score.日本骨科协会评分

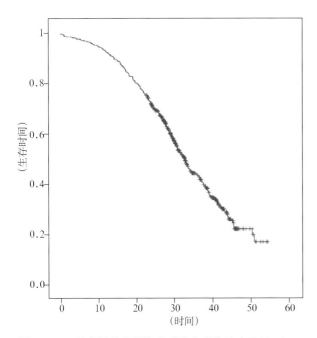

图34-10　以全髋关节置换术或融合术为终点的Kaplan-Meier生存分析。平均随访时间为36年（21.9～54.4年），总体中位生存时间是32.6年（未发表的数据）

究。他们也发现小于30岁或合并轻度骨关节炎及中度发育不良的患者效果较好。正确的手术技术及完全的头部覆盖是手术成功的重要因素，在平均随访12.2年后，50例髋关节最终行全髋关节置换术。许多后续研究试图找出影响Chiari截骨术中远期效果的因素。Reynolds报道了44例Chiari截骨术患者（年龄在18～55岁），平均随访5年的临床结果。他专注于失败病例的分析，希望能够确定成人患者的手术适应证。临床症状严重但不残疾，退变逐渐发生且髋关节不易受损。他定义了近端移位的最大距离，与Shenton线间隔1.5 cm。严重的软骨退变和横向突出的股骨头可导致不能向上截骨，使手术更易失败。Ito等报道了一项随访时间平均为16.2年的135例髋关节研究。这项研究比较了3种不同的手术入路：髂骨前方入路、后外侧经转子入路、经转子·Ollier外侧U形入路。他们发现经转子截骨入路使截骨的水平更精确，大转子远端前移也可使术后Trendelenburg步态减轻，仅有2例需要全髋关节置换术，77%的临床结果是优良，46%进展至骨关节炎。同一作者报道了一项32例3级骨关节炎患者的髋关节研究，平均年龄35.2岁，平均随访11.2年。他们的HHS评分从53分提高到77分。

适当的截骨水平，术前CE角大于10°及中度发育不良是获得良好效果的重要因素。因此，笔者建议Chiari截骨术适用于中度髋关节发育不良继发骨关节炎且拒绝行全髋关节置换术的患者。近期，Ito等发布了他们长期随访的结果，平均时间20.3年（10～32.5年），163名患者平均年龄在20岁。他们比较了两组，一组是前期或初期的骨关节炎患者，一组是进行性骨关节炎患者。以全髋关节置换术作为终末点，总体生存率为85.9%。30年生存率进行性骨关节炎组（43.6%）显著低于前期或初期的骨关节炎组（91.8%）。Yanagimoto等研究了74例髋关节病例，平均年龄32岁，平均随访时间为13年。他们评估股骨头的形状及疾病的分期，作为判断预后的因素。一方面，他们认为早期髋关节发育不良关节间隙正常是Chiari截骨术取得良好远期效果的指标。另一方面，他们发现髋关节发育不良晚期关节间隙变窄的患者，扁的股骨头较圆的股骨头有更好的效果。Ohashi等报道了103例Chiari截骨术病例，随访时间17.1年。他们观察两个不同的组，一组是前期或初期的骨关节炎，一组是进行性骨关节炎。他们得出结论，那些早期骨关节炎患者可以获得长达25年的临床上和影像学上的成功。进行性骨关节炎组相对较差，但仍较满意。股骨头变形对两组结果没有影响。对于进展性骨关节炎的患者，Chiari截骨术可作为全髋关节置换术的预备手术。但目前尚缺乏Chiari截骨术后全髋关节置换的大量研究。Hashemi-Nejad等发现，Chiari截骨术后再行全髋关节置换术（28例），手术时间更短，有较少的植骨及髋臼更好的覆盖，与髋关节发育不良继发骨关节炎患者的初次关节置换（50例）比较，具有更好的解剖中心。与此相反，Minoda等研究10例Chiari截骨术的患者与20例全髋关节置换的患者发现，Chiari截骨术后全髋关节置换的患者需较长的手术时间，出血量较大，并认为截骨术后髋关节生物力学的改变可影响远期的全髋关节置换术。Nakano等调查了34例有唇盂撕裂的髋关节，23例行Chiari截骨术及唇盂切除，11例未行唇盂切除。为了在股骨头与髋臼顶之间插入足够的组织，唇盂是一项重要因素。在缓解疼痛和改善功能的临床效果上两组没有差异，但是切除唇盂组10年后骨关节炎的影像学进展更明显。

（六）加盖术的方法

加盖术是治疗髋臼发育不良最早的方法。来自柏林的König医生第一次描述了使用从髂骨翼上取下的骨或骨膜瓣重建股骨头的顶部支撑。随后，Albee、Lance、Spitzy、Wiberg及Wilson对加盖术的方法进行了改进。Staheli等于1981年提出了一项加盖技术，通过在髋臼缘行开槽髋臼增强术使移植骨的放置位置更加精确。所有这些技术的原理是在髋臼上外侧通过植骨来增大有缺陷的髋臼，重建穹顶来支撑股骨头。适应证是不一致的髋关节发育不良伴股骨头外移和其他的髋关节发育不一致如Perthes病后遗症。加盖术更常用于儿童和青少年人群。然而，有报道称6岁儿童的移植物被重吸收。White等报道了一项27名儿童的长期随访（23年）结果，手术年龄平均7岁，发现他们的远期功能很差，并伴有疼痛、影像学上的退行性改变及较高的再手术率。Nishimatsu等报道了一项改良的Spitzy加盖术的长期随访结果，119例髋关节平均随访23.8年。多数患者为成人，手术平均年龄为25岁。较轻的骨关节炎、低龄及支架的正确高度是获得良好预后的重要因素，但骨关节炎的进展是无法逆转的。不到25%的患者及25岁以上60%的患者15年生存率为80%。

加盖术的方法被认为是安全和微创的。它应被保留，可应用于补救性病例，但不适合于骨盆截骨手术。准确的定位及足够的移植体积是获得支架生物力学稳定性的关键。

四、小结

Chiari骨盆截骨术是一种补救性手术，适用于不匹配或不稳定的髋关节发育不良伴发股骨头外移的患者。通过在髋臼上方行髂骨截骨使髋关节内移重建一个骨性穹窿以覆盖股骨头，插入的关节囊在力学负荷刺激下可转化为纤维软骨组织；而正确的手术技术是术后取得良好效果的保证。

· 患者放置于牵引床上，准备透视设备。

· 准备截骨所需的直骨刀。

· 截骨起始点在髋臼外缘。

· 正确的截骨顶点在股直肌反折头和关节囊之间。

· 截骨向上10°～15°直至Hilgenreiner线。

· 截骨线沿股直肌反折头弯曲，分别终止于髂前下棘下方和骶棘韧带上方。

· 应用可透视的拉钩保护神经血管，他们在坐骨切迹处相互接触。

· 通过在中立位外展大腿达到髋关节内移的目的。

· 应用2枚克氏针或螺钉固定截骨块。

目前已证明，Chiari截骨术对于小于44岁且软骨组织条件良好的患者（OA为0～1级）效果最佳。必须恢复外展肌张力以尽量避免术后跛行，通过内移外置的髋关节改善发育不良的髋关节的生物力学条件，它可恢复髋关节的旋转中心，延长外展肌力臂，减轻关节负荷。虽然重建的髋臼顶在和股骨头接触区域缺乏软骨组织，但生物力学结构的重建则是更重要的要求。

第35章

髋关节周围截骨术治疗成人髋臼发育不良

原著者　Ryan M. Ilgenfritz，Dennis R. Wenger

译者　李军　董鑫

一、临床表现

由于髋臼发育不良在儿童及青少年阶段没有典型的临床症状，因此在全人群中的发病率难以统计。很多患者是在治疗其他疾病时偶然行X线检查才发现并诊断患有髋臼发育不良。而其余的成人髋臼发育不良一般都是由早期治疗发育性髋关节脱位（DDH）的儿童发展而来。

髋畸形患者出现症状往往继发于髋关节逆向负载。由于股骨头覆盖的降低引起髋关节匹配度的改变从而导致接关节接触面剪切力增加、软骨面和关节退变。疾病的症状归因为力学环境改变造成的关节软骨变化和（或）髋臼唇缘的退变。

成人髋臼发育不良是早期髋关节退行性疾病的首要病因，在青少年全髋关节置换术中占有很大的比例。髋臼发育不良的严重程度和骨关节炎的发展有关系。随着对这一病理生理变化的连续性的理解越来越深入，更多积极的髋臼发育不良治疗方法已应用在保守的手术治疗上。

有症状的髋臼发育不良患者经常抱怨腹股沟区疼痛，也常出现髋关节侧方的疼痛及臀后部的疼痛。其中腹股沟区疼痛被认为可以更好地反映髋关节内病变，但是在此之前要通过详细的病史询问和体格检查来排除其他疾病引起的腹股沟区疼痛。

通过病史询问发现，患者在活动时、长时间站立或坐立会感到疼痛。静息痛、仰卧痛或夜间痛往往是炎症或类风湿关节炎的特征病理表现。

然而，髋关节退行性病变的患者也可表现为静息痛和夜间痛。

二、体格检查

在有症状的髋关节发育不全患者的体格检查中会发现，连续的关节内力学环境改变导致关节的病理变化，这些患者在髋关节的被动活动中往往不表现疼痛，与健侧对比，患侧的关节活动度会明显下降，其中外展、内旋、外旋和屈曲受限最常见。另外，患者关节在过度活动时会明显疼痛，如髋关节屈曲、外展、内旋（前冲击测试），或屈曲、外展、外旋（FABER或Patrick测试），这样会进一步拉伸炎性关节囊或直接碰撞关节内引起患者症状的病变结构（关节软骨病变，关节唇病变）。

关节的活动还可增加关节的反作用力，如患者移动肢体对抗重力。有时，患者维持抬腿来对抗重力，当检查者施加下压的力量后会加重患者的症状（Stinchfield检查）。

三、影像学检查

通过X线片可以对髋臼发育不良做初步的诊断和评估。临床医师应获得骨盆正位及蛙式位X线片作为基准评估（图35-1），这些影像学检查很重要，首先可以获得股骨近端的垂直影像，还可以与对侧髋关节进行对照。另外髋关节外展内旋位的影像可以在股骨近端截骨手术中评估髋关节的力学性质。

表35-1对髋臼发育不良影像学表现做了总结。

单独的X线片无法精确表现发育不全髋关节的三维结构，如果考虑行髋关节的截骨手术，还需要更多的骨盆影像学检查，虚拟剖面图可以提供髋臼，特别是前股骨头覆盖范围的垂直视角

（图35-2）。当通过这些影像学检查确定了发育异常的程度和方向后，就可以计划髋关节需要矫正的程度。

使用透视行动态关节照相可以形象地观察髋臼内股骨头和唇缘复合体的功能关系（图35-3），还可以用来判断关节碰撞和外旋受限的病理进程。另外，通过动态关节照片得到的信息可以用来决定通过髋臼和（或）股骨截骨手术改善的股骨头覆盖的程度。

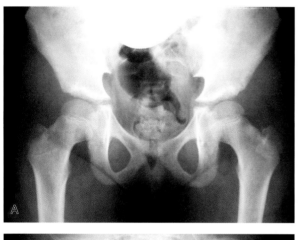
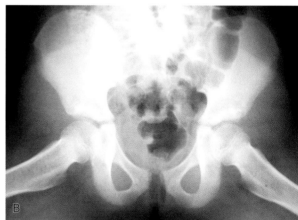
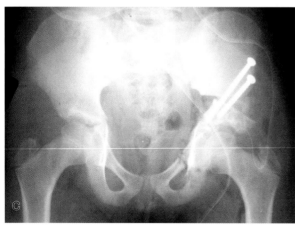
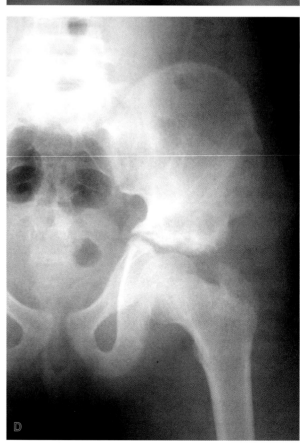

图35-1 骨盆正位片和蛙式位片（A、B）在早期评价髋臼发育不良中是非常必要的。从X线片中可以发现患者左侧髋臼发育不良。治疗方法包括左侧TPO手术（C）。术后1年复查，股骨头已完全覆盖（D）

表35-1　评估髋关节发育不良的影像学参数要点

测量方法	描述	正常值
CE角（wiberg角）	正位片上股骨头中心点的垂线与髋臼外侧边缘的夹角。骨盆正位片中股骨头中心到臼顶外侧边缘连线与通过股骨头中心的垂线之间的夹角	＞25°
髋臼指数	从髋臼外缘向髋臼中心连线与H线相交所形成的锐角	6月以上婴儿≤25°
Sharp髋臼角	两侧泪点下缘连线，然后做泪点外缘与髋臼上缘的连线，两者所形成的夹角	33°～38°为正常，＞47°为异常（39°～46°为可疑）
股骨头偏移百分率（migration percentage）	通过两髋臼内下缘顶点做一H线，并以髋臼外上缘作一垂直P线（perkin线），P线侧股骨头部分与内侧部分的比值乘以百分百就是股骨头偏移百分比即MP	
髋臼眉弓（sourcil）评估	在平片上，用来描述髋臼顶部轮廓，正常的眉弓（sourcil）应该是横贯并且略微下降环绕股骨头	髋臼发育不良患者，髋臼顶部平坦，眉弓（sourcil）走行向上翘起

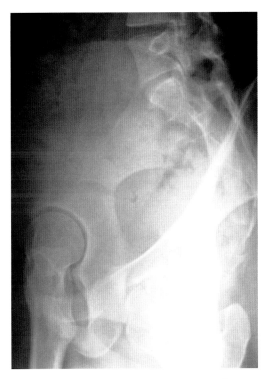

图35-2　骨盆斜位X线片可以用来评估髋臼前侧的发育情况。这是一个非常重要的视角，可以对髋臼的缺陷提供近似三维的视角，特别适合于无法行三维CT重建的情况下使用

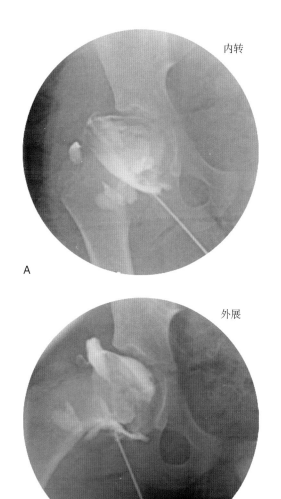

A　内转

B　外展

图35-3　术中的动态关节X线片，可为确定股骨头形状和髋关节稳定性提供大量信息（A.内转；B.外展）。这特别有利于髋关节发育不良患者并决定髋+臼的最适覆盖范围

通过CT扫描及三维重建，我们可以获得更多的髋臼及股骨近端的细节，有利于通过判断畸形的程度来制订手术方案（图35-4）。由于其可以确定髋臼发育不全的程度并定位，因此在术前是非常有用的检查手段。通过三维成像，医生可以设计髋臼旋转的程度和侧方覆盖程度，并避免过

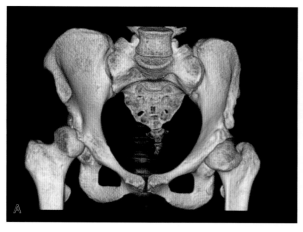
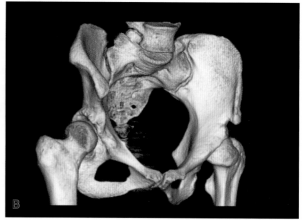

图35-4 3D的CT扫描可特别辅助评估髋关节部分发育不良。正位视野（A）显示明显的右侧髋臼发育不良。斜视角（B）从左侧可见一短的股骨颈在头-颈结合处出现前突，以及为治疗左髋关节畸形时切除前骨假体后的残余股骨

度矫正导致的术后患者髋臼后倾和髋臼关节的碰撞，同样，可以评估股骨近端的解剖结构（髋外翻、前倾）。

对有症状患者行MRI检查进行关节内的对照，可以帮助判断患者症状产生的原因，通过MRI可以更好地判断髋关节盂唇复合体的病理变化（图35-5）。最近，更高级的软骨成像（T_1 rho，dGEMRIC）可以更好地评估关节软骨质量及更早地评估关节退行性改变（图35-6）。尽管患者术后可以随访，但是很多研究者通过临床研究发现术前发生髋关节退行性病变的患者行截骨矫形后的临床预后难以预测，对于这些患者做磁共振检查很有必要。

四、耻骨截骨术的适应证

大多数小儿骨科医生在治疗髋臼发育不良时，往往根据患者的不同年龄来决定截骨术。目前根据年龄将患者分为4个治疗组（每组递增5岁），并以此为依据选择合适的截骨法治疗髋臼发育不良（表35-2）。

除严重髋臼发育不良患者外，普通的髋臼移位、显著的半脱位或髋臼不稳等大部分5岁前发病的患者可在指导下自发改善。

5～10岁出现显著髋臼畸形的患者通常采用髋臼截骨术通过旋转联合耻骨（Salter截骨术）或Y形软骨（Dega截骨术，San Diego截骨术）或髋臼的后柱（Pemberton截骨术）来治疗。

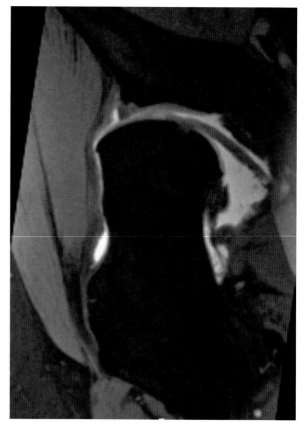

图35-5 径向重新格式化MRI图像（扫描厚度为1 mm）显示部分髋关节发育不良患者的右髋关节上部。注意其圆韧带细长，软骨形态学正常（由德国杜塞尔多夫市大学医院B. Bittersohl友情提供）

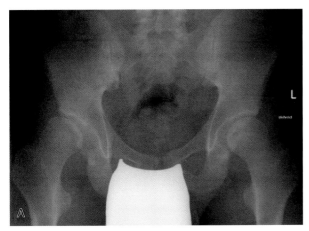

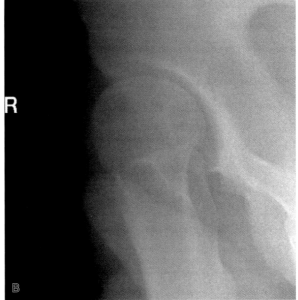

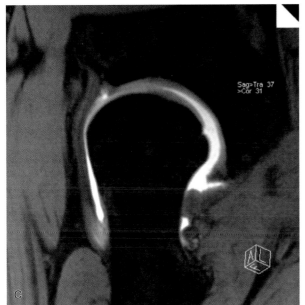

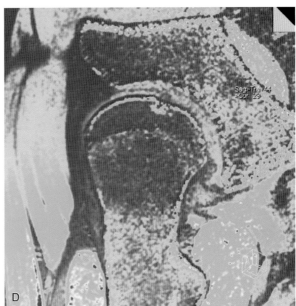

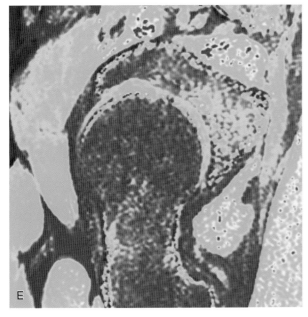

图35-6　A. 17岁男性患者AP骨盆X线片可见其右侧髋关节畸形且出现部分症状，显示股骨头变形及侧向覆盖范围不完全。B.虚拟视图X线片显示前向覆盖范围不完全。C. MRI关节X线片显示轻微的软骨变化。D.同一患者对应生化敏感MRI影像显示软骨退行性改变，蓝色代表软骨。E.健康人体的类似影像，无症状自愿者（对比展示正常关节软骨形态）（由德国杜塞尔多夫市大学医院B. Bittersohl友情提供）

表35-2　髋臼截骨术年龄划分

0～5岁	5～10岁	10～15岁#	15岁之后
观察，偶尔使用夜间支架	Salter，Pemberton或Dega式髋臼截骨术	三联盆骨截骨术	髋臼周围截骨术（Ganz）联合三联盆骨截骨术

#直至三向生长软骨关闭

在10岁至髋臼骨骺成熟间（Y形软骨闭合），许多手术医生选择三联骨盆截骨术（TPO）来纠正髋臼畸形。在这一年龄群中，盆骨已不再柔韧，采用Y形软骨或联合耻骨截骨术已无法充分纠正畸形。TPO手术命名源于其通过髂骨、耻骨和坐骨截骨术释放髋臼，从而使髋臼回到髋关节的旋转中心（股骨头中心）。通过TPO手术可以避免损伤Y形软骨，显著纠正畸形且不影响髋臼生长发育。

Y形软骨闭合后（图35-7），常选择髋臼周围截骨术（PAO，Ganz）纠正畸形。该方法可使截骨术更靠近髋关节的旋转中心，在纠正畸形的同时不会造成骨盆畸形。由于未伤及后柱，不需术后铸型，可更早开始承重。TPO手术也适用于青

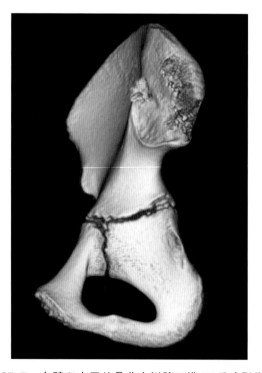

图35-7　在髋臼水平从骨盆内侧壁三维CT重建影像，图中所示的患者（10岁）放射状生长软骨未闭合，由于可能会造成软骨生长中心破坏而影响骨的发育，因而避免髋臼周围截骨，像这样的患者最好的选择是三联骨盆截骨

少年患者，或没有PAO手术经验的医生。

五、手术手法：三联骨盆截骨术

在过去30～40年中，已有大量TPO手术手法的报道。最广泛应用的手法是1973年由Steel等人发表。许多手术医生后续发表了其他TPO手术手法，改变了截骨术截骨位置进而改善髋臼的转动。这些改进包括Tönnis和Carlioz法。笔者的手法与Carlioz法有许多相同之处（图35-8和图35-9）。

六、TPO手术的手法描述

（一）定位

患者在透射台上呈仰卧位。用Foley导尿管可减低膀胱负荷及减小耻骨支骨截骨损伤风险。但Foley导尿管并非常规使用。

将垫板置于患者躯干下，使其向对侧翻转。有助于侧向暴露髋关节。垫板不宜直接置于骨盆下，否则其可能会影响术中X线透射成像。

腿自由弯曲并覆盖，下腹从乳头下方开始至臀部后方呈中线居中，必须使坐骨置于手术准备区（图35-10）。

将图像增强器置于清晰的手术视野下。

（二）切口入路

TPO手术可有2～3个切口。大部分病例中我们采用二切口法——手术时患者呈仰卧位。对体型较大的患者则采用三切口法，可使截骨术部位暴露更准确。

第一个切口在髂嵴下方，用Salter或Smith-Peterson法进入髂骨。

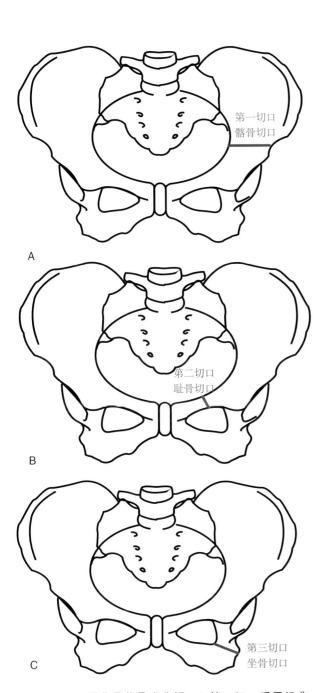

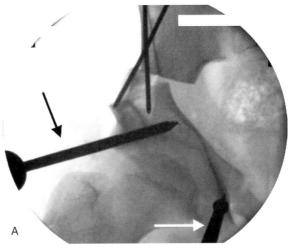

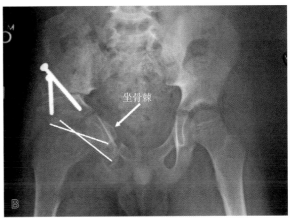

图35-9　A.图中展示用于手术中改善髋臼骨冠状切面转动的工具（黑色箭头，Schantz针；白色箭头，球形挤压器）。球形挤压器用于向上推挤耻骨，Schanz螺丝钉用于横向拉髋臼骨。注意勿使髋臼向后转动或髋关节侧向移动。B.后固定X线片显示坐骨脊前突过度，提示可能源于手术造成的髋臼向后旋转

图35-8　三联盆骨截骨术分解。A.第一切口采用经典Salter截骨术切口，但可略靠前切开，便于在节骨下方和髋臼上方置入Schanz螺丝钉。B.与前外侧髋骨切口相比，耻骨截骨采用独立的前切口，更易于耻骨切除。C.坐骨截骨位置，与耻骨截骨术同样也采用前切口

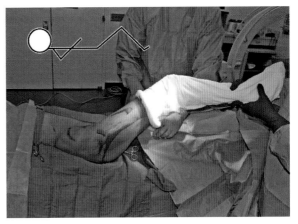

图35-10　三联盆骨截骨术术前准备时患者体位

中间切口应远离腹股沟折痕,略低于耻骨上支骨,在内收肌长肌腱起点旁侧,神经血管束前方。采用横向切口,耻骨和坐骨截骨术均可采用此切口(第三切口,若手术医生采用三切口法,则为纵向,位于臀肌脊远端、坐骨脊前方,使髋关节弯曲90°,并暴露切口。)

(三)髂骨截骨术

于髂嵴下方1 cm处做8～10 cm长的切口(图35-11B)。

在成人生长期,髂前上棘软骨是分离的,起于上前髂嵴并向后延伸6～8 cm。对生长成熟的患者,易采用骨膜下暴露。

用Cobb剥离器从骨膜下至坐骨切迹处暴露髂骨翼的内外板(图35-11C)。

用特别设计的Rang牵开器(Jantek Engineering,Paso Robles,CA)从坐骨切迹处进一步暴露髂骨(图35-11D),将Gigli软线锯穿过坐骨切迹(图35-11E)。

穿过髂骨向前拉线锯至髂前下棘上的位置,开始行髂骨截骨术。对老年人或体型较大的患者,此切口应比Salter截骨术时略微靠前。这样可在安置临时Salter螺丝钉纠正髋臼旋转时获得足够的空间。

(四)肌内大腰肌延长

在Salter切口的远端,向盆骨缘前方牵拉切口。找到髂腰肌并转动以暴露大腰肌腱,该肌腱位于肌群前后。

髂腰肌腱紧贴股神经后方,需要仔细辨别。用直角止血钳从边缘分离肌腱,保持肌腹完整。此操作可产生一肌内抻拉,从而减轻髋关节的应力。

此时可用纱布暂时关闭Salter切口,并用巾钳闭合切口边缘,开始其他部位的截骨术。

(五)耻骨截骨术

前文描述了从Salter切口前外侧进行耻骨支骨截骨TPO手术操作方法(图35-12)。现在介绍独立前切口(图35-12B)方法,此法更容易暴露

手术部位,且减小前外侧切口过度牵拉而损伤神经血管束的风险。

在内收肌长肌腱侧面开一横切口,约距腹股沟折痕1 cm。根据二切口法,这一横向切口最终需要扩张至暴露出坐骨。

在内收肌肌腱起点侧面找到耻骨肌,同时将耻骨上支部分上提。注意隐静脉通常会穿过手术区域,需要将其沿股骨主神经血管束向后牵拉(未展示)。

找到耻骨支,于骨膜上,在耻骨上下分别放置Hohmann牵开器(图35-12C)。

该区的骨膜非常强韧,因此在耻骨截骨术进行纠正或转动时,不易发生移动。从骨膜外进入则更易分离骨膜且更易移动,注意应小心避开支骨下方的闭孔神经。

截骨前需要根据X线片确定牵开器的分布(图35-12D)。截骨位置靠近髋臼可使髋臼更易转动。

确定位置后,可用细咬骨钳或骨刀以略微倾斜的角度开始斜截骨,使前上髋臼移位。

若使用咬骨钳(最安全的方法),应将碎骨填回截骨部位以避免出现假关节。

(六)坐骨截骨术

提升坐骨深埋于肌肉内,预测其三维解剖结构较困难。首次实施该手术时,术者最好在手术室内放置一骨盆骨骼模型,便于定位。该部位的TPO手术需要配两名助手(主刀、助手及擦洗技师)。

坐骨脊近端到坐骨神经需要仔细鉴别。

一种常见失误是触诊时误以为大转子是坐骨脊,为避免这种失误,在定位过程中需保持髋关节向后转(可以保证坐骨神经远离骨刀)。

二切口手法:

如前所述,上述切口经皮下暴露坐骨脊时采用钝分离。

电凝止血用于大收肌起点后方的分离。

确认坐骨结节,在闭孔中置入一个锐利Hohmann牵开器。

随后用Cobb剥离器找到坐骨,并从髋臼下方开始清理,直至坐骨顶端。

沿坐骨骨膜外放置2个钝型Hohmann牵开器,

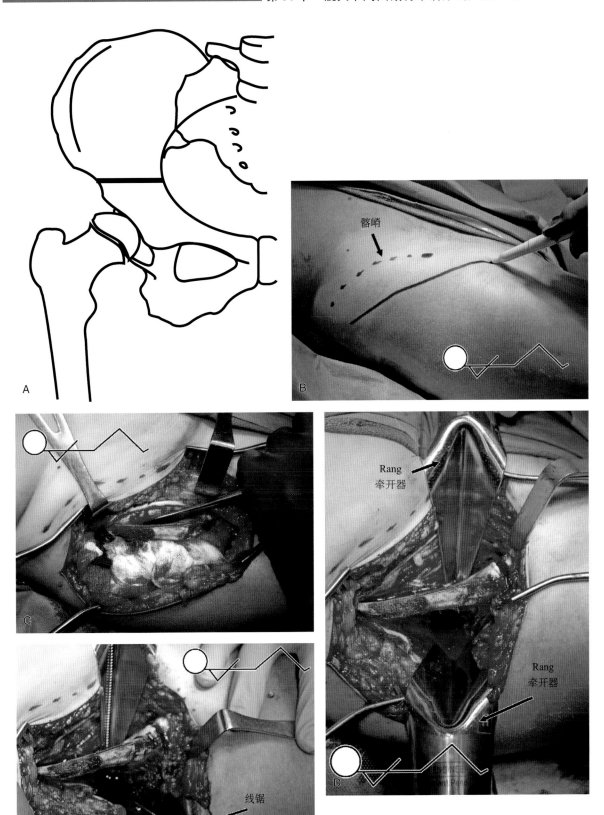

图 35-11　髂骨截骨术分解。A. 预定髂骨截骨位置；B. 髋关节 Salter 法的前后切口；C. 从前向后剥离髂骨翼上的肌肉；D. 坐骨切迹内特殊 Rang 牵开器的分布；E. 用线锯进行截骨

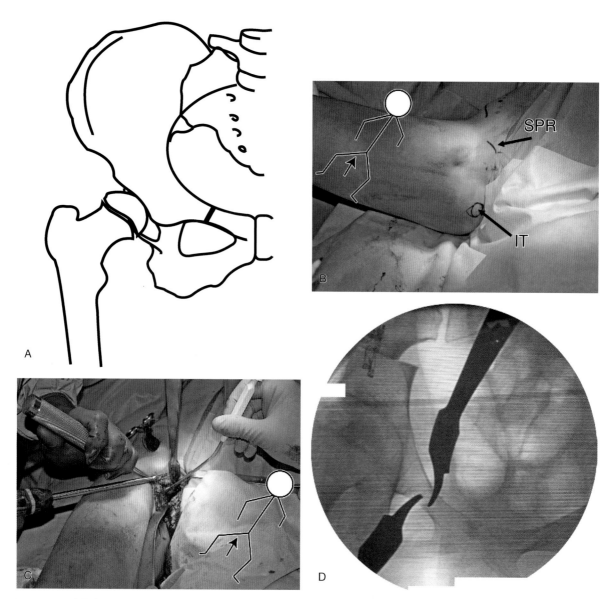

图35-12 耻骨截骨术。A.黑白线小人简图显示预定截骨位置；B.髋骨畸位，在皮肤上标记作为解剖标志以确定切口（SPR.耻骨上支；IT.坐骨结节）；C.暴露耻骨上支至神经血管束和隐静脉前；D.确定截骨位置，布置Hohmann牵开器

一个置于闭孔中（替换之前放入的锐利Hohmann牵开器），另一置于坐骨旁侧。

在此部位锤击钝型Hohmann牵开器，可安全地抬起骨膜和肌腱起点。

最后，将锐利Hohmann牵开器嵌入髋臼下的坐骨内，可使牵拉更容易（图35-13B）。

用X线片检查位置。坐骨截骨术应在髋臼下方而非髋臼（约距泪滴下方1cm）。

一旦确定好位置，截骨开始时先用咬骨钳，为骨刀开槽，以避免截骨时骨刀打滑。

随后插入木柄超长直骨刀（德国蛇牌），用其

完成整个截骨术。

为了确保截骨术更好的位移，可在撤出骨刀前立即用骨刀的大木手柄快速转动髋臼骨。由此可使坐骨向前位移（图35-13D）。

使用长木柄骨刀可使这一旋转操作更易完成。

（七）定位髋臼骨

取走Salter切口处的纱布，并在髋臼骨上（髋关节正上方）临时安置1枚Schanz螺丝钉，以之作为把手，指导髋臼正位（图35-14A）。

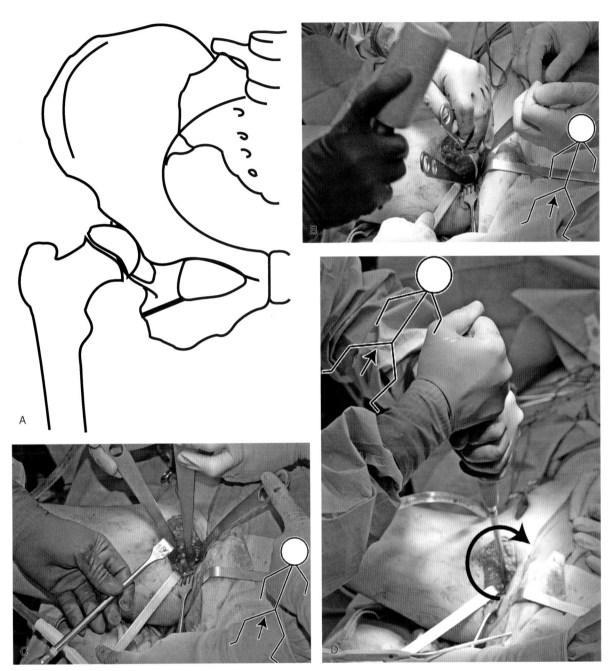

图35-13 坐骨截骨术。A.黑白线小人显示预定的截骨位置。B.将大收肌向下剥离至坐骨结节处。随后仔细向侧向分离直至见到坐骨上升支。用Hohmann牵开器暴露坐骨。最好使用3个牵开器，在髋臼下方前后两侧用钝型Hohmann牵开器，中间用锐利Hohmann牵开器嵌入骨内。简图指示截骨位置。C.大号木柄长骨刀可在伤口深处实施截骨操作，并且合适大小的手柄可利于在纠正时进行扭转。D.放入臀部皮质骨后可在坐骨截骨内开始旋转动作。开始向上纠正髋骨至更靠前的位置（右髋）

将球形挤压器放在耻骨支骨的上方紧贴耻骨切口后的位置，并挤压入骨内（图35-14B）。当用Schanz螺丝钉为杠杆调整整个髋臼在股骨头内的远近转动时，可用挤压器辅助向上或向内的转动（图35-14C）。

将Cobb剥离器放于Salter切口（髂骨）处，用以辅助髋臼骨在冠状切面内的侧定位。此时注意不要在横切面上向外转动髋臼骨。

Salter建议，为避免不必要的向外旋转，"截骨术后仍需要保持上前和下前髂嵴对齐"，此外在实施TPO手术中亦须遵从此建议。

通过Salter 切口，用摆锯从坐骨脊上切除一块楔形骨（图35-15A）。楔形骨底部需要与坐骨截骨缺口严格符合（图35-15B）。

与相同体型的Salter截骨术患者使用的假体相比，这种假体只有前者一半大小，因为耻骨和坐骨切除会产生较大的转动。

截骨前先临时用坚固平滑的Kirschner线固定。

用X线检查髋骨位置，以确认获得合适的覆盖范围。按实际需要调整。以求达到水平眉毛，

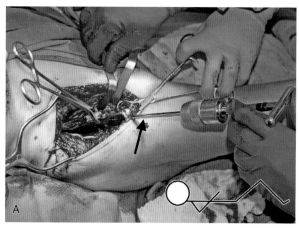

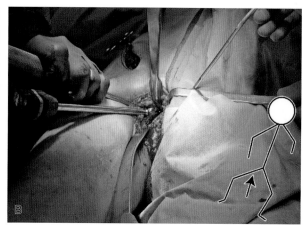

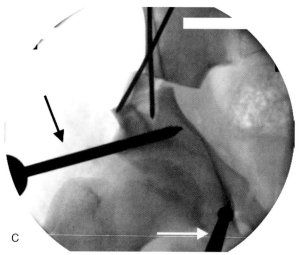

图35-14 完整的截骨术。A. Schanz螺丝钉用于向远端拉动髋臼骨；B.球形挤压器可用于推进耻骨骨段；C.获得合适的髋臼骨旋转后用K线临时固定

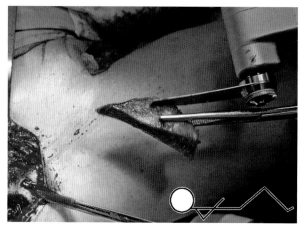

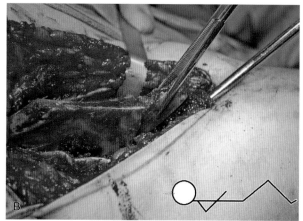

图35-15 A.通过Salter 切口，用摆锯从坐骨脊上切除一块楔形骨；B.楔形骨底部须与坐骨截骨缺口完全相符

C-E角30°～35°，且不能增加髋骨后弯度。

（八）截骨的固定

将4.5 mm长螺纹钉从坐骨脊穿过骨干置入上髋臼骨。

用长螺纹钉可以缩小短螺纹钉固定过紧、缩紧假体或向上牵拉髋臼边缘所导致的纠正丧失。相反，螺丝钉较稳定但仍有许多缺点（图35-16A）。

髋臼骨折采用2～3个螺丝钉固定。

螺纹克氏线可用于骨厚度或强度不宜用螺丝钉的年轻患者。

我们更倾向于推荐螺丝钉，因较易拆除。

对老年人或体型较大的患者，笔者通常在耻骨截骨处中间或侧面贯穿放置固定钉，以避免髋臼骨出现转动或耻骨骨不连（图35-16B）。

第二种耻骨分支固定方法是用固定钉从耻骨切口任意一边用20号铁丝牵引。

可将全部剩余的骨移植碎片填入耻骨和坐骨截骨处，用以避免骨不连。

（九）伤口缝合

使切口完全湿润，将髂嵴骨突仔细地重新缝合并用运行吸收性缝线关闭切口。在Salter和内侧切口处均放置引流管。将切口逐层用吸收线关闭。通常用髋部人字形石膏固定。

如果髂骨和耻骨联合手术患者这两处均可安全固定，笔者有时采用拆卸式塑料双叶"人字形"纠形器（术前定制）或不采取任何加固，依靠患者自己保持。

七、真理与误区

（一）术中X线检查

手术医生需要注意，患者的手术侧会略高一点，因此骨盆与地面不平行，进行X线检查评估时需要校正这一倾斜。

不要用斜视角拍摄的X线片来计算髋臼的新位置。使用完整的术中AP盆骨X线片作参考，切勿用局部照片。

（二）髋臼定位

适当的髋臼转动是这一步骤的关键，过度的向前转动会导致与前方碰撞。在AP射线照片上可

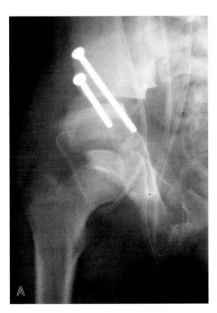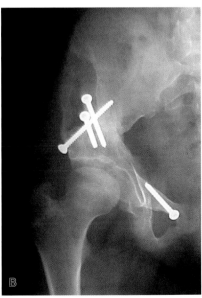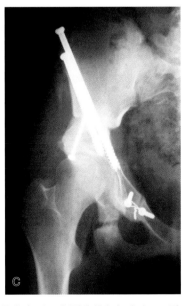

图35-16 三联盆骨截骨术。A.典型的4.5 mm长螺纹钉固定。该方法适于术后髋骨人字形石膏固定的年轻患者。B.髂骨3个螺丝钉固定和耻骨支骨1个螺丝钉固定。此固定方法适用女性，对于男性则因精索可能会与耻骨联合接触而不宜采用。C.髂骨截骨多颗螺丝钉固定及耻骨双螺丝钉钢丝固定法

见交叉状影像和坐骨脊过度前突。向后过度转动会产生后向碰撞或关节外展。通过放射影像或X线片，笔者开发了一系列标准来评估髋臼的转动。

TPO手术的理想放射影像特征如下。

A.髂骨的髋臼骨段应定位于髂骨切口处髂骨上8～10 mm内壁侧。

B.耻骨的髋臼骨段略向中上方位移。

C.坐骨切口错开约50%（近端，平均移动）。

D.泪滴髋臼呈15°（转动前呈垂直）。

E.坐骨脊只可略比对侧突出（如果有）。

F.眉毛呈横位。

G.C-E角为30°～35°。

（三）固定

为避免术后运动和转动，坐骨必须至少采用3点固定。对于儿童，可用螺纹针代替螺丝钉。

（四）转动丧失

如果过早开始负重，或截骨处固定不当，髋骨会在愈合前发生位移。这可能会导致过度纠正或丧失纠正。

（五）骨不连

临床上可能会遇到较大的儿童出现耻骨和坐骨骨不连的情况。为避免这一情况，笔者会增加耻骨支骨固定，同时将切除的骨段重新填回截骨处。

（六）假体卸除

如果螺丝钉帽或螺纹钉与髂骨脊平齐，髂骨会生长至超出螺钉的顶端。需要使假体略高出或在皮下组织与螺丝钉头部连接一不吸收缝线，以确保随后的假体拆除。

（七）术后护理

对于儿童和大部分成人，推荐单腿人字石膏固定6周，随后4周以拐杖支撑可轻度承重。若10周后X线片显示愈合良好，可适度增加活动程度。物理治疗有助于恢复外展肌强度和髋骨运动功能。术后6～12个月可拆除假体。螺丝钉是否会妨碍或影响之后的全髋关节置换尚未明确。显然，股骨假体需要拆除，但有观点认为髋骨螺丝钉是否拆除无特殊影响。

（八）辅助程序

髋骨畸形较严重的患者，股骨近端截骨术或股骨头-颈骨软骨形成术等辅助程序极有帮助。目前已逐步开展了面向成年患者的髋关节检查，笔者亦推荐这种方式。股骨颈干角大于145°的患者，笔者常采取小型股骨近端内翻截骨术，来改善股骨头覆盖范围和优化髋骨结构。在这类患者中，通过外展或内旋转X线片，有助于观察实施近端股骨截骨术而增加的覆盖范围。软骨内翻过度会导致永久跛行。

（九）临床预后

由于年轻患者采用TPO术式，因此必须终身监测其术后髋关节功能。在这一患者群中，随访时间至少需要30～60年。目前多项研究报道了TPO的短期及中期预后资料，但对其长期预后的研究尚未开展。

1992年，Guille等报道了针对11个髋臼发育不良患者实施TPO手术后的10年短期随访。报道中的患者年龄在11～16岁。放射学随访记录显示11人中有10人髋关节改善。8名患者自觉功能上或临床指标得到改善。1名患者在10年随访期中进行了全髋关节置换。

1993年Faciszewski等的回顾性研究中，报道了44名的发育异常患者TPO术后2～12年随访。该项研究包含56个髋关节。其资料显示有53个髋关节得到临床改善，如疼痛减轻及髋关节功能改善；有3个髋关节坏死。

Peters等2001年报道了针对50名髋臼发育不良患者TPO术后平均9年的随访。该项研究涉及50名患者的60个髋关节。术后所有患者的影像学指标，如髋臼角度及Wiberg中心边缘角度等，均出现显著改善。然而，随访结束时，有20%的髋关节（12/60）进行了全髋关节置换。此外4个髋关节（7%）出现明显疼痛及功能丧失。作者指出，TPO手术术后失败与术前的退行性病变程度具有显著的统计学相关性。

2005年，van Hellemondt等报道了平均15年（包括13～20年）的三联髋骨切骨术（TIP）术后随访，收纳了43个髋臼发育不良患者的51个髋关节资料。至随访结束时，6位患者进行了全髋关节置换。有64%的髋关节（27/48）随访结果较好或极好。31个髋关节（65%）未出现关节炎等不良进展。研究者同时也指出80%实施TPO手术的髋关节术前未见退行性病变迹象。

若手术操作正确同时监测适宜的指标，TPO手术可显著改善患者放射影像学结果及关节功能。大部分患者可感到症状缓解和疼痛减轻。笔者同时观察到随着TPO手术操作经验的积累，手术预期效果可进一步改善。

八、并发症及治疗失败

（一）覆盖或包含不足

当手术中没有完全纠正病症或术后愈合期丧失固定时，会导致纠正不足。为了将这一概率降至最低，我们已制订了一系列标准，通过放射影像或X线透视检查来评估手术中髋臼的旋转功能。

髂骨的髋臼骨段应定位于髂骨上8～10 mm内壁侧，而骶骨的髋臼骨段略向中上方位移。一般期望实现的最理想方案是与坐骨近端错开50%的切口。泪滴髋臼呈约15°（旋转前呈垂直）。坐骨脊只可略比对侧突出（如果有），同时使眉毛与其平行。C-E角应为30°～35°。

（二）固定丧失与髋臼旋转纠正丧失

为了避免丧失纠正效果，在术后的早期阶段需要采取措施以确保牢固的固定。如果截骨处没有合适的固定或过早开始承重，髋臼均可能移位，导致过度纠正或纠正丧失。

（三）出现向前或向后的撞击

髋臼适度旋转是这一步骤的关键，而髋臼过度旋转会导致该关节前外侧撞击，从而加速退行性病变，需要避免。

向前的过度旋转会导致关节前撞击，在X线片上呈交叉形，并且过度突出于坐骨脊。向后的过度旋转导致关节后撞击或关节外展。此外，应避免关节窝的外旋，从而防止髋臼向后弯曲，从而导致早期髋关节炎。

（四）耻骨或坐骨骨不连

在青少年患者中均遇到过耻骨和坐骨骨不连的情况。为避免这一情况，一般会加装耻骨支骨固定螺丝钉，同时将切除的骨段重新填回截骨处。术后的活动或承重练习需谨慎安排。

非常见问题如下。

· 感染。

· 坐骨或腓骨部位神经损伤。

· 闭锁神经损伤。

· 膀胱损伤。

· 精索损伤。

· 臀部僵硬。

· 迅速进展为疼痛性关节炎。

· 需要进一步手术（去撞击措施，"膝外翻纠正"股骨截骨术，Chiari截骨术，髋臼盖成形术，髋骨融合术，全髋关节置换术）。

第36章

股骨发育不良

原著者 Simon D. Steppacher, Helen Anwander, Joseph M. Schwab, Klaus A. Siebenrock, Moritz Tannast

译者 李军 王海鹏

一、引言

不同于髋臼发育不良，股骨发育不良虽不能明确描述髋关节疾病的本质，但它包括了股骨近端各种疾病的病理特征，其可作为股骨解剖形态上独立存在的畸形或髋关节其他疾病、综合征的部分而出现。在本章中，将详细描述股骨近端正常的解剖结构、相关影像学参数（图36-1和表36-1）、股骨近端不同解剖部位独立存在的畸形、综合征相关的畸形及特定的小儿髋部疾病的相关畸形。特别强调的是，本章的相关内容不仅涉及髋关节保护外科，还涉及髋关节置换领域（THA）。

二、髋部正常的解剖学

（一）股骨头凹

股骨头凹为圆韧带在股骨头上的附着部位，其位置通常位于股骨颈轴线稍下偏后（图36-2）。且对应于髋臼窝有倾斜与前倾。这种解剖结构允许圆韧带聚集在髋臼窝内限制股骨运动（图36-2）。正常的髋关节，股骨颈轴线在轴向平面上指向股骨头凹（图36-2）。大多数正常的髋关节，股

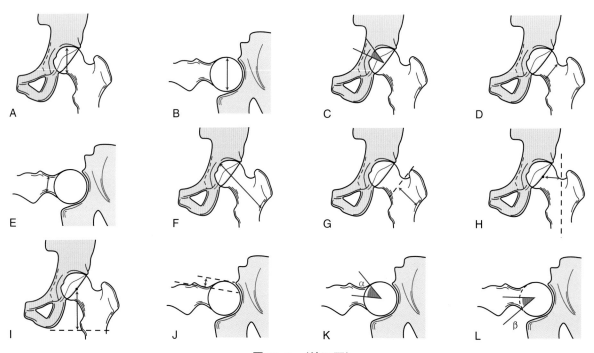

图36-1 （接下页）

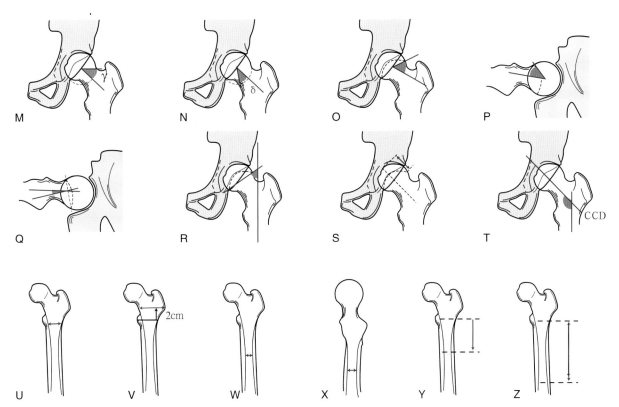

图 36-1　股骨近端影像参数测量（表 36-1）。A. 股骨头长径；B. 股骨头横径；C. 股骨头凹角；D. 股骨颈长径；E. 股骨颈横径；F. 股骨颈轴长；G. 大转子 - 转子间线；H. 股骨头 - 干偏心距；I. 股骨头位置；J. 股骨前方头 - 颈偏心距；K.α 角；L.β 角；M.γ 角；N.δ 角；O. 前后位生长角；P. 轴向生长角；Q. 骨骺倾斜角；R. 生长 - 轴角；S. 生长扩展；T. 颈干角；U. 髓腔宽径（小转子水平）；V. 髓腔宽径（小转子近端 2 cm）；W. 峡部径（内外）；X. 峡部径（前后）；Y. 峡部的近侧边界；Z. 峡部的远侧边界

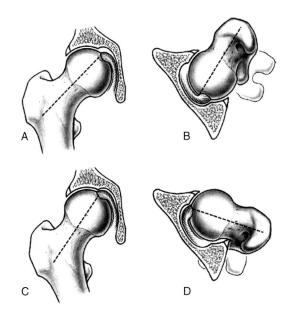

图 36-2　股骨头凹的位置：股骨颈轴线（虚线）的投影通常与股骨头凹相交。A、B. 由于髋臼窝向前下方倾斜，股骨头凹相交于股骨颈轴线偏向后下方；C、D. 正常解剖形态的股骨头圆韧带通常位于髋臼窝的中心，即使是在动态情况下，如下肢的内收或外旋（Adapted from Kapandji IA. *Funtionelle Anatomie der Gelenke. Schematisierte und kommentierte Zeichnungen zur menschlichen Biomechanik.* Stuttgart: Georg Thieme Verlag; 2006.）

表36-1 股骨近端解剖结构正常影像学参数总览（图36-1）

解剖部位	参数	正常值	定义
股骨头	股骨头垂直直径	47 ± 3 mm	穿过股骨颈轴线的垂直平面上股骨头的最大直径
	股骨头水平直径	47 ± 3 mm	在垂直于股骨头的垂直直径的水平面上股骨头的最大直径
	股骨头凹角	26° ± 10°	股骨头凹延伸与髋臼硬化区开始位置之间的角度
股骨颈	股骨颈轴线	93 ± 4 mm	从大粗隆外侧缘到股骨头内侧缘的股骨颈轴线长度
	股骨颈垂直直径	37 ± 5 mm	股骨颈在垂直方向上的最小距离
	股骨颈横向直径	28 ± 4 mm	股骨颈在前后方向上的最小距离
	转子间线	37 ± 2 mm	从大粗隆外侧缘到小粗隆间的距离
	股骨头-干偏心距	43 ± 7 mm	股骨头中心到股骨干轴线的水平距离
	股骨头-颈前方偏心距	12 ± 1 mm	轴位观：股骨颈前方凹面切缘与股骨头凸面切缘构成的两条平行线间的垂直距离
	股骨头高度	52 ± 7 mm	股骨头中心到小转子中点的垂直距离
	α 角	46° ± 10°	轴位观：在头颈部前方区域，股骨颈轴线与股骨头中心点及股骨头关节面-股骨颈拟合圆的结合点构成的连线之间的角度
	β 角	42° ± 7°	轴位观：在头颈部后方区域，股骨颈轴线与股骨头中心点及股骨头关节面-股骨颈拟合圆的结合点构成的连线之间的角度
	γ 角	53° ± 13°	前后位观：股骨颈轴线与股骨头中心点到股骨头上方非球面开始处连线构成的交角
	δ 角	43° ± 5°	前后位观：股骨颈轴线与股骨头中心点到股骨头内侧非球面开始处连线构成的交角
	上方生长角	74° ± 7°	前后位观：股骨颈轴线与股骨头中心点到骨骺骺板边缘连线构成的锐角
	外侧生长角	82° ± 7°	轴位观：股骨颈轴线与股骨头中心点到骨骺骺板边缘连线构成的锐角
	骨骺倾斜角	<30°	轴位视图：股骨颈轴线与骨骺线之间的角度
	骺板-骨干角	50° ～ 63°	骨骺相对于股骨干轴线的角度
	骨骺延长	48%	股骨头骨骺直径相对延长
	股骨前倾角	15° ～ 20°	水平面上股骨颈、股骨头中心连线与股骨髁连线构成的角度
	颈干角（CCD角）	125° ～ 135°	轴位视图：股骨颈轴线与股骨干近端轴线的夹角
股骨干	髓腔宽度，小粗隆水平	29 ± 5 mm	小粗隆水平股骨髓腔的内径
	髓腔宽度，小粗隆近端	45 ± 5 mm	小粗隆近端20 mm水平股骨髓腔的内径
	峡部宽度（内外径）	12 ± 2 mm	前后位视图：股骨近端髓腔最狭窄部位的内径
	峡部宽度（前后）	17 ± 2 mm	轴位视图：股骨近端髓腔最狭窄部位的内径
	峡部近端边界	86 ± 18 mm	小粗隆到峡部最近边界的距离
	峡部远端边界	145 ± 19 mm	小粗隆到峡部最远边界的距离

骨头凹并不直接与负重区接触。股骨头凹角 δ 的定义是股骨头凹的延伸与硬化带内侧部分之间的夹角（髋臼眉弓）。正常人群的角度为 26° ± 10°（图36-1和图36-3）。

（二）股骨头

通常提出股骨头的形态并不是完美的球形，更确切地说，可称它为"螺旋形"或"椭圆形"。股骨头的球形度受性别和种族的影响，男性中股骨头的平均直径较大。与白种人相比，亚洲人的股骨头形态更接近于球形结构。可以定义3个不同几何球体半径：子午线半径（r_M）、垂直半径（r_V）和水平半径（r_H）（图36-4）。股骨头的子午线半径 r_M 与赤道半径相比平均增加 1.7 mm。基于超过200例股骨头的研究显示，股骨头垂直

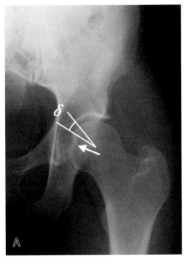
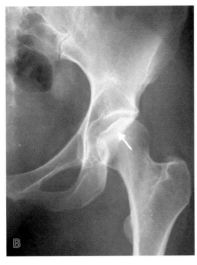
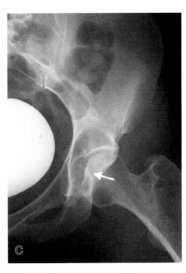

图36-3　A.正常髋关节股骨头凹（箭头所示）通常位于髋臼顶负重区的外侧，股骨头凹的头端起始与臼顶硬化区内侧之间的夹角为股骨头凹 δ 角。在正常情况下为26°±10°。B.髋关节发育不良伴有髋外翻的患者中，股骨头凹增宽至臼顶月牙状表面，进一步减少了发育不良的髋臼与股骨的接触面积。这时的 δ 角为−11°±10°。C.在下肢外展的情况下，股骨头凹可以旋出髋臼顶负重区

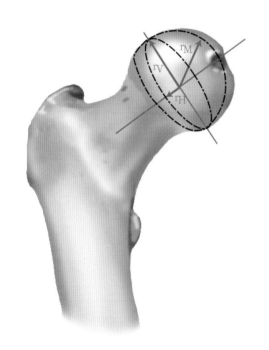

图36-4　股骨头不是标准的球形，通过股骨头中心定义其三维半径r_M、r_V、r_H，在通常情况下$r_M > r_V > r_H$

半径r_V大于股骨头水平半径r_H（图36-4），这个结果在男性更加明显，两个半径的平均差约为0.45 mm。相对于股骨颈轴线股骨头的球形不是完全中心对称的，其确切位置稍偏股骨颈轴线的前下方（图36-4）。

（三）股骨骨骺

在过去的10年期间，由于股骨近端骨骺的生长发育障碍导致股骨头-颈交界处畸形的发生，引起了大家对股骨近端骨骺的形态更多的关注。正常成人股骨骨骺不与股骨头球面轮廓交叉（图36-5）。股骨头骺的纵轴与股骨干夹角呈50°～63°。骨骺的定位可以通过骨骺角进行量化（图36-1）。这个角度是通过股骨颈轴线来定义的（与骨骺瘢痕的交叉点和骨骺的外围扩展点）。上外侧骨骺角通常小于90°表明骨骺基本上是前倾和外展的（图36-5）。骨骺延伸定义为骨骺的股骨头直径相对延长（图36-1）。

（四）股骨颈

股骨颈的截面通常为椭圆形（图36-6）。垂直径与前后径相比增加约为30%（图36-1）。相对于股骨矢状面最大直径之间的夹角为21°±9°（图36-6）。

股骨颈与股骨干之间的关系可以通过在额状面的颈干角和轴向面的股骨颈前倾角进行量化。颈干角（又称CCD角）通常为129°～135°（图36-1）。股骨颈前倾角可以在3个轴向平面下的解剖标志层面进行定义：股骨头中心、股骨颈的基底和

股骨后髁（图36-7）。相对于股骨后髁股骨颈有15°～20°前倾，该角度的大小与种族和性别亦相关。与白种人相比较国人的前倾角增加约7°。女性前倾角增加2°～3°。

从大转子的外侧缘到股骨头内侧缘的股骨颈轴线的平均长度通常为93 mm（图36-1），轴线

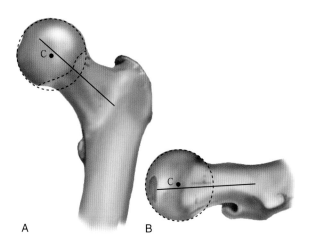

图36-5 股骨头中心并非位于股骨颈轴线上，而是位于股骨颈轴线的稍前下方，骨骺稍微外展、前倾（Reprinted from Toogood PA, Skalak A, Cooperman DR. Proximal femoral anatomy in the normal human population. *Clin Orthop Relat Res.* 2009;(467):876–885.）

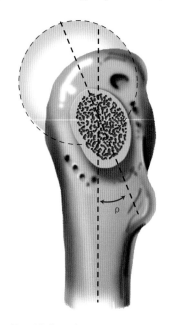

图36-6 股骨颈横截面为椭圆形，股骨颈横截面的最大直径与股骨矢状面形成21°±9°的夹角（Reprinted from Meyer DC, Beck M, Ellis T, et al. Comparison of six radiographic projections to assess femoral head/ neck asphericity. *Clin Orthop Relat Res.* 2006;(445):181–185.）

到股骨头中心的距离约49 mm。股骨颈的长度随着年龄的增加而增加，约为平均每10年增长1%。男性CCD的角度逐渐增加，股骨头直径的增长与股骨头直径—股骨颈长度比相一致。

股骨头中心至股骨干纵轴线间的水平距离约43 mm（用于股骨的横向偏移距离的测量），垂直距离平均约52 mm（图36-1）。

股骨头-颈交界部位的形态可以看作由球形和腰部构成。股骨头的球形可用股骨颈轴线和股骨头中心连线之间的角度进行评估。α（β）角描述了股骨近端球形前（后）方的侧位视图（图36-1）。γ（δ）角描述了颅（尾）在冠状面上的球形角（图36-1和表36-1）。与四个描述股骨头圆度的角度类似，股骨头颈结合部的特征用股骨偏心距表示。与全髋置换中特指股骨外移的股骨外侧偏心距不同，股骨偏心距被定义为两条平行于股骨颈长轴的线间的距离：一条为股骨头弧形最外侧的切线，另一条则经过股骨颈最凹部。（图36-1）。

（五）股骨头软骨

在非骨性关节炎的股骨，股骨头软骨厚度为0.80～2.83 mm（图36-8）。最厚的软骨区位于股骨头凹的正上方（2.83 mm）和股骨头内侧（2.28 mm）。软骨最薄的区域位于股骨头前方（0.95 mm），后方（0.87 mm）和侧面（0.8 mm）。

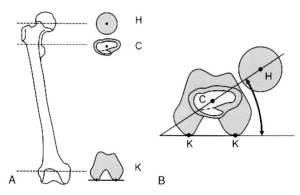

图36-7 按照Murphy的测量方法在股骨CT图像上测量颈前倾。A.选取股骨的3个层面：通过股骨头中心层面（H点）、股骨颈基底部小转子近端平面的中心（C点）和股骨内外侧髁平面后方（K点）。B.将3个层面进行叠加，C点与H点的连线与股骨内外侧髁后方（K点）之间的连线所形成的夹角称为股骨颈前倾角

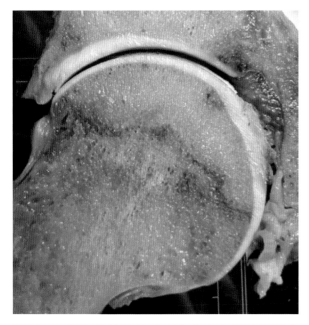

图36-8 股骨头软骨的厚度从中心向周边逐渐变薄（Reprinted from Wyler A, Bousson V, Bergot C, et al. Hyaline cartilage thickness in radiographically normal cadaveric hips: Comparison of spiral CT arthrographic and macroscopic measurements. *Radiology*. 2007;242:441–449.）

（六）股骨髓腔

股骨近端髓腔具有椭圆截面。股骨髓腔的前后直径通常大于内外侧直径（图36-9）。髓腔峡部指的是股骨干髓腔最窄的部分，从离小转子约8.6 cm开始，通常长度约为5.9 cm（图36-1）。小转子中点近端2 cm处与股骨峡部髓腔宽的比值称为髓腔闪烁指数（CFI）。根据该指数将股骨近端髓腔分为正常型（指数为3～4.7）、烟囱型（指数小于3）或香槟酒杯型（指数大于4.7）（图36-9和图36-10）。CFI在不同民族之间亦有差异。平均而言，亚洲人群中，股骨近端较多的是香槟酒杯型（约占33%），平均指数为4.5，明显高于白种人（平均指数为3.6）。股骨近段骨髓腔的形状不仅涉及全髋置换术中股骨合适假体的选择，还影响到全髋术后股骨皮质的增生模式。皮质肥厚往往在"香槟酒杯型"股骨中常见，然而骨内膜的点焊，而不是皮质肥厚，常发生在"烟囱型"股骨。

三、股骨的影像学检查

股骨发育不良的影像学较简单，各项检查均具有相应的功能，包括常规X线片、计算机断层扫描（CT）和（或）磁共振成像（MRI）。

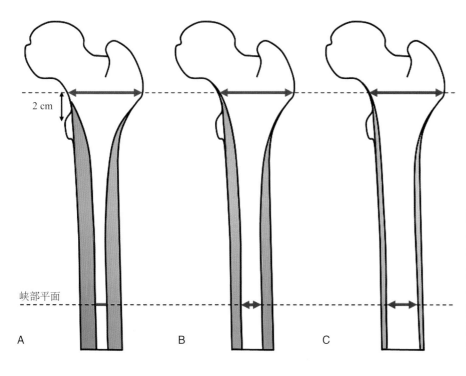

2 cm

峡部平面

A   B   C

图36-9 髓腔闪烁指数（CFI）是指小转子上方2 cm平面与峡部平面的股骨髓腔内径的比值。根据CFI的大小将股骨髓腔分为：A.香槟酒杯型（CFI>4.7）；B.正常型（3<CFI<4.7）；C.烟囱型（CFI<3）（图36-10）

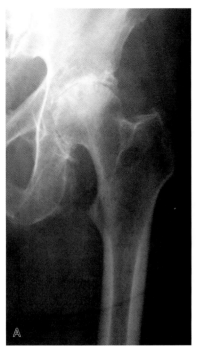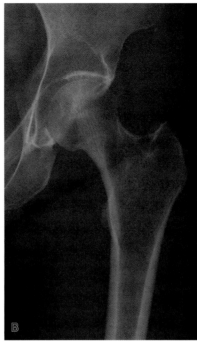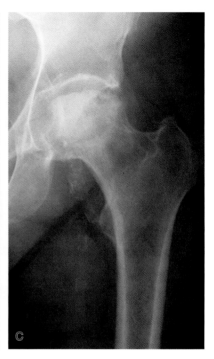

图36-10 根据CFI的大小将股骨髓腔分为：A.香槟酒杯型；B.正常型；C.烟囱型（图36-9）

（一）普通X线片

在股骨近端畸形的检查诊断中，常规X线片既快速又廉价。髋部基本的影像学检查方法是骨盆正位和股骨近端侧位X线片。单侧髋关节正位片往往不能满足临床诊疗的需求。对侧髋关节的影像非常重要，原因是它可以为患侧提供参照对比，并进行诊断和制订治疗计划。功能影像有助于评估股骨近端和（或）髋臼矫正截骨术的手术计划。

（二）计算机断层扫描（CT）

股骨近端畸形的影像学检查并不是都需要进行CT检查。然而，三维CT对股骨近端畸形的评估具有更好的辅助作用。CT检查在股骨近端旋转畸形的评估中有重要作用。三维模型可以用于观测髋关节的运动范围，更准确地评测关节内、外撞击及模拟动画。

（三）磁共振（MRI）

磁共振成像能为股骨近端结构的任何变性提供有价值的影像学信息，尤其是头颈部交界处的解剖结构及髋关节周围软组织的改变。MRI结合关节内钆造影显像可用于检测髋臼盂唇撕裂和相关软骨退变。新生化MRI技术重点是更准确地量化评估软骨损伤的情况，而在此之前骨性关节炎的典型表现只能依靠传统的X线片观察。

四、股骨近端不同部位的病理形态学

股骨近端畸形可以根据解剖部位分类，也可根据结构形态和病因细分（表36-2）。

（一）股骨头和头-颈交界处的畸形

股骨头及头-颈交界部位的畸形通常指其与正常球形的偏差。股骨头-颈交界处的非球面可导致Cam-型股骨髋臼撞击症与早期骨性关节炎。根据非球面的位置，α、β、γ、δ角均可增大（表36-1）。股骨头-颈交界处腰部较为扁平，其可减少头-颈部偏移。各种病因导致股骨头形态成为非球面，最常见的问题是髋部活动会引起股骨头骨骺延伸（图36-11），其次是股骨头骨骺滑脱（SCFE）（图36-11）、Legg-Calvé-Perthes疾病（LCPD）、创伤后畸形或股骨后旋转。

表36-2 股骨近端畸形的Berry分类

分类	分型
畸形的部位	大粗隆
	股骨头-颈
	干骺端
	骨干
畸形的几何形态	旋转畸形
	角度异常
	平移畸形
	大小形态异常
畸形的病因	发育性（如发育性髋关节脱位）
	代谢性（如Paget病）
	截骨矫形术后
	骨折术后

（Reprinted with permission from Berry DJ. Total hip arthroplasty in patients with proximal femoral deformity. *Clin Orthop Relat Res.* 1999;(369):262–272.）

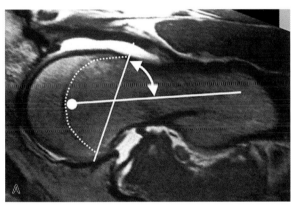

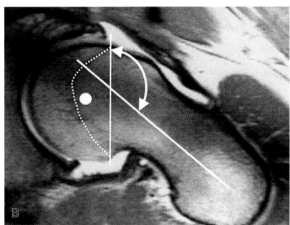

图36-11 两种最常见的Cam型畸形的磁共振造影，两者均表现为股骨头-颈交界前上方的非球形外形，但是两者的发病机制并不相同。A.活动导致股骨头-颈交界处前上方的骨骺延伸，导致生长倾斜角减小；B.股骨头骨骺滑脱（SCFE）伴有较大的生长倾斜角

（二）股骨大粗隆畸形

大粗隆的两个临床相关的畸形有突出延伸型大粗隆和高骑跨型大粗隆。

突出延伸型大粗隆可以掩盖股骨顺行交锁髓内钉治疗时的梨状窝正确入针点（图36-12）。当进行全髋关节置换术时，其增加了股骨髓腔评估及探寻的难度，也增加了股骨粗隆间骨折和股骨假体置入术中产生内倾、错位的风险。

高骑跨型大粗隆通常能在LCPD患者（图36-13）或重度髋臼内陷（图36-14）患者中看到。正常髋部X线示大粗隆顶点对应股骨头中心，而该类患者通常临床表现为患者大粗隆和髂骨之间的外展无力和（或）潜在的髋关节撞击。如考虑行保髋手术，治疗方案包括大粗隆及股骨颈相对延长术（图36-13）。如果行髋关节置换术，股骨粗隆间截骨是必要的，其有助于保证获取和（或）校正股骨髓腔位置。

（三）股骨小粗隆畸形

小粗隆的形态学异常及相关临床症状极为少

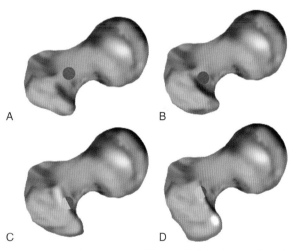

图36-12 根据Grechenig等对股骨大粗隆形态的分类及股骨顺行交锁髓内钉入针点的选择。A. 1型，也是最常见的一型（45%），入针点无遮挡；B. 2型（18%），股骨大粗隆边缘位于入针点外侧；C. 3型（12%），入针点被股骨大粗隆部分遮挡；D. 4型（25%），入针点被股骨大粗隆完全遮挡（Reprinted from Grechenig W, Pichler W,Clement H, et al. Anatomy of the greater trochanter: clinical importance for intramedullary femoral nailing. Anatomic study of 100 cadaver specimens. *Acta Orthop.* 2006;77:899–901.）

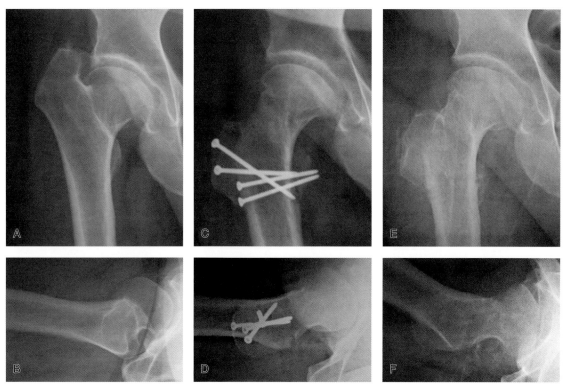

图36-13　A、B.一例42岁Legg-Calvé-Perthes病患者的X线片，表现为典型的股骨头"蘑菇样"外形和股骨颈缩短，导致关节内的髋股撞击。高骑跨型大粗隆和小粗隆导致关节外的髋股撞击。C、D.经外科脱位修整股骨头-颈部区域，大、小粗隆下移截骨。E、F.去除内固定2年后的随访X线片

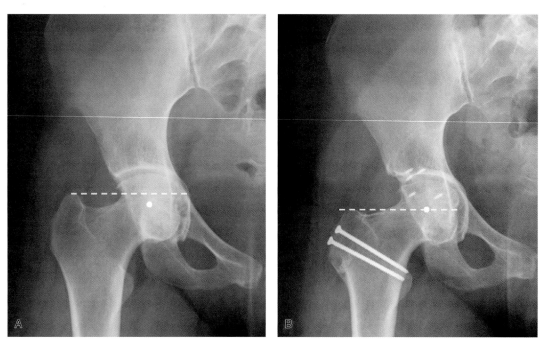

图36-14　高骑跨型大粗隆伴有严重的髋臼内陷畸形。A.一例34岁患者的X线片，显示股骨大粗隆尖高于股骨头中心；B.通过外科脱位技术将大粗隆下移，相对延长了股骨颈长度，同时将髋臼边缘进行修整，术后股骨大粗隆尖与股骨头中心位于同一高度

见，且鲜有文献报道。功能性的问题发生在股骨近端的横向偏移量减少，如在LCPD患者的髋部或过度外翻、股骨前倾的髋部。这个结果导致坐骨与股骨间的距离狭窄，当髋关节伸展、极度外旋时易出现坐骨股骨撞击症。依据病理基础，治疗方案可选择小粗隆截骨术（图36-14）或内翻旋转截骨术（图36-15）。

（四）股骨近段旋转畸形

股骨近端的旋转畸形是指股骨颈前倾角的变化。过度前倾和后旋转均为髋关节疼痛不适的原因。股骨旋转畸形功能障碍可以通过CCD角度变化而放大。股骨颈前倾会导致后关节外股骨髋臼撞击股骨近端和坐骨之间，特别是如果结合股骨颈外翻配置（CCD角度大于135°）。髋关节前方不稳定常发生于髋臼过度前倾的情况下。如果股骨颈和髋臼前倾角总和超过60°，则前方失稳率较高（所谓的McKibben指数）。Tönnis和Heinecke定义了一个分级系统，其中1型为正常股骨前倾角（14°～21°）。过度前倾被分类为+2型（21°～25°），或+3型（超过25°）。增加股骨前倾通常会增加髋关节的内旋而减少髋关节外旋（图36-16）。

减少股骨前倾或后旋转通常可以导致髋关节前方撞击症。这种冲击可以通过髋臼的后倾放大。

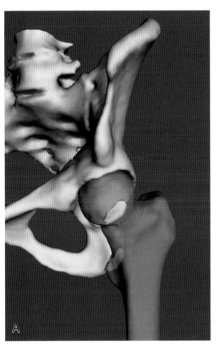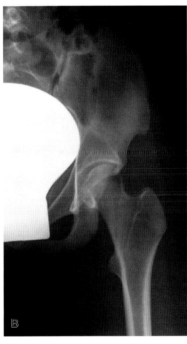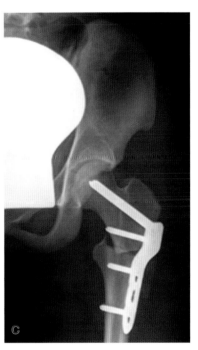

图36-15　一例髋外翻同时伴有股骨颈过度前倾的患者出现关节外的坐骨-股骨撞击症。A.三维重建发生撞击的区域；B.术前X线片显示坐骨与小粗隆之间距离缩短；C.通过粗隆间内翻旋转截骨纠正股骨近端的畸形

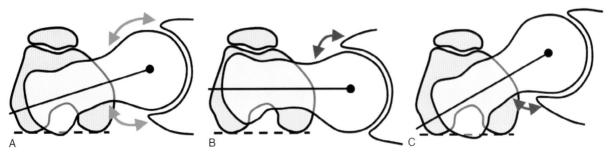

图36-16　A.正常的股骨近端解剖形态（前倾15°～20°）及前倾的髋臼，绿色箭头所示为髋关节正常的生理活动度；B.股骨前倾减小甚至出现后倾导致下肢内旋活动度减小（红色箭头）及前方的髋股撞击，髋臼后倾可加重该症状；C.股骨前倾增大可导致下肢外旋活动度减小（红色箭头）及后方的髋股撞击，髋臼过度前倾可加重该症状

减小股骨颈前倾角为−2型（10°～14°）或−3型（<10°）。降低股骨颈前倾角通常限制髋关节内旋（图36-16）。

（五）股骨近段成角畸形

股骨近端的成角畸形是指偏离正常的CCD角（定义为125°～135°）。任何角度和旋转畸形的组合均能影响髋关节的协调性。股骨近端内翻是指CCD角小于125°，外翻是指CCD角大于135°。

五、与股骨发育不良有关的疾病/综合征

（一）发育性髋关节发育不良

髋臼发育不良的髋关节其股骨近端形态明显异常，一般来说，半脱位程度越重的患者其畸形越重。股骨头通常呈椭圆形，在Crowe Ⅰ型发育不良髋关节，股骨头的垂直径约是水平直径的83%。骨骺的不对称生长导致了股骨头的非球形外观。如果发育不良合并股骨颈外翻角增大，其股骨头凹比正常者更加圆滑（"fovea alta"）。从而，股骨头凹将与月状面相关节（图36-3），导致接触面积减少，进一步加剧本已增大的接触压力，因与圆韧带存在潜在的撞击可能，从而可加速关节退变。发育性髋关节发育不良（DDH）者的股骨颈较正常者更短、更宽。椭圆形的股骨头将导致髋关节更容易产生Cam型的头臼撞击，特别是在髋臼截骨矫形术后。颈部变短与外翻形态将导致外展肌力臂缩短，内收能力下降。以前，DDH的颈干角通常被认为较正常髋关节者增大。然而，在最近的文献中，两者颈干角相同或增加的现象均有报道。但是这些文献都认为DDH患者的股骨前倾角较正常增大（图36-17）。

股骨的旋转畸形被归因于骨干而不是干骺端。股骨前倾的程度明显与半脱位的程度呈正相关。一项基于CT的研究为DDH患者行全髋关节成形术，分析了股骨髓内形态，其股骨髓腔较窄，特别是在其内外径，而颈干交界区域更陡直。在单侧DDH患儿中，其股骨总长度较对侧或正常侧长5～10 mm。

在处理没有骨性关节炎迹象的髋关节时，应通过优化生物力学结构来尽量保护原有关节。过去，在DDH髋行髋臼翻转截骨前，先进行股骨转子间内翻截骨术。通过降低颈干角，合力向量方向经过矫正更加偏向于髋臼内侧及缺陷外侧。如今，更常应用髋臼旋转［特别是在髋臼周围截骨术（PAO）］来矫正关节接触压力（图36-17）。仅在股骨头关节面外翻或髋臼旋转后继发关节腔不匹配时，才行股骨转子间内翻截骨术（图36-17）。将股骨头关节面外翻旋转出承重部位将进一步降低关节接触压力。因为DDH患者股骨头呈椭圆形，在行髋臼旋转后将导致关节腔不匹配。术前外展位影像可用于预测髋臼旋转后是否出现关节腔不匹配。术中应用骨盆正位X线片可用于评估是否必要行股骨截骨术。在股骨过度前倾的病例，有必要行股骨转子间去旋转截骨术。否则会导致后方股骨髋臼撞击，及前方撞击诱发的外旋外展位关节不稳定。

髋关节脱位程度高的外科手术是一项巨大挑战（图36-18）。如果尝试保留关节，其中一种治疗方案选择是行切开复位与关节囊紧缩关节成形术。然而，在20世纪初的研究中，早期的结果并非总是优良，因为其股骨头缺血性坏死的发病率相对较高。对股骨头血运的进一步了解使得手术技巧很大程度上得到改善。扩展支持带软组织瓣的进步保障了髋关节切开复位的安全，同时可行股骨短缩、去旋转截骨、股骨颈延长或股骨头再成形、复位等手术操作。

全髋关节置换术（THA）适于DDH伴骨性关节炎晚期病例（图36-18）。DDH的病理形态学特征导致手术技术上的困难。在发育不良髋节、轻度或不伴半脱位（Crowe Ⅰ、Ⅱ型）的髋关节，通过任一常见的手术方法，术区均可得到充分的暴露。需要充分考虑DDH患者股骨前倾角增大的可能性，因为其将导致股骨假体过度前倾，增加撞击及脱位的风险。股骨的旋转畸形与过度前倾均被归因于骨干而不是干骺端，因此有些作者建议使用模块化或锥形的股骨假体。另外，旋转畸形可通过股骨转子下截骨矫正。在伴有股骨髓腔狭窄及颈干交界部陡直的重度发育不良病例中，常需要置入较小、较直的假体或者直接定制假体。

在中、重度半脱位或脱位（Crowe Ⅲ、Ⅳ型）

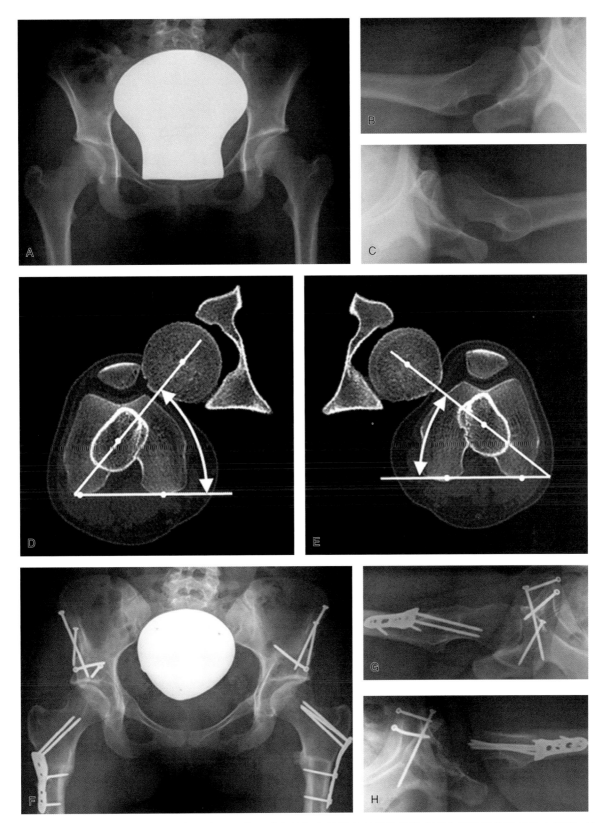

图36-17 A～C.一例17岁女性患者由于股骨颈过度前倾合并发育性髋关节发育不良导致的髋关节前方不稳。D、E.通过在CT图像上对股骨头中心、股骨颈基底部及股骨髁后方3个层面的叠加处理来测量股骨颈前倾角。该患者同时伴有髋关节前方不稳及后方的关节外髋股撞击。F～H.通过双侧的股骨近端旋转截骨术合并髋臼周围截骨术后1.5年，该患者获得良好的髋关节功能

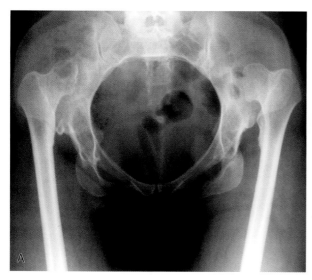
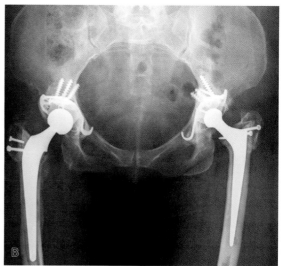

图36-18 A.一例35岁双侧高脱DDH患者行双侧全髋置换术；B.双侧股骨缩短截骨同时行大粗隆下移截骨术后10年随访，效果满意

病例中，如果需要额外行转子滑移截骨术，则需要掌握更多的手术技巧与方法。治疗这些病例最基本的目标是重建解剖中心，使双下肢等长。因为髋臼骨量不足而股骨长度需要增加，恢复下肢长度比较具有挑战性。为避免坐骨神经麻木，下肢延长范围在4 cm以内通常是安全的。如果需要延长更多，则需要额外行股骨转子下截骨术。这需要重新调整解剖中心，避免过度的软组织牵拉。横向股骨截骨可额外矫正股骨旋转，但与逐步截骨或袖状截骨相比，该方法降低了旋转稳定性。另外，可在转子间水平与大转子上行股骨切除术（图36-18）。这种技术的缺点包含骨量的完整性破坏、股骨内固定困难及需要行大粗隆再固定。

（二）Legg-Calvé-Perthes病

Legg-Calvé-Perthes病（LPCD）是一种发生在儿童时期的特发性股骨头缺血性坏死。LCPD常常表现为复合的股骨、髋臼三维病理改变，这将严重影响髋关节功能。不论打算行保髋手术还是关节置换术，对LCPD病理形态改变的准确理解是手术成功的关键。LCPD早期多影响股骨的形态，但也包括如覆盖不足、过度覆盖在内的髋臼继发畸形。股骨病理改变还可进一步分为关节内或关节外改变（图36-19）。

关节内病理改变包括Cam型畸形、股骨头源性钳型（Pincer）撞击改变及功能性后倾。典型

股骨近端表现为非球面或"蘑菇形"头（图36-20）。股骨头的非球面形态源于股骨头前外侧及下方突出部位的过度生长（即所谓的假头）。股骨头后内侧和上方的部分（即所谓的真头）是实际的铰链部分。在屈曲或外展中，假头的非球面部分被动进入髋臼，造成Cam型股骨髋臼撞击（FAI）（图36-20）。这种Cam型FAI产生的剪切力可导致软骨下剥离。如果假头太大无法进入髋臼，导致髋臼与股骨头产生撞击并呈线性接触，称为股骨头源性钳型撞击症（图36-20）。反复撞击的结果是髋臼盂唇撕裂，而且长时间的撞击可导致关节退变的发生。LCPD导致的畸形在文献中被称为巨大髋和扁平髋。巨大髋指的是在骨盆前后位平片中股骨头最大直径超过于未受影响侧10%。骨骼成熟后的扁平髋是指骨干高度丢失超过25%。这些定义均指的是在骨盆前后位X线片中的表现。然而，非球形结构影响了股骨头前后方向的直径，该直径适合在近端股骨侧位片上测量。巨大髋及扁平髋复合畸形严重削弱了无撞击活动范围，病髋表现得像轴线位于额状面的铰链关节，而不是杵臼关节。因为髋臼上缘与股骨头外侧在外展活动过程中的铰链关系，关节内侧间隙增大，这种铰链方式被称作为外展铰链（图36-20）。功能性后倾指的是真假头之间的关系，而不用于描述整个股骨真实的"倾斜畸形"。事实上，即使存在功能性后倾，LCPD中仍具有典型的股骨前倾增大。当股骨头的关节部分与股骨颈不在一条直线上时，

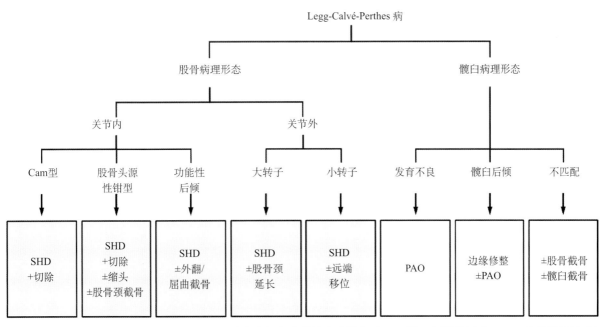

图 36-19　对有症状的 Legg-Calvé-Perthes 病患者保留关节的治疗策略（PAO. 髋臼周围截骨术；SHD. 外科髋脱位术）

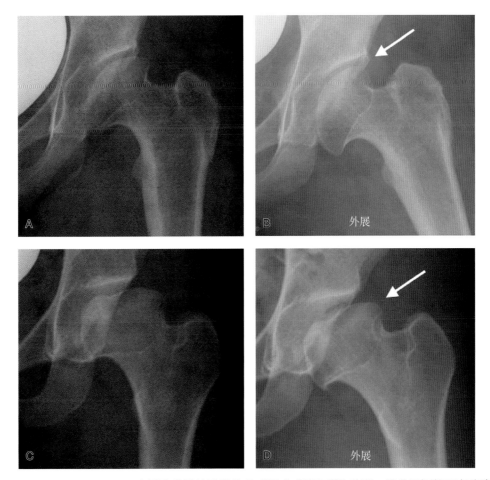

图 36-20　A. Legg-Calvé-Perthes 病导致典型的股骨头非球形或"蘑菇样"外形、股骨颈短粗及高骑跨型大粗隆；B. 下肢外展时股骨头的突出部分被挤进髋臼而导致 Cam 型髋股撞击；C、D. 如果股骨头的非球形结构太大无法进入髋臼导致出现铰链外展，这就称为股骨头导致的 Pincer 髋股撞击

才存在功能性后倾。同时具有真关节与股骨头假撞击部分的LCPD髋关节仅在全部股骨近端过度外旋（前倾）时才能屈曲。在髋关节活动过程中，畸形股骨头的非球形部位旋转出髋臼。这种异常的过度前倾/外旋及继发的跛脚跛行步态是这种LPCD畸形患者的典型病态改变。

关节外问题是指大转子或小转子撞击。LCPD髋关节常常表现为高大的大转子及短、宽的股骨颈（所谓短髋畸形）。虽然股骨大转子尖高于旋转中心，这些髋关节的CCD角仍是正常的。因此，"髋内翻"这一术语是对LCPD髋关节后遗症的误称。由于股骨颈较短，其力臂及相应的外展肌力受损，导致了典型的川德伦堡步态。异常高大的大转子损害了髋臼骨性结构，从而导致关节外撞击。小转子的关节外撞击是由于股骨过度前倾及继发于短股骨颈的股骨干内移共同导致的。小转子通常撞击在坐骨支或髋臼后缘。

LCPD继发的髋关节畸形的手术方案取决于髋关节的退变程度。如果没有或仅有轻度骨性关节炎，可选择行保髋手术。如果骨性关节炎较重，则可能需要行髋关节置换术。

若尝试行保髋手术，术中将髋关节脱位后即可解决绝大多数的股骨畸形（图36-19）。通过此方法可以切除Cam畸形，以增大髋关节活动范围，降低撞击的风险。对股骨头源性的髋关节撞击症的处理更加复杂（图36-21）。在前后方向上的股骨头非球形畸形仅通过切除的方法即可解决，但是在冠状面上的非球形畸形则需要进行更多的关节内处理。扩大的软组织瓣的发育保证了股骨头的血供，使得更多的关节内手术成为可能，如股骨颈相对延长、真性股骨颈截骨或股骨头切开复位等（图36-21）。功能性后倾通常可以通过切除非球形结构的前部来解决，大多不需要额外的转子间截骨术及外翻-屈曲截骨术。通过股骨颈相对延长可解决大转子的关节外撞击。这种手术方式切除了大转子基底部及股骨头颈交界处前部，并将转子碎片放置在远端（图36-13和图36-21）。这不仅纠正了关节外撞击，也增加了外展肌力臂。小转子的关节外的撞击可通过截骨术及小转子远置术矫正（图36-13）。如髋臼发育不良、髋臼后倾及关节不匹配等继发畸形则需要行关节周围截骨等复位截骨术。

如果骨性关节炎较重，不能行保髋手术，则

考虑行全髋关节置换术。LCPD患者的髋关节置换手术的目的是恢复正常的中心旋转、恢复下肢长度及恢复外展功能。轻度畸形可以通过任一手术方法解决。但是，更加严重的畸形则需要行转子滑动截骨术，特别是大转子远置术（图36-22）。由于股骨颈较短，最初可选择在股骨颈中部行股骨颈截骨术，在股骨头的下缘行股骨颈切断可能会导致股骨颈完全断裂。因为股骨长度矫正多不超过3 cm，坐骨神经牵拉力多不强，因此手术恢复股骨长度大多没有太大的困难。尽管LCPD髋关节多有典型的股骨头-颈畸形，其转子间区域及股骨干多没有或仅有较轻畸形。因此，常规的股骨假体多可适用。为获得更好的髋臼杯固定，发育不良的髋臼则可能需要较深的髋臼杯及进行内固定。此外，如果后倾严重，则髋臼前壁需要打磨，并需要注意不能过度打磨已经变薄的髋臼后壁，否则将导致髋臼杯无法放置。解决髋臼多向缺损的方法是使用带钩的髋臼壁加强环。此钩保证了正确的复位旋转，并允许适度的活动，以利于进一步改善骨水泥聚乙烯柄的外翻及前倾方向（图36-22）。

（三）股骨头骨骺滑脱

股骨头骨骺滑脱是一种罕见的青少年髋关节疾病（发病率为0.2/100 000 ～ 10/100 000），以股骨头骨骺从干骺端的非损伤性分离为特点。股骨头骨骺滑脱可按临床分为稳定型（可借助或不借助帮助行走）和非稳定型（不能行走），或者按症状的持续时间分为急性、慢加急性和慢性。稳定性的临床分类不一定与实际的骨骺稳定性相一致。骨骺通常向后中方向滑脱（内翻型股骨头骨骺滑脱，图36-23），约3% ～ 4%的病例骨骺相对于干骺端向旁侧移位（外翻型股骨头骨骺滑脱，图36-23）。

该疾病的病因尚不明确，但是该类患者股骨前倾角和CCD角减小易导致典型的内翻型股骨骺滑脱。相反，股骨前倾增大伴股骨颈外翻结构易导致外翻型股骨头骨骺滑脱（图36-23）。

从轴位测量股骨颈轴线与骨骺基底线所成的骨骺倾斜角，可对滑脱进行定量（图36-1）。骨骺倾斜角可分为轻度（小于30°）、中度（30° ～ 60°）以及重度（大于60°）（图36-24）。在（后中）股骨头骨骺滑脱中，从股骨颈轴线视

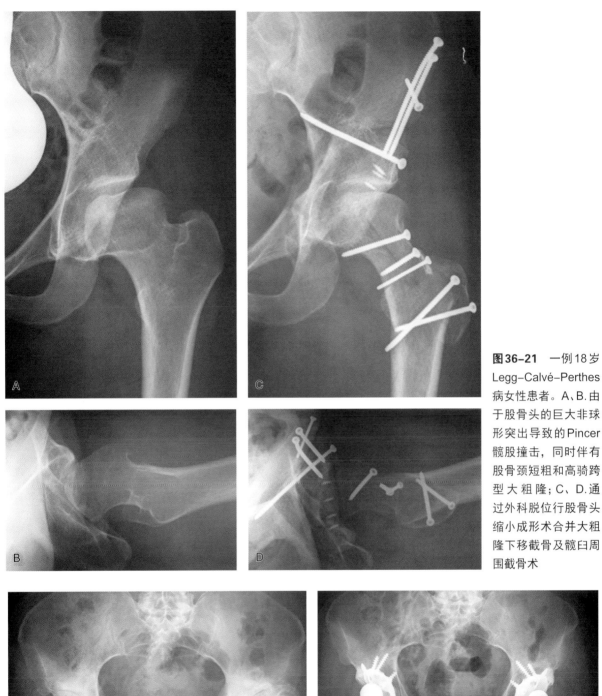

图36-21 一例18岁 Legg-Calvé-Perthes 病女性患者。A、B. 由于股骨头的巨大非球形突出导致的Pincer髋股撞击，同时伴有股骨颈短粗和高骑跨型大粗隆；C、D. 通过外科脱位行股骨头缩小成形术合并大粗隆下移截骨及髋臼周围截骨术

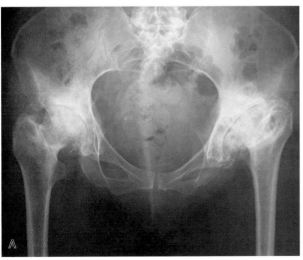

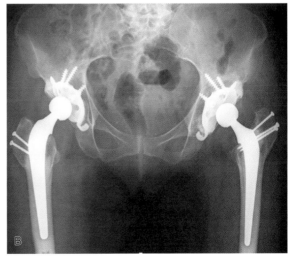

图36-22 一例53岁双侧Legg-Calvé-Perthes病继发髋关节骨关节炎女性患者。A. 术前的骨盆平片示双侧严重的髋臼后倾及高骑跨型大粗隆畸形；B. 行双侧全髋置换术（应用带钩的髋臼加强环和骨水泥柄）及大粗隆下移截骨

角，股骨头小凹通常位于股骨颈轴线之外（"小凹征"阳性，图36-1）。小凹角较小或为负值（小于16°，图36-1）。因此，前面的头颈连接处的正常凹面存在缺失，干骺端的骨向前上方暴露，形成粗糙的平面。股骨头-颈的后侧区域，滑动导致凹面的减少，在慢性病例中常常被骨痂形成所填充。依据倾斜角可描述不同的病理机制。在轻度病例中，头颈连接处的非球面部分可进入髋臼（凸轮式股骨髋臼碰撞，图36-24）。在重度病例中，干骺端紧邻髋臼边缘，导致了螯钳形股骨髋臼碰撞（图36-24）。在中度滑脱中，凸轮型和螯钳型均可出现，形成混合型股骨髋臼碰撞（图36-24）。如果未得到治疗，会导致软骨退化和早期骨关节炎。

股骨头骨骺滑脱治疗的首要目标是防止进一步滑脱和股骨头坏死。随着股骨头骨骺倾斜角的增大、急性发病和骨骺不稳滑脱，股骨头坏死的风险也相应增加。股骨头骨骺滑脱治疗现阶段仍有争议。传统意义上讲，患有股骨头骨骺滑脱的髋关节原位打钉以阻止进一步滑脱（图36-25）。尽管文献报道此种治疗无血管性坏死的发生率非常低，但是最近有证据表明即使在轻度股骨头骨骺滑脱的病例中，原位打钉可导致股骨髋臼碰撞合并显著的早期软骨损伤。缩小骨骺可恢复股骨头颈连接的正常解剖结构，但由于伴随股骨头坏死的风险所以在过去的一个世纪中很少施行。骨骺血管的详细研究有助于在控制髋臼周围血管的前提下重建股骨头（图36-26）。目前这些改良股骨头重建手术的结果很有希望。

（四）股骨近端局灶性缺失

近端股骨局灶性缺失（PFFD）是一种罕见的先天性疾病，发病率2/100 000，其近端股骨的病

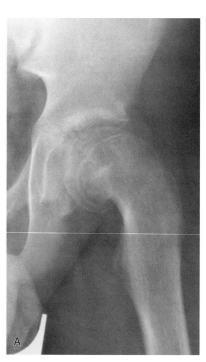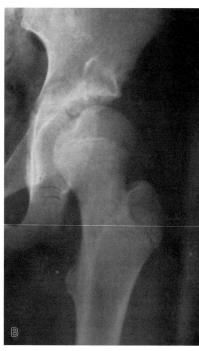

图36-23　A.股骨头骨骺向后内侧滑脱（内翻型股骨头骨骺滑脱）；B. 3%～4%的病例会出现骨骺相较于干骺端向外侧滑脱（外展型股骨头骨骺滑脱）（Reprinted with permission from Loder RT, O'Donnell PW, Didelot WP, et al. Valgus slipped capital femoral epiphysis. *J Pediatr Orthop*. 2006;26:594-600.）

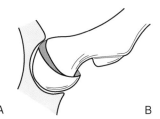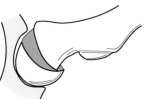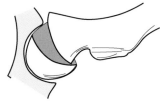

图36-24　股骨头骨骺滑脱所继发的不同类型的髋股撞击症。A.轻度的股骨头骨骺滑脱导致Cam型髋股撞击症；B.中度的股骨头骨骺滑脱导致混合型髋股撞击症；C.重度的股骨头骨骺滑脱导致Pincer型髋股撞击症

理形态学变化多种多样并继发髋臼改变。文献报道，有害事件如病毒感染、药物、辐射、机械因素和遗传因素都是其可能的病因。近端股骨局灶性缺失常用的分类体系是基于X线片的Aitken分类法（图36-27）。A型即发育不全的股骨，长度为正常股骨的40%～60%。股骨头为球形，表面附有软骨。股骨颈通常呈内翻排列。髋臼通常是发育不良和后倾位的（图36-27）。B型即股骨头与股骨干之间形成的假关节（图36-27）。C型中髋关节没有关节形成，或仅有股骨头非骨化的残余物（图36-27和图36-28）。D型中仅有股骨远端存在（图36-27和图36-28）。在早期阶段，由

于非骨化结构的存在，Aitken分类易令人误解，因此这分类容易改变。并且常合并肢体畸形，包括腓骨缺失、膝关节发育不良、距跟关节融合及外侧足射线的缺失。

外科治疗依据变形的严重程度。近端股骨局灶性缺损Aitken A型与B型在生长停止前可手术延长下肢长度。初始延长在6～10岁时实施。通常，近端股骨需要实施外翻截骨术，发育不良及后倾的髋臼通过骨盆截骨术以重新定位。在Aitken C型中股骨极度缩短，膝关节有时需要融合，足部切除或旋转180°（旋转成形术）以安装假肢。在Aitken D型中，股骨残根借助或不借助

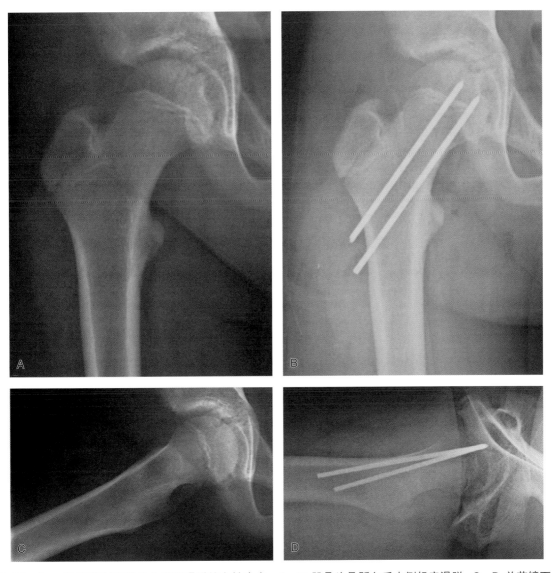

图36-25 A.一例12岁轻度股骨头骨骺滑脱的女性患者。A、B.股骨头骨骺向后内侧轻度滑脱；C、D.关节镜下原位固定防止骨骺进一步滑脱

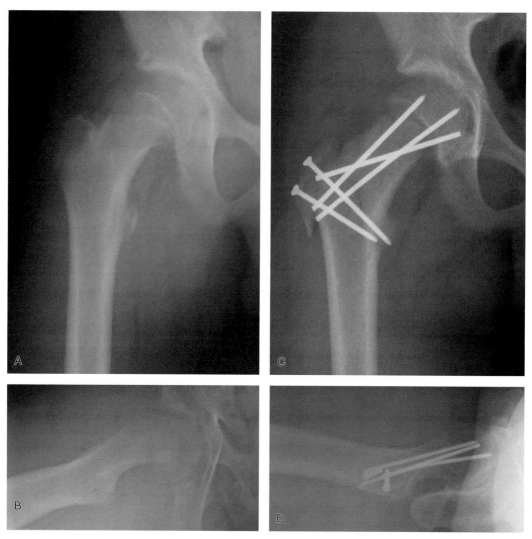

图36-26 一例16岁股骨头骨骺滑脱伴Cam型髋股撞击症的男性患者。A、B.股骨头骨骺向后内侧滑脱，导致股骨颈干骺端向前外方局部突出，引起股骨偏心距减小及髋股撞击；C、D.通过外科脱位技术将骨骺重新复位固定

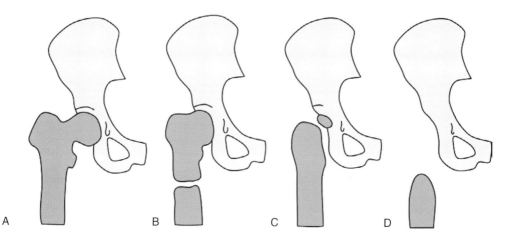

图36-27 根据Aitken的描述将股骨近端局灶性缺失进行分型。A. A型，股骨发育性缩短畸形，长度为正常股骨的40%～60%，股骨头为球根状，表面覆有软骨，股骨颈通常呈内翻畸形。髋臼通常发育不良和后倾畸形。B. B型是指股骨头与股骨干之间形成假关节。C. C型为髋关节没有关节结构，或仅有股骨头非骨化的残余物。D. D型为仅有股骨远端存在

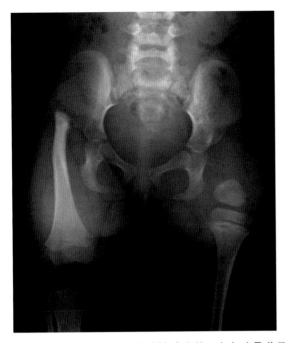

图36-28 一例股骨近端局灶性缺失的3岁女孩骨盆平片，右侧无关节形成（Aitken C型），左侧仅有股骨远端存在（Aitken D型）

旋转成形术与骨盆融合，膝关节作为髋关节，踝关节作为膝关节。

（五）多发性骨骺发育不良

多发性骨骺发育不良是一种常染色体显性遗传疾病，以骨骺软骨内骨化异常为特征。多发性骨骺发育不良影响多处骨骼，以股骨头骨骺最常见和最严重。依据严重程度临床分型有4种：严重型（Fairbank）、轻型（Ribbing）、局限性轻型（Meyer）和髋臼型。Meyer型仅影响股骨头骨骺，Ribbing型还影响少量的手指和足趾。Fairbank型非常少见，程度最重，可影响大多数骨骺，表现出短小的手指和足趾。影像学上，多发性骨骺发育不良表现为骨骺增宽，闭合延迟。骨骺的骨化表现为单一点状或碎片状。髋内翻与像Legg-Calvé-Perthes病的扁平股骨头共存（图36-29）。多发性骨骺发育不良可描述为Legg-Calvé-Perthes病合并向前外侧突出的"假性股骨头"，

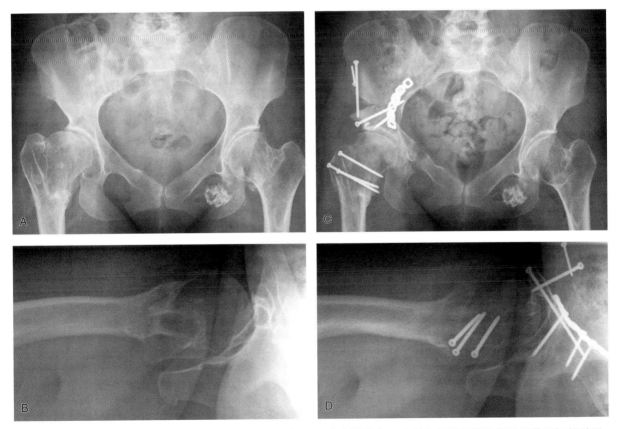

图36-29 A、B.一例双侧髋关节多发性骨骺发育不良的31岁女性患者，表现为典型的髋外翻及股骨颈短粗畸形，常伴有髋臼发育不良。之前有过右侧股骨粗隆间旋转及内翻截骨矫形手术史。C、D.通过外科脱位技术恢复股骨头-颈偏心距，同时行大粗隆下移截骨及髋臼周围截骨术

并且与髋臼形成关节的"真性股骨头"（见前述 LCPD 疾病章节）也可被描述为多发性骨骺发育不良。与 Legg-Calvé-Perthes 病相反，多发性骨骺发育不良通常累及双侧髋关节（图 36-29）。Legg-Calvé-Perthes 病典型的愈合过程在多发性骨骺发育不良的髋关节中不存在。

多发性骨骺发育不良的病程通常是相对良性的。Meyer 型多发性骨骺发育不良预后良好，无早期的骨性关节炎。如果需要手术矫正，那么应遵循适合 Legg-Calvé-Perthes 病的治疗原则（图 36-19 和图 36-29）。治疗手段不会对 Fairbank 型多发性骨骺发育不良的不良预后产生较大影响，通常需要早期施行全髋置换术。

（六）遗传性多发性外生骨疣

遗传性多发性外生骨疣（MHE）是罕见的遗传性疾病，发病率 1/50 000，表现为自生长板不正确分化的软骨组织。该疾病可影响任何骨性结构，但主要影响四肢。其在股骨近端的发生率为 30% ～ 82%，骨盆的发生率为 15% ～ 62%。它常发生于干骺端，但极少累及骨骺。小于 2% 的病例会发生恶性转化（通常为软骨肉瘤）。遗传性多发性外生骨疣患者的股骨近端表现为外翻（平均 CCD 角为 156°），以及凸轮型的股骨颈（股骨颈干直径比例增大，图 36-30）。髋臼侧通常发育不良。早期骨关节炎在遗传性多发性外生骨疣中的髋部常见。

手术治疗包括对无相关髋关节骨关节炎并有手术指征的患者切除外生性骨疣。在生长过程中可复发。保髋手术可由修正偏移和 PAO 组成。

（七）成骨不全症

成骨不全症是一种遗传疾病，它影响 I 型胶原的生物合成。根据亚型的不同，其临床表现多种多样。大多数患者表现出骨质脆弱、蓝色巩膜、关节松弛和听力损失。骨质脆弱和低骨量会导致严重的骨变形、多发性骨折和矮小身材。股骨结构常被显著地扭曲，股骨干常向前外侧形成弓形（图 36-31），骨折发生率较高。成骨不全症患者骨折后易发生骨不连或者畸形愈合，形成的肥大结痂加重了骨的畸形。股骨近端表现为髋内翻。髓内腔变窄，骨皮质变薄。骨盆结构也发生改变。髋臼通常形成较深的帽窝（髋关节内陷）。结构异常导致了活动度减小，尤其是外展和旋内、Trendelenburg 征阳性及早期的骨性关节炎。

固定和石膏等制动方式不适于成骨不全症患者及发生骨折者，因不活动导致的骨质疏松可加重骨质量的下降。应用钢板和外固定架治疗骨折可导致新的骨折发生。伸缩式髓内钉已应用于股骨弓形畸形的纠正和骨折治疗。随着骨的生长，两部分滑开以保证整个骨被夹板固定。缺点包括生长干扰、髓内钉不充分延伸和入口处病变。成

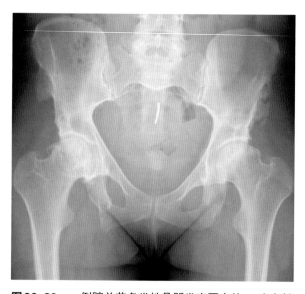

图 36-30 一例髋关节多发性骨骺发育不良的 29 岁女性患者的骨盆平片

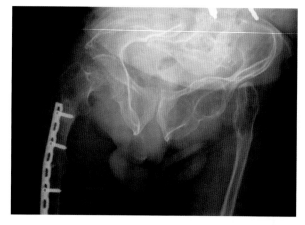

图 36-31 一例 59 岁成骨不全症患者伴有股骨严重扭曲、弯曲、髓腔狭窄及髋臼内陷畸形。骨质变脆导致骨折发生率增高。10 年前由于左侧股骨颈骨折行关节成形术，右侧股骨近端骨折行钢板内固定术

骨不全症患者生存期延长，全髋关节成形术更加常见。由于股骨、骨盆变形、骨折、存骨量的丢失及骨质脆弱使得成骨不全症患者全髋关节成形术富有挑战性。全髋关节成形术可改善髋关节活动功能和行走能力，但并发症更多。个人定制的股骨颈有助于合并股骨近端畸形和髓内腔狭窄的成骨不全症患者降低骨折的发生率，重建最佳的生物力学结构。

（八）化脓性关节炎后遗症

化脓性髋关节炎常见于儿童，通过细菌直接传播或血源性传播。3岁之前，细菌可轻易通过跨骨骺血管进入髋关节。随着年龄增长，骨骺更多地起到防止感染传播的屏障作用。化脓性关节炎可导致髋关节从关节轻微改变到严重破坏等多种病理形态学改变。关节感染可导致骨骺生长阻滞，干扰血液供应，直接破坏骨或软骨。化脓性关节炎的长期后遗症取决于感染年龄、发病时期、细菌类型、治疗是否有效及治疗延迟。值得注意的是，延迟超过4 d会增加关节破坏风险。化脓性髋关节炎后遗症最常用的分类体系是依据Hunka等和Choi等的影像学分类。可能的股骨近端变形包括股骨头塌陷、骨骺过早关闭导致的非球面、股骨颈假关节（图36-31）、股骨头及部分股骨颈的完全破坏。累及髋臼侧壁将会导致髋关节僵硬、关节强直或不稳伴脱臼。大多数关节变形会导致早期骨关节炎和下肢长度缩短。平均下肢长度差异髋关节未脱位时为3.3 cm，脱位时为5.6 cm。

化脓性髋关节炎后遗症的治疗计划需要依据关节破坏程度进行个体化制订。在年轻患者中，保护或重建髋关节功能是治疗的目标。恢复生物力学结构，如通过股骨截骨（图36-32）或大粗隆滑移截骨等改善髋关节杠杆力臂和外展肌力。为了改善股骨头的包容覆盖率可实施髋盆髋臼截骨术。对侧骨骺阻滞术或患侧股骨延长术可改善下肢长度差异。关节融合术虽能缓解疼痛，但由于影响功能而很少实施。对于股骨头颈完全破坏的年龄小于6岁的患儿，大转子关节成形术可重建结构。通过大转子下内翻截骨术可使完整的大转子移至髋臼。大转子骨骺可改造以形成椭球形，并逐渐变为球形。再加髋臼成形术可改善股骨头的覆盖。Ilizarov髋关节重建术是另一手术重建方案，适用于骨骼成熟的青少年和年轻患者。它包括股骨近端外翻延长截骨术与循序渐进的撑开牵引术，在股骨远端截骨术的基础上以重建和延长

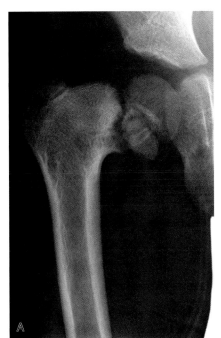
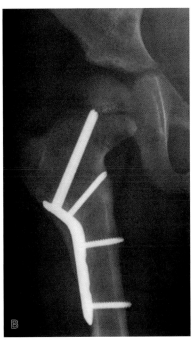
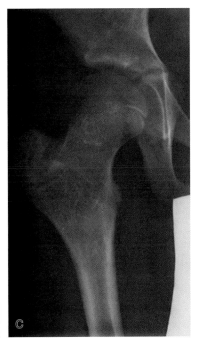

图36-32　A.一例5岁男孩由于化脓性关节炎继发髋内翻及股骨颈假关节的形成；B.行粗隆间外翻截骨矫形术后；C.术后2年股骨颈处假关节愈合，股骨头重新塑形

股骨长度。近端截骨术通过改善外展肌功能增加骨盆支撑，从而改善髋关节生物力学关系。远端截骨术可延长和重建肢体的力学轴线。青少年也可实施全髋关节成形术，但文献报道对于年轻患者的疗效不佳。化脓性髋关节后遗症因为变形的原因，在技术上要求全髋关节成形术。文献报道松动发生率较高。感染发生10年后再行全髋置换，感染复发非常罕见。

（九）Paget病

骨佩吉特病（Paget，PDB）是一种慢性非代谢性骨病，表现为破骨功能异常。骨佩吉特病常发生于60岁以上的老年人，发病率约为3.6%。大部分患者没有症状，经常为偶然间确诊。影像学上，骨佩吉特病起始为骨质溶解，进而骨硬化和紊乱骨组织形成。骨体积增大，血供增多，变形及虚弱。骨佩吉特病影响骨盆、股骨、脊柱、颅骨、面骨及胫骨。股骨表现为骨干向前外侧弓形突出，近端内翻畸形（"牧羊杖"见图36-33）。髋臼常有前突畸形。有症状的患者常有疼痛、畸形导致的功能受损及早期关节退行性改变。下肢应力骨折常见，恶性转化小于1%（骨肉瘤）。

仅有小部分患者需要手术治疗。若无退行性

改变的残疾畸形、反复的应力骨折，全髋关节成形术之前或同时可实施纠正截骨术。骨佩吉特病患者进行截骨术或发生骨折后延长了骨愈合时间，骨不连发生率高。全髋关节成形术可有效缓解疼痛，但会遇到很多技术挑战。髋关节畸形需要矫正截骨术、骨移植术或非传统的置入物设计。硬化骨难以钻孔和切割。骨佩吉特病患者全髋关节成形术后异位骨化发生率增高。供血过多会导致失血增加。术中应用双磷酸盐类可减少出血和溶骨性刺激。然而，有报道术后可出现快速溶骨改变合并置入物松动。尽管松动率增加，但是无论应用骨水泥型或非骨水泥型的全髋关节成形术的中期效果都是可以接受的（图36-33）。

六、小结

股骨近端发育不良本身不是一种实质性病变。股骨近端病理形态学改变可在单一位置发生，也可与潜在的系统性疾病联合存在。正常股骨近端形态学知识对于发现微小的相关病理形态学特征非常关键。由于异质性存在，股骨近端发育不良没有统一的治疗方案。手术治疗方式必须根据其病因个体化，范围从关节保护到全髋关节成形术。

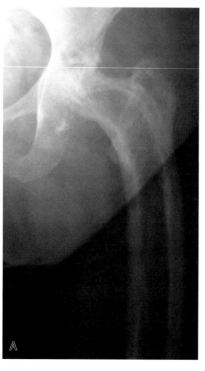
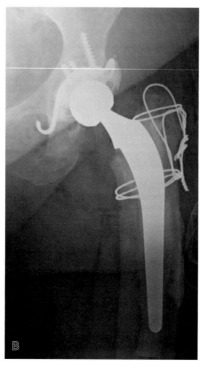

图36-33 A：一例69岁Paget病女性患者，表现为典型的髋内翻及股骨近端的"牧羊杖"畸形。骨皮质化范围扩大及骨硬化导致骨强度下降及骨关节炎进展。B.行骨水泥型全髋关节置换及大粗隆下移截骨术，术中应用带钩的髋臼顶加强环

第37章

神经肌肉性髋关节结构不稳定的治疗

原著者 Lisa Berglund, John C. Clohisy, Perry Schoenecker
译 者 张大光

脑瘫患者髋关节不稳定是一种获得性疾病,原发于肌肉失平衡和继发的骨性畸形。多数患者髋关节表现为屈曲和内收痉挛,与此相对应的是髋关节伸直和外展能力减弱,负重行走延迟和离床行走功能受限。其次,不正常的髋关节生长和发育导致股骨前倾角增大和(或)髋外翻。髋臼发育不良且髋关节不稳,髋关节的稳定直接受患者神经肌肉的影响。在美国特种外科医院(HSS)观察了2000名患者(所有患者均为神经肌肉性髋关节发育不良),髋关节半脱位发生率为37%,完全脱位率为8%。四肢瘫痪者半脱位率为38%,完全脱位率为15.5%。在偏瘫、两侧瘫痪和单瘫者,半脱位率为9.5%,脱位率为1%。

儿童神经肌肉性髋关节发育不良的治疗采取软组织松解(内收肌±腰大肌松解)的方法,能够很好地帮助髋关节重建肌肉的平衡。髋关节发育畸形经常使用髋关节半脱位/完全脱位、股骨近端截骨术(PFO)、骨盆截骨术、单独或联合术式进行矫正。成人或青少年外科手术的目的是保留原有髋关节,为将来的髋关节稳定提供最好的机会。

脑瘫患者进入青春期或成年后,髋关节不稳定限制负重功能和影响日常活动。外科手术干预可以选择性应用于某些患者,保髋手术治疗可以保留原有关节功能,并且能够最大限度地防止关节退变。成功的神经肌肉性髋关节发育不良的保髋手术(提高活动度和重建稳定性)可以使离床行走功能和日常活动能力增强,但不能离床行走的脑瘫患者由于髋关节稳定的能力下降,这不适

合进行保髋手术。恰当的外科手术应该包括软组织松解、股骨近端截骨,必要时行股骨头切除术或关节假体置入。

一、临床表现和诊断

骨骼发育不成熟的脑瘫患者,虽然髋关节不稳定,但患者通常没有疼痛,往往仅表现为肢体不等长或跛行。然而,当患者的不稳定髋关节持续进入成年时期后,与神经肌肉相关的髋关节不稳定导致的髋关节畸形会产生疼痛。缓慢发展的髋关节半脱位、严重的软组织挛缩、肌肉强直都是导致髋关节疼痛进展的原因,这种疼痛甚至会出现在坐位时。对于能够行走的患者,早期症状包括继发于外展肌无力逐渐加重的跛行,在腹股沟或髋关节侧方出现的轻至中度的不适或疼痛。随着时间的推移,患者经常出现更多的局部疼痛,难以负重活动甚至需要辅助工具,典型患者在坐位时甚至会出现更为强烈的疼痛。

二、体格检查

体格检查应包括仔细测量髋关节活动度(ROM)和详细评估在检查过程中出现的疼痛,体格检查的结果决定患者是否适合保髋手术治疗。可以行走的脑瘫患者如果髋关节检查关节活动度良好则适合保髋手术治疗。理想的髋关节可以屈

曲90°～100°，内旋及外旋必须测量。有些患者由于内收肌痉挛导致内旋受限，真正测量与评估髋关节内旋（增加股骨前倾角）最好的方法是俯卧位检查。髋关节外展和内收活动度受内收肌痉挛程度限制。患者在体格检查时不应该出现疼痛，只有在极度屈曲和外展时会感觉不舒服。在关节活动度检查时如果出现活动受限和疼痛应视为保髋手术的相对禁忌证。髋关节和膝关节的任何屈曲挛缩都应被评估和检查，当有任何脊柱侧弯和骨盆倾斜的时候脊柱和骨盆都要被检查和评估。

影像学评估应该包括骨盆站立前后位（AP）、蛙式位、双侧髋关节假斜位片（图37-1A～C）。骨盆前后位观察股骨头侧方覆盖程度（外侧中心边缘角，CE角）、髋臼倾斜程度及是否存在半脱位（沈通线不连续）。假斜位片观察股骨头前方覆盖程度（前CE角）（图37-1A～C）。患者经常有多方向髋关节畸形（前方、侧方、后方）同时存在，股骨近端需要测量股骨前倾角和颈干角；要仔细观察股骨头的轮廓，股骨头半脱位经常会伴随典型的股骨头外上方凹陷畸形，这是由于臀小肌挛缩导致股骨头磨损。功能位X线片对于外科手术术前设计非常重要，功能位X线片需要患者仰卧位，助手屈曲、内旋和外展髋关节，这个位置可以很好地再现髋臼或股骨截骨后重新定位的股骨头和髋臼位置，可以减少股骨头半脱位和提高股骨头覆盖。CT扫描可以帮助确定髋臼和股骨头病理解剖学的范围和位置。磁共振检查（尤其是磁共振造影）通常不是外科手术计划评估的一部分，但是如果评估软骨和盂唇损伤需要磁共振造影来完成。

三、成人神经肌肉性髋关节发育不良患者的髋臼周围截骨

骨骼发育不成熟的神经肌肉性髋关节发育不良患者可以利用不完全截骨来获得髋臼纠正，这是由于这个时期的患者髋臼存在放射状软骨和耻骨相对弹性联合。但是这种不完全的截骨方法在骨骼发育成熟的髋臼发育不良患者不能获得有效的纠正。因此，要想获得满意的髋臼方向，将骨盆完全切断重新调整骨盆是必要的。

Chiari骨盆截骨术可以用于治疗骨骼发育成熟的髋臼发育不良导致的髋关节不稳定患者。一些作者已经注意到了Chiari截骨术，同时联合股骨近端截骨术，在神经肌肉性髋关节发育不良的患者治疗中取得了满意效果（解决疼痛问题和提高持续步行能力）。髋臼旋转截骨术已经被证明对于成人髋关节发育不良的患者效果良好。Nagoya等报道了5例可以行走的脑瘫患者进行髋臼旋转截骨后长期随访的结果，显示患者长期疼痛缓解。

Bernese髋臼周围截骨术（PAO）被设计用于治疗骨骼发育成熟的髋关节发育不良患者纠正髋关节的畸形。自发表以来，PAO手术已经成为北美和欧洲治疗骨骼成熟髋关节发育不良（非神经肌肉性）患者的主要术式。Bernese PAO的优点包括能够精确的纠正畸形，甚至非常严重的畸形，内固定非常稳定。

四、适应证

骨骼发育成熟的神经肌肉性髋关节发育不良患者通过外科手术纠正髋关节畸形的适应证相对受到限制。这是因为患者的软组织挛缩变得越来越严重，相关联的骨质疏松可能成为截骨内固定的潜在问题：术中固定的稳定性和术后维持方向的可靠性。在适应残留的不匹配过程中将会发生最低限度的生长和发育。保髋手术治疗对于可以行走的、有症状的神经肌肉性髋关节发育不良患者是最理想的，这些患者应该具有在家里或者在社区，需要或者不需要借助工具可以行走的能力，或者具有潜在的行走的能力，他们可能由于髋关节不稳定和半脱位导致的继发疼痛最近失去了行走能力。不管怎样，他们依然期待通过适当的外科手术来纠正髋关节畸形和相关的不稳定带来的疼痛，使他们重新恢复独立行走的能力。相反，在骨骼发育成熟但不能行走的患者，通过手术达到改善功能和减少发病率的目的是非常少见的。目前认为这种类型的保髋手术做得越多，这些患者发生并发症的可能性越高。笔者目前还没有在四肢瘫痪不能行走的脑瘫患者行Bernese髋臼周围截骨术的经验，对于这些患者抢救性质的外科手术在这一章的后面讨论。

根据笔者的经验，在骨骼发育成熟的患者如果股骨头出现很轻微的骨关节炎改变（Tönnis 2

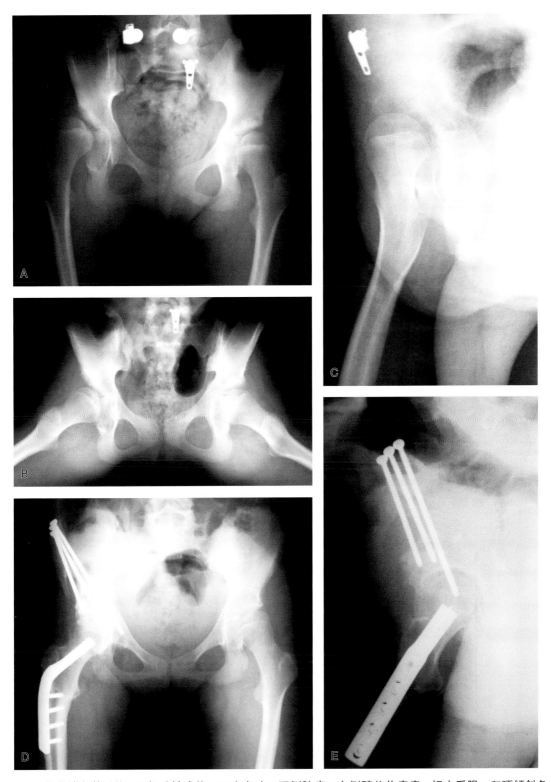

图37-1 A.骨盆站立前后位；B.仰卧蛙式位；13岁女孩，双侧脑瘫，右侧髋关节疼痛，行走受限。臼顶倾斜角46°，侧方CE角-12°。髋关节严重半脱位（A-P），但蛙式位减轻。C.假斜位片再次出现严重前方半脱位。D.右侧髋关节Bernese髋臼截骨（PAO）和股骨粗隆下截骨（PFO）术后骨盆前后位（AP）。E.假斜位X线片，髋臼和股骨头覆盖接近解剖重建

级），笔者首选Bernese髋臼周围截骨手术来纠正神经肌肉性髋关节发育不良。髋臼周围截骨手术经常会同时行股骨粗隆下截骨（短缩、内翻）手术和适当的软组织松解手术去解决伴随的软组织挛缩和僵硬。通过综合的外科手术纠正髋关节不稳定，可以使能够行走的神经肌肉性髋关节发育不良和症状性半脱位患者的关节功能得到显著改善，通过评估外科手术纠正髋关节不稳定带来的益处，发现患者在外展内旋和轻度屈曲位时股骨头适当地回到真臼是非常重要的（功能位X线片）（图37-2A～D）。

如果一个神经肌肉性髋关节存在不能复位的半脱位，行Bernese髋臼周围截骨术是一个相对的禁忌证，这样的髋关节也许做Chiari骨盆截骨术更适合。Chiari骨盆截骨术的优点在于不需要关节匹配去稳定髋关节，缺点是髋臼覆盖由于解剖缺陷受到限制。

笔者选择性尝试用Chiari骨盆截骨术增加髋关节稳定性来解决存在痉挛的神经肌肉性髋关节不稳定和关节不匹配。与Bernese截骨术相比，Chiari截骨术常常与股骨近端截骨术联合应用，从而获得满意的髋关节稳定性。

五、外科技术及教程

Bernese髋臼周围截骨术的外科手术技术在前面已经讨论过了。相对于先天存在的发育性髋关节发育不良来说，神经肌肉性髋关节发育不良主要是髋臼侧的发育不良。当移动和调整髋臼假体时应该注意前方和后方覆盖，术中骨盆前后位X线片对评估髋臼旋转、侧方覆盖和匹配非常重要，沈通线可以判断是否存在半脱位。假斜位对评估前方覆盖非常有帮助，相对后方稳定性也可以在假斜位上进行评估，可以观察到髋关节最大屈曲时后方和内侧是否有半脱位。

通过骨盆截骨（Bernese）改变方向获得满意的、稳定的神经肌肉性（脑瘫）髋关节常常需要同时进行股骨近端截骨术和（或）外科手术延长挛缩的内收肌。笔者首先显露，然后进行完全的骨盆截骨调整髋臼侧块，如果髋臼侧块重新调整满意，笔者用C形臂机透视并且用3根32 mm克氏针固定；如果髋臼侧块重新调整难以获得满意

结果，则应进行股骨近端短缩、后倾、内翻截骨术。股骨近端显露通常采取传统的外侧入路，利用C形臂机检测髋关节，如果有残留不稳定或不匹配可以利用股骨近端截骨来进一步纠正。在痉挛性神经肌肉性髋关节发育不良患者往往有髋外翻和（或）股骨前倾角过大，为了纠正畸形经常在大转子水平行股骨近端截骨。截骨内固定过去经常使用角度钢板（90°或100°，4孔，10 mm偏心距），最近笔者利用股骨近端锁定加压钢板进行截骨内固定。股骨近端通常被短缩1.5～2 cm，利用股骨远端旋转来调整各种角度（不超过10°），短缩截骨将显著减少髋关节的张力和半脱位的压力（图37-2E）。髋臼侧骨块用4枚4.5 mm皮质骨螺钉固定进行内固定，髋臼重新调整方向结合股骨近端截骨术中利用C形臂机透视评估，可以显著提高股骨头覆盖程度和髋关节稳定性。

术前进行髋关节活动度评估，这样的患者往往由于内收肌长期痉挛导致髋关节外展受到限制（<20°）。以明显触摸到的长收肌肌腱为中心做一个较短纵行切口，切断挛缩的长收肌肌腱和跨过其前方的股薄肌肌腱。挛缩的内收肌松解之后将显著改善髋关节外展，提高股骨头和髋臼同心匹配程度，从而提高髋关节稳定性。有时，髋臼周围截骨术、股骨近端截骨术和内收肌腱切断术后会有后方不稳定，但这种不稳定经常在术前就存在，这时可以发现紧缩关节囊非常有效。笔者采取一种相对紧缩后方关节囊的方法，将关节囊斜行切开（由近端到远端，由外侧到内侧），通过侧方（远端）关节囊翻转紧缩来有效增强PAO和PFO术后的髋关节后方稳定性。

术后患者经常会有肌肉挛缩，严重的肌肉痉挛经常无法预测，这是一个问题。相当比例的不适受到肢体位置的影响。笔者会根据每位患者的情况让术后患者佩戴Petrie外展架或放置1个三角形的外展垫，同时进行膝关节固定，术前挛缩比较厉害的患者笔者建议佩戴Petrie外展架。把下肢固定于外展位可以减少术后继发于痉挛产生的并发症，以及潜在的病理性的屈曲和内收畸形。佩戴外展装置一般在3～4周后去除，然后再用外展夹板2～3周。在去除外展装置之后应立即进行髋关节的被动活动，患者活动和负重在术后5～6周，并开始系统性的康复和功能训练。当髋关节稳定性达到要求，患者的疼痛就会显著减轻，

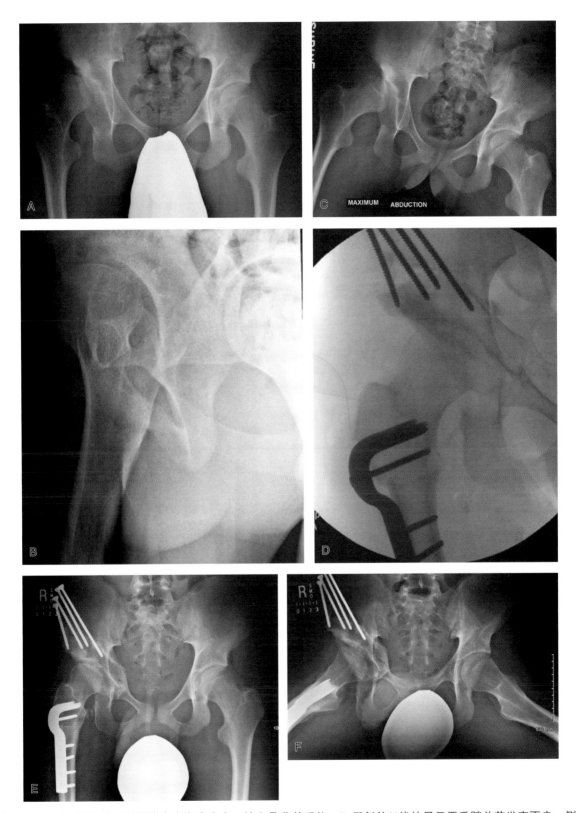

图37-2　A. 17岁女性，双侧脑瘫痉挛瘫患者，站立骨盆前后位。B.假斜位X线片显示严重髋关节发育不良，侧方和前方股骨头覆盖不足伴有股骨头半脱位。患者因为继发髋关节疼痛失去行走能力。C.右侧髋关节外展内旋功能位显示半脱位轻度改善。D.右侧髋关节Bernese髋臼周围截骨、股骨近端截骨（内翻截骨）和肌腱松解术术中X线片。注意髋臼再定位后基本恢复了正常解剖的股骨头覆盖。E.术后1年站立前后位。F.双侧蛙式位X线片，患者疼痛已经消失，重新获得了独立行走能力

活动度增加，在行走和坐位的功能均会得到显著改善。

六、结果

成人神经肌肉性髋关节发育不良采取髋臼周围截骨手术进行保髋治疗的报道还比较少。MacDonald等报道了一组神经肌肉性（脑瘫）发育不良患者进行Bernese髋臼周围截骨的病例，共13个髋关节，其中同时行股骨近端截骨的有4个髋关节，后来追加截骨的有1个髋关节，发现术后所有的髋关节都获得了满意的畸形矫正，髋关节稳定并且功能良好。笔者最近做了12例神经肌肉性髋关节发育不良的患者，Harris髋关节评分由术前53分提高到术后75分。术前较低的髋关节评分不仅仅是因为患者的髋关节功能较差，还因为患者脑瘫继发产生的髋关节不稳定。

七、并发症

神经肌肉性髋关节发育不良的患者通过外科手术进行矫形之后，由于他们存在显著的肌肉痉挛和髋关节畸形，术后周期性的或者持续性的髋关节不稳定发生可能性较高。MacDonald等注意到11名截骨患者中有1名因为术后出现持续的半脱位而需要进行股骨近端内翻截骨。根据笔者的经验，强烈推荐神经肌肉性髋关节发育不良的患者采取Bernese髋臼周围截骨手术，同时行股骨近端截骨术和内收肌切断术。笔者强烈推荐术后立即进行外展位固定，利用改良的Petrie外展架或膝关节固定的外展垫，这样可以控制术后疼痛和痉挛，并且可以降低术后屈曲和外展受限的并发症，减少术后髋关节不稳定和半脱位的发生（图37-3A～C）。

八、单纯股骨近端截骨的原则

对于发育成熟的神经肌肉性髋关节发育不良的患者，单纯的股骨近端截骨是不充分的，当患者有髋外翻、股骨前倾角和中度的髋关节发育不

良时考虑PFO。

九、挽救性措施

对严重的脑瘫和神经肌肉性髋关节发育不良的患者来说，保髋手术也许不是最好的选择。严重肌肉挛缩、肌肉失衡、骨质疏松及相关的医学合并症等经常影响这些患者的满意度。遇到这样的患者，不如选择外翻截骨、股骨头切除成形术、关节融合术和全髋关节置换术。

对于不能行走的脑瘫患者，如果髋关节僵硬、骨关节炎较重且疼痛，主张把切除成形术作为挽救性措施。1978年，Castle和Schnieder描述的技术包括小转子下方水平股骨近端切除、在股骨近端缝合股肌、在髋臼缝合关节囊。McCarthy等进一步改良了这项技术，在股骨近端的更远端切除（小转子下方3 cm）。有作者报道应用股骨近端切除关节成形术治疗34例成人脑瘫患者（56个髋关节），可以显著提高患者坐的能力和方便患者进行会阴部的护理，其中有33例患者减轻了疼痛，53个髋关节形成了异位骨化，还有3例患者需要手术切除异位骨化。1999年，Widmann等报道了13例患者（18个髋关节）应用切除成形术作为挽救性措施解决疼痛或者无法坐下的问题，结果所有患者术后均有显著的疼痛减轻和坐的能力提高。切除成形术最重要的是必须显著解决疼痛，并提高坐的能力。为了减少异位骨化的风险，患者在术后第1天应该接受600～800 rad的放射线照射。

Gabos等报道使用关节假体置入成形术来治疗11例不能行走的脑瘫患者（14个髋关节），这些患者都有严重疼痛及退行性骨关节炎，其中3例患者（5个髋关节）术前做过挽救性手术，包括单侧的格德尔斯通手术、双侧的Castle手术、双侧股骨近端外翻截骨，但是并没有解决他们的疼痛问题。术后全部患者坐的能力得到提高，10例患者（13个髋关节）解决了疼痛问题，1例患者仍然有严重的髋关节疼痛且影响会阴部护理。

矫形截骨术如外翻截骨术被应用于治疗痉挛型脑瘫患者的慢性症状性髋关节脱位。1990年，McHale等报道采用转子下外翻截骨联合股骨头切除术治疗有疼痛的伴有髋关节脱位的成年脑瘫患

者。最近，Hogan 等报道了 31 个髋关节采用改良 Hass 转子下外翻截骨（不做股骨头切除）手术的随访结果，所有患者疼痛消失并且便于护理。

脑瘫患者髋关节融合术已经很少被采用，这是因为手术需要对侧髋关节有很好的坐的功能且没有脊柱畸形。Root 等报道 8 例脑瘫患者单侧髋关节融合的结果，6 例患者关节融合并且疼痛解除，2 例患者发展为假关节，1 例患者进行二次关节融合治疗，还有 1 例患者在二次融合失败后改为全髋关节置换术。

全髋关节置换术（THA）也被应用于脑瘫患者退行性骨关节炎疼痛的治疗。1986 年，Root 报道了 15 例脑瘫患者行全髋关节置换术，13 例患者行单侧关节置换术后得到了良好的结果，12 名患者术后都重新获得了行走的能力。2 名已经获得行走能力的患者需要追加手术来解决脱位问题，3 名不能行走的患者疼痛消失，坐的能力得到提高。

十、腓骨肌萎缩症

腓骨肌萎缩症（Charcot Marie Tooth，CMT），又叫作遗传性运动感觉神经病或者遗传性神经性肌萎缩。它是一种具有多种表达方式的显性遗传病，特点是进行性肌肉无力或萎缩，在下肢明显，神经病理上从肢体远端开始并且临床表现随着年龄变化。CMT 也可以影响近端肌肉包括髋关节外展肌和伸肌，这些肌肉不平衡导致

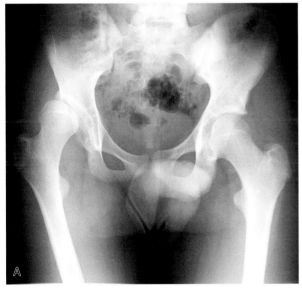
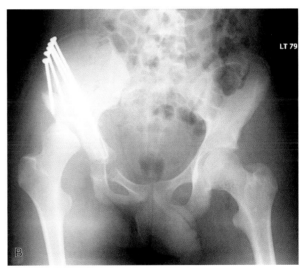
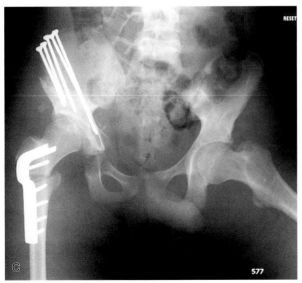

图 37-3　A. 16 岁男性，标准骨盆前后位平片，痉挛性偏瘫型脑瘫，右侧疼痛并且行走能力下降。B. Bernese 截骨术后 5 d 骨盆前后位 X 线片。注意显著的股骨头半脱位，患者有非常显著的剧烈疼痛和下肢痉挛。患者追加股骨近端短缩及内翻截骨（短缩 15 mm，内翻 15°）、内收肌切断，以及翻修髋臼周围截骨。术后按照皮特里法肢体固定 4 周。C. 术后 3 周骨盆前后位 X 线片显示在重建的髋臼下方的股骨头复位良好。术后 1 年患者获得可以独立行走的能力

髋关节慢性变化，包括髋臼变浅、髋外翻、股骨前倾角增大。Kumar于1985年首次报道CMT髋关节发育不良，从那以后，有多个病例和病例系列被报道。和CMT相关的髋关节发育不良的发生率约为8%，这可能和认识不足有关，因为许多CMT患者X线检查异常但是并没有症状。

CMT患者在出生时髋关节是正常的，随着生长和发育，CMT髋关节发育不良逐渐表现为不稳定、半脱位和髋臼缺损等，并且经常伴有疼痛、骨盆周围肌肉逐渐无力（髋关节外展肌和伸肌）和髋关节不稳定，患者行走时会发生特伦德伦伯格步态。笔者建议所有近期诊断为CMT的患者或者那些已经诊断为CMT的患者，如果出现不正常的步态，应检查X线片（标准前后位和髋关节假斜位）来判断是否存在髋关节发育不良。

CMT患者髋关节发育不良出现症状一般在儿童后期和成人时期，半脱位的程度一般比较显著，髋臼畸形比发育性髋关节发育不良更为严重，尽管有很严重的畸形，但是大多数患者没有太多的不适感。外科手术的目的是纠正严重的髋关节畸形和半脱位，在纠正髋关节畸形方面Bernese髋臼周围截骨已经取得了良好的疗效及满意度。笔者认为关节囊紧缩缝合，以及术后采取人字位石膏或者外展肢具固定髋关节4～5周，对解决髋关节松弛非常有效。

需要特殊注意的是，在治疗CMT髋关节发育不良患者时应尽量避免神经牵拉损伤。三联截骨和Bernese髋臼周围截骨术后发生腓总神经麻痹已有报道。髋臼周围截骨可能会产生股神经损伤，行坐骨截骨术时可能损伤坐骨神经，耻骨截骨术时可能会损伤闭孔神经，应该小心避免过度牵拉损伤神经和在行截骨术时直接损伤神经。

第38章

关节镜在治疗髋关节发育不良中的应用

原著者　Jeffrey A. Krempec，John C. Clohisy
译　者　熊炎

一、引言

伴有结构不稳的髋关节发育不良（DDH）是导致关节炎前期及关节炎性髋关节疾病的常见原因。DDH的病理形态学存在多样性，可同时累及髋臼及股骨近端。青少年及年轻成年患者经常表现为结构性不稳及髋臼边缘过度负载导致的髋关节炎前期的症状。DDH患者关节内正常软组织结构往往承受超过生理水平的负荷，这会导致髋关节的进一步破坏。结构性不稳和股骨头的前外侧移位对髋臼边缘施加慢性剪切应力，起初会引起盂唇肥大，随后肥大的盂唇从髋臼缘撕脱，甚至造成髋臼边缘骨折，这种慢性剪切力也会造成邻近的髋臼边缘关节软骨退变。

在有症状的患者中，DDH的治疗目的是缓解疼痛，恢复功能及预防或延缓继发性的骨关节炎改变。DDH的治疗通常直接纠正存在的解剖畸形，恢复股骨头的覆盖率，消除不稳定状态。已经有多种具有长期随访结果的骨盆截骨术被报道。在过去10年中，伯尔尼（Bernese）髋臼周围截骨术（PAO）已经获得普及并得到证据的支持，在大多数患者中获得了良好至优秀的结果。髋关节镜是一种用于解决髋关节周围病理状态的有用工具。盂唇的撕裂及髋臼与股骨的撞击都可以通过髋关节镜成功地解决。然而，只有有限的证据资料指导髋关节镜在DDH和结构性不稳中的应用。笔者建议绝大多数明确诊断的DDH患者最好通过髋臼截骨、股骨截骨或两者结合的方法来纠正存在的

结构畸形。最近的研究显示，单纯的髋关节镜手术治疗DDH是保髋失败的最常见原因之一（图38-1）。然而，DDH的严重程度不一，具有可疑结构不稳的临界状态的病例，在诊断和治疗时都存在挑战。所以，临界性DDH的最佳治疗方案仍存在争议。单纯髋关节镜手术可以考虑应用于这些病例的治疗。这一章主要分析髋关节镜在DDH诊治中的应用和其现有的证据资料，并提供数个髋关节镜处理DDH的病例。笔者主要着眼于髋关节镜手术作为截骨手术的补充，或者在选择性临界DDH的病例中作为一种独立的治疗方法。关于DDH的临床表现及诊断评估已经在此书前面的一些章节中进行了讨论。

二、发育不良的定义及相关的结构异常

笔者使用多个临床及X线片参数来定义一个发育不良、临界发育不良或正常的髋关节。并不是每一个临界发育不良的病例都存在髋关节结构性不稳，这在选择病例进行髋关节镜治疗时是非常重要的。每一例髋关节病例都必须进行严格的病史、体格检查、X线片及进一步影像学检查的评估，再决定治疗流程。在诊断结构性不稳时要考虑诸多因素，如患者性别、临床体征及症状，髋臼和股骨的畸形、软组织的完整性（松弛度）和活动强度等。特殊的影像学参数包括Wiberg外侧中心边缘角（LCEA）、髋臼倾斜角（Tönnis角）

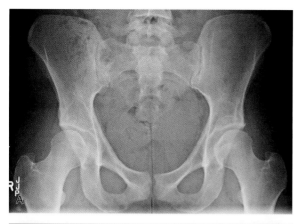

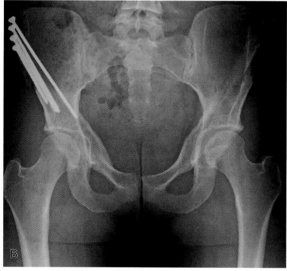

图38-1 髋关节镜手术治疗髋臼发育不良失败。A.一例22岁髋臼发育不良女性患者手术前的骨盆X线平片。这位患者是大学里的游泳运动员，她的左髋存在症状，经历两次髋关节镜手术治疗没有成功。然后她来我们这里咨询她持续存在的左髋症状相关问题。因为左髋存在发育不良及结构性不稳，笔者为她进行了分期髋臼周围截骨手术治疗。B.患者术后前后位骨盆X线片。这位患者双侧髋关节都进行了髋臼周围截骨术，左侧的螺钉已经拆除，右侧的截骨也已经愈合。双侧髋关节都获得满意复位、截骨愈合，并且这些截骨术很好地解决了患者的疼痛，在术后1年和3年随访时Harris髋关节评分均为100分

表38-1 髋臼发育不良X线参数的一般准则[a]

	LCEA	髋臼倾斜角	ACEA
正常	> 25	0 ~ 10	> 20
临界发育不良	20 ~ 25	10 ~ 13	16 ~ 20
发育不良	< 20	> 13	< 16

[a]在明确诊断伴有结构不稳的DDH时，所有的疾病特征都要考虑性别、临床体征和症状、髋臼和股骨形态、软组织完整性和活动情况等

及Lequesne前中心边缘角（ACEA）。LCEA可以按照Wiberg描述的方法在前后位X线片上计算。按照之前定义的LCEA阈值，如果LCEA小于20°则认为存在髋臼发育不良，LCEA介于20°～25°被认为临界髋臼发育不良，LCEA大于25°则髋臼发育正常。髋臼倾斜角（Tönnis角）主要体现髋臼负重区的水平方向，它是指髋臼负重区下外侧连线和骨盆水平轴线之间的夹角。Tönnis角在0°～10°为正常，10°～13°为临界髋臼发育不良，大于13°说明发育不良。ACEA是采用Lequesne和de Seze等描述的方法在65°斜位片上计算而来。我们把ACEA小于16°定义为明确的发育不良，16°～20°为临界发育不良，大于20°被认为是正常。但关于ACEA的正常价值还存在争议。表38-1对这些参数进行了总结。需要特别指出的是，髋关节形态的影像学参数必须能够用所有掌握的疾病特征来解释。

尽管DDH的病理形态学通常在髋臼侧更加明显，股骨侧异常亦常见。股骨头的形态及大小多变，股骨颈可存在过度前倾，颈干角可增加形成髋外翻，大转子可向后移位，并且可存在股骨髓腔狭窄。不同形式的股骨和髋臼畸形组合经常造成结构性的不稳，笔者认为纠正解剖形态异常最佳的方法仍然是髋臼截骨和（或）股骨的截骨。值得注意的是，发育不良的髋关节往往存在较高比率的非球面股骨头畸形，经髋臼旋转截骨后会产生继发性的髋股撞击症（FAI）。一项回顾性研究显示，DDH经髋臼周围截骨的患者中，72%的患者存在影像学可见的非球面的股骨头，75%的患者存在头-颈偏心距的减少，这些都是发生FAI的因素。在髋臼重新旋转定位后股骨头外侧、前方的覆盖和髋臼的倾斜角得到改善，然而这些可能会促成FAI的发生并且需要进一步处理。

因此，笔者使用多种X线片来诊断和明确DDH的畸形状态。通过分析患者的体格检查、病史及进一步影像学检查，笔者对DDH进行诊断和分类，分为合并结构性不稳的DDH或没有（或可疑）结构性不稳的临界DDH。在处理诊断为具有结构性不稳的DDH时，笔者倾向于通过截骨手术来纠正存在的结构异常，在这些病例中髋关节镜只是选择性使用，来作为截骨手术的补充。在临界DDH的患者中，如果患髋在影像学上不支持结

构性不稳，那么髋关节镜手术可以作为单一的治疗手段。

三、关节镜作为截骨矫正手术的补充

如前面所述，在临床工作中，年轻成年患者中有症状的DDH畸形通常采用截骨手术来治疗。对于明确诊断的有症状的DDH患者，髋臼周围截骨是笔者倾向采用的治疗方法。对许多医生来说，现在的推荐意见包括在行骨盆截骨术时进行关节切开，处理盂唇损伤及继发性的髋股撞击。然而，通过前入路关节囊切开时进入关节中心间室会受到限制，不能全面地处理中心间室损伤（盂唇撕裂、关节软骨损伤及圆韧带撕裂）。

在这种情况下，关节镜可以作为一种有效的辅助手段，除了可以直接修补或清理髋臼盂唇损伤外，还可以检查并处理关节软骨的损伤。全层的软骨损伤可以进行清理和（或）微骨折手术，部分软骨损伤可以进行软骨成形术。盂唇损伤在DDH的患者中比较常见。尽管截骨术联合髋关节镜手术处理髋臼发育不良的资料比较有限，还是有3项当前的研究报道了关节镜下DDH的局部表现及联合两种方法处理DDH的结果。在一项研究中记录了治疗症状性DDH时PAO之前关节镜下的关节内情况，发现78%的病例存在盂唇撕裂。另一项最近的研究中有43髋接受了同期的旋转截骨及同期髋关节镜手术，在38髋（83.3%）中发现有盂唇撕裂，进行了后续的清创，以致得到稳定的盂唇边缘。在平均5年的随访时，Harris髋关节评分从术前的72.4（60～83）分提高到94（76～100）分，术前术后的关节活动度无明显的差异。在第3项研究中，73髋有症状的DDH进行了髋关节镜和PAO联合手术，关节镜下发现了多种异常表现并进行了不同的镜下处理。盂唇撕裂（65.8%）、髋臼软骨损伤（68.5%）、髋臼和股骨头复合软骨损伤（58.9%）在这些髋关节中比较常见，而且盂唇往往比较肥厚（63%）、圆韧带部分撕裂或磨损（26%），只有5髋（6.8%）基本正常。在PAO之前，关节镜下处理方式包括髋臼软骨成形（30.1%）、部分盂唇切除（26%）、盂唇修补（16.4%）、圆韧带清理（9.6%）和游离体摘除

（8.2%）。这些数据说明在进行髋臼和股骨侧截骨手术之前，髋关节镜可以作为有效的辅助手段发挥作用，可以更精确地处理髋关节中心区域的相关疾病。

（一）病例：辅助性的髋关节镜手术结合髋臼周围截骨术

一名29岁的女性患者经历两次髋关节手术后存在持续的左髋关节疼痛（图38-2）。她主诉双侧的髋关节及腹股沟疼痛，疼痛和关节活动相关，包括钝痛和间歇性的锐痛，同时她主诉有交锁感。她平时喜欢休闲跑步，但因为持续的左髋关节疼痛而放弃。除了两次髋关节镜手术，她已经进行了全疗程的非手术治疗，包括理疗、按摩、推拿、非甾体类抗炎药物、激素注射及麻醉药物，都不能持久地缓解她的症状。她的术前X线片（图38-2A）显示轻微的髋关节发育不良，股骨头外移但仍在髋臼内。术前磁共振关节造影提示盂唇撕裂。因此，这个患者接受了髋关节镜和PAO联合手术。关节镜探查发现髋臼前缘一块很大的软骨瓣（图38-2B），邻近的盂唇稳定，随后进行了关节镜下软骨成形术（图38-2C），其他髋关节中心间室的结构基本正常。同期进行了髋臼周围截骨，截骨手术完成后进行了头-颈交界区成形以防止继发性的FAI。患者对联合手术的临床疗效非常满意（图38-2D），在术后5年随访时，她已恢复休闲跑步，患髋没有疼痛不适。

（二）病例：髋关节镜联合股骨侧矫正治疗DDH

一名14岁的女孩表现为左侧腹股沟疼痛，在婴儿期有使用Pavlik吊带治疗DDH的病史。主诉在剧烈活动及活动范围最大时会出现疼痛。体检发现屈曲60°内旋时撞击试验阳性。X线（图38-3A）显示LCEA21°，ACEA22°，髋臼指数11°，中度髋外翻。CT扫描显示左侧股骨颈前倾角35°，右侧为19°。磁共振关节造影显示未移位的前上方盂唇撕裂。诊断为轻微的髋臼发育不良、髋臼盂唇撕裂、股骨前倾过大和髋外翻。因为主要的结构畸形在股骨侧，所以进行了髋关节镜联合股

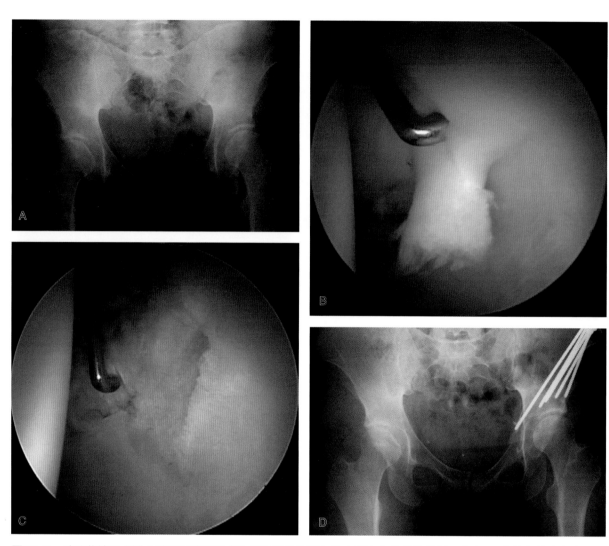

图38-2 髋关节镜手术联合髋臼周围截骨术治疗有症状的髋臼发育不良和关节软骨瓣。这名29岁的女性患者在经历两次关节镜手术后存在左髋关节疼痛。A.术前骨盆前后位片；B.关节镜下所见髋臼前缘关节软骨瓣；C.关节镜下关节软骨成形术术后所见；D.术后前后位骨盆平片

骨近端去旋转/内翻截骨术。关节镜检查明确了前方盂唇撕裂（图38-3B）和圆韧带撕裂，进行了镜下盂唇固定（图38-3C）及圆韧带清理。同时，从外侧入路进行了去旋转/股骨近端内翻截骨（图38-3D、E）。截骨端最终愈合，患者恢复正常活动能力。术后4年时患者髋关节症状未复发，Harris髋关节评分为100分。

四、关节镜手术治疗未经解剖矫正的DDH

关于髋关节镜在DDH治疗中的应用，存在各种支持或反对的观点及文献报道。一种观点认为如果症状是由盂唇撕裂引起的，那么通过关节镜手术解决这种病理状况会对症状缓解有帮助，并且关节镜手术创伤小、康复快、恢复活动能力强。上述情况一般是影像学上不伴有结构不稳的临界DDH。存在争议的是，当临界DDH伴有结构不稳时，单纯的髋关节镜手术不能解决存在的结构性畸形，关节仍旧容易出现盂唇及软骨的损伤。并且盂唇切除和（或）关节切开会造成新结构性不稳并加快疾病进展。

有多项研究报道了髋关节镜下处理髋关节发育不良的结果，但病例数相对少，随访时间短。这些研究都提醒我们要避免过度切除盂唇，并

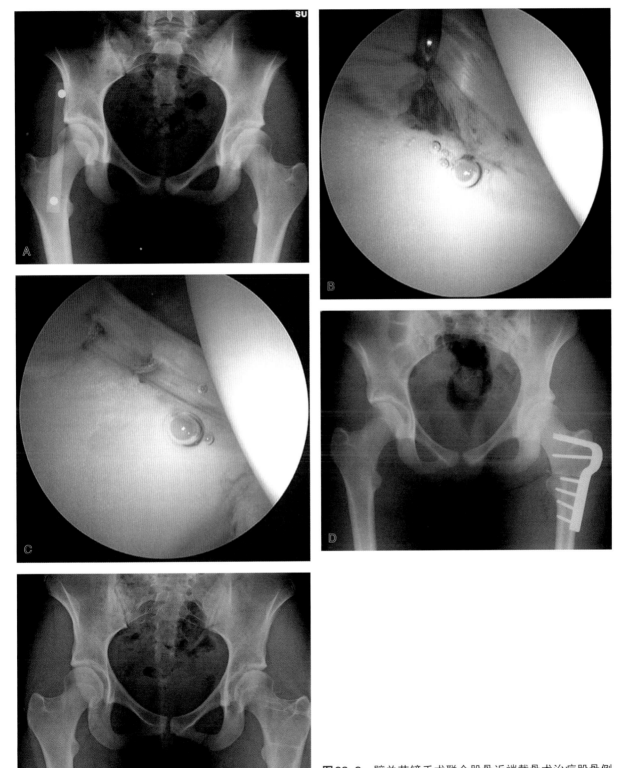

图38-3 髋关节镜手术联合股骨近端截骨术治疗股骨侧发育不良和髋臼盂唇撕裂。这名14岁的女孩存在活动相关的左髋关节疼痛。A.术前前后位骨盆片；B.髋关节镜下可见盂唇撕裂；C.盂唇修补术后；D、E.术后X线片

且提出软骨损伤的程度越重往往临床效果较差。Byrd 等报道了48例DDH进行髋关节镜下不同关节内手术方式的临床结果。按照LCEA不同，将这些髋分为两组：发育不良组（CEA < 20°）和临界发育不良组（CEA 20°～25°）。平均随访27个月（12～60个月），临界发育不良组平均功能评分为77分，发育不良组为83分，两组间无显著差异。重要的是，髋关节评分在术后1～2年变差，2例需要行全髋关节置换术。作者提醒，虽然关节镜下清理可以明显改善症状，但对远期的结果并没有明显影响。特别对于年轻患者，当远期疗效尚不确定时，应当避免以改善症状为目的的使用关节镜手术。Yamamoto 等报道了10例关节镜下部分盂唇切除治疗DDH的临床结果。他们认为撕裂盂唇的嵌顿是疼痛的原因。这项研究没有依据X线对患者进行分组，所有10例患者在经过平均8年随访后都没有进行关节置换手术，在最后一次随访时X线上没有明显的骨关节炎表现。另一项研究中，20例髋臼发育不良（LCEA 19°～27°）的病例进行了髋关节镜手术，平均随访两年时85%的病例髋关节无痛，有2例在随访期间进行了全髋置换手术。作者提醒，发育不良同时伴有关节面损伤的患者预后不佳，并且过多地切除盂唇这一承载结构更易于导致不良结果。

多项研究表明单纯关节镜手术治疗有症状的髋关节发育不良的疗效不佳。Parvizi 等从一个前瞻性研究数据库中遴选36髋进行关节镜下盂唇清理的患者。LCEA < 20°被定义为发育不良，没有挑选或研究临界发育不良的患者。24例患者初次的髋关节镜手术没能控制症状。有证据显示虽然在关节镜手术时只有4例存在早期的关节炎，但术后平均随访34个月时存在髋关节炎（14例）进展和（或）股骨头（13例）进一步移位。Benali 等报道1例DDH患者盂唇切除后出现髋关节半脱位。这位49岁的患者LCEA 23°，症状符合髋臼盂唇撕裂。她接受了髋关节镜手术，并进行了盂唇部分切除。在术后3个月随访时，X线片上发现关节间隙丢失，股骨头向外侧半脱位，随后进行了全髋关节置换术。而且，笔者最近的单中心及多中心研究显示，在处理DDH时，单纯的关节镜治疗是保髋手术失败的常见原因。

病例：单纯关节镜手术治疗临界发育不良

一名23岁的女性业余运动员出现持续的左髋疼痛，理疗、抗炎药物、活动方式调整及一次关节内皮质激素注射等非手术治疗失败。关节腔内注射获得暂时的近乎完全的症状缓解。症状持续已有8个月。前后位骨盆X线片表明轻微的双侧髋臼发育不良（图38-4A），股骨近端解剖基本正常。体格检查没有发现明显的股骨过度前倾。髋关节磁共振造影发现前方的盂唇撕裂。这个患者被考虑存在临界髋臼发育不良情况下伴发有症状的髋臼盂唇撕裂。她的临床体征和症状并没有表现出髋关节结构不稳相关的大问题，因此单纯进行了髋关节镜手术治疗。在进行髋关节镜时，明确了前方髋臼盂唇撕裂（图38-4B），同时还有邻近小片的软骨瓣。笔者进行了髋臼边缘的软骨成形术及盂唇修补术（图38-4C）。这位患者术后反应良好，恢复了所有体育活动。术后2年患者无症状，在其所需的活动需求范围功能良好。

五、结论

髋关节发育不良及其内在的结构不稳会导致髋臼盂唇的肥大和撕裂、关节软骨损伤及圆韧带损伤，成为年轻成人髋关节疼痛的重要原因。这类人发生髋关节疼痛时需要进行全面的评估，需要考虑可能存在的髋关节发育不良、结构不稳及相关的病理状况。评估内容包括病史、体格检查、多种X线片、磁共振关节造影和（或）CT扫描，并且尽可能将患者区分为明确的或者临界的发育不良。经过各种非手术治疗失败的DDH，我们认为当存在结构不稳定时，不论诊断为明确或者临界性，最好都通过纠正髋臼和（或）股骨侧的解剖异常来治疗，髋关节镜可以作为一种辅助手段来诊断和处理这些病例的髋关节中心间室病变。单纯的关节镜手术可以在没有结构性不稳症状或征象的临界发育不良患者中使用，然而这类患者在诊断和决定手术方案时仍存在挑战，还需要更多的研究来明确有症状的临界DDH的最有效治疗方法。

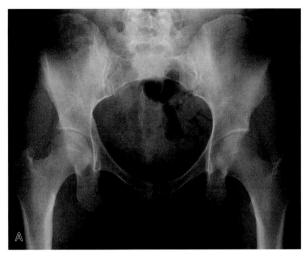

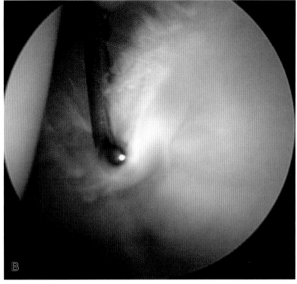

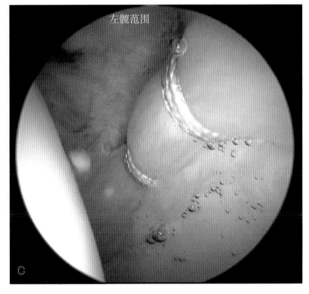

图38-4 单纯应用髋关节镜手术治疗临界髋臼发育不良。这名23岁的女性患者表现为活动相关的左髋疼痛。A.术前前后位骨盆片；B.关节镜下可见盂唇撕裂；C.盂唇修补术后镜下所见

第39章

股骨髋臼撞击症的实验模型

原著者　Timo M. Ecker, Marc Puls, Klaus A. Siebenrock
译　者　陈光兴

一、股骨髋臼撞击症的诊断

尽管髋关节原发性骨性关节炎并不常见，但目前比较清楚的是，明显的股骨及髋臼结构性畸形将引起继发的髋关节炎的逐渐发展及恶化。股骨髋臼撞击症（FAI）被认为是与60岁以下髋关节骨性关节炎发生率增加的相关因素之一。FAI已经被认为是一种关节炎前畸形，所以有大量的研究着重于这一潜在疾病的病因及病理生理研究。根据病变位置，FAI被分为3种类型。钳式撞击（pincerImpingement）与髋臼病变相关，表现为过深或前车突出，如部分或完全后倾的髋臼。轮式撞击（Cam-type impingement）因股骨侧畸形而得名。轮式撞击患者的股骨头-颈结合部因不同情况而并非球面，因此造成股骨头-颈部偏心距（offset）的减小。这两种亚型常常合并存在，称为混合型。

在髋关节活动范围内，这些畸形会导致髋臼缘与股骨头-颈部的反复撞击，最终形成特定的髋臼软骨及盂唇的损伤模式。在单独的钳式撞击，由于股骨侧正常，损伤最初仅存在于髋臼盂唇。反复与股骨侧活动终末期的撞击将导致盂唇的变性及囊变。此外，髋臼缘的骨性增生也容易出现。活动时，前侧突出的髋臼缘嵌入头-颈结合部，形成压迹及疝窝结构。同时，由于撞击相伴形成的杠杆作用，使得股骨头与髋臼后内侧对应部分应力增加造成软骨损伤，从而形成对应病变（contrecoup lesion）。在轮式撞击，损伤来源于关节对合面的不匹配。单独的轮式撞击，尽管髋臼发育正常，但对于非球面的股骨头-颈结合部，却相对小。所以，钳式撞击直接导致局部盂唇应力加载，而轮式撞击则渐渐在应力分布位置引起盂唇的破坏及软骨的剥脱，盂唇的损伤较髋臼软骨的进展性损害和股骨头形态去中心化（decentering）发生得更晚。

临床诊断临床及影像学检查能够确立诊断。特殊的临床检查包括前后撞击检查，屈曲、外展、外旋检查（FABER），疼痛诱发检查（通过旋转髋部来诱发髋臼缘与头-颈结合部的撞击，继而引起疼痛）。影像学诊断基于常规的X线，包括对存在临床FAI诊断的患者完善包括患髋前后位及交腿轴位片。此外，需要测量Lequesne指数评价前侧髋臼覆盖，以及在蛙式侧位和改良的Dunn/Rippstein位评估股骨近端及头-颈结合部形态。一些对FAI诊断有意义及对髋关节骨性关节炎进展相关的测量参数可以在X线片上完成评估。

除常规的影像学检查外，更为详细的检查方式是关节磁共振。特殊造影剂及360°轴向扫描序列，能够更有效地评价继发于FAI的髋臼软骨及盂唇的损伤。

二、股骨髋臼撞击症模型建立原理

即便已经有大量的研究和认识，但鉴于该病的自然病程和确实合并存在于髋关节软骨的病理形态改变，在股骨髋臼撞击症模型建立上仍存在很多问题。改善对这个疾病理解的模型，对于未来改善诊治策略是至关重要的。

首先，实验模型有助于对这种明显的畸形引

起关节损伤模式的认识及理解。通过重建、模拟及研究类似在体环境及条件的模拟，既往来源于临床的一些观察能够得到确认与FAI相关。

其次，实验模型可以更为细致研究髋关节，继而确认及改进诊断。FAI是个动态而非静态的疾病，尤其在活动中股骨近端与髋臼撞击时表现明显。上述常规采用的诊断方法，均不能实现动态评估。活动中当撞击发生时，确切位置、异常的股骨和髋臼应力分布范围仅仅只能通过估计，而不能通过那些检查获取。再次，传统方法不能在股骨与髋臼撞击时，准确评价应力分布及整个关节相应的畸形。为研究那些参数，需要建立不同的FAI模型。

三、目前模型：实验诱导的羊髋关节Cam型撞击的动物模型

这个模型的原理。如上所述，在早期关于骨性关节炎的研究中，已经怀疑股骨畸形引起了髋臼软骨的变性。然而，在FAI概念的普及和改进，以及不干扰股骨头血供的髋关节外科脱位技术被应用之前，并没有准确评价髋臼软骨实际损伤的可行性。上述Cam型撞击的髋臼软骨病变典型存在于屈髋内旋时集中最大应力的前上象限。此外，非球面股骨头多半会表现中央球面部分股骨头软骨向前上颈部的"唇样"延伸，其和正常的中央部分软骨相比，明显出现退变及软骨变色的征象。为证明观察到的关节改变确实和Cam型FAI相关，需要建立一个动物模型来验证。然而，一般的OA研究动物模型是非特异的，通常引起整个关节软骨的退变。这个研究的挑战即在于去发展一个动物模型，仅仅模拟Cam型撞击的典型损伤模式。这样一个模型能使我们改进认识，不仅针对于形态学变化，还在于组织学水平的改变。同时，这样的认识又能用于临床及MRI影像中软骨退变相互关系的研究，无疑将有助于目前不同的及未来有潜力的治疗方式的评估。

（一）方法

寻找合适的实验动物。先前的研究，将几种动物的股骨与人类股骨进行了比较。尽管某些灵长类或犬类的股骨形态更加接近人类正常股骨，但研究发现，羊的头-颈结合部位为非球面形态，和Cam型撞击的头-颈结合部位十分相似（图39-1）。此外，羊的髋臼结构与人相比，尽管更狭窄，但却最为相似，包括髋臼盂唇，马蹄形软骨缺如区和中央窝。除了形态相似性之外，羊也是目前研究愈合期的生物反应，以及创伤后力学改变的标准模型。其涉及的研究领域包括软骨修复和膝关节半月板修复愈合的有效性评价。而且，羊并没有已知髋部病变的易患倾向，它们的疼痛敏感性显著低于犬类这样的实验动物。这有利于术后早期活动及快速负重。

股骨髋臼撞击症的人为诱导。在确认羊为实验动物后，下一步是评价如何利用羊髋关节潜在的"枪手柄畸形"去诱发与髋臼的碰撞。所以，在最初的实验里，检测了10只3～4岁的瑞士山羊髋标本，这个年龄段的羊具备骺板已经闭合，但关节仍处"年轻状态"的优势，能减少存在骨性关节炎的可能性。上述提及的形态学特点在所有标本中均被确认。为产生撞击，非球面的股骨头-颈结合部需要更加接近髋臼缘，当腿呈现外展及内旋形态，髋关节屈曲的终末阶段在髋臼后上象限能够产生撞击。由此，为获得上述的效果，施行粗隆间关节囊外闭合楔形截骨，外侧接骨板固定（图39-2）。评价了10°、15°及30°截骨楔形角，正如预期，增加楔形角将导致屈曲及内旋的活动范围减少。尽管在人正常站立时，Cam型畸形在臼缘外侧，但当髋关节屈曲至70°～90°时，它才挤入髋臼后上部分。而羊是四足站立，髋关节的休息位在90°，髋臼后上象限是最外的部分，将形成Cam型撞击。在上述初期实验后，10°～30°的楔形截骨角被认为是人工产生撞击的有效范围。

初步研究 实验动物模型构建后，下一步就是去研究是否实验性产生的畸形将导致髋关节里期望的结构及生物学改变。因此，在获得兽医伦理委员会允许后，8只3～4岁的瑞士阿尔卑斯羊接受了上述的单侧闭合楔形截骨，随机左右侧分布，将未手术侧作为对照。为研究合适的楔形截骨角，8只羊被分为两组，每组4只，分别采用15°及30°的截骨角，为保证有足够的时间获得软骨改变的进展，分别在16周、20周、24周及28周时取材。

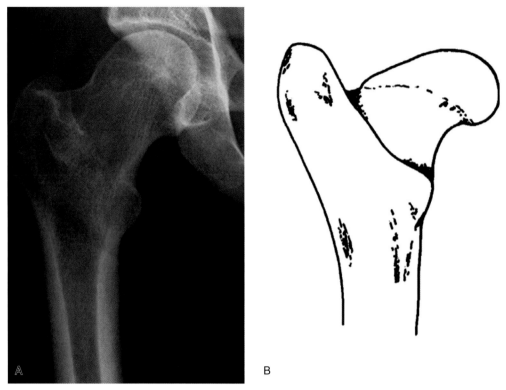

图39-1 人Cam型畸形前后位X线（A）与羊典型股骨近端素描（B）的比较。人体股骨的手枪柄畸形和生理非球面头-颈结合部与羊之间的相似性可见

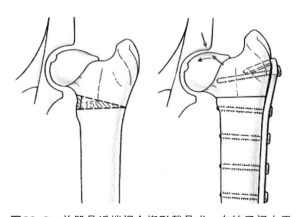

图39-2 羊股骨近端闭合楔形截骨术。在转子间水平15°楔形切除内侧。闭合楔形截骨术使用双钩钢板外侧固定（Synthes Vet, Synthes AG, Switzerland）。这导致更大的股骨近端内翻。因此，非球面股骨头-颈结合部接近髋臼边缘。虽然生理上由于羊四腿站立，股骨和髋臼没有发生撞击，但这个实验的形态学改变引起关节后上部分撞击（红色箭头）。这类似于凸轮型在前上部撞击的病理机制

这个初步试验的结果确认了动物模型是合适的。8只山羊中7只在预期的髋臼后上区域出现了局部退变，包括盂唇撕裂及邻近部位的软骨分层。1只施行15°截骨角山羊在术后最短的16周随访时并未显示出可见的病变。尽管如此，在组织学层面，所有动物的髋臼上述区域，均存在透明软骨的改变。对照组无论巨检或组织学均未见变化。一只采用30°截骨角的山羊出现髋关节半脱位。这些结果可以得出结论，15°的截骨角即能有效产生撞击且可以避免出现半脱位。对于随访期，鉴于仅见局部损伤，而无全关节软骨退变的大体检查证据，所以随访期延长。

主体研究 在实验动物模型建立后，开始进行主要研究。16只3～4岁的瑞士山羊接受了15°的内翻截骨术，随机左右侧分布，左右各8只。

外科操作及随访 羊侧卧位；术区无菌铺单。经大转子行弧形切口，部分松解股外侧肌及股中间肌，显露股骨近端。在小转子位置施行囊外截骨，15°内侧楔形截骨后，截骨位置向内侧闭合，

外侧如同犬类转子间截骨一样，使用双钩板固定（Synthes Vet, Synthes AG, Switzerland，图39-2）。采用偏心钻孔皮质骨螺钉进行断端间加压。固定完成后，在松解位置原位缝合肌肉，随后逐层缝合伤口。手术后立即采集手术侧髋关节的正侧位片（图39-3）。给予足够的镇痛药后，羊被转移至独立饲养圈内，使用悬吊装置避免负重。饲养动物在吊兜中恢复，被观察直至完全清醒。悬吊装置使用4周，保护截骨位置愈合。此后，动物放在较小的羊圈4周，允许圈内自由活动。16只羊被分为4组，每组4只。每组设定的不同的随访时间分别在14周、22周、30周及38周。在随访时间点动物取材后，立刻获取手术侧髋关节的正侧位片。

（二）评价参数

关节分区从周围肌肉及软组织中游离关节出关节囊。切开关节囊，记录关节液的颜色及量。接下来，脱位股骨头以显露出整个髋臼。为方便大体检查及组织学检查，髋臼及股骨头均按标准方式分区，为简便，所有髋均被看做右侧来记录。股骨头的关联区域是以经过头颈中轴冠状面划分的头颈的前侧部分。此外，将中央负重区和外侧非负重区别开来（图39-4）。髋臼以常规人类髋关节评价的钟形图方式定义：A区代表后上区（7：00—9：00），B区为颅内区（12：00—2：00），C区为前下区（4：00—6：00）（图39-4）。

大体检查评价大体的改变，检查盂唇、邻近

软骨、整个软骨以及关节滑膜层，并照相存档。盂唇及软骨的损伤根据Beck等的分级推荐进行分级。

组织学分析：组织学样本从上述髋臼局部解剖区域获取。标本的纵向包括了髋臼的各部位（髋臼窝，带软骨下骨板的透明软骨，以及带盂唇的臼缘）。所有组织块纵向分为两部分，用于两种不同分析。首先的分析，大体检查中损伤最明显的透明软骨被切出，予以冷冻以便免疫组化分析。在另外一个分析中，全厚的样本被4%的多聚甲

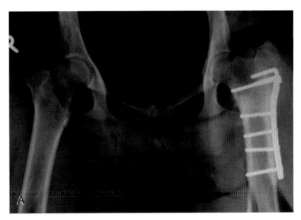

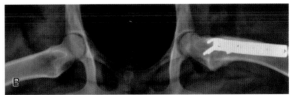

图39-3 手术后侧髋关节的前后（A）和侧位（B）X线片，确定头的同心位置和植入物位置

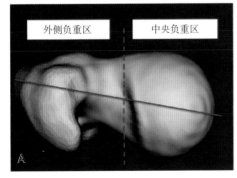

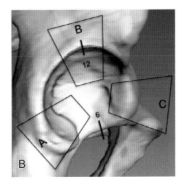

图39-4 股骨（A）和髋臼（B）被分区以定位在巨检及镜检分析所发现至关节重复的部分。股骨参考区被定位于通过头部和颈部位置纵切面的前方。进一步将其分为中心区，承重区和外侧非承重区。髋臼以时钟的方式定义，6：00代表泪滴。A区代表的背外侧区（7：00—9：00），B区代表内上区（12：00—2：00），和C区的前内区（4：00—6：00）

醛固定24～48 h。股骨头标本通过冠状面分割获得，予以同样处理。

固定完成后，标本经过梯度乙醇处理，二甲苯脱脂，然后丙烯酸树脂包埋。骨块标本集中在聚四氟乙烯包膜中32℃水浴，随后包埋在Histodur中，髋臼非脱钙标本接着被切成30～40 μ m厚度切片，股骨侧标本成5 μ m厚度切片。所有标本使用甲苯胺蓝连续染色。随后镜下评价标本中软骨的磨损或鞍裂及细胞增殖及集落形成，同时观察潮线的变化或重叠及蛋白聚糖的减少。采用Mankin分级对软骨损伤予以分级。大体检查及组织学检查在手术或对照侧均完成。

结果 16例动物的手术操作及术后随访均按预期完成。术后及取材后X线表明内固定位置良好，排除了髋关节松弛或继发于截骨的脱位。

（三）大体检查发现

髋臼 最明显的软骨损伤发生在A区，髋关节后上位置。16侧实验髋中15侧存在软骨损伤，程度从软化至软化与分离，直至软骨的鞍裂病变（表39-1）。盂唇损伤在14个样本中存在，程度从轻度退变至盂唇完全从臼缘撕脱下来（表39-2和图39-5）。对照组随访期内一个髋表现出软骨软化及盂唇退变。在B区，无论手术侧或对照组均未显示软骨及盂唇的退变和病变。在C区，30～38周晚期随访内，4只动物的5个髋出现软化，1例动物38周后出现一个全厚损伤（表39-1）。对照组在14周随访时有1例存在软骨软化。针对盂唇损伤，手术组在30周随访时有1例存在盂唇退变（表39-2），对照组无一髋存在盂唇损伤。

股骨 与对照组比较，手术的16例均在球面中央软骨面与外侧非球面区域间出现鞍状畸形，这与对照组巨检中有显著差异（图39-6）。手术组在所有关节外侧非球面区域样本均表现了不同程度的软骨退变（表39-3）。此外，中央区域5个存在软骨软化，3个存在全厚撕裂。与此相反，对照组有3例中央区域的软骨软化，无任何外侧区域的异常（表39-3）。

组织学检查结果 组织学检查结果显示：当

表39-1　根据髋臼分区划分髋臼软骨损伤的分布[a]

n=6	A区		B区		C区	
软骨损伤	手术组	对照组	手术组	对照组	手术组	对照组
正常	1	–	16	16	11	15
软化	6	1	–	–	4	1
软化和松解	5	–	–	–	–	–
松解	2	–	–	–	–	–
分裂	2	–	–	–	–	–
缺失	–	–	–	–	–	1

[a]根据 Beck M，Kalhor M，Leunig M 等的建议比较髋关节手术组和非手术组的损伤情况。髋关节形态影响着髋臼软骨损伤的类型：股骨髋臼撞击症是髋关节早期关节炎的重要因素

表39-2　根据髋臼分区划分盂唇损伤的分布[a]

n=6	A区		B区		C区	
盂唇损伤	手术组	对照组	手术组	对照组	手术组	对照组
正常	2	15	16	16	15	16
退变	3	1	–	–	1	–
全层撕裂	2	–	–	–	–	–
分离	9	–	–	–	–	–

[a]根据 Beck M.，Kalhor M.，Leunig M 等的建议比较髋关节手术组和非手术组的损伤情况。髋关节形态影响着髋臼软骨损伤的类型：股骨髋臼撞击症是髋关节早期关节炎的重要因素

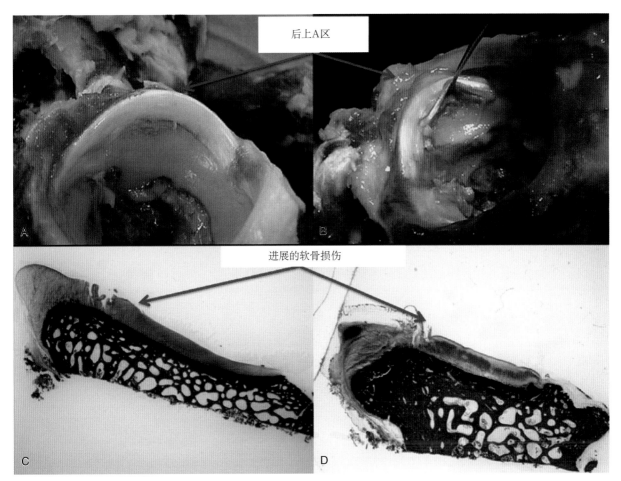

图39-5　两个髋臼标本巨检（A、B）和髋臼A区组织学标本（7：00—9：00区）切片图像（C、D）。大体观上，后上区的骨性关节炎病变发展清晰可见。A.在早期14周的随访期仅显示轻度变性的髋臼盂唇和相邻的软骨软化；B.38周的随访标本。盂唇全层撕裂和相邻软骨剥离的。C.显示的是早期对应的组织学标本。D.后期的组织学标本。在不同时间点随访的两个图像间，髋臼盂唇和相邻关节软骨损伤的进展是显而易见的

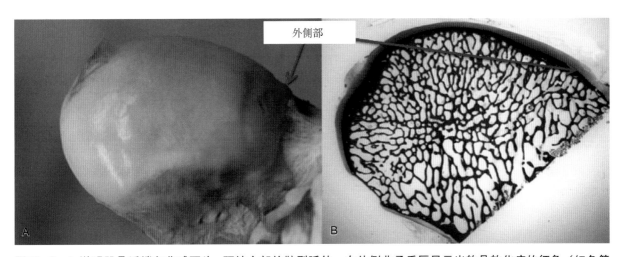

图39-6　A.说明股骨近端向非球面头-颈结合部的鞍型延伸。在外侧非承重区显示出软骨软化症的征象（红色箭头）。B.显示随访30周的股骨头组织学标本。红色箭头表示外侧非承重区的软骨病变。软骨磨损与A大体观发现一致

观察整个髋臼的软骨并比较手术与非手术侧时，前者有更加明显的软骨损伤（$P<0.001$；表39-4，图39-5）。和大体检查结果类似，Mankin评分在A区为5.82（212.5），B区为5.02（1～14）及C区3.88（0～11）。手术侧各区比较，A区比较B区（$P<0.03$）及C区（$P<0.04$）有显著差异。

手术侧的标本也显示了股骨侧同样存在更明显的软骨损伤（$P<0.001$）。而且，明显增加的软骨损伤区域位于非球面区域，而非中央球面区域（表39-5和图39-6）。

比较随访期间关节炎改变的程度，骨性关节炎进展表现明显（表39-6和表39-7），与随访初期比较，髋臼与股骨在随访后期关节炎表现明显增加（髋臼$P<0.03$，股骨$P<0.04$）。

讨论及结论 这项研究，建立了一个新的模拟股骨髋臼撞击症的实验动物模型。羊髋关节头-颈结合部的生理非曲面形态被利用产生髋臼

缘与股骨颈的撞击。这是通过股骨近端内侧楔形截骨，将股骨矫形为内翻位来获得的。这样的股骨近端结构改变，诱使关节结构在活动范围内发生撞击。通过这个模型，验证了Cam型撞击预期的股骨头和髋臼软骨与盂唇的损伤。对于损伤的位置和程度，研究发现，最广泛的损伤位于髋臼后上区域，该部位是Cam型畸形因四足行走步态形成的最大应力区域。该病变与人髋关节撞击症采用外科脱位技术中所观察到的病变十分相似。实际上，因羊是四足站立姿势，活动模式与人存在差异，其髋臼后上区域对应的是人髋臼的前上区域。当然，经过更长的活动周期及时间，软骨损伤也在非初始撞击区域发生。这些损伤推测并非由于剪切应力而是直接的接触造成。这个发现仍存在两方面的争议。首先，弥散软骨损伤的发展被认为是骨性关节炎形成及进展的征象。其次，位于前向位置的C区是在撞击发生区域髋臼的

表39-3 中央和外侧部股骨软骨损伤的划分[a]

$n=6$	中央区		外侧区	
	手术组	对照组	手术组	对照组
正常	8	14		16
增加的头-颈非球面性	–	–	16	–
表面磨损	–	–	16	–
软化	5	2	–	–
全层撕裂	3			

[a]Damage is compared between operated hip and nonoperated control hip.

表39-4 对于整体髋臼软骨损伤的Mankin评分以及其在限定区域内的划分见表中所示，它被用来比较手术的髋关节和非手术的髋关节。在手术的髋关节可以看到明显的软骨损伤，且在A区尤其严重。在手术组中，A区的软骨损伤严重程度明显高于B区和C区

	手术组	对照组	P值
整体髋臼软骨损伤	4.9（1.5～10.8）	0.9（0～2.5）	0.001
A区（7：00—9：00）	5.7（2～10.5）	0.9（0～5.5）	–
B区（12：00—2：00）	3.9（0～11）	1.2（0～4）	手术例A区 vs. B区 0.03
C区（4：00—6：00）	5（1～14）	0.1（0～2）	手术例A区 vs. B区 0.04

表39-5 通过股骨位置进行划分的股骨软骨损伤的Mankin评分如表中所示，并且对手术和非手术的髋关节进行了比较。外侧的损伤更加严重，手术组的损伤也更加严重

	手术组	对照组	P值
球形的中心区域	3.7（0.5～9.5）	0.4（0～5）	0.001
非球形的外侧区域	9（2～14）	0.4（0～2）	

对侧，其软骨改变可能是FAI中常见的"对侧伤（contrecoup）"的结果。股骨侧，头-颈结合部的鞍状延伸和人髋关节软骨病变的发现类似。因此，诱导软骨病变的实验验证了Cam型撞击的概念及机制。对于软骨病变类型，笔者遇到了所有Beck等所描述的病变类型。当然，在羊髋关节，活动早期更多出现的是软骨软化，这可能是非常早期的骨性关节炎的表现，在经历撞击手术患者很少遇到。

本研究的动物模型与既往研究骨性关节炎的常用动物模型存在差异。先前的研究通常观察整个关节骨性关节炎的进展。这常常利用基因改良的鼠或灵长类，或易患髋关节发育不良的犬类，再或者切除关节韧带使其失稳的兔、几内亚猪或犬髋关节，观察关节炎进展。

而本研究的动物模型存在以下不同：与既往模型模拟整个关节骨性关节炎发展不同，这个模型模拟了与类似于Cam型撞击病变相关的病理机制。作为诱发Cam型撞击这种特定疾病引起的骨性关节炎的模型，它通过在改变的股骨头与髋臼间创造撞击而获得。其次，通过不打开关节囊及在囊外完成截骨，炎症与关节液对关节液进展的影响被最小化。

综上所述，实验研究的结果不仅有助于我们理解Cam型撞击造成的软骨损伤分布情况，而且更加深入的阐明了软骨变性的不同阶段。这不仅验证了Cam型撞击作为能够诱发骨性关节炎的畸形，也强调了手术治疗保髋的必要性。此外，就畸形存在时间与软骨病变的不同程度，揭示软骨早期诊断（MRI检查等）早期手术治疗及随后监测疗效的重要性，这可能有助于减少髋关节的不可修复性损伤。

四、计算机辅助下利用3D骨盆及股骨模型的股骨髋臼撞击症的诊断及治疗

（一）模型原理

股骨头-颈结合部与髋臼缘的撞击通常发生在髋关节运动终末期。因此，病理生理的概念强调这个疾病的动态特点。然而，目前大量的FAI的影像学检查仅仅是在髋关节运动某个时相的

表39-6 根据随访时间划分为早期活动阶段（14～22周）和晚期活动阶段（30～38周），其髋臼软骨损伤的Mankin评分如表中所示。结果根据髋臼分区以及手术/非手术进行划分。在对照组（非手术组），早期和晚期活动阶段都没有明显的改变，而在手术组中，早期和晚期活动阶段均有明确的骨关节炎进展（P=0.03）

随诊	手术组		对照组	
	早期活动阶段	晚期活动阶段	早期活动阶段	晚期活动阶段
髋臼（整个）	4.1（2.7～6.8）	5.8（1.5～10.8）	0.8（0～1.8）	1（0～2.5）
A区（7：00～9：00）	4.9（3.5～7）	6.5（2～10）	0.7（0～2）	1.3（0～5.5）
B区（12：00～2：00）	2.7（1～4.5）	5.1（0～11）	1.1（0～4）	1.4（0～3）
C区（4：00～6：00）	4.6（1～13）	5.4（1～14）	0.5（0～1.5）	0.5（0～2）
早期和晚期活动阶段P值	P=0.03		P>0.05	

表39-7 根据不同的股骨部分对手术组和非手术组的股骨软骨损伤的Mankin评分如表中所示，并比较了早期活动阶段（14～22周）和晚期活动阶段（30～38周）。在手术组的骨关节炎进展更为明显（P=0.04）

随诊	手术组		对照组	
	早	晚	早	晚
球形的中间区域	3.1（5～7）	4.3（1～9.5）	0.2（0～1）	0.7（0～2）
非球形的外侧区域	8.6（5～13）	9.8（2～14）	0.1（0～1）	0.8（0～2）
早期和晚期活动阶段P值	P=0.04		P>0.05	

"快照"，仍旧没有一个诊断方式去评价FAI的动态部分。尽管活动范围能够在临床上得到评估，但软组织限制常常掩盖了股骨和髋臼间的"真性撞击"。尽管影像学能检测出与FAI相关的原发及继发病理形态改变，但它们最终并非和活动模式的发现直接相关。

尽管如此，知道股骨、髋臼在活动中的位置，以及检测出撞击的具体位置和形态、范围，将是FAI诊治的巨大进步。为实现这个目标，现介绍几个FAI诊断、术前计划及Cam型撞击保髋手术导航的3D模拟应用软件。

（二）AI的等距法诊断

一个软件被用于髋关节撞击的探测及活动范围模拟。这个应用采用多顶点及三角形组装的3D多边形模型，且这些模型可以使用CT及MRI的DICOM格式数字图像直接重建。使用这些模型，通过基于对象界面探测的层次结构所构建的虚拟骨结构接触的模拟计算，能检测到髋臼与股骨间碰撞。首先，探测髋臼缘的自动算法被程序化，然后用于探测臼缘轮廓。软件能够鉴别位于髋臼内外的股骨侧顶点。这个新的模拟方法接下来被设计用于等距法的实验。算法通过模拟方式，保持股骨与髋臼间恒定的关节间隙，这需要算出两个最佳适配曲面才能获得。一个面是髋臼侧，另一个是股骨侧，两个曲面间，既定的恒定距离被保持。为保持等距关节间隙而产生的额外的股骨转换，被算为股骨和髋臼球面中心之间的向量。这个方法被证明优于先前所描述的模拟髋关节ROM和碰撞检测的另一种算法，因为后一种算法并没有采用上述动态旋转中心和恒定关节间隙。在一个使用人工模型骨和尸体骨盆标本的验证研究中，等距法检测撞击比其他方法拥有明显更小的线性和角度计算误差。此外，检测到的撞击区域，比用其他方法检测到的区域更小，这主要是由于更多地排除了关节内撞击的错误检测。这种方法的准确性是通过动态的旋转中心和恒定关节间隙实现的。动态旋转中心的运动更加类似于髋关节运动的生理行为，因为髋关节具有壳状形态，导致运动中一定程度的外延。既往其他的研究也证实了这一观察。

鉴于该方法的准确性获得验证，这种有效对

撞击和计算机辅助ROM精确检测的工具已经开发完成（图39-7和图39-8）。

（三）股骨头-颈结合部成形术计划与实施的实验模型

具备可靠且精确的诊断应用后，下一步的目标是开发计算机辅助下手术计划与实施保髋手术的应用。驱动这种应用发展的动力是因治疗过程和术前计划规划步骤中遇到的困难。事实上，外科脱位技术及关节镜下头-颈结合部成形术缓解凸轮式撞击的较好疗效已经被广泛报道。然而，这两个操作均承担一定的并发症风险。一方面，矫形不足会导致FAI持续存在，这在关节镜下手术时较开放手术更容易出现，占到所有翻修髋关节镜操作的90%。另一方面，过度切除存在股骨颈疲劳骨折的风险。最后，支持带血管对股骨头的血液供应是非常重要的，而过度矫形时可能会使其受到损伤，并因此导致股骨头缺血性坏死。在髋关节镜术中，出现上述问题的原因是手术视野的有限，导致空间取向和凸轮撞击病变程度估计的误差。而对于开放手术，尽管有足够的视野，但术中仅仅只有切除模板可用于切除质量的评估。

目前，仍旧缺乏术中精确测量切除成功与否的工具。因此，手术的疗效很大程度上依赖于医生的经验。然而，FAI治疗的临床结果似乎取决于术前情况评估的详细程度、术前规划的精细程度以及撞击畸形切除的准确程度。

为解决上述问题，股骨头-颈结合部骨软骨成形术术前计划和后续操作的实验性应用得到开发与验证。

此应用程序基于上述诊断中采用等距法的应用，以及多边形网格三维模型的使用。从任何可用的DICOM数据重建患者骨盆的三维模型（如CT或MRI）。随后，第一步是运行FAI诊断算法。继而评估活动范围，实现动态撞击可视化，以及检测撞击的位置和程度（图39-7和图39-8）。撞击区在股骨三维模型中高亮标记，随后将其转移到术前计划的应用程序中。医生可以在3个维度中评估股骨头-颈结合部（图39-9），这是相对优于传统的规划方法。两个有效判断头-颈部曲面的重要影像学参数，是 α 角和股骨偏心距，或

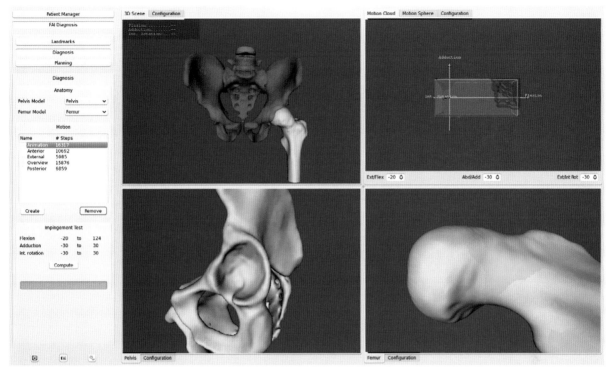

图39-7　诊断应用的截图。上面的窗口显示合并的股骨和髋臼三维模型（骨盆半透明）。股骨和骨盆分别显示在两个窗口在屏幕的底部。在运动终末期的撞击区域是用黄色高亮显示。右上方的窗口显示一个三维坐标系和运动盒，代表关节活动自由度，绿色显示为无撞击范围，褐色显示引起撞击的活动

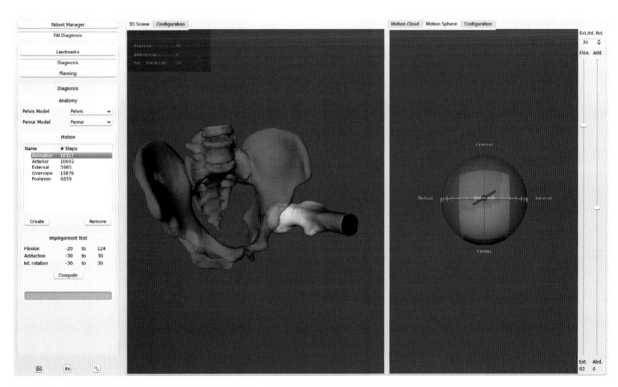

图39-8　截图显示模拟髋关节活动及撞击检测。屏幕的左边部分显示股骨及骨盆（半透明）的三维模型。股骨头-颈部和髋臼间发生在髋关节屈曲和内旋时（红色标记）。屏幕的右半边显示了运动球面，它代表简化的运动。无撞击区域描绘为绿色，导致撞击的运动描绘为棕色

偏移率，由此判断凸轮式撞击的存在。

在360°全视野下完成计算机辅助下的术前计划，将能够实现这些参数在三维空间的评估，以及在头-颈部任何一点3D的α角和偏移率。为实现理想切除，彩色球被复合到股骨头上以便测试者测量球面。随后，一个虚拟的股骨头-颈结合部骨软骨成形术即可以通过简单的鼠标操作模拟完成。使用预先设定的切除深度，先前存在的撞击区域将被带固定直径的球形光标切除，模仿外科磨锉设备。投影球不仅复合了股骨头球形，且不允许在该球形范围内切除，从而防止了头-颈部被过度切除。在完善术前计划后，股骨模型可以直观地通过显示切除部分为一个彩色半透明状区域（图39-9），来展示手术切除前后情况。然后计划的模型可以转移至诊断应用程序，通过运行ROM分析，以评估是否撞击问题已经解决，活动范围已改善。如仍旧存在撞击，计划步骤可以重复直到获得满意结果。随后，该计划模型再次被转移到导航应用程序。该应用程序包含一个工具注册模块和实际导航模块。在工具注册模块，外科磨锉设备进行相应校准。为实现精确的术中导航，相关设备尖端的直径和刀轴信息需要进行

预设置，并使用校准设备在注册模块中进行校准。从技术上讲，任何硬磨头设备均可配置一个动态参考基（DRB）进行手术导航。导航模块术中会展现股骨前后及轴向视图给手术医生（图39-10）以便引导切除操作。此前计划的切除范围作为彩色码被标记在股骨头-颈结合部。操作时，通过限制性体表匹配程序，患者的解剖数据被注册到该三维模型。然后，通过导航系统屏幕上的信息引导，使用磨头完成外科手术。磨头切除过的区域，虚拟模型的形态及彩色码将实时变化（图39-10）。这有助于实时估计剩余未切除的骨量，防止过度切除。

这个FAI模型的可行性通过使用塑料人工骨模型（sawbones）及尸体骨盆的实验研究得到验证。术前计划和实际的准确度得到评估。精确性分析通过Bland-Altman分析法，比较计划模型和术后模型的3D α角和偏移率，研究显示了模型良好的精确性，其在零线和窄的置信区间均匀分布。此外，不同医生均能成功将模拟计划变成实际情况，该方法的可重复性也得到证实。测试者间没有发现显著差异。

（四）讨论和结论

计算机辅助的FAI诊断是对常规方法的有益补充。它允许动态且准确地评估撞击的位置及程度，由此对治疗决策产生影响。此外，计算机辅助的术前计划和导航下完成股骨头-颈结合部骨软骨成形术是可行且准确的。它将提高这些手术的疗效，并有助于减少并发症。讨论这个模型，必须要提到一些局限性。在诊断中应用时，需要说明的是，重点应放在骨性撞击的检测。软组织约束，如髋臼盂唇，尽管也起着重要的作用，但并未被考虑进去。然而，因为验证研究中准确性的原因，忽略盂唇被视为一个优势。此外，盂唇本身在FAI的发病中最初也并未涉及。它更容易因为骨性畸形而继发造成损伤。其次，所有使用实物标本的测试均在非载荷条件下完成，同时所有采用等距方法的计算都设定整个关节软骨厚度相等，没有形变，这意味着软骨形变引起的生物力学改变未予考虑。

对于实验计划和股骨头-颈结合部骨软骨成形术的实施，也需要提及一些局限性。髋关节外

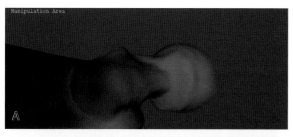

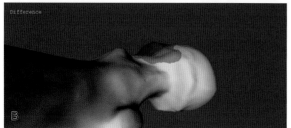

图39-9 计划模块截图。A.股骨头-颈结合部可以360°评估：在操作区，手术医生能虚拟重塑头-颈结合部。绿球被叠加到股骨头，有利于手术计划时确定股骨头球面和防止过度切除。在这种情况下，虚拟头-颈结合部骨软骨成形术被完成。B.重塑的头-颈结合部。切除前、后形态比较，先前切除的撞击突起叠加在头-颈部（半透明的红色）

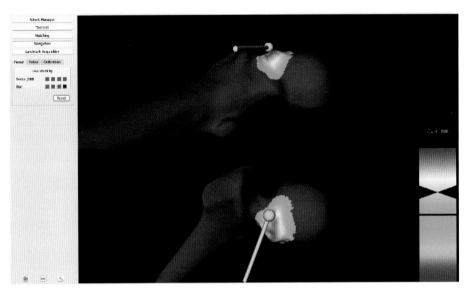

图39-10 截图显示的是导航应用。股骨模型以轴向和前后视角显示。先前定义的切除范围是由颜色编码图表示，说明切到计划深度时骨的剩余量。红码代表最大的剩余量，而黄码是减少的切除目标距离。绿色表示切除所需的水平。此外，剩余的切除深度以一个数值的方式显示在屏幕的右侧。仪器的提示基于股骨解剖而导航，它调整颜色与术区一致。同时，股骨头的形态和颜色码，在切除过程中的实时变化

科脱位技术提供了良好的术中视野，但关节镜下操作，却常由于视野受限出现过多切除或切除不足，以致出现更高的并发症发生率。计算机辅助操作显然未来能支持关节镜或其他有限开放的手术。当然，这项研究结果是使用人工骨模型（sawbones）及完全脱位的尸体髋部标本获得。因此，仍旧不能明确提出，是否该辅助技术在关节镜手术中的应用也将得到同样精确的结果，毕竟如因遇到软组织限制、阻挡，造成刀具弯曲而有可能造成较大误差。其次，对于未来临床常规使用的困难，还包括清楚准确的软件术中注册。既往外科脱位技术可以获得可靠的表面匹配，但关节镜手术却只能采用更小创伤的配准方法，包括基于二维透视，或是基于二维图像到三维数据集，或数据形态模型的注册方式。这些方法目前认为准确性、可靠性和临床实用性仍旧不如表面匹配技术。

尽管存在这些局限，上述介绍的FAI模型也具备一些优势。它可以改善我们对复杂疾病的理解，并提供治疗决策的帮助。此外，它也可扩展至髋关节周围其他疾病的分析，如股骨近端后倾或扭转畸形或Perthes病导致的复杂髋关节畸形，这些问题将产生关节内外撞击，可以使用该模型分析其活动范围。

五、股骨髋臼撞击症中"咬入"深度测量的有限元分析

（一）原理

虽然一些FAI计算机模拟已经证明有助于增加对疾病的认识，但所有模型的共同弱点是对软组织即髋臼盂唇及软骨的忽视。尽管在ROM评估和碰撞检测中，不同的方法被描述试图模拟软骨，然而现有的方法仍旧不能够分析因FAI撞击产生的应力变形。因此，了解应力峰值位置及其形成的畸形是更好理解这一潜在疾病的重要信息，它将有助于制订进一步的治疗决策。

（二）理论假设

有限元分析常应用于工业用途，如用于汽车行业中冲击引起畸形的安全相关计算。当然，它也被应用于骨外科，是一个可靠的评价髋关节静态问题的方法，如发育不良。基于这些特点，Arbabi等介绍了计算机辅助下实时评价撞击中所发生"咬入"的方法。被称为"咬入"深度法的方法，是基于对股骨与髋臼，包括软组织，撞击

中虚拟"咬入"深度的计算。假定两种不同类型"咬入"，其中旋转轨迹上切向发生的"曲线""咬入"被设定与钳式撞击有关，而相同旋转轨迹上垂向发生的"轴向""咬入"则与凸轮撞击相关。假设，每一种类型的撞击会表现出特征的"咬入"模式和应力分布，而"咬入"深度法能够区分出不同类型的FAI或其他髋关节畸形。

（三）方法

构建CAD模型以实现模拟目的。简单起见，只有两个参数被认为能产生畸形。Wiberg所描述髋臼侧的侧位中心边缘角（LCE）和Notzli等描述的股骨侧 α 角被用来创建25个从发育不良到凸轮、钳式和混合型股骨髋臼撞击症，以及合并发育不良及股骨髋臼撞击症的髋部畸形的不同模型（图39-11）。

CAD模型除骨性结构外，还包括了髋臼和股骨的关节软骨，以及髋臼盂唇和软骨盂唇移行区。软骨厚度、盂唇大小及位置是参照已知参数预先设定的。模型生成后，进行有限元分析。在分析之前，关节软骨及盂唇被建模为具有不同压力和泊松比的线弹性材料。骨结构被考虑为刚体。赋予这些不同组织相应属性后，模拟特定的运动并检测撞击。从以往的研究可知，深屈髋合并股骨内收和内旋时诱发股骨髋臼撞击症的最大影响，因此由站到坐的体内加载和运动条件适用于实验。基于这些设定条件，所有模型的接触应力可通过

有限元分析结果得到估计。从站到坐完整运动模式被分为30个中间姿势，对于每个姿势，测量"轴向"和"曲线"的"咬入"深度，以及von Mises应力（一种材料变形能的测量值）。

为评价在应力导致形变情况下，两种"咬入"深度的测量是否意味着关节内的病理相关性，作者使用皮尔逊相关系数把"咬入"深度与von Mises应力联系起来。此外，为找出"咬入"深度法是否能够在临床上诊断出髋关节病变，将评估得到的"咬入"深度与每一个髋关节病变间的相关性。上述每一个病变对应的"咬入"与畸形的特征模型均予以仔细评估。

（四）结果

在所有病变中，即无论单纯凸轮、单纯钳式、混合型冲击、单纯发育不良，还是合并发育异常和股骨髋臼撞击征的髋关节，均证明"曲线"和"轴向"咬入和von Mises应力间存在很强的相关性。此外，所有25个被评估髋关节模型表现了特征的"咬入"深度（图39-12）。对于正常及发育不良的髋关节，没有计算"咬入"深度，因为在站立或坐着需要的活动范围内，髋臼和股骨间没有碰撞发生。所有其他畸形在测试活动范围内均有一定程度的碰撞和"咬入"，从而导致无撞击活动范围的减少。最大的"曲线""咬入"发生在混合型撞击髋关节模型，而最大的"轴向""咬入"存在于单纯凸轮式撞击。

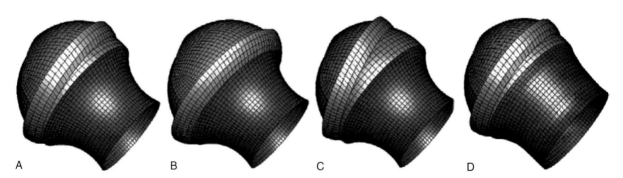

| A | B | C | D |

图39-11 一些"咬入深度法"CAD模型样本。根据髋臼LCE角和股骨α角，25个髋关节模型被构建以模拟不同病理形态。A.正常的髋关节；B.钳式撞击髋关节，股骨头被髋臼过度覆盖；C.发育不良髋关节，可见髋臼变浅，对股骨头包容减少；D.伴有非球面股骨头－颈结合部的凸轮式撞击的髋关节（Image reprinted with permission from Arbabi E, Chegini S, Boulic R, et al. Penetration depth method–novel real-time strategy for evaluating femoroacetabular impingement. *J Orthop Res*. 2010;28:880–886.）

（五）讨论及结论

作者成功展示了发生在髋臼盂唇和相邻软骨的应力形变与"咬入"深度的相关性。此外，他们证明了研究的假设，即在股骨髋臼撞击过程中，每一个明显的病理形态均能由咬入类型推导出来。这在FAI诊断中具有巨大价值，特别是对于存在畸形组合的类型，既往常常难以分清究竟哪个类型占主导。同时通过模拟术前和术后的"咬入"深度，也有利于外科术前计划的完善。这项研究将进一步提高对盂唇失效病理机制的认识。

在凸轮或混合型撞击的髋关节，非球面头 - 颈结合部反复被迫进入一个相对较小的球形髋臼开口。在这个过程中，对髋臼盂唇的下部经历了一个大的局部位移，也就是最大形变，因此最高的形变能量传递并卸载于髋臼缘上部的盂唇（图39-13），这可能是对于髋臼盂唇相邻的软骨经常出现剥脱的最合理解释。但仍有几个局限性有待讨论。分析模型是一个理想髋关节的优化CAD模

型。然而现实中，如股骨和髋臼倾角或成角畸形等影响因素均可能导致不同结果。第二，盂唇形态基于一个规则的形状，但实体情况有所不同，尤其在不同的髋关节畸形中，盂唇形态可能存在差异。因此，作者推荐使用真实解剖数据的评估方法。

六、结束语

本章对FAI的不同模型进行了介绍。模型建立的一般原理，无论是实验动物模型的形式，或不同类型计算机模型的形式，均为获得更多潜在的与人髋关节复杂疾病的病理生理相关性的认识。所描述的动物模型是研究凸轮式撞击基础病理生理的实验模型。这个研究的成功在于证实了涉及髋臼软骨损伤的不同模式的假设，且这些软骨损伤既往在髋关节外科脱位术中已经被观察到。FAI的诊断、治疗计划及股骨头 - 颈部骨软骨成形术的计算机软件应用是一个准确、精密的工具，有

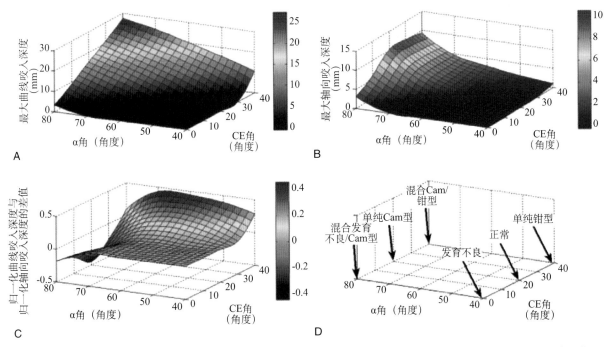

图39-12 A. "曲线"咬入深度的情况。B. 与髋关节形态相关的"轴向"咬入深度，如D所示。在正常及髋关节发育不良情况下，没有碰撞和渗透，表示无撞击活动范围，由蓝颜色编码。最大的"曲线"咬入发生在混合式撞击，而最大的"轴向"渗透在凸轮撞击。"径向"和"曲线"咬入值进行统计归一化。C. 两类型归一化值间的差异。两种类型归一化值间的最大差异存在于混合型，凸轮式撞击最小（Image reprinted with permission from Arbabi E, Chegini S, Boulic R, et al. Penetration depth method–novel real-time strategy for evaluating femoroacetabular impingement. *J Orthop Res.* 2010;28:880–886.）

助于理解FAI无法被传统诊断方式检测到的动态特点。此外，它可用于多种髋关节病变分析评估，一旦临床常规应用尚存的挑战被克服，将会增加外科手术的精度和安全性。随后介绍的咬入深度法很好地补充了前面的研究。尽管其他模拟方法没有充分考虑髋臼盂唇软骨，但这种方法很好地阐述了在盂唇和软骨间连接处，到底股骨和髋臼撞击时发生了什么力学改变。接触应力和"咬入"深度的测量，对疾病的认识、诊断和治疗产生了有益影响。每一个模型的优势，以及未来研究可能的认识提高，最终将推动优化及个性化的FAI治疗。

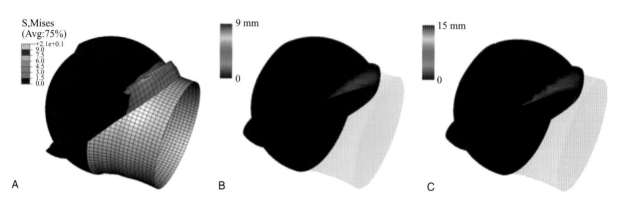

图39-13 混合型撞击的畸形髋关节有限元模型在股骨和髋臼间撞击时的von Mises应力（A）。其他的CAD模型显示髋臼盂唇"轴向"（B）和"曲线"（C）咬入深度。很明显，盂唇软骨交界处存在黄色和红色颜色码表示的高应力（Image reprinted with permission from Arbabi E, Chegini S, Boulic R, et al. Penetration depth method–novel real-time strategy for evaluating femoroacetabular impingement. *J Orthop Res*. 2010;28:880–886.）

第40章

股骨髋臼撞击症与髋臼解剖后倾相关临床进展

原著者　Martin Beck，Ralf Schoeniger
译　者　陈光兴

一、引言

髋臼后倾往往是引起Pincer型股骨-髋臼撞击症（femoroacetabular impingent, FAI）的主要原因之一，最新研究表明髋关节骨性关节炎（OA）的进展也与髋臼后倾密切相关。正常人群中，有5%～6%的髋臼会呈后倾发育，而在髋关节OA患者中这一比例却达到了约20%。除髋内翻之外，髋臼过深（coxaprofunda）及髋臼内陷（protrusiocoxae）也是引起Pincer型FAI的常见原因，两者均和髋臼整个骨性结构过度覆盖于股骨头有关。临床上对于这种整个髋臼过度覆盖引起的FAI治疗方法主要是在采取保留髋臼盂唇的前提下，去除多余的髋臼骨性边缘。而髋臼后倾引起的FAI，其根本原因，是因为髋臼形态的异常，所以，矫正异常形态的髋臼就需要采用髋臼周围截骨（periacetabular osteotomy, PAO）这种术式。GanzPAO术最初只应用于髋臼发育不良的患者，发展为当前治疗髋臼发育不良最成功的术式之一。和其他术式相比，Ganz截骨术可以更灵活地移动髋臼截骨块，最优化地纠正髋臼后倾。不仅如此，最新研究表明Ganz截骨术目前已经成功运用于髋臼后倾患者的治疗中，并取得了优异疗效。

二、临床表现及专科检查

FAI患者最主要的症状是腹股沟区疼痛，这种疼痛经常放射至臀部、大腿内侧或膝关节。当髋关节呈屈曲、内收及内旋体位时，腹股沟区疼痛便会被诱发。产生这些体位的活动包括蛙泳，上、下车时及常伴转体动作的体育运动。在疾病后期，甚至会出现下肢轻微跛行和静息状态下的局部疼痛。由于髋臼骨性边缘的过度覆盖，在临床专科查体时，患者常表现为屈曲活动受限，有时合并内旋受限。当行髋关节撞击试验时，患者诱发出疼痛视为阳性。少数患者主诉仅仅是关节后方疼痛，这可能是由于前侧撞击时股骨头呈半脱位状态，导致关节囊牵拉所致。

（一）影像学表现

影像学检查包括标准前后位骨盆正位和髋关节侧位X线片。在X线片上确认并标记股骨头旋转中心、髋臼前缘与后缘，测定髋臼外侧覆盖（中心－边缘角，center-edge angle）。此外，要观察坐骨棘相对于髂坐线（ilioischial line）的位置。髋臼后倾有以下典型的影像学表现：髋臼前后缘连线相互交叉的表现，称为"交叉征"（或称为"8"字征）；髋臼后壁连线偏内于股骨头旋转中心，称为"后壁征"；坐骨棘位于髂坐线内侧并凸入骨盆内（坐骨棘征阳性）（图40-1）。

交叉征（"8"字征）通过髋臼的前、后缘线表明髋臼呈后倾形态（图40-2A、B）。不同髋臼后倾形态是不一致的，而且其前侧重叠程度也不尽相同。通常情况下，髋臼下部相比顶侧位置更前倾一些。Jamali等研究表明，如果中心前倾大于20°，髋臼顶侧后倾极少出现；如果骨盆前倾在

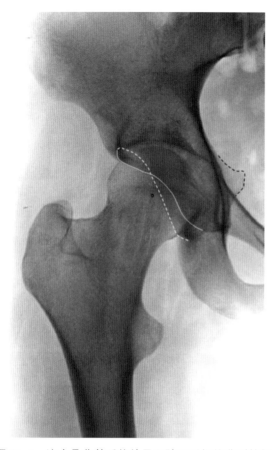

图40-1 这个骨盆前后位片显示髋臼后倾的典型特征。前缘（实线）和后缘（虚线）形成交叉的迹象。后缘在旋转中心内侧（后壁征阳性）和坐骨棘（黑色虚线）突进骨盆（坐骨棘征阳性）

10°～20°，约38%的髋关节呈顶侧后倾；如小于10°，所有髋关节都将呈顶侧后倾。另一项研究也提示中心前倾低于14°时，髋臼顶侧后倾就会出现。正常人中心前倾约为20°左右。测量后倾值的后倾指数是指：髋臼前缘交叉重叠部分长度与髋臼横径的长度之比，其值小于5%无临床意义。

反映髋臼后缘的髋臼后壁连线与股骨头旋转中心的位置关系，在正常人群中旋转中心位于后缘线上，而在后倾人群中后缘线常常位于旋转中心内侧。

解剖学研究表明，虽然髋臼是呈后倾的形态，但是其大小和形状与正常无异。上述结果是经过大量三维CT数据分析而来的，这表明后倾不仅仅影响髋臼本身，还影响同侧的坐骨棘及整个一侧的骨盆。这解释了影像学上髋臼后倾坐骨棘凸入到"小"骨盆环的原因，又称为"坐骨棘征阳性"；且坐骨棘内侧于髂坐线的程度与后倾角度直接相关。

以上所描述的放射学参数，都与骨盆投照的方向和角度密切相关。标准前后位平片焦点投照距离为1.2 m，中心点以髂前上棘连线中点与耻骨联合上缘交点为准。任何投照的偏差都会造成髋臼的角度变化，以至测量结果不准确。

由于X线的发散性，实测的后倾数据会略高于其真实值，差值平均约为4°左右（3.2°～4.5°）。

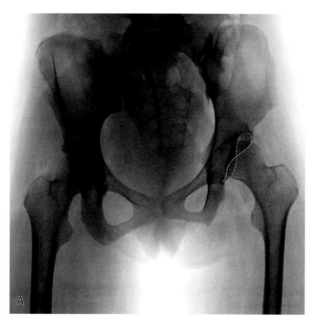

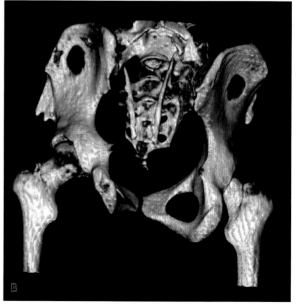

图40-2 A.本例严重左髋后倾左髋关节髋臼后倾［前缘（实线）和后缘（虚线）］在骨盆前后位片可见。B.在CT三维重建，后侧视野，表明髋臼开口面向后侧

（二）鉴别诊断

髋臼后倾与髋臼前缘过度覆盖的影像学表现既有共同点，也存在区别之处（图40-3A）。两者X线都提示"交叉征"阳性，但前缘过度覆盖的"后壁征"为阴性，提示后壁发育正常，其发病机制主要是因为前缘出现了过多的骨性覆盖，目前的治疗方式包括关节镜或开放手术。

发病机制　引起FAI的主要原因是髋臼后倾与前缘过度覆盖。由于股骨近端的解剖形态，FAI发病类型可能为仅Pincer型（图40-4），或是合并Cam型的混合型。Pincer型是指髋臼边缘与正常股骨头-颈结合部出现的撞击。而当头-颈结合部呈非球面发育时出现的撞击则称为Cam型（图40-5）。既往研究曾报道关于78例髋关节后倾（左、右各39髋）的疗效分析，采用开放手术行髋关节脱位进而矫正髋臼后倾或是切除过度覆盖的骨性结构，并记录了这些患者关节内软骨损伤的程度。该研究显示，软骨损伤位于髋臼前上1/4部分（图40-6），损伤深度距离髋臼边缘达9 mm左右，而当行PAO术后，损伤软骨区被调整到了髋关节负重区（图40-7）。

（三）髋臼周围截骨术适应证

PAO术适用于"交叉征"阳性，且"后壁征"阳性的髋臼后倾病例（图40-8A、B）。但是其先决条件之一，是需要通过MRI检查确认后倾髋臼内无软骨损伤。具体处理流程见图40-9。

大面积软骨损伤或软骨缺损是行PAO术的禁忌证之一。这是因为行髋臼旋转截骨后软骨损伤区域会直接调整到负重区（图40-7）。另一禁忌证是影像学表现"后壁征"阴性的病例，因为其髋臼后缘是正常的，而行PAO术会扩大髋臼后方边缘，进而可能会出现人为造成的后方撞击。针对髋臼前缘过度覆盖最合适的治疗方式就是去除多余骨性边缘，同时尽可能保留正常的关节盂唇（图40-3A、B），也有报道称之为"简化版PAO手术"。

PAO术也适用于复杂的骨性畸形，如严重的髋臼内陷（protrusioacetabuli）。在这种畸形中，髋臼顶部原有曲度消失，如行髋臼边缘切除可导

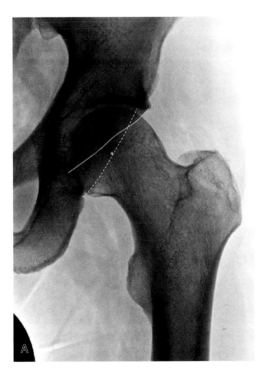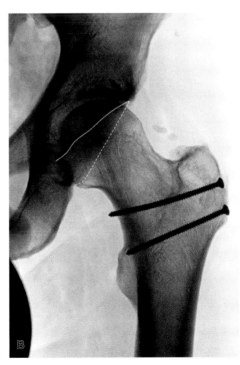

图40-3　A.骨盆前后位片显示左髋前侧局部过度覆盖。前缘（实线）和后缘（虚线）形成交叉。但是后缘在旋转中心外侧少许（后壁征阴性）和坐骨棘未突入骨盆。B.同一侧髋，在髋关节外科脱位保留盂唇的前缘成形术后，髋臼前倾角显示正常

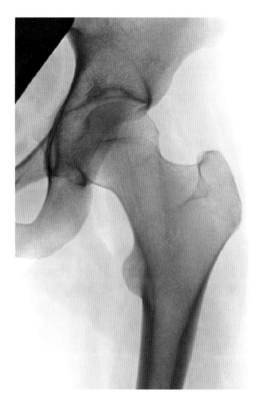

图40-4 骨盆前后位片显示髋臼后倾左髋节。股骨头-颈结合部处是球形的。FAI的机制是一种钳式撞击

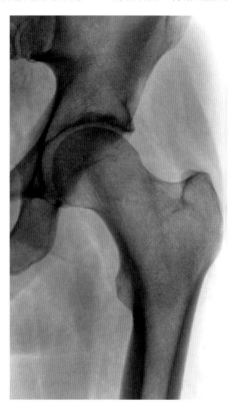

图40-5 骨盆前后位片显示髋臼后倾左髋节。股骨近端呈手枪柄畸形。FAI的机制为混合型（凸轮与钳式撞击均存在）

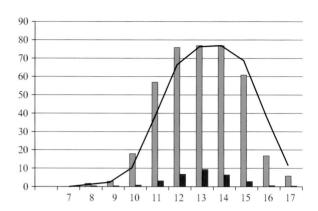

图40-6 每个时间点的软骨损伤。灰色条显示存在软骨损伤的后倾髋关节数量。黑色条表示在每一个位置软骨损伤的平均深度

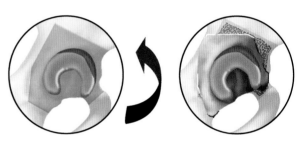

图40-7 软骨损伤位于后倾区。通过髋臼矫形，其被定位于负重区

致局部缺损和髋臼位置不良。对于这种少有病例，PAO术通过截骨可以恢复髋臼顶部曲度，值得临床推广应用。由于PAO术矫正了髋臼的方位，所以常常要预先修整髋臼边缘以避免撞击的发生，另外术中可能还需行股骨转子间外翻截骨术来辅助治疗。

（四）手术技巧

患者仰卧位，铺单时保证患侧下肢可自由活动，采用改良的Smith-Petersen入路。切口起自髂嵴，指向髌骨外侧缘方向，向下经髂前上棘外侧弧形切开，止于股骨近端外侧。分离皮下组织充分显露髂嵴和阔筋膜张肌（TFL），沿TFL和缝匠肌间隙进入深部，显露股直肌外侧缘及返折头。股直肌与TFL间有一层筋膜，厚度因人而异，旋股外侧动脉升支在其间走行。它是TFL血供的最重要血管，术中注意保护。

骨膜下分离并掀起止点在髂嵴上的腹外斜肌，分离长度为髂嵴至髂前上棘约1.5 cm。然后，在

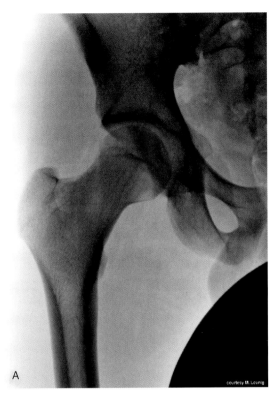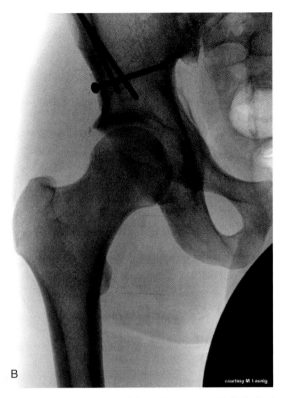

图40-8 骨盆前后位片显示髋臼后倾的右髋关节。A.术前X线片提示交叉征及后壁征阳性。B.同一髋关节术后X线片显示良好矫形。前、后缘线在髋臼外缘位置联合,无交叉,髋臼保持前倾

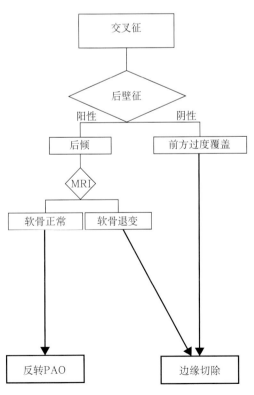

图40-9 髋臼后倾的治疗方案

髂前上棘突起近端1.5～2 cm处行截骨,并将截下的髂前上棘连同附着的缝匠肌和腹股沟韧带内移。PAO术要求骨盆内髂骨翼截骨沿骨膜下一直到骨盆内缘(pelvic brim),而约50%的患者中,提供骨盆内缘血供的相关动脉都在骨内走行,在完成所有截骨之前可能会有大量出血,而且很难控制,只有在截骨完成移动髋臼后,用骨蜡封闭各截骨端才能有效控制出血(图40-10)。注意骨盆内侧截骨要涉及髂前下棘,并松解附着其上的股直肌返折头及直头,之后采用支腿架屈髋40°放松软组织张力。

股直肌直头要从髂前下棘完全松解,然后将股直肌牵向内侧,直至显露出臀小肌外侧。内侧从关节囊上松解臀小肌,打开髂耻囊(iliopectinealbursa)可见髂腰肌。切断髂腰肌,用髋臼拉钩将其牵向内侧,拉钩放至于距离耻骨支髂耻隆起内侧为1～1.5 cm。至此彻底显露关节囊,用组织剪沿关节囊前下方切开,扩大关节囊与闭孔外肌间隙。多数情况下可以看到横行的闭孔外肌肌腹。旋股内侧动脉是维持股骨头血供的重要血管,其走行又靠近闭孔外肌肌腹远端,

所以当用组织剪及其他器械在此区域操作时尽量靠近闭孔外肌近端、贴紧关节囊来完成，避免损伤血管。

所有截骨都是在屈膝屈髋40°体位时完成，此时髋关节呈屈曲、外旋位，这样能松弛坐骨神经张力、保护其不受损伤。首先，第一步需要完成的是坐骨截骨（图40-11）。组织剪沿关节囊伸向后方，直至触及髋臼切迹区域下的坐骨外缘。向内侧滑动组织剪，至闭孔内遇到软组织阻力后停止，从而确定坐骨截骨宽度。这种阻力来自后侧肌群，它可以有效阻止器械的过度截骨，从而避免损伤坐骨神经。15 mm弧形骨刀触及髋臼下切迹，骨刀贴紧骨面指向对侧肩关节方向开始截骨，这样能有效避免损伤外侧骨皮质及坐骨神经。开始截骨时，要求骨刀尖端垂直骨面，坐骨外缘缓慢用力敲入20～25 mm，沿弧形骨刀曲度逐渐向内侧截骨，注意截骨是不需要完全穿透骨盆后柱骨皮质。有骨性结构摇曳感后停止敲击，但不要立即退出，而是调整骨刀角度从进入点上方、外侧及内侧重复上述操作。当在坐骨外缘操作时，

注意保护坐骨神经。坐骨截骨一定要足够、充分，其好坏直接决定后期整个髋臼的移动性。

第二步是行耻骨截骨。放置16 mm髋臼拉钩于髂耻隆起内侧1～1.5 cm，剥离耻骨骨膜显露骨质，2把拉钩环周注意保护闭孔神经及血管。开始时，平头骨刀从内侧向髂耻隆起方向截骨，截骨方向垂直耻骨长轴，与内侧呈45°。完成截骨后将其中一把拉钩放置于耻骨截骨位置处。

其余三步截骨都在髋臼四方区操作，需要分离周围软组织及附着的外展肌群并标记（tunneling）。进入四方区需要从髂耻隆起处开始逐步分离内侧及下方所有结构，髋臼拉钩可置在坐骨棘，从而显露四方区至骶髂韧带水平所有视野。

在髋臼上方及后方截骨之前，采用标记外展肌群和放置髋臼拉钩在坐骨大孔的方法可以有效保护肌肉及坐骨神经。在髂前上棘与髂后上棘之间偏髂后上棘处，松解臀小肌约3 cm后可置入髋臼拉钩。

第三步和第四步分别是完成髋臼上方及后方

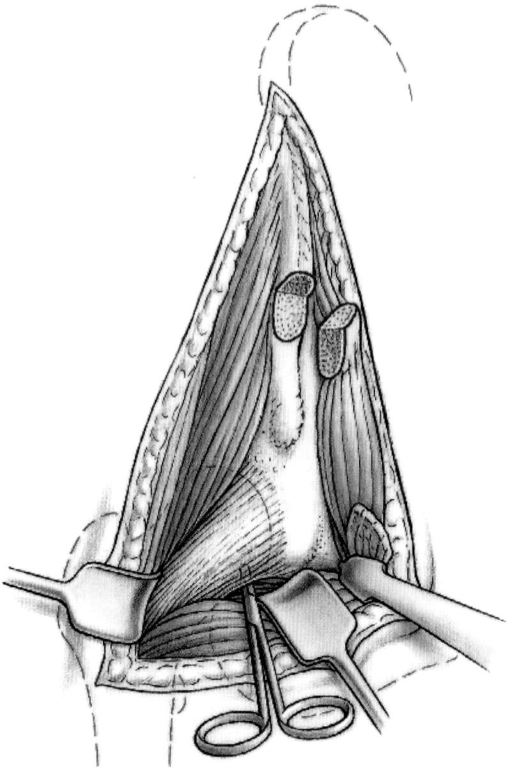

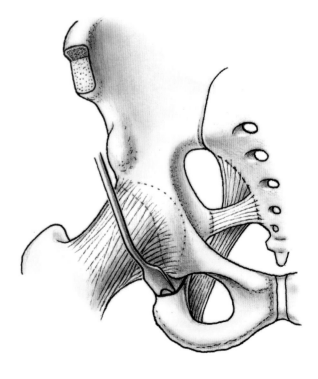

图40-10 改进的SP入路前视图。髂前上棘截骨和腹直肌从髂前下棘位置分离，完成关节囊的准备。1把Hohmann拉钩放在髂耻隆起内侧

图40-11 坐骨截骨（引自：Ranawat A, Kelly BT, eds. Musculoskeletal examination of the hip and knee. In：M Beck：*Dysplasia in the Adult*. Chapter 11. SLACK Inc, 2011：274-289.）

截骨，分为两个步骤。第一，用10 mm骨刀在髂骨上大致标注截骨线。首先在髂前上棘截骨处下方开始标注，垂直后方直至距离骨盆内侧边缘1～1.5 cm，然后与坐骨棘呈110°～120°，平行四方区继续标记，上述截骨角度及距离数值可能会因人而异。后方截骨要注意至少远离坐骨切迹1 cm。用电动骨锯完成上方截骨（图40-12），间隙内插入弧形骨刀，与原截骨线成110°～120°角。此处为了保护外展肌及坐骨神经（图40-13），在骨盆外侧持续拉钩牵拉软组织。完全穿透四边区对侧皮质后，距离坐骨切迹前方约1.5 cm（图40-14）。只有开始的前30～40 mm骨质需要截骨，其余的截骨可经相连的坐骨棘骨质通过撬拨完成。因为髋关节软骨下骨板及坐骨切迹骨质较硬，这种撬拨截骨一般不会影响到关节或坐骨大孔的完整性。

第二，15 mm平头骨刀可用于行后方截骨。插入骨刀，向前方撬拨利用杠杆作用使坐骨截骨平面与后方截骨平面相连骨质断裂。如果未成功，可在后方截骨平面向远端加截骨。完成截骨后，髋臼仍然是通过后侧及尾侧骨质与骨盆相连。

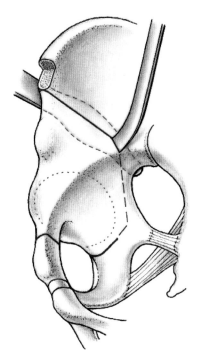

图40-13　髋臼上截骨在距离骨盆内缘1 cm处停止。随后以110°的截骨角度向远侧截骨。骨盆缘外侧部分用弯骨凿将外侧骨盆皮质点状切开

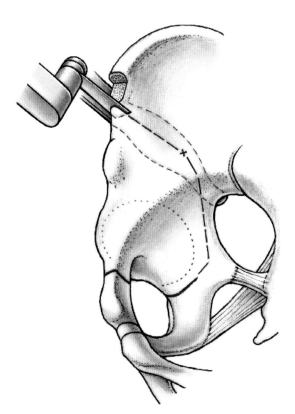

图40-12　髋臼上截骨术用摆锯完成。外侧软组织和坐骨神经使用拉钩放置于坐骨切迹钝性保护

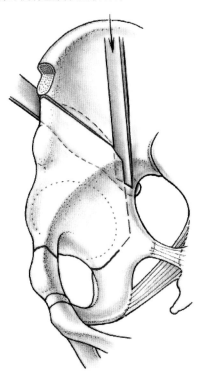

图40-14　用一个直的骨凿向远端截骨，保持坐骨大切迹1～1.5 cm的骨桥（引自：Ranawat A, Kelly BT, eds. Musculoskeletalexamination of the hip and knee. In：*M Beck*：*Dysplasia in the Adult*.Chapter 11. SLACK Inc, 2011：274-289.）

将1枚Schanz钉从髂后上棘以平行骨盆内壁方向进入，钉入髋臼上方。向骨盆外侧及远端方向拉动Schanz钉，将撑开器置入髋臼上方截骨处撑开，使得髋臼向外侧及远端倾斜，并加大了髋臼与骨盆剩余相连骨质张力。20 mm宽弧形骨刀于骨盆内缘（brim）下方4 cm，坐骨截骨结束点处以相对于四边区50°成角开始逐步截骨。用骨锤谨慎敲击骨刀，遇到阻力后暂停。反复上述动作2或3次以上，可完成后方截骨。在操作过程中，如无阻力感时要立即停止进一步敲击，避免损伤坐骨神经的可能。内旋Schanz钉，外旋撑开器使得髋臼后下与骨盆最后相连骨质断裂，完成最后一步截骨（图40-15）。

完成上述所有截骨后，髋臼呈可移动状态，向内侧转动髋臼前部，同时向外侧转动髋臼后部，注意保持髋臼中心位置不变（图40-16）。

矫正髋臼后倾难度要远远大于矫正髋关节发育不良。因为需要将髋臼后倾畸形矫正为正常前倾，且矫正后髋关节旋转中心向下方和向外侧移位。操作过程中，需要在髂骨上部取三角楔形骨块。骨块大小以术中需要决定。注意当转动髋臼时，耻骨截骨处往往会限制骨盆内旋，所以偶尔需行耻骨短缩以完成手术。

如果术中内旋髋臼困难，可增添1枚Schanz钉辅助。

当髋臼方向及角度矫正满意后，2枚2.5 mm克氏针从髂骨翼钻入，经髂骨临时固定髋臼。

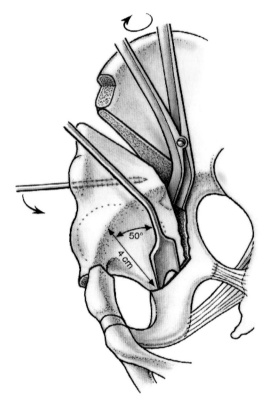

图40-15 活动截骨块的最后步骤。髋臼下侧截骨完成。利用Schanz螺钉和撑开器对抗活动的方法移动髋臼截骨块（Reprinted with permission from Ranawat A, Kelly BT, eds. Musculoskeletal examination of the hip and knee. In: *M Beck: Dysplasia in the Adult*. Chapter 11. SLACK Inc; 2011:274–289. ）

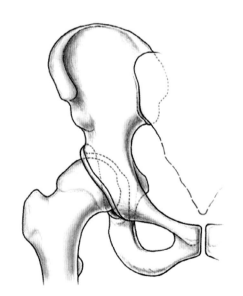
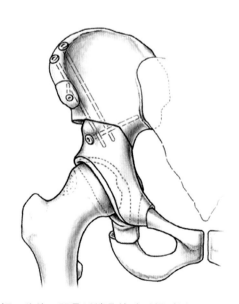

图40-16 术前及矫形术后。髋臼恢复前倾，此外，股骨近端凸轮畸形得到纠正

X线机透视骨盆前后位，与健侧对比复位结果。分析以下相关参数：①髋臼顶角方向；②髋臼外缘覆盖程度；③髋臼前缘；④髋臼后缘；⑤旋转中心位置。臼顶角应为1°～10°，外侧中心－边缘角为25°～30°，前后缘交叉征消失，股骨头中心位置合适，不能过于偏内或偏外（以术前测量的股骨头内缘至髂坐线距离为判断标准）。部分手术需在术中透视下多次调整才能完成。

如合并Cam型股骨头－颈结合部异常的病例，可加做T形切口。用弧形骨刀或电动磨钻修整头－颈结合部，直至活动时撞击症消失。如术前发现盂唇损伤，可行探查并行相关处理。

最后，2枚长60～80 mm、直径3.5 mm的皮质骨螺钉经髂嵴穿入髋臼固定。1枚螺钉固定髂前下棘，螺钉拧入时朝向骶髂关节方向。

用可吸收缝线关闭关节囊；不可吸收缝线缝合股直肌直头及返折头于原止点处；2.7 mm皮质骨螺钉将髂前上棘截骨块固定；可吸收缝线将腹外斜肌等缝回髂嵴。必要时皮下可放置引流管，注意不要将引流管放入骨盆内，因为截骨处松质骨会在负压引流时大量出血。

术后6周内，患肢允许点地，但不能负重。在股直肌原位愈合及髂前上棘骨性愈合之前，避免过度主动屈曲等动作。6周后，影像学检查确认是否骨性愈合。如提示完全愈合，可正式开始康复训练，这包括肌力、本体感觉及活动度等练习。

三、临床结果

目前，临床或影像学随访结果有限。Siebenrock等报道一组数据，29例髋交叉征阳性，其中有24例合并后壁征阳性，所有患者均行PAO术，平均随访30个月（范围为24～49个月），26例髋随访结果为良好或优秀。Merle d'Aubigné 评分平均术前约14分，2年后升至16.9分。3例患者经历再次手术，1例因矫正失效再次行PAO术，2例发生术后脱位，其中1例行手术纠正后方撞击，另外1例因前方撞击而手术。

最近，上述病例报道了其最新10年的随访结果。与2年随访时相比，10年随访Merle d'Aubigné 评分无变化。6例髋出现0～1级关节退变。3例再次手术患者，其中1例4年后再次发生脱位，其原因是术中行股骨头－颈结合部成形术不彻底。同样是本例患者，10.5年后因髋臼后缘FAI再次行手术治疗。

Reynolds等12例PAO术后随访报道也获得了结果，但文中未提及术前、术后相关参数。

四、并发症：手术失败

现有文献报道，随访病例中只有一种并发症发生（矫正失效），且例数极少。PAO术处理髋臼后倾和髋关节发育不良都采用相同技术，所以相同并发症也可能会发生，如局部血肿、感染、神经麻痹、异位骨化及术中器械、耗材操作意外。文献中所提及需做翻修手术的病例，都是因为存在FAI而引起的。其中，有2例为术中未处理或未彻底处理的Cam型FAI，1例为未处理后方的Pincer型FAI。

■第41章■

外科脱位入路治疗股骨髋臼撞击症

原著者　Christopher E. Pelt，Christina M. Khoury，Benjamin M. Stronach，Christopher L. Peters

译　者　谢　杰

一、概述

股骨髋臼撞击症（femoroacetabular impingement，FAI）是一种以股骨头-颈结合处与髋臼缘异常接触和撞击为特点的综合征。具体来说，撞击最常见于股骨头-颈结合部的前上方与髋臼前缘之间，多发于中青年人群。若不及早治疗，盂唇及关节软骨的频繁撞击可能导致退行性骨关节炎。随着FAI患病率的逐年上升，骨科医生开始越来越重视并致力于探索解决此问题的有效途径。选择适当的患者开展髋关节开放性外科脱位治疗已被证明是一种安全解决髋关节疼痛的方法，这种方法还能有效延长青年人自体髋关节的使用寿命。FAI开放式手术方案是以重建股骨头-颈偏心距为理念，以减轻股骨与髋臼缘的撞击和由此引发的盂唇与关节软骨磨损。直视下操作与髋臼完全暴露使医生能够尽可能客观地评价并修复软骨损伤，这也是此方法相较于微创手术最大的优势所在。

二、临床表现与诊断

总体来说，大部分有临床症状的FAI患者都具有进行开放外科脱位治疗或其他术式的手术指征。其症状从青少年时期至40余岁均可出现，而最典型的症状为前腹股沟区疼痛。除此之外，疼痛感亦可位于髋部外侧、臀部及腰骶部，患者常表现为"C"字征。尽管患者偶尔将此种疼痛归因于急性或创伤性损伤，其最常见的原因仍是髋部解剖形态异常所致。由于盂唇撕裂或关节软骨分层剥脱，大部分患者可能会有关节交锁或爆裂感等症状。虽然FAI对绝大部分患者日常生活没有过多影响，但是久坐、长时间行走及体育锻炼后仍会出现程度不一的疼痛，特别是一些伴有髋关节高度屈曲的动作，如蹲踞及芭蕾舞练习等，最容易使患者产生疼痛。除此之外，患者偶尔可在日常生活中，如穿鞋、下车时感觉到髋关节活动度的减小或消失。

FAI患者的体格检查主要包括步态的观察，髋部及其周围触诊，肌力检测，髋关节活动度及相关激发试验几个部分。大多数FAI患者步态无明显异常，但是严重的减痛步态或Trendelenburg步态往往提示病情的进展。类似的是，只有在病情较为严重时，患者才会出现髋外展肌无力。关于髋部活动度的检查，必须仔细与健侧分别对比髋关节的屈伸、外展、内收及内外旋的活动度。其中部分患者检查的活动度表现为内旋<15°、屈曲<90°左右；而部分患者会出现髋关节屈曲时的强迫外旋位，称之为Drehmann征。

FAI患者撞击试验结果常为阳性。此试验检查方法为：将患髋置于屈曲90°和轻度内收体位，内旋髋关节，若患者表现出相应侧腹股沟处疼痛则为试验阳性。由于患髋股骨头-颈结合处前外部与髋臼缘的异常接触，部分患者会出现内旋受限。而在FAI发展后期会出现髋臼后部撞击，髋臼后部的撞击易在伸髋并极度外旋时发生。

一系列影像学检查包括：骨盆前后位平片，假斜位片，Dunn位片（屈髋45°或90°，外展20°侧位片），改良的Dunn位片及穿桌侧位片均可用来有效评估及辅助诊断FAI。此系列影像学检查可用于评估关节间隙的完整性，髋臼的前后倾角度，股骨头前方及外侧包容性，髋臼外展角度及股骨头和头-颈部结合处的大体形状。仔细阅片后可根据股骨头及头-颈结合处是否有疝凹或硬化等来确定为凸轮型（Cam型）、钳夹型（pincer型）还是混合型的FAI。新型的磁共振关节造影（magnetic resonance arthrography，MRA）技术可用来无创性地评估股骨头及髋臼软骨面损伤，而磁共振最新进展，dGEMRIC技术则可进一步判断软骨损伤的程度。但是除了上述优点之外，Mamisch等的研究表明这些技术的开展不仅耗时久，而且暂无广泛应用的可能性。相反，CT检查及伴或不伴关节内造影对比技术，在FAI的评估、诊断及术前计划，特别是伴有复杂形态学异常鉴别中已被证明有用。

对于那些症状严重而影像学检查阴性的患者而言，透视引导下的髋关节腔内镇痛药及皮质醇联合注射可用来有效地针对此类FAI进行诊断性治疗。

三、适应证及禁忌证

鉴于FAI与髋关节骨关节炎的起病具有一定相关性，Ganz等主张对有症状的患者进行早期手术干预；但是针对这种早期预防性治疗的观点目前尚无相关循证医学证据支持。就目前观点而言，FAI的手术指征主要包括：疼痛>6个月，非手术治疗无效，影像学证据支持诊断等。非手术治疗主要有活动的调整、休息、口服药物、关节腔内注射及理疗等方法，但是对于这些疗法的效果至今存疑，甚至有证据显示这些方法有可能耽误正规治疗。除开放性手术外，一些其他方法，如关节镜等也可用于FAI患者的手术治疗。根据笔者的临床经验，股骨侧或髋臼侧严重的骨性结构异常往往是进行开放手术的适应证。

在髋臼侧，Pincer型FAI常伴有的髋臼过度包容、广泛的盂唇撕裂及软骨剥脱往往是开放性外科脱位手术的适应证。而在股骨侧，出于安全性考虑，外侧或前外侧较明显的凸轮样畸形常是开放性外科脱位治疗的适应证。此外，前期小切口或关节镜手术失效的患者也可考虑进行开放性手术。

开放性手术的禁忌证主要是患者肥胖、骨关节炎或严重的软骨损伤（Tonis Ⅲ级或Ⅳ级）等，因为这些因素会增加手术难度及并发症风险。

四、治疗

手术疗法治疗股骨髋臼撞击症的关键在于选择好手术入路，既不损伤关节软骨，又不破坏股骨头的血供。由于每一种手术入路都有其缺陷及局限性，使得手术中选择合适的手术入路变成一种挑战。标准的后入路容易伤及旋股内侧动脉，而旋股内侧动脉是股骨头血供的主要血管。Smith-Petersen前方入路会提供相对较好的髋臼前缘及股骨头-颈结合处视野。然而，前侧入路不易暴露股骨颈外侧及髋臼后缘。

2001年，Ganz等最先阐述了解决这些问题的一种方法，即外科脱位髋关节的方法来治疗股骨髋臼撞击症。这种方法从外侧入路进行转子间翻转截骨，随后进行前方关节囊切开及股骨头向前方脱位，可以有效地暴露髋臼、大部分股骨头及股骨颈。

最近，Espinosa对术野暴露及手术技术进行了部分修改，提出了一种新的综合手术入路。患者全麻，完全放松后予以侧卧位，将骨盆用一个可调节系统进行固定。当患者正确安置体位后，其他非手术部位均衬垫料，消毒部位由胸部下缘至足踝，先应用2%洗必泰（双氯苯双胍己烷）混合70%异丙醇，之后用0.7%碘酒混合74%异丙醇擦洗。无菌巾进行铺单，在患者前方置无菌包，保证术中患肢脱位时处于无菌状态。

扪及大转子体表标志，在前后及上下方向上均以此为中心做手术切口，逐层解剖，由浅层脂肪组织到髂胫束等筋膜组织，此时不同于Ganz等方法，笔者习惯继续沿后方入路的初始部分继续剥离。之后确定股骨中线，此处可以切断髂胫束并钝性分离臀大肌筋膜，应用撑开器撑开深部组织，轻轻旋转患肢暴露髋关节后方视野，此时最重要的是明确解剖结构（包括臀中肌、大转子、股外侧肌）保证股骨头供血不会被破坏。脂肪包裹的外旋肌群的部分应重点保护，此区域不应过度解剖。之后触及梨状肌上缘，并将臀小肌从关节囊剥离。剥离区域应在梨状肌肌腱以上，避免损伤梨状肌窝等结构。在臀小肌和梨状肌肌腱中间可以看到关节囊，放置弯曲的Hohmann拉钩于臀小肌深处及关节囊表面。这种手术入路更加方便后续的解剖操作，而且对周围组织损伤较小。之后我们可以看到在大转子的下缘有股外侧肌的后缘跨过股骨。放置拉钩于股骨前方，有效遮挡股外侧肌。此时大转子内后缘暴露充分，方便确定转子间截骨的精确位置。

截骨由臀中肌后缘向股外侧肌的后缘进行（图41-1），截骨平面与小腿平行以保证截骨部位与股骨长轴对齐。骨薄片最好是厚1.5 cm，但也取决于患者的体形及骨质情况，截骨完成后，在截骨面放置胶原凝血酶等防止出血，使视野更加清晰。此时仍有小部分臀小肌及臀中肌附着，股外侧肌附着于截骨后的骨片上。放置撑开器于股

骨颈及关节囊的前方，同时轻柔旋转大腿以使前方关节囊暴露的更加充分，用电刀松解股直肌附着点及残留的臀小肌。通过触及髋臼边缘及股骨头来判断暴露是否充分，并用弯的Hohmann拉钩代替撑开器，继续剥离至前下方关节囊，内侧剥离至髂腰肌肌腱边缘。

当关节囊被充分暴露时，行"Z"字形切开关节囊。打开关节囊的顺序为：第一切口沿着前方股骨颈纵向切开（图41-2），第二切口从第一切口的下切缘开始沿粗隆间线向下，从前方股骨颈处松解关节囊前方的下缘。之后从第一切口的上缘向上继续剥离关节囊直到暴露上盂唇为止，继续剥离可能造成损伤。当向上暴露至上盂唇时，第三切口横向向后部切开，沿髋臼松解关节囊。

关节囊被全部打开后，股骨头-颈部及关节盂唇被充分暴露。屈曲髋关节并旋转以确定髋关节撞击的部位。这时通常会发现在股骨颈的前缘会有肉眼可见的骨膜损伤，包括瘀斑及骨质改变。（图41-3）。这个区域的变化即为应进行手术治疗的部位标志。常规情况下会应用脱位钩并屈曲旋转患肢使髋关节脱位，通常需要切断圆韧带（10号弯剪刀）以使股骨头完全暴露（图41-4）。患肢的足部放在手术铺巾时置于前方的无菌袋中（图41-5）。弯曲的拉钩置于关节囊的前方

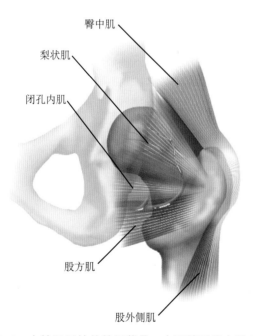

图41-1 大转子反转的转子截骨。在近端于臀中肌后方进行截骨，远端腹外斜肌的整个起始部分都保持在大转子区域（已获得再出版许可，版权保留在British Editorial Society of Bone and Joint Surgery：Ganz R，Gill TJ，Gautier E，et al.Surgical dislocation of the adult hip a technique with full access to the femoral head and acetabulum without the risk of avascular necrosis.*J Bone Joint Surg Br*，2001，83（8）：1119-1124.）

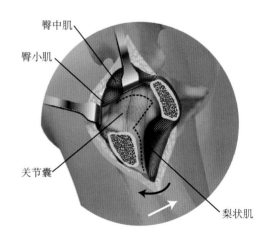

图41-2 Z字形关节囊切开术，股骨进一步屈曲和外旋（箭头），保持所有外旋（已获得再出版许可，版权保留在British Editorial Society of Bone and Joint Surgery：Ganz R，Gill TJ，Gautier E，et al.Surgical dislocation of the adult hip a technique with full access to the femoral head and acetabulum without the risk of avascular necrosis. *J Bone Joint Surg Br*，2001，83（8）：1119-1124.）

髂腰肌深面，避免损伤股血管，另外一个弯曲的Hohmann拉钩置于髋臼后柱，便于将股骨近端向后牵开，这样可以完整地暴露髋臼。术中膝关节应该保持屈曲状态避免牵拉坐骨神经，髋关节后方的关节囊可以适当进行纵向的松解来避免关节囊张力过大，同时也方便髋臼的暴露。

术者此时可以完整地检查髋臼及股骨头的损

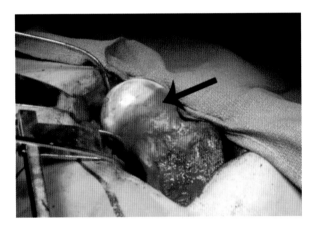

图41-3　脱位的股骨头，在与髋臼撞击的部位存在瘀斑

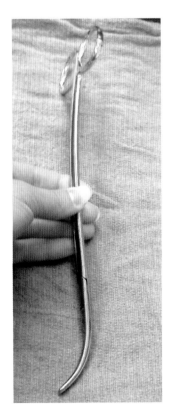

图41-4　在分离圆韧带时所用到的弯剪刀（Aesculap Curved Durotip Scissor 10″ #BC552R Aesculap, Center Valley, PA）

伤，当上盂唇或关节软骨损伤或需行髋臼成形术时，可以适当切除或修补部分盂唇。在临床实践中，这一步骤主要是明确患者的病因病理。盂唇切除始于从髋臼缘处松解盂唇，由时钟3：00处剥至10：00。使用高速磨钻按术前计划去除部分骨质完成髋臼成形术。根据Philippon等最近的研究表明，每磨除1 mm骨质相当于减少外侧CE角2.4°，而每磨除1 mm骨质将有0.6 mm对CE角进行矫正。所以5 mm的截骨会使CE角减小5°，笔者的截骨术常用3～5 mm。如果患者有髋臼发育不良病史（外侧CE角小<25°），笔者不建议进行髋臼成形术，这样会导致髋关节不稳定及医源性发育不良。

当需要的髋臼骨质被切除完成后，将之前切开的盂唇进行修补。缝合点从关节表面

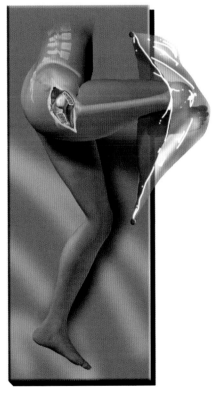

图41-5　股骨头半脱位和脱位，髋关节屈曲，向外旋转，腿放在手术台前方，置于无菌袋中（已获得再出版许可，版权保留在British Editorial Society of Bone and Joint Surgery：Ganz R，Gill TJ，Gautier E，et al.Surgical dislocation of the adult hip a technique with full access to the femoral head and acetabulum without the risk of avascular necrosis.*J Bone Joint Surg Br*，2001，83（8）：1119-1124.）

2～3 mm，将盂唇缝至髋臼处。缝线打结应置于关节外，不应放置于关节内，这样可以使盂唇作为髋关节与线结之间的屏障，缝合间距约 2 cm，根据所需修复盂唇的大小，一般需 2～5 针。如果可能，应尽量将盂唇修复在髋臼边缘处，尽管有时候盂唇可能无法修复。这种情况下可以切除盂唇或用圆韧带或髂胫束进行修补。随着我们对于盂唇功能的更深理解，以上修复盂唇的措施都是值得的。无论应用任何技术修补或重建盂唇，形态学上必须重建适当的缓冲。

下一步将转向股骨近端去评估和重建足够的头-颈偏心距。为帮助确定损伤的部位，笔者应用球形模具对股骨头进行评定（图 41-6）。评定后应用电刀对头-颈结合处的不规则变形处进行标记。笔者应用骨刀确定股骨成形术的上方边界，该处常位于股骨头关节边缘的近端（图 41-7）。骨刀朝向远端进行截骨操作，在咬骨钳的协助下，去除骨膜。随后用高速磨钻完成剩下的股骨成形术（图 41-8），并尽力将股骨头表面及股骨颈处的隆起部分去除并制造光滑的关节表面。修复成功的股骨应该像一个斜坡而不是一个悬崖，从而能预防潜在的应力集中，恢复完整的盂唇密封性及正常的流体力学。此方法需要一定的经验才能完全理解哪些是需要被去除的骨量，最初使用该方法时，外科医生往往切除了过多的骨量。以往的研究表明当去除 30% 以下的股骨头-颈结合处的骨量都是安全的，骨折的风险也是比较低的。

经过髋臼及股骨的成形术后，助手可在术者的指导下适当牵引并内旋患肢来帮助术者复位股骨头。复位时应注意盂唇缝合处，避免重复的盂唇修补及反复复位。脱位的概率应降到最低。当手术完成后髋关节应进行一定幅度的屈曲内旋活动检验是否仍有撞击存在。如果此时仍有撞击存在，不用再次脱位，仅需在原位进行股骨成形术，以减少对修补好的盂唇的进一步损伤。

当活动后的撞击症状不明显时，可使用生理盐水对髋关节进行仔细冲洗，然后应用可吸收缝线修复关节囊。尽可能让关节囊保持松弛，同时也不要过紧缝合，否则有使旋股内侧血管分支被缝扎的风险，导致股骨头缺血性坏死的可能。接下来在透视引导下修补大转子骨片，最后 X 线成像用来验证螺钉位置及是否仍有碎片存在。通过将大转子骨折片

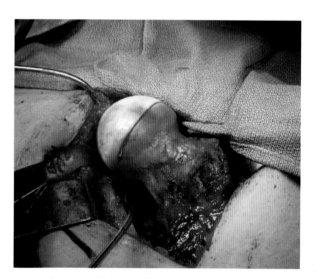

图 41-7 准备行股骨成形术的脱位的股骨头

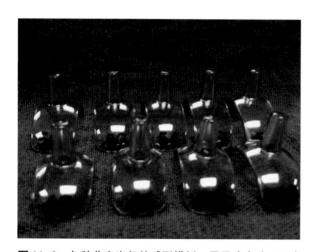

图 41-6 各种曲率半径的球形模板，用于确定头-颈偏心距测量

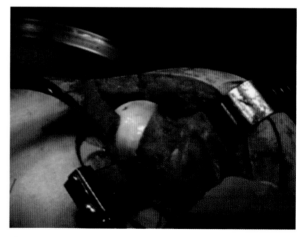

图 41-8 股骨成形术后恢复头-颈偏心距关系的脱位股骨头

重新附着可以使股骨颈相对延长，如有这样的手术指征，可通过在原附着处的远端固定骨折片来达到目的，从而最终能增加外展肌的张力。笔者的临床实践经验表明，像髋内翻或Legg-Calvé-Perthes等疾病均为相对股骨颈延长术的适应证。随后逐层缝合阔筋膜、髂胫束、皮下组织及皮肤，常规不放置引流管。术后X线片显示了刚刚重建的股骨颈形状及轮廓（图41-9和图41-10）。

患者平均住院时间是3 d，波动在2～4 d。术中在患者的非手术侧下肢使用弹力袜和下肢压力泵，住院及卧床时双下肢使用下肢压力泵。住院期间患者每日2次注射肝素30 mg，出院或者有肝素禁忌的患者可每日1次服用325 mg阿司匹林，使用6周以防止深静脉血栓形成。笔者不会特意要求患者预防髋关节脱位，但术后6周需负重小于50%，以保护转子截骨部位，避免其承受应力，并预防股骨成形术后股骨颈骨折。拐杖对于这些年轻患者是很有必要的。6周后行X线摄片复查，并开始完全负重。

这项技术需要充分了解髋关节解剖，技术上有一定难度。笔者强烈不建议在没有适当的准备，没有长时间观察及与有经验的外科医生探讨前，就贸然去尝试该技术。即使在条件允许的情况下，笔者也建议先在尸体上练习该技术。

五、结果

通过开放性外科脱位手术治疗股骨髋臼撞击症，在不伴或伴有非常轻微的骨性关节炎的患者中，已表现出非常好的功能改善和中期生存率。首次报道的23例髋关节外科脱位技术治疗FAI的临床结果令人鼓舞，在2年以上的随访中，15例患者在术后获得了症状的显著改善。同样，对37例外科脱位患者平均3.1年的随访也表现出非常理想的结果，其半均术后骨关节炎指数评分（WOMAC评分）得到显著改善。最近笔者发现了一项对96髋进行平均24个月的随访研究，其术后的Harris评分得到显著提高。

表41-1总结了股骨髋臼撞击症行开放性外科脱位治疗的临床结果。

在上述每一个研究中，有一小部分患者术后没有获得临床改善，或转而进行关节置换，这被认为是手术失败。这些患者在手术时均被发现有中至重度的关节炎改变。在开放性外科脱位治疗FAI临床结果的首次报道中，23例患者中的15例获得良好功能改善并且不需要进一步手术治疗，然而其余患者中的7例需要进行全髋关节置换术。其中，5例在术前患有明显的关节炎，另外2例患有残余的、未被治愈的髋臼发育不良。Beck等随访观察了19例接受开放性外科脱位治疗的患者，

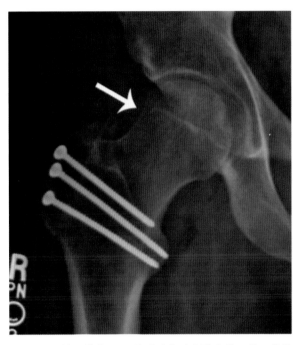

图41-9 转子修复和股骨成形术后右髋关节正位X线片（白色箭头）。在这种情况下需要3个螺钉固定，尽管笔者通常更习惯用2个

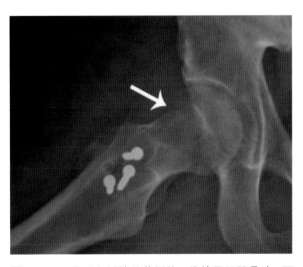

图41-10 术后右侧髋关节侧位X线片显示股骨头-颈偏心距关系的恢复

在平均3.1年的随访中，有5例需行全髋关节置换术，其中2例术前患有Tönnis 2级骨性关节炎，另外3例术前患有Tönnis 1级及更轻的关节炎，但是术中均发现有更为严重的关节炎改变，这与术前影像学评估结果不尽相同。

笔者最初对接受开放外科脱位治疗的30髋进行了平均32个月的随访。4人手术失败，其中3人需行全髋关节置换术。这项研究最近得到了扩展，包括了共96髋的平均26个月（18～96个月）的随访。其中4例因Harris评分降低或需转行全髋关节置换术而被认为失败。6例中有4例在手术时被发现患有严重的髋臼软骨损伤（Outerbridge IV级）。6例中的5例均来自最初接受治疗的30例中。笔者将后续病例与最初接受开放性外科脱位治疗的30例髋进行对比，发现髋关节生存率有所提高。笔者把它归因于对骨关节炎和FAI关系认识的提高，因而在施行这项手术时更具选择性。

Philippon等也发现了业已存在的骨关节炎和关节镜下股骨成形术失败的关系。手术失败与术中软骨损伤（其中超过6例软骨含量很低，4例有中度的软骨改变）及高龄直接相关。毋庸置疑，患者的选择与术后结果息息相关，尤其对有骨关节炎存在的病例。这导致了对术前评估软骨完整性的影像学检查的改进，并致使医生对行外科脱位治疗的患者有更高的选择性。

在股骨髋臼撞击症的患者中，髋臼软骨损伤非常常见。这些损伤被认为是终末期骨关节炎的前期改变，并最终累及大部分髋关节。股髋撞击症治疗的一个重要目标是早期发现这些软骨损伤并进行干预，以期终止关节退化病变的进程。关节的髋臼软骨损伤非常普遍，特别是在凸轮型撞击中的分层现象。Beck等在26例单纯凸轮型（Cam型）撞击症患者病理表现中均发现了髋臼软骨损伤，其中10例发现了软骨分层现象。髋臼损伤向小凹处进展了平均11 mm。与之类似，笔者发现接受脱位手术的患者中，44%有髋臼软骨分层现象，这与轮齿型撞击病变（优势比为11.9）有很强相关性。现在仍没有合适的方法来治疗这些损伤。如果患者术前有充足的髋臼覆盖（如没有髋臼发育不良），笔者目前通过切除分离层并修整髋臼边缘，为盂唇的重新附着提供一个稳定的基底。笔者目前正在研究分层的软骨损伤，确定这些软骨是否具有活性，且能够被修复。笔者在严重分层的病例中，应用纤维蛋白胶将大范围分层的损伤软骨重新附着，得到了不同的结果。另外一个选择是通过微骨折术来刺激纤维软骨的产生。

FAI治疗中盂唇普遍需要处理。Beck等报道的19例患者均被发现有盂唇撕裂，其中18例被发现有类似于盂唇撕裂的软骨损伤。所有的盂唇损伤均位于髋臼壁的前上1/4区域，该区域是髋臼与股骨颈的交界处。笔者在对96例髋的外科脱位治疗中发现，其中82例有盂唇异常，其中44例盂唇分离，15例撕裂，9例发生退行性变，10例钙化，4例第一次手术时盂唇已被清除。Graves和Mast对48髋进行了盂唇损伤的分类：14例表面下撕裂，20例基底部撕裂，11例发生骨化，4例增厚。Espinosa等通过对比20例盂唇切除患者与32例通过髋臼成形术修复盂唇患者的功能改善状况，评估治疗方案的选择性。他们发现进行盂唇修复的患者具有更好的临床疗效。我们能够明显地发现，FAI患者的盂唇普遍受损；盂唇是非常重要的部分，为获得良好的临床疗效，手术时应该正确处理。正确处理能引起盂唇损伤的潜在撞击同样重要。

表41-1 对股骨髋臼撞击症行开放性外科脱位治疗的临床疗效进行随访的现有文献报道的总结

	患者人数	平均年龄	随访年限	失败例数	并发症
Murphy等	23	35	2～12	7	0
Peters和Erickson	30	31	平均2.7	4	0
Beck等	19	36	4～5.2	5	0
Beaulé等	37	41	2.1～5	6	0
Peters等	96	28	2～9	6	2
Ganz等	213	34	2～7	-	7

六、病例讨论

（一）手术技术病例1

1名32岁的男性业余篮球运动员，主诉下背部及右髋部疼痛逐渐加重6个月，久坐、上下车及爬楼梯均感疼痛。疼痛导致患者终止了篮球及其他跑步运动。通过对右髋部检查，得到阳性的撞击症结果。对右髋部行糖皮质激素注射治疗，使疼痛缓解6周。影像学检查发现符合FAI表现，包括股骨头-颈交界偏心距减小和疝凹形成。术中发现在1：00和2：00方向软骨变薄。诊断检查和手术过程在病例1中描述。术后6个月随访，患者主诉疼痛完全缓解，骑行30～40 km，不伴有任何不适感。

（二）手术技术病例2

1名20岁大学足球运动员，主诉右髋部疼痛逐渐加重3周。疼痛在他在训练营里练习的时候出现。髋部外展时疼痛最显著，内旋和屈髋时疼痛也较为明显。患者疼痛部位为腹股沟处及大腿前方。体格检查发现患者内旋外旋活动双侧髋部对称。然而，右髋的撞击试验引起右腹股沟处的剧烈疼痛，影像学检查发现双侧的髋臼骨，以及减小的头-颈交界偏心距。除外髋臼骨测量的股骨头侧方覆盖证实了患者没有充足的股骨头侧方覆盖。术中在12：00方向和2：00～3：00方向发现软骨损伤及盂唇分离。诊断检查和手术过程在病例2中描述。术后6个月随访，患者可以重新进行轻度慢跑运动，并仅有非常轻微的疼痛感。

（三）手术技术病例3

1名32岁男性，现役军人，主诉逐渐加重的右髋部疼痛。患者自述曾因炸弹爆炸被抛起后摔落在地。他否认当时受到任何损伤，但自从那次事故之后他便出现逐渐加重的腹股沟疼痛。患者诉久坐会导致严重的疼痛，上下汽车、长时间行走及打高尔夫球均有困难。体格检查显示撞击试验阳性。影像学检查显示头-颈偏心距减小，上外侧疝凹形成，并可见盂唇撕裂。术中发现

11：30到2：30方向软骨分层。诊断检查和手术过程在病例3中描述。术后6个月进行随访，患者疼痛显著缓解，且不需拐杖即可行走。

七、并发症

FAI的开放性外科脱位治疗是一个技术上有较高要求的治疗方法，需要关心特定并发症的发生，如股骨头缺血坏死，坐骨神经病，异位骨化，股骨颈骨折及大转子骨不连。尽管如此，很多研究表明这些并发症的发生率非常低。Ganz等报道了他们最初行开放性外科脱位治疗病例的并发症，包括2例坐骨神经失用症，经治疗后问题完全解决；3例大转子修复失败，需要重新手术；79例髋出现异位骨化。他们发现随着手术经验的积累，异位骨化发生率随之降低。在最近的病例中没出现过这样高的异位骨化发生率。

笔者最近报道的96髋中仅有2例有并发症发生，均为转子修复失败，没有缺血坏死、感染、股骨颈骨折或坐骨神经失用症的发生。随后，1例患者经历了坐骨神经失用症，但是6个月的时候问题得到了解决。该患者的髋臼过深，由于需要对髋臼和股骨颈进行更多手术处理，术中髋关节脱位持续时间延长（约60 min）。在Beaulé等报道的37例髋中：1例大转子修复失败需要再次手术；1例发生异位骨化，需要切除；9例因为转子螺钉的刺激需要将其移除。另外一组病例中有相似的发现：9髋有很轻微的异位骨化，不需要进一步手术治疗；2例因症状性转子刺激现象，需要移除螺钉。

转子部出现的问题是不同随访病例中需要解决的共同问题，患者需要被告知术后发生骨不连或者是需要移除螺钉的可能性。股骨颈骨折也是股骨成形术后的一个潜在风险，在关节镜相关的文献中已有报道，但在开放外科脱位治疗的病例随访中尚未见报道。Mardones等认为，股骨颈部前外侧多达30%的骨质是可以移除的。作者很少移除如此多的骨量，并且反对这种过于主动的切除方式，除非遇到非常极端的情况。通常让患者术后6周内进行部分承重锻炼来预防股骨颈骨折的发生。

股骨头缺血坏死仅是开放性外科脱位治疗及

关节镜治疗FAI的理论上的并发症，并未有相关临床报道。这强调了精细的手术技术的重要性，可以使旋股内侧动脉在术中脱位时得到有效的保护。

八、发展趋势

FAI的概念近年来受到了广泛的关注，我们对它的认识也迅速加深。人们对它重拾兴趣，归功于一项手术技术的发展，可以让我们不损伤股骨头血供便可安全到达整个髋关节区域。而钳夹型和凸轮型撞击症的概念来源于一系列的前期工作，为目前的治疗方案奠定基础。FAI的关节镜下治疗也得到相应的发展，手术指征的范围也在持续扩大。FAI治疗的发展趋势是在关节镜下治疗和开放性手术之间划定界限。提高我们的影像学检查水平以检测症状发展的早期病理改变，应用计算机模拟技术精确重建髋臼和股骨颈的结构，以便防止撞击症的发生。我们需要优化对软骨缺损的治疗方案，这很可能会提高术后髋关节生存率。可选择的方案包括软骨修复，或者应用先进的技术，如目前应用于膝关节的软骨移植术。

手术治疗的时机仍是一个有争议的话题。对于有症状的患者，最初的治疗方案应为一系列的非手术物理疗法和非甾体类抗炎药的应用。在实际应用中发现，非手术疗法治疗有症状的患者往往不能成功。目前来说，对于影像学表现符合FAI的无症状患者，并无手术治疗指征。医生致力于对高危人群进行筛查并对他们提供咨询，以便这些患者在产生疼痛时能够早期寻求治疗，但是为能更好实现这项策略，还需要进行更多的研究。FAI的概念发展得非常迅速，但是仍有很多问题需要解决。

九、结论

对FAI的理解正在迅速发展，包括诊断、影像学特征及治疗方案的选择。不论应用何种方法，手术治疗都应致力于纠正潜在的病理形态学改变及髋臼盂唇软骨的损伤。开放性外科脱位治疗提供了一个安全有效的方式，能使髋关节脱位，可以在直视下对可能存在的复杂的关节内病理改变进行有效的治疗。

第42章

迷你开放入路手术治疗股骨髋臼撞击症

原著者　James P. Cashman，Javad Parvizi

译　者　舒　勇

一、临床表现、诊断及手术评估

（一）症状

年轻人的髋关节疼痛在诊断上是有挑战性的。由病史可获悉的主要特征包括发育不良、创伤或有缺血性坏死的危险因素。股骨髋臼撞击症（FAI）患者的临床症状和体征呈多变性，这可有助于鉴别其他髋部病变。股髋撞击症在年轻人或中年人发病可以是隐匿性的。腹股沟疼痛与活动有关且未必以往有创伤史。股髋撞击症在活跃的年轻人中常表现为慢性发作的腹股沟区疼痛，经常在经历微小外伤后被患者所留意。该疼痛可能是当患者由坐着起身开始行走时感到的，也可能是当患者髋关节处于屈曲位时的隐约腹股沟疼痛。这些患者反映不能实施如高度屈髋或久坐的活动。他们可能主诉有伴有疼痛的咔嚓声、交锁或不稳定，这些可能与盂唇破裂有关。疼痛呈间歇性，并因关节负担过多而加重，如体育运动或日常生活活动的行走。疼痛也可能出现在久坐后。由于放射学的改变不易被察觉，有时患者会接受广泛的诊断性检查，甚至接受不适当的手术。

凸轮型撞击症的患者，尽管可能更早就有征兆，但症状开始发作常发生在30多岁。男性更常见患病，尽管畸形通常为双侧，常一侧有症状。钳夹型撞击症更常见于女性患者，发病年龄在40多岁，并常出现活动后腹股沟疼痛。一些患者会

接受广泛的诊断性检查，甚至接受不适当的手术，如股疝修补术、腹腔镜手术和其他腹部手术。

典型的表现是在轻微外伤后，开始时为间歇性腹股沟疼痛的慢性发作，在体育运动或长时间行走后逐渐加重。机械性的症状如交锁、绊住或咔嚓声常见于盂唇撕裂，但并非是特异性的。软骨损伤、盂唇损伤或两者同时存在是疼痛的原因。久坐或驾车也可诱发疼痛，但常规放射学检查可能是正常的。

（二）体征及临床检查

FAI患者的髋关节活动度会减小，尤其是屈曲、内收和内旋。一些临床检查在确诊FAI时是有用的。

体检结果也许正常，但很多患者有点减痛步态，髋部检查常显示运动受限，特别是内收时的内旋及大于90°的被动屈曲。通常，患者在屈髋90°时内旋小于10°。Kubiak-Langer等的研究提示，FAI患者的髋部活动度在屈曲、内收及外展是减小的。屈曲和内收导致股骨颈和关节盂唇靠近产生疼痛，特别是当存在软骨损伤时。如检查者对仰卧患者在屈曲、内旋、内收髋关节时引出疼痛，则为撞击试验阳性。大多数病例撞击试验阳性。

屈曲、外展及外旋（FABER）激惹试验也有帮助。在髋关节屈曲、外展及外旋位，会发生盂唇和软骨对撞。如果引出与患者主诉相似的疼痛，

或者如果膝外侧与检查床（桌）的距离在患侧与对侧不同，则该试验为阳性。另一个试验是后下方撞击试验。髋关节过伸位，将腿被动悬于床末端，受累侧髋被动外旋。假如引出与患者主诉类似的疼痛，则该试验阳性。所有其他的激惹检查，如经典的Trendelenburg试验、Thomas试验、前侧恐惧试验、后侧撞击试验、骑单车试验，都有提示意义，但无特异性。经MRI髋关节造影检查所见证实，阳性撞击试验与盂唇损伤密切相关。Wyss等发现，磁共振影像中髋臼缘和股骨头－颈交界处间隙的消失与屈髋状态下内旋受限有很强的相关性。

（三）影像学检查

FAI的诊断可由影像检查确诊。应得到标准的前后骨盆位、蛙式位、侧位和穿桌侧位（图42-1和图42-2）。在某些情况下，双髋65°斜位片可评价股骨头前部的覆盖。

除了髋臼和盂唇病变之外，股骨近端解剖的改变，如头颈偏心距和隆起形成也可观察到。在凸轮型撞击症，通常可见股骨头手枪柄样畸形。在此情况，头－颈交界区上外侧是凸起的，而不是凹陷的。股骨头小凹位置过高亦提示股骨头非球形，且在前后位片不能评估。α角是用于头－颈交界畸形定量有用的放射学测量方法。此角在MRI测量非常准确；然而，它也可用平片测量。

Dunn位片（旋转中立位、髋屈曲45°、外展20°、髋前后位片）是最敏感检测股骨头－颈非球形的X线观察。该角是一条由股骨头中心至股骨颈中心线和一条由股骨头中心至股骨头－颈交界线构成的，头－颈交界部的界定是股骨颈偏离围绕股骨头画出的圆环位置。目前认为，正常的α角上限是50°～55°。

当髋臼窝底部与髂坐线呈一线时存在髋臼过深；当股骨头最内侧与髂坐线重叠时为髋臼内陷。交叉征是髋臼前后倾角度敏感和特异的指征。在X线骨盆前后位，髋臼前后的轮廓线应当在髋臼外上方相交。在髋臼后倾时，此交叉在更远端。也要注意髋臼缘的改变。在盂唇钙化时可见"双线"。髋臼骨也提示病变。

磁共振关节造影是检查盂唇病变的"金标准"。MRI造影剂关节内注射，于是可见臼盂唇、软骨和骨性损害（图42-3）。在凸轮型撞击症患者，MRI关节造影结果表现为三联症。三联症由不正常α角、前上髋臼软骨损伤和前上臼盂唇撕裂组成。在该研究中，90%的临床撞击症患者有MRI造影检查的三联症。在钳夹型撞击症，因股骨的对冲伤异常触击臼盂缘，软骨损伤常见于髋臼后方。相关的盂唇退变和撕裂最常见于前上方盂唇。由钳夹型引起的撕裂垂直于盂唇表面扩展，在严重的病例中会扩展至软骨下骨，在累及软骨下骨的病例中盂唇会钙化。盂唇中，软骨内骨化也常见。

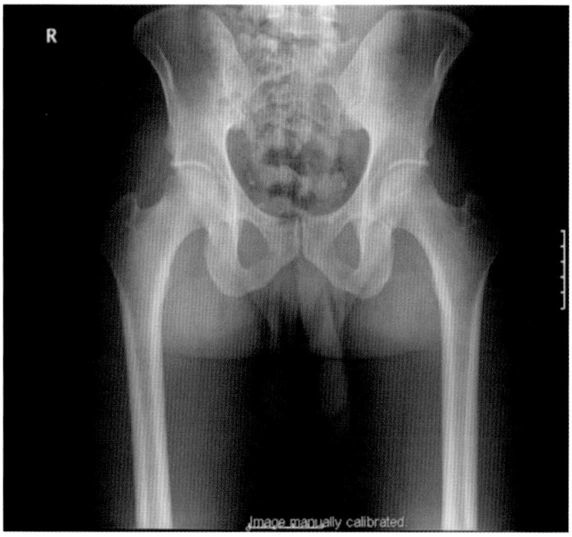

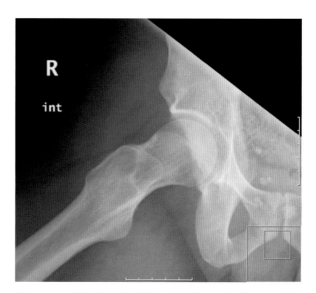

图42-1 在前后位骨盆平片上可观察是否出现Cam/Pincer型髋股撞击、髋臼后倾及髋臼发育不良

图42-2 骨盆侧位平片显示股骨头－颈处的Cam型髋股撞击

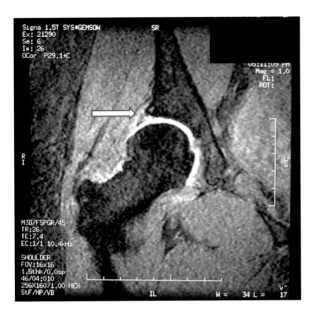

图42-3　髋关节MRI关节造影显示髋臼外上方盂唇撕裂（箭头所示）

二、迷你开放性手术的特定指征

在过去10年里，随着关节镜、开放性外科脱位和复合手术的外科技术的发展，FAI的手术治疗也逐渐发展。手术指征也随着对本疾病认识的加深而逐渐演变。外科治疗的目标是用开放性手术或关节镜技术在凸轮型损伤时改善头-颈偏心距及在有钳夹撞击症时切除臼唇缘。

对FAI患者的适当处理，开始尝试非手术治疗，包括调整活动，限制体育活动，减少过量的运动及对髋关节的需要。使用非甾体抗炎药可适当解除急性发作的疼痛。延长镇痛治疗会遮盖有潜在破坏过程的症状。强调改善活动度或伸展的理疗并不富有成效；确切地说，效果适得其反。尽管非手术治疗在某些患者可能获得暂时的成功，但年轻患者和高活动量及有运动热情者通常顺应性较差。在做任何外科干预之前，非手术治疗都应尝试。这些患者的盂唇撕裂本身不应是手术干预的指征。

当非手术治疗方法不能控制患者的症状或当功能受限不满意时，转为手术是适当的。以前认为盂唇几乎功能不重要且切除有症状的撕裂盂唇是适当的治疗。这一观点现已改变，因为有证据支持在防止过早出现关节炎、提高髋关节稳定性和参与痛觉感受和本体感觉中盂唇的作用。有关

现代治疗，到目前为止的文献关注盂唇撕裂关节镜下清理清创和相关结构性问题的外科修补。为了努力防止盂唇损伤后随之而来的关节退变，已应用开放和关节镜方法。

对外周盂唇撕裂来说，因其有良好的血供可以使其愈合，所以修复显得尤其重要。处理盂唇撕裂方面，外科医生应重点关注保留健康的盂唇组织，以保持它作为次要的关节稳定因素的作用，并减少潜在的关节僵硬的风险。撕裂盂唇的边缘磨损用动力刨刀和射频清理。修复盂唇内实质撕裂和从髋臼缘的分离撕裂是经缺损处置线并通过关节囊回收线，邻近的软骨损伤用刨刀和射频清理和稳定，以减少进一步延伸。软骨损伤可用微骨折技术处理以刺激纤维软骨形成。

前方迷你-开放入路方法可用于治疗FAI。一项研究发现暴露此区域股骨头和部分髋臼缘对处理相关病变是足够的，但是能够显露清楚的髋臼缘区域随着髂前下棘位置的变化而变化显著。一项文献综述比较了外科脱位和关节镜下手术及迷你-开放入路辅助的关节镜下手术，所有3种外科手术方法对患者的结果都有较为一致的改善作用。因所使用的主观髋关节问卷调查表各式各样，在很多病例中都不能进行直接比较，因此没有一种方法能清楚证明其优于其他方法。迷你-开放入路有许多优点。直接观察最重要的病变是可能的。直视下可见盂唇、关节软骨和股骨颈凸轮形病变。在一项基于CT检查评估FAI关节内病变位置的研究中发现，所有病例的凸轮型损伤都是在12点和5点之间。尽管撞击的位置在每一病例是不尽相同的，不能依据单独简单的放射线方法预测，但股骨和臼缘的矫正成形术在屈髋（3.8°）和内旋（9.3°）活动度改善方面均有明显作用。他们指出局部凸轮畸形成形术和（或）髋臼缘骨成形术可靠地改善有症状的FAI患者的髋关节运动学和活动度，特别是对屈髋位内旋受限的患者。

已证明FAI引起盂唇和软骨损伤并导致髋关节炎。随着致病原因的清除，有望能够预防或延迟髋关节的退变。因此，早期干预目标不仅是解除疼痛及改善功能，还有延迟和（或）防止随后的骨关节炎。Beck等报道手术治疗FAI 19例中13例在术后4～7年时关节间隙狭窄未进展。但是，目前已经更清楚地了解到，治疗FAI最大的挑战之一是处理盂唇软骨复合体的联合损伤，其

损伤范围可以从盂唇边缘的擦伤或激惹到髋臼软骨大的分层损伤和（或）软骨缺损。另外，髋臼软骨分层损伤的治疗仍处在发展阶段，还不成熟；对小的髋臼软骨瓣，局部清理就足够了，而大的损伤需修整臼缘以恢复稳定的软骨边缘。实施FAI手术应无明显的退行性改变。大于Tönnis二级是相对禁忌证。盂唇修复试验组得到了更为优良的结果。总的来说，已证实盂唇修复结果优于盂唇切除。医生必须考虑引起撞击症的潜在形态学异常；股骨近端的畸形是否存在；患者的生理年龄，特别是有早期关节炎改变的患者（1～2 mm关节间隙变窄），对他们来说，关节置换可能会带来更可预料的结果。与晚期髋关节炎患者不同的是，保髋手术治疗对于症状相对较轻和（或）高龄患者可能是不适当的，而对年轻患者来说，切开手术和股骨头脱位这样的延迟和（或）预防关节炎的保髋手术也有可能是恰当的。

总之，有多个临床因素影响我们如何治疗FAI。这些因素包括患者的生理年龄，关节间隙1～2 mm的狭窄，盂唇软骨复合体的损伤范围；也包括钳夹型撞击症患者中，髋臼后倾严重伴或不伴凸轮型撞击症；以及在凸轮型撞击症患者，有无近端股骨畸形存在及股骨头非球形畸形的程度。最佳手术时机仍然不清楚。FAI的症状通常不如那些需行关节置换的患者那么严重；但是，延迟手术会导致不可逆的软骨损伤。无论如何，对大多数病例仍建议进行一段时间的非手术治疗，包括调整活动、抗炎药物治疗及活动度练习。目前仍不清楚患者是否能从这些疗法中获得明显的益处。

三、手术技术

仔细计划皮肤切口是手术最关键的步骤之一。触及髂前上棘的上、下及内侧界并标记。切口近端起自髂前上棘内下方远端2 cm和后侧2 cm，切口自此向远端切开2～3 cm。在身材苗条者，阔筋膜张肌（TFL）边界可触及。切口应位于TFL内侧，沿着它的走行从近端向远端。

皮肤和皮下组织切开之后，皮下组织出血点应仔细电凝止血。在皮下组织下方，遇到薄筋膜层并切开。在此薄筋膜层深面，钝性清除薄层脂肪组织，显露TFL。通常情况下，TFL的中部可以透过薄筋膜层看得到。在外侧，筋膜变厚，遮盖了肌肉。在内侧，可见狭长脂肪组织位于TFL内侧缘的筋膜深面。最后，数目和形式不定的小血管常穿过TFL中部的薄筋膜（图42-4）。在这些综合标志用于确定解剖结构之后，与皮肤切口方向一致，在TFL内侧锐性切开筋膜。接着将切开的筋膜的内侧缘从TFL肌肉上游离开，顺此路径直到碰到该肌肉内侧缘。当找到TFL的内侧缘时，可以看到Smith-Petersen间隙的狭长脂肪组织。

随着沿TFL内侧缘钝性分离，外科医生的手指可碰到覆盖股骨颈前方的关节囊。继续向后外侧分离，手术医生手指可进入外展肌和覆盖股骨颈外侧的关节囊之间的间隙。用把钝角Hohmann拉钩置于此间隙。接着，另一把钝角Hohmann拉钩可置于股骨颈内侧。如内侧拉钩放置得太靠远端，可能会碰到旋股外侧动脉。小心勿损伤此血管以避免出血。

然后去除前方的关节囊周围脂肪。此时，在显露外侧关节囊的上方钝性拉钩和显露内侧关节囊的下方钝性拉钩之间，覆盖股骨颈的整个前方关节囊应得到清晰的显露。接着，显露覆盖股骨头和髋臼前方盂唇的关节囊。用Cobb剥离器推开关节囊和股直肌之间的间隙。用带光源的尖头Hohmann拉钩置于覆盖前方盂唇的关节囊表面，牵开股直肌。此刻，整个髋关节前方关节囊应得到清晰的显露。

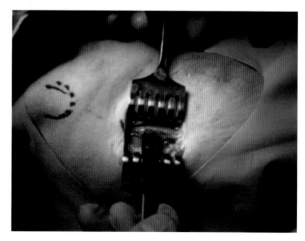

图42-4 标记髂前上棘后确定皮肤切口，在阔筋膜张肌与缝匠肌之间的脂肪层中寻找Smith-Petersen间隙

（一）髋臼的准备

在关节囊上沿股骨颈方向做一纵行切口。在直视下轻划切开。小心刀不能太深，太深会损伤股骨头软骨。关节囊从臼缘切开并扩展呈"T"形。盂唇直接位于臼边缘关节囊之下，必须小心避免损伤盂唇。然后将关节囊外的Hohmann拉钩绕股骨颈置于关节囊内。此时可以直视下看到股骨颈、髋臼缘和前方股骨髋臼的软骨（图42-5）。助手帮助纵向牵引下肢。Cobb进入关节维持撑开。借助90°探针直视检查关节软骨。可明确关节软骨损伤的部位并将其清理至获得稳定的边缘。

接着处理关节盂唇。关节外撕裂可直接看到，而关节内撕裂需用90°探针探查辨认。该撕裂可锐性分离并从关节缘取出。盂唇内钙化病损可切除。牵开盂唇暴露关节边缘。使用5 mm磨钻切除髋臼缘。切除的范围取决于撞击的程度。磨钻切除后应形成有出血的松质骨髋臼缘。髋臼缘处理完毕且盂唇清理彻底之后，盂唇可再附着于髋臼缘上。我们喜欢用2～3枚缝合锚钉修复盂唇。这些操作是用限深钻预钻后，再用手插入。盂唇固定是用由里向外技术，故打结位于盂唇的关节外表面。可用90°探针检查固定是否可靠。

（二）股骨的准备

接着可检查股骨颈凸轮形病变。为了评估此病变的完整范围，必须内旋活动髋关节模拟撞击试验。用骨刀剥下损伤的软骨可界定头-颈交界部位。用5 mm磨钻着手切除。切除的深度与磨钻直径一致。这可以保证切除之骨不多于5 mm。持续切除直至整个病变被清除。重复进行撞击检查以确认切除是否充分。一旦股骨颈不再撞击已修复的盂唇，就表明切除已充分（图42-6）。

（三）关闭切口

大量冲洗之后，靠拢肌间隙且仔细关闭TFL筋膜。在内侧仅缝住几毫米宽的筋膜，防止卡住股外侧皮神经（LCFN）分支。用圆针缝合，帮

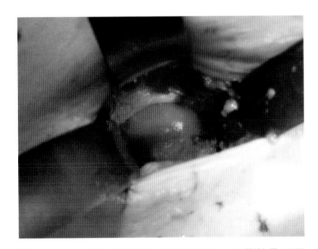

图42-5 打开关节囊后探查髋臼盂唇、关节软骨及股骨头-颈部结构

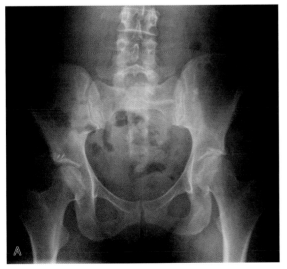
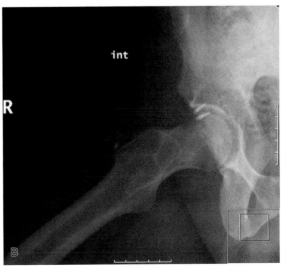

图42-6 行股骨头-颈部分切除术后的骨盆平片，股骨头-颈处的Cam撞击因素被去除，修整髋臼骨性边缘后，带线铆钉将盂唇原位固定

助保持 TFL 薄筋膜的完整性。接着，闭合深部脂肪。在闭合此层时缝针不要太深，再次防止卡住LCFN 的分支。以常规的方式闭合皮下组织和皮肤，此后用消毒敷料覆盖伤口。

四、临床结果

很多外科医生一直倡导早期纠正 FAI 的骨性畸形，以消除在股骨头－颈交界区和髋臼之间的不正常接触。用各科外科方法处理 FAI，包括外科脱位、关节镜、关节镜结合有限开放及直接前方迷你开放方法，已报道有良好的中期结果。然而，迄今为止，用迷你开放方法处理 FAI 患者的结果，资料非常有限。

一组连续资料显示，Tönnis 0～1 级患者在迷你－开放股骨髋臼成形术（FAO）后具有良好的结果。Ribas 等报道了 105 例患者的 Merte D'Aubigne-postel 和 WOMAC 评分得到了显著改善。在 3 年时这些改善作用仍持续存在。另一项对相似患者进行的 2 年随访研究中，Trevino-Garza 发现在 117 髋有类似的改善。笔者进行了一项研究，目的是报道大样本的、由一位外科医生完成的、连续试验组患者的中期结果，这些患者因为凸轮型和混合凸轮－钳夹型撞击症接受了迷你－开放 FAO 手术。笔者的研究目的同时也是为了确定那些需要接受后续全髋关节成形术或其他大手术患者的特征。

笔者发现患者的 SF-36、mHHS、WOMAC、UCLA 和 SUSHI 评分均有显著改善，这说明迷你－开放入路手术可为 FAI 提供充分的治疗。修订的 Harris 髋评分从术前 58.3 改善到术后的 85.6（$P<0.001$）。WOMAC 评分也显示从术前 44.5 到术后 10.7 的实质性改善。SUSHL 活动水平与术前相似，这提示患者能恢复到他们在手术前 1 年所拥有的最大活动水平（$P>0.05$）。UCLA 活动评分从术前 6.2 改善到术后 7.9（$P<0.001$）。

笔者在 117 髋中发现并修复了盂唇撕裂。对余下 39 髋实施了清理术，这 39 髋有盂唇骨化和（或）退变。笔者发现 103 髋软骨损伤。活动度从屈曲 89° 和内旋 8.6° 提高到术后 118° 屈曲和 39° 内旋（$P<0.001$）。在笔者的系列资料里，无术中并发症。术后并发症包括 1 例神经瘤，需手术切除；

1 例转子下骨折，需切开复位内固定；1 例反复盂唇撕裂，做了关节镜下清理术；1 例持续转子滑囊炎，需行髂筋束延长或大转子滑囊切除。因术后平均 1.4 年有退行性关节病，11 髋做了全髋关节成形术及 1 例表面置换术。

在笔者的实验组中，关注的一项内容是明确在术中确诊的，而在术前 MR 关节造影未能发现的软骨损伤量。Espinosa 等报道患 FAI 接受了外科脱位手术的一组患者，接受盂唇清理或再固定，发现那些接受盂唇再固定的患者术后有明显更好的功能和更大的影像学改善。另外，全厚软骨损伤行微骨折术，部分厚度软骨损伤做修整术。尽管长期的效果不清楚，微骨折术的目的是刺激纤维软骨生长，以及提供对软骨缺损的一些覆盖。研究已提示有大的全厚软骨缺损的患者在临床和放射学上趋势很糟。

笔者的结果与其他系列资料不相上下，那些资料报道用的是关节镜、关节镜结合有限开放及外科脱位手术。尽管笔者没有足够能力找到统计学的显著性，迷你－开放 FAO 失败并需要接受后续全髋置换的患者似乎有更多的内科和精神共存疾病，患髋有既往手术史的比例也更高。

五、手术并发症、失败及局限性

用迷你－开放直接前方入路手术，评判和治疗大部分关节内病变是可能的，但此方法存在一些局限性。如同任何外科手术方法，此入路方法有潜在的并发症。

此入路手术潜在的缺陷包括骨坏死风险。经前入路避开了后侧血管及旋股内侧动脉。因此，骨坏死风险应接近零。一些研究人员使用精密复杂的激光多普勒流量仪，以进一步减少损失血管的风险，但这一手段对于本手术的安全操作来说并不是必需的。偶尔会损伤到旋股外侧动脉，但因局部血管存在交通吻合，所以并不会损伤股骨头的血供。

如股骨颈切除过多，也可能会发生股骨颈骨折。在某一研究已发现股骨头－颈交界区可安全切除最多达 30%，而不会严重减弱股骨头－颈区的强度。转子的问题会是潜在的并发症。在该研究中，导致骨折的能量在切除 10%、30% 和 50%

组间有显著差异。切除50%组的最大载荷是明显小于（*P*=0.0025）切除10%或30%组。因所观察到的股骨头－颈对轴向载荷反应的变化，30%应被视为是可做切除的最大量。

Larson和Givean报道了他们连续的髋关节镜术后并发症中的异位骨化。其报道6%（6个髋）的发生率，有1例因髂腰肌肌腱骨化所致明显活动受限，但未提及如何预防。通常关节成形术患者只有在异位骨化病变范围巨大（3级或4级）时才会有异位骨化的主诉，但髋关节镜患者通常年轻，更活跃，且对返回到体育运动充满激情，甚至要求回到竞赛水平。因这些人群比需要髋关节置换术者明显要求更高，所以即使是很小的骨化也可能影响全部满意度。因此，基于这项研究的结果，笔者认为应考虑有异位骨化的预防措施。针对髋关节镜手术，关节囊切开和切除以显露周缘的凸轮畸形、广泛臼缘修整、放置锚钉及男性可能是最重要的易患因素。治疗FAI不能免除异位骨化的潜在形成风险。当治疗FAI时，应考虑非甾体类药物用于预防异位骨化。

在经前路对髋关节撞击症开放手术中，股外侧皮神经（LCFN）可能有被损伤的风险。该神经位置存在变异性，使其在术中有损伤的风险。以全髋成形术为背景的多项研究中，已描述直接前入路时的股外侧皮神经损伤。在一项研究中，报道高达81%的患者LCFN神经失用症。在一组随访1年的患者中，在首次随访时报道88%有神经失用症，仅3例（6%）在第二次随访时完全缓解。尽管前入路全髋成形术之后LCFN神经失用症是常见的并发症，但它不导致这些患者的功能受限。过段时间出现症状减轻，但仅少数报道完全缓解。在迷你－开放撞击症手术当中，LCFN神经麻痹发生率低，已报道为17%，且从神经恢复方面看有较好的结果。所有将接受前入路手术的患者应被告知关于大腿麻木的风险。

FAI前入路可评估髋前和外侧结构。它不可达髋臼四周或髋后侧结构。尽管很多病变，如盂唇撕裂、软骨损伤及颈凸轮样病变经此入路可得到治疗，但在髋臼内陷导致的钳夹型撞击症、后侧撞击损伤或后内侧髋臼损伤时，应注意慎用此入路。

六、结论

迷你－开放入路治疗FAI具有一定的优点且是对关节镜或外科脱位的一种替代方法。它允许直视头－颈区和臼缘以施骨成形术，且容易对髋关节进行活动度测试以获得充分的骨切除。允许充分治疗凸轮和复合型FAI。另外，迷你－开放入路通过小切口提供充分的显露以解决中央室病变。笔者的迷你－开放入路手术的中期随访结果是令人满意的，在活动水平和疼痛方面均有明显改善，且并发症发生率非常低。将来还需要进一步的研究来确定影响股骨髋臼成形术成功或失败的因素，以明确适合接受利用这项技术进行保髋手术的合适的患者群体。至于本手术是否能够延缓关节炎的进展及对后续全髋关节置换术的需求，还需要更长期的随访研究。

第43章

股骨髋臼撞击症：关节外骨性撞击

原著者　Ernest L. Sink，Lazaros A. Poultsides
译　者　牛维

一、引言

目前普遍认为股骨髋臼撞击症（FAI），是股骨头-颈结合处或髋臼边缘畸形，随着髋关节的运动引起的髋关节和髋臼盂唇损伤的病理过程。该疾病骨的畸形在股骨的凸轮撞击和髋臼过深或者钳夹撞击机制描述中会有详细的论述。股骨髋臼凸轮撞击的病理机制是当髋关节做屈曲和旋转运动时，股骨头-颈结合处进入髋关节，使盂唇/软骨连接处形成剪切性损伤。钳夹畸形的病理机制是在髋臼缘突起和股骨近端撞击引起关节盂上唇和髋臼缘的撞击性损伤。引起以上两种畸形撞击或两种畸形共存的病理解剖已经有了明确的研究。

与FAI相关的髋关节疼痛通常认为是关节内解剖结构的异常及由此而产生的软骨盂唇损伤所致。然而，在临床实践和髋关节外科脱位手术的过程中，笔者也观察到关节外的撞击，其可以明显地限制髋关节运动，挤压周围软组织，撞击髋臼边缘。该形式的撞击通常发生在股骨大转子的不同侧面与髋臼边缘、髂前下棘或坐骨之间，也可能是正常生理活动范围内，该区域关节囊和邻近肌肉受压所形成的局部软组织撞击。偶尔，关节外撞击可以引起关节某种形式的不稳定，并与头-颈偏心距相关的关节内撞击同时发生。与关节内凸轮畸形撞击不同，关节外撞击畸形骨结构不会随髋关节的运动进入关节腔内而直接造成软骨盂唇损伤。因此，软骨盂唇损伤可能继发于因

关节外撞击、关节活动受限引起的髋关节半脱位。这一损伤过程可以在股骨前倾的患者的髋关节外科脱位手术时观察到。当髋关节外旋时，大转子的后侧面和后上侧面与坐骨发生撞击，导致股骨头向前半脱位，进而导致髋臼盂唇前缘牵拉紧张和疼痛。在这种情况下，为了保持髋关节的稳定性，髂腰肌肌腱紧张，而引发相关症状。

本章的目的在于明确关节外撞击的病理机制，探讨引起髋关节撞击综合征的异常解剖，以及髋关节撞击症的诊断和治疗建议。

二、病理解剖学

（一）骨盆解剖学

骨盆、髋臼和股骨近端在个体之间有微妙的差异，而不同性别之间的差异则比较明显。女性为适应妊娠和分娩的需求，骨盆较宽，股骨头偏向内侧使髋关节的旋转中心接近重心，因此，女性髋臼相对男性较深或髋臼覆盖较深。鉴于其骨盆解剖结构的特异性，女性髋臼边缘和股骨近端发生撞击的可能性更大。

髂前下棘的凸起和其与髋臼的相对位置存在个体差异。Zaltz等发表了这种差异的相关论述，并将其分为3种类型，同时假设在出现Reynolds等所描述的Crossover征（即髋臼前上缘超过后上缘）时，这一区域可以在影像学上直观地看到。当髂前下棘凸起或其解剖位置过于邻近髋臼

边缘时即可引起撞击。Larson等在关节镜下观察到棘下的髋臼边缘局部滑膜炎症同样证明了这一机制的正确性。棘下区域的撞击包括股骨近端与髂前下棘之间的撞击和股骨近端与棘下区域之间的撞击。在髋关节的屈曲或者屈曲并轻度外展、内旋时，股骨颈过短、髋臼后倾、大转子前侧面或者转子间线突出等异常，均可导致股骨近端的关节外区域与髋臼前侧缘或者髂前下棘之间发生撞击。

坐骨大小和解剖位置的异常，在股骨外旋时即可能引起大转子与其之间发生撞击。髂骨翼倾斜角异常也可能导致大转子不同位置的撞击。

（二）股骨近端

引起关节外撞击最重要的因素是股骨近端和大转子解剖异常。大转子有4个侧面，会出现很多不同的变异（图43-1）：①前侧面，臀小肌附着点，常有大小变异；②后侧面，是大转子的极后侧面；③外侧面；④后上侧面。

限制髋关节生理范围内的活动，导致髋关节外撞击的股骨近端异常的典型例子是儿童股骨头骺无菌性坏死（LCP）。该病理过程中，与股骨骺软骨相关的大转子过度生长，导致股骨颈短而粗，大转子和髂骨之间的距离相对缩小（图43-2），当髋关节外展时，即有可能与髂骨发生撞击，进而限制患者髋关节的外展；当髋关节屈曲、内

旋时，大转子前侧面即有可能与髂前下棘或者髋臼前缘发生撞击；而髋关节外旋时，大转子后侧面即有可能与坐骨或髂骨的前/下侧面发生撞击。大转子撞击将导致患者髋关节外展、内旋和外旋活动受限。

非Perthes病的髋关节，大转子及其不同侧面的位置和大小的细微变异都可能导致髋关节在生理活动范围内出现关节外撞击。股骨颈长度的变异也可以改变大转子和骨盆之间的距离，随着髋关节的运动而出现转子·撞击症状。股骨近端的形态也会影响大转子与骨盆的相对位置，引起关节外撞击。股骨近端前倾，大转子相对后移，使大转子与髂骨下侧面和坐骨发生撞击的风险增大。髋臼后倾，随着髋关节的屈曲运动，股骨颈远端或转子前侧面可能与髋臼的前缘发生撞击。

三、关节外撞击的病理机制

（一）大转子前侧面或转子间脊与髂前下棘/髋臼前缘之间的撞击

大转子前侧面突出时，随髋关节屈曲、内旋而与髋臼前缘或髂前下棘发生撞击。这种类型的撞击通常是因大转子前侧面或髂前下棘过大所致（图43-3）。当股骨颈过短或股骨近端后倾时，髋

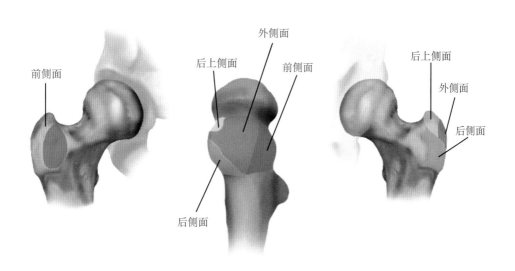

图43-1 大转子的各个面

关节屈曲使股骨颈远端、转子间线和大转子前侧面贴近髋臼前缘和髂前下棘,而使之发生撞击。棘下区域的撞击是Larson等在关节镜下观察到并首次提出的。这一类型的撞击通常会在髋关节屈曲时引起前侧面软组织、关节囊和髋臼盂唇撞击伤,出现疼痛及关节不适等症状。髋臼唇盂的后缘因牵拉而紧张,出现类似于钳夹机制中的"对冲"伤。

(二)大转子外侧面、后侧面和后上侧面与髂骨之间的撞击

转子近端,在髋关节外展时与髂骨的外侧缘发生撞击(图43-4),屈曲、外旋时与坐骨发生撞击(图43-5)。如果大转子后侧面相对过大,并向内偏,同时伴随股骨颈过短或者相对向后移位(如股骨颈前倾),其就有可能在髋关节外旋时

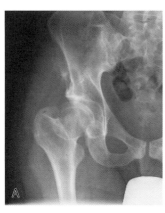

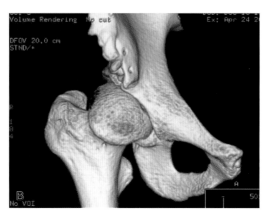

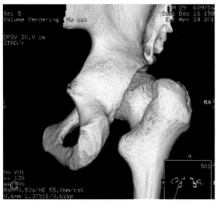

图43-2 Perthes病畸形前后位X线片(A)和三维CT(B、C),大转子较大且接近髋臼,股骨颈短而粗

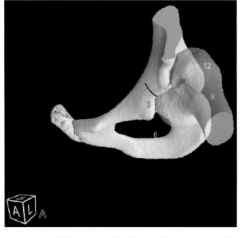

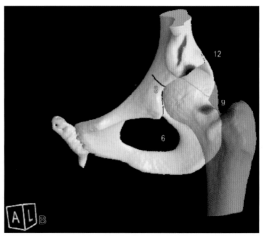

图43-3 三维CT模拟大转子前侧面和髂前下棘外侧面(A)与髋臼缘棘下区域之间的撞击。蓝色代表骨撞击区域(B)。该模型没有展示软组织撞击

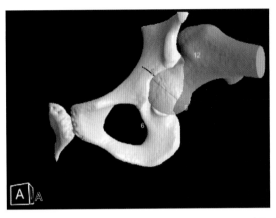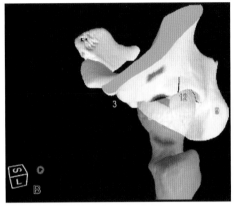

图43-4 三维CT模拟髋关节外展位大转子和髂骨外侧之间的撞击（A）。蓝色代表骨撞击的部位

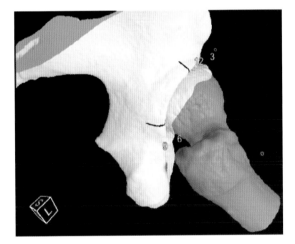

图43-5 三维CT模拟髋关节屈曲外旋位大转子后侧与坐骨之间的撞击。蓝色代表骨撞击部位

与坐骨发生撞击（图43-6）。

（三）小转子与坐骨之间的撞击

小转子与坐骨之间的撞击可能是因为小转子和髂骨之间距离异常所致，通常发生在轻度内收、外旋和伸展活动过程。小转子和坐骨之间的距离正常情况下在2 cm左右，而该距离可能因为转子间外翻畸形或者全髋关节置换术后，或者因为股骨近端或小转子突出等解剖变异而减小。Patti等报道了目前为止唯一1例患者没有手术外伤史而出现小转子、股方肌和坐骨撞击的病例。

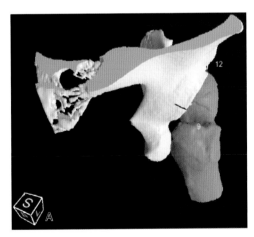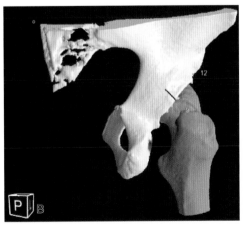

图43-6 三维CT模拟髋关节伸展外旋位大转子后侧面和坐骨外侧面之间的撞击（A）。蓝色代表骨撞击的部位（B）

四、患者评估

关节外撞击患者所描述的症状与关节内撞击十分相似,患者可能同时由关节内和关节外的撞击引起所述症状。其症状包括腹股沟区疼痛,屈髋时加重,转子周围不适或者髋关节旋转和外展活动时疼痛,如盘腿坐姿。表43-1总结了关节外撞击的不同类型、体格检查和影像学检查。

体查常表现为髋关节屈曲和内收活动度较差。另外,许多诱发试验,对于关节内和关节外撞击的表现是一样的,如撞击试验。疼痛一般会随关节活动而加重。撞击试验阳性表现为屈曲、内收和内旋时诱发疼痛,这样的诱发动作也可使大转子的前侧面与髂前下棘发生撞击而出现关节外撞击。单纯的髋关节屈曲同样能诱发疼痛。体查中撞击试验和髋关节屈曲通常会表现为关节活动范围减小。其他有价值的体查结果还包括髋关节屈曲、外展、内收时疼痛。

髋关节伸展位外旋活动度较差的原因:①股骨前倾角增大;②股骨颈与髋臼后缘撞击;③大转子后侧面或后上侧面与坐骨和髂骨之间撞击。恐惧试验阳性表现为髋关节前侧面的疼痛和外旋活动受限,提示髋关节前侧面的不稳定。当髋关节外旋时,转子和股骨颈撞击髋臼,同时以撞击点为支点撬动髋关节前缘而引起相关症状。明确

髋臼前缘缺损的存在与否有助于确定是因为后侧面撞击,或者前缘不稳定,还是两者同时存在而引起的症状。

屈髋90°时,髋关节外旋受限与股骨前倾或大转子后侧面与坐骨撞击相关。该关节活动能够诱发转子周围相关症状。髋关节外展时疼痛、外展活动受限,可能与大转子和髂骨之间的撞击有关。

小转子撞击的患者,在骨盆前后位X线片可见小转子和坐骨之间距离较小,MRI显示髋关节后内侧肌肉和肌腱高信号。

关节内注射丁哌卡因的方法已经用来确定有症状患者关节内病变是否存在。如果通过关节内注射的方法,症状减轻甚微或者只是部分缓解,而检查结果和撞击症状体征一致,则医生会考虑关节外撞击是引起患者出现相关症状的病理机制。

单纯使用影像学结果诊断关节外撞击是有争议的。不像其他的髋关节疾病,有明确的影像学诊断标准,如先天性髋关节发育不良。虽然股骨头骺无菌性坏死中,转子过度生长在骨盆前后位X线片可以明确观察到(图43-2),三维CT也可以提示髂前下棘和大转子前侧面突出,但髋关节撞击症依靠影像学的指征是不能完全明确诊断的。前后倾角度的研究可以用来评估前倾或后倾的角度,两者均有可能会导致关节外撞击。

表43-1 体格检查和影像学小结

	棘下区域/髂前下棘	转子高大
病理	髂前下棘撞击股骨颈或大转子前侧面	外展位与髂骨外侧撞击
影像学	CT示髂前下棘位置过低或凸起	股骨头旋转中心在转子顶端以下
	X线显示Crossover征,即髋臼前上缘超过后上缘	股骨颈偏短,颈干角偏小,髋关节内翻
	CT或Dunn位示大转子前侧面凸出	
体格检查	诱发试验:髋关节屈曲或屈曲内旋疼痛	外展位疼痛
	关节内注射,症状缓解或不缓解	内旋受限,屈曲内旋位疼痛
	大转子前侧面/转子间嵴	转子外侧缘
病理	屈曲内旋时与髋臼前缘和(或)髂前下棘撞击	屈曲外展外旋时与坐骨撞击
影像学	形态学:CT示股骨颈相对过短,转子间嵴凸出,髋臼前缘过度覆盖	形态学:股骨前倾伴转子后侧面过大,转子后侧面和外侧面相对后移
体格检查	诱发试验:屈曲内旋位疼痛;屈曲位疼痛	诱发试验:外展或屈曲位外旋活动受限伴疼痛,多位于转子后侧面和转子周围;股骨前倾伴外旋受限,即恐惧试验阳性

五、治疗方案的选择

鉴于手术治疗该疾病经验的局限性，非手术治疗方案仍为首选，对于准备手术的病例术前请同行评估是有帮助的。非手术治疗包括对能引起疼痛的生理性运动的限制，以及引起关节外撞击和疼痛的非生理性运动的限制，物理疗法是首选方案。虽然，目前对于该病并没有标准的物理治疗方案，但是，有指南提倡核心力量训练运动，包括腹肌和臀肌的运动，该运动限定关节运动的最大范围，并且已有研究证明了物理疗法的优势。

对于非手术治疗失败的患者，下一步可能就是选择手术方案。手术的目的是缓解症状，而其是否能影响髋关节骨性关节炎的自然进程还不明确。必须综合分析体查、机体对关节内注射的反应、性别、股骨近端的角度、影像学检查结果来决定选择哪种手术方案（切开 vs. 关节镜）最适合于患者个体。目前并没有该病治疗的最新研究和指南，以下是笔者个人的一些建议。

对于关节外撞击症有两种不同的手术治疗方法。关节镜可以观察到关节内和棘下区域的病变，但是不容易观察到大转子异常，也不能像手术切开一样直观的观察到关节外撞击的病理机制。关节镜适合于常见于男性的单纯髂前下棘或者其下相关区域的撞击（也可同时有关节内撞击的存在）。

当体格检查或影像学检查提示有包括大转子在内的关节外撞击病变，或者当患者表现出重要的临床撞击体征，但是影像学不支持关节内撞击病变，建议选择切开手术的方法。该方案可同时直观地观察到并治疗关节外和关节内（偏心距的修正和盂唇的修复）的撞击病变。术中的检查可以直观地观察到撞击的部位，是撞击综合征的诊断关键：术中行活动范围试验，如髋关节屈曲、髋关节屈曲或伸展下的内旋或外旋者外展等，可以直观地看到撞击部位及引起的活动受限的关节结构异常，以提示骨减容术的施术部位。而该疾病的某些病理变化可能与撞击部位相关，如滑膜炎症等。另外，术中将髋关节置于无菌的腿袋中，屈曲外旋位时大转子撞击髋臼后缘，且以此为支点撬动髋关节引起股骨头向前半脱位。

撞击部位一旦明确，即可实施骨减容术。股骨头颈连接处前侧和前外侧的凸轮骨减容术通常在切开或关节镜下均可进行。髂前下棘的下缘及其下相关区域也可以通过任何一种方法实施骨减容术。

股骨头颈结合处骨减容术可扩大至大转子前侧面和转子间线。在开放性手术中，前侧面的骨成形术技术上并不难。骨成形术的目的是通过骨切除使转子前侧面和转子间线与股骨近端在同一水平面（图43-7）。在大转子撞击的情况下，建议行转子后侧面和后上侧面的骨成形术（图43-8A、C），使用骨凿清除后侧面骨突起时应小心地清除骨质的同时保护上方覆盖的组织。可采用小块咬除及由内而外的办法行大转子后方骨脊成形术，通过仔细的操作保护其上方的韧带和滋养血

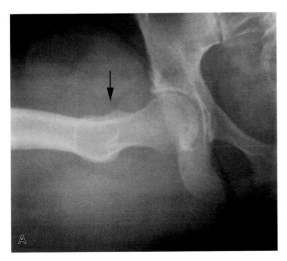
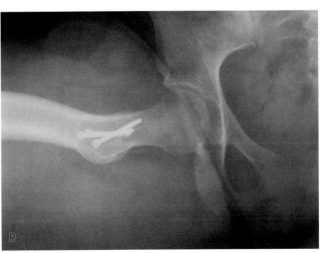

图43-7 大转子前侧面成形术。A.术前箭头标注的前侧面；B.骨成形术后

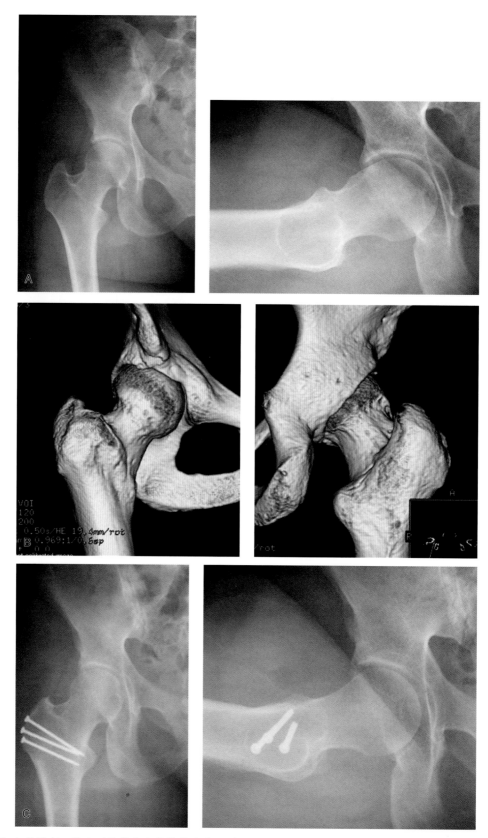

图 43-8 A.女性患者，体查时关节内和关节外疼痛，髋关节前后位和侧位X线片，患者用关节内注射的方法未获得关节疼痛的缓解。B.三维CT显示大转子的前、后侧面观。C.手术切开股骨头–颈结合处的重建和大转子后侧面和前侧面成形术

管。该技术在髋关节复位下容易操作，在改良的Dunn术中行软组织翻转时也采用同样技术。

最后，股骨颈过短，同时有髋关节屈曲、外展和外旋体位时转子撞击存在，可施股骨颈加长相关手术。非Perthes病畸形，转子远移不如Perthes病那么多，但是其手术方法是一样的。一点点由内向外清理转子截骨端，以保护支持带血管。做骨成形术，对股骨颈前/外侧面进行塑形，然后将转子截骨块复位到靠更远端/外侧的位置，并用3.5 mm或4.5 mm螺丝钉固定（图43-9）。

骨成形术后，通过髋关节的各种活动确保在生理范围内不会发生转子撞击。常规股骨头颈结合处的骨成形术，同时实施盂唇修复和髋臼缘的切除术。确定关节生理活动范围内不会发生撞击后，即可关闭关节囊，复位大转子，螺丝钉固定。

六、结论

目前，有关关节外撞击的临床结局的报道除了骨骼发育成熟的Perthes病外，还没有其他相关报道。笔者的经验是常规关节镜下骨软骨成形术后，仍有关节持续性不适，则需考虑为关节外撞击。关节外撞击的诊断具有挑战性，结合X线片、MRI、三维CT、仔细查体、关节内注射等方法才能确诊该疾病。除髂前下棘及棘下区域的撞击以外，其他部位的撞击在髋关节外科脱位手术时更容易看清和治疗。我们期待未来关节外撞击的诊断将更加标准化，超声动态观察的引入将为该疾病的诊断提供更广阔的思路。因为关节外撞击是否能引起髋关节的退行性变还不明确，因此在考虑手术治疗时要慎重。

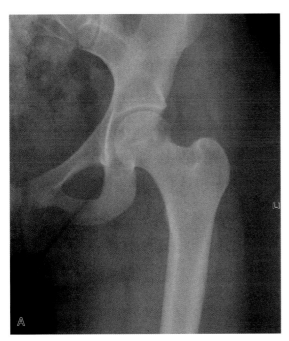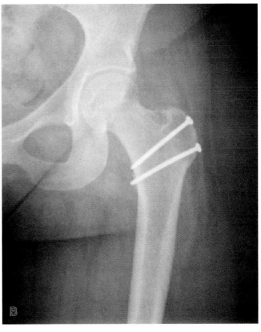

图43-9　18岁患者髋关节前后位X线片，该患者手术切开后可见关节外撞击同时股骨颈过短，行股骨颈增长相关手术治疗后症状缓解

第44章

髋关节镜联合前方 Hueter 小切口入路治疗股骨髋臼撞击症

原著者 Joshua KL. Lee，Paul E. Beaulé

译 者 王若禺 许伟华

一、引言

早在1965年，有些学者就发现髋关节结构的异常可能是大部分原发性关节炎病例的病因。这些结构的畸形描述为股骨头倾斜、手枪样畸形或者斜面后畸形。在过去的10年里，Ganz的团队提出了一系列股骨髋臼撞击症（femoroacetabular impingement，FAI）的概念，这些概念获得广泛的认可，并且成为科学研究和临床工作中的重要领域。

FAI是由髋关节活动时髋臼边缘的骨性轮廓与股骨头-颈连接部位的碰撞而造成的。目前有两种碰撞机制得到认可。凸轮型（Cam型）撞击是不正常的股骨头-颈连接结构被挤入髋臼造成剪切应力增加，导致髋臼软骨由外向内的磨损，长时间会损害软骨盂唇的连接。随着时间的推移，髋臼磨损变得十分显著，导致关节唇盂的撕裂或者关节唇盂本身的脱位。钳夹型（Piecer型）撞击是由于髋臼的畸形导致股骨头前方相关部位的过度覆盖造成的，这个畸形可以是总体上的（内陷）也可以是局部的（髋臼后倾），导致股骨头-颈连接部位与髋臼边缘紧靠。长期的磨损会导致关节唇盂的损伤、退化、囊性化甚至骨化，并且会对髋臼边缘软骨造成损伤。更剧烈的运动会导致股骨头-颈连接部位与髋臼边缘的抵触，作为一个支点并形成股骨头在髋臼内的杠杆效应，造成髋臼后方软骨的损伤，造成一个对冲损伤。Cam型撞击在年轻男性运动员中多发，而Pincer型撞击在中年妇女中多发。虽然髋臼撞击症被分

为两种独立的机制，但是高达45%的病例是两种机制的联合畸形。最近的研究表明髋关节疼痛主要由Cam型畸形导致，尤其是 α 角大于60°的患者。

目前虽然没有数据直接提示未经治疗的FAI的自然病程与髋关节炎直接相关，但是有证据表明髋关节前部撞击与髋骨关节炎有关。目前FAI的手术指征是髋部持续性疼痛伴关节唇盂-软骨损伤。许多学者认为，矫正畸形有可能预防或延迟骨关节炎的发展。

二、手术技术的基本原理

Ganz等学者发明了外科脱位法，利用转子截骨联合髋关节前脱位，可以360°观察股骨头和髋臼。用这种方法，股骨头和髋臼的畸形可以轻而易举地被评估。这种方法也被证明是用于治疗FAI的安全和有效的方法。但是，这项技术本身可能会带来一些并发症，尤其是股骨转子不愈合和内植入物引起疼痛和需再次手术取出。

创伤性更小的技术，如髋关节镜，在治疗FAI时得到日趋广泛的认可，已有文献报道关节镜治疗FAI的病例。关节镜的缺点是不能精确地判断骨软骨成形术所需的矫正程度，以及不能很好地处理联合畸形。

为了防止外科脱位所引起的并发症并且在Cam型畸形中提供比关节镜更好的视野，有些学者开始尝试前方小切口或Hueter入路，便于得到

更好的手术时视野及操作的暴露范围。表44-1总结了多种治疗FAI方法的优劣点。

三、前方小切口Hueter入路

这种手术入路被许多外科医生认为是Smith-Petersen法的远端部分移植到髋关节的应用。事实上在1883年，Carl Hueter是描述这种手术方法的第一人，并且它被Judets推广用于全髋关节置换术。Smith-Petersen改进了手术方法，使之向近端延伸，有效暴露髋关节和髂骨翼外侧。并且他也描述了应用该入路来矫正他称之为"老年性髋"或"扁平髋"（实际上是髋关节撞击症）的病例："一种矫形手术被提出，用于改善髋关节正常力学机制受影响所导致的髋关节疾病"。

该入路的解剖基础是真正的神经间平面，即外侧的阔筋膜张肌（TFL）与臀中肌（臀上神经支配）和内侧缝匠肌和股直肌（股神经支配）之间的神经间平面。在经典的入路中，TFL和缝匠肌之间的平面是打开的，但是这可能会损伤到股外侧皮神经（LCFN）。Letournel描述了一种改良方法，纵向打开TFL的内侧鞘，在鞘内深入解剖以减低LCFN损伤的风险。

（一）临床表现

患者常常是活跃的年轻人或中年人，出现日益加剧的腹股沟疼痛。偶尔有特殊的外伤史，但更常见的是隐匿起病。患者常描述疼痛区域在大腿外侧及后侧一直至臀部，常常会使用"C"字征来描述疼痛。疼痛的程度与活动有关，强度从温和至十分剧烈不等。患者常抱怨久坐后疼痛，减少运动性的活动可以缓解疼痛，但重新开始运动后疼痛再度出现，如此周而复始。许多患者会有力学上的症状，如关节交锁、有响声和打软腿。最后，应该记录患者年幼期间髋关节疾病史和手术史，这些将影响疾病的诊断和治疗决策。

许多患者体格检查非常正常，仅有内旋角度的减小。如果病情进一步加重，患者会出现疼痛步态，并且有一些外展力量的减弱，可以通过Trendelenburg测试鉴别出来。患者可能出现前屈限制，但最为突出的是髋关节通常有内旋受限，尤其是在髋关节屈曲90°时。撞击症常常在屈髋90°，再内收10°~20°，然后内旋大腿时时引出。必须要注意，当髋臼边缘病变、软组织或关节囊炎症、骨关节炎时，可引出假阳性的撞击症。完整的体格检查应包括腰椎和下肢其余部分的检查。

表44-1 开放性、联合及关节镜手术治疗FAI的优缺点

	优点	缺点
开放性手术（外科脱位）	股骨头-颈连接处视野佳 髋臼边缘及关节软骨的视野及暴露好 容易评估截骨的正确程度	转子间不愈合 内植物引起的疼痛 伤口范围大 股骨头圆韧带损伤或断裂 出血量大 恢复期长
联合手术	对畸形的视野好 容易评估截骨的正确程度 保护股骨头圆韧带和关节囊 创伤小 手术时间短 恢复期短	并不是对所有畸形都适合：如髋臼内陷 LCFN损伤（暂时性为主）
关节镜手术	最小的创伤 恢复期短	难以得到畸形的全部视野 难以判断矫正程度 部分关节囊切除易引起LCFN损伤 牵引相关的并发症：阴部神经损伤

LCFN，股外侧皮神经

（二）影像学诊断

常规的X线片应包括前后位（AP）、穿桌侧位（Cross-lateral）和Dunn位。AP位片应拍摄得精准，因为骨盆的定位对髋臼的定位起到重要的作用，如交叉、后壁与坐骨棘的突出征。X线应聚焦并对准耻骨联合上缘和髂前上棘连线的中点，尾椎应与耻骨联合重叠，这就表明骨盆没有任何旋转，双侧闭孔位置是否对称也可以提示骨盆旋转的角度。骶尾关节到耻骨联合的距离女性为47 mm，男性为32 mm，提示正确的骨盆倾斜角。除了评估髋臼的解剖之外，还可以评估股骨头-颈连接部位非球面角的度数，如果这个角度明显异常，表明存在手枪柄样畸形，因为这种畸形往往向后外侧延伸，在前路小切口术中可能很难完全暴露。

穿桌侧位和Dunn位用于评估股骨头-颈的偏心距。Dunn位可重复性更高，并且对Cam型畸形的诊断敏感。在Dunn位的α角测量与斜轴MRI"金标准"有较高的一致性。拍摄髋关节AP位X线片时，患者应仰卧在X线台上，髋关节屈曲90°，外展20°，保持选择中立位。α角就可以在平片上评估。

髋关节造影（MRA）利用钆获得成像，允许评估关节内病变（软骨损伤、关节唇盂撕裂/撕脱及游离体）。斜轴MRI和轴向重建用于评估α角。

α角由Nötzli等首次描述，在轴向倾斜的MRI片中评估，倾斜轴是探查性图像上股骨颈的中心。如果α角大于50°～55°就应考虑Cam型畸形。最近，MRI轴向重建得到更多关注，因为Cam型畸形的主要部位在股骨头-颈连接处的前上区。近期有研究发现，在1：00-2：00方位（右髋），测量的α角比普通倾斜轴测量的要大至少17°。55%的患者在倾斜轴MRI所得的α角小于55°，但是他们在X线片上的α角大于或等于55°。最近的MR研究表明轴向重建测量的α角的变异在无症状的正常志愿者中也同样存在，3：00方位上的平均α角为40°，在1：30方位时为50°。因此，α角正常与否的标准也应与所测量的位置有关。

（三）适应证

（1）主要为局限性的前部畸形的治疗（图44-1）。

（2）理想的患者为年龄低于50岁，有症状的FAI，没有或仅有轻度关节炎（Tönnis评分＜2）。

（3）髋臼前外侧边缘的钙化（图44-2）。

（四）相对禁忌证

（1）大范围的股骨头过度覆盖或者交叉征从髋臼顶部起超过10 mm。

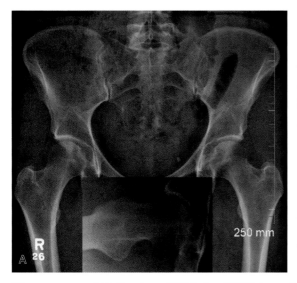
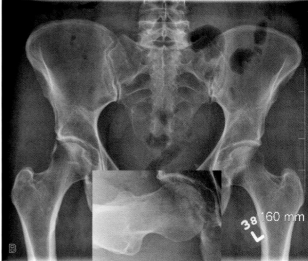

图44-1 A. 46岁女性，Cam型撞击症。插图是Dunn征的表现，股骨头-颈前部偏心距缺失。B. 术后AP位和Dunn位（插图），显示Cam型畸形得到矫正

（2）股骨头-颈的畸形延伸到后外侧。

（3）高位大转子·需要行大转子远端移位的患者，如Legg-Calvé-Perthes病。

（4）早、中期骨关节炎（Tönnis评分>2），关节置换术可提供更可预测的结果。

（五）手术技术描述

笔者建议手术在全麻下进行，在行关节镜时，肌肉松弛更有利于髋关节的牵开。手术的第一部分是用关节镜治疗髋关节中心间室。患者的体位是躺在标准的牵引床上，足部予以敷垫并固定在牵引靴上；应采用大的阴部护垫（10英寸）以提供牵拉力。首先，非患肢外展20°～30°，轻微的牵引可以对抗患侧的牵拉以防止患肢手术牵拉所致的骨盆倾斜和患者侧面的拉力，然后再对患肢进行牵引。用透视来评估髋关节的牵引以预防过度牵拉，过度的牵拉可能会引起损伤。患肢在外展20°～30°后手动牵引，然后把固定装置锁死。之后的微调需要通过牵引靴在透视下进行。一旦患肢关节可见间隙被牵开，就将患肢轻柔内收至中性位。这一动作将股骨头向外侧拉开，增加了牵引力，常可以听到轻微的"砰"一声，表明关节囊负压已破坏，髋关节半脱位。为了在插入关节镜器械时方便操作和防止医源性损伤，需要8～10mm的关节牵开，这可能需要继续增加牵引力。有时髋关节需要做前屈牵引，可以预防股

骨头前半脱位，股骨头的前半脱位可能造成从关节前方进入关节困难。

一旦对患肢体位和关节牵开的程度满意，就可以对手术区域进行消毒和铺巾，用透视来协助外侧关节镜入路的建立。入路的解剖标志是大转子尖前约1cm。在透视引导下使用腰椎穿刺针向股骨头顶部中心进针。关键的一点是在进针时避免穿破关节唇盂以造成二次损伤。在接近股骨头时，术者应感受到关节囊的突破感，进而进针有明显轻松感。如果还有一定的阻力，那么针尖可能在关节唇盂上，此时应回退针头找一个新的部位以避开关节唇盂。一旦腰椎穿刺针进入关节囊并且避开关节唇盂，将1根导丝通过腰穿针插入关节囊并在透视下确认导丝的位置。切口的位置在导丝周围的皮肤上，沿导丝插入带空心套管针的套管，应注意不要进一步推进或扭结导丝，这样可能会导致导丝折断。套管针用扭转运动和适度压力推进，术者可以感受到关节囊的阻力，突破关节囊则阻力明显减小。通过透视确认套管针的位置后，移除套管针和导丝，用70°的关节镜插入该通道。术者行粗略的检查后，通过关节镜直视引导下建立前方通道。

髋关节前部入口与大转子顶部同一水平，并指向后上方；同样的技术，用脊髓穿刺针穿入关节囊后，关节镜下即可看到进入关节囊的入口。通过前方插入关节镜可以检查盂唇和关节软骨的表面。任何治疗中间间室的镜下操作，如盂唇清

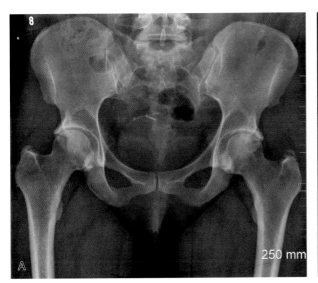
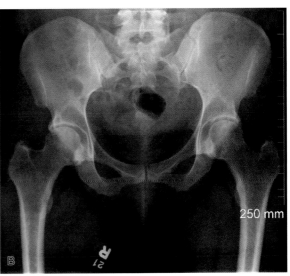

图44-2　A. 37岁女性，双侧髋关节疼痛和Cam型撞击症及髋臼边的钙化；B. Hueter入路双侧突出物切除

理、髋臼软骨片切除和微骨折处理都可以按需要进行。

手术的第二部分就是用前方Hueter入路进入股骨头–颈连接前部。松开牵引，放松前一步骤原先需要的内收位，使腿下垂至轻度外展的休息位。做髂前上棘和髌骨外侧两处标记，将这两点连线，手术切口在连线外侧约2 cm处并平行于此线，与髋关节前方入口很容易合二为一。切口的长度约为5 cm，并以大转子尖部为中心（图44-3）。

在切开皮肤和皮下脂肪后，可以很容易地辨认出TFL，从侧面可以轻松地打开筋膜。如前所述，在TFL鞘膜中继续解剖以保护LCFN，LCFN或是在TFL和缝匠肌之间，或是从缝匠肌中穿出。进一步的解剖需通过TFL筋膜的深面，进入外侧为臀中肌、内侧为股直肌的另一个筋膜间隙。打开这个间隙使得填充间隙的脂肪从开口处挤出，解剖并不需要向远端延伸到股中间肌的起点，因为在该处可能会碰到旋股外侧动脉。脂肪组织可以直接剔除掉，可以用骨膜剥离器来松解股四头肌的返折头端以暴露髋关节囊。用一个钝的霍曼拉钩绕过关节囊和股骨颈放置在内侧，以牵开肌肉，便于进一步分离。有时必须将股四头肌返折头切断以获得更好的视野。

切开关节囊时应沿股骨颈轴向进行，这样可以安全地将切口向远端延伸到股骨转子间嵴。尽可能使用电刀，因为这里血运比较丰富，沿转子间嵴向内下方和外上方T形切开关节囊。在近端必须小心关节盂唇，同样关节囊可以沿着髋臼边缘T形切开，这样可以更好地暴露股骨头–颈连接部。钝的霍曼拉钩放在关节囊内可以有助于视野的暴露（图44-4）。

股骨头–颈连接前部的偏心距可以轻松地得到评估，用于判断在骨软骨成形术中需要切除的骨量。在多数情况下，股骨头正常软骨和骨–软骨延伸处可以清晰地被分界。在骨软骨成形术中，笔者倾向于使用高速磨钻，因为高速磨钻在切除术中的控制更好；当然，用弯骨凿做切除手术也是可以的。磨钻可以从股骨头前外侧部开始进行，前外侧是关节镜入路处，此处进行截骨可以轻松地切除Cam型畸形的骨赘部分（图44-5）。通过直视和直接触诊，术者可以估计出切除的程度。助手在协助手术时需要将患肢内旋或外旋以获得股骨头–颈的前内侧和后外侧的视野。高速磨钻除了可以切除前部的骨赘，在切除后外侧延伸的Cam型畸形中也十分有用。

骨软骨成形术完成后应行髋关节充分灌洗，最后再彻底检查确认骨赘是否充分切除。笔者并没有用骨蜡止血，因为有研究提示骨蜡与关节囊内粘连可能相关，而后者可能是FAI术后再次疼痛的原因。关节囊需要用可吸收线缝合，只有TFL筋膜需要关闭缝合，然后进行常规缝合关闭伤口。

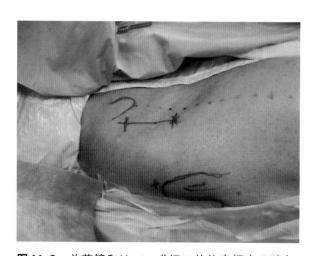

图44-3 关节镜和Hueter术切口的体表标志（引自：Barton C, Banga K, Beaule PE. Anterior Hueter approach in the treatment of femoro-acetabular impingement：Rationale and technique. *Orthop Clin North Am*, 2009, 40：389-395.）

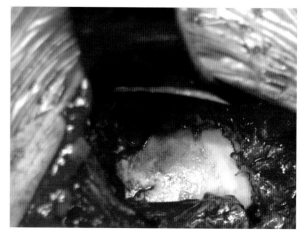

图44-4 透过Hueter窗看到的股骨头–颈结合部（引自：Barton C, Banga K, Beaule PE. Anterior Hueter approach in the treatment of femoro-acetabular impingement：Rationale and technique. *Orthop Clin North Am*, 2009, 40：389-395.）

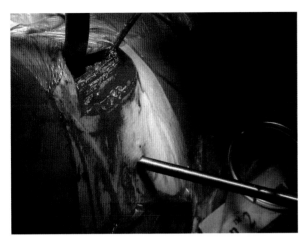

图44-5　高速磨钻经前外侧关节镜入口插入，磨钻前端和矫正区域的视野良好

（六）术后管理

患者可以手术当天出院，在术后3周内，患者需要使用拐杖辅助行走，用于承受50%的重量，目的是预防股骨颈骨折。第1个月内，所有男性患者需服用25 mg吲哚美辛（每日3次）用以预防异位骨化。在这一期间，需要鼓励患者在自行车运动器械上锻炼，在这之后，患者可以在康复师的指导下进行负重训练及康复训练。

（七）结果

Clohisy和McClure在2005年首次报道联合使用关节镜和前方小切口入路治疗Cam型畸形的髋关节撞击症，虽然他们没有给出明确的结果，但他们感觉他们的患者对手术结果非常满意，并且在术后很快康复。他们推荐这种手术方法主要用于Cam型畸形的髋关节撞击症。第一批报道Hueter入路治疗髋关节撞击症的是一些单纯采用开放入路技术的报道，这两个研究并没有直接处理关节内的病理改变。Pierannunzii和d'Imporzano报道了7例髋关节撞击症的病例（包括Tönnis 1型或2型），除了1例患者之外，其余所有患者在术后1年内出现症状的明显改善。Ribas等报道了为32例患者行35例髋关节撞击症的案例（Tönnis

1型或2型），术后平均随访时间29.2个月，除1例患者之外，其余所有患者均获得完全的疼痛缓解。那1例例外的患者术前的Tönnis评分是2级，关节唇盂出现骨化，目前已知这两个因素都是预后差的预测因素。

此后，有多个研究报道了关节镜联合小切口骨软骨成形术治疗FAI的结局，与开放性外科脱位及关节镜减压的结果相似。表44-2总结了这些研究相较于外科脱位及髋关节镜手术的临床结果。

（八）并发症

一个严重并发症是股骨颈骨折，可能与允许术后即刻完全负重的术后管理方法更相关，而不是手术技术本身的问题。股骨颈过度切除可能会导致骨折，任何手术方式都有可能会过多切除骨组织。尸体解剖的研究表明股骨头-颈连接前部切除组织不超过30%并不会影响股骨近端的负重能力，但是运用到临床时术后管理必须要谨慎。

异位骨化（HO）在多种技术的FAI治疗中应引起重视，骨软骨切除时产生较多的骨碎片。笔者遇到1例Ⅲ级的HO病例需要重新切除异位骨化，这也是我们要求男性患者服用吲哚美辛1个月预防异位骨化的原因。浅表感染等轻度的并发症比较罕见，出现例数较少。虽然Letournel和Judet将手术技术改进了，但关节镜联合微创手术可能会出现LCFN损伤。大部分患者会在术后3～4个月内彻底恢复或仅残留小面积麻木，仅有5%的患者会遗留大腿前外侧的麻木。

与其他下肢大手术一样，会有深静脉血栓形成的风险，但是本手术的深静脉血栓发生率很低，因此笔者不建议常规使用药物预防。

四、小结

髋关节镜联合微创手术提供了一种安全并有效的方法处理髋关节前方畸形引起的FAI，既有外科脱位技术对Cam型畸形极佳显露的优点，同时手术切口小，术后康复时间短。

表44-2　关节镜/微创联合手术、开放性外科脱位和关节镜预后的比较

作者	技术	手术例数	评价随访时间	预后	并发症
Hartmann 和 Gunther	关节镜/微创联合手术	33（32位患者）	15个月（6～27个月）	HHS由63.9提高至85.1 26例缓解，6例无改变 2例进展为THA 0 AVN	2例股神经麻痹，3个月内康复 2例阴部神经瘫痪并康复 15例短暂性LCFN区麻木，8例完全康复，其余未报道
Laude 等	关节镜/微创联合手术	100（97位患者）	36个月（13～70个月）	NAHS由54.8提高至83.9 11例进展为THA	1例股骨颈骨折 2例深部感染 1例HO需要切除 LCFN麻痹（多为短暂性）
Barton 等	关节镜/微创联合手术	24（23位患者）	21.8个月（12～30个月）	HHS由70.23提高至83.73 5例再次手术： 　1例关节内粘连 　3例矫正轻度先天畸形 　1例关节唇盂撕裂复发	LCFN麻痹（多为短暂性） 1例HO
Clohisy 等	关节镜/微创联合手术	35（35位患者）	2.2年（2～3年）	HHS由63.8提高至85.9 UCLA6.1由提高至8.2 2例患者进展为关节炎 Tönnis 0～1	1例浅表感染 1例DVT 4例HO Brooker评分1分
Beck 等	开放性外科脱位	22（22位患者）	4.7年（4.2～5.2年）	Merle d'Aubigné1由4.1提高至16.5 13例患者改善，2例无改变，4例恶化 5例患者进展为THA 0 AVN	未报道
Peters 和 Erickson	开放性外科脱位	30（29位患者）	32个月	HHS由70提高到87 4例进行性疼痛或关节炎，3例转变为THA 0 AVN	8例大转子截骨不愈合
Beaule 等	开放性外科脱位	37（34位患者）	37个月	WOMAC由61.2提高至81.4 0 AVN 无THA	9例由于疼痛螺钉取出
Byrd 和 Jones	关节镜	207（200位患者）	16个月（12～24个月）	HHS提升20 1例进展为THA 3例由于力学症状重行关节镜	1例阴部神经短暂性失用 1例LCFN失用（康复） 1例HO
Philippon 等	关节镜	100（100位患者）	2.3年（2～2.9年）	90例HHS由58提高至84 8例无改善 10例进展为THA	无并发症

　　HHS，Harris髋关节评分；THA，全髋关节置换术；AVN，缺血性坏死；WOMAC，Western Ontario和McMasters大学骨关节炎指数；LCFN，股外侧皮神经；NAHS，Nonarthritic髋关节评分；HO，异位性骨化；UCLA，UCLA活动指数；DVT，深静脉血栓

第45章

股骨髋臼撞击症：关节镜技术在处理髋臼侧病变中的应用

原著者　Lisa M. Tibor, Jon K. Sekiya
译　者　付新生

一、股骨髋臼撞击症的概念

外科治疗股骨髋臼撞击症（FAI）是基于股骨头或髋臼的骨性解剖异常造成髋关节运动过程中盂唇和（或）软骨损伤的观点。不同于髋关节发育不良，后者是因为髋臼关节面方向发育的异常，其结果是，股骨头前上方的软骨和髋臼的过度集中受力，超出了软骨的机械承受能力，造成了软骨的损伤，最终导致早期骨关节炎的发生。

凸轮撞击（图45-1）就是股骨头的一个非球形骨性突起，在髋关节屈曲活动时"骨性突起"挤进髋臼过程中挤压髋臼软骨，其产生的剪切力可导致髋臼软骨或盂唇的磨损。钳夹型撞击（图45-1）是因为局部或整体髋臼窝覆盖过多，在髋关节屈曲过程中盂唇和股骨头-颈交界处线性接触，引起髋臼盂唇的撞击损伤。

（一）钳夹型撞击：局部的或整体的髋臼覆盖过多

中心边缘角（CEA）是用于判定髋臼发育不良（覆盖不足）和髋臼覆盖过多引起钳夹型撞击的一个有用的指标（图45-2）。CEA的定义为通过股骨头的中心，一条边垂直于泪滴下缘连线和一条边通过髋臼的外侧边缘形成的角度。髋臼的CEA<20°被认为是发育不良，具有覆盖范围不足和半脱位的危险。覆盖过多的髋臼通常CEA>35°，这会导致髋关节活动过程中正常股骨

颈和延伸的髋臼之间的产生钳夹型撞击。髋臼过深和髋臼内陷是两个描述髋臼深度的指标。两者的定义是在骨盆正位片上，通过测定髋臼窝相对于骨盆环的深度来确定的。在正常髋关节的X线上，髋臼窝位于髂坐线的外侧（图45-3）。

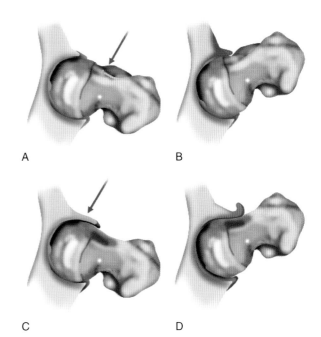

A　　　　　B

C　　　　　D

图45-1　凸轮和钳夹撞击。A.凸轮撞击的轴向视图，箭头指示的是在股骨头-颈交界处的异常突起。B.在屈髋时，"骨性突起"与髋臼撞击产生的剪力导致软骨或盂唇的损伤。这可能会导致软骨盂唇连接处软骨剥脱或盂唇撕裂。C.钳夹撞击的轴向视图，箭头指示髋臼前方覆盖过多。D.在屈髋时，盂唇和股骨头-颈结合部的线性接触，导致髋臼盂唇的撞击损伤

髋臼过深时髋臼窝更深，髋臼窝刚达到或越过髂坐线（图45-3）。然而，数篇文章表明，髋臼的深度并不特异性地反映髋臼的覆盖过多。因

此，CEA现在被认为是能够更准确地反映髋臼覆盖的指标。最深的髋臼出现在髋臼内陷（图45-3）时，且比髋臼过深或整体覆盖过多更少见。内陷的髋臼，股骨头位于髂坐线上或是其内侧，髋臼顶倾斜角度呈负数。此外，股骨头的中心位于前后髋臼壁的内侧（图45-3）。

髋臼后倾会导致髋臼的局部覆盖过多。在一个正常的髋关节，髋臼开口是前倾的（图45-4）。当髋臼后倾时，髋臼的前缘更靠外侧而后缘更靠内侧（图45-4）。其结果是，在髋关节屈曲时，髋臼的前缘相对于正常的髋臼更容易引起钳夹型撞击。髋臼后倾可以是局部的（也被描述为头盖式），也可以是整体的，前者是由于髋臼缘前上方的相对过度覆盖，而后者是由于整个半骨盆的旋转。这是一个很重要的问题，因为它影响了外科手术的方式，如做髋臼前缘的修整还是应该对患者进行髋臼前倾截骨术以提高后缘的覆盖，增加稳定性。髋臼后倾也可以共存于与髋臼发育不良的患者，在髋臼发育不良患者中，髋臼后倾患者相对于正常前倾患者会更早出现症状。

（二）钳夹型撞击的X线表现

下面几种X线表现提示可能存在的后倾和钳夹型撞击（图45-5）。

（1）交叉征：在骨盆正位X线上，正常前倾

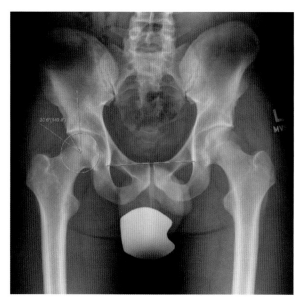

图45-2 测量中心边缘角（CEA）。中心边缘角的测量是在正位骨盆X线上，通过股骨头中心，垂直于泪滴切线的射线与通过髋臼的外侧缘的射线之间的角度。患者CEA<20°被认为是发育不良，而CEA>35°则认为覆盖过多（引自：Tibor LM, Liebert G, Sutter R, et al. Two or more impingement and/or instability deformities are often present in patients with hip pain. *Clin Orthop Relat Res.* 2013;471(12):3762–3773）

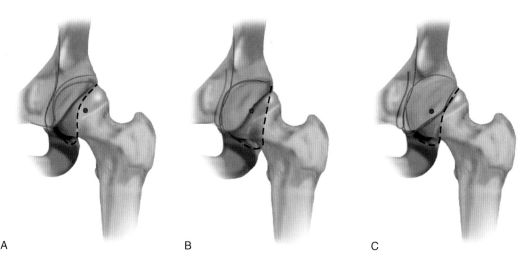

图45-3 髋臼过深和髋臼内陷。A.在一个正常的髋关节，髋臼窝（蓝色）是在髂坐线（红色）的外侧。B.在髋臼过深者，髋臼窝（蓝色）处于髂坐线（红色）上或其内侧，股骨头更靠近髂坐线。C.在髋臼内陷者，股骨头处于髂坐线（红色）上或内侧，髋臼顶倾斜角度呈负值，股骨头的中心位于前后髋臼壁的内侧（重绘自：Leunig M, Nho SJ, Turchetto L, et al. Protrusio acetabuli: New insights and experience with joint preservation. *Clin Orthop Relat Res.* 2009;467:2241–2250.）

的髋臼其前壁是位于后壁的内侧。

（2）而髋臼后倾时，在髋关节上部，前壁是位于后壁外侧。前壁缘跨越后壁缘时产生了交叉征。

（3）后壁征：在髋关节正常前倾的骨盆正位X线片上，后壁的边缘位于股骨头中心的外侧。在一个整体后倾的髋臼上，后壁边缘位于股骨头中心的内侧。

（4）坐骨棘征：坐骨棘是骶棘韧带的附着点。

在髋臼整体后倾的骨盆正位X线片上会更加突出和明显。髋臼正常前倾或局部后倾的患者坐骨棘通常不明显。

（5）髋臼缘骨折：来自股骨头–颈结合处凸轮形病变对髋臼上的撞击，产生的剪切应力，可使一些混合型撞击症患者发展为髋臼缘应力骨折。

（6）CT表现：三维CT扫描有助于拟定股骨髋臼撞击症的术前计划，更有利于描绘出相关的骨性解剖结构（图45–6）。特别是术前CT能帮助

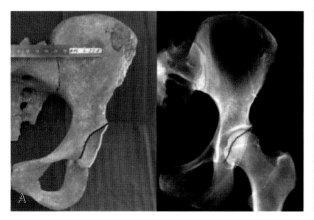
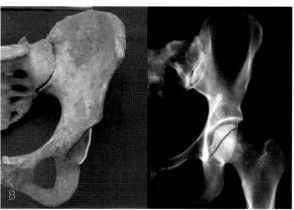

图45–4　髋臼后倾。在一个正常的髋关节，髋臼开口应该是前倾。当髋臼后倾时，髋臼的前缘更靠外侧而后缘更靠内侧。A.正常前倾骨盆的照片和相应的X线表现。前边缘以红色标注，后缘以黄色标注。这里交叉征是阴性的。B.部分髋臼后倾的照片与相应的X线表现。前边缘以红色标注，后缘以黄色标注。髋关节X线上交叉征阳性，是前缘跨越后缘时产生的

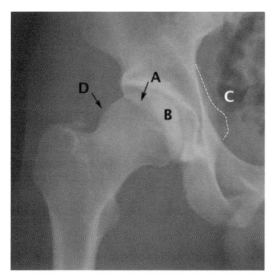
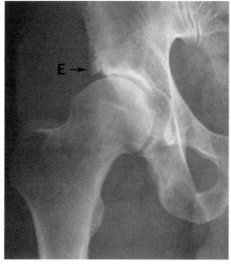

图45–5　髋臼后倾和股骨髋臼撞击症的X线表现。A.交叉征。B.后壁征，在髋关节正常前倾的骨盆正位X线片上，后壁的边缘位于股骨头中心的外侧。在一个整体后倾的髋臼上，后壁边缘是位于股骨头中心的内侧。C.坐骨棘征（虚线），坐骨棘在髋臼前倾患者的正位骨盆X线上通常并不可见。而髋臼后倾患者，坐骨棘在骨盆环上更加突出和明显。D.并存的凸轮型撞击，凸轮型撞击与钳夹型撞击常常共存。E.髋臼缘骨折，凸轮撞击在髋臼产生的剪切应力可导致髋臼缘应力性骨折

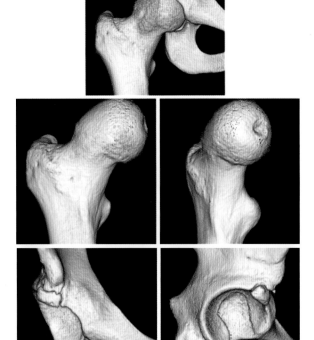

图45-6 术前三维CT重建扫描。CT上在髋臼前壁可见应力骨折，以及股骨头－颈结合处侧前方凸轮样病变（Courtesy of Asheesh Bedi, MD.）

确定后倾是局部性的，还是整体性的。CT同样可以显示出后倾的前壁的碎片及在骨盆正位X线片上无法看到的凸轮样病变。

（三）人口统计学

孤立的钳夹型撞击主要发生在女性。在Gsnz最初的FAI患者组中，钳夹型撞击更多见于中年女性；而凸轮型撞击更可能发生在年轻成年男性。不过，在体育运动活动中，尤其对髋部活动度有极端要求的青少年，钳夹型撞击可引发症状，如跳舞或体操。凸轮和钳夹混合型撞击症在男性和女性中的发病率相似，在多数研究中的比例一般略超过40%。对于这些人口统计学上的特点，也许有一个进化论的原因；对其他哺乳动物骨盆的检查显示，这种形态上的凸起（短股骨颈上的非球形股骨头）常见于被分为"跑步类"及"跳跃

类"的哺乳动物，这些均要求具有一个强壮的髋部，但对髋活动度没太多要求。相反，被分为"游泳类"或"攀爬类"的哺乳动物，则要求更大的下肢活动度，拥有更圆的股骨头。因为人类由"攀爬类"进化，一个假设学说是，人类最初的股骨头应当更圆，髋部形态学上的凸起可能是人类在进化为"跑猿"的过程中的一种适应性改变。同样可假设，那就是人类颅脑尺寸的增长选择了女性骨盆的宽度。更宽的骨盆使髋臼位置更加靠外，增加了保持骨盆水平所需的外展肌的力量。如果髋臼相对靠内，则体重力臂缩短，从而能够减小所需要的外展肌的力量。髋臼的位置靠内导致了髋臼过深的发生。

凸轮或钳夹形态的发生率相当高；在一个无症状人群，几乎1/3的女性及1/2的男性有至少一种FAI的诱发因素。此外，大部分被发现为双侧：66%～100%，这取决于具体形态。双侧有症状的FAI发生率可能较低，在一些系列研究中为20%左右。

（四）关节内病变

正因为FAI和髋关节运动的生物力学机制，关节镜下所见盂唇和（或）软骨损伤的特征通常是骨性结构形态改变的反映。凸轮和钳夹型撞击都具有关节内损伤的特有模式，关节镜下所见能够确认处理FAI的计划好的骨性结构手术方案是否合适。在凸轮型病变的患者中，由于骨性凸起对软骨撞击的剪切应力，约2/3的患者出现髋臼软骨的分层现象（图45-7）。软骨病变通常在髋臼的前壁或前上边缘，很少发生在髋臼后方。单纯钳夹型病变的患者多因挤压性损伤更多的出现髋臼周缘盂唇的损伤，并很少出现髋臼前上软骨分层损伤；髋臼过度覆盖似乎对凸轮和钳夹混合型撞击的患者具有轻微的保护作用，因为过度覆盖会限制凸轮畸形进入髋臼。如果在外科手术时未及时处理凸轮病变，单纯髋臼边缘的修整会在改善髋关节活动的同时，加速关节的退行性改变。盂唇钙化被认为常见于钳夹型撞击，但是盂唇挤压性损伤导致在髋臼边缘形成骨痂及修复性组织。在开放行髋臼缘修整手术期间，取部分组织进行病理组织学检查发现增生的骨赘将盂唇于髋臼缘推离。这些最常见于髋臼过深者，在X线平片上

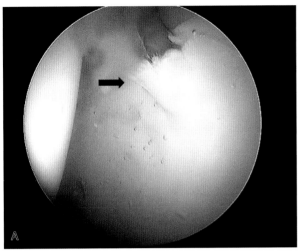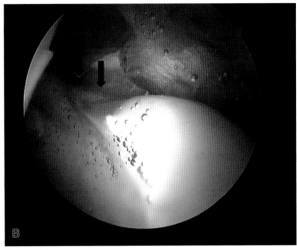

图45-7　关节镜下显示关节内软骨及盂唇的损伤。A.凸轮型撞击导致髋臼前上部位软骨分层损伤（箭头所示）。B.盂唇挫伤及压伤（箭头所示），典型的钳夹型撞击

显示为一个"双线"或凹槽。在髋臼缘新骨形成的证据也可以见于髋关节MRI。当钳夹型撞击的患者以髋臼前缘为支点撬动关节以获得关节活动度时，可能会受到继发的后方撞击，进而形成一个对冲性的软骨损伤。在髋臼内陷的患者，由于骨性结构对髋关节活动的限制更多，这一现象发生的频率更高。

二、髋臼缘外科治疗的目标和适应证

FAI中，髋臼外科治疗的目标是处理痛性的盂唇或软骨损伤和解决潜在的骨性病理改变。通常，经6周至3个月非手术治疗失败的患者就有手术治疗的指征了。有症状的FAI患者在髋周围有明显的肌肉无力，这也许可以解释为什么一些患者的症状比别人少。虽然非手术治疗的效果尚未有文献报道，经一个疗程对髋部力量的加强、改良活动方式、适度的关节活动度练习的物理治疗，可以改善术前疼痛和功能。

有经验的髋关节外科医生通常会用一些综合的方法进行查体，包括测量髋关节外旋及内旋活动度、被动仰卧位外旋、步态、独腿站立、直腿抬高以及撞击特殊试验。"撞击试验"是将髋关节屈曲、内收、内旋（FADDIR）。这是检查者最通用的检查手法，但是对有症状的FAI患

者阳性率仅为60%。将髋关节屈曲、外展、外旋（FABER）和后缘撞击测试也常用于FAI的评估。

除了X线或MRI发现FAI软骨损伤或盂唇撕裂的阳性结果，通过术前诊断性关节腔内注射，可能有助于阐明更为复杂症状的患者疼痛的根源，如肌腱病变或合并髋部及背部疼痛的患者。在一项研究中表明，在诊断性注射后，软骨损伤的患者较盂唇撕裂的患者相比，疼痛缓解更明显。

对FAI外科治疗的最终目的是缓解疼痛和恢复功能活动。因为凸轮和钳夹型畸形的自然病史尚不清楚，不管是边缘修整还是骨软骨成形术，没有证据表明这些手术可以预防髋关节退行性改变的发生。通过骨盆X线片，对FAI患者进行10年形态学随访，仅1/3关节病变有影像学上的进展。

禁忌证

对FAI的髋臼侧病变进行关节镜下治疗存在一些禁忌证。外科医生髋关节镜的经验和熟练程度是非常重要的，尽管髋关节镜手术通常是安全的，但一般需要一个渐进的过程来减少手术并发症及手术时间，这估计需要30例手术练习。对髋关节镜检查或像锚钉放置及打结等高级关节镜操作技术不熟练的外科医生，在没有更有经验外科

医生的指导下不应该尝试更为复杂的操作，如髋臼缘切除或骨软骨成形术。

有小儿髋关节疾病如股骨头骨骺滑脱（SCFE）或缺血性坏死的复杂后遗症的患者，最好选择开放外科手术治疗，是因为患者涉及股骨颈方向的病理改变。全髋臼的钳夹形病变或髋臼内陷的患者，进行开放的髋关节外科脱位手术来处理更好，是因为难以获得通于关节中央及处理髋臼缘最下方的镜下通道。根据后倾的程度，中心性后倾需行髋臼周围截骨术（PAO），使髋臼前倾。后倾的髋臼发育不良患者同样也需PAO治疗，而不是仅行关节镜下边缘修整，边缘修整可进一步加重髋关节不稳。钳夹形或凸轮的病理位置同样可能限制关节镜下治疗FAI的能力。如果是因为股骨颈短、大转子相对较高或成人Perches畸形造成的关节外撞击，则适合于开放手术治疗。此外，虽然大多数凸轮病变可关节镜治疗，如果一个凸轮病变延伸至后下方，则可能很难在关节镜下治疗，最好采用外科脱位技术进行处理。

术前X线片显示关节间隙小于2 mm，则提示关节病变更重，可考虑为髋关节镜手术禁忌。这些患者可能术后预后较差，最终需行全髋关节置换术。最后，无症状或关节内注射后疼痛不缓解的FAI患者，不应被视为外科手术干预的对象。

三、髋臼侧病变关节镜下治疗的外科技术

髋关节镜手术通常是在门诊患者的基础上进行。由于髋关节是一种受约束的连接，通过牵引进入髋关节中央是必要的。麻醉的选择需包括肌肉放松，以获得关节充分的牵引。这可由全身或局部麻醉来完成。一些医生使用腰丛神经阻滞进行手术镇痛。腰丛神经阻滞一般镇痛效果良好，然而这样会有一些与神经阻滞相关的跌倒的风险。因此，医生通常宁愿对门诊关节镜患者进行全身麻醉，以减少跌倒的风险。

麻醉下进行查体是有必要的，对比患侧及健侧髋关节内、外旋情况。即使在麻醉下关节内旋仍受限，可确定为机械性骨性阻挡和FAI。关节伸直位外旋活动的增加是髋关节囊松弛的表现，如FABER检查时外旋的增加。

髋关节镜手术可以在患者仰卧或侧卧位来进行，体位的选择关键在于外科医生的个人偏好，以及手术操作舒适性。将患者放在骨科牵引床或市售的附带良好衬垫会阴柱的手术台上可完成关节牵引。先将患者仰卧位安置手术台上，术侧附加一个大的会阴柱。这有助于最小化阴部神经麻痹的风险，并有利于改善关节牵引效果（图45-8）。最重要的是足部要衬垫要良好，无论是泡沫靴或多层石膏棉质，以尽量减少远端神经麻痹的危险。非手术肢体放置应完全伸直，轻度外展及最小的牵引力。

在患者进行消毒铺巾和透视之前，确定需要多少力量可充分牵开髋关节。如果有关节囊松弛的因素，那么相对较小的力量可能就足够了。在髋臼内陷的患者中，也许需要相对较大的牵引力量，以利进入关节中央。一个适当的牵引力，既能满足关节腔入路的要求，又可最大限度地减少对盂唇和软骨的医源性损伤。牵引时间应被认为类似于止血带的时间；牵引时间的延长关系到神经麻痹风险的增加。有些证据显示，牵引时间在1 h后会出现肌电图的变化，牵引时间在2 h后可能会出现神经损伤。应用牵引后，绕着会阴柱内收肢体。这样同样有助于提高牵引力，改善关节入路。而且，将手术肢体最大量的内旋。这样可

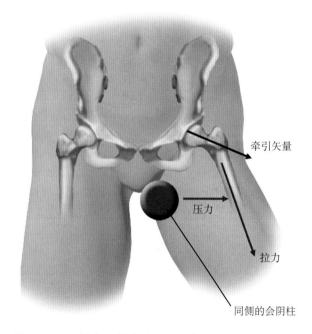

牵引矢量

压力

拉力

同侧的会阴柱

图45-8 同侧会阴柱力的矢量图解，通过在手术侧放置会阴柱对抗，可达到最优的牵引力及关节入口

减少股骨颈的相对前倾角和必要的牵引力量。髋关节内旋同样可使股骨头向前方半脱位，使进入关节中央间室更方便。

髂前上棘和大转子是建立关节镜通道的主要骨性标志（图45-9）。首先，用腰椎穿刺针在透视引导下建立前外侧通道，在去除密封器后出现气影，可证实在关节腔内。打破关节腔的密闭状态应当能够在维持牵引力量不变的情况下加大牵开关节内空间。然后置入镍钛合金导丝，沿导丝通过渐进式扩张器建立通道。开始时插入70°关节镜头。然后在直视下建立前方通道，同样是以最初的腰椎穿刺针头的放置确认位置，然后沿镍

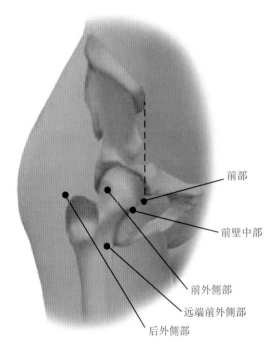

图45-9　髋关节镜通道与解剖标记。髂前上棘和大转子是髋关节镜入路的标记。虚线经髂前上棘垂直大转子连线向远端延伸。这是确认入路位置的重要参考。前外侧入路通常在透视下应用腰穿针定位，大约在大转子前缘上1 cm。前或前中通道可直视下建立。经典的前侧通道位于从大转子远端延长线与大转子垂线的交叉点倾斜45°。前中通道位于前外侧通道前内侧6～8 cm，具有比前方通道距离股外侧皮神经和股直肌肌腱更远的优势。必要时可以建立后外侧通道，位于大转子后1 cm平行于前外侧通道的后上方。采取后外侧通道应小心操作，因为它靠近旋股内动脉和坐骨神经。远端前外侧通道可以定位在外侧通道远端4～5 cm处并与其在同一直线上。远端前外侧通道可用于髋臼缘盂唇损伤铆钉的修复及股骨骨软骨成形术的操作通道

钛合金导丝进行扩张。应小心不要将套管针穿透盂唇或损坏关节软骨。

经典的前侧通道位于从大转子远端延长线与大转子45°垂线的交叉点。用于治疗股骨髋臼撞击症，改良的或前中通道可能更有用，特别是在需要进行盂唇修复的情况下。前中通道位于前外侧通道远端和前内侧6～8 cm，两者呈45°。前中通道具有进一步远离股外侧皮神经和股四头肌股直肌腱的优势，减低两种结构的损伤，它还为髋臼铆钉的钻孔和定位提供一个更好的视野。

建立前方通道后，通过前方通道插入关节镜来确定前外入路的位置。若套管通过髋臼盂唇，通道需重新定位。当发生这种情况时，应将关节镜经前外侧通道插入，用70°和30°镜头进行诊断、评估、观察盂唇和软骨损伤区域。确认原有的盂唇和软骨病变，分清股骨髋臼撞击症的类型——凸轮型撞击或钳夹型撞击。完整的软骨盂唇连接处的盂唇损伤是钳夹撞击，而软骨分层和（或）软骨盂唇连接处撕裂是凸轮撞击的表现。（图45-7）通常情况下，在髋臼缘的骨折处，在骨折片与髋臼缘之间的有纤维软骨连接。

使用射频刀或刨刀从前或前外侧通道切开关节囊，射频刀的优点在于更容易后期修复。必要时可以建立后外侧通道，位于大转子后1 cm，平行于前外侧通道的后上方。采取后外侧通道应小心操作，因为它靠近旋股内动脉和坐骨神经。根据本身的病理特点，如前方或前上方局部股骨髋臼撞击，一些外科医生有能力通过两个前侧通道进行全部操作。相反，后外侧通道有助于处理对冲性软骨损伤或盂唇的病变，以及更广范围髋臼边缘的修整。

如果术前检查和术中所见病变与钳夹型撞击一致，则需要修整髋臼的边缘。如果盂唇是完整的，可以用一把关节镜刀轻轻地将盂唇从撞击区域抬起。修整也可以经过盂唇撕裂处进行操作。应用5.5 mm磨钻打磨髋臼边缘。（图45-10）。有许多种方法来评估边缘切除范围。可以在透视引导下进行切除，消除术前看到的交叉征。髋臼上方边缘切除第一个毫米时，CEA会减小2.5°。边缘修整5 mm后，CEA逐渐减小共达5°（表45-1）。如果是通过两个前方通道来进行切除，对于髋臼缘修整的评估在前方更准确，随着向后推进，准确性降低。过度的髋臼缘修整存在医源性不稳

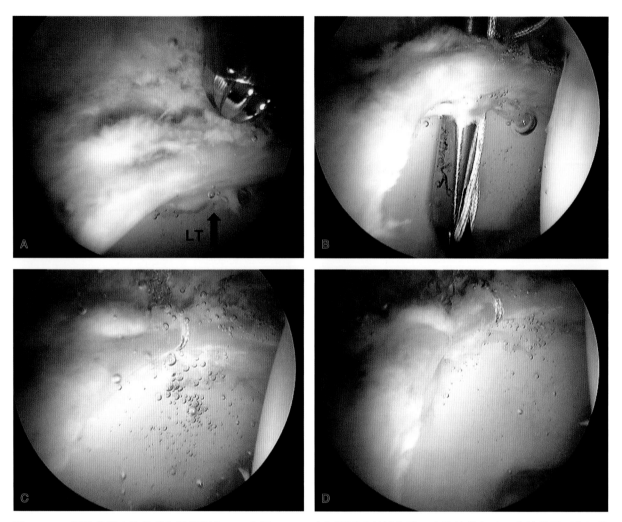

图45-10 髋关节镜臼缘修整和盂唇固定。A.应用4.5 mm直径圆形磨钻进行髋臼上缘边缘打磨。在软骨盂唇交汇处可见一处盂唇撕裂。B.盂唇固定。铆钉被固定在髋臼边缘。缝线通过缝线穿过器穿过髋臼缘。C.单股线已经通过稳定的盂唇。小心保持缝线结位于盂唇的关节囊侧，尽可能地接近髋臼缘。D.髋臼缘修整和盂唇修复的最终结果。第2根缝线缝入，使盂唇更稳定

表45-1　根据轮廓减少的毫米数所预计的CE角的改变

轮廓减少的毫米数	CE角的变化（度数）
1	2.4
2	3.1
3	3.7
4	4.4
5	5

再次影印得到了 Philippon MJ，Wolff AB，Briggs KK 等人的允许。

髋臼轮廓减少对于股髋撞击症的治疗与术前和术后的中心角有关。*Arthroscopy* 2010；26：757-761.

的隐患，因为任何骨性结构的切除、盂唇切除和关节囊切开都会减低髋关节的原始稳定性。所以在髋臼边缘切除完成的时候，应当注意保持中心边缘角至少达25°。

当出现凸轮和钳夹混合撞击时，可以看到凸轮区域髋臼软骨缺损或软骨剥脱。松动的软骨片应当被清除，根据病变的大小和性质，应行微骨折术（图45-11）。微骨折术适用于一个全层厚度局部和包容性缺损（outerbridge grade Ⅳ）或软骨下骨完整的不稳定/软骨分层损伤。微骨折术不适用于软骨下骨缺损和部分厚度软骨损伤和无法或不愿参与微骨折术后康复计划的患者。不稳定软骨区域应当应用刨刀或刮匙修整整齐，产生垂

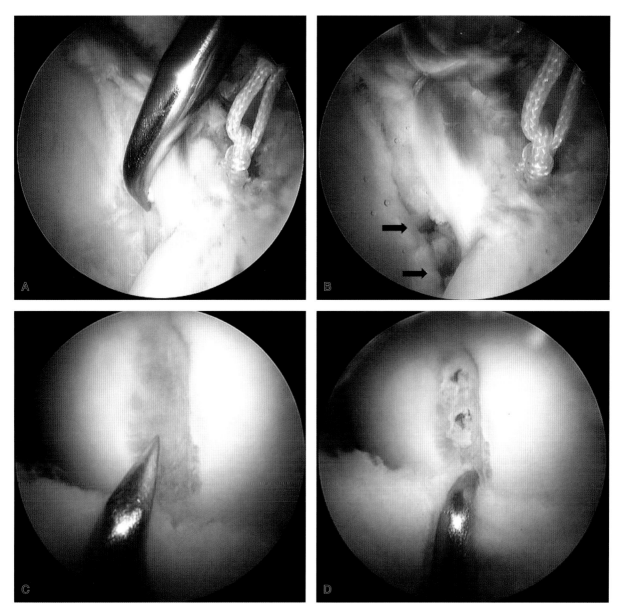

图45-11　中央间室软骨损伤。髋臼软骨分层伴相邻的髋臼盂唇撕裂（修复后），清理及微骨折术前（A）和术后（B）。股骨头局灶性软骨缺损微骨折术前（C）和术后（D）

直的边缘以容纳骨髓凝块。钙化软骨应当被去除，软骨下骨应当被完整保留。微骨折锥被用作穿透软骨下骨（图45-11）。一旦微骨折术完成，应当减低灌洗液的压力，这样可以看到骨髓和血液从微骨折孔中挤出。在一个小样本的微骨折术后髋关节镜二次探查研究中，可以看到缺损被很好地填充，特别是小的病变区域。然而，仍有一些微骨折术患者疾病持续进展，需进一步行全髋关节置换术。

髋臼缘修整后如果技术上允许的话，应进行髋臼盂唇的修复（图45-10）。关节镜下髋臼盂唇

修复的细节将在其他章节详细阐述。从生物力学的角度来看，髋关节真空配合盂唇的封闭作用增加了髋关节的稳定性，髋臼周缘的纤维环样盂唇对髋关节的半脱位提供了一个机械阻挡作用。封闭的盂唇在关节腔内形成了一薄层有压力的液体，这有利于减少身体承重时关节软骨所承受的应力及磨损。临床上，不管是切开还是关节镜下髋臼盂唇修复所带来的优良率都高于盂唇清理切除。此外，2年的队列群组放射性随访显示，盂唇修复组有更小的关节退变趋势。盂唇的血供可以来自关节囊和骨性髋臼两个途径（图45-12），因此盂

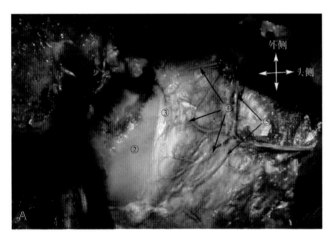
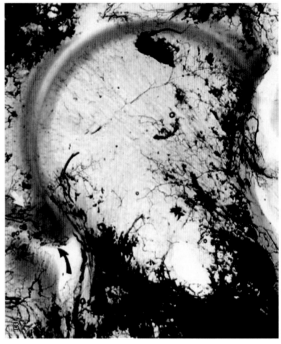

图45-12 盂唇血管。A.左髋关节后外侧观察盂唇血供的关节囊血管的大体外观。①大转子；②股骨头；③盂唇；④髋臼血管环的分支；⑤提供盂唇的径向分支。B.显微照相提示来自髋臼（纯白色箭头）和关节囊（弯曲的黑色箭头）的双重血供

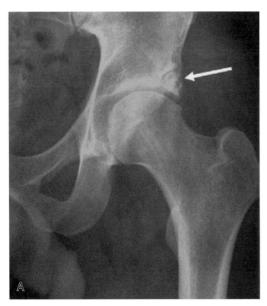
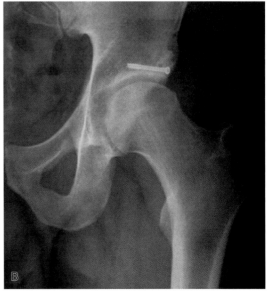

图45-13 髋臼缘骨折。A.术前中心边缘角的测量，伴或不伴有骨折片（箭头）；B.术后随访X线片，3.5 mm空心螺钉固定

唇的铆钉固定有较好的潜在愈合能力。

髋臼缘的骨折通常可以通过术前的X线片、磁共振检查或CT扫描显示出来。术前应测量骨片存在和不存在两种情况下的CEA（图45-13）。治疗的方式包括骨片清除和关节镜辅助下3.5 mm或4.5 mm部分螺纹的空心螺钉固定。

手术方式的选择取决于骨块的大小，切除整个骨块可能导致医源性的髋臼发育不良。切除髋臼与骨块之间的纤维连接可能足以改善相关钳夹撞击症状。同时另一种观点认为骨块的部分清理在改善钳夹撞击方面优于固定。

股骨颈成形术治疗骨性凸轮病变是关节镜治疗FAI的重要部分，在其他章节都有更详细的阐述。简单地说，一旦中央间室的工作完成，笔者转向外周间室，同时释放牵引。这使关节囊松弛，在外周间室更容易移动操作。笔者选择标准前外侧通道和直视下确定的远端前外侧通道。采用前中通道使用磨钻行股骨颈成形术，之后进行盂唇修复及盂唇密闭性评估。髋关节进行屈伸活动，盂唇的修复区应没有凸轮撞击（图45-14）。任何囊外的工作都在外周间室内工作完成后进行。有时髋关节比较深，如在一些整体过度覆盖的病例中，很难直接建立中央间室的通道。我们可以在透视引导下从外周间室开始做关节镜手术。切开关节囊以利于改善视野，从外周做髋臼缘切除，直到有足够的空间安全的进行中央间室操作。

皮下深部组织用2-0 Vicryl缝线缝合，皮肤用3-0 Monocryl缝合线缝合，无菌辅料覆盖。髋

关节镜治疗FAI一般在门诊进行，术后2周患者可以拄拐承受30%身体重量，在接下来的4周可逐渐完全负重行走。物理治疗通常在术后第1周开始，每周1～2次，重点强调缓慢获得关节活动度，同时避免炎症反应，应特别注意小心髋关节内旋、屈曲、外展。患者可以开始蹬车运动，尽量采用高座椅以减少髋关节屈曲时的撞击。术后早期每天冷疗3～5次，用于减轻炎症反应和镇痛。笔者术后使用CPM机来协助恢复关节活动度。

四、结论

到目前为止，还没有关节镜下治疗单纯钳夹撞击的报道。而对于单纯凸轮撞击和混合型的FAI都有相关研究。此外对于单纯钳夹撞击型的切开手术治疗已有相关研究报道。

关节镜下治疗FAI似乎能很好地缓解关节疼痛。对于混合撞击型患者接受关节镜下突出病变切除及根据需要行髋臼软骨病损微骨折术后，术后Harris评分平均增加了20分。80%的患者认为术后得到良好的结果。在一系列采用外科脱位、髋臼缘修整和盂唇修补治疗单纯钳夹撞击的患者中，80%的患者有很好的效果，疼痛平均减轻了73%。

出现软骨损伤是影响长期结果最大的预测因素，且后期常需行全髋关节置换术。长期随访接

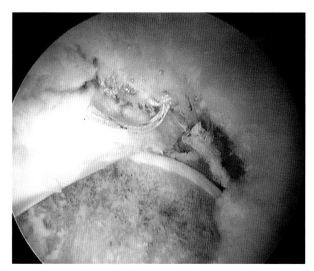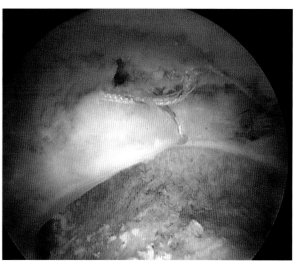

图45-14　关节镜下检查已重新固定和股骨颈骨软骨成形术后的盂唇，这证实了已无盂唇撞击

受髋关节镜治疗的早期FAI患者，结果显示无软骨损伤的患者生存率高达90%。

Outerbridge Ⅲ或Ⅳ级（严重）软骨损伤患者的生存率降至12%～20%。在另一个接受关节镜治疗的FAI群组中，122人中有10人术后2年接受人工全髋关节置换术。在这些病例中，术后还需行关节置换术也与术前软骨损伤程度有关。系统回顾发表的关于关节镜下治疗FAI所有研究转换为全髋关节置换术的有0～9%，这低于开放外科脱位（0～30%）或小切口手术（0～11%）。有零星的报道称减压不足有可能和其他外科手术一样需再次手术。关节镜下治疗FAI的并发症发生率为0～5%，低于开放外科脱位手术的0～20%。优秀的运动员的FAI接受治疗后重返赛场的报道结果有限，主要是对盂唇撕裂的治疗。

五、髋臼侧病变关节镜下治疗的并发症、易犯的错误和局限性

虽然有很多种病变和FAI可以通过关节镜下手术得到治疗，但仍存在一些局限性。髋臼缘的极前和极后方很难看清，这限制了髋臼缘切除的范围，特别是整个股骨头出现钳夹撞击的情况下（图45-15）。同样，在整体过度覆盖或髋臼内陷的患者，由于髋臼窝的位置很深，很难进入到中央间室。

异位骨化是一个公认的髋关节镜术后的并发症（图46-16）。许多学者采用多模式镇痛，在术后前2周给予非甾体类抗炎药预防患者疼痛。疼痛性粘连是经常再次行关节镜手术的原因，特别是凸轮型或钳夹型减压不足时。已经有1例文献报道了关节盂唇修复后发生了股骨头坏死。这被认为与关节镜手术过程中牵引时间有关。由于外侧支持带和旋股内侧动脉穿支与外侧凸轮病变的邻近关系，凸轮型病变减压后股骨头坏死也是潜在的需要关注的问题。然而，这还没有在文献中报道过。

牵拉相关的神经麻痹和腹股沟损伤在髋关节镜术后并发症中最频繁发生。会阴部和股外侧皮神经似乎是最频繁受到影响，短时间坐骨神经麻痹和勃起功能障碍也被报道过。报道的腹股沟受伤包括会阴血肿、阴道撕裂和阴囊坏疽。这些可通过努力减少牵引总时间，以及使用大量敷料保护会阴来尽可能降低风险。

有文献报道关节边缘修整术后出现不稳定，包括显著的脱位和半脱位。术前应注意中心边缘角，同时在术中应关注切除的总量，以避免造成医源性发育不良。盂唇和（或）关节囊修补可以减小术后出现不稳定的风险。也有文献报道过股骨颈成形术后出现股骨颈骨折。根据尸体模型，建议切除的上限是30%。切除股骨头-颈交界处前外侧的30%，虽然造成骨折所需的负荷显著减少，但仍能和其他正常股骨一样支撑负重。吸

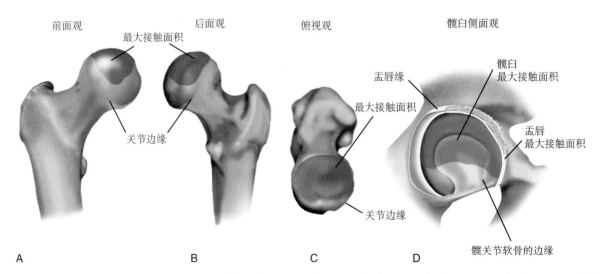

前面观　后面观　俯视观　髋臼侧面观

最大接触面积

关节边缘

盂唇缘

最大接触面积

关节边缘

髋臼最大接触面积

盂唇最大接触面积

髋关节软骨的边缘

A　　B　　C　　D

图45-15　髋关节镜下股骨头四面观。粉色部分表示股骨头软骨最大接触面积，髋臼侧面观，粉色表示可以关节镜器械可以到达的髋臼软骨和髋臼缘区域，髋臼缘更前方及更后方的显露很困难，限制了髋臼缘切除的范围

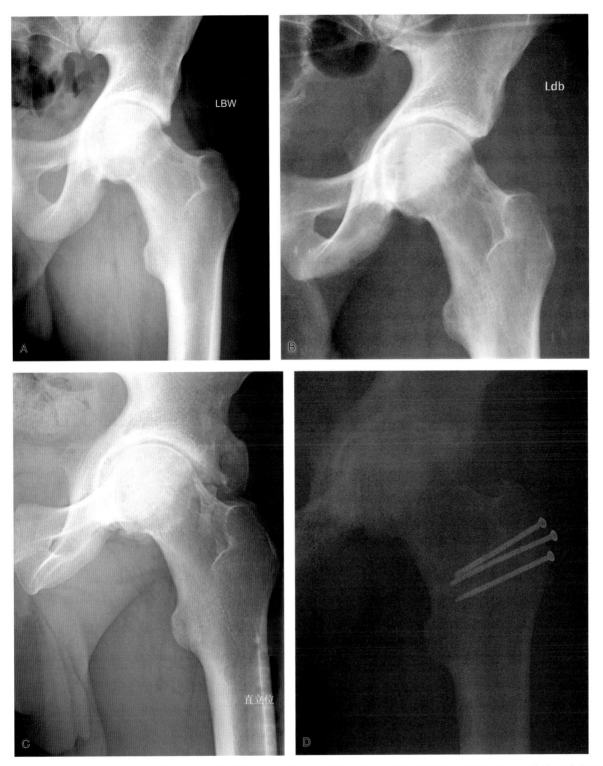

图45-16 髋臼过深的髋关节髋臼边缘切除术后异位骨化。A.术前骨盆正位X线检查显示髋臼过深；B.边缘切除术后即时X线片；C.同一患者术后27个月X线显示广泛异位骨化；D.外科脱位，异位骨化清除术后即时X线片

烟者、饮食失调、曾有过骨折或骨质疏松的患者建议术前行骨密度测试，术后6周内保护性负重以降低股骨颈骨折的风险。

内镜相关的并发症已在文献中报道过。医源性关节软骨损伤可能不被认识或漏报。关节镜术中可能发生器械断裂在关节内，这是很麻烦的情况，主要是与膝或肩相比，髋关节的软组织覆盖更多。尽管如此，通常情况下还是可以取得出来的。渗液引起腹腔筋膜室综合征，甚至延伸至胸腔。在通过关节囊口切断腰肌肌腱时更可能发生这种情况。渗液进入腹腔的警示包括不能保持关节膨胀、频繁冲洗、腹部和大腿膨胀及急性低体温。如果患者保持稳定，治疗可能涉及患者自身利尿排泄的同时进行密切监测。然而，腹部筋膜室综合征中不稳定的患者可能需要行紧急剖腹探查术来保护终末器官的功能。

六、小结和结论

关节镜下治疗FAI的髋臼侧病变通常被认为是安全的，在一个有经验的外科医生手中会产生良好的效果。它对于单纯的钳夹型撞击患者和混合凸轮钳夹型撞击的患者造成最小的软骨损伤。在这类患者中，关节镜下治疗FAI与开放性外科脱位相比有更低的并发症且更少人需再次行关节置换术。关节镜治疗FAI也有一个好处就是可以在门诊开展。学习髋关节镜手术有一个显著的学习曲线，外科医生应意识到潜在的并发症和易犯的错误。最后，不是所有的FAI患者都需行关节镜下手术治疗，更严重的畸形或发育不良的患者更适合开放性手术。

第46章

关节镜治疗股骨髋臼撞击症时盂唇的处理

原著者　Marc Safran，Eli Chen
译　者　官建中

一、引言

以往的髋关节骨性关节炎前期病变主要是指髋臼发育不良、关节软骨退变等，这种情况引起的关节炎多需手术置换髋关节。现在的股骨髋臼撞击症（femoroacetabular impingement，FAI）已成为髋关节骨性关节炎前期病变的主要部分。而保留髋关节技术的兴起，即在过度使用或其他病程的早期维持髋关节的正常功能，这引起了骨科同仁包括儿童骨科、成人关节重建、创伤、运动医学等方面专家的广泛关注。关注的重点主要集中在以股骨髋臼撞击症和与之相关的髋臼盂唇及软骨病变方面。基于这种理念，髋关节镜越来越多地被应用，其原因主要在于该技术具有微创、减少致残率，操作同时可以观察到关节表面情况等优点。

早期的应用表明该方法很成功，它在成像、仪器化、手术技术方面的持续改进，使人们对髋关节生物力学和病理生理学有了进一步的了解，拓展了关节镜的手术适应证。

引起这些手术技术改变的原因是我们对髋臼盂唇的功能、解剖结构对手术的影响有了进一步认识。

尽管最初认为髋臼盂唇主要是维持髋臼静态稳定装置，但它在维持髋关节内部液体密封性以减少软骨表面摩擦及提供负压的密封环境方面起了重要作用。在结构上，其在髋关节前、后壁独特的盂唇-软骨连接，以及其三角形结构，已经表明盂唇是如何损伤和修复的。

本章主要讨论髋关节镜下盂唇的病理类型、关节镜治疗的适应证，以及手术技巧等方面的内容。

二、盂唇病理分型

考虑到髋关节盂唇在维持正常髋关节生物力学方面的重要作用，在FAI手术时明确盂唇病理分型至关重要。目前，有多种针对盂唇病理的分型体系。Czerny等描述了一种根据磁共振关节造影（MRA）结果及对部分患者进行手术治疗的结果进行分类的系统。与传统单一MRI结果相比，MRI联合关节造影将诊断准确率从36%提高至91%。根据增强剂渗透的深度进行分期，进一步根据盂唇增厚及盂唇出现凹陷的情况分为多个亚期。

通过诊断性关节镜和髋关节活动度检查，包括动态撞击试验，使我们能够直观地评估髋关节的病理情况。还有学者提出多种其他分类系统，但究竟哪一种分类系统对预后具有最佳的预测价值并没有达成共识。

根据位置对盂唇撕裂进行分类是将髋臼分为3个象限或将髋臼定义为一个钟面。

无论是对于左侧还是右侧髋关节，在钟面模型上，将髋臼横韧带定义在6：00位置，髋臼前壁定义在3：00位置（图46-1）。尸体标本显示出不同的关节囊韧带，它们的位置与关节镜下所见一致，同时还清晰地显示出中央间室和外周间室的解剖标志。

其他分类系统基于组织学表现、肉眼外观、形态学或可能的病因病理。Seldes等根据组织学评估结果将盂唇撕裂分为两种类型（图46-2）。第1型为盂唇从关节面分离（盂唇-软骨分离）；第2型为盂唇内部损伤型，唇体内部有一处或多处裂面。Lage等描述了一种据关节镜下观察的分类

系统，该分类系统与膝关节半月板撕裂的分类方法相似（图46-3）。根据病因（创伤性、退变性、特发性、先天性）或形态学表现（径向翻瓣、径向纤维化、纵向撕裂、不稳定）撕裂可以细分为4个亚型。据形态差异统计，第1型（径向翻瓣）最常见（56.8%），包括盂唇游离缘中断。径向纤维化（26.1%）与关节软骨退变相关。

纵向撕裂型（16.2%），出现在盂唇与髋臼连接边缘处。第4型为异常活动性撕裂，占5.4%。McCarthy等将盂唇撕裂和邻近软骨损伤一同纳入分类系统中：0期包括盂唇挫伤合并邻近滑膜炎；1期包括盂唇间断撕裂而无股骨头、髋臼软骨的损伤；若合并股骨头软骨损伤则为2期；若合并髋臼软骨损伤则为3期。根据髋臼软骨损伤大小，3期可进一步分为两个亚型，软骨损伤小于1 cm为3A期，大于1 cm为3B期。盂唇撕裂见于弥漫性髋关节炎改变时为4期。

近期，多中心髋关节镜效果研究协作组（MAHORN）提出了一个分类系统，以研究盂唇撕裂，并明确不同类型撕裂的预后是否有差异。（表46-1，图46-4）。

该分类系统将盂唇的全部损伤表现和形态特

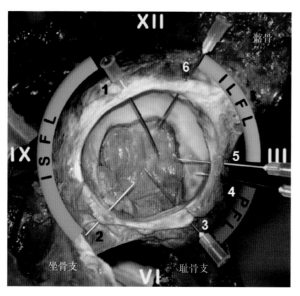

图46-1 用钟面代表盂唇解剖位置。无论是在左侧还是右侧髋关节3:00位置都表示前壁。罗马数字表示钟面时点位置：3:00是前壁，6:00是下壁，9:00是后壁，12:00是侧壁（Reprinted with permission from Freehill MT, Safran MR. The labrum of the hip: Diagnosis and rationale for surgical correction. *Clin Sports Med.* 2011;30(2):293–315.）

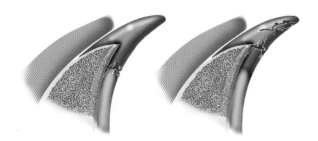

图46-2 髋臼唇横断面的组织学表现。1型撕裂位于盂唇-软骨连接处，2型撕裂伤及盂唇内部。最常发生于盂唇前缘（Redrawn from Seldes RM, Tan V, Hunt J, et al. Anatomy, histologic features, and vascularity of the adult acetabular labrum. *Clin Orthop Relat Res.* 2001;382:232–240.）

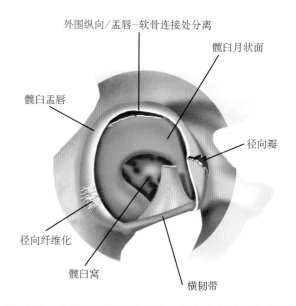

图46-3 各型盂唇撕裂的形态。径向翻瓣撕裂包括盂唇游离缘的损伤伴离散瓣形成。径向纤维化撕裂通常在盂唇游离缘有絮状物出现。纵向撕裂包括盂唇-软骨连接处的分离（Redrawn from Lage LA, Patel JV, Villar RN. The acetabular labral tear: An arthroscopic classifcation. *Arthroscopy.* 1996;12:269–272.）

表46-1 多中心髋关节镜效果研究协作组（MAHORN）盂唇撕裂分类系统

正常
发育不全/增生
撕裂
　复合型/退变的
　盂唇-软骨分离
　部分
　完全
　翻瓣
内部改变
　黏蛋白样/黄色
　松软的
　挫伤
　骨化
　钙化

[MAHORN, Multicenter Arthroscopic Hip Outcomes Research Network. Reprinted with permission from Freehill MT, Safran MR. The labrum of the hip: Diagnosis and rationale for surgical correction. *Clin Sports Med*, 2011, 30(2):293–315.]

点，连同病理改变都考虑在内。

该分类系统不仅描述了撕裂，还对一个外形完整的盂唇内部改变进行了描述。尽管其仍然处于初级阶段，但其目的是为盂唇撕裂模型建立参数及更细致地描述盂唇改变与临床预后的关系。

当前，资深专家在临床应用时使用Seldes 分类系统，在结果分析时使用MAHORN分类系统，Seldes分类系统主要用于指导盂唇撕裂的治疗。撕裂发生在盂唇－软骨连接处时借助供应髋臼的血供可以自行愈合。然而由于盂唇几乎无血液供应，导致内部损伤无法自行修复，通常需要通过盂唇部分切除来治疗。这些分型的区别决定了哪一类适合修复，哪一类更适合清理。MAHORN分类系统通常被用于描述手术时盂唇检查所见以进一步评估术后长期疗效。目前，尚不明确严重畸形的或退变的盂唇是否能够维持其生理功能，或是否更易被撕裂而产生临床后遗症。术中评估是近期才被用于临床的，通过长期随访数据对临床疗效进行评估，决定如何处理这些

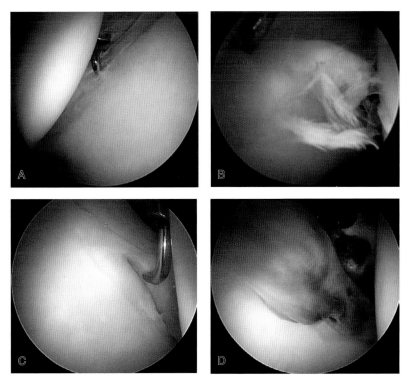

图46-4 关节镜下盂唇不同的损伤类型。A. 1例钳夹撞击型患者盂唇发育不全合并撕裂；B.复合型/退变性盂唇撕裂；C.盂唇－软骨分离伴部分相对正常盂唇；D.盂唇松软伴有挫伤

损伤。

三、外科决策

不管应用哪种分类方法，对患者整体状况的仔细评估至关重要，包括患者髋关节功能损伤程度、疼痛程度、伴随疾病、期望值及治疗目的。

明确损伤的性质（创伤性或慢性劳损）也有助于选择合适的修复方法。最后必须明确盂唇损伤是适合行修复术还是适合清理术。确定导致盂唇损害潜在的原因并给予处理也至关重要，同时还要认识到相关损害因素（如邻近软骨剥离），并在最终决策过程中综合考虑这些因素。因为愈合过程中血供至关重要，且越靠近外缘血供越少，所以盂唇损伤的位置直接影响预后。盂唇组织的质量也是决定修复组织是否可靠，以及随后是否发生再撕裂的一个因素。系统性疾病（如Ehlers-Danlos综合征）和局部组织变薄也应考虑到。

以往注意力较集于对髋臼唇的清理上，在30年前，Harris等在术中发现，有8例特发性退行性骨性关节炎患者的盂唇位于股骨头和髋臼的接合处。他们认为这种盂唇翻转是由于发育异常导致的，并引起退行性骨性关节炎。最近，Seldes等观察了67例尸体标本的髋关节，该组样本平均年龄78岁，他们除了描述髋臼盂唇的撕裂情况外，还指出这种现象在老年性髋关节炎中是非常普遍的。他们也认为这是引起髋关节退行性疾病的可能原因之一。

尽管现在大家普遍认为盂唇损伤是退行性改变的结果，而不是原因。当髋关节骨性关节炎患者有盂唇撕裂症状时，也会考虑行关节镜下清理术，尽管其疗效不如那些不伴有髋关节炎的患者。

盂唇撕裂很少发生在无骨性异常情况下，这是Wenger等和Dolan等分别使用标准骨盆平片和髋关节CT扫描得出的同样结论。患者出现FAI早期症状伴盂唇损伤通常是由骨性撞击引起的，若患者有盂唇发育不良则可能出现盂唇撕裂。解决这些引起盂唇损伤的根本原因是防止复发和缓解症状的关键所在。在这些病例中，如果有可能的话，要尽量保持关节的功能。

一般来说，FAI分为3类：凸轮型、钳夹型和混合型。在凸轮型中，股骨头-颈结合处的骨质增生，引起髋臼唇缘升高，而后导致盂唇-软骨连接处分离。由于异常凸轮结构接近盂唇缘，应力经盂唇底部传导引起盂唇向外倾斜（图46-5）。

这种情况下往往会出现关节软骨分层或开裂，且通常裂隙较深并局限于髋臼前上方。在股骨髋臼撞击症早期尽管盂唇通常与髋臼缘分开或脱离髋臼缘，但盂唇体部仍然与轻度变形的正常结构相连。在解决骨性异常及伴随的软骨损伤后，这些撕裂通常可以修复。

在钳夹型撞击症中股骨头覆盖过多导致盂唇和邻近软骨受压。盂唇承受直接压力作用，导致盂唇内部损伤。周围软同样受到压力作用致内部纤维化和损伤（经J.W. Thomas Byrd, MD.允许使用）。

在凸轮型撞击症的后期，盂唇可能会发生明显撕裂并从软骨边缘完全分离。尽管这种损伤也可以被修复，但同内部损伤型一样，血供受损会使修复的效果变差。在钳夹型撞击症患者中，股骨头被较深的髋臼缘过度覆盖，引起典型的盂唇内部损伤。

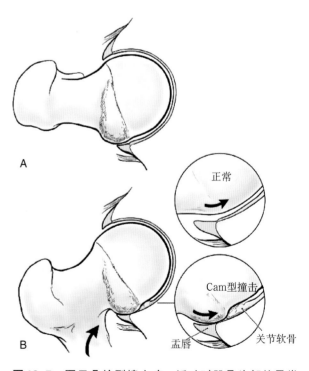

图46-5 图示凸轮型撞击症。活动时股骨头部的异常骨性突起进入髋臼时与髋臼缘接触，盂唇被挤向外侧，髋臼软骨受剪切力作用逐渐分层。盂唇最初未受损伤，但随着时间延长，会出现继发性损坏（经J.W. Thomas Byrd, MD.允许使用）

在这种情况下，钳缘夹击股骨颈致盂唇受压，其大体形态发生改变。虽然盂唇仍然附着于髋臼缘，但经常会发生不可修复的损伤，并出现纵向纤维的纤维化和数目减少（图46-6）。

钳夹型撞击症的关节软骨损伤主要不在于损伤的深度，而是它的损伤范围是否波及整个髋臼缘。这可能包括髋臼后侧损伤伴股骨头受损，这种损伤是由杠杆作用引起的，被称为对侧损伤（图46-7）。

这种类型的盂唇损伤一般通过清理术处理，其目的是限制进一步撕裂发生并减少疼痛。如果盂唇完整性尚可，可先将盂唇从髋臼缘分离，在行髋臼成形术后，再将之固定在新的髋臼缘上。有些医生会尝试完整地保留盂唇而进行髋臼成形术。但是，由于髋臼骨性结构是盂唇附着的基础，这可能造成盂唇不稳，需再次手术修复，资深术者并不优先选择这项技术。

混合型撞击症同时具有以上两种类型的特征（某一类型的损伤可能占主导地位），需要结合上述两种技术以恢复盂唇的功能。在盂唇的不同区域可能会出现这些变化（如凸轮撞击在前上方而钳夹撞击在后上方），这常可由邻近软骨的磨损情况反映。

最后，对正常髋关节的盂唇不可修复性损伤的重建手术在此前已有描述。这里介绍其他不同移植方案以供选择，包括同种异体移植和自体髂胫束、圆韧带、股薄肌和股直肌移植（Thomas Sampson，医学博士，个人交流）。这些方法均尝试通过外源性组织替代盂唇来重建其功能。虽然在短期内看似有效，但其长期随访结果未见相关报道。此外，缺乏数据表明这些技术可以有效恢复盂唇的功能。

（一）疗效

近年来随着对盂唇认识的进一步加深，手术治疗盂唇疾病逐渐增多。随着术后中长期疗效的数据越来越多地被报道，许多针对盂唇病损，包括对骨性结构异常的治疗方法已经有所改变。

许多文献报道中的样本具有异质性，其中包含不同的病因，如外伤、发育不良、关节炎和股骨髋臼撞击症。此外，就某项新技术和新方法而言，目前针对关节镜治疗术后效果的绝大多数研

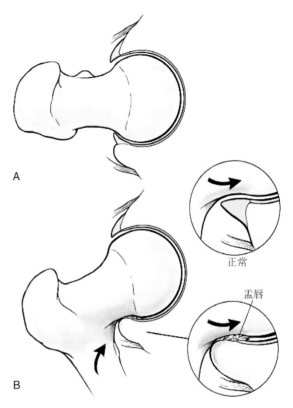

图46-6 钳夹型撞击症（Reprinted with permission from J.W. Thomas Byrd, MD.）

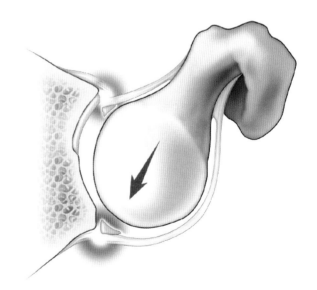

图46-7 对侧撞击损伤。髋关节屈曲，前上壁撞击来自钳夹损伤，股骨头半脱位后壁受到转移力作用。结果是髋臼后下方的关节软骨和盂唇受到剪切型损伤（红色箭头）[Redrawn from Shindle MK, Voos JE, Nho SJ, et al. Arthroscopic management of labral tears in the hip. *J Bone Joint Surg Am*. 2008;90(suppl)4:2–19.]

究仍然是循证医学中的Ⅳ级证据，这是由于使用了那些原本被用来评估髋关节置换术后效果的评估体系限制了数据的分析。随着关节镜设备和技术的改进，提高了我们在髋关节内进行复杂操作的能力，许多早期的报道可能无法准确反映当前关节镜下行盂唇手术的状况。

近期一篇关于开放性盂唇清理术或修复术治疗FAI的荟萃分析文章表明疗效显著者占76%～100%。Farjo等于1999年首次发表了一篇关于关节镜下治疗盂唇撕裂的文章，他们对28例髋关节术后随访发现（平均年龄41岁，随访34个月），是否存在关节炎是唯一与疗效相关的因素，而无论关节炎是表现在放射学改变上的还是在关节镜下见到的软骨软化。随后，Santori和Villar发表了一篇关于关节镜下清理术治疗58例盂唇撕裂患者的文章，他们在改良Harris髋关节评分表的基础上，对这些患者进行了为期3.5年的随访，发现术后并未出现伴随的软骨损伤，总体满意率为67%。最近，Byrd和Jones报道了关节镜术后10年随访结果的数据，他们采用改良Harris髋关节评分表，发现与临床疗效差最相关的因素是之前已经存在的髋关节骨性关节炎。在没有关节炎患者中术后3个月Harris评分增加39分（中位数），并在整个随访期保持不变。伴股骨头缺血性坏死的患者手术效果也不佳，尽管在这些病例中关节镜手术只是作为姑息性治疗。

综上所述，这些数据表明对盂唇撕裂行清理术的疗效做出最终结论还有一定困难。用合并髋关节炎或其他髋部疾病的FAI患者的预后来评价单纯FAI早期患者，给临床疗效的评估蒙上了阴影。此外，使用最初设计用来评估髋关节骨性关节炎患者疗效的评分系统，可能因天花板效应低估了年轻活跃患者的功能恢复。最后，对具体病例的手术适应证进行仔细检查提示了治疗方式的多样性，包括游离体去除术、滑膜切除术、软骨软化清理术和（或）盂唇撕裂清理术。治疗盂唇撕裂时，处理髋关节基础疾病可能更重要。Bardakos等对行盂唇清理术治疗凸轮型FAI患者的疗效进行了比较，在1年的随访中发现，盂唇清理术同时行盂唇切除术（股骨成形术）的患者术后评分较单纯行盂唇清理术高。

相对于盂唇清理术，盂唇修复术是最近才开展的，其术后疗效的数据较盂唇清理术少得多。

考虑到盂唇在保持正常的髋关节生物力学方面的重要作用，根据临床经验，如果条件允许时尽可能修复盂唇，这对恢复正常髋关节功能产生最好的效果。由于外周血供的特点，盂唇-软骨连接处撕裂的预期治愈率高于中间部位的撕裂。

Philippon等采用绵羊模型中观察到盂唇的修复能力。他们用单个锚线套环缝合法在关节镜下修复一个1.5 cm宽的盂-软骨分离，12周后虽然在某些病例中盂唇未完整愈合，但是盂唇全部恢复了稳定性。虽然术后没有固定肢体，盂唇损伤裂口仍然通过纤维瘢痕组织形成达到愈合，但在软骨-盂唇连接处均遗留浅的裂隙。

Greaves等在尸体标本上研究了盂唇修复对股骨头关节软骨张力的影响。他们用3个锚钉垂直褥式法修复一个3 cm宽的软骨-盂唇分离，能够使一个完整软骨样本的平均和最大张力得到恢复，分开或切除盂唇-软骨分离会导致盂唇张力增加。

目前，单纯髋臼盂唇修复术后效果的报道很少，但是以往的大宗病例报道中含有相关的结果。在2006年Espinosa等通过TöNNIS分级分析这些患者亚组情况时发现，与盂唇部分切除术相比，行开放手术脱位股骨头和盂唇修复的患者在影像学上进程较慢。在术后1年和2年运用改良Merle d'Aubigné评分系统（表46-2）衡量术后疗效得到类似的结果。最近Philippon等发表了8个多月收集的112例接受髋关节镜治疗的FAI患者的前瞻性数据，其中有行股骨颈或髋臼成形术，盂唇清理术，盂唇修复或各种术式组合。多变量分析表明，盂唇修复（较盂唇清理术）在术后2年更有希望获得更高的改良Harris髋关节评分。然而，选择性偏差可能混淆这些研究结果，如盂唇撕裂行盂唇部分切除术的病例更可能存在于那些伴有严重疾病或损伤患者中。

Larson和Giveans等对盂唇清理术或再置术FAI患者的回顾性比较研究，使用改良Harris髋关节评分、SF-12和VAS疼痛评分进行疗效评估，发现再置术患者在术后1年改良Harris髋关节评分明显改善（平均94.3分，盂唇清理术88.9分），并有更高的满意率（在16.5个月时89.7%优良，在21.4个月时66.7%）。然而，行清理术组多代表早期疾病样本，因此在两组数据收集期间，由于材料或技术方面的进步可能影响结果而产生偏差。

表46-2　改良MACGS评分根据疼痛、功能和活动度计算总得分

临床分级系统	
	分值
疼痛	
无	6
轻度或间断性	5
行走后疼痛，但可缓解	4
中度疼痛但仍可行走	3
严重疼痛，行走不能	2
行走	
正常	6
不拄拐可行走，但轻度跛行	5
长距离行走需拄拐	4
即使有辅助行走也受限	3
严重受限	2
行走不能	1
活动范围	
95%～100%	6
80%～94%	5
70%～79%	4
60%～69%	3
50%～59%	2
<50%	1
临床评分	
非常好	18
好	15，16或17
一般	13或14
差	<13

运动范围表示为正常髋关节值的百分比。这是在获得受损髋关节屈伸、外展、内收、外旋和内旋总运动范围后计算与正常髋关节的运动范围的比值

将疼痛、行走、活动范围所得分值相加为临床评分

(Reprinted with permission from Matta JM. Fractures of the acetabulum: Accuracy of reduction and clinical results in patients managed operatively within 3 weeks after the injury. *J Bone Joint Surg Am*. 1996; 78(11):1632–1645.)

最近，Schilders等回顾了151例（156个髋关节）行髋关节关节镜治疗FAI患者的数据。在排除晚期退行性改变后，将患者分为盂唇修补和盂唇切除术两组进行回顾性分析，修补术的患者术后改良Harris评分改善较切除术更明显。修补术术前评分60.2改善至术后93.6，切除术术前评分62.8

改善至术后88.8。改善时间至少2年（平均2.44年，范围为2～4年）。

要依据术中所见盂唇的病理类型来决定是行盂唇修复术还是切除术。虽然这可能导致潜在的偏差，但术前改良的Harris评分表明两组间无明显差异。

如前所述，评估结果的准确度受评分系统影响。Harris评分不足以检测年轻活跃患者功能上的差异。然而，早期的数据主张如有可能尽量行盂唇修复而非盂唇切除。

一般情况下，在不合并其他病理改变的单纯FAI中，不可修复性盂唇损伤很罕见，盂唇重建是恢复盂唇功能的一种方法。Philippon等描述了一种用自体髂胫束将其做成管状重建盂唇的技术，因髂胫束离手术部位较近取材方便，取材后将非筋膜组织剥离卷成管状，沿盂唇缺损周缘将其锚定。术后康复过程同盂唇修复术后相同。

另外，Sierra和Trousdale等报道了用圆韧带重建盂唇的方法，在开放手术中按Ganz等描述的方法使髋关节脱位，将圆韧带从其插入横韧带和髋臼窝处剥离以取得最大长度，圆韧带从股骨头小凹切下后将滑膜组织剥离到一边以便将其固定在骨质上。如果移植物长度不够，可将圆韧带纵向切开，注意不要将两端完全分离，这种方法可有效地将移植物可用长度增加1倍。

使用其他来源的移植物如股薄肌或股直肌（Thomas Sampson报道）也可获得较好的早期效果。然而，这些方法均未见长期随访数据报道。Philippon等对37例（平均年龄37岁；范围18～55岁）行髂胫束移植重建盂唇的患者，做了至少1年的随访（平均随访18个月；范围为12～32个月），发现改良Harris髋关节评分从术前的平均62分增加至术后的85分。然而，8%的患者在随访期因疾病进展行全髋关节置换术。

Matsuda对另一个更小样本研究发现，与对照组相比无关节炎患者行股薄肌移植重建盂唇术后有8例髋关节评分（平均年龄34.6岁；范围18～58岁）明显改善，该研究平均随访期17.3个月（范围为12～27个月）。

（二）外科手术技术

鉴于其血管分布和血供较少，盂唇自我修复

能力非常有限。传统的清理术（即部分盂唇切除）限制撕裂扩展，缓解疼痛，以及通过去除不稳定的撕裂部分消除潜在的力学症状。

明确撕裂类型和盂唇损伤机制可指导是否切除。

对于径向撕裂和内部撕裂，因盂唇的中央部分受影响，其血供特点使其愈合的可能性不大。这些类型最好的治疗方法是通过清理术使盂唇边缘稳定。

同样的，盂唇退行性撕裂导致其轮廓消失，胶原纤维紊乱，由于长期的慢性损伤，撕裂的盂唇碎片血供逐渐减少，这种撕裂通常是无法修复的。相反，对于盂唇-软骨分离，由于盂唇完整地从髋臼缘脱离，脱离后有新生的血管附着于盂唇周缘而适合修复盂唇。

髋臼成形术，包括将盂唇从髋臼缘拆卸和再固定，盂唇与重塑髋臼缘的愈合就依赖于此血供。

同其他部位关节镜技术一样，切口的选择对能否准确进入手术区域至关重要。在FAI患者中，盂唇损伤通常发生于髋臼前上缘（1：30在右髋，10：30在左髋）。

资深术者优先采用后外侧切口联合标准的前外侧和前中部切口，行镜下锚定、缝合。

增加一个标准的前切口常用来将盂唇从髋臼缘分离，在盂唇周围缝一根牵引线，这样使用一个70°关节镜可使手术视野完美呈现，同时在盂唇修复过程中为锚定置入提供一个合适的路径。

在单纯盂唇清理术中，结合不同器械的使用可达到烧灼或切除病变组织的目的。机械吸引削切器，配合不同类型的工作面可用于切除磨损或纤维化边缘，以及带蒂的撕裂。改进后的半月板咬除器和关节镜剪刀可以用来修理撕裂的边缘或去除较大的撕脱碎块（图46-8）。第3种可供选择的方案是射频消融术，它可有效地修理出光滑的边缘。一些射频设备设计成较细的干部和可弯曲的头部，这使得在关节腔内具有良好的操作性能。使用射频消融设备提供的热量能够将盂唇切除后遗留的松散胶原纤维清除。但需要注意这种热能可能会对关节软骨造成热损伤，所以在使用过程中应避免射频器头部与软骨直接接触或过度加热。

盂唇清理术的目的是在去除毁损的撕裂端后尽可能多的保留正常盂唇组织，稳定的盂唇边缘有助

于降低盂唇再撕裂的风险或限制撕裂进一步蔓延。盂唇含有环形纤维组织，行盂唇部分切除术可能会影响盂唇功能，然而，盂唇仍与髋臼缘大部分骨性结构附着，特别是在离撕裂处较远的区域，这表明尽管切断了盂唇周围纤维化的胶原纤维，盂唇仍然保留了它的基本功能。

盂唇修复是一个更为个体化的过程，这基于不同的病理类型及在多大程度上可以挽回盂唇。简单的例子就是一部分盂唇受暴力作用在基底部从髋臼缘撕脱，造成桶柄样撕裂，而盂唇体部并未损伤，这是适合行盂唇修复术的理想案例。

在这里手术的目的是将撕裂的盂唇原位缝合以恢复其功能。制订盂唇修复策略时需谨记盂唇能够增加髋臼窝的深度为关节内容物提供机械约束力，同时，盂唇的液体密封作用能保持关节适当的流体动力学和抽吸现象。从关节压迫力对软骨健康的影响这个角度来说，后者可能对维持长期疗效更重要。

缝合锚钉置于关节软骨的边缘有助于将盂唇固定到合适的修复位置。值得一提的是，缝合锚定的植入有几个技术要点，与肩关节盂唇相似，对髋臼缘行清理术可以促进盂唇-骨界面愈合。这在处理钳夹擦伤从悬挂的位置退回来的髋臼成形术中尤为重要。

与肩关节不同，髋臼盂唇是狭窄的楔形，这使得锚钉植入更加困难。此外，考虑盂唇的曲率

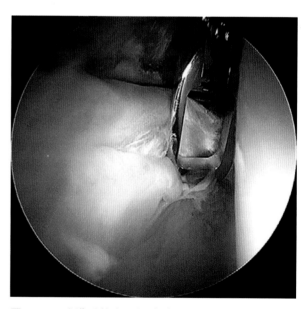

图46-8 改进后的半月板咬除器可用来切除无法修复的盂唇碎片

半径需要从一个陡峭的角度植入锚钉，以防止关节被钻和（或）锚钉损害。如果钻入角度过陡可能会穿透髋关节软骨；相反，如钻入角度过平可能会穿透髋臼缘骨质。

在选定锚钉植入路径时，必须考虑到狭小的安全范围以避免这两个陷阱。Hernandez和McGrath描述了一个关节囊外植入锚钉的安全区，直径小于3 mm，离髋臼缘2.3～2.6 mm，推荐瞄准角度约10°。他们在尸体研究中发现，根据锚钉的大小和位置不同，最大的插入角度为17°～23°（与关节面垂线的夹角，图46-9）。

然而，这些测量是在没有任何明显病理状况的尸体标本上进行的，且没有考虑到髋臼深度（中心边缘角）和髋臼倾斜度的影响，并且该测量是在盂唇修理之前。另外，在凸轮型FAI中伴随髋臼软骨丢失，可能导致髋臼缘正常解剖结构改变。

最佳的缝合方法尚未确定，许多学者主张简单的盂唇环扎缝合。该方法的优点是保证了固定和缝合时的安全性和易操作性。如前所述，这些学者所用的方法具有良好的效果，然而，最近关注于更接近于解剖结构的盂唇固定方法。长期以来，资深术者的经验是采用简单的环扎缝合可以将盂唇拉离髋臼关节面，但同时也导致盂唇游离缘翻转和密封效果的降低（图46-10）。在未公开发表的数据中，作者证明了一个简单的环扎缝合修复并不能恢复盂唇正常的运动力学，最终导致盂唇变形（图46-11）。相反，垂直褥式缝合技术，将缝线一端在盂唇后面，另一端从关节侧穿过盂唇基底部到关节囊侧，这样避免了盂唇变形，使盂唇游离缘能够密封关节，同时在关节囊侧打结进一步将盂唇推向股骨头。Mauro等也支持这种观点，垂直褥式缝合不会使盂唇变形同时避免了缝合处和髋臼承重软骨的直接接触。Fry和Domb阐明了环扎缝合是如何将盂唇横断面由正常的三角形变成束带状，并从股骨头侧翻转过来的。他们习惯于在获得盂唇基底部稳定后行垂直褥式缝合时将锚钉缝线的一端或两端穿过盂唇以维持盂唇关节面稳定。

在使用这种方法时需警惕器械穿过盂唇体部时可能导致盂唇内部撕裂或直接劈开。这在盂唇已经存在损伤时更易发生，若不当使用较大器械穿刺将加剧盂唇损伤。尽管如此，资深术者在行

垂直褥式缝合时喜欢使用一次性细线穿刺装置将缝线一端穿过盂唇体部，另一端绕过关节囊侧，以避免上述情况发生。这种缝合方式在盂唇背面提供了有效的支撑，从而恢复正常盂唇解剖结构时的流体动力学。单线穿梭系统在减少组织损伤方面优于镍钛合金线。

不论修复盂唇时采取何种特殊方法，处理引起盂唇损伤的根本原因十分重要。在凸轮型盂唇损伤中如果切除不充分或髋臼覆盖过多，可能导致盂唇再次损伤。术中从外周间室观察并动态评估髋关节活动范围，有助于评估剩余撞击损伤。

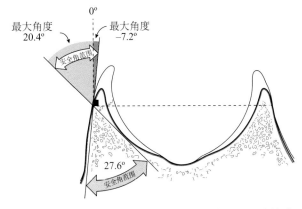

图46-9　缝合插入安全角。以垂直于髋臼平面的线为参考（虚线），髋臼平面被定义为穿过前、后盂唇与髋臼缘相交的面［Redrawn from Hernandez JD, McGrath BE. Safe angle for suture anchor insertion during acetabular labral repair. *Arthroscopy*. 2008;24(12):1390–1394.］

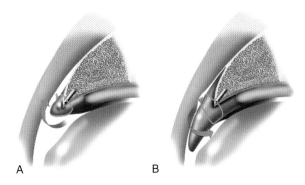

图46-10　双线缝合盂唇游离缘效果。A.环扎缝合后盂唇受压致正常盂唇横断面三角形结构变形。同时因盂唇游离缘被拉离股骨头致髋关节液封作用丢失。B.垂直褥式缝合盂唇基底部能够保持盂唇正常轮廓恢复液封效果［引自：Freehill MT, Safran MR. The labrum of the hip: Diagnosis and rationale for surgical correction. *Clin Sports Med*, 2011, 30（2）: 293-315.］

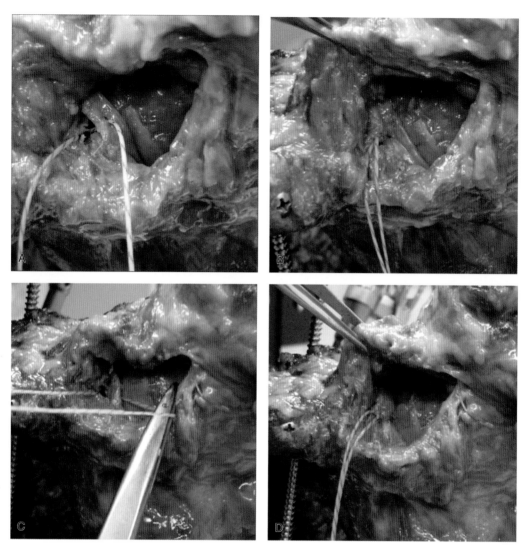

图46-11 尸体标本演示两种缝合方法对盂唇游离缘的影响。A、B.将缝线一端穿过盂唇基底部行垂直褥式缝合可恢复盂唇近似正常解剖轮廓；C、D.将缝线一端绕盂唇基底部一圈后固定盂唇，致盂唇失去正常解剖结构

最后，术后限制负重和髋关节运动范围在盂唇修复过程中至关重要。由于髋关节的位置和盂唇修复范围不同，股骨头在髋臼做中心运动时对盂唇产生不同的应力。

在典型的FAI前上壁损伤修复后，保持髋关节在一个中立屈曲内旋位可减小和分散对新修复盂唇的牵张力，但髋关节外旋会导致股骨头前移可能压迫盂唇，这些术后限制通常需维持2～3周。

四、病例展示

通过临床病例可以很好地说明以上讨论的治疗原则。第一个病例是单纯凸轮型撞击症，患者为16岁男孩，诉右髋关节疼痛。他是一名武术爱好者，7个月前表演外踢腿时急性发病。疼痛位于腹股沟处。另外，患者注意到在敲击髋关节时出现慢性轻度疼痛。虽然自受伤以来已经接受了两个疗程的物理治疗，但仍然感到疼痛。疼痛于站立和坐位时出现。查体时盂唇压力试验阳性（scour maneuver），屈曲/内收/内旋位时撞击征也是阳性。此外，在完全伸直腿部迅速内收/外展髋关节会再现跳痛感。X线片提示存在凸轮撞击症的证据，中心边缘角33°（图46-12A、B），MRA显示在髋臼前上缘盂唇－软骨分离（图46-12 C），在行诊断性MRA时，关节腔内注射罗哌卡因可使疼痛缓解超过90%。

患者进行了右髋关节关节镜手术并证实了以下发现：中间间室检查发现前上壁盂唇撕裂伴轻度纤维化（图46-13A）。探查时发现相邻软骨颜色明显改变，表明该区域软骨与软骨下骨分离（图46-13B）。这在单纯凸轮型撞击症中很常见，因凸轮样病变将盂唇抬起并压迫邻近软骨。在这种情况下，软骨损伤范围通常是可见的，如箭头所示（图46-13C）。在该病例中，盂唇从髋臼缘前上部底层分离。某些位置相邻的关节软骨仍然和盂唇附着但有些部位已经分离。虽然修复盂

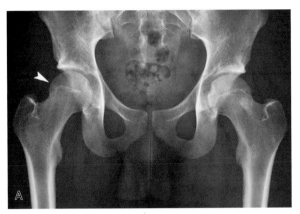

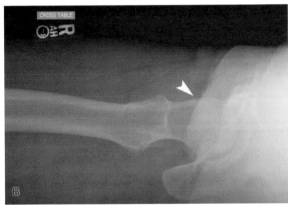

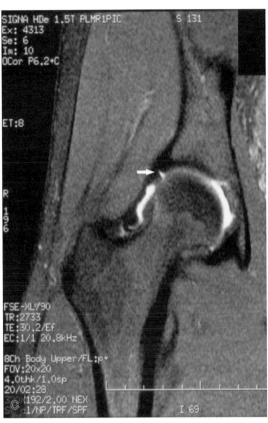

图46-12　凸轮型FAI患者的X线片和MRA影像。A.前后位骨盆平片。B.右侧髋关节水平交叉侧位X线片。注意股骨头前、后方不对称，这是典型的凸轮损伤（白色箭头）。C.右侧髋关节冠状位T₂FSE序列图像。造影剂在髋臼前上方渗入盂唇-软骨连接处（白色箭头），这是诊断盂唇撕裂的特征性表现。图中可见股骨头不对称，凸轮损伤处信号较正常骨信号偏低

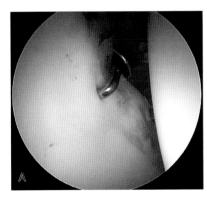

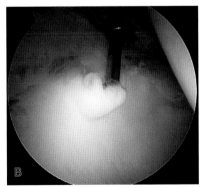

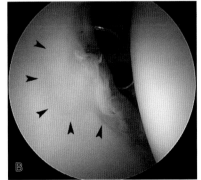

图46-13　关节镜下治疗凸轮型FAI。A.探针位于盂唇-软骨连接处，前上缘可见软骨分离。仅于探针前方可见盂唇纤维化。B.探查发现距髋臼缘约5 mm处关节软骨分层。相邻的盂唇未受损。C.分层的关节软骨颜色发生改变，黑色箭头所示受损区域。变色部位软骨表面完整无损，但长期反复的剪切力和分层对透明软骨造成损害

唇-软骨连接处时可以考虑修复盂唇和关节软骨，但修复关节软骨的效果尚不清楚。因此，治疗计划包括盂唇修复，软骨成形术，软骨裂隙再微裂术。首先将关节镜刀从盂唇-软骨连接处已经形成的缺口内探入，将盂唇从分层的软骨分离。再使用较钝的关节镜抬举器，抬高切开平面，这样可以防止单纯锐性分离造成的误切。明确盂唇分离界限后，用刮勺去除所有分层的关节软骨，这有助于防止软骨损伤进一步扩散。在该病例中，中心边缘角33°，结合镜下所见提示为单纯凸轮型撞击症，这说明髋臼的覆盖范围是合适的，对髋臼缘无须截骨。对发生软骨分层部位进行再微裂术，可以促进纤维软骨的形成进而重新覆盖软骨下骨。用3根锚线均匀地分布于盂唇边缘行垂直褥式缝合法修复盂唇（图46-14A）。探查显示盂唇被固定在髋臼边缘，同时盂唇游离缘与股骨头接触，使液封效果得以保存（图46-14B）。检查外周间室发现髂腰肌肌腱十分紧张并突出。用射频消融棒分离覆盖于肌腱的肌肉，使其部分延长。从外周间室观察术中动态试验，凸轮型撞击的证据显而易见，而后在股骨头-颈交界处对异常骨性凸起截骨（图46-14C）。术后，将患者髋关节固定在10°～20°外展位，在避免外旋的情况下可允许髋关节0°～90°屈曲。术后8周内负重小于20磅，以允许骨髓成分形成纤维软骨，修复再微裂。

第二个病例是以钳夹型为主的FAI，患者男性，24岁，髋关节疼痛7个月，疼痛开始并不明显，但进行性加重，影响跑步、骑车、打篮球，甚至连上楼梯也很麻烦。疼痛位于腹股沟前

方深部，久坐后加重。查体时左侧髋关节屈曲受限（100°较右侧115°）髋关节屈曲90°内旋也受限（20°较右侧30°）。盂唇压力试验阳性（scour maneuver）。

屈曲/内收/内旋位时撞击症也是阳性。左侧髋关节放射学资料显示髋臼中心边缘角39°，十字征阳性（图46-15A、B）。在股骨头-颈结合处同样出现小凸轮样病灶和骨岛。MRI平扫示在盂唇-软骨交界处出现裂沟及股骨颈部水肿（图46-15C）。于X线透视引导下向髋关节注射罗哌卡因5 min后，疼痛缓解率超过90%。

该患者行左侧髋关节镜治疗，检查中央间室发现股骨头和髋臼前上方均出现弥漫性磨损（图46-16A）。与上一病例不同，本例盂唇内部撕裂明显（图46-16B）。尽管盂唇已经很薄弱，考虑患者年龄，决定保留盂唇。经标准前切口（位于髂前上棘和大转子连线的中点）用关节镜刀和钝头带齿抬举器将盂唇从髋臼缘分离。周围的软骨出现磨损，最大向外可达3 mm。虽然与凸轮型撞击相比磨损并不明显，根据探查所见大体外观和缩小程度可以明确钳夹区域。

在这种情况，关节软骨表现出内部损伤但仍与软骨下骨紧密相连。清理术作用有限，需行骨切除术。髋臼中心边缘角的改变与髋臼缘切除相关，具体公式为：纠正角（°）=1.8 +0.64× 切除量（mm）。然而，该公式的准确性受前后位骨盆平片的质量差异（如骨盆倾斜）及典型的钳夹撞击发生于髋臼前方与12：00位置之间的影响。务必注意，在试图恢复盂唇"正常"解剖结构时不要截骨过多，以免出现为了适应FAI状态而产生

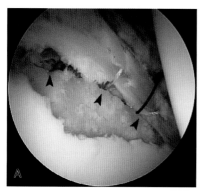
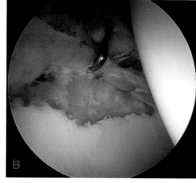
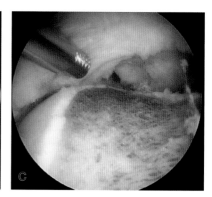

图46-14 关节镜下治疗凸轮型FAI。A.对分层关节软骨清理和再微裂后，将盂唇重新固定在髋臼缘。3根锚线（黑色箭头）均匀分布，将线穿过盂唇基底部垂直褥式法缝合脱落的盂唇。B.缝线打结后，探查可见盂唇稳定附着于髋臼缘上，同时保留了盂唇游离缘。C.从外周间室观察可见骨性异常完全切除

代偿性变化，如关节囊冗余或松弛。医源性盂唇不稳已见报道，这是由于髋臼缘切除过多，特别是关节囊切开及其他软组织松弛的结果。资深术者的经验是软骨外形是由髋臼成形后的深度和宽度决定的，通常在2～4 mm范围内。用刮匙去除覆盖软骨后，电动清理器去除约3 mm的髋臼缘（图46-16C）。

用3根锚线垂直褥式缝合，将盂唇固定在新的髋臼缘上（图46-16D）。使用关节镜探针轻轻探测刚缝合的盂唇以确定固定牢靠，张力合适。然而，即使采用垂直褥式缝合法，仍然可见同钳夹型撞击症一样的盂唇内部损伤迹象。外周间室检查证实盂唇前缘修复合适，线结置于中央间室的外面。在该病例中，术前MRI和三维CT扫描发现股骨颈部有一个小的凸轮样病变，术中动态试验证实了这一发现。术中用电动清理器将其切除，距髋臼缘约10 mm留有完整软骨。以此参考点设定髋关节中立位（0°屈曲，0°外展，中立旋

转）。术中行动态测试证实股骨颈部病灶切除范围充分（图46-16E、F）。并通过术后水平交叉侧位X线片进一步得到证实（图46-17）。术后，患髋固定在10°～20°外展位，避免外旋的情况下可允许髋关节0°～90°屈曲，2周后可完全负重行走。

最后一个病例是混合型撞击症，凸轮撞击发生在髋臼前上缘而钳夹撞击位于侧面。患者女性，31岁，主诉双侧髋关节疼痛，左侧疼痛较右侧严重，右髋关节疼痛超过10年，但疼痛时左侧症状更明显。儿童时期曾有内八字步态病史，尽管一直进行物理治疗和步态训练但效果不理想。此次髋部疼痛发病隐匿，于久坐、上下楼梯或山坡后出现，最终演变为穿鞋袜时也出现疼痛。偶尔会夜间痛醒，引起髋部零星跳痛、关节交锁、叩痛。这些关节症状影响她的工作、运动和整体生活质量。查体可见双髋关节屈曲受限左侧100°右侧105°。双侧髋关节屈曲90°时内旋/外旋分别为45°/40°，双髋内旋时伴有疼痛。

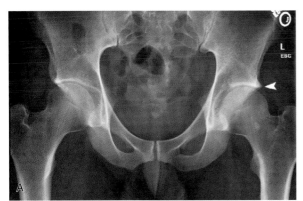

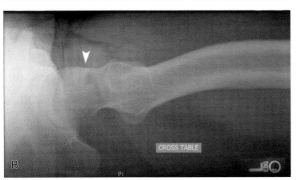

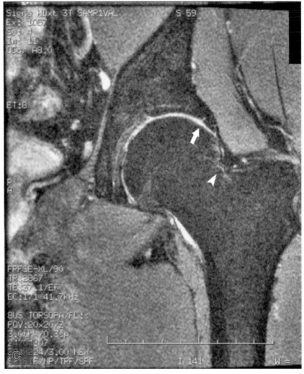

图46-15 钳夹为主型FAI患者的X线片和MRI图像。A.前后位骨盆平片。B.右侧髋关节水平交叉侧位X线片。在前后位X线片上左侧髋臼处可见十字征（白色箭头），水平交叉侧位X线片可见股骨颈部骨皮质不规则（白色箭头），同时可见一个小的凸轮样病灶。C.右髋关节冠状位MRI T$_2$加权抑脂像。盂唇–软骨连接处前上方见液体高信号表明有盂唇撕裂（白色箭头）。在钳夹型FAI中常可见盂唇游离缘变钝。由于反复对髋臼缘的撞击，可见股骨头–颈结合处水肿（白色箭头）

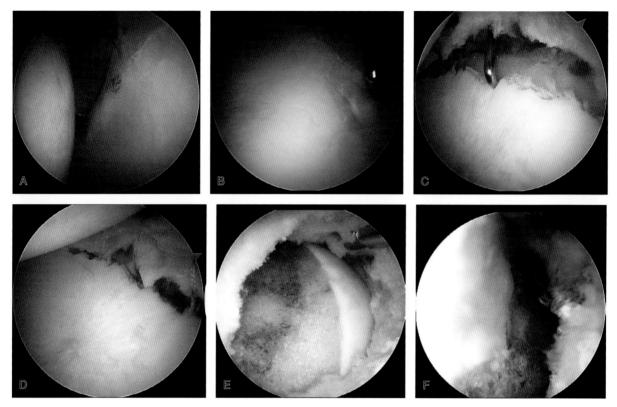

图46-16 关节镜下治疗钳夹为主型FAI。A.术中检查见股骨头和髋臼软骨弥漫性磨损。B.盂唇探查可见内部撕裂但盂唇-软骨交界仍相对正常，邻近关节软骨可见广泛磨损痕迹。C.清除长约3 mm损坏软骨，准备行髋臼成形术。D.切除部分骨性结构，3根锚线（黑色箭头）均匀分布，将线穿过盂唇基底部垂直褥式法缝合脱落的盂唇。E.随后切除凸轮病变（次要部分）。F.术中行屈曲/内收/内旋位动态评估撞击清理情况，表明切除充分

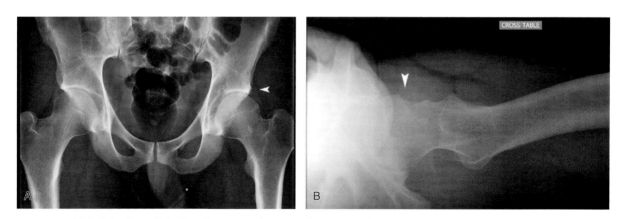

图46-17 钳夹为主型FAI患者髋臼成形术及异常骨质切除术后X线片。A.术后骨盆X线片提示左侧髋臼十字征已经消失。B.右髋关节水平交叉侧位X线片，异常骨质切除后已恢复股骨-头颈交界处正常的凹性结构。股骨颈远端骨皮质不规则与临床症状无关，术中动态撞击试验进一步证实

双侧髋关节盂唇压力试验（scour maneuver）阳性，屈曲/内收/内旋位时撞击征也是阳性。X线片显示双侧髋臼过深，均有轻度凸轮样畸形（图46-18）。双侧中心边缘角约42°。双髋关节MRI显示右侧盂唇-软骨分离，左侧可见与盂唇退变相关的盂唇囊肿。

该患者分期进行了双侧髋关节镜治疗，因左侧症状较右侧明显予以优先治疗。左髋关节主要表现为钳夹型撞击症，需先将盂唇从髋臼缘拆卸，再行髋臼成形术，最后重新固定盂唇。髋臼成形完成后，术中动态评估证实不存在凸轮撞击。常规术后康复治疗，2周内负重限制小于20磅，随后根据耐受情况逐渐增加负重。

左侧关节镜手术后6周，自觉症状明显改善，行走无困难。但髋关节深屈时有轻度疼痛，在髋关节前区仍有痛感，但已经无须任何药物干预，剩下的是继续物理治疗。在患者的要求下，左髋关节术后8周患者接受了右髋关节镜手术治疗。

尽管X线片显示双侧髋关节髋臼过深，髋臼覆盖过度的情况相似，但右侧髋关节在前后位骨盆X线片上表现为更明显的凸轮样病灶，MRI证实了在典型的髋臼前上区存在一个小的凸轮样病

灶（图46-19）。标准的诊断性关节镜手术可以准确描述撞击性质。与凸轮型撞击一样关节镜下可见髋臼缘局灶性软骨颜色发生改变（图46-20A）。此外，关节镜下探查该区域的后上位软骨缘可见该区域软骨有软化和内部撕裂，这与钳夹型撞击一致（图46-20B）。仔细检查关节软骨变色和失稳情况可为所需切除范围提供指导。和凸轮型撞击相似，在去除前上区分层的软骨后，需将松散伴纤维化的软骨边缘清理干净，直到形成稳定的边缘（图46-20C）。异常骨性边缘被切除，在前上方切除约2 mm，钳夹上方（侧面）顶点处切除4～5 mm。用3根锚线垂直褥式法将盂唇缝合在修整后的髋臼缘上（图46-20D）。剥离分层的关节软骨后遗留一小片骨质裸露区可不予处理，不能冒着可能造成盂唇不稳的风险过度截骨。资深术者的经验是对浅/窄的骨质暴露无须行再微裂术。

术中对髋关节在屈曲/内收/内旋位进行动态检查，从外周间室观察发现撞击来自术前MRI所示的凸轮样损伤。距髋臼缘约1 cm处行异常骨质切除术，可恢复股骨颈正常轮廓（图46-20E）。最后，根据术中对关节囊松弛度的评估，决定对

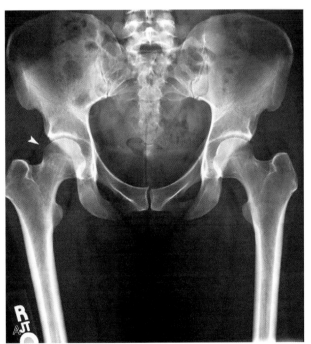
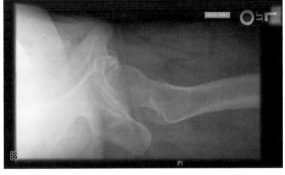
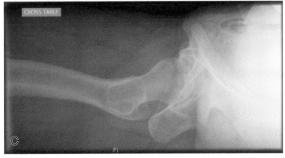

图46-18 混合型FAI患者的X线片。A.前后位骨盆X线片。B.左髋关节水平交叉侧位X线片。C.右髋关节水平交叉侧位X线片。双侧髋关节髋臼窝均过深，髋臼底部深达髂坐线，骨盆X线片上右侧髋关节凸轮样病变更为明显（白色箭头）。水平交叉侧位X线片上结果相似

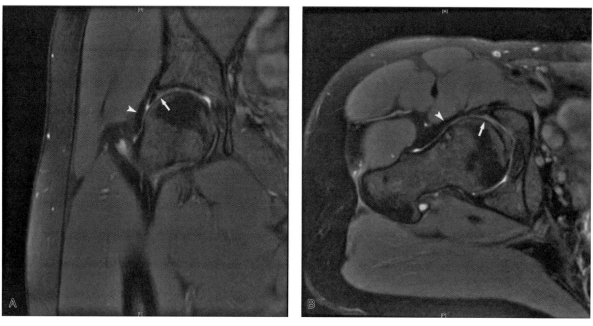

图46-19 混合型FAI患者右髋关节MRI。A.冠状位T₂ FSE图像显示盂唇-软骨分离（长白色箭头）和凸轮样病变（短白色箭头）。B.横断面T₂ FSE图像显示盂唇-软骨连接处连续性中断（长白色箭头）。同时可见小的凸轮样病变（短白色箭头）

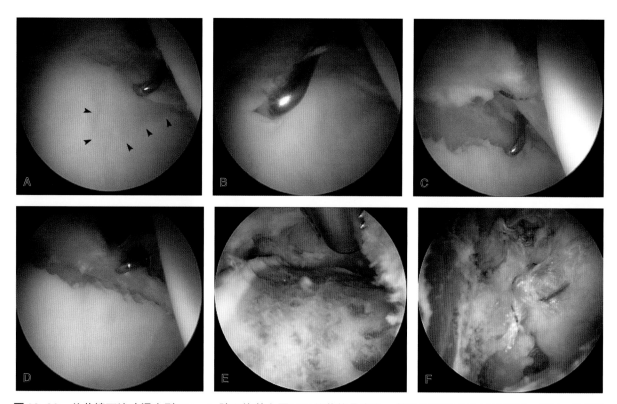

图46-20 关节镜下治疗混合型FAI。A.髋臼缘前上区可见关节软骨变色。箭头标示软骨分层的范围。盂唇-软骨连接处探查可见盂唇从基底部分离。B.沿着髋臼缘向后（侧方）探查关节软骨见盂唇内部撕裂伴纤维化。C.清理分层和纤维化的关节软骨直到能够形成稳定的软骨边缘。用关节镜探针测量清理范围发现距钳夹损伤顶部约5 mm的软骨均被清除。D.盂唇固定后从中央间室观察发现盂唇已恢复正常轮廓，沿髋臼缘仍可见一小片骨质裸露。E.异常骨质切除后从外周间室观察所见。F.关节囊折叠以解决术中发现的关节囊松弛

外周间室手术路径的关节囊切口进行缝合，以降低髋关节术后不稳定的风险。用3根缝线以提高修复效率（图46-20F）。术后患者被固定在20°髋关节外展位，避免外旋的情况下，可允许髋关节0°～90°屈曲，以保护修复的盂唇和关节囊。2周后可完全负重行走。

五、小结

近年来，随着对FAI的认识不断加深，对髋关节"骨性关节炎前期"病理学改变的临床意识不断增强，与此同时成像技术和诊断意识不断提高，FAI诊断较10年前更常见。髋关节镜应运而生，提供了一种微创的方法治疗根本的病理改变。以下是髋关节镜治疗FAI的几个基本原则：首先必须明确引起盂唇撕裂的根本原因，无论是凸轮型撞击、钳夹型撞击还是混合型撞击。其次，术前评估包括病史、体格检查和适当位置的髋关节X线片及MRA，这为明确撞击性质提供依据。最后髋关节镜手术时术中动态评估有助于明确混合型撞击中凸轮撞击的范围，并确保手术切除范围足够充分。

随着我们对髋臼撞击症的生物力学及盂唇、关节囊、周围肌肉和相关的骨性解剖结构的具体作用有了进一步认识，恢复和保留髋关节功能的能力将随着时间推移而不断提高。仪器设备的不断改进和创新无疑将促进髋关节镜技术的进步。

第47章

股骨髋臼撞击症：关节镜下治疗股骨近端病变

原著者　Christopher M. Larson，Rebecca M. Stone

译　者　马焕芝

一、引言

股骨髋臼撞击症（FAI）是一种以骨盆和股骨近端之间存在异常撞击为特点的疾病。凸轮型（Cam型）撞击通常表现为股骨头－颈偏距异常。尽管文献中凸轮型撞击症的首要问题在于逐渐减小的股骨头－颈偏心距，但是股骨髋臼撞击也继发于单纯的股骨颈后倾、髋内翻和骨骺滑脱（SCFE），继发于股骨颈的畸形，也可继发于大转子撞击，这种情况在Legg-Calvé-Perthes病（LCP）患者中较为典型。本章重点介绍关节镜下治疗股骨髋臼撞击症的手术指征和具体的手术技术；对解剖、病理力学、流行病学、患者典型的临床表现、适当的影像学检查、关节镜下治疗凸轮型撞击症结果等骨折也将逐一加以讨论。

二、解剖学和病理力学

股骨近端撞击通常是由于股骨头非球形或股骨头－颈偏距不足造成的。尽管最初把股骨头－颈部的改变称为手枪柄样畸形，这种畸形被认为继发于轻度的或临床症状不明显的股骨头骨骺滑脱，进一步研究证实，这种畸形可能是由于骨骺横向扩张增加引起的。凸轮型撞击症的病理机制尚不清楚。有研究显示，青春期剧烈运动引起的髋关节的超负荷可导致股骨头－颈连接部的适应性骨塑性和骨附着。这是笔者在那些参加高强度

撞击剪切和旋转运动的青少年运动员身上观察到的。笔者已经发现这种情况在年轻的男性和女性曲棍球守门员中最常见。他们年轻时髋关节承受反复的高负荷，极度的屈曲、外展和内旋。该疾病也与遗传因素有关，有研究显示凸轮型撞击症患者的兄弟或姐妹与正常对照相比，患相同畸形的相对危险度是2.8。

尽管凸轮型撞击症常发生在前面，但是认识到病损的大小和程度有很大的变异性很重要，这些病损在有些病例中最初可出现在前面、上面、后面或环绕股骨近端。病变的部位与运动受限的情况和各种激发疼痛的活动有关。也与手术治疗该疾病时选择最佳的手术入路有关。凸轮型撞击症也见于其他一些情况，继发于股骨头骨骺滑脱、股骨头骨骺坏死或股骨颈骨折的残余畸形可导致凸轮型撞击症（图47-1）。过度的髋内翻和相对的股骨颈后倾也会引起股骨近端撞击，有些情况下大转子会撞击骨盆，这种情况最常见于股骨头骨骺坏死。

股骨头－颈结合部的异常及其半径的增加会造成关节内的损伤。因为在运动的撞击过程中，它被强迫进入髋臼，孤立的凸轮型撞击症通常产生剪切力导致髋臼关节软骨最终从盂唇上破裂。这种盂唇软骨的破裂早期是部分破裂，可逐渐进展到全层软骨分离，最终随着时间的推移全层软骨损伤暴露（图47-2）。已经证实股骨髋臼撞击症是导致髋关节骨性关节炎的主要原因。许多股骨髋臼撞击症患者是凸轮型和钳夹型的混合型，病损来自两种机制，应加以鉴别。

三、流行病学

X线上股骨髋臼撞击症的发病率在被研究的特定人群中是变化的。一项研究评价了817例伴有骨性关节炎亚洲血统患者的X线片，发现仅有0.6%的患者患有股骨髋臼撞击症。另一项来自丹麦数据的研究发现3620例患有骨性关节炎的患者中，凸轮型撞击症的发病率为19.6%，混合型股骨髋臼撞击症男性的发病率为2.9%，更特别的是，凸轮型撞击症最常发生于年轻的男性运动员。

一项研究评估了200例无症状的加拿大志愿者，平均年龄29岁，发现凸轮型撞击症的发病率为14%，男性占79%。另一项研究发现2081个健康年轻成人中男性和女性凸轮型撞击症的发病率分别为35%和10%。笔者已经发现股骨髋臼撞击

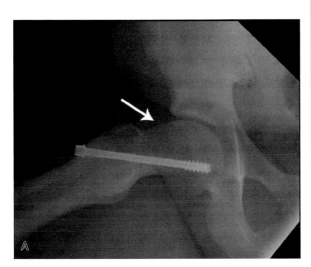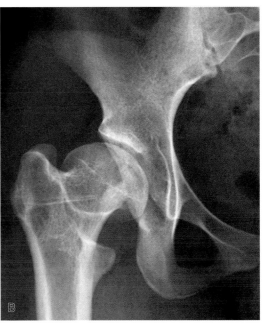

图47-1 A.21岁继发于先前的SCFE，曾内固定治疗的Cam型股骨髋臼撞击症（箭头）男性的X线片。B.16岁继发于LCP的非球面、股骨头髋臼发育不良和大转子增生的女性的X线片

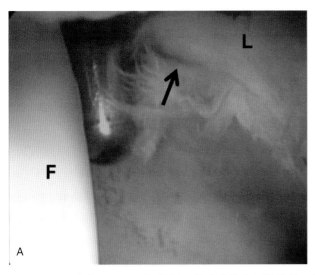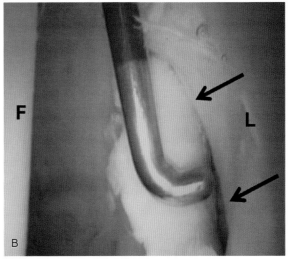

图47-2 A.继发于Cam型股骨髋臼撞击症的左侧髋关节，显示部分软骨分离（箭头）。B.继发于Cam型股骨髋臼撞击症的左侧髋关节显示部分软骨断裂（箭头）

症的发病率特别是凸轮型撞击症的发病率在年轻运动员中是高的。实际上，一项研究评价了34例长时间站立诱发内收肌相关腹股沟区疼痛的运动员的X线片，发现这些运动员的股骨髋臼撞击症的发病率为94%。

四、病史和体格检查

对骨关节疼痛患者询问完整的病史和进行全面的体格检查有助于发现潜在的病变。有症状的凸轮型撞击症的典型病史是隐匿发生的腹股沟区或髋关节外侧深面的疼痛，较少见的有创伤病史，如髋关节半脱位、脱位或运动时扭伤。典型的凸轮型撞击症患者是年轻男性在参加体育运动时出现髋部疼痛，特别在做剪切和旋转运动时发生。患者通常在十几、二十几岁或有时在三十几岁时开始出现髋关节相关的症状。患者的病情各不相同，取决于运动水平、髋臼撞击的程度以及髋臼的病理形态。这些患者常常被误诊为复发性髋关节屈曲损伤。凸轮型撞击症患者髋关节退变的程度通常更为严重。最初患者有非限制性的尖锐的间歇性的运动相关的疼痛。逐渐进展到运动过程中或运动后出现限制性疼痛。扭转运动如涉及方向改变的运动，上下车等比平面运动更易诱发疼痛。长时间坐着或屈曲外展运动可能诱发疼痛。患者常常有髋关节屈曲受限，坐位时，两腿不能交叉或"4"字试验阳性病史。当症状加重到休息时疼痛，特别是睡眠时也出现疼痛时，髋关节可能出现了更严重的退变。有些患者可能有因股骨颈骨折而行手术治疗，股骨头骨骺滑脱、股骨头骨骺坏死的病史。如果一个儿童或青少年有严重的未经治疗的髋或膝关节疼痛病史，该患者可能患有股骨头骨骺坏死或股骨头骨骺滑脱。

体格检查通常显示髋关节前屈内旋和外展受限，髋关节内旋减少和外旋增加提示股骨颈后倾。撞击的程度和范围及髋臼的形态决定了髋关节活动受限的程度和特定平面。前面凸轮型撞击症患者常常出现髋关节前方深面疼痛和髋关节前撞击试验阳性（髋关节前屈内收和内旋）。上面的凸轮型撞击症可导致髋关节外侧深部疼痛和髋关节伸展及内旋状态下的外展受限。前上面和前后面凸轮型撞击可导致髋关节前面和外侧面深部疼痛及

髋关节蝶位运动受限（髋关节屈曲40°内旋和外展），后面凸轮病损可导致后撞击试验时髋关节后面深部疼痛（髋关节伸展、外展和外旋）。髋关节结构性撞击和结构性不稳定可同时存在，临床工作中，运动范围试验有助于确定主要病理力学机制。当影像学检查显示凸轮型撞击症与髋臼发育不良有关前屈和内旋受限提示严重的结构性撞击。另一方面，体格检查中如果发现过高的移动度、运动恐惧和大于预期的活动范围，那么与髋臼发育不良有关的不稳定可能是主要的问题所在。运动恐惧和骨关节伸展和外旋时前面疼痛及髋关节屈曲外展和内旋时的疼痛减轻和稳定感改善均提示存在结构性不稳定。体格检查结果与髋臼或股骨发育异常引起的不稳定相一致的患者可能需行截骨矫形术，而不能只做关节镜手术，每个患者应根据病史体检和影像学检查结果加以评估以制定更合理的治疗方案。临界性髋关节发育异常和同时存在的股骨髋臼撞击在诊断上具有很大的挑战性。

五、影像学检查

髋关节疼痛首先拍摄X线片。常规拍定位良好的前后位X线片，闭孔对称，尾骨尖距离耻骨联合0～3 cm，同时拍股骨近端侧位片。资深学者［Christopher M. Larson（CML）］常规拍前后位骨盆片包含双侧髋关节，改良45°外展20°侧位片（Dunn位）。髋关节穿桌侧位X线片，以及受累髋关节的骨盆65°斜位X线片（false-profile）。尽管详细的X线评估不在本章的范围，但是我们对髋臼病变的骨盆前后位X线片进行评价，如髋臼后倾、深髋臼、髋臼前突及髋臼发育不良，在所有的X线片上对股骨近端进行了评价。与凸轮型撞击症有关的结果包括 a 角增大，大于42°～50°（图47-3），在前后位X线片上可见股骨头颈上面和下面偏心距减小，然而在侧位片上可见股骨头-颈前面和后面偏心距减小（图47-4）。识别上面和下面的凸轮延伸情况很重要，因为这些区域需要更多的手术时间和手术技术在关节镜下对其加以处理。观察到后面凸轮延伸很重要，因为这一区域不能通过髋关节镜进入。特殊类型的凸轮异常也能在X线片上看到。临床医师应

该观察是否存在以前的股骨头骨骺滑脱（图47-1A）、髋内翻、先前股骨颈骨折的继发畸形及股骨头骨骺坏死合并转子过度生长（图47-1B）。应当注意髋关节的退变情况如关节间隙狭窄和软骨下骨囊性变，因为这提示存在更重的退变性疾病不易控制。

大多数症状持续或准备手术治疗的患者都做磁共振成像（MRI）检查。高质量的MRI可用于诊断盂唇和软骨病变。轴位和径向MRI成像以评估股骨头-颈结合部。尽管对于髋关节造影或非造影研究存在争议，但是资深学者（CML）主张高质量的非造影研究，非造影研究是无创的。已经证明非造影研究对诊断盂唇和软骨病变精确性高。资深学者（CML）发现MRI对排除引起疼痛的缺血性坏死、短暂性骨质疏松、应力骨折、大块损伤和滑膜病变最有帮助。MRI还能排除更为严重的软骨病变。这种情况在X线片上可能被低估。MRI上看到的双极全厚或近全厚损伤保髋手术失败率高。

在计划关节镜下保髋手术时，三维CT检查能提供有效的信息。髋臼后倾、冠状面和矢状面CE角、边缘骨化的部位和存在与否髋臼边缘骨折及髂前下棘均能精确确定。三维CT可评估股骨近端凸轮型撞击症的程度，也能较好地观察到病变与外侧支持带血管的关系。如果能够增加股骨髁远端的切面扫描数量，则股骨颈后倾同样能被计算出来。资深学者（CML）实际对所有患者都做

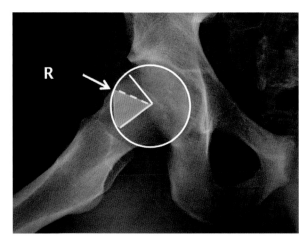

图47-3　右侧股骨近端的侧位片显示一个增大的α角（黄色高亮的角度）与Cam型股骨髋臼撞击症一致。α角是在股骨头-颈结合处交界于股骨头同心圆外处测量的（箭头）

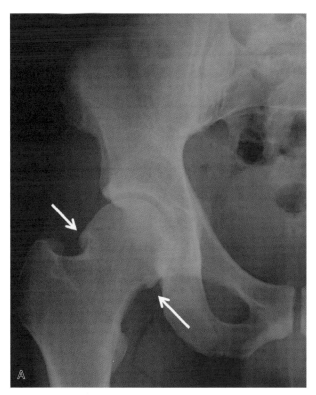
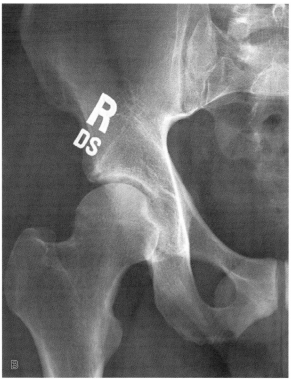

图47-4　A.X线显示一位腹股沟疼痛和明显运动局限的21岁男性，揭示明显的Cam型损伤，并在前后位投影中有明显的加重（箭头）。B.X线显示同一位患者，在关节镜下股骨切除后，股骨头-颈偏心距恢复正常

了三维CT检查，这些患者都接受了关节镜下保髋手术，并将这种做法作为样板使用。尽管通过特殊的CT方法放射剂量能够减小，但仍然有放射线暴露的问题。早期的研究提示三维MRI可能成为标准的成像方法，如果这种方法得到进一步改良，将使结果更加容易获得。

六、非手术治疗

有症状的股骨髋臼撞击症在考虑手术治疗之前，行非手术治疗是适当的。非手术治疗包括运动调整和物理治疗，主要目的是保持关节的稳定。对现役运动员来说，非手术治疗有助于避免过度髋关节屈曲。沉重的负荷和低频重复的负重训练，以完成他们的赛季。目前学者们发现肌肉稳定主要在于臀大肌强化、姿势训练和避免髋关节过度屈曲内收活动。这有助于改善患者的症状，特别是那些有轻度髋关节病变的患者。可偶尔进行关节内激素注射治疗，但目前学者们认为在没有更严重关节退变的情况下，不建议多次关节内注射激素治疗。患有严重的凸轮型撞击和显著运动受限的患者应密切随访。如果症状持续存在则考虑手术治疗。目前学者们对年轻的活动量大的严重凸轮型撞击症患者主张更积极的手术治疗，因为这些患者往往具有严重的不可逆转的关节内软骨病变。此外，年轻的运动量大的患者通常不愿意

改变他们的活动方式。

七、关节镜手术指征

掌握应用关节镜处理股骨髋臼撞击症患者的股骨近端病变的合适的手术指征有助于取得良好的治疗效果。首先要证实疼痛是由体格检查和影像学检查所发现的股骨近端异常所引起。关节内注射麻醉药后进行体格检查或运动训练有助于证实疼痛来源于髋关节。目前，影像学检查发现有股骨头-颈部异常但没有临床症状的患者不是手术治疗的指征。

目前关节镜处理股骨近端病变的最明确的手术指征是前面头-颈偏心距减小或凸轮型股骨髋臼撞击。前面病损在侧位X线片上很明显，在股骨近端前后位X线片上头-颈偏心距正常（图47-5）。这种情况下，撞击病损可能延伸到支持带血管上面，但不会在支持带下面。这一解剖区域关节镜易于到达。当凸轮病损延伸越过支持带血管或延伸到内侧滑膜皱襞的下面，前后位X线片可分别显示头-颈部上面和下面的偏心距减小（图47-4）。这些情况下，关节镜下可切除撞击病损，但会更费时间并需更高的技术和经验。两项尸体研究比较了开放手术和关节镜手术行股骨病损切除骨软骨成形术的治疗效果。研究显示，两种方法在切除的深度和弧度方面无显著差异。此外，临床研究评估了通过开放

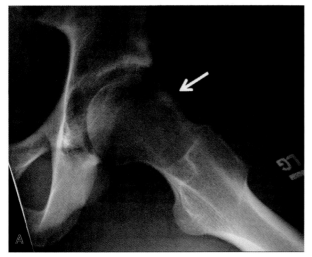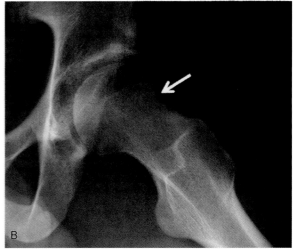

图47-5 A.X线显示一个大学足球守门员的左侧髋关节侧位片，其先前存在Cam型损伤。B.X线显示同一位患者，在关节镜下股骨切除后，股骨头-颈偏心距恢复正常

手术或关节镜手术进行股骨病损切除骨软骨成形术的患者术前和术后的X线片，研究显示对前面凸轮型病损而言，两种手术方法无明显差异，而在前后位X线片上显示，对病损施行开放手术切除效果更好。

有些情况治疗时应考虑开放手术治疗。有症状的股骨头-颈后面撞击病损关节镜不易进入。这些情况下应行开放手术。尽管继发于股骨头骨骺滑脱和股骨颈骨折的凸轮畸形大多数病例关节镜均能处理，但是中至重度畸形需要切除宽度超过股骨的30%，这种情况下需同时开放手术行切骨术。此外，在髋关节发育不良的患者中凸轮畸形并非罕见。当髋关节发育不良是主要问题所在时，手术治疗应行截骨矫形术。资深学者CML认为下列情况下应行截骨矫形术：外侧中心边缘角（LCE角）小于20°，前中心边缘角（ACE角）小于15°，臼顶倾斜角（Tonns角）大于15°，股骨侧偏大于1 cm或沈通线不连续。最后，如果股骨近端撞击时继发于大转子撞击，典型的疾病股骨头骨骺坏死患者大转子过度生长，可考虑行大转子前移术作为截骨矫形术的一部分。最后，对于晚期骨性关节炎患者，不管采取什么入路，保髋手术并不能取得症状的持久缓解。X线片上任何显著的关节间隙狭窄都明显影响术后效果。即使X线片上有相对正常的关节间隙，MRI上有相对正常的软骨表面，大部分凸轮型股骨髋臼撞击症患者手术时，髋臼侧仍有不同面积部分或全厚软骨分层改变。这一点支持对有症状的大的凸轮病损和运动受限的患者进行早期干预的观点。一项研究评价了对有或没有术前关节间隙狭窄的患者进行关节镜下治疗股骨髋臼撞击的临床效果。

术前股骨髋臼撞击症患者X线片上，当关节间隙狭窄大于50%，关节间隙小于2 mm时，关节镜下保髋手术后的任何时间患者关节功能均没有改变。

八、手术技术

髋关节镜手术可在各种牵引床可固定装置上仰卧位或侧卧位下实施。资深学者（CML）更喜欢患者仰卧位并应用标准骨折手术床。对侧髋关节最大限度外展、轻度外旋。手术侧髋关节轻度屈曲最大内旋。内收外展中立位。髋关节内收外展的程度取决于臼顶的形状及大转子的高度，以获得前外侧入口的合适通道。髋关节伸展状态下分别在最大内旋中立位和外旋体位对股骨近端进行评估（图47-6）。在髋关节伸展状态下对股骨头-颈结合部的上面和下面进行评估，然后髋关节屈曲30°～45°，最大外旋中立位和内旋体位评估股骨近端（图47-7）。在屈曲状态下评估头-颈结合部的前面和后面。髋关节伸展髂前上棘平行于地面或天花板使得骨盆处于中立位。X线透视证实获得的图像与定位良好的前后位骨盆片一致。显示髋臼前壁与后壁的关系，髂坐线与泪滴之间的关系。做这些有利于手术中更好地评估切除情况，以减小切除过多或切除过小的机会（图47-8）。逐渐施加牵引至少牵开10 mm。如果单纯牵引不能使关节间隙张开，可应用脊柱穿刺针无创松解关节，使关节间隙充分张开。术前准备时再次回顾术前X线片和3D图像。

松开牵引髋关节做无菌术前准备悬挂透明淋浴帘子。尽管有多种入口，资深学者（CML）通常应用前外侧入口，一个前中部的入口，一个脊椎穿刺针放在后外侧引流液体（图47-9）。后外侧入口仅用于后侧盂唇或边缘病变或额外需要月状窝时建立前外侧入口。首先要平行于髋臼眉弓放置一根脊椎穿刺针，一旦这一入口建立起来，当心不要刺入盂唇或损伤股骨头关节软骨。可在关节镜直视下应用脊椎穿刺针建立前中部入口。如果凸轮型撞击存在，从前入口到后外侧入口做大方的关节囊切开。观察中央室的情况并对盂唇髋臼边缘和其他的中央室病变进行处理（图47-10）。可以首先处理股骨近端凸轮损伤，然后进行中央室手术。

一旦髋臼边缘和盂唇的病变进行了合理处理，关节镜放在前中入口，刮刀放在前外侧入口，牵引逐渐放松。切开关节囊后仪器可简单地退出中央室，同时持续观察股骨和髋臼。牵引放松后髋关节屈曲约40°，确认盂唇进行动态评估以确认凸轮型股骨髋臼撞击的存在。评估过程中既能看到，也能感觉到撞击。股骨颈紧靠盂唇或髋臼，有时撬动股骨脱出髋臼，这提示存在股骨髋臼撞击，动态试验过程中髋关节运动范围受限和阻力（摩擦力）增加，也提示撞击存在。资深学者（CML）评价了在各种不同的屈曲、伸展、外

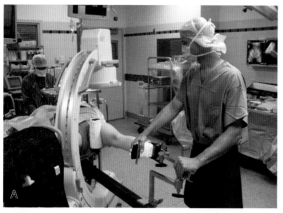
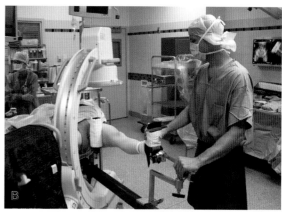

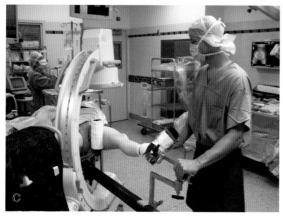

图47-6 左侧髋关节最大程度的内旋（A）拍摄前后X线片，用来评估股骨头-颈连接及髋臼。B.中立位。C.最大限度外旋［已获得再出版许可，Larson CM，Wulf CA.Intra-operative fluoroscopy for evaluation of bony resection during arthroscopic management of femoroacetabular impingement in the supine.*Arthroscopy*，2009，25（10）：1183-1192.］

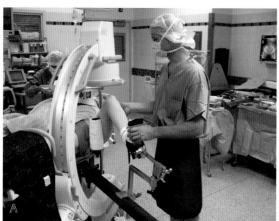
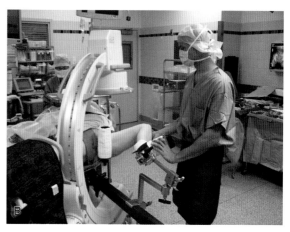

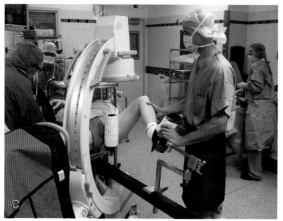

图47-7 左侧髋关节正常旋转（B）拍摄前后X线片。A.内旋。C.外旋［已获得再出版许可，Larson CM，Wulf CA.Intra-operative fluoroscopy for evaluation of bony resection during arthroscopic management of femoroacetabular impingement in the supine.*Arthroscopy*，2009，25（10）：1183-1192.］

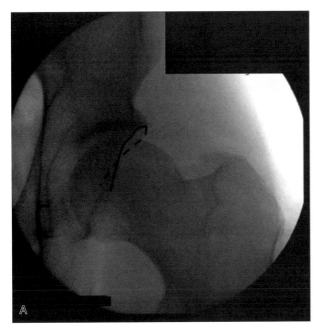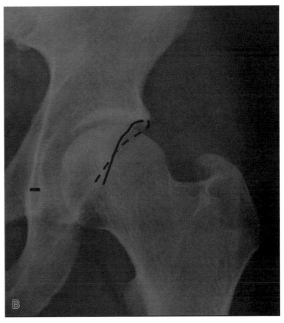

图47-8　手术侧（左侧）髋关节重新摄片，比较术中（A）和术后（B）的透视结果。特别注意两张图像髋臼交叉的水平和程度及泪滴和髂坐线的关系［已获得再出版许可，Larson CM，Wulf CA.Intra-operative fluoroscopy for evaluation of bony resection during arthroscopic management of femoroacetabular impingement in the supine.*Arthroscopy*，2009，25（10）：1183-1192.］

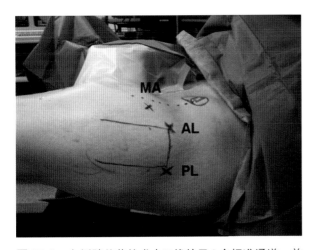

图47-9　左侧髋关节的术中X线片及3个标准通道：前壁中部、前外侧、后外侧

展、内收和内旋角度下的撞击情况。笔者应用两个最主要的试验来评价撞击情况。蝴蝶试验是最大限度外展髋关节，同时髋关节屈曲45°并最大限度内旋。股骨颈结合部紧靠盂唇或髋臼边缘限制关节的活动范围。增加该试验时的阻力，这提示股骨颈上面或后上面的撞击。前撞击试验室最大限度屈曲髋关节（>90°至100°）内旋和内收髋关节。股骨颈结合部紧靠盂唇或髋臼边缘，以限

制关节活动范围。增加该试验时的阻力，提示前面的撞击。从内下滑膜皱襞到外侧支持带血管，在关节镜下直接观察股骨颈的情况，以评价股骨头-颈偏心距是否存在以及股骨头-颈周围的软骨软化。边缘凹陷及囊性改变以明确凸轮型股骨髋臼撞击的存在（图47-11）。尽管附加的股骨颈前下部关节囊的"T"形切口可以改善视野，资深学者（CML）很少做这种额外的关节囊切开。

　　改变髋关节的位置可以最大限度地接近股骨头-颈结合部。通过屈曲和外展髋关节可以到达头-颈结合部的后下面。然而髋关节伸展和内旋可到达头-颈结合部的后上面。改变这些位置才能最大限度地到达股骨近端。髋关节屈曲接近40°～45°，在该体位下切除撞击的前面部分。磨钻放在股骨颈的下面接近内下滑膜皱襞的水平（图47-11B）。在关节镜直视下和透视辅助下从下向上确定切除范围（图47-11）。切除线通常垂直于股骨颈轴线，从股骨头-颈结合部的下面到上面（图47-12）。最终的切除范围根据股骨头-颈结合部的直视情况和间歇的动态评估来决定。一旦确定切除范围，股骨近端的切除从远端开始，以创造一个正常的股骨头-颈结合部前面为目标，而不是一种平面切除或所谓的"咬饼干样"切除

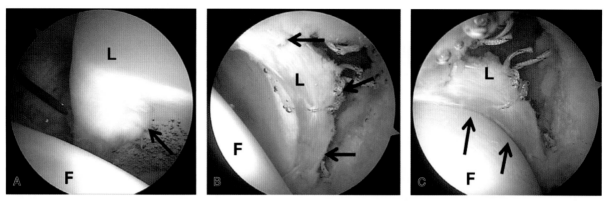

图47-10 A.左髋关节前外侧位关节镜图像显示软骨前侧断裂。B.可以看到通过前壁中部通道，最小边缘切除盂唇，重新固定缝合并同时牵引。C.可以看到通过前壁中部通道，释放后牵引显示相对股骨头盂唇的固定情况

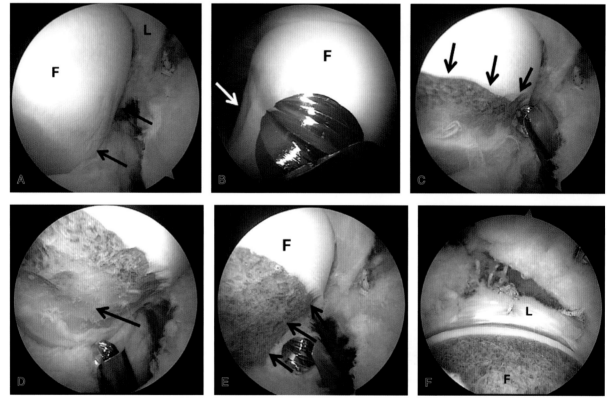

图47-11 一名20岁男性大学曲棍球运动员，左侧髋关节Cam型FAI术中的图像。A.通过前壁中部通道，可以在牵引释放后看到非球面股骨头–颈结合部。B.在滑膜返折内侧头–颈结合部的下方有一个骨赘。C.骨赘被清除，同时切除股骨近端。D.在股骨切除术中发生硬化，这种情况与Cam型FAI一致。E.股骨切除完整、正常的头–颈心距已恢复。F.没有证据再显示撞击，通过股骨切除，最小边缘切除，盂唇固定后的屈曲、内旋、内收表明活动能力明显提高

（图47-11）。上面和远端切除的过程中识别外侧支持带血管的位置很重要，以防止潜在的尚未有报道的缺血性坏死并发症（图47-13）。切除的范围根据撞击病损的部位，个体间差异很大。发现撞击囊肿和显著硬化骨有助于确认病变。病变切除过程中如果很快碰到软的松质骨，医生应质疑

X线上看到的异常情况是否反映了该特定髋关节的真实的病理力学机制。延伸到外侧滑膜皱襞或外侧支持带血管上面或下面的凸轮型撞击通过伸髋和最大限度内旋即可到达。现在X线透视可见前后位X线片上显示的突出，磨钻在头–颈结合部的上面磨削（图47-12C）。股骨近端上面的切

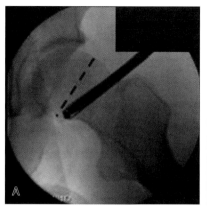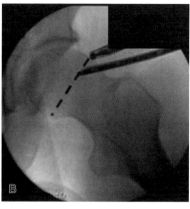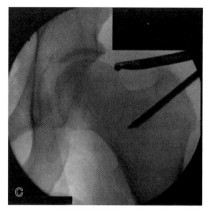

图47-12 左侧髋关节屈曲旋转后的近端股骨切除术中X线片可以看到股骨头-颈结合部从后（A）向前（B）的骨赘都被清除。C.好的头-颈结合成形术是通过将脚扩展和最大内旋转完成的。左侧髋关节的术中X线片可以看到头-颈结合部的骨赘已经被清除完全（已获得再出版许可，Larson CM，Wulf CA.Intra-operative fluoroscopy for evaluation of bony resection during arthroscopic management of femoroacetabular impingement in the supine.*Arthroscopy*，2009，25（10）：1183-1192.）

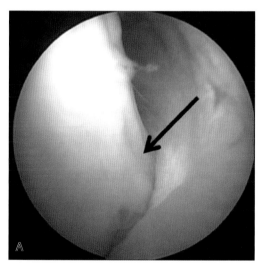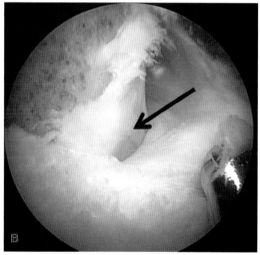

图47-13 A.股骨切除术掐在股骨头-颈结合部上方，关节囊下方的上外侧支持血管。B.股骨切除延伸超出支持带血管的近端

除就完成了。如果需要在外侧支持带血管的下面做切除磨钻，应在血管的近端并向后上方移动。在前后位X线片上如果撞击在下面，应将磨钻通过前中入口向后下方延伸，同时屈曲外旋髋关节以切除更下面的病损。股骨头-颈结合部最后面关节镜是不能到达的，一旦病损切除完成，动态评价显示撞击消失，关节运动范围正常，就应用前面描述的X线片评价在屈曲和伸展状态下股骨头-颈结合部的情况（图47-14）。

为了减少术后异位骨化的发生，所有骨碎片均应用特定的刮刀清除，这些骨碎片在关节囊水平的暴露的腰大肌、腹直肌和小的肌肉组织中。关节囊边缘和暴露的肌肉彻底止血。资深学者（CML）主张广泛的关节囊切开并减小关节囊的清除，以备需要时关闭关节囊。笔者在90%的情况下关闭50%～75%的关节囊。为关闭关节囊首先穿过股骨颈的侧面环形缝合远端翼，然后穿过髋臼侧缝合关节囊的近端翼，这种环形缝合用2号可吸收缝线缝合关节囊切开处（图47-15）。该部位用标准的打结技术将关节囊的表层缝合在一起（图47-15）。通常2～5针缝合关节囊的髂骨韧带部分。避免关节囊张力过大很重要，将关节囊放置在接近伸展位并有些外旋，有助于减小关节囊过大的张力。轻度退变的髋关节关节囊没有弹性或有粘连性关节囊炎的髋关节切开的关节囊不修复。

九、关节镜下治疗股骨髋臼撞击症的结果和并发症

越来越多的研究显示，关节镜下治疗股骨髋臼撞击症后髋关节功能均获得显著的改善。针对股骨髋臼撞击症的治疗效果已经进行了系统的回顾，并包括了关节镜下治疗的结果。一项研究中支持关节镜下治疗股骨髋臼撞击症的证据是清楚的。另外两项研究联合开放手术和关节镜方法治疗股骨髋臼撞击症发现大部分患者功能改善，68% ～ 96%的患者疼痛减轻。另外一项研究比较了关节镜下、开放手术和联合应用两种方法治疗股骨髋臼撞击症的效果，发现各种手术方法治疗的最终结果并无显著差异。可惜的是缺乏长期随访结果，大部分研究的研

究水平为4级，难以给出确切的建议和结论。

文献中有关关节镜下处理股骨近端病变和通常的髋关节镜手术的并发症资料有限，与髋关节镜有关的并发症包括：牵拉造成的会阴区皮肤损坏，牵拉相关的神经失用少见，但已有报道股神经、阴部外神经、坐骨神经和腓总神经出现过这种情况。髋关节镜术后股前外侧皮神经失用是最常见的神经损伤。这与该神经离前入口和前中入口较近有关。在一项前瞻性多中心研究中学者们认为这是一项术后常见的并发症，但通常在起初的6周至3个月内能消除。腹内液体溢出，医源性软骨和盂唇损伤，深静脉血栓形成也在髋关节镜术后有报道。

与关节镜下股骨近端骨软骨成形术有关的潜在并发症包括股骨颈骨折、缺血坏死和残余撞击。关节镜下股骨近端切除骨软骨成形术后已有股骨颈骨折的报道。一项尸体研究发现切除股骨颈前

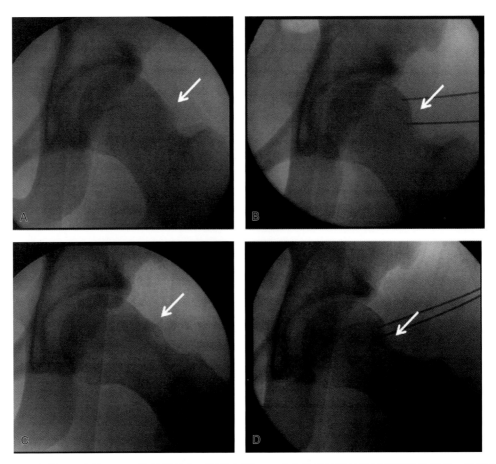

图47-14 A.术中前后X线片显示下降的股骨头-颈偏心距。B.术中前后X线片显示提高的股骨头-颈偏心距。C.术中侧位X线片显示下降的股骨头-颈偏心距。D.术中侧位X线片显示提高的股骨头-颈偏心距

外侧的宽度大于30%就会显著降低股骨颈的负荷能力。术中透视和动态评价有助于减小过度切除的风险。如果果术前影像学检查显示恢复股骨头－颈偏心距需切除的骨质大于股骨颈的25%～30%（如严重的股骨头骨骺滑脱），应考虑开放手术治疗。股骨切除的过程中评估股骨头－颈区的骨质量也是有帮助的。存在撞击的情况下，这一区域的骨质表现为严重硬化，如果软的松质骨很快出现，凸轮型撞击是否存在值得怀疑。尽管外侧支持带血管的破裂有导致缺血坏死的风险，但是文献中尚未有股骨切除骨软骨成形术后骨坏死的报道。已有报道边缘切除术后骨坏死的报道，然而骨坏死被认为是由牵拉导致。报道的最常见的髋关节镜翻修的原因是残余股骨髋臼撞击。两项研究报道髋关节翻修术中79%～95%有残余股骨髋臼撞击，适当的术前和术中影像学检查、术中动态评估和小心谨慎的手术技术有助于减少髋关节镜术后残余股骨髋臼撞击导致的持续功能障碍。

十、结论

股骨髋臼撞击症越来越多地被认为是髋关节疾病患者疼痛和功能障碍的原因。已经证明关节镜是一种处理股骨近端或凸轮型撞击的有效方法。必须评估股骨近端的三维结构。特别注意头－颈偏心距和突起、股骨颈后倾、颈干角、大转子撞击和其他发育性可创伤后畸形的存在情况。尽管股骨头－颈结合部的大部分区域关节镜是可以到达的，但是头－颈结合部的后面只能通过开放手术处理。为此，复杂的股骨近端畸形，如严重的股骨头骨骺滑脱和股骨头骨骺坏死相关的转子过度生长或髋臼发育不良，均需开放手术治疗。在仔细地选择患者和把握适当的手术指征的情况下，关节镜下股骨近端切除骨软骨成形术将有效提高大部分患者的治疗效果。

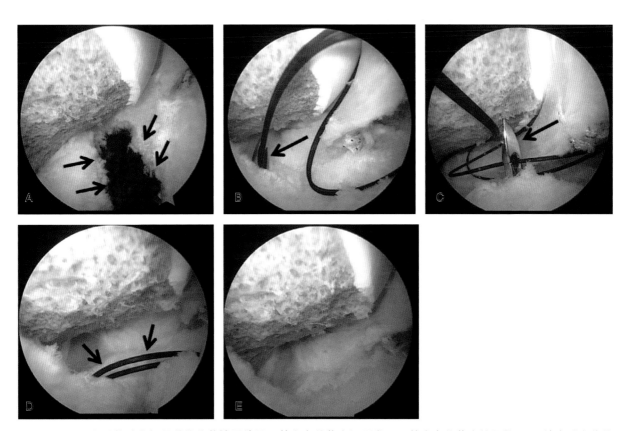

图47-15　A.通过前壁中部通道的关节镜图片显示前上方关节囊切开术。B.首先在关节囊的股骨颈/远端穿过弯曲的缝线。C.一个尖头缝线钳在髋臼/关节囊远端抓住缝线。D.可以通过拉紧缝线简单缝合关节囊。E.通过2号缝线将关节囊的表面紧密固定，用2～5根缝线即可实现关节囊的固定。

第48章

骨不成熟者股骨头骨骺滑脱的评估与治疗

原著者　Daniel J. Sucato, Adriana De La Rocha

译　者　童培建

一、引言

股骨头骨骺滑脱（SCFE）是最常见的髋部疾病之一，其表现为股骨干和股骨颈相对于骺端发生向前移位。随着滑脱的进一步加重，骨骺与股骨其余部分形成一个向后的成角并逐渐增大（图48-1）。治疗股骨头骨骺滑脱症的主要目的是：使滑脱的骨骺尽可能接近正常解剖位置，防止髋关节畸形和髋关节撞击症（FAI）的发生，预防成年后发生早期骨性关节炎。SCFE进展为股骨头缺血性坏死（AVN）最初与骨骺的不稳定性有关，随后则和手

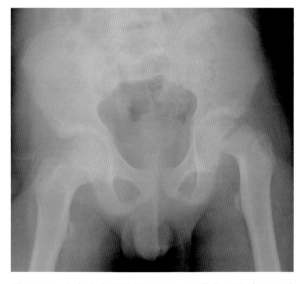

图48-1　此患者为明显的SCFE，从骨盆正位片可以看到股骨头骨骺向后与干骺端分离

术时间及入路相关。更好地了解AVN的病程并及时预防，可以提高SCFE患者的整体治疗结果。

二、流行病学和病因学

SCFE的发病率约为2/10万，更易发生于男孩。非洲裔及西班牙裔儿童发生率分别是白种人儿童的3倍和2.5倍。该疾病和儿童肥胖密不可分。在一项调查中发现，411位平均年龄为14.5岁住院患者，其平均BMI $32.9 \pm 5.6 \text{ kg/m}^2$，其中有26%患者出现负载依赖性膝关节疼痛，而负载非依赖性疼痛则为11.7%。在髋关节疼痛中，发生率分别为9.3%和4.7%。约有18.2%的患者出现髋关节屈曲和内旋活动范围的下降。作者同时报道在隐匿性SCFE发生前，约有20%的患者出现股骨头-颈比异常变化。初级保健医师和急诊室医生应该充分认识到SCFE在伴有髋膝关节痛的肥胖人群中发生的普遍性，并及时获取相关的影像学资料，以明确是否符合SCFE的诊断。

BMI较高的患者，其发生双侧SCFE的风险也较大。Bhatia等发现双侧SCFE患者其BMI值显著高于单侧SCFE患者。换言之，单侧进展为双侧SCFE者，其BMI值显著高于未发生进展的患者。一项对502例SCFE患者治疗的研究中发现，27%的双侧SCFE患者，其性别、年龄、滑脱稳定性及角度与其双侧SCFE发生并无明显相关性，而术后肥胖及慢性SCFE急性发作则与之密切相关。体育

运动并不是发生双侧SCFE的唯一一项危险因素。

虽然机械应力、内分泌失调及基因异常等因素与SCFE发生有关，但确切病因目前仍然未知。因此，准确诊断并与特发性SCFE进行区分，避免在治疗过程中出现并发症的潜在风险显得尤为迫切（图48-2）。通常继发于某种潜在疾病的SCFE患者，年龄往往小于10岁或大于16岁患儿，有高于其他年龄段儿童4.2倍可能性发展为非典型SCFE。而在同年龄段SCFE中，BMI小于50%人群的患儿，约有高出其他儿童8.4倍可能性存在潜在疾病。体重-年龄相关性测验的定义如下：年龄小于16岁而体重大于相应年龄阶段50%人群，两者为负相关性，其余区域则为正相关性。特发性SCFE患者，测试结果为阴性的可能性为93%，而非典型性SCFE儿童，测试结果为阳性的可能性为52%。评估患者年龄和体重相关性对探究SCFE病因时有重要作用。成人肾性骨营养不良是干骺端骨溶解的一个危险因素，后者同SCFE表现相似。肾功能不全患儿出现股骨头骨骺滑脱时，有必要评估血清中碱性磷酸酶及干骺端骨骨量是否低于物理水平（图48-3）。

遗传学层面的研究，则对生长板软骨细胞蛋白表达的分子结构进行了详细分析。Scharschmidt等对9例SCFE患者进行了股骨骨骺近端的核心活检；同时从年龄相仿，已行手术纠正肢体不等长患者的正常股骨远端、胫骨近端及腓骨骨骺中进行5例标本活检，与之对比后发现，前者Ⅱ型胶原蛋白及蛋白聚糖水平均出现了下降。

三、分类

早期的临床分型根据患者症状长短分为：①急性（症状持续时间少于3周）；②慢性（症状持续时间大于3周）；③慢性SCFE急性发作（症状长期存在近期突然加重）。近年来，由于骨骺稳定性在预测AVN是否发生时有着显著作用，因此逐渐被当做SCFE分类的最重要依据。稳定型SCFE患者无论有无如拐杖等辅助均可自行行走，而非稳定型患者则无法负重站立且需要辅助物才能行走。一般来说，稳定型SCFE更加常见。一次急性创伤甚至跌倒均可引起非稳定型SCFE发生。迅速准确地评估SCFE的类型对治疗尤为重要。Loder等发现非

稳定型SCFE患者发生股骨头坏死的比例高达47%，而稳定型发生股骨头坏死概率则明显降低。最近一项针对稳定和非稳定型SCFE患者疼痛及症状持续时间的对比研究，作者回顾分析了81例非稳定型患者，男女比例为1∶1，发现88%的患者在不稳定型SCFE发生前均可出现不同程度的髋、大腿及膝部疼痛，持续时间平均为42 d。

四、临床表现及评估

根据相关临床症状及影像学表现进行详细的病

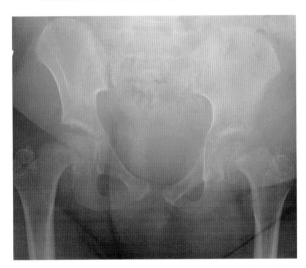

图48-2 一名11岁的女孩患有双侧SCFE，在骨科医生全面检查后诊断其患有甲状腺功能减退症。X线片表现为明显的股骨头骨骺滑脱和骨质疏松

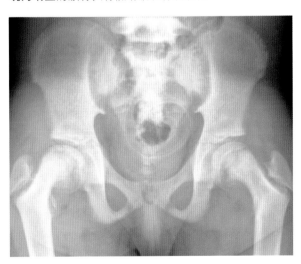

图48-3 一名患有严重肾性骨病患者，其患有双侧SCFE，但是并没有影响她的行走能力，因为疼痛感较温和。X线片表现为明显的骨骺增厚，尤其是在近端股骨

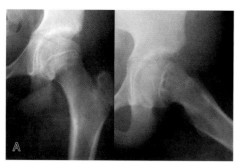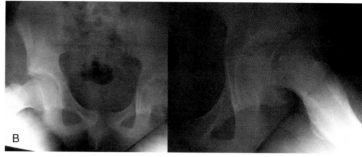

图48-4 A.从骨盆正位片和蛙位片可以看到轻度的SCFE。此患者是一名12岁的男孩,因髋关节疼痛至急诊就诊,但当时并未诊断出SCFE。B.同一患者的骨盆正位片,在第一次急诊后的2周,他因为跌倒后到急诊就诊。从X线片可以看到不稳定的股骨头骨骺滑脱

情评估。稳定型SCFE患者主诉一般是下肢髋膝关节隐痛,高强度体力活动后加重,并可出现间歇性跛行。由于疼痛并无特异性,因此骨科医师必须重视以下肢反射性疼痛为主诉的患者,特别是疼痛位于膝关节前部及大腿远端者,容易引起误诊。有文献显示有约50%以髋膝及大腿部疼痛为首要症状的患者未诊断为SCFE,甚至并未进行骨科的相关查体及评估,稳定型SCFE进展为非稳定型时,发生股骨头坏死及其他并发症的风险明显增高,因此迅速及准确的诊断是尤为重要的(图48-4)。虽然SCFE的严重程度同症状持续时间呈正相关,但也有症状持续时间较长,却仍是轻度SCFE或者短暂症状出现后即为重度SCFE的现象存在。

稳定型SCFE患者能够以抗痛步态行走,大部分则是伴有轻度臀中肌倾斜及足外旋的步态。重要的骨科查体包括髋关节屈曲90°并轻度内外旋转即可引起疼痛。髋关节其他活动如内收、外展等均明显受限。而非稳定SCFE的临床症状则完全不同于稳定型,其常有明确的外伤史,疼痛急性发作且剧烈的腹股沟部位疼痛,类似于髋部骨折表现。患者无法负重,患肢维持于外旋位置,髋关节任何方向上的轻度被动运动均可引起剧烈疼痛。

五、影像学评估

(一)X线

当患者表现出SCEF临床症状时,应进行骨盆前后位及蛙-腿位X线片。可以获得双髋正位及单髋前侧位影像。AP位上用于SCFE诊断的特征

包括干骺端增宽,Klein线与骨骺外侧段交点减少或消失,但在轻度SCFE患者中,该特征不明显,漏诊率可达60%。近来,研究者提出一种改良后的Klein线测量方法,具体为通过在AP位上测量患侧骨骺到Klein线的宽度来明确诊断及分类(图48-5)。当两边宽度相差2 mm即可确诊,敏感性高达79%。Steel干骺端发白征,即股骨头骨骺向后滑脱后与干骺端重叠,表现为前后位摄片时干骺端双密度影。其他特征包括骨骺高度的降低及在急性SCFE患者AP位上股骨颈干骺端出现部分斑块状或囊性改变。测量髋臼转子间距离也可以作为影像学改变的可靠特征改变明确单侧SCFE诊断。Song等回顾分析了25例单侧SCFE患者,骨盆AP位上取一直线连接双侧髋臼外上侧缘,另一直线连接两侧大转子顶点,分别在健侧及患

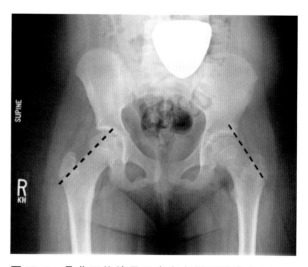

图48-5 骨盆正位片显示患者左侧下肢患有SCFE,Klein线与骨骺没有交点。而患者右侧下肢无SCFE,Klein线与骨骺相交

侧测量两条直线间的距离（ATD）及所成角度（ATA）后发现，76%的患者ATD差值>2 mm，ATA>1°。样本中ATD平均差值为6.6 mm，ATA平均角度为2.4°。

由于股骨头骨骺向中后下滑脱的特点，因此对于可疑SCFE患者，髋关节的侧位片是必不可少的（图48-6）。临床上有多种侧位片可以利用，但其中蛙-腿位侧位片应用最普遍。通过将患者髋关节屈曲外旋获得的侧位片，可以更好地观察双侧髋关节的骨性结果，减少局部软组织的影响。其他侧位片包括Cross侧位片、改良Dunn及Billing侧位片。侧位片对于AP位骨盆摄影片是一个重要补充，可以弥补在AP位上存在漏诊可能的单或双侧的轻度SCFE。Southwick等描述了分别测量患侧及健侧股骨干-骺所成角度，根据两者差值大小进行滑脱分类的方法。差值<30°为轻度，介于35°～50°为中度，>50°为重度。需要注意的是，通过X线片评估SCFE患者滑脱严重程度的可靠性较低。一项研究发现，相比于CT，X线片上股骨颈干角及颈骺角度被过度计算而颈扭转角数值计算偏低。当颈部和骨骺扭转角度测量的标准差分别为±11.8和±16.7时，其结果的可变性非常高。因此，外科医生对患者的特殊体位及影像学资料观察了解后要清晰明白股骨的相关几何结构。

（二）超声

超声作为一项影像学技术，对具有明显髋膝关节疼痛的SCFE患者严重度评估是有效的。超声可以清楚显示关节积液，并通过测量骨骺高度来评估滑脱角度数。但是，X线片相较于超声，其稳定性及对敏感性更高。因此超声作为诊断SCFE的一项标准技术，在北美仍有待商榷，但在欧洲等应用非常普遍。

（三）CT

虽然CT对股骨头-颈部可视化方面有一定作用，但不作为诊断及评估SCFE的常规手段。而在确定内置物是否进入关节腔及生长板骨骺是否闭合时，CT作用非常明显（图48-7）。

（四）MRI

不常规用于SCFE诊断和治疗。但在早期检测骨髓改变方面优势明显，费用昂贵、使用不方便是其缺点。在确诊是否发生股骨头坏死时，MRI则作为常规使用的一项技术。如有内置物植入时，由于其散射作用干扰MRI成像，因此笔者需要使用碘离子增强的磁共振扫描减影技术对骨骺血流灌注情况进行描述分析。

六、治疗

治疗股骨头骨骺滑脱的主要目的包括：尽可

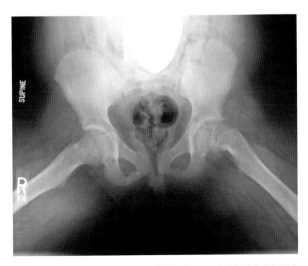

图48-6　图48-5中患者的蛙位片，可以看到左侧下肢骨骺向后滑脱，而右侧正常

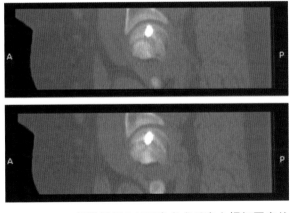

图48-7　CT扫描显示SCFE患者术后空心螺钉固定的情况。注意空心螺钉并未进入关节腔内，而骨骺滑脱并未愈合。在这种情况下，螺钉不能被取出，以免再次发生滑脱

能多地保存骨骺的解剖学位置，防止滑脱的继续进展。预防相关并发症的发生，尤其是股骨头坏死，在非稳定型SCFE中发生率高达25%。

（一）原位固定术

对于稳定和非稳定型SCFE，传统的治疗方法是将1枚或2枚空心螺钉置于干骺端以维持骨骺的稳定（图48-8）。对于稳定型SCFE，特别是轻度型，其短期效果非常显著。单透视镜在绝大多手术中被使用。但也有报道称使用双透视镜可以减少手术时间，提高螺钉植入位置的精确性。总之，原位空心螺钉固定术安全性高，通过固定股骨头骨骺，重建股骨头-颈部正常解剖结构。在一项研究当中，作者通过对10例（9男1女）年龄介于10.6～12.6岁的单侧稳定型SCFE患者行原位空心螺钉固定术，术后随访平均时间为44.3个月，结果表明所有患者恢复良好，双侧骨骺端生长板闭合时间无统计学意义。作者后续报道了股骨干骺端及骨骺生长发育及重建进展。另一项研究中，

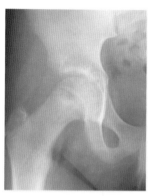
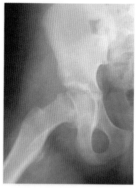
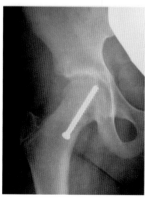
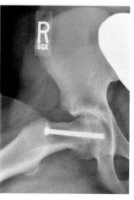

图48-8 一例12岁单侧骨骺滑脱的患者，使用空心螺钉成功治疗的术前及术后X线片。注意术后第2年骨骺滑脱完全闭合

作者随访了11例平均年龄14岁（9～18岁），经原位空心螺钉内固定术治疗的轻至中度SCFE患者，随访平均时间5年，最后结果显示所有患者恢复良好，Harris髋关节评分从74.8提高到90.6。影像学显示患侧干骺端闭合，股骨干-骨骺所成角度无进一步增大。Castaneda等回顾分析了129例SCFE患者的患肢功能恢复情况，其中105例采用原位空心螺钉内固定术治疗。在中期随访中作者发现，52例患者的结果被认为是非常满意，其中28例为满意，16例结果为良好，9例为结果欠佳。89例患者螺钉位置被认为是合适的，16例还需改进。这16例当中有10例出现了并发症。

稳定型SCFE患者中，某些髋关节为病理性盂唇，同时干骺端有非正常突起，成年后易引起髋股撞击症（FAI），通过关节镜+原位空心螺钉固定术可以成功预防该并发症的发生。在一项研究中，通过对3例年龄介于11～15岁、髋膝疼痛时间2～12周、撞击试验（+）、滑脱角度位于15°～30°范围内的男孩实施该项手术技术并进行随访，随访时间为6～23个月，随访中评估了患者骨骺滑脱的偏移量及术后α角，并完成UCLA活动评分表，关节镜对盂唇磨损、髋臼软骨及干骺端突起处进行了评估，结果显示所有患者髋关节活动均得到改善，无证据显示FAI的发生。

虽然原位空心螺钉固定+股骨转子间截骨术可以固定稳定型SCFE并重建股骨力线，但改善程度有限。在一项研究中，研究者将20例程度较严重的慢性单侧稳定型SCFE患者分成两组，一组采用原位空心螺钉固定术治疗，另一组则是原位固定术联合转子间截骨术治疗，结果显示后者可以改善髋关节运动。但早期随访中发现两组在髋关节运动功能上并无明显差异。

虽然原位固定术不易引起股骨头坏死，但随着随访时间延长，笔者发现某些后期并发症如软骨溶解及骨性关节炎仍有较高的发生风险。Strzyzewski等回顾分析了平均年龄为13岁（10～16岁）的32名患者一共39例轻至中度SCFE，经原位空心螺钉固定术后，平均随访时间为21年（4～27年），结果显示12.5%表现欠佳。其中约65%出现了早期骨性关节炎征象。Fraitzl等也报道了相似的研究结果。他们通过对16例程度较轻的单侧SCFE实施原位固定术，结果显示虽然撞击试验阴性，但影像学上依然可以看到FAI

的迹象。所有的患侧髋关节股骨头-颈比均异常，α角平均度数为55°（范围为40°～94°）。

而在原位空心螺钉固定术治疗非稳定型SCFE中，股骨头坏死是很常见且非常具有挑战性的并发症之一。Palocaren等回顾分析了27例平均年龄为12.2±1.58岁，男女比例约为7：3的非稳定型SCFE患者，经原位固定术后，平均随访时间3.1±1.9年，结果显示22%的患者出现术后股骨头坏死。作者同时指出，性别和术前滑脱角度是唯一两个影响术后股骨头坏死的影响因素。

（二）切开复位内固定术

最初采用切开入路治疗非稳定型SCFE的目的是降低股骨头坏死的发生率，并预防FAI的出现。两种基本入路中，关节囊切开入路优点包括更加直接的复位及降低会阻碍血液流动的关节囊内压力。Gorden等随访分析了16例采用闭合或切开复位治疗不稳定型SCFE患者，结果发现骨骺是否理想复位由股骨颈重建解剖结构决定。4例患者手术入路为常规的前方切开复位，剩余患者则通过cannulated drill或者Metzenbaum scissors等工具采用关节囊切开入路，至少随访1年，结果显示14例患者未出现股骨头坏死的证据。

Parsch等采用改良的前方关节囊切开术入路后，用示指在关节后方予以适当的压力维持干骺端的复位，并通过克氏针将骨骺固定于干骺端上。共64例SCFE，其中20例轻度滑脱，24中度滑脱，20例重度滑脱。其中2例中度和1例重度SCFE患者术后股骨头出现局部坏死。Herrera-Soto等通过测定不稳定型SCFE患者髋关节囊内压力及采用关节囊切开术后的囊内压力值，并同正常人群关节囊内压力进行对比分析，结果显示SCFE侧囊内平均压力值为48 mmHg，正常人群平均为23 mmHg，同时发现通过手法复位关节腔内压力明显升高（平均75 mmHg）。因此，笔者认为非稳定型SCFE患者若进行手法复位，髋关节内压力可上升到引起间隔综合征的较高水平，因次有必要采用关节囊切开术进行减压处理。

（三）改良Dunn入路

关于不稳定型SCFE的最佳治疗方法目前仍存

在争议。一部分骨科医生更加偏爱于损伤小的原位固定术。而另一部分倾向于选择切开复位内固定术治疗SCFE。北美小儿骨科学会的一项调查发现，31%医生认为不稳定型SCFE应立即行急诊手术治疗，57%则认为8 h内完成手术即可。而在采用原位空心全螺纹螺钉固定术时，57%的医生认为用1枚螺钉固定即可，其他医生则建议使用2枚螺钉固定。

Ganz等首先对切开复位固定术治疗SCFE进行了描述。通过切开复位术者可以将整个股骨头暴露于视野中，避免了对血管束的误伤。但采用该技术治疗不稳定型SCFE需满足3个前提条件：①受伤时髋关节血供保持完好。②慢性SCFE急性发作引起的不稳定型SCFE，在急性症状出现前，其髋关节已有部分愈合骨组织形成。③解剖重建后的股骨头骨骺不会与其他骨组织发生撞击（图48-9）。最初的报道推荐使用改用型Dunn截骨术矫正滑脱。对12例中至重度SCFE患者实施该项手术结果显示矫正滑脱成功率高，且短期内没有证据表明发生股骨头坏死。有趣的是，欧洲人群调查结果发现通过改良Dunn截骨术治疗SCFE其术后发生并发症概率低，而来自北美协会一线调查结果却显示该项手术技术有较高的引起股骨头坏死及骨溶解的风险。造成这种现象的原因可能和欧洲人群肥胖的发生率及BMI值更低有关。Madan等随访了28例患者，平均随访时间为39个月，结果显示滑脱得到矫正，髋关节功能评分较术前有明显提高。其中只有2例发生了股骨头坏死。Masse等用同样的方法治疗了20例患者，其中18例稳定型，2例非稳定型，术后行影像学复查，滑脱角在AP位上从40.2°减小到7.2°，在侧位上有50.7°减小至9.5°。无1例股骨头坏死发生。

但Sankar等的研究结果却正好相反。他们同样使用改良型Dunn入路手术治疗27例非稳定型SCFE患者，平均随访21.4周后结果显示7例患者出现股骨头坏死。

1.螺钉的数目　虽然我们一致认为原位空心螺钉固定术治疗非稳定型SCFE是一种安全的手术方法，但是否为最佳治疗方法仍有争议，尤其是螺钉使用的类型及数目上争议较大。通过在牛模型上进行实验，其生物力学结果显示相比于1枚螺钉，2枚螺钉固定可以使强度提高33%。使

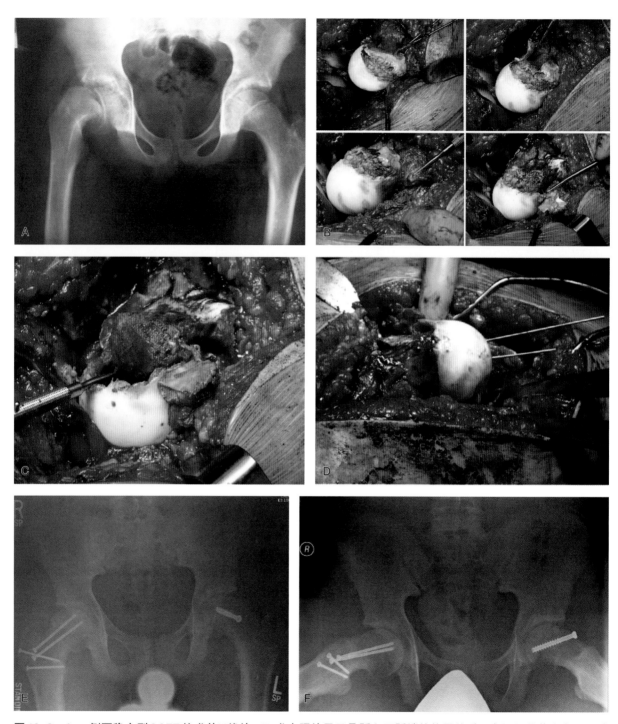

图48-9 A.一例不稳定型SCFE的术前X线片。B.术中照片显示骨骺和干骺端的位置关系。在切开关节囊之后，髋关节外科脱位之前固定骨骺，从而确保骨骺与干骺端保持连接。切开骨骺周围的韧带，从而可以游离后方的骨骺并且可以显露近端干骺端。C.在移除后方和中部的骨痂后，做少量的股骨颈缩短。D.骨骺靠近干骺端，然后使用螺钉逆行固定。E、F.术后2年的骨盆正位和蛙位片，患者愈合良好无明显不适症状。手术区域已经完全愈合而且骨骺没有AVN的表现

用Steinmann螺钉治疗SCFE是安全可行的方法，和体积更大的螺钉相比，其优点是对骨内血供影响小，骨骺近端的生长发育良好，从而有限预防股骨头坏死的发生。Lehmann等采用2枚或3枚Steinmann螺钉对67例SCFE患者（41例男性，26例女性），其中单侧为47例，双侧20例，行原位固定术，平均随访6年，结果显示和手术时相比，股骨颈长度增加了9%，意味着手术后干骺端的生长发育并未停止。共有3例患者进行了额外的手术。在1例患者上发现轻度股骨头坏死。随着随访的结束，未发现1例出现软骨溶解或滑脱加重的现象。在另一项研究中，医生对年龄小于10岁的患者进行原位固定，其中9例髋关节使用多枚螺钉固定，6例使用单空心螺纹螺钉固定，结果显示：使用多枚螺钉固定组，5例髋关节固定失效，1例出现浅部感染。作者认为使用多枚螺钉固定技术虽然保护了股骨头骨骺的生长发育，但其引起并发症的风险也较高。

在北美，标准治疗方法为采用直径6.5～7.3 mm的全螺纹空心螺钉固定。使用单根空心螺钉固定，其位置应位于股骨头的中心，且至少有4条螺纹位于骨骺内，螺钉可提供足够的稳定性。通过影像学检查，确定螺钉未进入关节间隙。如果原位固定治疗非稳定型SCFE，笔者认为使用两枚螺钉可以提供足够的强度以维持骨骺的位置，尤其可防止旋转的发生（图48-10）。

2.对侧髋关节的固定时机　仔细评估对侧髋关节。滑脱未发生前，虽然不需要外科手术的干预，但证据显示其股骨及髋臼的形态已经异常，

随着年龄的增长，易发生FAI。单侧SCFE对侧髋关节是否需要手术固定仍然有争议。部分研究者建议如果单侧SCFE患者对侧髋关节存在滑脱风险，则也需要手术进行干预。而其他研究者持相反观点，他们认为如果是轻度滑脱，对侧无须手术提前干预。最近一项研究，对49例年龄介于9～16岁的单侧SCFE患儿进行手术治疗，平均随访166 d（范围6～432 d）后结果显示只有9例对侧髋关节出现了轻度滑脱，因此他们认为单侧SCFE患者对侧髋关节无须预防性手术干预。另一项类似的研究中，医生对单侧SCFE患者对侧髋关节实施预防性手术干预后统计该侧并发症的发生率，结果显示2例出现了股骨头坏死，所有患者均未出现软骨溶解现象。有3例患者在骨骺未闭合前，预防性螺钉固定末端出现生长停止现象，但均未要求行翻修术。

Sankar等研究结果却正好相反。他们回顾分析了50例已行原位固定术治疗的单侧SCFE，结果显示对侧髋臼LCEA和Tönnis平均角度值为33°（范围8°～35°）和5°（7°～13°）。78%患者出现Cross-over征阳性，15%则出现Posterior wall征阳性。实验组对侧髋关节LCEA角度平均值及Cross-over征发病率有了明显提高。另一项研究中，作者对171例病史超过12年的单侧SCFE患者进行为期至少3年的随访，结果显示56例患者对侧髋关节出现了SCFE。同时他们认为如果SCFE初次发病年龄小于12岁，对预测对侧髋关节是否出现SCFE具有重要意义。而性别和关节稳定性等因素在预测方面作用不大。

改良型Oxford评分在预测对侧髋关节是否发

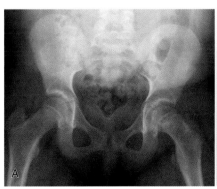
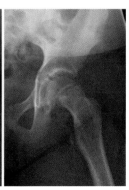
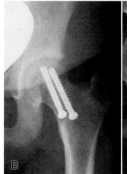
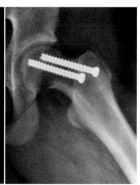

图48-10　A.术前平片显示脱位的SCFE。B.一名年轻男性伴不稳定的SCFE接受了2枚空心螺钉的固定治疗术后的X线片。第1枚螺钉固定于股骨头的中心，第2枚在它的上方以增加其稳定性

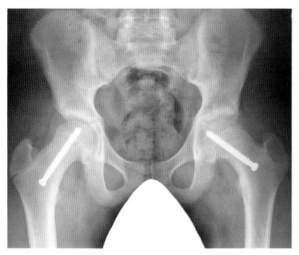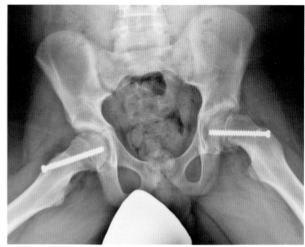

图48-11 一例左侧稳定型SCFE患者伴有Y形软骨脱落的术后平片。双侧髋关节均用单根螺钉固定，左侧用来治疗SCFE，右侧预防性的固定。双侧手术效果均优良

生SCFE方面有显著作用。在一项研究中，通过对260名病史超过20年的单侧SCFE患者进行长期随访后，作者发现其中有64例患者对侧髋关节在表现出首发症状10个月后发生了股骨头骨骺滑脱现象。而种族、体重、性别等因素在预测对侧髋关节是否出现滑脱方面无明显作用。相比于Tritadiate软骨评分，改良型Oxford评分系统在预测滑脱方面准确性更高。Riab等通过对90例患者（78%为单侧SCFE）进行研究，发现单侧SCFE患者中有23%发展为双侧，其中小于10岁的女性及小于12岁的男性患者均发展为双侧SCFE；女性

年龄小于12岁，男性小于14岁，则分别有25%和37%的比例发出现对侧髋关节滑脱。而女性年龄大于13岁，男性大于14岁对侧髋关节未出现滑脱现象。作者推断年龄是影响其对侧髋关节是否发展为SCFE的唯一高危因素，年龄越小的单侧SCFE患者，对侧更应该考虑进行手术固定。如果患者拒绝行预防性手术治疗，临床医师应告诉他们发展为双侧SCFE的相关风险。若存在随访困难或有内分泌系统基础疾病等情况，笔者建议在Y形软骨未闭合时行对侧髋螺钉固定术（图48-11）。

第49章

不稳定型股骨头骨骺滑脱的切开复位

原著者　Matthew P.Fishman，Ira Zaltz
译　者　张紫机　盛璞义

一、引言

目前，治疗股骨头骨骺滑脱症（SCFE）的方法主要包括原位金属钉内固定术、骨骺阻滞术、股骨头下截骨术、股骨颈基底部截骨术、股骨转子间截骨术、股骨转子下截骨术及切开复位内固定。所有方法都是为了固定股骨头骨骺及维持或改善骨骺和股骨近端的解剖关系。根据目前对该病自然病程的理解，评价一种治疗方法是否理想主要取决于术后骨骺稳定性和股骨上段畸形程度。

使用带螺纹的空心螺钉原位固定骨骺是目前治疗稳定型和不稳定型骨骺滑脱最常用的手段，其并发症和术后骨坏死的概率都是最低的。最近，原位螺钉固定术后永久性髋关节畸形具有良好远期效果的自然病史和患者功能不受太大影响的观点受到质疑。尽管组织重构在某些程度上可能逐步减少股骨上段畸形，但不能单靠这个机制矫正股骨上段的解剖异常（图49-1）。目前资料表明，股骨髋臼撞击症、髋臼软骨及盂唇损伤和髋关节继发性骨关节炎与股骨头骨骺滑脱症治疗后的残留畸形相关。根据当前对股骨髋臼撞击症的理解，对股骨头骨骺滑脱症行切开复位内固定是一种有效恢复股骨上段解剖结构和降低股骨髋臼撞击风险的手段。既往资料显示，与原位固定骨骺相比，股骨头骨骺滑脱行切开复位发生骨坏死的风险更高。最近有报道通过髋关节外科脱位及复位内固定的改良 Dunn 截骨术治疗 SCFE 有良好的临床效果，骨坏死发生率很低。

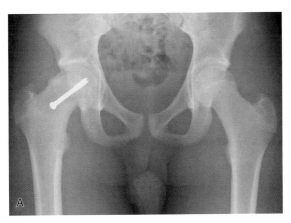
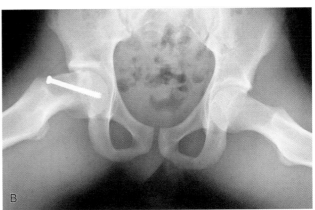

图49-1　右侧SCFE行原位螺钉固定术后。正位（A）和蛙式位（B）X线片可见股骨颈前外侧残留畸形，这一畸形可能与股骨髋臼撞击症、髋臼盂唇及软骨受损和早期骨关节炎等的发生有关

二、自然病史

SCFE的自然疾病史尚不明确。目前临床资料表明，轻、中度畸形患者治疗后到中年阶段都还具有满意的临床效果，而重度畸形、治疗后出现并发症及不稳定型滑脱患者往往出现相关并发症的概率更高，其预后难以让人满意。不稳定型和严重SCFE术后早期并发症的确切发生率虽不清楚，但的确更容易发生骨坏死、滑脱加重、软骨溶解、骨折和螺钉撞击等（图49-2）。Mamisch通过三维电脑模型分析SCFE术后畸形，发现髋关节屈曲时干骺端前方的骨性隆起向髋臼前方靠近，这一现象表明SCFE术后的股骨髋臼撞击症是由骨骺向后移位和干骺端骨性隆起引起的（图49-3）。Mamisch同时还发现了两个与股骨髋臼撞击症相关的解剖学病因，一个是Southwick曾提出的骨骺滑脱角过大（图49-4），另一个是骨骺干骺端连接处凹面消失。在另一个同样利用电脑模型进行研究的试验中，Rab发现骨骺中度及重度向后滑脱（大于25°）会发生股骨颈前方与髋臼的撞击，同时髋关节会代偿性外旋（图49-5）。

现有证据表明，即使是轻度的骨骺滑脱也有可能引起股骨髋臼撞击。Fraitzl回顾性分析轻度骨骺滑脱患者行原位螺钉固定术后的影像学资料，发现正侧位片上Notzli α角平均值分别为86°和55°，这一影像学证据表明轻度滑脱亦可造成股骨髋臼撞击。

股骨髋臼撞击症与髋臼软骨、盂唇的损伤有

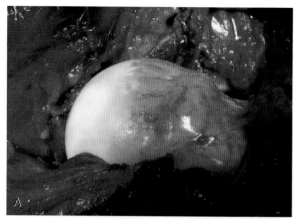

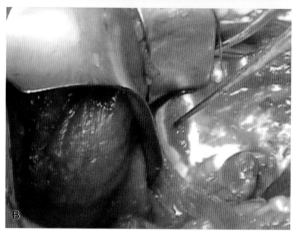

图49-3 在稳定型（A）和不稳定型（B）SCFE中，可见股骨颈骨骺-干骺端连接处明显的骨性隆起，镊尖所指为红色的松质骨

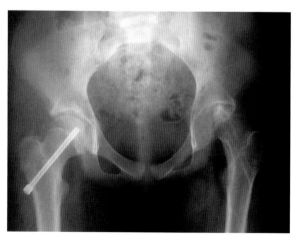

图49-2 骨盆正位片可见左髋SCFE行原位螺钉固定术后继发缺血性坏死。对侧行预防性原位螺钉固定，未见缺血性坏死征象

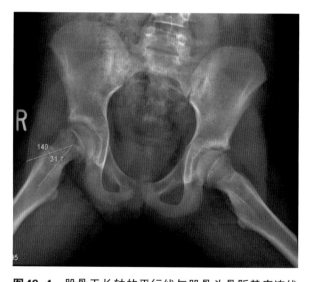

图49-4 股骨干长轴的平行线与股骨头骨骺基底连线的垂线所形成的夹角为Southwick滑脱角。滑脱角度由患髋Southwick滑脱角减去健侧Southwick滑脱角。图中蛙式位片上的滑脱角为20°（右髋测量为31°，左髋为11°，未显示）

关。Rab通过电脑模型研究发现，SCFE可并发股骨髋臼前方撞击，从而推断撞击会引起髋臼前方盂唇损伤。亦有研究找到了髋臼软骨损伤的证据，间接证实了这一推论。SCFE患者骨骺原位固定前行髋关节镜检查，发现存在髋臼前上方软骨和后外侧盂唇损伤。Sink等对之前已原位固定治疗但反复不适的SCFE患者再次手术时，在股骨头脱位后直视下发现87%病例存在髋臼盂唇损伤，85%有髋臼软骨损伤（图49-6）。Leunig亦观察到，SCFE患者股骨颈干骺端前方异常隆起引起了部分或全层软骨损伤（图49-7）。此外，他还发现当股骨头-颈交界处扁平或者凸起时，股骨髋臼撞击可通过磨损、瘢痕或撕裂等方式引起盂唇内上方损伤。

　　Goodman通过分析单侧SCFE的骨骼形态学，发现患侧发生骨关节炎的概率比正常侧高，同时证实继发于SCFE的股骨近端形态异常可引起髋臼盂唇和软骨损伤，与继发的骨关节炎存在相关性。而且相对轻度滑脱后的股骨形态而言，中至重度的滑脱后骨形态更容易继发髋关节骨关节炎。Goodman除证实了Leunig等和Sink等的发现外，还总结了骨骺滑脱后骨关节炎的特征，如髋臼前上方扁平和股骨颈骨骺干骺端连接部的前方囊性变。Abraham在统计髋关节骨关节炎初始发病年龄时发现SCFE继发的骨关节炎明显早于"原发性"骨关节炎，他推测继发于SCFE残留畸形的股骨形态异常和髋关节活动受限可导致股骨外上方软骨变薄，因诱发股骨髋臼撞击症，损伤髋臼软骨，从而引起骨关节炎的过早出现。

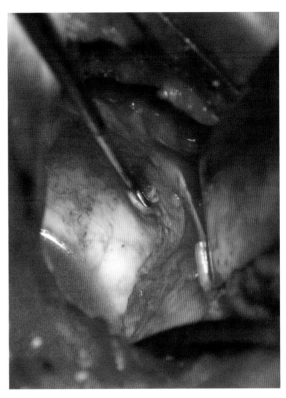

图49-6 既往未予复位而仅原位穿针固定的SCFE患者，残留股骨颈畸形。术中脱位髋关节后用探针显示髋臼盂唇处不稳定型损伤

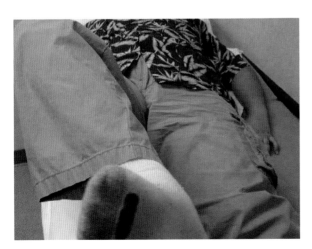

图49-5 SCFE患者屈髋时，伴有典型的强迫性外旋，这是由于干骺端前方与髋臼撞击所致

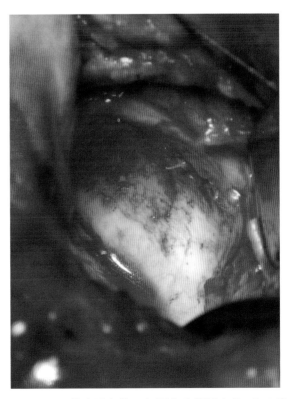

图49-7 既往未予复位而仅原位穿针固定的SCFE患者，再次手术时，脱位髋关节后可见软骨软化

三、SCFE切开复位的进展

（一）楔形截骨术

1909年，Royal Whitman首次描述通过经阔筋膜张肌和臀中肌的前方入路行股骨近端截骨术治疗骨骺移位的术式。进入髋关节后，从股骨颈截去一块楔形骨块恢复股骨颈干角。术后用髋人字石膏维持髋关节于伸直外展内旋位，2～3周后允许负重行走，继续用髋人字石膏固定2个月。在这一报道中，个别病例可取得很好的效果。

1924年，Wilson报道对7例SCFE（4例急性，3例慢性）行切开复位术，使用Smith-Peterson入路和髋关节囊U形切口，对于急性病例，将骨骺从干骺端处直接撬开，对于慢性病例，将滑脱骨骺旁的部分股骨颈凿开。为将滑脱骨骺复位，采用了Whitman的方法将髋关节极度外展并内旋，髋人字石膏固定。截至文章发表时，Wilson认为所有患者临床疗效满意，但必须注意的是，所有患者屈髋都未能超过90°。

Green和Martin分别于1944和1947年介绍了SCFE行切开复位术的类似手术技术，即保留股骨颈处骨膜的完整性。其中，Martin使用的是Smith-Peterson入路，T形或L形切开关节囊，注意勿将股骨颈部的骨膜完全提起，以免撕裂损伤。该技术的关键点在于保留股骨颈后下方骨膜的完整性。为保护该部位，Martin通过小块移除骨块来完成，而不是一次性将股骨颈前上凿去。去除了足够的干骺端骨质后，将骨骺复位并用Smith-Peterson钉（三翼钉）固定。这个技术的要点是通过在股骨颈前上方截去一块楔形骨块使骨骺复位，这一过程是通过让骨骺下移至股骨颈，而不是将股骨头撬起到股骨颈，因为后者会使股骨颈后方和下方的骨膜张力过大。Martin认为他的方法可以避免对后方和下方骨膜内血管的撕裂和牵拉。他还引用了Guatier关于髋关节血管解剖的里程碑性研究，即股骨头的大部分血供均横穿这一区域。Martin报道了8个病例，平均随访21个月，有6例临床疗效良好。结果欠佳的2个病例中，1例是由于手术医生的失误导致固定钉穿透入关节内，另1例是由于固定钉植入后使该区域骨坏死。后续其他关于楔形截骨术的研究显示，缺

血性骨坏死发生率较高。

1961年，Pearl报道一种改良术式，重视股骨颈后方组织的保护，使骨骺可无张力地复位。该术式通过Callahan入路进入髋关节内，从股骨颈前上方异常骨质处行楔形截骨术。在了解到股骨颈后方骨膜对股骨头血供的重要性后，他重点处理了该部位的异常骨质。去除这块异常骨可使骨骺复位时后方骨膜不会被顶起，防止拉紧或撕裂伴随的血管环路。Pearl相信股骨颈短缩2～5 mm同样有助于无张力地复位骨骺。可选用Lloyd-Collison拉力螺钉、1枚Smith-Peterson钉（三翼钉）或2枚Knowles螺钉保护性固定股骨头和股骨颈。在Pearl报道的19例患者中，有4例在1年内发生缺血性骨坏死，这4例患者预后较差。该研究最长随访时间为12年，最终10例髋关节功能为好或正常（评定分级为正常、好、一般和差）。

随着越来越多的楔形截骨术治疗SCFE的临床研究文章的发表，缺血性骨坏死的问题越来越得到重视。Gage于1978年发表一篇综述，提出缺血性坏死发生率为0～100%。他本人的一组病例亦有28.5%的患者发生缺血性坏死。鉴于并发症发生率过高，Gage提倡放弃楔形截骨术治疗SCFE。

1984年，Fish发文重申只有楔形截骨术才能纠正SCFE所致解剖异常。尽管之前已有大量关于截骨术纠正SCFE相关股骨畸形的文献报道，包括股骨颈基底部截骨、转子间截骨、转子下截骨等，Fish仍强调发生在股骨头颈连接处的畸形，除非行股骨头下截骨，否则是无法完全纠正的。他改良了手术方式，提高了手术安全性并做了报道。Fish特别强调了小块逐块移除楔形骨的原则，使生长骺板的曲线轮廓可以匹配相对应的股骨颈松质骨曲面，同时可以使骨膜及血管在无张力下将股骨头复位至股骨颈。复位时，应充分暴露股骨头和股骨颈，用无螺纹的金属钉固定骨骺。该组病例共纳入42例患者，仅1例发生缺血性坏死，40例疗效良好，因此Fish认为楔形截骨术是治疗SCFE的绝佳选择。

（二）Dunn截骨术

与许多医生一样，Dunn也意识到缺血性坏死是楔形截骨术的一大问题。其他医生摒弃了楔形截骨术，转而行股骨颈基底部截骨、转子间截骨、

转子下截骨等，Dunn则认为术后效果不佳主要是因为股骨近端的残留畸形，与截骨术本身的关系不大。他致力于纠正骨骺与干骺端结合部的畸形，坚持开展股骨颈部截骨术，并将该术式发表于1964年。Dunn截骨术使用的是髋关节外侧入路，而非前侧入路，将骨骺无张力地复位至干骺端。

患者侧卧位，经外侧入路，以更好地显露髋关节，取一经股骨大转子的纵向切口，经阔筋膜张肌和臀大肌平面进入，将臀大肌向后方牵开。分离切口远端的股外侧肌后，行臀中肌和臀小肌附着点部的截骨，将其移向近端固定。Dunn认为这一术式与其他采用前方入路的SCFE切开复位术相比，可更好地显露髋关节。而且，外侧入路可更好地直视股骨颈的后方支持带。如前所述，后上方支持带内含有营养股骨头的重要血管，显露该部位可以在组织分离、移除异常骨质及复位骨骺时更好地保护其内所含血管。

Dunn的第一篇报道中纳入了23例行切开复位术的患者，仅1例出现缺血性坏死，19例临床效果良好，髋关节功能几乎正常。Dunn随后的另一篇报道病例数更大，其中23例因慢性骨骺滑脱症急性发病而行切开复位术，最终2例出现缺血性坏死。2000年，Fron随访了50例行Dunn截骨术的连续性病例，7例发展成了缺血性坏死或软骨溶解症。该研究随访时间超过4年，临床效果优良率超过90%。Dunn截骨术发生缺血性骨坏死的风险较低，可成为SCFE行切开复位内固定术时的一种选择。

四、改良Dunn截骨术

Ganz改良了Dunn截骨术，将Dunn的切开复位与Ganz的髋关节外科脱位技术相结合，该方法后由其他学者进行了报道。Ganz曾于1992年报道了第1例的髋关节外科脱位术，该操作可为暴露股骨头和股骨颈提供极佳的入路，但需小心分离和保护营养股骨头的支持带血管。充分暴露股骨头和股骨颈可减少骨骺复位的力度，直接观察支持带的张力和股骨头供血血管。

（一）手术指征

该术式的手术指征包括目前所有适宜行切开复位内固定术的所有SCFE患者。以前，只有急性创伤或慢性SCFE急性加重等最严重的骨骺移位患者才考虑行切开复位术。但最近在临床上，其适应证放得更宽，尽管本手术的主要目的是恢复股骨近端的解剖结构。该手术在复位骨骺时需暴露生长骺板，以移动骨骺。目前关于切开复位时机和并发症影响的研究仍然较少，笔者认为越早手术越好，以降低血管闭塞和支持带组织挛缩的风险。

（二）手术技术

患者侧卧于可透X线的骨科手术床上，患者面向的一侧床缘放一无菌袋。取以大转子顶点为中心的外侧切口，阔筋膜处切口与皮肤切口一致，打开阔筋膜张肌和臀大肌之间的间隙，将整块臀大肌拉向后方。切除大转子处滑囊有助于显露。于下肢极度内旋位行大转子截骨，截骨厚度为1～1.5 cm。使用电锯截骨，方向由远及近，远侧需放于股外侧肌后缘，因其附着于大转子上，外侧应止于梨状肌窝。为保护旋股内侧动脉，近端截骨面的前方需止于臀中肌腱附着于大转子的部位（图49-8）。前方截骨时可能需要使用到骨凿。因臀中肌和股外侧肌均附着在大转子上，因此骨膜下分离股外侧肌可使大转子具有一定的活动性，大转子游离后将移向前上方，仔细分离臀小肌后，髋关节囊即可暴露。

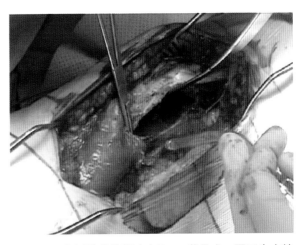

图49-8　右侧髋关节行改良Dunn截骨术。图示为大转子截骨，牵开器放于股骨大转子和截骨床间，向前牵开大转子。臀中肌及臀小肌附着于大转子近端，股外侧肌附着于远端。止血钳的放置有助于显露臀小肌梨状肌间的间隙

下肢伸直内旋后，臀小肌和梨状肌之间的平面可显露。该平面分离组织后，屈髋外旋，进一步分离髋关节前关节囊和臀小肌的关节囊部分，充分暴露关节囊的前面，自股骨颈的前外侧缘延长线Z字形切开关节囊，关节囊切口远端折向前方和下方，不能超过小转子水平，以免损伤旋股内侧动脉。关节囊切口近端折向后方，与盂唇平行切至梨状肌前缘以利于更好的活动。关节囊切开后，即可见股骨头和股骨颈。

脱位前，用1～2枚带螺纹克氏针将骨骺原位固定。在股骨距处放一个骨钩有助于脱位（图49-9）。圆韧带被拉紧及分离后，轻轻牵引下肢并使髋关节屈曲外旋，股骨头即可脱位，将下肢放入无菌袋中保护。必须做好股骨头骨骺的显露，持续直视以确保脱位手法不会使骨骺移位。脱位前及其后的操作过程中，都可以通过在骨骺前外侧钻孔（大小1.4 mm）（图49-10）或多普勒激光血流检测仪来评估股骨头血供。一旦脱位，即需注意保持股骨头软骨湿润，以防干燥而导致组织变性。

随后，对股骨颈进行骨膜下剥离，于颈的前方纵向锐性切开骨膜，向内、外侧牵开（图49-11）。外侧的骨膜下剥离不应超出股骨颈的前外侧面，注意勿损伤或过度牵拉支持带血管、旋股内侧动脉的终末支等股骨头主要血供。从股骨大转子的隆起部锐性分离软组织，如果需要进一步松解外侧骨膜以使骨骺活动，可去除一部分牢固的

股骨转子近端。从突起部提起稳定的股骨转子，用骨凿凿除该部位（图49-12）。然后，骨骺自干骺端分离，股骨颈可得到更好的显露。

为获得适当且无张力的股骨头骨骺复位，避免股骨头支持带血管的扭转或损伤，股骨颈可能需短缩重建。用咬骨钳或骨凿去除股骨颈内侧、后方（图49-13）骨性突起及生长板内硬化骨（图49-14）。骨骺复位时股骨头支持带血管有张力可能需进一步短缩股骨颈（图49-15）。骨骺复位至股骨颈上并恢复头颈对线后，固定于干骺端。骨骺固定方法有多种，包括逆向克氏针、空心螺钉和非空心螺钉。通常，第一枚螺钉、克氏针或导向针都打至股骨头小凹（图49-16）。

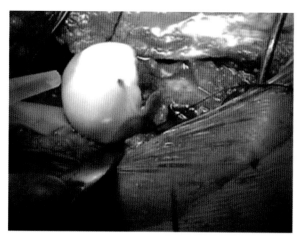

图49-10 股骨头骨骺复位后前外侧钻孔处活动性出血。外科手术使髋关节脱位可直接观察到支持带血管及股骨头穿支血管的张力，以防损伤

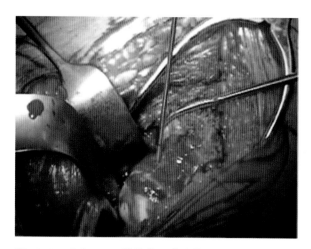

图49-9 改良Dunn截骨术。髋关节脱位前，将克氏针插入骨骺与干骺端。这一临时固定可防止髋关节脱位时骨骺的进一步移位。在股骨距旁放置1把骨钩有助于脱位髋关节

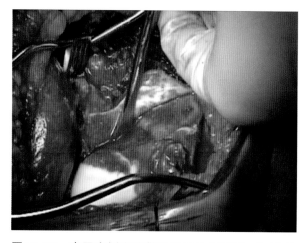

图49-11 牵开内侧支持带暴露股骨干骺端。Cobb骨膜剥离器放于干骺端骨质与支持带之间，提起内外侧支持带，有利于骨骺在无张力下复位

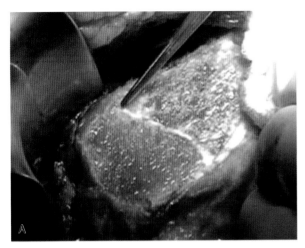

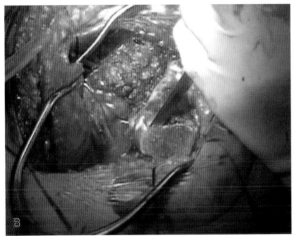

图49-12　A.血管钳所指为稳定的股骨转子的突起部；B.准备给股骨头骨骺复位时，为获取术野的良好暴露及松弛外侧支持带，需用骨凿凿除稳定的股骨大转子的突起部

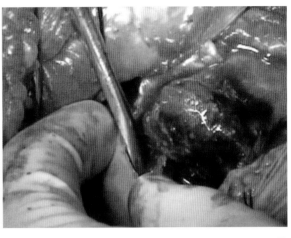

图49-14　将残留的生长板组织移除后，轻柔处理股骨头骨骺，将其复位于干骺端上

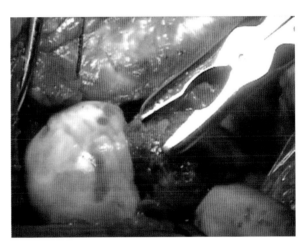

图49-15　用咬骨钳将股骨颈干骺端咬断并成形，使股骨头骨骺复位至干骺端后支持带无张力

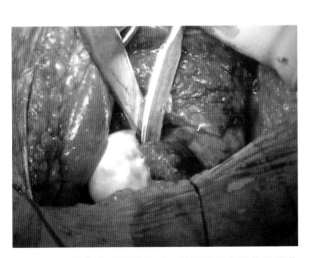

图49-13　骨凿凿除异常骨质。异常骨质主要位于股骨颈内侧及后侧。注意勿损伤支持带及小转子内侧组织，以保护旋股内侧动脉及其余股骨头血供

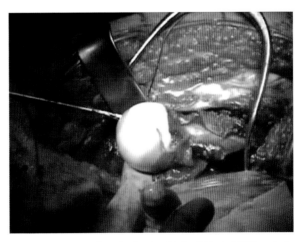

图49-16　无张力下复位后，用克氏针（本图）、空心螺钉或非空心螺钉将骨骺固定于干骺端。通常将第1枚螺钉从股骨头小凹处进入，从股骨外侧皮质穿出

固定后，将股骨头复位至髋臼。术中透视了解股骨近端解剖结构是否恢复，内固定位置是否恰当。

关闭切口时，首先用2-0号薇乔线单纯间断缝合骨膜以防支持带粘连，然后用不可吸收缝线单纯间断缝合切开的关节囊，大转子放回原位，并用2枚4.5 mm的全螺纹皮质骨螺钉固定。如股骨颈短缩较多，则大转子可能需向远侧转位以维持股骨头中心与转子的正常位置。最后分层缝合皮下脂肪及皮肤。

（三）病例示范

1.病例1　ZM，男孩，14岁。踢球时受伤致右髋部剧痛伴行走障碍至急诊就诊，既往体健。X线片提示中度SCFE（图49-17）。急诊行改良Dunn截骨术复位股骨头骨骺。复位前，骨骺处钻孔无血液流出。股骨头短缩5～7 mm并成形，便于骨骺复位。股骨头骨骺复位并固定于干骺端后（图49-18），先前钻孔处有血液流出。术后予足尖着地非负重行走，服用吲哚美辛6 d预防异位骨化。

术后2周可屈髋120°且无疼痛。术后4个月拆除内固定物。术后5个月复查X线片提示股骨大转子截骨处愈合，骨骺有坏死征象，但患者无诉不适。右髋仍可屈曲120°，屈髋90°位可内旋35°，外旋60°。MRI检查提示股骨头骨骺血管再生，软骨无溶解（图49-19）。改良Dunn截骨术后9个月的X线片可见股骨上端对位对线良好

（图49-20），未诉不适，已可正常参加体育活动。

2.病例2　EP，男孩，15岁。摔倒时左髋着地致左髋部剧痛伴行走障碍至急诊就诊。X线提示重度SCFE（图49-21），行切开复位+改良Dunn截骨术，干骺端短缩5 mm，用2枚1/8英寸的带螺纹克氏针将骨骺固定于干骺端（图49-22）。于股骨头骨骺的前外侧钻孔，可见血液流出。术后予足尖着地非负重行走。

术后2周左髋可屈曲110°，屈髋90°位时髋关节可内旋30°。术后2个月允许在可耐受的范围内进行部分负重行走。最终左髋可屈曲120°，屈髋90°位时可内旋35°。术后5个月拆除内固

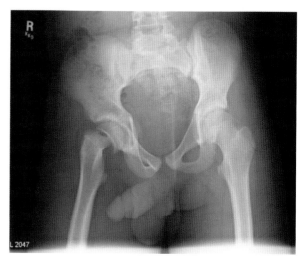

图49-17　男孩，14岁。踢球时受伤致右髋部剧痛伴行走障碍。正位X线片提示骨骺滑脱约干骺端宽度的35%

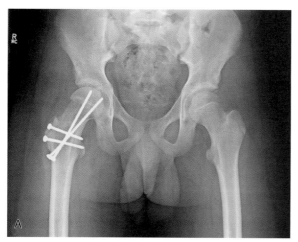
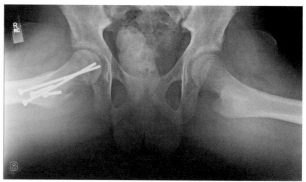

图49-18　男孩，14岁，因不稳定性SCFE行改良Dunn截骨术。术后正位（A）及蛙式位（B）X线片可见股骨近端对线恢复，用螺钉将骨骺固定回干骺端，将截骨后的大转子固定回原位

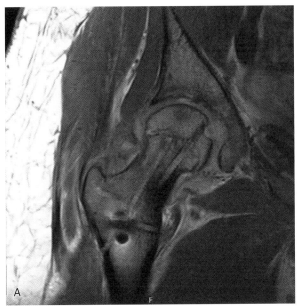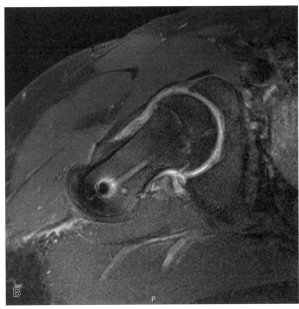

图49-19　男孩，14岁，因急性不稳定SCFE行改良Dunn截骨术。术后6个月复查MRI，冠状位T_1加权像（A）和轴位T_2加权像（B）MRI均可见股骨头内血管再生

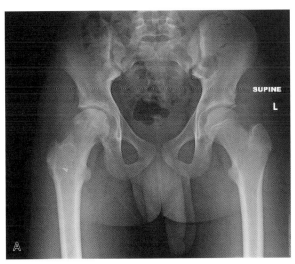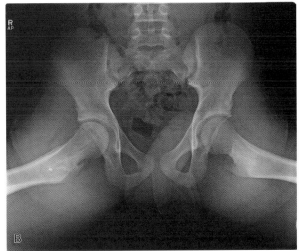

图49-20　男孩，14岁，因急性不稳定SCFE行改良Dunn截骨术。术后9个月，已拆除内固定物，复查骨盆正位片（A）及蛙式位（B）X线片。患者术后无疼痛，右髋关节可屈曲120°，屈髋90°时可内旋35°，外旋60°

定物。术后1年复查X线片可见股骨大转子截骨处愈合良好，无骨坏死的迹象（图49-23）。术后4年随访时，患者未诉不适，可正常参加体育活动。

3.**病例3**　KS，女孩，11岁。踢球时右髋部受伤后疼痛，最初诊断为肌肉扭伤，但疼痛进行性加重伴行走困难，随后至急诊就诊。X线提示轻度SCFE（图49-24）。查体发现右髋可屈曲至60°，此时内旋为-20°。伤后1周行改良Dunn截骨术，术中去除股骨颈内后方部分骨质，干骺端短缩5～6 mm。复位后股骨头处血供恢复，可见骨骺上所钻小孔处活动性出血。术后可足尖着地非负重行走，口服吲哚美辛6 d预防异位骨化。

术后2周右髋可屈曲15°。术后6周可扶拐部分负重行走。术后4个月可屈髋120°，屈髋90°位时可内旋35°，外旋60°。复查X线片可见大转子截骨处愈合，无骨坏死的迹象（图49-25）。

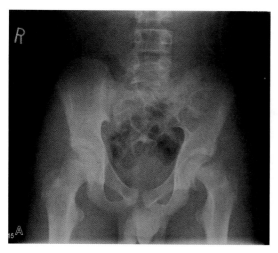
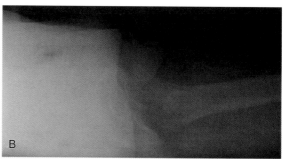

图49-21 男孩，15岁。摔倒时左髋着地致左髋部剧痛伴行走障碍至急诊就诊。正位（A）及侧位（B）X线片提示左侧重度SCFE

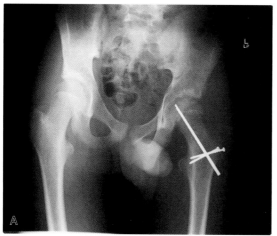
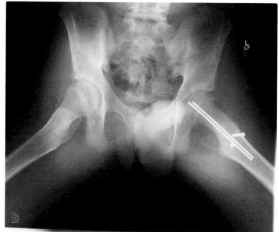

图49-22 男孩，15岁，因不稳定性SCFE行改良的Dunn截骨术。术后正位（A）及蛙式位（B）X线片提示左股骨上段解剖结构已恢复

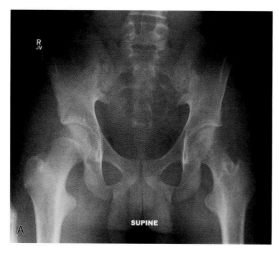
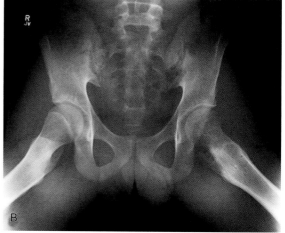

图49-23 男孩，15岁，因急性不稳定SCFE行改良Dunn截骨术。术后5个月，已拆除内固定物，复查骨盆正位（A）及蛙式位（B）X线片可见股骨骺板及大转子均已愈合，无缺血性坏死的征象。患者最近一次随访为术后4年，未诉疼痛，左髋关节可屈曲120°，屈髋90°时可内旋35°

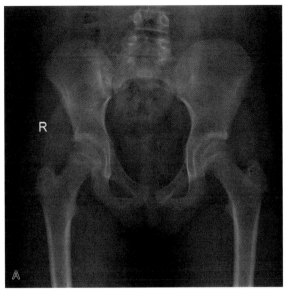
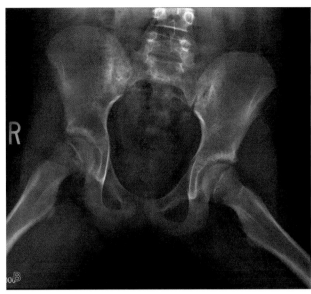

图49-24　女孩，11岁。踢球致右髋受伤数周后局部剧痛伴行走困难至门诊就诊。正位（A）及蛙式位（B）X线片提示右侧轻度SCFE。就诊时右髋可屈曲至60°，伴内旋-20°

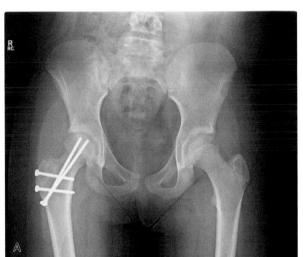
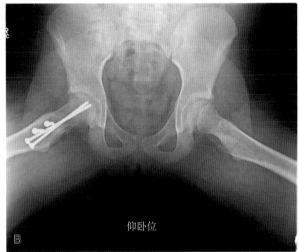

图49-25　改良Dunn截骨术后4个月复查正位（A）及蛙式位（B）X线片提示右股骨上段解剖结构恢复，内固定物在位。右髋术后可屈曲120°，屈髋90°位时可内旋35°。X线片上未见股骨头缺血性坏死的征象

（四）结果

通过改良的Dunn截骨术，切开复位内固定治疗SCFE已有数篇文献报道，鲜有提及并发症的发生。平均随访1～4年后，与健侧相比，患髋复位后活动能力恢复，临床髋关节评分满意。2007年，Sucato和Podeszwa报道了切开复位内固定术治疗不稳定SCFE的早期随访结果，他们的研究共纳入15例患者，平均于伤后29 h行手术治疗，至少随访1年以上发现，11例患者恢复了股

骨近端的解剖结构，4例患者残留6.2°的向后成角畸形。尽管该研究未进行临床髋关节评分，但髋关节平均屈曲度、内旋及外旋均有记录，分别为114°、22°和35°。1例患者出现股骨头缺血性坏死，他们认为可能与支持带血管不完全性切除相关。

2009年，Rebello等对因髋关节畸形手术治疗而术中脱位过髋关节的儿童及青少年等不同人群进行WOMAC评分，其中5例为改良Dunn截骨术治疗不稳定SCFE。总的来说，SCFE患者

无论是行髋关节前侧切开复位内固定、股骨头-颈成形术、股骨颈截骨术还是转子间截骨术，其WOMAC疼痛评分都可从术前的平均7.9分降至术后的3.5分（0～5分为轻度、6～10分为中度，11～20分为重度）。这5例SCFE患者术后的WOMAC疼痛平均分较其他患者低1.2分，且均未发展为股骨头缺血性坏死。

2009年，Ziebarth等报道了两组不同医院共40例的中至重度SCFE患者行髋关节外科脱位的结果，其最短随访时间分别为1年和3年。纳入的病例包括了稳定和不稳定的SCFE，也包括了急性和慢性的骨骺滑脱。从影像学上分析，Southwick滑脱角（SAA）从术前的56.6°（重度）减小至术后的8.6°（轻度），术后α角平均为40.6°（正常）。髋关节术后平均可屈曲104°。屈髋90°位时分别可内旋29°，外旋43°。患侧术后的Merle d'Aubigne-Postel髋关节评分为17.8分，与健侧的17.7分相当（18分为优，15～17分为良，13～14分为中等，<13分为差）。术后Harris评分结果亦令人满意，患侧99.6分，健侧99.5分（90～100分为优，80～89分为良，70～79分为中等，<70分为差）。最终随访时的WOMAC疼痛评分为1.2分。无患者出现股骨头缺血性坏死或软骨溶解症。

2010年，Slongo等发表了一篇回顾性研究，对23例中至重度SCFE患者进行了平均2.4年的术后随访。与Ziebarth的研究类似，Slongo也将不稳定SCFE（3例）和稳定SCFE（20例）纳入其研究。术前6例患者的滑脱角为轻度，8例为中度，9例属重度。术后平均滑脱角从术前的47.6°（中度）减少至4.6°（轻度），术后平均α角为38°（正常）。根据Tönnis分级标准，91%的患者术后无骨关节炎的表现。髋关节可屈曲107°。屈髋90°位时分别可内旋37.8°，外旋45°。患髋的活动范围与健侧相比无显著差异。术后Merle d'Aubigne-Postel评分及Harris评分分别为17分和99分，均达优良水平。1例患者最终发展成股骨头缺血性坏死。

近期，Huber对30例SCFE患者行改良Dunn截骨术治疗，平均随访了4.3年。其中3例为不稳定型SCFE。术前3例滑脱角为轻度，17例为中度，10例是重度。术后平均滑脱角为5.2°（轻度），α角平均为41.4°（正常）。所有患者术后均可屈髋超过90°，同时可内旋33.3°，外旋49.8°。术后Harris评分平均为97.8分。他们注意到，最终发展为股骨头缺血性坏死的唯一1例患者在术中未复位前即已有缺血表现，股骨头骨骺处钻孔未见血液流出。有趣的是，还有1例患者虽然在未复位前骨骺钻孔处无血液流出，但骨骺复位后重新获得血供，钻孔出有活动性出血。

总的来说，对SCFE患者行髋关节外科脱位及复位内固定，短期及中期临床效果良好，影像学结果满意。这些文章同时也发现，改良的Dunn截骨术与其他术式相比，可减少股骨头缺血性坏死的发生率。因此，还应继续随访以了解复位后的股骨髋臼撞击症及骨性关节炎发生率。

（五）并发症

有研究报道了SCFE行髋关节外科脱位及复位内固定治疗后的相关并发症，包括缺血性坏死、内固定物失败、异位骨化和大转子截骨失败。

髋关节外科脱位被接受以前，继发于切开复位术的缺血性坏死发生率介于0～100%。如前所述，改良的Dunn截骨术可以显著降低SCFE切开复位内固定术后发生缺血性坏死的风险。有6个应用改良的Dunn截骨术治疗SCFE的独立报道，总共143个患者中仅有3例发生缺血性坏死，其中2个发生坏死的骨骺是因为术前已存在缺血。这一数据与先前文献所报道的SCFE术后骨坏死发生率相比有显著下降。

Ziebarth报道的40例患者中，有3例发生了内固定物失败，包括固定大转子的螺钉和固定骨骺的克氏针。经二次手术后所有患者的骨质均可愈合。Slongo报道的23例中有1例出现了克氏针穿透现象。Leunig报道的30例患者中有2例因螺钉失败需再次手术。在使用了全螺纹克氏针后，Leunig曾遇到1例因克氏针弯曲而需再次手术。Huber报道的30个病例中有4例螺钉失败，均是使用的皮质骨螺钉。在改用全螺纹克氏针后未再出现内固定物失败。Ganz关于髋关节外科脱位技术的最早报道中，纳入了213个病例，有3例因大转子截骨处内固定物失败需再次手术。

Leunig治疗的30例SCFE中有1例发生了异位

骨化。Ziebarth的40例患者中则出现了3例，其中1例还伴有屈髋受限。Ganz最早关于髋关节外科脱位技术介绍的报道中的213个病例中，有79例出现异位骨化。根据Brooker分级，68例为Ⅰ级，9例为Ⅱ级，Ⅲ级有2例。只有Ⅲ级异位骨化的2例才需要再次手术。

总而言之，SCFE行切开复位内固定时如采用改良Dunn截骨术，极少会出现远期并发症，而且，与其他术式相比，经验丰富的外科医生选用改良Dunn截骨术发生缺血性骨坏死的概率更低。

第50章

骨骼发育成熟后股骨头骨骺滑脱的治疗

原著者 Nathaniel J. Nelms，Rafael J. Sierra
译 者 张阳春 盛璞义

一、引言

股骨头骨骺滑脱（SCFE）常发生于10～16岁的患者。相对于股骨干骺端，骨骺中心的向后及向下方的移位会导致股骨的内翻、延伸及外翻畸形。由于手法复位会有导致骨坏死的风险，大多数患者只接受在荧光影像引导下行原位空心钉固定，而不尝试复位。虽然原位钉固定可稳定髋关节并导致骨骺闭合，但仍有将骨骺固定在非解剖位置的风险。

由SCFE引起的畸形程度取决于髋关节活动度受限程度及双腿不等长畸形程度。由于髋关节活动度受限，这种畸形可能更早地导致关节受损，并最终引起骨坏死，关节损伤可能源自髋股撞击以及髋关节匹配度的改变。而且，即使在稳定的髋关节中，由于髋关节软骨溶解和骨坏死继发的关节退变，仍然是一个问题。传统的SCFE的治疗方法有着较高的、另人难以接受的股骨头坏死的发生率，从而导致患者们不得不忍受这类疾病对自身重塑的现象的限制。

二、结构畸形

相对于股骨颈，股骨头向后及内翻旋转形成畸形。Abraham阐述了SCFE后关节退行性变而行关节成形术的髋关节中所观察到的解剖改变，会发展为骨坏死的有SCFE畸形的髋关节有以下特征：①股骨头－股骨颈成角缺失；②髋臼－股骨颈撞击；③上股骨颈邻近的上外周关节软骨的缺失。这与原发性骨关节炎的髋关节恰恰相反。原发性骨关节炎的髋关节会保留股骨头－颈成角，没有髋臼－股骨颈撞击并保留浅表的关节周边软骨。另外，由于畸形，更薄的股骨头软骨组织取代原本厚的软骨组织区域来承受更大的关节作用力。

SCFE相关的结构畸形导致髋关节活动度降低。Mamisch利用SCFE患者的CT数据模拟出髋关节的活动度。这些作者证明了运动受限的严重程度取决于股骨干骺端形态和滑脱的程度。如果股骨头－颈成角减少，尽管髋关节仅有轻微的滑脱角度都会形成运动受限。由于难以避免的股骨头－颈偏心矩的缺失，在中度滑脱中，髋关节屈曲、内收、内旋是受限制的（图50-1）。

一些作者观察到了一些关节畸形，这可能与滑膜炎的减轻、前侧干骺端的骨吸收及后侧干骺端的骨沉积有关。绝大部分重建模型似乎都发生在开始的6～12个月。重建模型或许能够通过将前干骺端的突起变得平滑来改进股骨头－颈的成角，然而，它们之间的空间位置关系不能做到标准化。此外，理论上来讲，重建模型能够将由干骺端突起对髋臼"紧压"性的撞击所引起的滑脱转换为一个"包含"性的撞击，即圆形但依然突起的干骺端进入到关节内引起损伤，这是一个可以引起关节软骨绝对损伤的畸形。Fraitzl等报道了16例接受原位钉治疗的单侧轻度SCFE患者。这组患者平均随访了14.4年（11.3～21.2

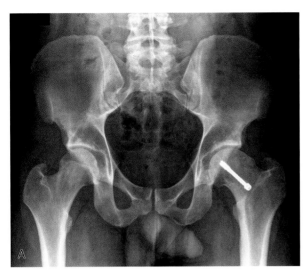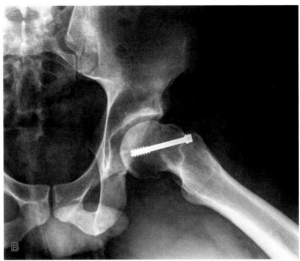

图50-1　A.一例24岁SCFE患者，在13岁时接受空心钉治疗，后确诊有残留畸形。B.在A中髋关节的侧位X线片，提示股骨头－颈成角减小

年），临床检查显示前撞击症的发生率占37%，与对侧预防性髋部固定的发生率并无显著差异。因此，尽管对侧无症状的髋部预防性地固定之后，整个髋部的结构异常依然能导致撞击。在对侧SCFS而一侧没有滑脱的髋部所存在的结构异常包括股骨前倾角减小及髋臼过度覆盖或者后倾。在这组髋部中，影像学评估证实没有1例轻度SCFE的髋部存在正常的头－颈比或α角。相对于对侧髋关节，无症状侧的平均髋关节内旋转程度明显减小。尽管这组轻微滑脱的患者相对缺少明显的相关临床症状，但股骨近端已有明显的形态改变，这将容易引起撞击相关性的关节损伤。

三、股髋撞击症和髋关节损伤

Leunig描述了13例SCFE青少年（14个髋关节）行髋关节脱位外科手术的术中发现。所有的髋关节股骨干骺端损害与股髋撞击症相一致。13例髋关节广泛损害了上唇，12例髋关节损害了前上部的软骨组织。甚至在仅有几周的临床症状的患者中仍可以观察到软骨磨损。在所有的患者中，相对于边缘粗糙的股骨头及干骺端表面的出血性溃疡相比，干骺端更早地变平、延伸。无论SCFE的程度如何，髋关节的屈曲与内旋转动作均会引起干骺端对髋臼中上部及上唇的碰撞。髋

臼软骨损伤表现为软骨软化、裂解、软骨全层损失。髋臼软骨损害从关节边缘向关节内部延伸1～1.5 cm，并沿着关节边缘达3 cm（见下文病例1）。

Sink在行髋关节脱位手术平均20个月之前行原位空心钉治疗的38例早期髋关节病例中报道了类似的证据。病例包括8例轻度、19例中度及11例重度滑脱。其中无髋关节出现固定后进行性滑脱、空心钉穿透及股骨头缺血性坏死。38例髋关节中，有32例髋关节出现软骨损害，33例髋关节出现上唇损伤。

Goodman评估了大量的尸体骨骼，从中辨认出具有SCFE形态改变的髋关节。具有SCFE畸形特点的髋关节占标本总体的6%（215例标本）。髋臼侧通过显著的关节炎改变，而不根据股骨的形态特征来评估。与26%形态正常的髋关节相比，38%具有SCFE畸形的髋关节有明显的骨关节炎证据。

四、在SCFE中股髋撞击症的临床并发症

股髋撞击症经常发生在SCFE之后，并有可能未被发现。Dodds等通过总结49名患者（65个髋关节）的临床发现及滑脱特征，评价骨成熟后的临床症状及预后。病例平均年龄为12.2岁。82%的患者可以评估滑脱的稳定性。62%的患者是牢

固的。14%的患者是脱位前期（0级），58%为1级，20%为2级，8%为3级。他们可以将38名患者（占研究队列的78%）与51例SCFE联系起来。作者报道了15例髋关节疼痛（占31%）。哈里斯髋关节评分平均为96.6，并且股髋撞击症的临床发现率达33%。梅奥医院最近的一篇未发表的研究报道了在已行原位空心钉固定的170例髋关节（146名患者）中，仍有41例髋关节出现持续平均约19年的疼痛。可视疼痛评分为2.5分（范围：0～10分）。UCLA平均分为8分（范围为3～10分）。Marx活动评分为5分（范围为0～16分）。在患侧，Harris髋关节评分平均为90分。

五、分类

SCFE后畸形可以通过滑脱角或SCEF滑脱百分比来分级。平行于股骨颈长轴的直线与平行于骨骺长轴的直线所形成的夹角即为滑脱角。该角

小于30°为轻度，30°～50°为中度，大于50°为重度滑脱（图50-2）。SCEF滑脱百分比小于股骨颈直径的25%，为轻度滑脱；25%～50%为中度滑脱；如果骨骺滑脱超过股骨颈直径的50%，为重度滑脱。股骨头相对于股骨颈的移位未纳入分类标准，然而，作为一个结合角，这可能实际上在髋关节的运作上是至关重要的，而且向后移位畸形是非常常见的。

现有的分类中，除了关节活动受限及临床症状之外，髋关节滑脱角的严重程度及滑脱百分比决定患者合适的治疗方法。可用于指导未愈的SCFE畸形治疗的数据是有限的。论文中或未愈的SCFE患者中往往有一大部分人接受治疗，但仍没有足够的数据支持如何精确运用外科技术来治疗，甚至针对这个特殊群体的预后数据也不足。因此，笔者列举一些可用的数据，并阐述了更倾向的治疗SCFE畸形的技术。外科治疗手段可分为：①髋关节镜技术；②经开放入路非股骨近端截骨；③经开放入路股骨近端截骨。

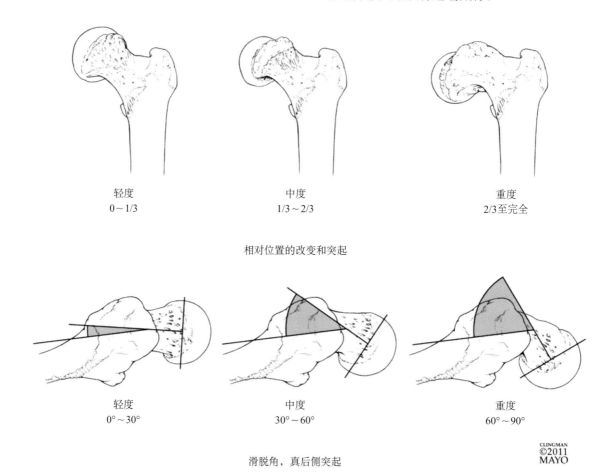

| 轻度 | 中度 | 重度 |
| 0～1/3 | 1/3～2/3 | 2/3至完全 |

相对位置的改变和突起

| 轻度 | 中度 | 重度 |
| 0°～30° | 30°～60° | 60°～90° |

滑脱角，真后侧突起

CLINGMAN
©2011
MAYO

图50-2 SCFE分级（通过滑脱角及侧位X线片）

（一）髋关节镜技术

股骨头-颈结合部骨软骨成形术。对于轻度滑脱角导致轻微畸形的髋关节，股骨头-颈结合部骨软骨成形术是较合适的治疗手段。Leunig等报道了3例关节镜下对突出干骺端行骨软骨成形术后单钉固定的急性轻度滑脱病例。其中2例滑脱角为18°，另一个为23°。所有的滑脱均是稳定的，并有明确的撞击征象。其中2例病例髋关节术前无内旋转，另外1例髋关节相对于对侧有小于20°的内旋转。关节镜下，所有的髋关节前上部盂唇均随着邻近软骨软化而出现磨损。术后α角分别从80°矫正至42°，90°矫正至50°，88°矫正至44°。在之后的6～23个月，患者无相关疼痛并继续所有的活动。撞击测试恢复正常并髋关节较对侧有小于10°的内旋转。

髋关节镜也可以用于未愈的SCFE髋关节的治疗。是否通过关节镜下或开放入路行股骨头骨软骨成形术取决于外科专业技术及畸形相对于股骨颈延伸的高度。髋关节前后位X线片可以直观地呈现出髋关节内凸轮型损伤或股骨近端畸形延伸的程度。当股骨触及韧带血管上时，即使轻度滑脱角引起的畸形，也很难单独通过关节镜治疗（见病例1）。对于保持5°～10°髋关节内旋转、90°屈曲及股骨颈未触及韧带血管的轻度滑脱的患者，笔者建议运用关节镜治疗凸轮型损伤。为了避免股骨颈骨折的高风险，股骨颈截除的数量必须小于股骨颈直径的30%，但是这个数据不能在这组患者中随意应用，因为股骨头后移位容易发生并且在术前计划中需要考虑在内。

（二）开放入路和相关技术（无股骨近端截骨矫正术）

骨软骨成形术常用于前髋关节切开术或者髋关节脱位手术。1957年，Heyman等报道了对SCFE患者的干骺端突出行股骨成形术。在骨骺闭合之前，该术通过S-P切口施行并联合骨块骨骺干固定术。报道称用这种方法治疗的21例髋关节在活动度与功能恢复方面有明显的提高。现在也有经小切口入路行股骨头-颈交界区骨软骨成形术的相关报道。但这种入路在暴露及治疗后外侧

股骨头-颈交界区方面存在困难。但是相对于髋关节镜定位更加精确。这些文章关于SCFE患者没有详细说明。

如Ganz等阐述的那样，髋关节脱位手术让股骨头与髋臼可视化，使撞击动态形象化（见病例2）。这种手段有让股骨头与髋臼达到最完全的可视化的优势，包括关于撞击的动态评估。Shin等报道了在平均年龄15.7岁的21例患者（23个髋关节）中行髋关节脱位手术。其中包括7例SCFE患者（其中4例未愈SCFE畸形）；2例轻度滑脱患者接受骨软骨成形术治疗；2例患者联合用股骨粗隆间截骨术，1例患者接受股骨颈基底部截骨术；2例患者接受不稳定型重度滑脱切开复位术联合股骨头下楔形截骨术。只有1例患者出现股骨头骨坏死并在脱位手术过程中发现无血管股骨头。Rebello等总结了57例患者（58个髋关节）通过髋关节脱位手术治疗包括Perthes病、SCFE、DDH及骨坏死等。平均年龄为15.7岁（范围为8～38岁），并随访平均41.6个月。研究对象中包括29例SCFE患者，其中17例患者已行螺钉固定，1例患者已行截骨术。SCFE患者中，7例患者行股骨头-颈骨成形术，5例患者行股骨转子间截骨术，8例患者行股骨转子间截骨成形术，4例患者行股骨颈截骨术，5例不稳定型SCFE患者接受切开复位固定术。在SCFE患者中，WOMAC疼痛平均分从7.9降至3.5，僵硬评分从2.9降至2.3，功能评分从18.7降至11.1。患者中骨坏死比例为7%（4/57），其中3个与股骨颈骨坏死有关，另外一个与股骨转子间截骨术有关（2例伴有闭合或部分闭合股骨骨骺的重度SCFE畸形患者行股骨颈截骨术，另外1例有迟发性未确诊的股骨颈骨折）。

在年龄更大的未愈SCFE畸形患者中髋关节脱位手术要求精确的解剖复位。正是通过这种方法，外科医生可以动态评估撞击，并决定单行股骨头-颈骨软骨成形术是否有效或加用重组方法。通过其他外科途径治疗SCFE髋关节畸形的一个明确的优势是可以逐步延伸为另外一种方法，如在股骨颈或股骨转子间区域行股骨近端截骨术并且根据需要，在转子间做相对于颈部的延长。在90°屈曲体位下能看到强制外旋转的严重滑脱患者，往往伴有某种程度的外旋转挛缩，对于该类患者，笔者选择了该外科方法。

（三）经开放入路行改良近端股骨截骨术

1.近端股骨截骨术　在股骨头下、股骨颈、股骨颈基底、股骨转子间及股骨转子下部层面上，重建技术被用来治疗中度及重度滑脱。在重构的过程中，截骨离骨骺越近，骨坏死的风险越大。这可以用损伤干骺端的血供来解释。另一方面，越接近干骺端的畸形复位，越可以让近端股骨更接近解剖复位及使髋关节活动度正常化。

在选择SCFE畸形治疗手段时，滑脱角用来指导是否用股骨头-颈骨软骨成形术或者截骨术更有效。这个概念已被Szypryt等通过将Dunn技术治疗（在股骨颈水平复位）的SCFE患者与HeymanHerndon技术治疗（股骨成形术联合骺骨干固定术）的SCFE患者相比较后阐明。有23例滑脱角大于80°的患者接受Dunn技术治疗。其中22例获得随访，随访时间平均5.3年。25例患者的30个髋关节接受骨软骨成形术。其中11例滑脱角为50°～80°者获得随访，随访时间平均3.7年。以及18个滑脱角＞80°的髋关节，平均随访时间4.3年。对于重度滑脱患者，接受Dunn技术治疗比接受骨软骨成形术疗效更好。但是接受更多Dunn技术治疗的重度滑脱患者与接受任何其他技术治疗的中度滑脱患者相比，并没有得到显著的疗效。其实，更多的轻度畸形可通过骨软骨成形术或者骨软骨成形术联合截骨术来部分纠正。随着畸形角度的提高，股骨近端截骨术的优势更加明显。

2.股骨转子下截骨　股骨转子下截骨能够适应股骨上段的情况以减少撞击。这个层面的截骨术比更近端水平的截骨简便，并且能够避免股骨头坏死。而缺点包括：矫正畸形的作用有限；可能会导致新的畸形产生，从而需行新的重建手术。此时，通过临床检查寻找股骨旋转畸形显得极为重要，可能的话，最好拍一个CT以评估股骨的情况（见病例3）。作者倾向的固定方式为锁定平台（仅有旋转的情况下）。近年来，在患SCFE畸形被治愈后的年轻患者中，股骨转子下截骨常与外固定同时使用。这种方法的疗效曾经被Tjoumakaris等报道过，其研究对象为11～17岁的患者13名。所有患者曾患严重的（＞50%）SCFE并行原位固定。术中，行横断性转子下截

骨使其适应合适的角度以提高关节活动度。术者的目的是术后达到90°以上的屈曲，20°以上的外展活动度，改善内旋活动度。关节活动度及撞击程度可通过术中透视来评估。2例患者出现了3.5 cm的双下肢不等长，需通过调整固定器行下肢延长。关节活动度改善情况如下：屈曲度数增加34°，外展度数增加13°，内收度数增加34°。4例患者出现了钉道感染，1例患者在针孔处出现骨折，1例患者出现感觉神经失用症（术后6周恢复）。Sabharwal等报道了类似的手术方法，在9例患者（12～16岁）中采用经皮转子下截骨同时进行外固定。所有患者在截骨前均行原位螺钉固定。在平均23个月的随访中，髋关节屈伸度增加33°，内旋增加24°，外展增加12°。疼痛、功能、跛行等均得到明显改善。其中1例由于股骨的缩短导致双下肢不等长，对侧下肢需行缩短术。无患者由于此手术出现缺血性坏死。

3.股骨转子间截骨　Imhauser在1957年描述了一种转子间截骨来治疗畸形超过30°的SCFE。1967年，Southwick也报道了一种相似的3D转子间截骨。Southwick报道的病例中未出现骨坏死，但所有患者均出现了0.5～1 cm的肢体缩短。21例患者取得很好的疗效，5例好，2例失败。Parsch等报道了130例转子间截骨治疗SCFE，1例发生骨坏死但无进一步随访。Kartenbender等随访了35例畸形超过30°行转子间截骨术的患者，随访时间23.4（19～27）年。其中出现了8例急性，25例慢性，2例慢性基础上的急性滑脱。平均滑脱角为51°（30°～75°）。根据Southwick标准，77%的患者疗效优良，23%的患者疗效较差；2髋出现缺血性坏死。下肢平均缩短1.6 cm（0.4～4 cm）。在X线片随访中，9髋并无骨性关节炎的征象，10髋出现中度，5髋重度骨性关节炎。Schai等报道了51例单侧SCFE患者行转子间截骨并随访24.1年（20～29年）。术前侧方滑脱角为42°（25°～89°）。Steinman针先行固定，随后使用接骨板维持正确的位置。X线下平均纠正角度为18°（前后位），36°（1°～70°，侧位）。1例出现骨坏死。35例患者下肢不等长在0.5～2 cm。37例患者对侧髋关节活动度在10°以内，9例患者为10°～20°。结局疗效指标55%的患者为优，28%为中等，17%为差。Witbreuk等回顾性分析了28例患者（32髋）中至重度滑脱行原位螺钉固

定及Imhanser转子间截骨的患者。患者在术前接受平均14 d的卧床休息及牵引。5例出现慢性基础上的急性滑脱，27例慢性滑脱。平均滑脱角从52°（20°～74°）改善为22°（0°～56°）。71%患者的Harris髋关节评分为优良，29%为中差。80%患者Kellgren-Lawrence影像学评分小于1（正位片），而侧位片100%小于1。未出现软骨溶剂及缺血性坏死。

4.股骨颈基底部截骨　历史上，股骨颈基部及股骨颈截骨常适用于存在严重滑脱畸形的年轻患者。股骨颈基底部截骨是一种相对妥协的办法，正如在股骨远端截骨减少骨坏死但能纠正解剖上的畸形。这种办法的局限性是纠正的角度有限。1978年，Kramer等描述了一种前外侧入路的方法，截骨线沿着转子间线走行。打开关节囊，检查畸形。随后楔形截骨以制造一个青枝骨折。截骨在55例患者（56髋，年龄11～15岁）中进行。随访2～11年，2例患者出现骨坏死。1例出现软骨溶解。所有患者术后出现异常的Trendelenburg步态。随访期间，48例患者出现步态异常或轻度跛行。9例患者恢复较差，因为出现了明显跛行、运动范围受限或行走疼痛。Barmada也描述了一种前外侧入路的股骨颈基底截骨，无须进入关节内。研究随访了20髋（16例患者），随访年限7.5（3～12）年。术前，平均外旋畸形为27°（5°～60°），后侧倾斜角59°（范围为44°～89°）。术后，内旋角改善了39°（范围为15°～70°）。平均后侧及内侧倾斜角改善分别为27°及20°。69%患者最终疗效被评定为优良，31%为中差。2例患者出现软骨溶解，未出现缺血性坏死病例。Abraham报道了36例（32例患者）相似的股骨基底部截骨，平均随访9（2～24）年。患者在术前平均疼痛时间为10个月。平均滑脱角为60°（14°～100°）。根据Southwick的评定标准，90%患者的疗效被评定为优良。髋关节内旋和屈曲度平均分别改善了42°及26°。然而，经过13年的随访，11髋中有10髋出现了关节间隙狭窄。6例患者出现2 cm以上的双下肢不等长，这些患者伴有无痛性跛行。

5.股骨颈截骨　这里出现的可用数据大多来自于急性或慢性开放骨骺滑脱的治疗，但是人们可以使用这些数据来计划SCFE患者的治疗。如果能够降低骨坏死的风险，理想的SCFE畸形纠正在股骨颈中实现。Dunn和Fish早期报道了在股

骨颈水平纠正SCFE畸形的技术。1964年，Dunn报道了使用转子翻转截骨，同时在骨骺远端行楔形截骨，包括切除干骺端的突起。去除此部分的骨质非常关键，可以减少韧带血管的张力。在慢性基础上的急性滑脱中，骨膜已经脱出；但在慢性滑脱中，需要术者十分小心地去移动骨骺而不影响到骨骺血管。Dunn仅仅在开放的骨骺中行此种截骨术；需要注意的是，如果骨骺已经闭合，他的这种方法会伤及股骨头的血液供应。Dunn描述了19例患者取得了良好的结局。他遇到了1例完全性股骨头坏死及1例部分性坏死的患者，可能与用过大的钢钉有关。此外还有2例软骨坏死，其中1例由于意外的经股骨颈中部截骨引起。Velasco等报道了47例使用Dunn截骨术的平均21年随访结果。并发症发生率为15%，其中11%为缺血性坏死。平均滑脱矫正为51°。19例患者最后有不同程度的骨关节炎。

1984年，Fish描述了一种利用前外侧入路的楔形截骨，同时切除一部分的股骨颈。确认骨骺后，在骨骺行楔形截骨，然后骨骺将会被股骨颈代替。截骨的程度及位置将依据畸形的程度而定。此后，需悉心照顾患者以避免损伤股骨头血管。这种技术基于去除股骨颈以减少韧带血管的张力但并不涉及如Dunn在慢性滑脱中导致的韧带血管的有效动员。Fish报道了66髋楔形截骨的结局，83%结果极好，9%良好。2例患者出现完全的缺血性坏死。Biring等也报道了25髋（24例患者）前外侧入路的楔形截骨，平均随访8年。平均年龄13.8岁，平均滑脱角74°（范围为60°～90°）。22髋Iowa髋关节评分极好，1髋好，1髋中等，1髋差。12%的患者出现缺血性坏死，16%出现软骨溶解。截骨术后肢体平均短缩1.2 cm。DeRosa同样在23例使用楔形截骨的患者中发现一个较高水平（15%）的骨坏死。19髋被评定为优，8髋中等或差。髋屈曲或内旋增加40°，但外旋减少8°，外展减少17°。Gage等报道77例楔形截骨中的最高水平的骨坏死率（28.5%）。这个系列研究采用了前外侧入路，使用精细的纠正技术使前皮质变薄。

Leunig等报道了一种结合髋关节脱位技术及延长的韧带皮瓣技术的方法。这种方法在急性滑脱中更为常见。然而，此方法也适用于SCFE畸形的患者（见病例5）。这项技术包括仔细去除稳

定转子的小碎片并获得包括韧带血管的软组织皮瓣。外旋肌也需要以骨膜下的形式包括在软组织皮瓣中，以同样的方法在股骨颈前面制造皮瓣。股骨颈从而获得圆周暴露。在这种暴露下，真股骨颈截骨在骨骺闭合后或Dunn截骨术治疗SCFE更为安全成为可能。与传统的楔形截骨治疗SCFE畸形不同，改良Dunn截骨需要截取更少的股骨颈。因此，股骨颈的解剖结构能够保存得更加完好。

Slongo等在23例患者（平均11.9岁）中行改良Dunn截骨术（使用外科关节脱位术）。14例为慢性基础上的急性滑脱，9例为畸形滑脱。根据Loder分类，3髋存在不稳定滑脱。52%的病例存在关节盂撕裂，61%出现髋臼软骨破坏。8例患者中，髋臼软骨及关节唇的状态没有被记录，但从观察上看只有其中1例髋臼软骨正常。1例患者在行髋关节脱位术时存在严重的骨性关节炎。在29个月的平均随访时间中（范围为24～62个月），1例患者由于不稳定滑脱出现骨坏死。有证据表明，此患者在脱位的同时股骨头的血供受到了损伤。随访显示滑脱的平均角度从47.6°改善到4.6°（0°～10°）。滑脱矫正的平均角度为43°（9°～75°），Harris评分平均为99（82～100）分，Merle d'Aubigné评分平均为17（11～18）分。术后的髋关节平均活动度达到了与对侧相仿的程度：相较于对侧平均115°的屈曲度，矫正侧平均为107°；矫正后髋关节内旋平均为37.8°，对侧为35.6°，双侧的外旋平均皆为45°。随访中有13%的病例为双侧手术。

Ziebarth等也回顾总结了手术脱位及改良Dunn术式应用于骨骺滑脱大于30°患者的临床疗效。此研究包括来自两个医疗机构的40例患者，在1～8年的术后随访中没有出现骨坏死的病例。出现的并发症包括3例异位性骨化（1例骨化严重需要重新手术），1例仍有残余的撞击症出现，同时3例因内固定失败，均需再次手术。随访结果显示滑脱角度平均改善40.6°（27°～60°），术后的髋关节活动范围为平均104°的屈曲度，29°的外旋及43°的内旋。Merle d'Aubigné评分矫正侧平均17.8分，与对侧的17.7分相仿；Harris评分手术侧下肢平均99.6，对侧为99.5。有趣的是，研究人员发现术前症状持续越久的患者，其髋关节的软骨损伤也越严重；并且在临床表现稳定的股骨头骨骺滑脱患者中，4例患者的骨骺是极其不稳定的，另外有9例在术中可以非常轻易地剥离骨骺。

该术式的相对安全性及可重复性被Huber等再次确认，此研究中来自两个机构的5名外科医生通过手术脱位及改良Dunn术式治疗了30例患者。在这些患者中，3例的滑脱角度小于30°，17例在30°～50°，还有10例大于50°，术后患者的滑脱角平均改善为5.2°（−18°～25°）。随访结果显示髋关节内旋平均33°，外旋范围49°，Harris评分97.8。WOMAC疼痛评分平均5.9分，僵硬度10.4，功能5.7。随访中只出现了1例股骨头缺血性坏死，并且该例患者在截骨术前股骨头并没有观察到有血液灌流。另外，4例患者因植入物植入失败而需翻修手术。

韧带延长术式可安全暴露股骨颈–头下区域，适宜于骨骺滑脱已愈合的患者，亦是笔者治疗严重滑脱畸形病例的选择。头下截骨术可以允许股骨头相对于股骨颈以最大直角在畸形部位的两个面上进行调整纠正。

六、结论

总的来说，在治疗后期SCFE所致的愈合畸形患者，外科医生应重视髋关节活动度及症状的临床特点。即使是轻微的滑脱亦有造成严重早期关节破坏的可能。虽然隆起的干骺端有重塑的部分可能，但股骨头–颈的偏移却不会恢复正常。一旦出现显著的关节撞击，在无干预的情况下，最终很可能出现关节损伤及骨关节炎。另外，认识到股骨头骨骺滑脱是一种三维立体畸形非常重要。滑脱部位的解剖可能会基于滑脱的几何位置而有一些变异，并且不同的股骨和髋臼情况亦会给解剖带来影响。针对小于30°的轻度滑脱，原位固定并密切随访是否有股髋撞击症是合理的选择；然而，目前逐渐重视快速纠正畸形或手术固定以预防髋臼的损伤。对于愈合的畸形患者，开放手术或在关节镜下行骨软骨成形术可减轻轻度滑脱引起的撞击。对于中度及重度股骨头骨骺滑脱畸形，笔者认为理想的治疗方式包括手术性髋脱位加改良Dunn术式或股骨颈基底截骨术，分别根据骨骺有无闭合加以选择。然而，我们应该认识到这是对技术要求很高的手术，如果不能正确进行，其效果将不如少去做解剖干预的方式。相对较低要求的选择包括原位内固定联合股骨颈基底部或转子间截骨术。

七、典型病例

（一）病例1

男性患者，23岁，右侧腹股沟部疼痛4年余，髋关节活动受限，妨碍正常活动。检查时步态正常。患者右髋在强迫外旋位可进一步屈曲到85°，内旋角度为-10°，外旋10°。前部撞击症阳性，X线摄片及CT均证实存在减小的股骨头-颈偏移合并Cam型畸形及股骨头后倾，符合轻度的SCFE表现（图50-3）。

患者手术行右侧髋手术脱位及髋臼上唇切除，边缘修整，剥脱软骨微骨折，上唇修复及股骨头-颈骨软骨成形术（图50-4）。

患者恢复良好，在6个月后对出现同样症状的左髋进行了相同治疗。现在患者的双侧髋关节活动度达到了100°屈曲，20°内旋及45°的外旋。患者不再出现髋臼前方的撞击征象（图50-5）。

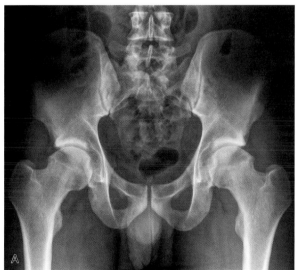
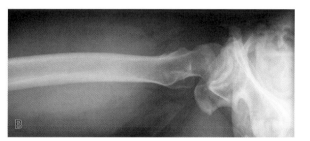
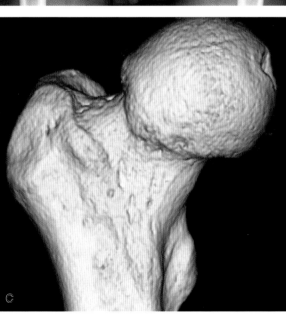
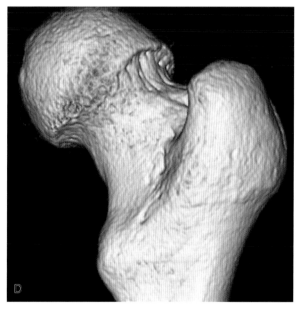

图50-3　A.骨盆正位X线片显示双髋SCFE畸形。B.侧位X线片显示股骨头-颈前方偏移缩小；C. 3D-CT重建右髋前后位图像显示头-颈结合部前方和上方有凸轮样变；D.右髋3D-CT重建显示凸轮样变一直延伸至股骨颈的后上方，此处韧带附着使得关节镜下治疗难度增大

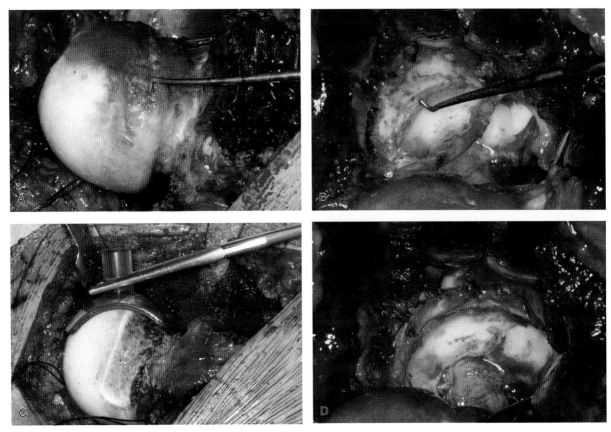

图50-4 A.外科手法使髋脱位,术中照片显示在股骨头有软骨损伤及SCFE病变导致的头-颈偏移缩小后遗症;B.术中髋臼照片显示,在切除髋臼上唇后,探针可触及髋臼前上方有片状垂悬物增生;C.通过模板在头-颈处行骨软骨成形术后,术中照片可见头-颈偏移恢复;D.通过修整边缘破坏的软骨后(图B所示),使髋臼上唇再次附着于原处

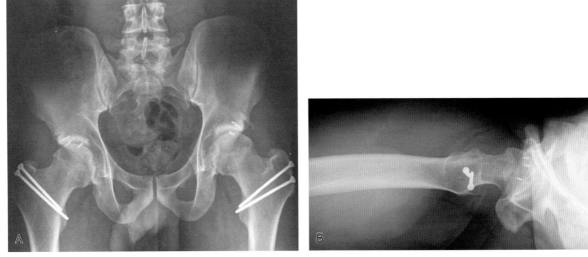

图50-5 A.术后骨盆正位片显示转子截骨处愈合,锚钉固定的上唇愈合良好;B.术后右髋侧位片显示头-颈偏移改善

（二）病例2

女性患者，21岁，13岁时曾行内固定治疗SCFE，2年来右侧腹股沟疼痛。行走步态正常，但右髋活动范围受限：90°屈曲，5°内旋。患者左髋未受影响，可屈曲100°，内旋20°。X线片显示左髋SCFE早前行内固定并股骨头−颈偏移减小（图50−6）。患者行左髋手术脱位，上唇去除，髋

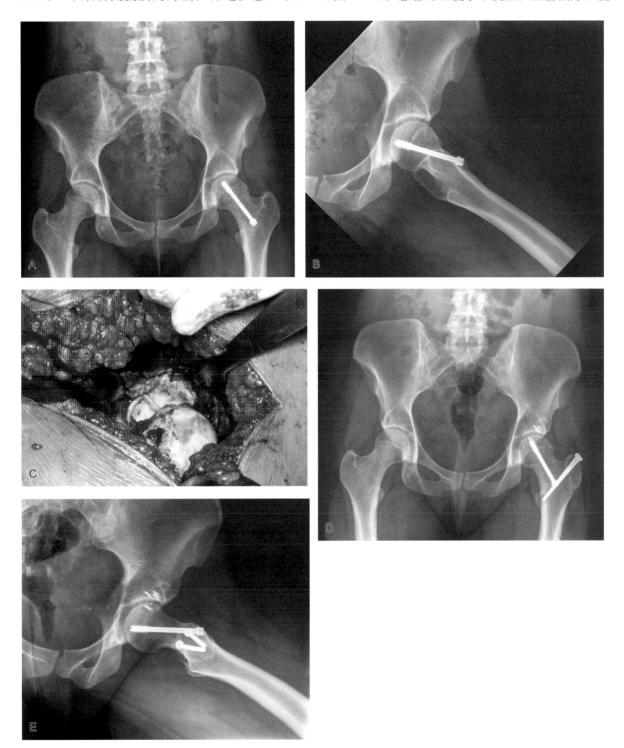

图50−6 A.骨盆正位片显示左髋早期SCFE单螺钉固定；B.蛙式左髋侧位片显示在SCFE钉固定术后凸轮样病变；C.切除髋臼上唇后术中照片显示股骨头及髋臼缘软骨的破坏；D.术后骨盆正位片显示转子截骨处愈合，锚钉固定的上唇愈合良好；E.术后蛙式位侧位片显示骨软骨成形术后头−颈偏移改善

臼边缘修整，上唇重新固定及股骨头-颈骨软骨成形术。术后2个月患者无疼痛，可在无辅助装备下行走。6个月后患者在置入钉部位有轻微的疼痛，计划行内固定取出，患者感觉满意。

（三）病例3

男性患者，17岁，多年双髋SCFE病史，右髋比左髋疼痛明显。8岁时右髋行2枚螺钉原位固定，后螺钉取出并再次出现滑动，再次用2枚螺钉固定。12岁时左髋SCFE同样行螺钉固定，16岁时右髋病变急剧恶化，疼痛加重，在另外一个医院行关节镜下头-颈骨软骨成形术。他现在腿呈过度外旋，能够使用手杖步行，口服麻醉药物止髋痛。

患者走路时跛行明显，右侧足进行性外旋。左髋屈曲活动范围0°～95°，采用外旋石膏屈曲位固定，内旋为5°。右髋能屈曲85°，内旋-5°，外旋石膏屈曲85°位固定。对髋部作任何过度活动患者显得对疼痛非常敏感。X线片显示由SCFE导致的后倾畸形（图50-7），术前髋到膝CT显示右股骨颈有3.7°前倾，做股骨颈11°前倾，不包括由滑动畸形导致的后倾。

患者通过手术脱位及股骨头-颈骨软骨成形术治疗，患者关节软骨显得比较完整，只有髋臼前缘，即明显发生撞击的部位有软骨软化，髋臼上唇亦未受损伤。头-颈骨软骨成形术后，患者

髋部可获得15°的内旋；然而在感觉上，外旋畸形看起来并存有一定程度的股骨颈后倾，除了SCFE畸形外，随后行转子下截骨增加髋关节内旋角度25°（图50-8）。术后2个月，患者能够步行1.5英里（1英里≈1.6千米）并逐步改善。

（四）病例4

20岁女性患者，左髋疼痛，11岁时发现有SCFE，行经皮螺钉固定。1年后取出螺钉，并感觉良好。随后髋部活动范围受限，大腿前部有些疼痛。然而，1年后，患者逐渐进展为股骨沟处深部疼痛，早期行走疼痛，并在活动量增加后偶尔夜间疼痛。她尝试调整运动及服用抗炎药物以改善症状。中立位患者髋部屈曲活动受限，约70°。强制性固定在外旋位能屈曲大概100°；内旋-20°；髋部力量肌力较好，Trendelenbur征阴性。患者有轻微的防痛步态，以减轻左下肢病变。术前影像学显示有55°滑脱（图50-9）。患者通过手术髋关节脱位及股骨颈截骨并延长韧带。髋臼缘9：00～12：00有软骨损伤，范围5 mm×5 mm，接近软骨全层。

术后3个月，股骨颈截骨未完全愈合，但临床症状自我感觉有改善。髋关节活动范围很好，屈曲达0～100°，髋关节屈曲90°时能内旋25°及外旋45°，对侧基本相同。

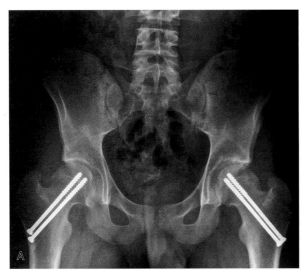
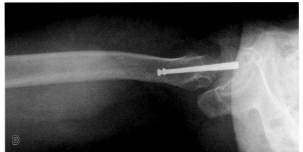

图50-7 A.骨盆正位片显示双侧双螺钉固定，以及由SCFE引起的凸轮样病变；B.右髋股骨颈水平侧位X线片显示后倾的股骨头

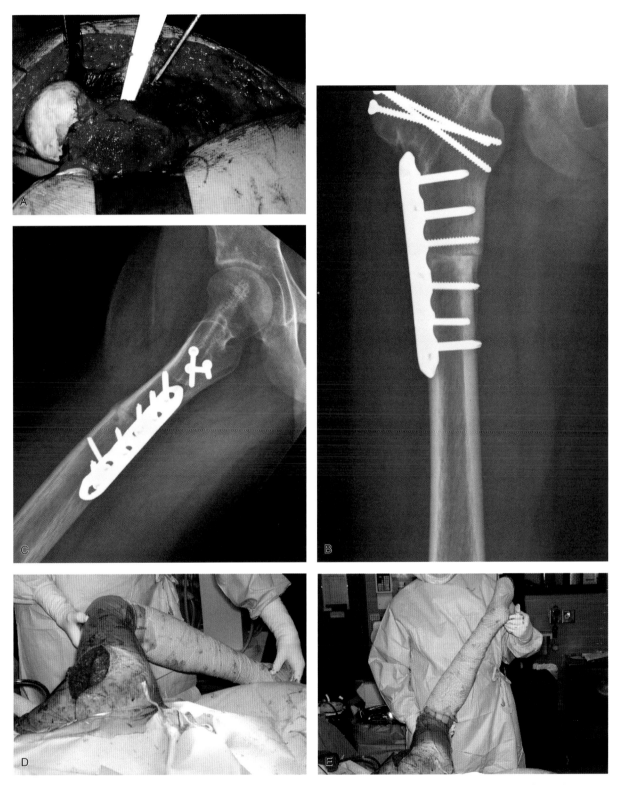

图50-8 A.术中显示右髋后倾的股骨头；B.术后正位X线片转子及转子下截骨的愈合；C.术后侧位片；D.在转子下截骨内旋后右髋的外旋；E.截骨后右髋的内旋

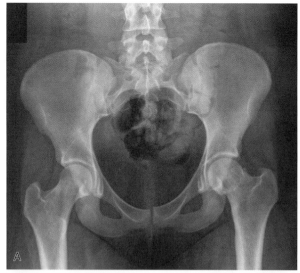
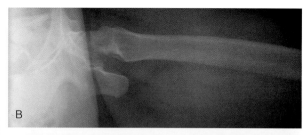
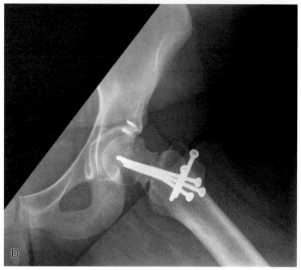
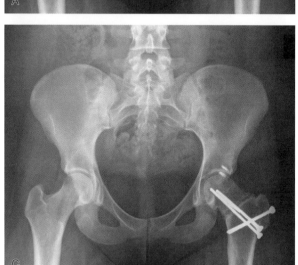

图50-9 A.骨盆正位片显示左髋明显的SCFE畸形；B.左髋股骨颈水平侧位片显示有55°的滑脱；C.术后骨盆正位片显示股骨转子截骨愈合；D.术后蛙式位左髋侧卧位显示对线对位改善，但股骨颈截骨处在术后3个月愈合延迟

（五）病例5

34岁女性，幼年无髋部疾病病史，上床时突感右髋交锁。后来疼痛并不能活动髋部，特别是外旋。几周后，腹股沟及臀部疼痛明显。疼痛使得活动明显受限。她尝试口服抗炎镇痛药，但效果不明显。有趣的是，她注意到右髋活动范围明显比左侧减小，但之前并没有这种情况。患者既往有甲状腺功能减退症，从20岁开始进行治疗。

右髋的活动范围明显不如左侧。左髋屈曲100°，内旋25°；右髋屈曲90°时便感觉腹股沟及臀部疼痛，并有明显的前缘撞击症；内旋-5°，外旋20°，步行时呈轻微跛行步态，Stinchfiel试验阳性。X线提示股骨头有明显后倾，股骨头-颈前缘偏移距变小。

患者在35岁时行手术髋关节脱位合并头-颈骨软骨成形术（图50-10）。术后疼痛及活动范围明显改善。髋关节屈曲提高到110°，内旋20°，外旋30°。现在走路没有跛行，无其他不适（图50-11）。

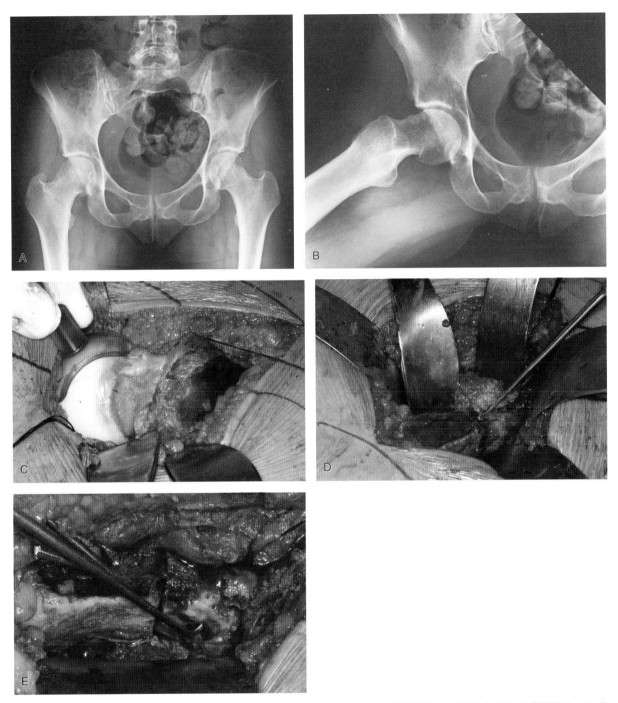

图50-10 A.骨盆正位片显示右髋SCFE畸形后遗症；B.蛙式侧位片显示股骨颈前上方囊性变及头颈偏移缩小；C.术中照片显示股骨头−颈结合部有凸起；D.右髋术中照片显示闭合性楔形截骨以重建股骨颈，从患者前面观察股骨头是靠右方；E.截骨固定及重建后的术中图像

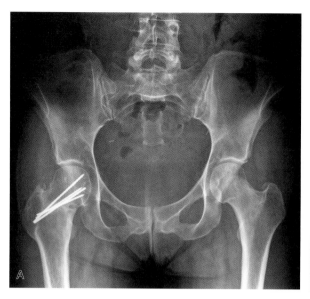

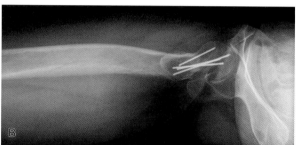

图50-11 A.术后骨盆正位片显示股骨颈及转子截骨处愈合;B.股骨颈水平侧位片显示股骨头力线与并发股骨头-颈偏移都极大改善

第51章

Perthes病后遗畸形的治疗

原著者　Perry Schoenecker, Thomas R. Lewis, John C. Clohisy

译　者　曾忠友

一、引言

Legg-Calvé-Perthes（LCP）病是一种股骨近段骨骺的特发性缺血坏死的病变过程，多发于3～10岁的儿童。其急性缺血坏死的组织学特征主要包括：成骨细胞坏死、软骨细胞增殖、爬行替代及软骨内成骨愈合。在其自然的愈合过程中，可能会出现各种各样的股骨近段畸形，并不断进展，这主要是由于股骨近段骨骺过早闭合而产生的骨塌陷造成的。股骨头残留的畸形程度主要由患者的年龄及骨骺坏死的程度决定。对急性Perthes病患者的治疗目的是改善髋关节的包容及最大限度减轻股骨头永久性畸形。病愈后，大多数患儿可以恢复充分的活动能力。然而，到了青春期或成年早期，患者常常出现髋关节僵硬、疼痛及功能缺失，这主要与残余畸形的严重程度有关。

最近的研究使大家更容易理解髋关节受累的Perthes患儿，在青春期或成年早期经常出现的股骨髋臼慢性撞击的病理现象。因此，对儿童Perthes病急性期的治疗目标应当包括：维持股骨头的球形形态及与之匹配的髋关节。Stulberg根据骨骼成熟后Perthes病髋关节形态的影像学特征将股骨头划分为5型［球面、非球面、卵圆形、与髋臼匹配及不匹配的扁平髋（Ⅰ级～Ⅴ级）］。

McAndrew和Weinstein, Rowe等及最近Sucato等均报道：显著的髋关节功能缺失的发生，实际上，远早于Stulberg在骨骼生长结束后的形态学预测。Herring等在一项20年随访的非手术治疗研究中，惊人地发现22%的Stulberg Ⅰ级和Ⅱ级患者，达到关节炎Tönnis影像学分级的Ⅱ级或Ⅲ级，而Stulberg Ⅲ～Ⅴ级的患者中，50%存在显著的关节炎。特别值得注意的是，Stulberg Ⅲ级畸形的患者常常描述其在二三十岁时就有由于髋关节疼痛而引起的髋关节功能障碍，这远远早于预期。实际上，Stulberg仅用关节炎的影像学特征来评价髋关节的病变，然而，Herring等则综合了髋关节的日常活动能力及影像学特征来评估Perthes病后遗症的临床表现。

二、临床表现/评估

通常在儿童时，Perthes病的急性期经过治疗后，大多数患者都能获得满意的髋关节功能，并恢复正常的活动能力。但到了青春期或成年早期，随着体重的显著增加，患者常常开始经历严重而易变的髋部疼痛、僵硬及相应的髋关节功能障碍（图51-1A、B）。通过必要的避免髋关节的高应力活动，能够缓解一些人的症状及病变的进展；而另一些人，尽管限制了髋关节活动，但恼人的疼痛依然会进展。患者常常在Perthes病的髋关节病理畸形能够得到充分矫正期间，选择保髋手术。

髋关节残留畸形的Perthes病患者通常因活动后加重的髋关节疼痛而就诊。坐、走或跑步均可能加重疼痛。疼痛通常以髋关节前方或侧方为中心。患者常有活动后跛行的典型病史。一些患者可能因相应的髋关节不稳定而加重跛行，而这种髋关节不稳定将随着髋臼的重塑逐渐进展，髋臼重塑是在骨骼发育成熟之前因髋增大而导致的（图51-1A、C）。

患者可能会有轻微的下肢长度差异，通常患

肢会存在短缩，患髋的活动度在各个平面均受限。仔细评估髋关节的活动，会发现被动屈曲、屈曲内旋及外展时，关节受限较为明显。如果可能，对照对侧髋（通常不受累）会帮助我们进一步确定Perthes病后患髋的运动受限特征。髋关节前撞击试验（内收、内旋位屈曲髋关节）阳性，髋关节前恐惧试验及"4"字试验也可能为阳性，从而诱发髋关节疼痛。有时，髋关节后撞击试验（外旋位被动外展）也可为阳性，这是由于病理性扩大的股骨头周缘撞击髋臼后缘引起的（图51-2A～C）。

Perthes病髋部影像学评估包括：X线平片、磁共振关节造影（MRA）及偶尔使用的CT轴向扫描。股骨头形态及髋关节匹配度由前后位（站立）骨盆片（AP位）、蛙位及Dunn侧位X线片进行评估。AP位可以清晰显示股骨颈侧方轮廓，45°Dunn侧位显示股骨颈前侧方轮廓，而蛙位显示股骨颈前方轮廓。综合这3种位置的影像可以对髋关节做出相对完整的评估。股骨头常会被拉长为非球面（髋增大），呈现出椭圆形、蘑菇形，甚至扁平形的典型表现。头的横径往往大于前后径。皮质边缘勾勒出的扩大的股骨头圆周形轮廓

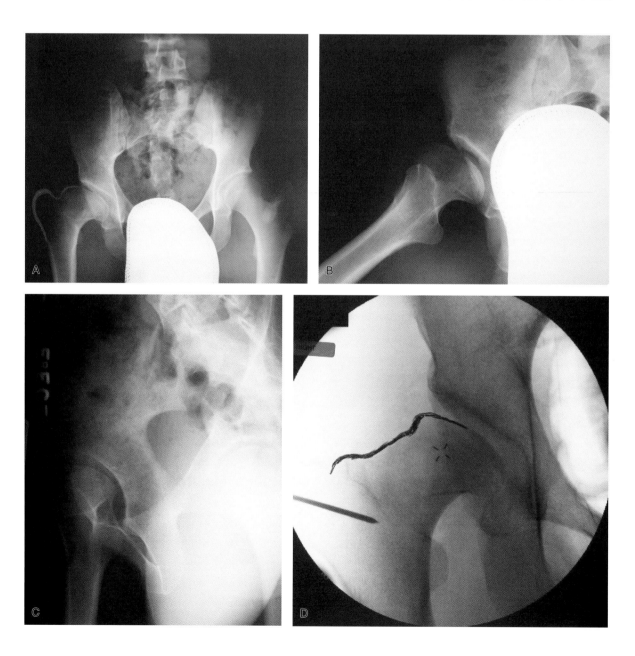

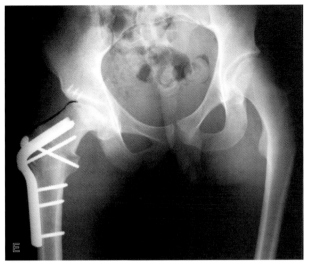

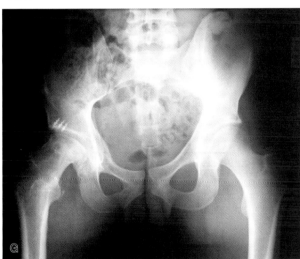

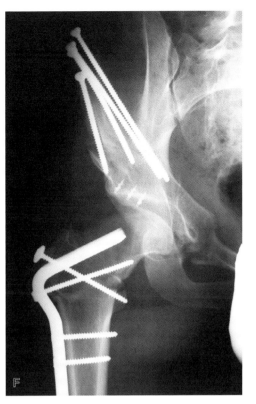

图51-1 A、B.右侧髋关节站立位的骨盆正位片和蛙式位片，显示了一名18岁主诉进行性右侧髋关节疼痛的男性。患者于5岁时对于急性右髋Perthes病使用了步态矫形器。可以看到非球形的增大的头，相对缩短的颈及突出的转子。继发的髋臼发育不良逐渐发展，侧中心边缘角7°，Tönnis角30°并且股骨头半脱位。C.斜位片显示减小的前方覆盖（ACE角0°）及非球形的股骨头。D.行骨软骨成形术后的右髋的正位片，股骨颈增长至转子的位置。E.骨盆正位片显示撕裂盂唇修复，股骨近端外翻截骨及大转子复位。髋关节屈曲内收不稳定。F.Bernese PAO术后的骨盆正位片，髋关节稳定性得到恢复。G.术后两年的站立正位片，股骨头被良好的覆盖，髋关节疼痛好转，关节稳定性和功能明显提高（Harris评分98分）

在AP位像上呈现"垂绳征"。骺端相应的缩短、增宽，股骨颈变短，大转子上移，形成髋内翻畸形（图51-1A）。

如果Perthes病发生在幼儿期，髋臼的发育将随着增大的非球面股骨头而发生重塑，臼窝结构相应的增大，以获得髋关节的良好匹配（图51-1A）。这在AP位及65°髂骨斜位X线片上均可看到。有时，髋臼重塑的发生足以引起显著的髋关节结构性不稳定（甚至出现Perthes病的症状性撞击）。站立位AP像和65°髂骨斜位像是髋臼相

对发育不良的最佳评估方法。在AP像上，负重的臼顶可能会上斜，按Tönnis角测量，将>10°，正常应在0°～10°。相应的，骨骺会向外侧被挤出，使外侧中心边缘角（LCE角）减小（正常值在25°～35°）。由于髋臼之前发生了重塑，在65°髂骨斜位像上评估的ACE角亦将减小。如果有条件，MRA是确认髋关节非球面特性及盂唇软骨病理解剖情况的最佳方法。有时，CAT扫描可以进一步明确髋臼周围皮质边缘的扭曲情况、增大的股骨头软骨下骨的不规则轮廓及髋臼的外形和包

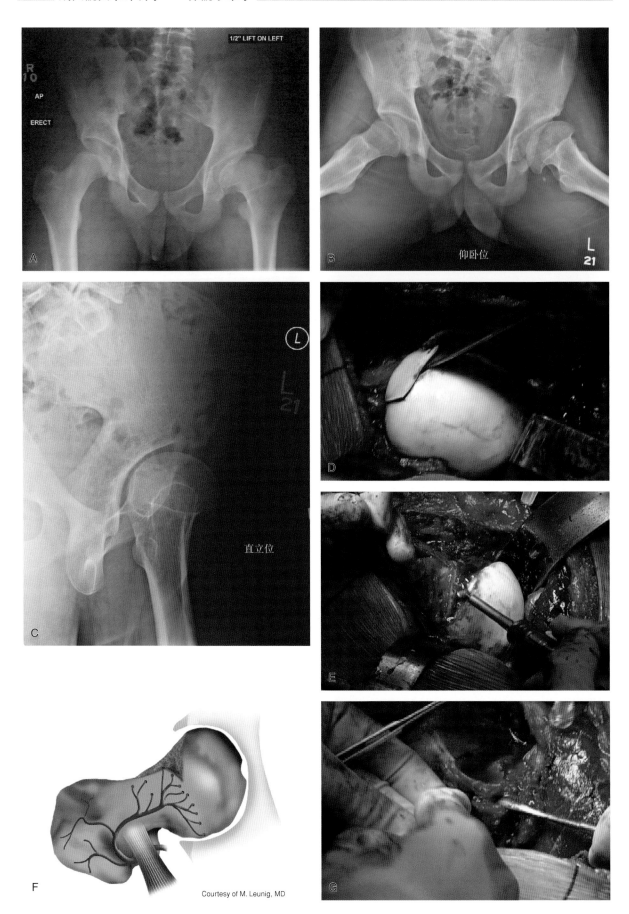

仰卧位

直立位

Courtesy of M. Leunig, MD

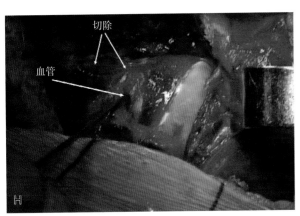
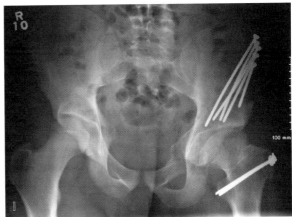
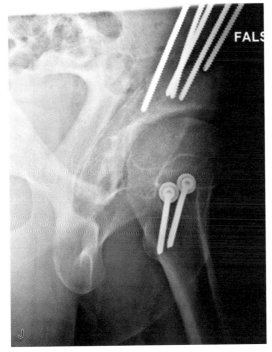
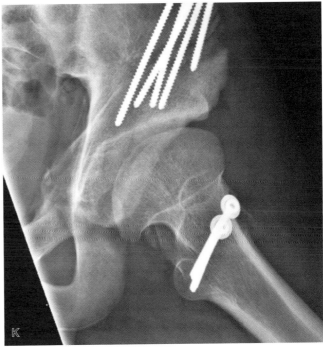

图51-2　A.左侧髋关节站立正位片及蛙式位侧位片，显示了一名16岁有急性Perthes病病史，且左侧髋关节疼痛进行性加重及功能丧失。前后撞击试验均为阳性。可以看到非球形的增大的头，相对缩短的颈及突出的转子。继发的髋臼发育不良逐渐发展，侧中心边缘角16°，Tönnis角32°。C.斜位片显示减小的前方覆盖（ACE角3°）及非球形的股骨头。D.术中髋关节脱位的术中照片。用骨凿（E）在前外侧行骨软骨成形术，在后方（F）旋股内动脉近端靠近骨骺处切除骨赘。G.在大转子的基础上切除，注意对后骨膜的解剖，远离近端基底部，保护韧带。H.完成头颈连接处突出大转子的切除，能够明显改善髋关节屈曲、屈曲内旋和外展。I～K.（I）站立正位，（J）斜位，（K）侧方蛙式位片，行骨软骨成形术，股骨颈延长，对于髋关节脱位的股骨远端位移术，以及Bernese PAO术后1年。髋臼眉弓水平定位（Tönnis角11°），股骨头很好的覆盖。髋关节疼痛好转，关节功能明显提高。改良的Harris评分96.8分，术前只有61.6分

容不良情况，以便于指导制订手术计划。

三、治疗

　　对复杂Perthes病的畸形获得满意的矫正是非常具有挑战的。需要对患者进行全面的评估，以制订最佳的手术方案。这包括仔细地评估患者的功能障碍及详细的髋关节检查（包括髋关节的运动范围和舒适度）。也必须对影像资料进行充分的研究以明确骨及软组织的异常情况。患者对手术效果的期待或手术预期的目标也是讨论的重

点。患者必须清晰地认识到手术范围对矫正畸形的必要性及术后康复对获得最佳手术效果的重要性。

目前对Perthes病后遗畸形的综合手术治疗方法是在过去几年中逐渐发展成熟的。对于合并撞击及结构不稳定的髋关节（髋臼发育不良），笔者最初采用了Bernese（伯尔尼）髋臼周围截骨术（PAO）联合股骨近段截骨术（PFO）治疗。PFO外翻截骨术可以增加髋关节被动外展，并部分缓解髋关节撞击，但是，对于进展了多年的髋臼发育不良的患者，则可能会加重髋关节的不稳定。因此，笔者发现PFO联合骨盆截骨治疗是令人满意的。在这种情况下，过去笔者采用Chiari骨盆截骨术来矫正关节不稳定（图51-3A～D）。而

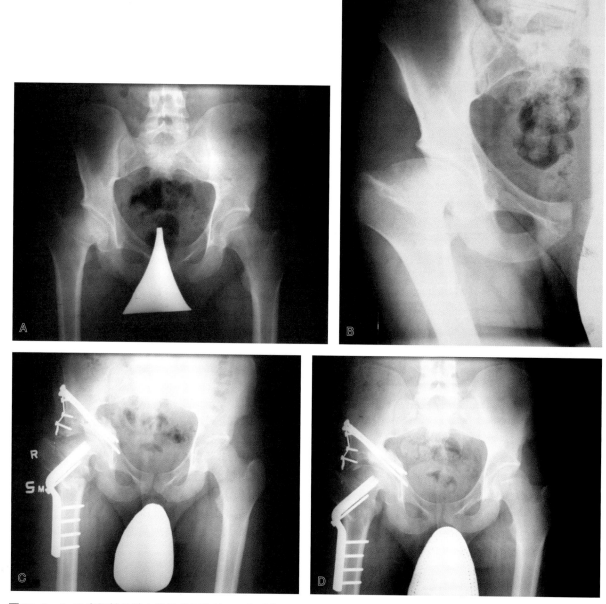

图51-3　A.19岁男性的站立位骨盆正位片，7岁时由于Perthes病行步态矫形器（Scottish Rite）治疗。现在主诉右侧髋关节非常疼痛，查体外展和旋转角度下降。可以看到非球形的增大的头，相对缩短的颈，穿出的转子和继发的髋臼发育不良。Tönnis角35°，股骨头半脱位。B.功能性内收右髋的仰卧位正位片显示一致性良好。C、D.站立位正位片显示在Chiari截骨和股骨近端外翻截骨术后头臼覆盖良好。D.术后1年，患者疼痛缓解，关节稳定性和功能明显提高。股骨头的覆盖非常好

现在，笔者把Bernese（伯尔尼）髋臼周围截骨术（PAO）作为解决这种关节不稳定的必要方法，包含在对Perthes病畸形的手术矫正中。最初先进行PAO，再进行PFO。最后，笔者发现在进行PAO时，非常有助于进行前关节囊切开术，这就使得进行（股骨头）骨软骨成形术成为可能。这将进一步增加髋关节的屈曲、内旋及外展（图51-4A～H）。

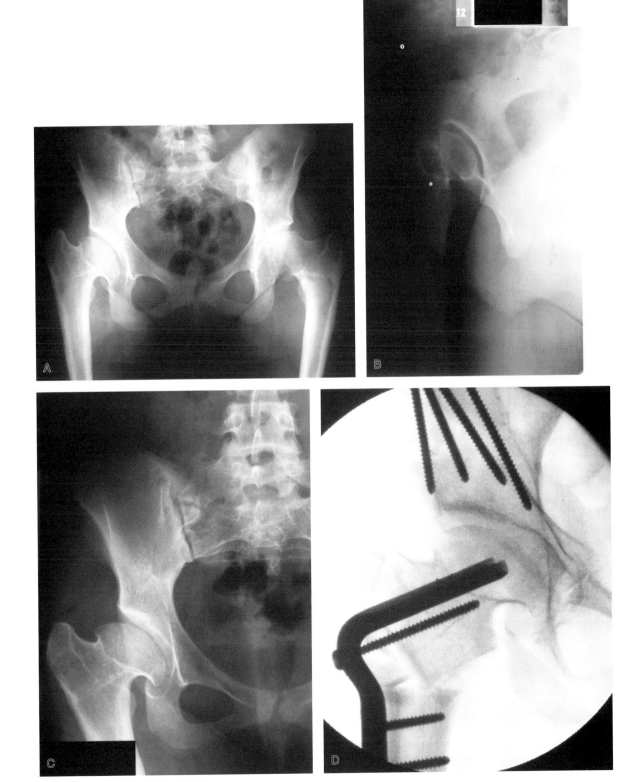

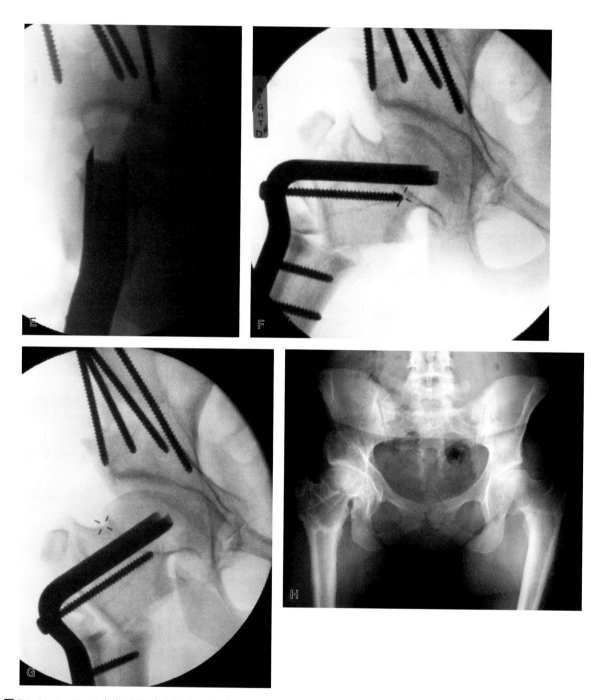

图51-4 A、B.17岁女孩的站立骨盆正位片及斜位片（右髋），其7岁时有过由于急性Perthes病行股骨近端截骨（内翻）的病史，可以看到扩大的非球面的股骨头，相对缩短的股骨颈，非常高的转子和继发性髋臼发育不良（增大的Tönnis角34°，LCE角和ACE角分别为12°和0°）。现在患者右髋疼痛，继发功能丧失其髋关节活动受限（屈曲，屈曲内旋，外展）。C.右髋正位片显示最大内收的同侧髋关节（刺激外翻产生PFO的效果）。D～G.PAO，骨软骨成形术，外展PFO术中的最大外展和内收的正位片和斜位片。髋臼位置更好，对于股骨头的覆盖更好，眉弓水平，Tönnis角12°。LCE角和ACE角增加至25°和22°。H.术后4年的站立位正位片，患者疼痛缓解，功能明显改善

经转子间髋关节脱位技术的引进显著降低了对股骨近段畸形进行广泛矫形的难度。在进行广泛的股骨近段骨赘切除后，股骨颈相对延长，股骨转子相对外移，术中会发现股骨髋臼的撞击明显减少。盂唇和关节软骨可以根据需要进行切除。如果股骨处理完成后，股骨头容易脱位，笔者会改变髋臼的方向以恢复髋关节的稳定性。如果髋关节的运动功能测试显示稳定性良好，那么，就不需要进行附加的PAO手术了。如果需要，笔者发现能够在行PAO术时联合进行髋关节外科脱位术。两者可以分阶段或者同时进行。笔者更喜欢这两个过程同时进行。采用这种方法矫正髋关节畸形，可以使髋臼撞击及不稳定得到综合矫治。

四、髋关节外科脱位术

采用全麻，并需要透视X线的手术床。患者侧卧位，患髋向上，对侧髋及躯干固定于手术床上。手术过程按照Ganz等描述的方法进行。Z形切开关节囊。采用持续屈曲、内收、外旋髋关节，并切断圆韧带，就能够使髋关节前外侧脱位安全实现。有时，由于增大的股骨头、短缩的股骨颈、挛缩的软组织的影响，Perthes病患髋的脱位会比较困难。而如果存在髋臼发育不良，Perthes病患髋的脱位就比较容易。

一旦脱位成功，就会发现股骨头显著增大，呈现相对椭圆的非球面，并呈扁平状。通常内外侧横径大于前后径。股骨颈显著缩短，大转子突出。通常，当髋关节屈曲、屈曲内旋及外展时，会发现几乎全部突出的股骨头前侧及前外侧边缘将严重撞击髋臼。相似的情况是，由于股骨颈缩短，突出的大转子也常常撞击髋臼。在适当的牵引下，可以对髋臼的上唇及臼窝进行评估。股骨头的病理形态（增大的非球面）常常使得显露髋臼相对较为困难。

股骨头的病理学表现包括：软骨软化（81%），软骨缺损，以及更多的中央骨软骨（OCD）损伤。髋臼的大体外观表现为盂唇不稳定及撕裂、交界区骨软骨分离（76%）及软骨软化（59%）。重建股骨近段、头-颈结合部周围及转子基底部，能够消除髋臼前、上、外侧的撞击，使髋关节的活动度得到明显改善。股骨近段广泛

的骨软骨成形术可在高速磨钻打磨股骨颈及头-颈结合部后，使用弯骨刀进行（图51-2D～H）。当操作延伸至头-颈结合部外侧时，需要加倍小心，注意保护韧带组织，因为其中含有极为重要的旋股内侧动脉的终末血管，其自下方进入股骨头的后外侧，这是股骨头血供的基础。有人尝试使用血管多普勒超声来确认韧带内的血管。但对于股骨颈相对缩短、大转子相对突出的Perthes畸形，这是比较困难的。即便能够使用多普勒在头-颈结合部确认韧带内的血管，也仅仅是血管的近端。骨软骨成形术必须小心进行，谨慎地沿头-颈结合部延伸至后方，这里往往是最接近韧带内血管的部位。股骨头往往呈扩大的椭圆形，广泛的骨软骨成形应当包括股骨头-颈区前方、侧方、前外侧及后外侧，以充分消除股骨髋臼撞击，获得预期的运动范围的改善（屈曲、屈曲内旋、外展）。旋股内侧和外侧血管往往需要保护。

笔者通过切除大转子近端，再将其重新固定在转子的远端来矫正突出、上移的大转子。转子近端切除的范围最好依靠患髋的AP位片决定。自股骨头中心向外侧画一条水平线，该线穿过大转子的部分（AP位片上）就是转子近端预计的切除范围。术中使用电刀在大转子预计的截骨线上做一条水平标记线。转子上所有稳定结构均应紧贴该线予以切除。从近端开始，向远端延伸，切除转子的稳定结构时务必精心细致，以便保护邻近的韧带血管（图51-2G）。用刀和小的骨膜剥离器，自转子基底部边缘逐步小心剥离骨膜。转子基底暴露完成后，再以小块切除的方式缓慢截断转子基底，以保护韧带及旋股内侧动脉的终末支血管，该血管进入股骨头骨骺（图51-2H）。电动磨钻有助于更精准地沿预期截骨线截骨。

屈曲、屈曲内旋、外展髋关节，对残余的任何显著的撞击进行再次评估。根据需要，进一步彻底地行股骨近端截骨，无论是股骨头、颈或转子基底的前外侧部。韧带血管的存在可能限制外侧远端的切除。可以预见，与髋关节活动度术前的临床评估相比，术中评估可以获得更显著的髋关节被动活动度（屈曲、内旋、外展）的增加。Perthes病的撞击问题得到矫正后，可以预见，患者将感受到髋关节灵活性的显著增加，疼痛减轻，以及髋关节功能的显著改善（图51-5A～F）。

在上述的股骨近段、股骨头-颈结合部原发

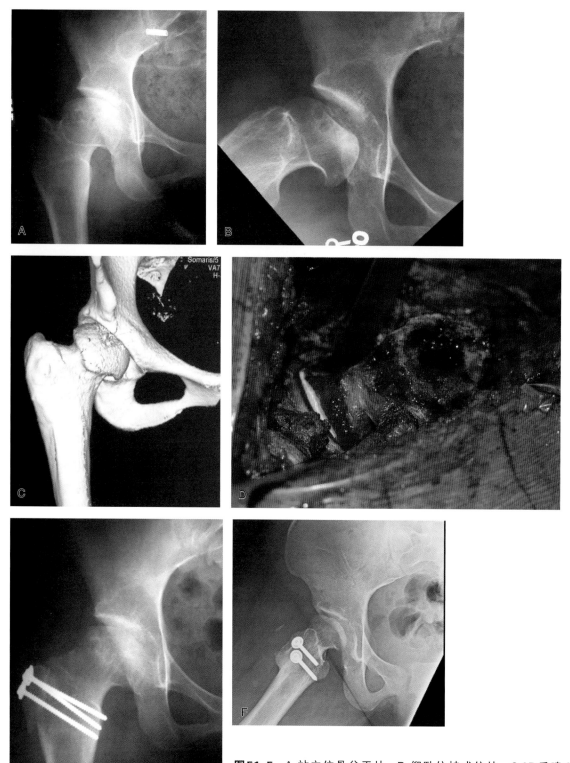

图51-5 A.站立位骨盆平片。B.仰卧位蛙式位片。C.3D重建CT（右髋）显示的是一名17岁女性的股骨头，她有持续性右髋疼痛，继发于Perthes病行股骨头畸形PFO史。可以看到非球形的增大的头，相对缩短的股骨颈及突出的转子。中度的继发髋臼发育不良逐渐发展。D.股骨头-颈骨软骨成形术的术中图像。E.站立位正位片。F.仰卧位蛙式位片，行骨软骨成形术，股骨颈延长，对于髋关节脱位的股骨远端位移术后，患者疼痛明显缓解，髋关节活动和功能明显增强

的病理畸形得到彻底的矫正后，必要的髋臼手术矫正在技术上才更容易达到和执行。另外，先明确股骨近段畸形，再进行盂唇病变的修补，能够最大限度减少重复的髋关节外科复位的需要。这种复位用以评估股骨骨软骨成形术的彻底程度及股骨头撞击的矫正程度。股骨髋臼的慢性撞击会发生盂唇软骨的损伤。术中检查盂唇的病理形态，会发现盂唇增大，尤其是随着继发性髋臼发育不良的进展，盂唇可能出现不稳定，导致盂唇的前侧及前外侧出现严重的软骨剥脱。髋臼临界区的软骨剥脱常常与盂唇不稳定联合出现。盂唇不稳定通常需要手术复位，严重的软骨剥脱更需要修复，要修复"不稳定"但未完全剥脱的盂唇软骨则要求进一步手术分离剥脱软骨，对毗邻的髋臼进行清创，再给予软骨复位。对盂唇不稳定的手术方式的选择应按照个体化的原则逐一分析制定。髋臼软骨缺损可以是局部的，也可累及全层。对于无法修补的软骨病变需要进行严格的清理，对全层缺陷者可用微创骨折技术刺激愈合。

随着Perthes病的愈合，不同形状的非球面股骨头和扁平髋臼会得到改善。随着生长发育，髋臼具有重塑的潜能，以适应新的股骨头形状。这种情况从Y形软骨的有效生长及髋臼的环状隆起开始。Perthes病的股骨头病理畸形从轻微的股骨头非球面（Stulberg Ⅰ、Ⅱ级）或更严重的椭圆形，再逐渐进展为扁平形股骨头（Stulberg Ⅲ、Ⅳ级）。最佳情况是，髋臼和股骨近段的有效生长及相应重建能够保持髋关节的协调一致。在Perthes病急性期愈合后，如果有足够的生长时间，这种情况很可能出现在大多数Stulberg Ⅰ、Ⅱ级，甚至Ⅲ级，以及少数更严重的Stulberg Ⅳ级畸形。

在Perthes病急性期的治疗过程中，运动范围的最佳化有助于增强重塑现象，并随着生长达到最佳的关节匹配。反过来，随着Perthes病股骨近段畸形的改善，最佳的关节匹配将最大限度降低长期病理畸形的发病率，随着重塑的发生，臼顶相对延长、变平，并形成斜向外上方的斜坡。髋臼新的生长服务于髋臼与相对增大的非球面股骨头的最佳匹配。同样，在蛙位和Dunn侧位和65°髂骨斜位X线片上，观察髋臼都是向前侧和前外侧"开口状"的。髋臼会增加向上倾斜以便确保

最大限度地减轻髋臼撞击问题的发生及严重性。在临床上，大多数患者无论症状轻重，均会（或多或少）有屈曲、内旋和外展功能的丢失。这种相对正常活动度而言的活动度减小将随着Perthes畸形的程度及通常不受累的"健侧"髋关节的固有活动度而变化。

一些患者由于髋臼的生长与重塑引起的髋臼形态上的改变足以增加髋关节的不稳定性。随着这些患者的活动增加，不稳定引发的症状及继发撞击引发的潜在的功能受限将会加重。由于活动而加重的不适通常因极度的髋关节运动而继发于股骨髋臼病理性撞击。而与负重有关的不适更倾向于是关节不稳的一种表现。很难区分哪些症状来自于撞击或是不稳，或者两者皆有。目前已经发现继发于病程较长的Perthes病患者的问题髋关节的矫形手术计划必须包括处理术中显著的撞击及偶发的不稳定情况的对策。

随着股骨近段畸形的矫正（增大的非球面股骨头的"缩头术"），在获得了髋关节活动功能增加的同时，可能会转化为关节的不稳定。股骨头变小后，关节囊相对变得松弛。术前影像检查显示的继发髋臼发育不良（Tönnis角增加，即髋臼上斜）及前方及外侧相对包容减少（LCE角及ACE角减小）均提示术前存在临床不稳定和骨软骨成形术后潜在的不稳定增加。第3个预测指标是在术前及术中被动的髋关节活动评估中，均显著存在相应的髋关节僵硬。术前被动屈曲>90°，外展>20°（在骨软骨成形前）是髋关节相对灵活的指标（伴随的不稳定）。

在彻底完成骨软骨成形术后，屈曲髋关节测试髋关节后外侧稳定性，后伸测试前方稳定性，内收测试侧方稳定性。如果在此动态测试中股骨头容易脱位，我们会同时进行PAO。另一方面，如果髋关节术中稳定，PAO就不必要进行。另一个不需要进行PAO的原因是固有的关节僵硬。如果在做完骨软骨成形后，髋关节屈曲<90°，外展<20°就提示不需要进行PAO矫正髋臼发育不良。因为PAO后髋关节活动将被限制，以至于难以预见髋关节撞击。通常，术中髋关节活动已有一定程度的限制（截骨术后），术后髋关节也就会相对稳定。

关节囊修补，大转子下移，闭合外侧切口。患者从侧位改为仰卧位。消毒、铺无菌巾。PAO

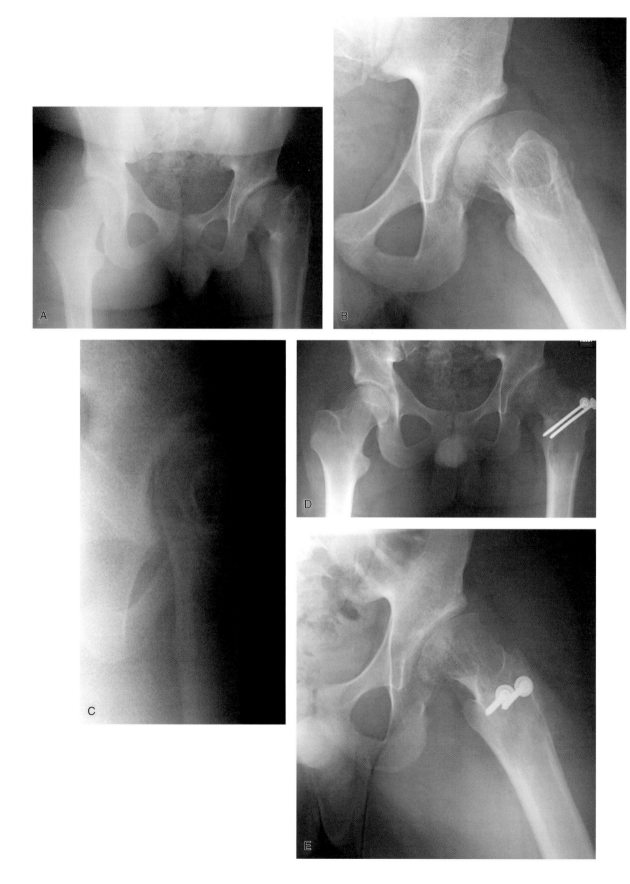

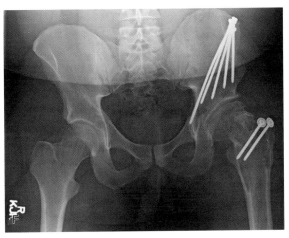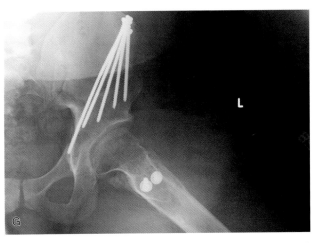

图51-6　A.站立位骨盆平片。B.仰卧位蛙式侧位片，一名感觉左髋进行性疼痛和僵硬感的19岁男性。患者于8岁时由于急性Perthes病行PFO。可以看到非球形的增大的左侧股骨头骨骺，相对缩短的颈以及突出的转子。继发的髋臼发育不良逐渐发展。侧位CE角为2°，Tönnis角34°。C.斜位片显示前方覆盖不好（ACE角8°），股骨头非球面。D、E.站立位骨盆平片，仰卧位蛙式位片（E），6岁行近端股骨骨软骨成形术，股骨颈延长，远端大转子移位。患者髋关节活动度和功能明显增加，但是股骨头发生半脱位。后又进行Bernese PAO。F、G.站立位骨盆X线平片，仰卧位蛙式位片（G），4岁行PAO术后，可以看到稳定的髋关节。患者对于功能恢复十分满意，改良Harris评分为92.4分

采用改良S-P入路。小心牵开关节囊外股直肌，仔细显露关节囊、髂小肌、髂腰肌（中部）、侧方关节囊，然后切开关节囊。同样，由于软组织附着及瘢痕愈合的原因，分层次暴露关节囊相对更加困难。所有的截骨我们均通过前路的S-P切口进行。在耻骨支周围安放骨膜下拉钩，切断耻骨支时应务必小心，以免无意中进入髋关节（再次经耻骨支下缘进入先前切开的关节囊）。

在彻底完成截骨及获得充分髋臼截骨块的活动度后，然后重新改变髋臼的方向，以改善股骨头的前、外侧覆盖，并纠正现存的任何后倾（经常存在）。即使在经过广泛的骨软骨成形术后，仍然会存在固有的局限性，但这对每个独立关节均是可以忍受的，务必避免矫枉过正。术后有必要限制髋关节的活动度，但这就造成从影像观察矫形效果可能存在矫形不足（屈曲接近90°，外展>25°，屈曲内旋在90°内）。矫正髋臼前外侧覆盖不足必须在术中不断调整，同时不至于术后影响髋关节活动而产生功能受限。PFO外翻截骨理论上可以增加活动度，但却有减小稳定性的风险（图51-1E）。通常，我们不把PFO包括在手术计划中。PAO的固定使用4～5根粗皮质螺钉（4.5 mm）。进行髋臼矫形，以使髋关节固定在可以进行功能性活动范围时保持稳定性。髋臼上微小缺陷有待矫正的地方（用传统影像学来评估）很常见，因为我们的需求是达到完全无撞击，功能活动完好无缺的目标。

患者通常在术后第1天恢复髋关节活动，术后前4周使用持续被动运动辅助装置进行锻炼，每天6 h，并设置为0°～60°伸展屈曲。保护性负重要维持4～8周。

五、结果

在过去的10年中，笔者在手术治疗继发于Perthes病残留畸形的患者的髋部疼痛问题上积累了丰富的经验。总的来说，这些患者关节内的病理变化远早于影像学的改变。单纯进行股骨近段骨软骨成形手术，而不进行PAO的患者，股骨颈相对延长和大转子相对提升，往往有较少的继发性髋臼重塑及不稳定。这些髋关节通常都会相对比较僵硬，髋臼发育不良也会减少。即使进行了广泛骨软骨成形，这些髋关节在术中和术后都不会出现不稳定。对那些在骨软骨成形术中表现出关节不稳定的患者，笔者倾向于同时行必要的PAO来获得髋关节的稳定。迄今为止，这些患者的早期临床随访疗效优良。

六、结论

Perthes病残留的髋关节畸形是复杂的，包括股骨髋臼撞击、结构不稳定和相应的关节内病理改变（盂唇-软骨损伤，股骨头和髋臼软化，骨软骨损伤）的病变。对Perthes病残留畸形的手术治疗不断演进。髋关节外科脱位是一种评估撞击症和暴露关节内骨及软骨病变非常有效的方法。关节囊切开及股骨头-颈部缩减修整后（骨软骨成形术）增加了髋关节不稳定发生率。因此，可能有必要进行髋臼周围截骨术来恢复髋关节的稳定。笔者的经验是，最好一次性完全校正，如果需要，髋关节外科脱位和PAO都可能被使用。在髋关节撞击及病理性不稳定（如果必要）获得满意的手术矫正后，患者会感受到显著的髋关节活动度增加，关节疼痛减轻，髋关节整体功能明显改善。早期的临床结果令人鼓舞。但尚需长期的临床随访，以决定Perthes畸形保髋手术的临床疗效。

第六部分

保髋手术

第52章

保髋关节手术后的康复

原著者　Marc J. Philippon, Diana Patterson, Sean Garvey, Karen K. Briggs

译　者　邹德波

一、引言

髋关节镜手术的良好疗效允许活动积极的患者越来越快速地恢复高水平的体育竞赛和积极的生活方式。关节镜被越来越多地用于治疗髋关节疾病，如盂唇撕裂、股骨髋臼撞击症（FAI）及其他病损，如臀中肌修复、韧带松解和先天性髋关节发育不良等，因此有必要制订针对髋关节镜手术且明显有别于开放性髋关节手术的康复措施。由于手术技术和患者人群的有所不同，关节镜治疗后康复的重点也不同。例如，关节镜入路不需要髋关节脱位，所以接受关节镜治疗的患者髋关节活动不必受限于开放性手术后所限制的运动范围（ROM）。此外，那些接受关节镜手术的患者更可能是年轻的和运动活跃的人群，他们有返回高水平体育运动的要求。因此，术后康复过程的设计应符合这些目标，并作为整体治疗及其预期疗效的一部分而在术前计划阶段就应得到重视。

二、康复目标

关节镜术后影响康复过程的最重要因素包括实施的手术方式、患者的愈合时间、不适感耐受程度、期望的专项体育运动及术后运动目标。在制定一个恰当的物理治疗方案过程中，有必要了解髋关节生物力学、具体的受影响组织愈合的限制及手术修复的类型。术后早期阶段，负重进展程度和ROM限制要参考实施的手术，因治疗的类型而异。在理想情况下，不同的手术治疗后，

其康复早期阶段时的锻炼进展均相类似，但实际进程要依赖于患者，必须针对于他或她的具体情况而定。手术治疗的患者应该在术前知晓康复是一个复杂的且不是特别快速的过程。它的成功在很大程度上取决于患者的期望值、手术方案和患者的参与水平。FAI患者行关节镜治疗后，其恢复高水平运动的时间很少短于12周，而且可能会更长；对于青少年患者，其康复过程绝不能短于软组织和骨愈合的必要时间。手术和康复的理想结果，不是以患者恢复他们以前活动或比赛水平的速度而定，而是以他们的总体满意度和功能维持时间来定。个性化康复方案的主要组成部分是用具体手术的限制、ROM运动、加强锻炼及专项体育活动的功能进展来保护手术的关节。

（一）康复4个阶段模型

康复过程各部分的具体练习将在本章稍后进行详细讨论。康复方案的模型可分为4个阶段和强度水平。这4个阶段，包括最大限度的保护和活动性、运动的可控稳定性、力量的增强和恢复体育活动，为康复过程提供了一个总体框架。然而，确保该方案对每位患者都是个性化的，并通过阶段来监控他或她的进步程度也是至关重要的。保护和活动性阶段的恢复，取决于软组织和骨的愈合，该阶段几乎占据了术后的最初6～9周；但是其他阶段依赖于患者的能力、达到各阶段目标的付出和符合深入练习的标准，因此在时间表上并不一致。

第一阶段是在术后早期，目的是保护新修复组织的完整性，消除炎症，防止肌肉萎缩，并恢复被动ROM。应用的方法可包括平足负重

（FFWB）、被动环转、固定自行车和持续被动运动（CPM）训练器。可进一步练习的要求是锻炼时疼痛感轻，或能从事所有练习并使ROM≥非手术侧的75%。是否能够完全负重，必须由外科医生根据实施的手术情况来决定。

第二阶段的重点在于恢复骨盆和躯干的稳定和负重步态。稳定性练习可以随着第一阶段的练习在术后第2周同时进行，根据保护性限制的原则逐渐加强。这一阶段的目标是恢复正常步态，恢复完全范围的ROM，改善神经肌肉控制、平衡和本体感觉，并开始专项体育锻炼，重点放在躯干和骨盆的稳定性上。一些非微骨折手术患者可在术后2周时开始负重行走，但那些伴有微骨折手术患者，就必须等到术后8周，以确保创面良好的纤维软骨愈合。在第二阶段，可能的练习包括在站立位或俯卧位对抗性内旋和外旋、膝关节屈曲1/3、靠墙坐并用外展带来阻抗、向侧方跨步并用外展带来阻抗、双腿支撑的桥式运动来增强躯干力量。在第二阶段后期，当所有的手术相关限制消失后，功能性运动，如在野外运动和球场运动的慢跑、冰上运动的滑冰、跳舞者的舞蹈运动均可以开始。水中治疗在加强负重和行走的锻炼时可能有用，因为浮力环境允许可控步态训练。但是，在任何时候均不建议应用跑步机锻炼，即使在水中也是如此，因为踏板的运动会将继发的剪切力传导到手术修复的髋关节上。开始下一阶段康复的标准，包括正常且无痛的步态、全范围的ROM、无痛地成功启动锻炼对骨盆和髋部肌肉进行良好的控制以及保持稳定。

第三阶段的目标是全面恢复术前的肌肉力量、耐力和心肺功能，并不断改善神经肌肉控制、平衡和本体感觉。最终目标是：髋关节屈曲力量达到对侧的70%，内收、外展、后伸、旋转力量达到对侧的80%，患者在基本敏捷性训练时能够表现出良好的人体力学和肌肉启动模式。模板练习包括站立位对抗髋外旋、走弓步、躯干旋转弓步、在水中增强弹跳、抗阻力带下向前向后或左右方向行走，并为增强躯干力量而逐步从事球类运动。如果患者不期望返回到高水平的体育运动，他或她可从事原先设定的日常活动。如果他或她是一个优秀运动员，通过运动测试，就像下面描述的一样，就有必要深入到康复的最后阶段。

第四阶段包括专项体育训练来恢复患者以前

的力量、爆发力和敏捷性水平，以便重返比赛。康复结果的另一个重要组成成分是协助患者知晓并独立地进行维持康复措施，以保证手术治疗的髋关节的远期健康。

（二）术后早期阶段的保护

手术过程中实施的髋关节镜技术包括但不限于：关节囊紧缩、盂唇修复、盂唇重建、骨成形、软骨成形、微骨折、髂腰肌延长、髂胫束（ITB）松解、臀中肌修补，针对诸如过度活动、髋关节发育不良、软组织修复、软骨缺损和FAI等情况。每个手术具有一组具体的术后限制，用来保护在术后几天和几周内特定手术部位的修复。

接受骨成形或边缘修整术治疗的患者，如凸轮形和（或）钳夹型FAI，术后最初的3周内FFWB应限于20磅（9 kg）（图52-1）。术后3～4周，负重可以提高到患者体重的50%，并根据患者耐受程度，每天可以增加10%～15%。FFWB限制的目的是减少新改变的股骨颈发生应力骨折

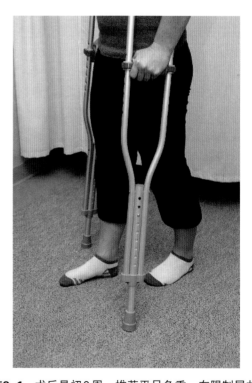

图52-1 术后最初3周，推荐平足负重。在限制屈曲挛缩方面，平足负重优于足趾触地负重。此外，它能辅助静脉回流，帮助患者恢复髋部肌肉在正确步态时的神经肌肉启动模式

的风险，更迅速地抑制关节内炎症，并降低由足后跟撞击地面时产生的对髋臼前部的剪切力。在避免髋关节的屈曲挛缩方面，FFWB技术优于足趾触地负重；这还有助于静脉回流，并帮助髋部肌肉恢复正确步态时的神经肌肉启动模式。没有被动ROM限制。术后即刻进行被动ROM练习可以防止手术区粘连，尤其是在髋臼边缘和关节囊附着处。在髋关节中立位和屈曲70°时进行被动环转练习可以防止轮匝带环形纤维和股骨颈之间粘连。在手术后阶段进行环转练习，可使关节囊的粘连率从不进行环转练习的4%降低至应用环转练习的1.4%。

进行盂唇修补的患者应避免90°的坐姿。这些限制是减少股骨颈在早期愈合阶段时的应力；但是，这些运动是指向大多数患者活动范围的最大程度，一般需要1～2周，患者才能感到舒适并愿意尝试这些ROMs。没有其他的针对ROM的限制，因为没有肌肉直接附着在盂唇上。然而，由于手术修复是在髋关节软组织的深处，因此建议限制主动运动的总量。另外，患者没有负重限制。接受盂唇重建的患者应遵循像盂唇修补术后同样的限制。

如果实施了微骨折手术，最有意义的限制是术后8周内20磅（≈9 kg）的FFWB。这是为了保护微骨折术后在软骨缺损处形成的血凝块。在术后限制负重阶段，也要每天至少6～8 h应用CPM机进行锻炼，以预防粘连，并可以促使纤维软骨生长。如果仅仅施行软骨成形术，就没有必要限制负重；限制负重时，每天应用CPM锻炼4～6 h。

特定的骨盆肌肉手术后的限制一般包括避免手术区肌肉的收缩。髂腰肌延长术后，患者可借助对侧肢体、文具或衣物来协助活动，以限制手术改变的髋部屈曲肌的收缩；并借助支具来防止过度后伸。ITB或大转子滑膜囊松解术后，患者应进行轻度的伸展练习，直到允许负重；可以进行更积极的伸展练习，以避免粘连和ITB紧缩。臀中肌修补术后，髋关节ROM应限制在15°～45°外展位，以避免任何拉伸肌肉的应力。为此，患者固定在15°外展位支具上，并在15°外展位上应用CPM机锻炼。术后6周内不应减少外展限制，以便充分的肌肉愈合和减轻炎症。6周后，外展限制可每周减少5°，直至0°和更小。大

约术后6周，可以开始加强锻炼，患者应进行等长收缩来预防修复的肌肉过度做功，并减少肌腱炎发生的风险。患者根据耐受情况逐渐深入练习。

髋关节过度活动手术治疗后，患者在术后21～28 d内限制外旋和过度后伸。为了避免过伸，支架应锁定在后伸0°位。当睡觉或仰卧时，可使用外旋靴或支具来预防髋关节的自然外旋倾向（图52-2）。关节囊紧缩的患者应在术后18～21 d后外旋或过伸髋关节，时间长短取决于关节囊组织的质量、过度活动的情况和发育异常。术后第1周结束时，推荐仰卧位练习中立位后伸和应用支具来防止自然产生的外旋动作，这样能够预防髋关节屈肌挛缩。维持髋关节0°伸展也有助于恢复正常的步态，即使借助拐杖也应如此。行关节囊紧缩手术治疗后，没有负重的限制。

最后，髋关节发育不良手术治疗后，患者应固定在外展15°的支架上，以便在早期愈合阶段增加关节的稳定性。从第3周开始，可每周减少5°的外展限制，以防止外展肌的挛缩。

三、活动范围

术后阶段康复的最初步骤是在具体手术指南的指导下，恢复患者ROM，并帮助减轻炎症，以便保护关节和手术修补。自手术当天开始，患者可根据耐受程度进行ROM锻炼。帮助减轻疼痛和炎症的技术包括冰敷、压迫和淋巴按摩。当肿胀消退时，如轻抚、揉捏、肌筋膜松解和主动放松的软组织技术可用于减轻炎症和肌肉紧张，

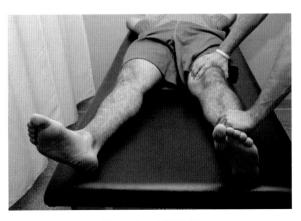

图52-2　自然外旋

并把重点放在阔筋膜张肌、臀中肌、ITB、内收肌、髂腰肌和腰椎上。从预防肌肉抑制和挛缩的被动运动逐渐过渡到恢复稳定性和预防肌肉萎缩的主动运动。刚开始时，应当避免过度的髋关节屈曲、内旋和外展，因为这样可能增加关节周围组织炎症。治疗的目标是安全地恢复髋关节的前屈、后伸、外展、内收、内旋和外旋运动，无论是被动还是主动运动，均不会产生疼痛或嵌顿于任何平面。对于前屈、后伸、外展和内收而言，可借助骨盆肌肉和髋关节囊轻度拉伸、被动环转、CPM机和固定自行车踏板运动来完成。髋关节的轻度伸展可以帮助减轻炎症或防止肌肉挛缩。不产生过度屈曲的髂腰肌拉伸动作可通过仰卧位时使对侧膝贴向胸部来完成。通常在组织愈合的4周后，利用托马斯拉伸动作来直接拉伸髂腰肌，一旦患者能够承受重力，就可以应用跪位拉伸运动。四足摇摆运动，可以拉伸后关节囊，改善ROM。对于内旋和外旋，可能的活动包括膝关节挤压和无阻力圆凳旋转活动。

环转是用来减少髋关节镜术后粘连的方法，可以在髋关节屈曲70°时沿顺时针和逆时针方向进行。进行环转运动时，膝关节屈曲70°，保持髌骨与肩部在一直条线上且总是朝向上方，使下肢在一个环形轨迹上移动（图52-3）。该技术也可以保持下肢在0°位时进行；同样，髌骨始终朝向上方并确保下肢得到很好的支撑（图52-4）。进行这些早期的PROM动作时，着重进行内旋和屈曲，以预防在关节囊和盂唇之间形成粘连。然而，应避免髋关节处于屈曲位时内旋运动对股骨颈产生的过大应力。例如，在盂唇修补、重建或骨成形术后，这个运动直接将髋臼边缘与股骨头－颈结合处相绞合，可能引起刺激和加重正在愈合的骨组织的炎症。在该方面，康复的目的是恢复可接受的ROM和预防粘连。

同样建议应用CPM机来减少粘连形成和辅助恢复ROM。对于非微骨折手术患者，CPM机应在外展10°位上每天使用4～6 h。如果是在手术时进行微骨折治疗，则建议在外展10°位上每天应用6～8 h。最初，该机器的屈曲范围应设置在0°～45°，根据患者的耐受程度逐渐增加。CPM锻炼后，患者应采用像散步或平躺之类的活动，以避免髋关节屈曲。通过四足摇摆运动来拉伸梨状肌、髂腰肌和髋关节囊后部，可以防止骨盆后

群肌肉挛缩。

如果有可能，固定自行车踏板运动应于手术当天进行。自行车应设置成手术侧下肢没有阻力，用对侧下肢完成所有的工作，每次治疗应用20 min（10 min前进，10 min后退）。为了避免髋关节的过度屈曲，座椅最好保持在一个相对高的位置。根据患者的耐受情况，患肢可以逐渐增加

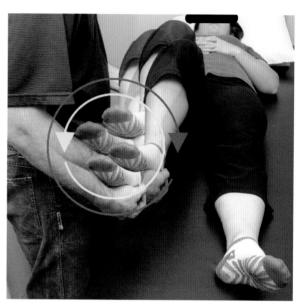

图52-3 环转运动技巧：膝关节屈曲70°，保持髌骨与肩部在一条线上且总是朝向上方，使下肢在一个环形轨迹上移动

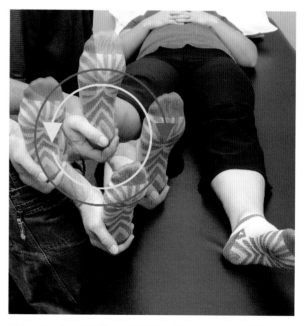

图52-4 该环转技术也可以使下肢在0°位时进行；同样，髌骨总是面向上方，并确保下肢得到很好的支撑

阻力；一旦能够负重，患者可在椭圆机上进行锻炼。像环转和CPM机一样，术后6周利用固定自行车活动可以帮助减轻关节囊粘连。

大多数髋关节镜手术后的14～21d，通常不允许患者外旋髋关节，即便仰卧位自然外旋的程度也应避免。当髋关节的内旋和外旋都需限制时，推荐的练习包括膝关节挤压（图52-5），或主动反向蝴蝶运动。做主动反向蝴蝶运动时，患者仰卧在一个桌子上，双膝与肩同宽，屈曲双膝并使双足底平放在桌子上，就像钩子样的姿势。大腿向内旋转，两个膝部挤压在一起并保持5s，然后放松。在同一位置向外旋转大腿，让膝部慢慢倒向两边，保持5s，然后使膝部回到正中线。主动辅助FABER滑动同样需要外旋范围的严密控制（图52-6）。进行这项运动时，患者的足跟放在桌子上，治疗师一手握住足跟，另一只手放在膝关

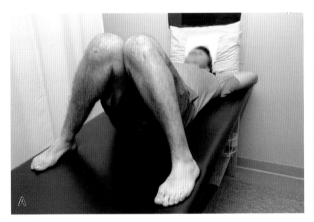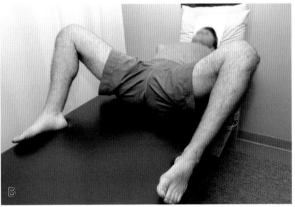

图52-5　仰卧位双足平放在桌子上进行膝部挤压练习。双膝挤压在一起并保持5s（A），然后下肢侧向两边并保持5s（B）

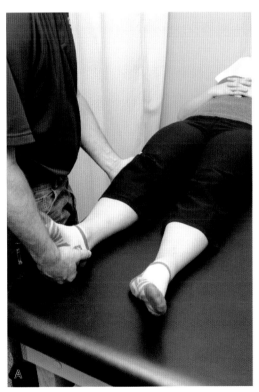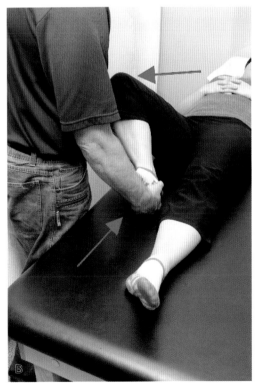

图52-6　FABER滑动练习，开始时患者将足跟放在桌子上（A）。患者在对侧胫骨（B）和膝关节上方滑动手术侧的踝外部，并在膝关节上方停留5s，然后沿着胫骨滑回

节后面。然后患者在辅助下进行主动的屈曲、外展、外旋，治疗师仅仅是提供支持，或需要时协助。更高层次的练习是让患者坐位，将其手术侧踝的外侧放在对侧踝的上面。然后患者在对侧胫骨上方滑动手术侧踝，向上滑过膝关节并搁在膝关节上方保持5 s，然后滑回胫骨前方。无阻力圆凳旋转练习同样可用于髋关节的内旋和外旋（图52-7）。髋关节保持中立位，手术侧的膝关节弯曲至90°，并放置在与其同一高度的一个旋转圆凳或其他旋转设备的中心，并轻轻施加重力。患者主动向内转动髋关节，注意用躯干肌肉控制骨盆；然后同样在可控方式下回至中立位置。接着，髋关节向外转动重复此动作，同样要注意用躯干肌肉控制骨盆。保持膝关节在圆凳或其他旋转装置的中心，使足转向外侧大腿转向内侧来进行内旋运动，足转向内侧大腿转向外侧进行外旋运动。

水疗在整个康复过程中也是有益的治疗手段，它可以帮助患者安全的转移到陆地上的练习和协助增加负重、ROM和肌肉力量。只要伤口停止渗出，患者就可以穿上防水服走进一个确保干净的水池中。在水中，深水跑步是术后进行的第一

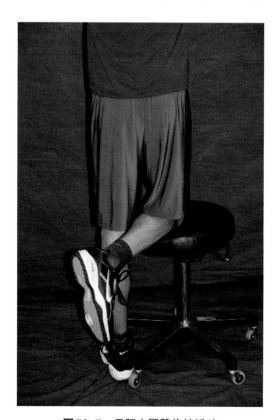

图52-7　无阻力圆凳旋转活动

个练习。借助悬浮设备的支持，患者可在适当的位置奔跑，慢慢地推动自己前进。锻炼第1阶段时应将时间限制在10～15 min，这样，患者不至于使肌肉过度做功，ROM可以保持较小的范围并随时间逐渐增加。深水跑步练习1周后，患者就可以开始在胸口深的水中行走来增强力量、增加ROM和恢复正确的行走步态。患者能够在没有扶拐的情况下在游泳池中行走，在适当的步态模式下训练髋部肌肉。当患者在水中行走感到舒适时，他们就可以在胸口深的水中向各个方位侧向迈步。当患者不再需要拐杖时，他们可在泳池中跑步，先从胸口深的水中活动，然后逐步过渡到浅水中。如果患者的运动项目是游泳，他们可以在泳池中变换游泳姿势。功能活动也可以在游泳池中开始进行，如跑步、跳跃、射击和投掷等运动可在游泳池中开始并逐渐转移到陆地上。这些功能运动可在患者摒弃拐杖的过程中开始，逐渐恢复力量和肌肉记忆。

四、肌力

恢复髋部和躯干肌肉在所有平面的力量是康复的一个重要方面。一旦准确完成，可以重新获得由产生疼痛和无力的慢性髋关节损伤或撞击所改变的肌肉运动模式，并帮助预防手术治疗的髋关节可能发生的并发症。腰椎、骨盆和髋关节的相互关系非常重要，因为许多横跨和控制髋关节的肌肉均起止于此。由于骨盆位置的异常，无法控制骨盆会导致肌肉力矩的改变，在骨盆肌群中可能造成力量改变或张力带关系，增加未来损伤的风险。通常，髋关节疾病患者会有腰-骨盆功能障碍的病史，如腰-骨盆不稳定或骶髂关节功能障碍。在体育运动中，躯干和髋部力量减小与下肢适应不良的力线代偿相关。例如，过度的髋关节外展力可能预示着膝关节会在冠平面活动，而髋关节外展肌的无力会引起股四头肌的过度应用，从而增加膝关节的压缩和剪切力，有可能增加患者下肢损伤的风险。相反，一项研究表明，曲棍球球员在应用小于80%的外展肌力量时，更可能牵拉他们的内收肌。在术后增强肌力的康复阶段，应用腰-骨盆稳定性练习，如骨盆倾斜、桥接、腹部肌肉的等长收缩和骨盆稳定的肢体伸

展练习，来解决这些预先存在的不平衡，具有重要的远期利益。

如果患者能够耐受的话，轻强度的运动，通常是亚极量的下肢等长收缩，可以在手术后第1天开始。所有的力量练习均不能负重，直到患者的身体状况允许。刚开始时，保持髋关节中立位，维持腹横肌、臀大肌、腘绳肌和股四头肌等长收缩30 s。这些动作有助于增加维持骨盆稳定性的躯干和骨盆肌肉力量，要在康复进程中加以控制。在相对早期时，患者可以直腿抬高并做内收、外展和后伸动作。然而，为了避免过度刺激腰大肌，早期不要做屈腿抬高练习。为了增强屈肌肌力，最好是让患者坐着进行肌肉等长收缩练习。当坐在椅子上双足平放在地板上时，患者可将腿部抬高至轻放在股骨远端的手上，这样就会收缩髂腰肌，但不会产生运动或肢体的ROM。每次收缩持续30 s，并重复10次（图52-8）。应当注意的是，要确保正确的肌肉启动模式，而不要让患者做超其能力的锻炼。

进行主动的、离心的髋关节屈曲，可练习站立位膝关节抬高运动。用5 s多的时间，让患者用手抬高他或她的腿至90°～120°屈曲位，然后缓慢放下。患者应每次重复10个动作，并根据耐受程度，每天进行每次3组（10次为一组）的锻炼。在患者不能够耐受全身重量的情况下，最好不要进行这些练习。进行这些练习的时间是在术后4～8周，取决于所做的手术情况。同样，在这一点上强调骨盆的稳定性，确保骨盆在运动中维持在正确的平面上而没有Trendelenburg步态或其他代偿机制的参与。如果患者不能耐受或正确执行

站位练习，或还没有进展到完全负重状态，这些偏心屈曲运动可以让患者俯卧位用手施加阻力的方式进行。

如果患者能够耐受，且没有手术的限制，可在术后第1周进行外展运动。开始时，患者仰卧于低摩擦力平面上，练习将下肢滑向外展位置。当加强主动外展锻炼时，臀中肌作为步态的一个关键的稳定结构而备受关注。以前的研究表明，恢复臀中肌力量是至关重要的，它能使患者成功地进行单腿支撑运动，保证功能活动得到改善。可以应用这个髋关节外展练习，但不要侧卧位外展，因为这会对髋臼产生在巨大压力。一个有价值的锻炼臀中肌的动作是在内旋位站立外展侧踢，可以在康复的早期阶段应用（图52-9）。在髋关节镜术后限制外旋的情况下，这个动作能成功地刺激臀中肌，而只需要最小的髋关节屈曲活动。在谨慎的保持稳定的、水平的骨盆的前提下，患者内旋手术侧下肢，踢向侧方约30°外展位并保持3 s，然后放松下肢。患者应该能够感受到臀中肌收缩，有时会表现为臀中肌区域的烧灼感。

就像屈曲和外展运动一样，内收运动最好以等长收缩的方式开始。患者坐在椅子上，膝关节弯曲，双足平放在地板上，其双手握拳平放在他或她的膝盖之间（图52-10）。然后患者将双膝向中线挤压，将两个拳头挤在一起，保持30 s，并重复10次。加强内收力量的锻炼可结合双膝夹球在墙边移动和下蹲来完成，同时，在锻炼中要用双膝挤球。

在患者非负重阶段时仍可开始后伸练习。最初，可做俯卧位膝关节后伸练习，这对手术修补组织造成的应力是最小的。让患者俯卧，踝关节下方垫一长枕，指导他或她收缩臀大肌和股四头肌，使膝关节充分后伸。一旦能够忍受完全负重，骡踢腿练习是分离和加强髋部伸肌运动的一个模板。患者俯身在一个稍低于腰部高度的桌子或平台上，保持腹部平贴在桌子上，双髋和双膝弯曲，用手术侧的下肢向后上方踢出；该运动可以使髋关节和膝关节充分伸展。如上所述，增强臀肌力量对于维持腰-骨盆的稳定性，纠正既往存在的髋关节损伤所造成的肌力下降，预防将来的过度代偿或损伤是非常重要的。

用于内旋和外旋的理想的练习类似于那些以

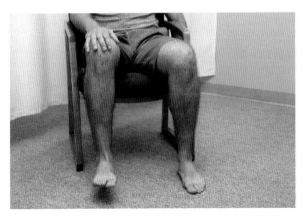

图52-8　为了增强屈肌力量，患者坐在椅子上，用腿推向轻放在股骨远端的手

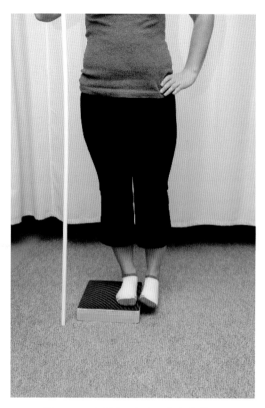
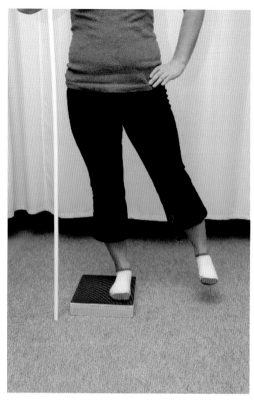

图52-9 侧踢运动时，患者内旋手术侧下肢，向外侧踢出至约30°外展位，并保持3 s

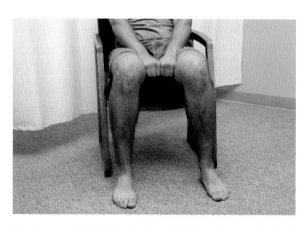

图52-10 内收活动时，患者坐在椅子上，双手握拳水平放在他或她的膝关节之间，用双膝将拳挤向中线

ROM为目的的练习，如圆凳旋转锻炼（图52-11A），但要附加阻力。患者站立位，手术侧下肢的膝关节放置在与其相同高度的圆凳或其他旋转设备上。把一条阻力带系在足踝上，拉力来自内侧方向。然后患者向内侧旋转，使足伸向外侧，大腿移向内侧，从而刺激旋内肌（图52-11B）。进行外旋练习，可利用相同的旋转装置，但要移动阻力带以使拉力来自外侧。旋转运动是为了将足移向内方/内侧，使大腿移向外侧。随着患者力量的恢复，阻力带的拉力可以逐渐增加。

在整个康复过程中，必须强调躯干和腰-骨盆稳定性和平衡性的维持和加强，就像本章前面提到的几点一样。可以帮助识别独立肌群乏力或失衡的一组练习，是一系列逐渐增加难度的下蹲动作。在允许患者参与功能性或专项体育运动之前，必须确保他或她的骨盆稳定。在任何时候，练习过程中出现代偿机制，如Trendelenburg步态偏离或膝关节的内旋，均表明骨盆不是非常稳定。患者背靠墙开始下蹲，然后进行站立下蹲、抗阻力下蹲、单腿下蹲和抗阻力单腿下蹲。对于单腿下蹲，患者可以将非下蹲侧腿放在低的板凳或平台上，让对侧下肢承担所有的重量。患者需要对对侧骨盆进行良好的控制，以便在无代偿的情况下单腿下蹲。如同其他增强力量锻炼一样，强调所有相关的躯干和骨盆肌肉的正确启动模式，防止不平等力量的产生。如果这时在力量或稳定性上发现了任何不平等，那么就应该弄清楚，并且不应允许康复进展到更多的功能性或专项体育活动。

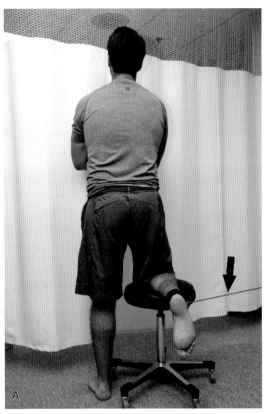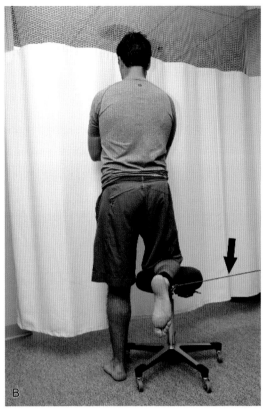

图52-11 抗阻力圆凳运动。A.小腿放在一个圆凳上，将张力带系在踝部；B.在阻力状态将足移向内侧

五、运动测试

正如上面简单提到的一样，在患者能够进展到康复的第4阶段和加强专项体育训练之前，有必要通过运动测试。运动测试是一种功能性测试，包括4项运动，共计20分。它测试患者骨盆的稳定性、耐力、下肢的功能性力量、在侧向和旋转方向患肢良好的跳离和下蹲，在没有疼痛、疲劳或代偿时能够弯曲和伸展成弓步姿势。在这种情况下，爆发性被定义为在从弯曲30°上以快速的和可控方式动态地跳离，并以轻柔和可控方式降落的能力。这些特性都是通过一系列计时单膝屈曲、横向和对角线敏捷性练习和箱弓步来测试的。如果患者感到疼痛，或者每一个特定的测试符合失败的具体定义时，所有测试均应停止。行单膝屈曲时，患者必须从屈曲30°～60°位时屈曲手术侧下肢的膝关节，并抗阻力保持3 min（图52-12）。患者能够完全屈曲膝关节并维持30 s将得到1分，总计6分。不能通过该项测试的要素包括：无法纠正任何Trendelenburg步态偏离、出现任何

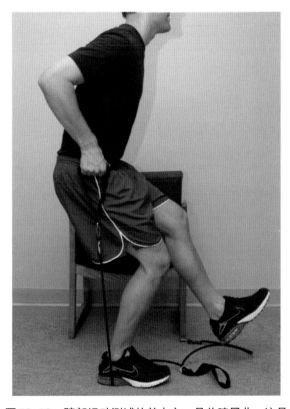

图52-12 髋部运动测试的其中之一是单膝屈曲，这是在有阻力的情况下进行的

膝关节内旋或髌骨位置向前超过了足趾。下一个横向敏捷度测试包括当阻力施加在手术侧时，患者向对侧跳离墙边并保持100 s，落地时减少30°（图52-13）。患者坚持20 s时将得到1分，总得分为5分。失败被定义为无法纠正Trendelenburg步态偏离、出现膝关节内旋或无法忍受在30°落地时的冲击。对角线敏捷度测试（图52-14）类似于横向敏捷度测试。它是在90°旋转位并在患侧施加阻力的情况下，沿对角线方向跳离墙边并

维持100 s，着陆时呈屈曲30°。如果患者能够完成这些斜跳，每20秒将得到1分，完成100 s共计5分。斜跳测试失败的定义同横向跳跃一样。最后，箱弓步测试（图52-15），是在后部施加阻力的情况下，患者向前迈向在与其膝关节高度一致的箱子上。这项测试显示患者在没有疼痛的情况下屈曲和伸展髋关节的能力，能够显示骨盆的稳定性和力量。箱弓步测试进行2 min。每30秒患者将得到1分，总计4分。失败被定义为无法纠

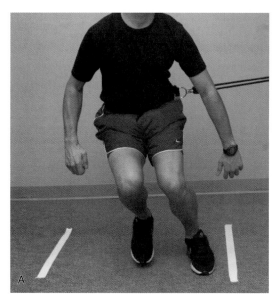
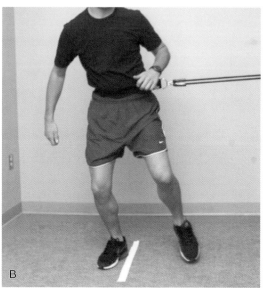

图52-13 髋部运动测试的第2项测试是横向敏捷性测试。进行这项测试时，需在患者的腰部一侧系一条绳子。患者从地上的一条直线开始（A），横向移动并越过外侧直线（B）

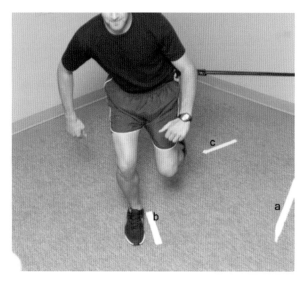

图52-14 髋部运动测试的第3项测试是对角线敏捷性测试。进行这项测试，患者需从a点移动到b点，再到c点

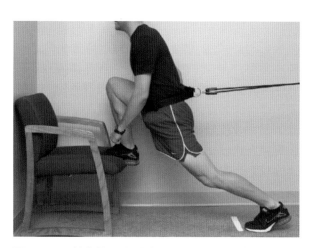

图52-15 前方箱弓步测试是最后的测试。患者弓步冲上与其膝关节相同高度的箱子

正Trendelenburg偏离、不能维持骨盆稳定、出现骨盆旋转、过度的腰部后伸。完成体育测定的所有项目后，汇总每节的分数。总分17分或更高则通过测试，可允许康复进展到有强度的专项体育练习。

在去除任何障碍或异常进展后，关节镜手术约6周后，可以逐步开始专项体育活动（如果微骨骨折手术则为10周）。一旦通过体育测试，通常大约10周（如果微骨折则为14周）后，可以开始专项体育和专项技巧训练。每项体育活动有专门的详细的进展要求，但总目标是在逐渐增加强度和频率上进行活动。基于各项专项体育活动，一般在术后16周时达到康复终点。康复的终点在表52-1至表52-3中进行描述。

六、结论

尽管在文献中讨论了大量的康复原则，笔者的经验是个性化康复计划对于良好疗效和重返体育活动是至关重要的。在康复原则中要考虑的最重要因素是，能够随着髋关节病理和具体的术后限制而变化的个性化康复计划。它必须足够灵活，允许在与具体患者愈合能力或速度和疼痛或不适

耐受相适应的速度上逐渐康复。手术前须进行宣教，以便患者能够充分理解在可能恢复活动之前，康复过程是漫长和艰难的。在术后早期阶段，应当小心避免过度刺激髋部屈曲肌和内收肌。因为这样做可能导致肌腱炎，延长康复过程，并将延迟重返运动。在康复中，臀中肌和臀大肌是增加力量，纠正术前不稳定，阻止将来对髋关节的再损伤的重要肌肉。一旦重建了力量和稳定性，应减慢专项体育活动的功能性进展和高水平的表演和比赛，使患者能够在原有或高于原有水平的基础上成功地重新进行体育活动。

表52-2　自行车运动进展

周	自行车	阻力	时间
1～6	室内	无	20～30 min
7	室内	增加1级	增加5 min
8	室内	增加1级	增加5 min
9	户外	简单的平地，缓慢速度	30 min
10	户外	简单的平地，缓慢速度	40 min
11	户外	简单的平地，中等速度	50 min
12	户外	简单的平地，中等速度	60 min
13	户外	小斜坡，缓慢速度	30～60 min
14	户外	小斜坡，中等速度	30～60 min
15	户外	中度斜坡，中等速度	30～60 min
16	户外	无限制	30～60 min
17[+]	户外	无限制	每周增加10%

表52-1　过程进展

周	跑步/步行	组	频率
6	1 min/4 min	4＝20 min	每周3次
7	2 min/3 min	4＝20 min	每周3次
8	3 min/2 min	4＝20 min	每周3次
9	4 min/1 min	4＝20 min	每周3次
10	5 min/2 min	4＝28 min	每周3次
11	10 min/2 min	2＝24 min	增加至每周4次
12	10 min/2 min	3＝36 min	增加至每周4次
13	15 min/2 min	3＝51 min	增加至每周4次
14	30 min	1次	增加至每周4次
15	每周增加5 min	1次	增加至每周5次
16	每周增加10%	1次	增加至每周5次

表52-3　滑冰运动进展

周	活动	时间	频率
6	容易训练	20 min	每周3次
7	容易训练，交叉	30 min	每周3次
8	棍球，轻启动/停止	40 min	每周3次
9	棍球，难启动/停止手腕击球	50 min	每周3次
10	冰球，手腕/手掌击球	60 min	每周3次
11	冰球，一个定时	60[+] min	每周3次
12	阻力训练，所有击球	60[+] min	每周3次
13	加垫，以上运动	60[+] min	每周3次
14	加垫，以上运动，接触	60[+] min	每周3次

第53章

保髋治疗失败的原因

原著者　Christopher R. Gooding，Donald S. Garbuz
译　者　邹德波

一、引言

随着20世纪60—70年代对髋关节解剖异常和髋关节骨关节炎（OA）的进展之间相互关系的确定，以及对骨关节炎病理生理的深入理解，现已明确对髋关节骨关节炎治疗的目标是重建正常的解剖关系。现已发展了一系列保髋技术，包括髋臼周围截骨术（PAO）、股骨近端截骨术、髋关节脱位术、小切口关节切开术、股骨头-颈清理术和髋关节镜检查治疗。为了避免不必要的手术，对保髋技术感兴趣的骨科医生必须认真考虑其适应证及禁忌证，以减少早期治疗失败。

从文献回顾来看，保髋手术失败的案例并非少见。评价保髋手术成败的主要难点之一是：随着时间的推移，手术技术发生了改变；并且随着高分辨率多维MRI的出现，诊断标准也发生了改变。这反过来又影响了患者的选择及如何界定失败：是重复的髋关节镜治疗失败？还是需要全髋关节置换？还是降低的功能评分？如当评判髋关节发育不良时，在治疗初期，股骨近端截骨术（内翻或外翻）是首选治疗方案，但现在PAO是主要选择。至于盂唇撕裂，最初仅仅是髋关节镜治疗，但随着诊断工具的改进，髋臼撞击症（FAI）被认为是盂唇撕裂的主要原因，从而使手术脱位成为矫正FAI的一项技术。有趣的是，在最近5～10年内，伴或不伴前方小切口关节切开术的髋关节镜治疗重新流行，现在已成为治疗FAI的首选技术，在盂唇修补及重建方面具有显著优势。这些保髋技术的快速和持续发展，使临床医师很难决定哪位患者最适合保髋治疗，也难以界定治疗的成败。

根据文献报道，PAO在所有保髋技术中随访时间是最长的。表53-1阐明了在平均3.5年的随访时间里，有高达9%的患者接受了全髋关节置换术（THA）。如果按照Tönnis的标准，将Ⅲ度骨关节炎的影像学表现作为失败依据，随访时间最短为2年，那么THA的比例将升至11%。有3项随访时间超过20年的研究，尽管这些是小样本、高度选择的患者群且有大量失访病例的研究，且有一项研究没有报道失败病例，总的失败率仍在32%～39.5%。

很少有报道涉及在外伤后和发育性髋关节疾病治疗中仅应用股骨近端截骨术的中长期随访。历史上，股骨转子间截骨术（ITO）最常见的适应证是成人髋关节发育不良后遗症。然而，随着骨盆旋转截骨术的相对成功，单独进行ITO只是偶尔的选择方案。

10年来，采用转子间内翻截骨术治疗髋关节发育不良的失败率在11%～19%。更高的失败率与更长的随访时间相关，15～20年随访失败率在13%～40%，25年随访失败率为50%。

用于治疗原发性和继发性骨关节炎的外翻扩大截骨术的效果并不令人满意，46%显示出骨关节炎进展的影像学证据，只有15%在影像学分级中没有出现变化。

一项关于髋臼盂唇撕裂患者接受关节镜清理术的回顾性研究表明，在12～16个月的随访期内，生存率为91%，2～5年为71%～75%，10年为63%。

经前路小切口髋关节切开治疗的患者获得了令人鼓舞的结果，2年随访生存率为97.1%，接近

表53-1 总结关于相关保髋技术生存概率的研究

作者	年份	技术	年龄（岁）	髋关节数量	随访时间（年）	生存率
Matheney等	2009	Bernese 骨盆截骨术	26.7	135	9	76%[a]
Steppacher等	2008	Bernese 骨盆截骨术	29.3(13~56)	75	20.4(19~23)	60.5%[b]
Peters等	2006	Bernese 骨盆截骨术	28(15~47)	83	3.8(2.5~7.3)	96%[b]
Kralji等	2005	Bernese 骨盆截骨术	33.5	26	12(7~15)	85%[b]
Clohisy等	2005	Bernese 骨盆截骨术	17.6(13~31.8)	16	4.2	100%[b]
Schramm等	2004	Wagner骨盆周围截骨术		22	最短20，最长29.3，中位数23.9	20年时86.4%，25年时65.1%
Dagher等	2003	Bernese 骨盆截骨术	31	64	3.5(2~6)	91%[b]
Murphy等	2002	Bernese 骨盆截骨术		95	最短2	89%[c]
Ito等	2005	IT内翻截骨术	32(12~55)	55	17	10年时81%，20年时60%，25年时50%[d]
Iwase等	1996	IT截骨术	25[内翻] 37[外翻]	110(52内翻)(58外翻)	21(内翻) 20(外翻)	(内翻)10年时89%，15年时87%；（外翻）10年时66%，15年时38%[d]
Maistrelli等	1990	IT外翻-扩展截骨术	51	277	11.9	在最终评估中46%发生影像学上OA的进展
Byrd等	2010	髋关节镜治疗，其中盂唇疾病，软骨破坏，OA，发育不良，滑膜炎，游离体，AVN	38(14~84)	52	10	73%[b]
McCarthy等	2010	髋关节镜治疗，其中盂唇撕裂，Outerbridg III/IV级股骨，Outerbridg III/IV级髋臼	39	111(67%失随访)	13(10~20)	1年时91%，5年时75%，10年时63%[b]
Philippon等	2009	FAI和软骨盂唇行髋关节镜治疗（凸轮征仅行骨成形术，钳夹型仅行边缘复位，混合治疗）	40.6	112	2.3(2~2.9)	91%[b]
Boyer等	2008	髋关节镜治疗原发性滑膜软骨瘤病	43.3(13~81)	111	6.6(1~16.3)	80.2%[b]
Londers等	2007	髋关节镜治疗FAI	34(17~59)	56	6(5~10)	88%[b]
Farjo等	1999	髋关节镜治疗和盂唇清理	41(14~70)	28	2.8(1~8.3)	71%(不伴OA者86%，伴OA者57%)[b]
Laude等	2009	小切口关节切开和股骨颈扩大成形术	33.4(16~56)	100	4.9(2.4~8.7)	89%[b]
Lincoln等	2009	小切口关节切开和股骨颈扩大成形术	37(17~51)	16	2(1.3~3)	93.7%[b]
Ribas等	2007	小切口关节切开和股骨颈扩大成形术	36.2(23~48)	35	2.4(1.5~3.3)	97.1%[b]
Peters等	2010	切开脱位术	28(14~51)	96	2.2(1.5~8)	94.8%[b]
Yun等	2009	切开脱位术	35.8(22~54)	15	>1年(没有范围)	100%[b]
Beaulé等	2007	切开脱位术	40.5(19~54)	37	3.1(2.1~5.0)	100%[b]
Murphy等	2004	切开脱位术	35.5(17.3~54)	23	5.2(2~12)	69.6%[b]
Beck等	2004	切开脱位术	35.5(17.3~54)	19	4.7(4.2~5.2)	73.7%[b]

FAI，股骨髋臼撞击症；IT，转子间

a. 终点是转为THA治疗或WOMAC疼痛评分≥10
b. 终点是转为THA治疗或髋关节融合
c. 终点是根据Tönnis骨关节炎III级的影像学证据
d. 终点是Harris髋关节评分<70或额外的手术治疗

5年为89%。

为数不多的医学中心在治疗FAI时实施关节脱位手术，但有足够的病例能保证其得到有意义的结论。有几个中心发表了他们的临床系列研究，其中绝大多数少于50个病例。结果变化较大，生存率从随访1～3年的94%～100%，到随访4～5年的70%～74%。随着关节脱位术的普及，很有希望获得有更长随访时间的更大样本的研究。

评价每项技术生存率的研究总结于表53-1。

总之，文献报道的PAO的生存率为60.5%～100%，ITO为46%～89%，关节镜下清理术为73%～91%，前路小切口关节切开术为89%～97%，髋关节脱位术为73.7%～100%。这些大部分是小的病例系列研究，且随访期较短。尽管如此，从这些早期的报道中，对保髋技术感兴趣的骨科医生还是能够从他们的失败中学习到一些经验。

二、失败的原因

广义上讲，保髋手术失败大致可分为3种类型。那些需要进一步手术如THA或髋关节融合的病人包括：临床效果差如Harris髋关节评分<70，或WOMAC疼痛评分≥10，或者按Tönnis评分标准有Ⅲ度骨关节炎影像学证据的。然而，大多数研究用"进一步手术"是指代失败而非其他任何参数。

从文献回顾来看，保髋技术的失败可大致分为两类。第1类包括在诊断和选择适合手术患者中存在困难。这包括对具有退行性疾病的年轻患者在行保髋手术时应该做什么的问题及不准确诊断的问题。诊断问题将在另外一章阐述。本章主要讨论如何选择患者。第2类涉及外科手术技术。这包括不能彻底复位和矫正畸形，以及对髋关节疾病的治疗不够充分。本章将主要探讨这些问题，因为它涉及需行PAO的髋关节发育不良的治疗，以及需用不同手术技术处理的FAI的治疗。

三、髋臼周围截骨术

矫形失败：病例学习

一位在酒吧工作的25岁女性患者，主诉有2年的腹股沟疼痛病史。在长时间负重时疼痛加重，尤其在快要下班时更为严重。她曾经是个舞者，在学校时是位体操运动员，但因为疼痛而不得不放弃这些活动。在过去的6个月里，她的症状加重，整天担心疼痛并规律地服用抗炎药物治疗。她否认髋关节的任何交锁症状。体格检查证实她的髋关节是疼痛的，但活动范围正常，能够屈曲110°，屈曲90°时能够内旋25°，也能够外旋35°。在髋关节伸直至中立位时，能够外展40°、内收20°。她的X线片见图53-1A～C。图

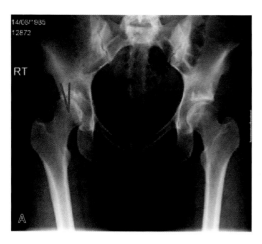

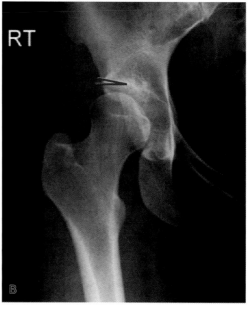

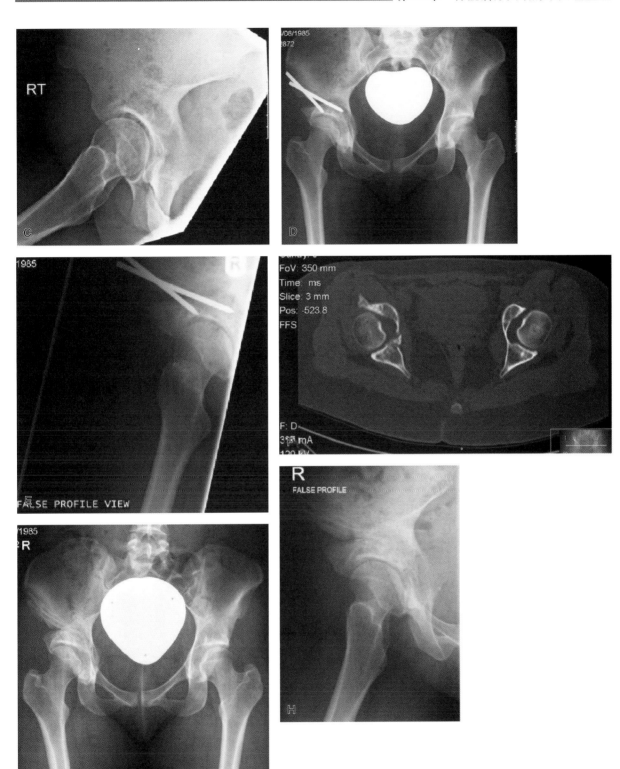

图 53-1　A. 前后位 X 线片显示右侧髋关节发育不良，CE 角为 19°。B. 前后位 X 线片显示右侧髋关节发育不良，Tönnis 角为 15°。C. 假斜位 X 线片证实髋臼窝向前翻转，股骨头前部相对裸露。D. 术后 X 线片显示 CA 角和 Tönnis 角均得到改善。然而，这时建议前方过度覆盖。E. 术后假斜位 X 线片显示前方相对过度覆盖和凸轮撞击症。F. 术后 CT 平扫显示髋臼窝向后翻转。G. 前后位 X 线片显示行头 – 颈清理术和前部盂唇清理术后的右侧髋关节。H. 假斜位 X 线片显示行头 – 颈清理术和前唇清理术后的右侧髋关节

片显示Wiberg CE角为19°，Tönnis角为15°，图53-1C的假斜位X线片显示股骨头前部相对裸露。进一步的影像学检查证实她的髋关节没有退行性改变，随后患者同意行PAO治疗。手术进行顺利，术后早期患者恢复已无大碍。然而，在术后5个月时，她因腹股沟不适来到诊所，并重新用起了拐杖。她提到外展髋关节有困难，并且不能够上楼梯，因为每上一阶都会出现腹股沟锐痛。检查发现，其髋关节能屈曲至90°而无不适感，而任何大于此角度的屈曲都会引起腹股沟疼痛。另外，髋关节90°屈曲时内旋10°会出现撞击症阳性。X线片见图53-1D、E，表明撞击继发于股骨凸轮和引起髋臼窝后倾的轻微过度矫正的截骨术。如图53-1F所示的CT扫描，证实了后倾的髋臼窝及凸轮征，患者进行了头-颈结合部及髋臼前缘的清理术。值得注意的是，在切开清理术中，髋关节屈曲改善至110°，屈曲90°时获得了进一步的10°内旋。6周后她到诊所复查，她谈到她的症状明显改善，并脱离了所有助行器。检查发现她的髋关节能屈曲至105°并能在髋关节屈曲90°时内旋20°。术后的X线片如图53-1G、H，显示其改善的头-颈偏心距及清理后的关节边缘。

四、学习要点

在PAO中，很容易发生髋臼的过度矫正。Myers等最先强调了避免前方和侧方过度矫正的重要性，他们推断过度矫正可能产生不良后果。这就强调在术中获得髋臼假斜位片的重要性，以确保在手术中没有过度矫正。进一步的确定可以在手术台上通过将髋关节进行一定范围且没有撞击的运动来完成。这个病例也应引起临床医生对在PAO之前同时存在的股骨凸轮的注意，虽然它并没有引起任何症状。然而，随着髋臼后倾的纠正，原先没有症状的股骨凸轮可能会产生临床症状，因此在截骨术时必须清理凸轮以预防患者额外的发病。这在术前可通过X线片（Dunn位观）确诊。如果仍不能确定是否存在股骨凸轮，CT扫描三维重建将会有所帮助。

这在Ziebarth等的研究中已经得到重视。因为以前发现减小的头-颈偏心距在男性髋关节发育不良患者中比女性患者更为常见，因此，在研究中，他们猜测男性人群中PAO术后出现撞击临床症状的发生率将会提高。他们回顾了38例（46个髋关节）PAO手术治疗髋关节发育不良的男性病例。术中矫正完成后，如果施行了关节切开术，那么检查股骨头-颈结合部，或者髋关节屈曲90°并内收和内旋，确保没有发生撞击的临床证据。如果存在撞击的证据，应行头-颈清理术；如果活动范围被判定为过度，则应减小矫正。如果术中没有施行关节切开术，应触诊头-颈结合处，并要在图像增强器上获得髋关节在屈曲、内收、内旋时的图像。13例在术前没有撞击症状的患者，术后发现了撞击的证据。相反，10例在术前有撞击症状的患者，术后撞击的迹象消失了。有可能那些在术后发生撞击现象的患者被过度矫正了，但作者在复习X线片时并未发现这种过度矫正。术后撞击的另一个潜在原因可能是减小的头-颈偏心距，但作者认为这不太可能，因为他们手术时在一定范围内活动髋关节，确保彻底清理和消除撞击。作者承认在他们的研究中异位骨化的发生率较高，这可能是髋关节在屈曲和内旋时产生疼痛的一个潜在原因。统计学分析并未发现其相关性，有可能是样本量不大造成的。作者进一步得出结论，接受PAO的男性患者出现前方撞击的概率更高，有必要在这些相对高危人群中进行进一步的研究，以期减少失败的风险。需要进一步研究来充分阐明撞击作为骨盆截骨术后失败原因的重要性。

（一）患者的选择

已经证明，髋臼发育不良经手术矫正后，患者的临床症状能够在多年内得到缓解，有些患者甚至能够根治。然而，并非所有患者都适合这种手术。

Trousdal等回顾性分析了42例平均年龄为37岁的髋关节发育不良患者，这些患者均行PAO治疗。从他们的早期评估中得出结论，对伴有严重骨关节炎的患者，治疗效果并非良好。这些患者的Harris髋关节评分明显降低，接受额外的手术（包括THA）的概率增加。

Matheney等曾尝试寻找PAO后失败的临床和影像学预测因子。他们回顾性分析了平均年龄为26.7岁的109例患者，共涉及135个髋关节，其中27个髋关节以往接受过1次或多次截骨术。失败的标准设定为：患者需行THA，或者最近的WOMAC疼痛评分≥10分（表示中度疼痛）。基于这些标准，33个（24%）髋关节手术是失败的。这一组患者的平均年龄是31.3岁。采用单变量和多变量分析来寻找PAO失败的预测因子。涉及患者的性别、手术侧、发育不良程度（根据CE角和Tönnis角），手术的"成功"和"失败"之间并无差异。有趣的是，盂唇撕裂的出现并非失败的预测因子，如同作者指出的那样，这与其他的研究结论不尽相同。他们得出这样的结论：手术时年龄≥35岁、关节间隙<2 mm、术前影像学上差/一般的关节匹配、较高的Tönnis骨关节炎分级是手术失败的独立预测因子。此外，在多变量分析中，年龄>35岁和差/一般的关节匹配度被发现是手术失败的独立预测因子。他们的结论是：如果没有出现预测因子，上述特征失败的概率是14%；如果年龄≥35岁或者出现一般/差的关节适配度，失败的概率是36%；如果两者都出现的话，失败的概率则是95%。虽然他们发现涉及髋关节发育不良的术前或术后影像学测量（CE角和Tönnis角）在保髋成功与否之间没有显著差异，他们认为在PAO手术中髋臼块的最终位置是非常重要的。这个观点获得了其他研究结论的支持，包括Klaue等、Wenger等和Myers等，矫正不足或矫枉过正都会导致髋臼边缘的超负荷和随后的失败。较早期的病例研究也证实了这个观点。

Steppacher等回顾了58例患者（61例髋关节），平均随访20.4年。他们找出了疗效差的6个预测因子。包括：①手术时年龄≥30岁；②术前Merle d'Aubigné –Postel评分≤14分；③术前撞击征阳性；④术前跛行；⑤Tönnis骨关节炎评分≥2分；⑥术后突出指数≥20%。他们还指出，年龄≥30岁是患者转为THA的高风险因素。与之前的研究不同，非球面的股骨头与手术失败之间没有关联性。不清楚这在行PAO治疗的所有患者中是否具有代表性，因为其他作者也有结论，在不考虑骨关节炎程度的情况下，不能手术矫正的非球面形髋关节失败的风险较高。

Troelsen等回顾了116例行PAO治疗的患者，平均随访6.8年，在调整了术前骨关节炎后，确定了7个增加THA风险的独立因素。它们包括：

术前X线片和CT上的严重髋关节发育不良且CE角<0°，CT上髋臼前倾角<10°，出现髋臼的骨化（盂唇的钙化）。术后危险因素包括<2.5 cm的小宽度髋臼硬化区、≥2 cm的股骨头侧方移位、≥10.8 cm的股骨头向近端移位和术后X线片测量CE角>40°。这强调了在手术时不能过度矫正发育不良的髋关节的重要性。

Hartig-Andreasen等回顾了316例患者（401例髋关节），平均随访8年（4～12年），所有患者因髋关节发育不良接受PAO手术治疗。与其他研究相似，在调整了潜在的混杂因素包括性别、术前<0°的CE角、术后<30°或>40°的CE角和术前Tönnis分级Ⅱ级，他们也报道年龄的增加（>40岁）是患者转归成THA治疗的危险因素。其他危险因素包括术后CE角<30°或>40°、术后关节间隙<3 mm、术前Tönnis分级Ⅱ级和术后髋关节不匹配。尽管在保髋手术中应用常规MRI选择患者的作用多少有些争议，但在涉及延迟钆增强磁共振成像或dGEMRIC的有用性方面，文献中也确实存在一些共识。设计此成像方式是为了检测在骨关节炎发展过程中发生在关节软骨内的黏多糖的变化。在骨关节炎发展的相对早期阶段，透明软骨中带负电荷的黏多糖是减少的。dGEMRIC技术的设计基础是，在一定时间内，阴离子分子钆喷酸（Gd-DTPA^{2-}）会穿透软骨但与带负电荷的黏多糖呈反向分布。因此，在含有大量黏多糖的正常软骨中，Gd-DTPA^{2-}的浓度是低的，而在失去黏多糖正常含量的退变软骨中，Gd-DTPA^{2-}含量较高。Gd-DTPA^{2-}在组织内的分布可被T$_1$ MRI检测到，T$_1$与Gd-DTPA^{2-}浓度成反比。已有证据表明这种技术比X线片更能灵敏的定性关节炎的变化。Matheney等报道他们在PAO患者的手术前后应用dGEMRIC技术，来评估关节软骨的活性随着时间发生变化。Kim等在最近研究中，将此项工作更进一步。他们回顾了41例（43个髋关节）因髋关节发育不良而行PAO手术的患者。在这些髋关节中，有37个曾行保髋治疗，6个因疼痛、关节间隙进行性狭窄和转为THA手术而被认为失败。dGEMRIC技术被用于检测上述髋关节的区域性变化。作者们得出的结论是，在早期失败的人群中，髋关节前部负重区的dGEMRIC指数是较低的。基于ROC分析，将370 ms作为切断值，就会出现100%敏感度（6

个失败病例的值均 <370 ms）和95%特异度。

在探讨凸轮撞击症的治疗时，将进一步讨论dGEMRIC 的作用。

（二）不正确的诊断：病例学习

一名26岁的女性患者，是保险公司主管，诉左侧腹股沟疼痛3年。她一直听从她的初级保健医生的意见。她刚感到疼痛时，并没有发生明显的外伤；当步行时间超过30 min时，疼痛便明显加剧，休息后可部分缓解。她近期开始服用抗炎药物治疗，疼痛有所缓解。她以前经常在俱乐部打网球，但这加剧了她的症状，所以最近不得不停止。她否认在童年时候有任何髋关节问题，但提到她的姨妈在其40多岁时置换过髋关节。1年前，她到当地一家骨科诊所就诊并行MRI扫描，图像显示盂唇撕裂，并且在髋关节前方有骨性"撞击"。于是，在和当地医生讨论后，她入院行髋关节镜检查，并行盂唇修补和关节清理术。术后6周时，她感觉疼痛有些改善；术后6个月后，她又开始打网球。然而，到第8个月时，症状出现反复，并且她觉得比以前更为严重。她还提到，她有时能感觉到髋关节内存在"弹响"。遗憾的是，没有她最初影像资料的拷贝。体格检查发现患者轻度防痛步态，Trendelenburg试验阴性。卧位检查，双下肢等长，在左臀部有3处愈合良好的关节镜手术瘢痕。左髋能屈曲到120°，但这样能引起腹股沟不适。髋关节在屈曲90°时可以内旋35°、外旋40°。在下肢伸直状态下其左侧髋关节可外展至45°、内收至30°，但同样引起腹股沟疼痛。她的撞击试验阴性，其他检查无特殊之处。左髋关节的前后位X线片及Dunn位片如图53-2A ～ C所示，CT扫描冠状面图像如图53-2D所示。从这些图像中，可以看出在髋臼内有锚钉缝合的迹像；还有髋臼边缘已被部分切除。在前后位X线片上，测量的Wiberg CE 角是17°，Tönnis 角是15°。术前假斜位X线片也显示髋臼相对前倾。

研究得出的结论是，该患者有一个发育不良的髋臼，髋臼边缘的切除加重了她的病情，虽然她最初感到从盂唇修补中有所获益。然而，由于造成盂唇撕裂的力学原因没有得到处理，因此可能会造成治疗的早期失败。术中显示矫正的

图像如图53-2E ～ G。如图53-2G所示，股骨头的侧方覆盖得到了改善；从假斜位图53-2F上看，髋臼窝已经轻度后倾，增加了股骨头的前方覆盖。

这个病例研究强调，并非所有的盂唇撕裂都是由于撞击造成的，不必要的切除髋臼边缘也是失败的危险因素。

五、FAI/盂唇撕裂

许多手术方式正被用来治疗这些病症。由于手术技术不同，失败也有所不同。下面分而述之。

（一）髋关节镜

髋关节镜可以用来处理一系列问题，包括FAI、游离体取出、软骨损伤、盂唇撕裂、滑膜炎以及腰大肌肌腱炎。尽管髋关节镜潜在的适应证很多，但有些常见因素会导致其早期手术失败。McCarthy等回顾性分析了包括106例患者的相对大的队列研究，以确定髋关节镜治疗的患者仍需后期THA的危险因素。根据髋臼和股骨Outerbridge分级（Outerbridge分级总结于表53-2），他们将0 ～ Ⅱ级与Ⅲ和Ⅳ级患者相比较，细分了10年的生存期。与0 ～ Ⅱ级的80%的生存率相比，更高的分级（Ⅲ和Ⅳ级）出现了更低的生存率（12% ～ 20%）。这些结论同Farjo等的研究相一致，他们同样报道在非关节炎组存活率为86%，而关节炎组降低到57%。Haviv等回顾564例髋关节镜治疗的病例，其中16%在7年的时间内需要行THA。他们的结论是：年龄、关节炎的严重程度及再次手术影响了在髋关节镜和THA之间的时间间隔。

盂唇撕裂也是髋关节镜术后生存率的影响因素。在McCarthy的研究中，只要股骨和髋臼关节面的Outerbridge分级（表53-2）是0 ～ Ⅱ级，盂唇撕裂的患者行髋关节镜治疗后的10年生存率为90%。进一步的研究表明，通过维持髋关节良好的生物力学稳定性，盂唇可以减少其早期退行性变的风险，因此，盂唇的修补有望确保这项功能的恢复。尽管McCarthy同样证明，在髋关节不稳定开始引起进一步的软骨损害和更差的远期后

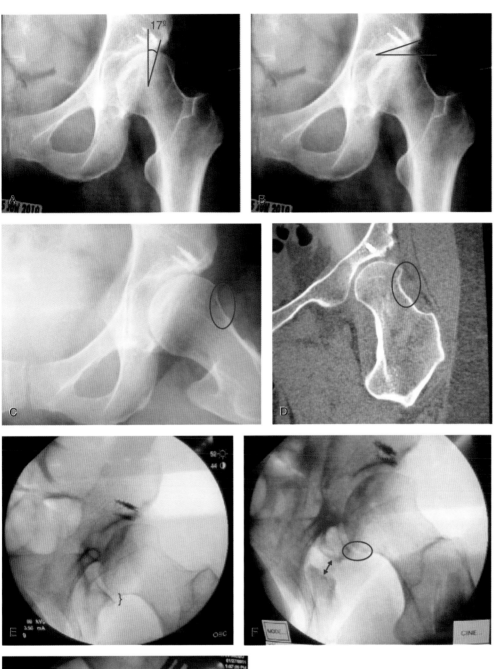

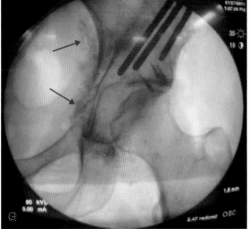

图53-2 A.左侧髋关节前后位X线片显示在髋臼缘的锚钉缝合。Wiberg CE角为17°。B.左侧髋关节前后位X线片显示Tönnis角为15°。C.Dunn位X线片显示股骨头－颈结合部曾行关节镜清理术。D.冠状位CT扫描显示患者曾行关节镜下髋臼缘切除和头－颈清理术。E.在行PAO前，术中假斜位图显示髋臼窝向前翻转而形成的台阶（红色括号）。F.矫形后术中假斜位图像显示坐骨截骨术（红色双箭头）和继于髋臼窝向后轻度翻转而使台阶闭合（红圈）。G.矫形后术中前后位片显示髋臼顶水平位，CE角改善。红色箭头显示截骨区域的骨块

表53-2 关节软骨肉眼退行性变化的Outerbridge分级

0级	正常
I 级	软骨软化、肿胀

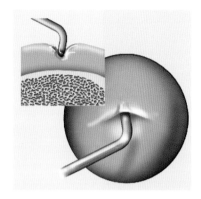

II 级	达到软骨下骨或直径不超过1.5 cm的伴有裂缝的软骨表面部分缺损

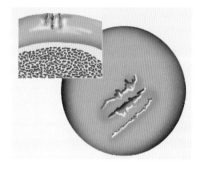

III 级	直径大于1.5 cm且其内裂缝深至软骨下骨的软骨缺损

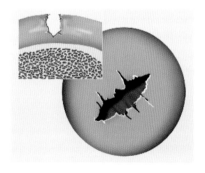

IV 级	软骨下骨暴露

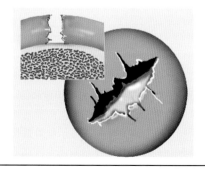

（引自：Outerbridge RE. The etiology of chondromalacia patellae. *J Bone Joint Surg Br*, 1961, 43-B:752–757.）

果之前，早期发现盂唇撕裂并予以清理治疗，有望得到好的疗效。但有证据表明，髋关节镜治疗的失败也与关节破坏的位置有关，股骨头破坏导致失败的风险是髋臼破坏的2倍之多。基于这一原因，对年轻成人髋部手术感兴趣的外科医生们逐渐达成共识，应用髋关节的高分辨率MRI来评估关节面活性，成为监测患者病情变化的一个重要辅助检查，在进行髋关节镜治疗之前可用来评估哪些患者将从这一治疗中受益最大。这也有可能被其他成像技术取代，如本章前面提到的dGEMRIC。最近许多研究表明，这项技术可以成功地用于选择合适的患者进行髋关节镜治疗，胜过评估退行性疾病的更传统的方法。Pollard等回顾了没有临床症状患者髋关节的dGEMRIC成像，根据凸轮畸形的存在和阳性撞击试验分为两个亚组。他们表明，那些合并凸轮畸形而无临床症状，也没有关节间隙狭窄的影像学证据的患者，确实存在局限性软骨损害的证据。在这些患者中，dGEMRIC技术能够识别髋臼前上区域关节软骨内黏多糖含量减少。髋关节的余下部分含有相似的黏多糖含量，具有正常头-颈形态和体格检查结果。这就证明了这种差别是由于凸轮撞击的机制性因素造成的。同样有证据表明，撞击试验阳性的髋关节内，黏多糖含量全部减少。这个观察与其他研究是一致的，在关节间隙缺乏任何可测量改变时，dGEMRIC能够在疾病的进展过程中提供客观证据。此外，软骨损伤的严重程度与凸轮畸形的严重程度成正比。然而，有作者敏锐地指出，凸轮畸形并不必然产生进行性骨关节炎，这与其他作者的观察相一致，其他因

素如年龄、活动水平、髋臼形态和软骨盂唇连接的持久性，也起到重要作用。他们还发现，那些有凸轮畸形和骨关节炎家族史的患者，与那些有凸轮畸形但没有骨关节炎家族病史患者，在关节软骨中的黏多糖含量是有差别的。这可能表明有凸轮畸形的含有易感基因的髋关节退变可能始于较低含量的黏多糖，因此可能比有凸轮畸形但无遗传风险的患者进展更快。在这个财政压力逐渐增加的时代，像dGEMRIC这样新颖和昂贵技术的使用可能受到限制，而那些在术前评估撞击手术潜在益处的患者可能会从这种技术中获益最大。

一些研究也强调，年龄是失败的显著预测因子。这似乎可以独立于关节损伤程度。McCarthy等建立了一个非常有用的量表（复制于表53-3），显示失败的概率与关节损伤及其位置和年龄相关。这表明，如果患者年龄小于40岁且股骨头或髋臼关节软骨的损害不超过Outerbridge Ⅱ级，那么有10%的可能性在10年内需行THA。相比之下，患者的年龄在40岁以上，并且关节两边软骨损伤程度超过Ⅲ级，需行THA的概率为99%。

其他可能影响髋关节镜治疗预后的因素包括性别。然而，与膝关节镜不同，性别并没有成为髋关节镜治疗失败的预测因子。

Haviv等回顾性分析了564例因髋关节炎行关节镜下清理术的患者，在平均1.5年里，60%（90例）的患者需行髋关节置换。他们计算得出，髋关节镜治疗后1年的生存概率为94%，3年为88%，6年为84%。这项研究的平均年龄是55岁。作者确定了一些影响髋关节镜治疗与之后的关节置换

表53-3　髋关节镜术后影响长期生存率的因素

关节镜治疗时的年龄	股骨头Outerbridge 分级	髋臼Outerbridge 分级	THA概率（%）	95%可信区间
40岁或更年轻	0～Ⅱ	0～Ⅱ	10	5～22
40岁或更年轻	0～Ⅱ	Ⅲ～Ⅳ	70	40～90
40岁或更年轻	Ⅲ～Ⅳ	0～Ⅱ	88	47～98
40岁或更年轻	Ⅲ～Ⅳ	Ⅲ～Ⅳ	99	93～99
超过40岁	0～Ⅱ	0～Ⅱ	30	15～50
超过40岁	0～Ⅱ	Ⅲ～Ⅳ	90	70～97
超过40岁	Ⅲ～Ⅳ	0～Ⅱ	96	74～99
超过40岁	Ⅲ～Ⅳ	Ⅲ～Ⅳ	99	98～100

（引自：McCarthy JC, Jarrett BT, Ojeifo O, et al. What factors influence long-term survivorship after hip arthroscopy? *Clin Orthop Relat Res*, 2011, 469:362–371.）

之间的时间间隔的因素。关节炎的程度是一个重要的影响因素，轻度OA的平均时间间隔为2.2年，严重OA的是1.1年。年龄同样也影响髋关节镜治疗与关节置换之间的时间间隔。在90例接受髋关节置换且年龄在55岁以下的患者（45例），平均时间间隔是1.9年；而年龄在55岁以上患者（45例）的平均时间间隔为1.2年。这种差异有统计学意义，其P值为0.004。那些需要后续治疗如头-颈清理术的患者，其疗效优于无后续治疗者。重复进行髋关节镜治疗确实延缓了髋关节置换术的时间间隔。单次髋关节镜治疗组随后行全髋关节置换术的平均时间间隔为1.3年，而重复关节镜检查组的平均时间间隔则为2.6年。

如本章早先提到的那样，错误的诊断也会导致不良的后果。May等回顾了包含5例患者的小型病例系列研究，这些患者在关节镜下行盂唇清理，术后出现了持续的疼痛。体格检查时，所有患者撞击试验均为阳性。在之前的髋关节镜检查时没有发现软骨层裂。前后位、侧位X线片及MRI扫描证实了股骨头-颈偏心距减小。每一位患者都发现了凸轮撞击的证据并进行了股骨头-颈清理术，以及撕裂盂唇的多次清理。3例患者接受了手术脱位，余下的2例患者先行髋关节镜检查，然后前路切开髋关节行盂唇清理手术，并在直视下进行了头-颈清理。边缘修整后，患者没有再行盂唇的固定。平均随访16.3个月，所有患者的症状均获得了显著改善。这项研究强调，盂唇撕裂患者仅行单独的关节清理手术而不矫正与FAI一致的骨性畸形，疗效将较差。

Kain等回顾性研究了在PAO前接受关节镜下盂唇清理术的17例患者，并将他们与同样患有PAO但之前未行关节镜手术的34例患者进行了对比。这是一个配对队列研究。对于后期可能行髋关节置换术的风险方面，这项研究的作者未能显示关节镜治疗组与无关节镜治疗组之间存在显著差异。不管怎样，他们再次强调了Wenger等提出的观点，即髋关节发育不良是盂唇撕裂的诱因，单独行盂唇清理或修补术也许能够使症状初步缓解，但这种缓解可能只是暂时和部分的，因为潜在的致病因素仍然存在。简而言之，在考虑行关节镜手术前，每位患者都应详细询问病史，进行体格检查和影像学评估。此外，髋关节镜不应作为症状性髋关节发育不良的最终治疗方式。

（二）前入路小切口髋关节切开术

在所有的保髋技术中，似乎都有引起早期失败的相类似的潜在因素。Laude等分析了97例（100个髋关节）凸轮型FAI患者，他们在关节镜辅助下，利用小切口前方Hueter入路行股骨头-颈清理术。患者的平均年龄为33.4岁，平均随访时间为58.3个月。在平均随访40个月的时间里，11个髋关节发展为骨关节炎并接受了THA。作者研究了那些接受THA的患者，发现这些患者的年龄（$P=0.04$；40.3岁/32岁）比那些未接受THA患者大。此外，接受THA患者的髋臼损伤更为严重，这种损伤深（10.9 mm/6 mm）且Beck分级Ⅴ级（全厚缺损）的比例大（$P=0.000\,001$；THA组54%/未行THA组7%）。

Lincoln等回顾性分析了他们治疗14例FAI患者的早期经验，这些患者在髋关节镜辅助下经改良Heuter前方入路进行手术治疗。尽管总体Tönnis分级没有出现恶化，但在最终随访时，有一位患者因持续性腹股沟疼痛而在1.5年时需行THA治疗。这位患者51岁，术前髋关节Tönnis分级Ⅱ级，并存有一个2 cm²的软骨瓣需在关节镜检查时进行清理。此外，有一位患者因机械性症状在1.5年时复发，需再次行关节镜手术。

（三）手术脱位

这种方法的好处是，对于一些很难用前路微创手术或关节镜来治疗的病损和畸形，脱位术可允许外科医生更能接近病变。例如，在与地面接触时出现疼痛症状的肥胖患者会从这种方法中获益，而微创手术则难以奏效。基于这个原因，正确理解基本病理变化是非常重要的，因为它能指导手术方法。

Beck等回顾了19例平均年龄为36（21～52）岁患者，平均随访4.7年（4.2～5.2岁），这些患者接受手术脱位来治疗FAI。共有5例患者需行THA。在这5例患者当中，有2例在术前被认为有严重的骨关节炎（Ⅱ级），但因他们年龄小而被认为仍适合保髋手术。剩下的3个髋关节，2个有广泛的髋臼软骨损害，其中一个在股骨头上出现了大的缺损。第5位患者的盂唇几乎完全骨化，且在后下方有对冲伤病变。因此，这5例失败中，4例归因于关节软骨条件较差，第5例是由于骨化的盂唇产生边缘撞击造成的，事后作者承认它们应该被切除。作者认为手术脱位和股骨转子间延长截骨术的偏移校正来使关节的活动力量转向后方，将达到延迟关节置换2年或更长时间的目的。在讨论中，他们得出的结论是，对于小的影像学上退行性改变的患者（不超过I级），这个手术可产生良至优的疗效，但不建议应用于改变超过Ⅱ级或具有广泛关节软骨损伤的患者。

Murphy等回顾了23个髋关节，平均随访5.2年（范围为2～12年）。患者的平均年龄患者为35.4岁（范围为17.3～54岁）。10例患者为凸轮型，1例为钳型，12例为混合型。在23个髋关节中，22例行手术脱位，1例无需手术脱位治疗。术后，1例患者因复发性盂唇撕裂而行髋关节镜治疗，7例发展成严重的腹股沟疼痛且具有显著的退行性变，在术后6.4～9.5年间行THA治疗。这7例患者中，3例在前期的手术后症状没有改善，4例症状初步改善但随后恶化。早期失败的原因是，1例患者髋关节周围的骨赘导致股骨头被挤出，2例髋臼发育不良未被处理。在早期的失败中，同样存在超过Ⅱ级的术前影像学退行性改变。

Peters等回顾性分析了应用手术脱位治疗的94例（96个髋关节）FAI患者。33个为凸轮型，6个为钳型，57个为混合型。平均年龄为28（14～51）岁，平均随访26个月（范围为18～96个月），但其中有9例小于18个月随访。在96个髋关节中，6例失败是因为降低的Harris髋关节评分或后期转为THA。6例中的5例失败是在随访的早期被转为THA治疗，2例在术后3个月

就需要进一步的手术，1例在术后1年，1例在术后2年，1例在术后3年。与90例手术成功髋关节中的35例（39%）相比，6例失败中的4例（67%）有严重的髋臼关节软骨损伤（Outerbridge Ⅳ级）。1位保髋失败的患者，第1次手术时Outerbridge分级为0级，3年后在另一家医院接受了THA。最后1例失败的是Legg-Calvé-Perthes患者，之前经过多次手术治疗，在最后随访时他的HHS评分与术前相比有所退化。除了Perthes和另1位股骨头骨骺滑脱患者，在手术时保髋失败组的平均年龄大于（P=0.017）保髋成功组（38.5岁/28岁）。此外，在6例失败中，有3个髋关节在THA前在明显的影像学退化表现。

Espinosa等强调了盂唇在保髋手术成功中的重要性。在这项研究中，综述了60个因FAI行关节脱位术治疗的髋关节，术中对髋臼边缘进行修整和股骨骨软骨成形。60个髋关节中，25个切除了撕裂的盂唇，35个行盂唇再固定。比较评分，再固定组在术后1年和2年时具有更明显的疗效。此外，切除组在术后1年和2年时，其骨关节炎的影像学征象更为普遍。

六、结论

总之，为了减少保髋手术失败，需要采用协调的方法。获得正确的诊断至关重要，如果诊断不正确，再精巧的手术操作也不会奏效。病史和体格检查非常重要，影像学检查也是非常有用的辅助手段，dGEMRIC能够帮助确定哪些患者更可能从保髋手术中获益。老年患者和有明显退行性变的患者最好先行非手术治疗，直到他们的症状加重后再行THA治疗。

第54章

髋关节保留术后的全髋关节置换术

原著者　Perry Schoenecker, Lisa Berglund, John C. Clohisy
译　者　张先龙

大量的髋臼与股骨近端截骨术已经成功应用于延缓或阻止髋部畸形患者的退行性骨关节病的进展。这类患者包括先天性髋臼发育不良、髋关节撞击症、股骨头骨骺滑脱，股骨头骨骺骨软骨病等。同时，畸形的严重程度、患者的年龄以及现在或先前已存在的骨关节炎的疾病阶段都会影响上述手术的结果。忽略技术原因或患者的选择，患者中的一部分终将发展为骨关节炎的晚期阶段，并不得不实施全髋关节置换术（THA）。

对于先前已经进行股骨近端和（或）髋臼截骨术的患者来说，实施THA存在一系列独特的挑战。在一些成功实施髋关节保留术后的患者，疾病痛楚减轻，关节功能亦有所恢复，并能保持一段时间。这可能归因于成功的保髋手术在避免诸如金属刺激、截骨术后骨不连、髋臼或股骨缺血性坏死，神经损伤和感染等并发症的同时，成功地改善了关节的力学特性。许多作者认为在这样的情形下实施THA在技术上要易于那些从未接受治疗的髋部畸形患者。尽管这些患者的解剖结构得到改善，但残留内植物、先前的手术瘢痕，以及已经发生变化的解剖学结构还是需要严加考虑的。在髋关节保留术失败后的急性或亚急性期，实施THA术会更加复杂，并且并发症发生风险显著提高。

一、术前准备

（一）病史

当准备为进行过髋关节保留术的患者实施THA时，术前可能面临一系列独特的挑战，需要掌握患者详细的病史资料，了解手术操作的细节，先前的手术入路细节及手术适应证等，这些对术者都是非常有利的。可能的话，应尽量获取患者的治疗记录，尤其是手术记录及术前、术后的影像学资料。如果体内留存植入物，那就有必要获得制造商及植入物的尺寸等信息，以便需要时移除植入物。知晓患者是否存在过诸如持续创口渗出；或需清创或使用抗生素防治感染等并发症也是非常关键的（需要加强对慢性低毒性感染出现的干预）。

（二）体格检查

在对将进行THA的患者进行评估时，除了标准的体格检查，以下几点还需要着重注意：①皮肤瘢痕和先前切口检查。②评估软组织活动性及伤口愈合的能力。③当存在软组织问题时，要请整形外科进行会诊。④评估髋关节活动度并进行记录。⑤对于明显僵直的髋关节，可以进行转子截骨术。⑥外展肌功能也要进行细致的评估，如果外展肌受损，即使手术成功，也可能会出现THA术后不稳定和（或）持续性跛行。⑦进行细致的神经系统检查并记录。⑧先前的手术可能伴有神经损伤，必须术前评估；也可能伴有神经血管组织周围的瘢痕，降低了神经血管组织的适应性，使得术中鉴别愈发困难。⑨髋关节高脱位的患者，即使经过髋关节保留术的矫正，仍然经常伴有神经血管解剖的改变，使术中神经损伤风险增加。特别是股神经可能存在U形转弯，在离开骨盆之后改变走行，在向远端走行之前，在髋关节中心向近端和外侧走行。在髋臼的准备过程中，向前方和内侧牵拉时会造成神经损伤。

最后，髋关节保留术后可能仍有可感知的或真实存在的两腿长度差异，应仔细评估并记录。应询问患者是否感到一侧腿长并且是否使用鞋内增高。腿的长度需要临床（真实的与感知的）及影像学（站立位下肢X线片）双重评估。测量方法为用卷尺自髂前上棘量至外踝水平，随后让患者站立在逐渐加厚的积木上，直到患者感觉到水平并记录这一数值。术前宣教，让患者了解到腿部长度矫正的最大限度，以及术后双腿长度不等的潜在风险，这对防止患者术后产生巨大的心理落差至关重要。

（三）影像学评估

标准化X线片包括骨盆前后位、髋关节前后位、髋关节侧位和完整的双腿全长片。在髋臼和（或）股骨中出现的金属内植物都应该被记录下来，尤其当其位置可能干扰到股骨或髋臼假体的放置时。笔者发现使用术前影像模板对于难度较高的病例十分有效。这些病例可能需要植入特殊假体，并且这些假体除特别预定外是很难获取的。

在髋臼侧，笔者将模板放置在靠近解剖学髋臼中心的位置，这使得笔者可以估计假体的尺寸及覆盖情况，同时也提醒外科医生，是否需要结构性植骨或金属垫块。髋臼假体尺寸的大小可能会影响到承载面，小尺寸的髋臼假体会限制股骨头尺寸，增加术后关节脱位的危险性。股骨侧模板测量可以显示已经存在的金属植入物、狭窄的股骨髓腔、过度前倾，需要特殊假体或进行截骨术的股骨近端畸形。然后可以精确评估肢体长度矫正量及偏心距恢复情况。某些情况下，CT扫描可以更好地显示髋关节的解剖状况，包括辨别解剖或旋转异常的髋臼或股骨。CT扫描也可以用来评估截骨术是否愈合，以及可能遇到的金属植入物。

（四）术前感染检查

患者以前进行过髋关节手术并进一步发展为骨关节炎，因此需行THA时，术前要排除感染。由于并没有已颁布的用于指导检测已行髋关节保留手术后患者的无痛性慢性感染的指南，所以笔者用与THA失败后待行翻修的患者相同的方式来检查这些患者。检测血清红细胞沉降率（ESR）与C反应蛋白（CRP）。如果ESR与CRP均在正常范围内，感染的风险就很低。如果ESR与CRP升高，术前在X线透视引导下进行关节穿刺，送检关节液培养，以及关节液白细胞（WBC）计数及分类。关节液WBC大于$3000/\mu l$并伴有中性粒细胞升高（>60%），就提示感染的发生，尤其是合并ESR与CRP升高时。如果关节液WBC计数上升但培养结果阴性，应重复穿刺送检，包括需氧菌、厌氧菌、真菌及抗酸杆菌培养。如果并未取得关节液并且临床判断感染可能性小，那就可进行术中穿刺（在进入关节囊之前，暴露深层组织之后）。并且送检关节液，进行术中关节液白细胞计数及分类。通常关节液WBC计数结果30 min内可知，分类结果1 h内可知。最后，囊性组织可以送术中冷冻切片。

万一术前无法准确地排除感染，患者与手术者都要做好进行以下手术的准备，包括植入物移除、股骨头切除及髋臼放置抗生素间隔器。根据术中培养结果与感染科会诊结果，在6周的静脉滴注抗生素治疗后，进行二期重建治疗。这种两阶段治疗感染性关节炎的方法优于单纯的植入物移除，此方法能够更彻底地清创消除慢性骨髓炎，同时通过抗生素间隔体的植入获得高浓度的抗生素峰。通过这项技术，多名作者已经报道其低感染率的良好结果。

（五）皮肤切口

患者先前髋关节保留术的切口并不一定能够用于THA手术。如果保留术是在多年前进行的，那手术中的瘢痕可能变得模糊并且可能与先前的植入物不在一个部位。通常，如果先前的切口可以用的话，笔者就选择将其用于THA术。然而，如果切口阻碍了充分的暴露或者时间太过久远（20年以上），可以不用过多考虑，因为髋关节的软组织结构比其他部位（诸如膝部）要耐受性更好。通常，平行切口间应保留6 cm的间距并且与先前的切口间应避免形成锐角或小于60°。

（六）植入物移除

很容易暴露的植入物通常能够去除并不会产生很多额外损伤，但通常完全移除植入物是非常具有挑战性且并不是必要的。如果必须要移除植入物，应准备透视和植入物取出工具。作为一种可行的选择，如果植入物直接影响到了THA组件的放置，可以通过金属切割工具对植入物进行部分移除。股骨近端的植入物尤其难处理，特别是如果在少年时期进行过股骨近端截骨术，就有可能出现交锁。从股骨近端移除金属植入物也会导致局部应力增高。通常，为了避免医源性骨折，

植入物的移除必须在股骨头从髋臼脱位之后才能进行。如果内植物取出过程中造成股骨干皮质缺损，那么在重建时，植入假体的固定部位应在缺损部位以远，或者还可以考虑用同种异体骨板保护那些区域（尤其是如果先前金属板被取出后）。（图54-1）如果必须完全移除植入物，尤其是骨内移除，那么转子延伸截骨（ETO）就十分有效。ETO也可以用来治疗可能出现的近端成角畸形，或者患者体内存在较多金属植入物，同时下肢长度差异不明显时，可以考虑做髋关节表面置换。然而，金对金界面引发的安全问题，天然的小股骨头/髋臼，双下肢长度差异及近端畸形的程度都会影响这项技术在上述情形中的使用。

（七）髋臼假体的选择及准备

绝大多数情况下，可用半球形非骨水泥髋臼杯进行重建。尽管多数情况下标准的钛金属杯效果很好，但如果对植入物的稳定性有考虑的话，翻修中常用的多孔金属杯可能会有所益处。一旦

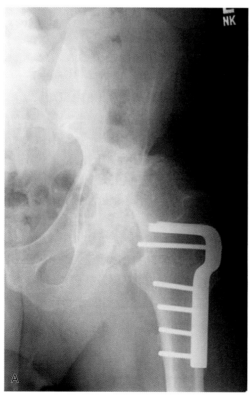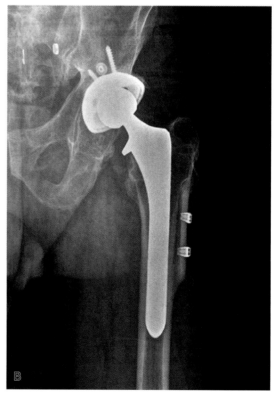

图54-1 A.一例44岁的男性在10年前因创伤性股骨颈畸形行左侧股骨颈外翻截骨术。平片显示髋关节退变。B.术后平片显示多孔生物柄已与骨干完全生长闭合。注意在之前钢板及螺钉处植入人工骨来提供稳定性。柄要避免接触骨皮质中螺钉打孔的位置

锉臼开始，还应注意避免损伤髋臼的前后柱。并且在一些复杂的情形中，试模的使用非常有效，同时，术中X线透视对确认假体理想的位置也起到了重要作用。如果有对试模或臼杯稳定性有疑虑，建议使用多孔金属杯，用多枚螺纹固定。尽管所需的骨/假体接触和（或）假体的覆盖都存在争议，但植入假体的绝对稳定是骨长植入所必需的。应该注意将假体安装在最佳的外展和前倾角度，来实现稳定性的最大化，而不能以错误的位置为代价追求骨覆盖的最大化。术中X线透视可以有效确认假体恰当的位置。而髋臼内置也可以提升髋臼假体的覆盖范围。如果可以避免使用垫块，可以接受髋关节旋转中心上移1 cm。

（八）股骨假体的选择及准备

在允许的情况下，外科医生应该使用最为熟悉的假体进行模板测量，这样可获得最好的效果。不幸的是，在诸多这样的案例中，变异的解剖可能提示另一种股骨假体。通常，生物型假体适用于年轻、充满活力的人群。进一步来说，尽管使用小的髋关节发育不良骨水泥柄在特定条件下是有益的，比如髓腔非常狭窄，需要获得股骨柄足够的前倾而不用破坏股骨近端结构，但先前金属植入物的存在使得重建一个完美的骨水泥杯更具挑战。

考虑到股骨侧存在各种各样的畸形，组配式股骨柄对于解决复杂的情况更有优势。对于组配式股骨柄的潜在优势一定要与之可能出现的磨损、腐蚀、金属磨屑、离子产生及结合处假体断裂这些潜在的危险加以认真权衡。在年轻患者及髋关节保留术失败后需要进行THA的患者，这些潜在的并发症都是需要慎重考虑的。最简单的组配式类型在假体的颈部。可以根据解剖学上的特点做不同程度上的前倾或后倾放置。相似的，可调节的偏心距在股骨解剖扭转的病例中非常有效。第2种类型的组配式存在一个干骺端的鞘，这可以被独立放置在股骨假体的干和颈部（图54-2）。这就允许近端的固定独立于股骨干，可以应用于复杂的情形中。不会增加额外组配式假体风险的

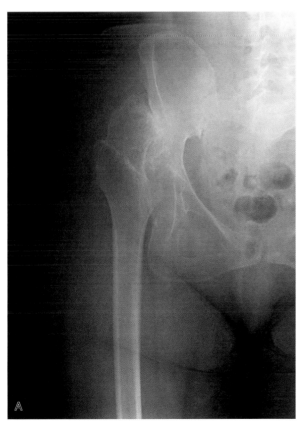
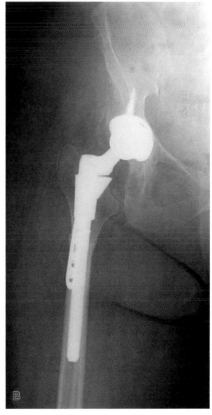

图54-2　A：一例55岁的女性患有右髋关节退变合并右髋高脱的术前X线片。B.术后X线片显示组合的髋关节假体可以根据髋关节的特点选择合适的部件来固定近端干骺端

另一种方式是使用多孔涂层的远端固定股骨柄，这种股骨柄的好处在于它可以绕过异常的近端股骨畸形，并且通过非骨水泥固定方式固定于股骨峡部且允许其独立调整旋转。这种股骨柄的设计也利于避免由于移除金属植入物造成的骨缺损。一种行之有效的方法是使用短颈股骨柄（Depuy公司，华沙，IN），它具有直径更小，长度更短，偏心距更小的特点，并且它通常可以适应患者的解剖学结构（图54-3）。然而，考虑到在一些肥胖的患者，这些钛钴合金的股骨柄会发生破裂，并且直径越小，这类事件发生的可能性就越高。

（九）承重面

这类患者行THA时通常相对年轻，这是承重面选择时要考虑的。为了实现股骨头直径最大及降低磨损（这些问题对年轻人来说至关重要），

笔者不建议使用传统的超高分子量的聚乙烯材料（UHMWPE）。患者中的绝大多数放置的都是铬钴合金头及高度交联聚乙烯衬垫。边缘抬高，偏心距增大及可更换的内衬都可以帮助提升这些复杂病例的稳定性。如果不是手术室中通常准备的话，那就应该要求供应商提供。尽管有临床证据表明，与传统的UHMWPE内衬配用时，使用陶瓷头比铬钴合金股骨头的磨损有所减少。但是，至少目前陶瓷对聚乙烯相比金属对聚乙烯的潜在优势仍然存在争议。这种承重面组合的优势一定要与其增加的费用、股骨头碎裂的潜在风险进行认真的权衡。金属对金属承重面因其低磨损率及在小髋臼假体必须要植入的环境中可以使用更大直径而更加吸引人。目前，围绕金属对金属界面的髋关节存在诸多争议。我们相信这种承重组合对于运动欲望强的年轻人有其用武之地。然而一定要引起重视的是，垂直的或过度前倾的髋臼假

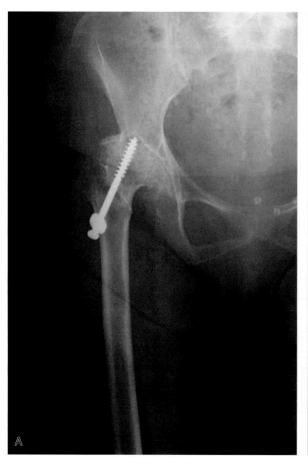
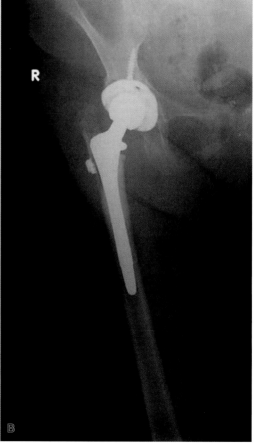

图54-3 A.一例右髋发育不良伴有退变的73岁女性。她在45年前接受过髋关节手术。B.术后X线片显示其使用Depuy Bantum假体柄，从而在狭窄的髓腔内固定假体柄并达到最小的偏心距

体可以导致承重面边缘过载，这已经证明与局部组织副作用相关。同样，小尺寸假体已经证明与金属对金属承重面的问题有关。进一步强调了目前在这些人群中选择金属对金属承重面时一定要非常慎重。

陶瓷对陶瓷承重面提供了抗磨损的承重组合，这对某些人群具有充足的吸引力。陶瓷部件碎裂的问题（头部或衬垫的碎裂）尽管很罕见，但仍然会出现。并且可能与患者的身高、体重等一系列数据有关。因此，如果术中稳定性可以保证并且防脱位内衬与其他衬垫的选择并不可行并且在股骨长度受限的情况下，笔者将陶瓷承重组合视

为年轻女性的一种选择。术前要向患者说明除了承重面破裂，还存在关节出现异响的风险。

二、在骨盆及股骨近端截骨术后进行THA的策略与结果

（一）Chiari骨切除术

Chiari截骨术最早于1953年由维也纳的Chiari首先提出（表54-1），该术式被认为是一种抢救性的截骨术。对于伴随半脱位或转位的发育不良的髋

表54-1 关节保留术后的THA结果

术式	研究作者	实验设计	结果	结论
Chiari	Hashemi-Nejad等	38例Chiari截骨术后THA与正常组对照	手术时间短；出血更少；并发症发生率更低；在Chiari组中所需髋臼扩增物更少	Chiari术帮助提升了THA手术结果
Chiari	Minoda等	10例Chiari截骨术后THA与正常组对照	手术时间长；出血多；Chiari组中生物机械性更差	"软组织粘连"使手术方法更复杂。生物力学因素变化可能会导致Chiari截骨术者组髋臼更早磨损与松弛
Salter	Tokunaga等	Salter后THA 40例。Chiari 9例，Salter+Chiari 3例；对照组为先天性发育不良未行截骨术并进行THA	组中都出现了大量并发症，无显著差异	Salter可能会增加覆盖范围，但整体结果并不受影响
三方截骨术	Peters等	Triple后THA 13例；对照组：骨关节炎行THA	Triple组Harris髋关节评分更低，出血更多	与标准THA相比，从Triple向THA转变更具挑战性
髋臼周围截骨术	Parvizi等	PAO后THA 41例与对照组	PAO组有对照意义	PAO组髋臼的暴露与定位更加困难，但整体结果无差异
髋臼周围截骨术	Baque等	通过荧光镜前路手术PAO后THA 8例	无并发症，7/8结果良好，可接受的组分定位，3 mm内的腿长差异	术中定位路标改变，荧光镜帮助组分定位
近端股骨	早期研究的众多作家	PFO后使用第一代黏合干的案例回顾	高比例的无菌性松动与植入物带来的相关问题；结果差	考虑分期手术；考虑无骨水泥黏合
近端股骨	Shinar等	PFO后利用现代股骨黏合技术THA 22例	股骨转子间松弛比例低（4%），但严重畸形比例高	更好的黏合技术可以改善结果，但更多畸形出现时，总体失败率仍很高
近端股骨	Breusch等	先前使用非骨水泥锥形干的PFO后THA 45例	10年随访中，96%的患者出现无菌性松动的结局	非黏合性的锥形干固定结果优于报道的黏合固定
近端股骨	Suzuki等	不同的非黏结干PFO后THA 27例	平均时间7年的随访，生存率100%	为模块化非黏合组件促进了复杂病例中的适当定位

关节，同时骨盆再塑形能力有限的患者的治疗可以使用这种术式。手术的通常原则是通过内移髋臼位置以提高髋臼的覆盖。提升髋臼的覆盖率是通过骨与纤维组织而不是通过纤维软骨。传统的 Chiari 截骨术很大程度上已经被摒弃了。Chiari 本人更加倾向于一种拱形顶，因为其可以提供一种更为恰当的关节以增加稳定性。随着 Pemberton 和 Salter 截骨术的出现（这些术式用于儿童期发育异常及未成年人、成人的髋臼周围重建术），现如今，Chiari 截骨术已明显减少使用了。尽管如此，考虑到先前该术式的流行程度，以及持续的某些场合中的应用，关节外科医生应该熟悉这样的技术，并且要了解已经实施过 Chiari 截骨术并将进一步进行 THA 患者的手术结果的有关文献。

先前进行过 Chiari 截骨术的患者实施 THA 术时，髋关节中心将明显内移，这将导致"新"髋臼外侧缘，超出髋臼假体边缘。在外科手术中，外科医生应该检查大转子与髂骨之间是否有出现撞击的可能。这可以通过增加偏心距的内衬及股骨柄和（或）切除部分的髂骨来解决。考虑到解剖学的改变及髋臼位置错误的风险，周密的术前计划是非常必要的。外科医生应该对实行术中 X 线透视有清晰的认识（图 54-4）。

许多学者指出，成功的 Chiari 截骨术将有利于日后进行全髋关节置换术，并有可能改善临床预后。仅有两个小型研究尝试验证这个假设。

Hashemi-Nejad 等比较观察了在 Chiari 截骨术后行全髋关节置换术的 28 例患者与对照组为一组髋部发育不良且先前无髋部手术史，行全髋关节成形术的患者。结果显示：先进行 Chiari 截骨术的这组患者，手术时间短，失血少，并发症发生率低，需要髋臼结构植骨少。在随后平均 5 年的随访里，结果没有显著差异（范围为 25 ～ 199 个月）。

这些结果在某种程度上与 Minoda 等进行的研究有点些矛盾。该作者比较了 10 例在行 Chiari 截骨术后行全髋关节置换术的患者与 20 例因发育不良导致髋关节退化而行全髋关节置换术的患者。在这项研究中，之前行 Chiari 截骨术的患者手术时间长，出血量明显升高。术中感受到的"软组织粘连"使手术方法更复杂。这项研究还评估了术后 X 线片以评价行 Chiari 截骨术对右全髋关节置换术的生物力学因素变化。在 Chiari 截骨术组，虽然外展肌和关节受力较小，但在垂直方向上的关节受力更大。研究者担心，这可能会导致 Chiari 截骨术者组早期髋臼失效。在平均 3 年的随访中，两组在髋关节评分及并发症发生率上无显著差异。上述问题的临床意义需要更长期的随访才能确定（图 54-5）。

（二）Pemberton 截骨术

1965 年 Pemberton 首先报道了一种 Y 形软骨

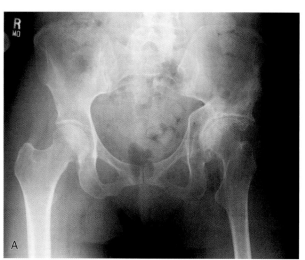
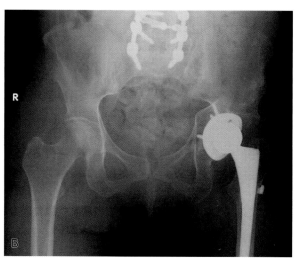

图 54-4 A. 一例 49 岁的女性的术前 X 线片。她自青春期后就存在髋关节疼痛。她在 9 年前接受了 Chiari 截骨术，并且稍稍改善了症状。图中显示她存在髋关节部分融合、头臼不匹配、下肢不等长、股骨头前倾伴外翻、股骨干狭窄等问题。B. 尽管术后第 5 年患者仍然没有不适症状，但是髋臼逐渐进行性外展。同时可以注意到在股骨近端存在聚乙烯固定缆线。患者在术中接受了截骨术，从而矫正股骨颈的前倾和外翻

为轴心的不完全髂骨截断术，该手术适用于Y形软骨尚未骨化的髋臼发育不良儿童，一般采取的是前路 Smith-Petersen 入路来显露髂骨内外板，从截骨处打开，向增加髋臼前面和侧面覆盖的方向撬，再取一楔形皮松质骨块移植填补空缺，移植骨块可以给予额外固定，但截骨处不需要固定。

至今没有关于Pemberton截骨术后行全髋关节置换的结果的报道。假设行全髋关节置换时截骨已经愈合，移植骨也已经融合，与未经任何治疗的髋关节发育异常患者相比，Pemberton截骨术后患者在髋关节成形术时会发现髋臼外侧覆盖更佳（更接近解剖）且容积略小（图54-5）。

（三）Salter截骨术

该截骨术在1961年首先由Salter报道，至今仍被广泛使用，该截骨术适用于少儿前外侧髋臼发育不全，一般采取前路髂股入路和髂腰肌腱切断术，从坐骨切迹到髂前下棘行髂骨截骨，然后以耻骨联合为轴心将髋臼整体旋转，增大前侧和上方（后侧面减少），髂骨的楔形缺损由皮松质骨填补并由螺丝或可拆卸针固定。

Tokunaga等回顾了52例Salter、Chiari和Salter+Chiari截骨术后来进行THA治疗的患者结果，并与一组无骨盆截骨术治疗史的髋发育不良的患者THA治疗后的结果进行了比较。在并发症、Harris髋关节评分、平均8年的随访生存时间方面的比较没有统

计学意义。假体位置的放射性评估不是评价指标。两组患者都有许多的并发症和失败发生，翻修率分别为28.8%（截骨组）、19.6%（非截骨组）。这些病例髋臼假体位置不良的发生率很高。Salter截骨术本质上导致髋臼后倾。术中应注意髋臼假体的正确位置。有些术中标记如髋臼横韧带，在这种情况下并不可靠。

（四）三相截骨术

1973年Steel提出了三相截骨术（TIO），它是一种改变髋臼方向的截骨术，手术指征是在那些闭合Y形软骨的患者。手术切口是通过髂骨、耻骨和坐骨，使髋臼向前方和侧方旋转，提高股骨头的覆盖。该手术一般用于青少年和年轻人，理论上是为了创建股骨头形态一致的髋臼，提高股骨头的关节软骨的覆盖，防止关节退行性变。

这个手术通过两个切口进行，一个是腹股沟内侧，一个是前方的髂腹股沟。在三联截骨之后，髋臼旋转至理想的位置，取上方髂骨植入到髂骨截骨处。传统是用3.5 mm和4.5 mm的皮质螺丝钉，从近端的髂骨穿过植骨块到髋臼部分进行固定，对耻骨和坐骨截骨的部位不进行额外的固定。

由于髋臼的方向发生改变，外科医生有可能在髋臼假体的安装位置上犯错误。有必要在手术之前进行CT扫描来更好地确定解剖学上的关系。那些进行三联截骨术后疼痛的患者，CT扫描很

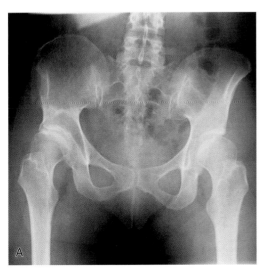
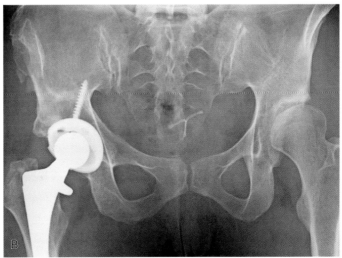

图54-5　A. 一例36岁的女性患者伴有右侧髋关节发育不良的病史，接受过Pemberton截骨术，X线片显示存在骨性关节炎的表现。B.THA术的股骨侧相对较平直，从而提供髋臼足够的覆盖

适合评估一个或多个截骨位置不愈合的情况（图54-6）。

Peters等对13例三联截骨术后THA治疗的患者与原发性或继发性骨关节炎接受THA的患者进行配对比较，两组间功能评分和X线片结果相似。三联截骨术患者的Harris评分明显较低，手术时失血更多。作者认为由三联截骨术后行THA与原发性或继发性骨关节炎引起的初次THA相比，其技术难度更大。

（五）髋臼周围截骨术

Bernase（Ganz）髋臼周围截骨术（PAO）已经成为成人或青少年股骨头髋臼覆盖不良进行截骨术的选择。该截骨术相对于其他截骨术有很多优点。该手术使得在行多方向程度较大的校正的同时可以维持后柱的连续性。截骨节段较大，但可以进行稳定的固定。行关节囊切开（关节内检测）时，骨坏死或骨不愈合风险较低。传统上，该手术普遍是通过前方的Smith-Petersen或改良的Smith-Petersen入路施行，但是还有其他很多入路已有报道。需在骨盆等5个部位进行截骨，包括：①坐骨前部部分截骨；②耻骨上支截骨；③从髂棘远端到距髂骨线1 cm的垂直髂骨截骨；④后柱的纵向截骨（保持后面一半连续性）；⑤后方坐骨截骨。在将髋臼截骨块安放在理想的位置后，修整前下的骨段并将自体骨植入到前方的截骨处。通常用2～4个4.5 mm的皮质螺丝钉通过髂嵴到髋臼固定骨块，使用另外的一个螺丝钉从髋臼的前部固定到骨盆的后柱。该手术由较熟练的术者操作结果是很好的，能够有效地预防骨关节退行性变的发生。然而，一些患者，特别是那些手术时有进展性退行性变，矫正不良，或者那些手术后并发症如骨不连，不稳定或者缺血性坏死的患者将会进展为退行性骨关节炎，需要转为THA（图54-7）。

目前有两项由PAO转化为THA的报道，Parvizi回顾了1984年到2000年由Ganz进行失败的PAO手术患者进行THA的结果，823例PAO中，41例（4.9%）在PAO后平均6.3年（范围为4～14年）需要再行THA。作者提到，在本组患者中进行THA时遇到特殊的技术挑战。24例患者

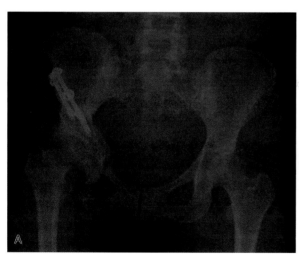
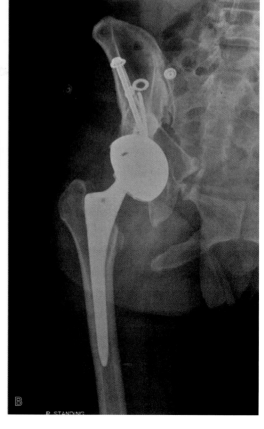

图54-6 A.一例40岁的女性患者，5年前接受了骨盆三联截骨术，术后出现了耻骨、坐骨骨不连和髋关节退变的表现。患者应接受THA术+后柱的重建术。B.患者在接受了THA的同时也移除了之前的内固定。此患者坐骨的骨不连是无法愈合的，故切除了部分坐骨从而缓解疼痛。THA术后5年，患者无明显疼痛，而且可以不使用助步器自行行走。骨盆X线片显示患者髋臼假体十分稳定，但是坐骨和耻骨的骨不连仍然存在

存在继发于髋关节发育不良的股骨近端畸形、转子过度生长、以前的截骨术和由于外展肌功能缺陷需要将转子向远侧移位，需要采用经转子入路（其余患者采用Hardinge入路）。2例患者因转子截骨骨不连需要再次手术，6例采用这个入路的患者出现髋部疼痛。尽管没有特别指出，除1例患者外，其余使用骨水泥股骨柄的患者，都更容易调整假体旋转，以获得更佳的假体位置。在髋臼侧置换时，经历过PAO术后患者髋臼窝和髋臼切迹的位置更靠后方和内侧。在23例患者中也发现髋臼后倾。作者强调，在手术之前要明白解剖学异常的重要性。在他们的研究中，5例患者的髋臼假体未达到最佳位置，1例患者髋臼后倾出现了脱位。尽管出现这些问题，平均随访6.9年（2～14年），大部分患者（46例中的39例）髋关节评分良好或优秀。6例评分一般或差的患者中有4例在其他关节出现了疼痛性的退行性关节疾病。作者注意到，因为PAO通过改良的Smith-Petersen方法进行，THA在相对正常的软组织上进行。没有后柱缺损的病例，无须进行髋臼结构重建，患者的金属物无须取出。仅有2例患者需要翻修（1例因为髋臼，1例因为股骨柄无菌性松动）。

Baqué报道了8例PAO转换为THA患者的结果。资深的作者有使用改良的Smith-Petersen入路行初次THA的丰富经验，能够使用一部分的PAO切口进行THA。植入物原则上经皮或扩大切口移除。没有患者需要髋臼结构加强。3例使用水泥型股骨假体，5例使用非水泥股骨假体。8例患者有7例在2.3年（范围为6周至5.1年）有好或优秀的髋关节评分。X线透视未发现异常。仅有1例手术进行时出现了股骨距骨折，但最终愈合良好。

这项研究的作者强调了解剖标志如髋臼的内侧壁和下缘在PAO后的改变。他们注意到，倾斜的内侧壁和髋臼的下缘比正常时更加倾向内侧、近端和后方。在过分外展时，这可导致放置髋臼部分容易过度外展。为了避免髋臼假体位置不佳，术中在锉臼和植入假体时需进行透视。除了使用内侧壁，未改变的髂坐线也可作为髋臼假体内侧缘的参照。除了X线影像上的泪滴，未改变的闭孔上缘也被用作髋臼假体的下缘参照。最后他们提到，除了有助于髋臼假体获得合适的外展角和前倾角，术中透视也被用来确保患者双下肢等长，没有患者腿长的差异超过3 mm。

（六）股骨近端截骨术

许多接受髋臼截骨术的患者也进行了股骨近端截骨术（PFO）。可产生内、外翻并合并旋转、长度或者转子位置的变化。手术时患者的年龄、手术方式、医生的偏好都决定了内固定的类型，包括小的或者大的螺丝钉或板、角钢板、动力髋螺钉。这种术式一般用于较年轻的患者。随着生长阶段骨骼的塑形，植入物可能迁移甚至埋入股骨。取出植入物可能是股骨重建时最具有挑战性的问题。一些作者推荐在进行THA之前单独

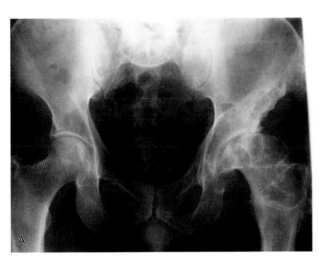
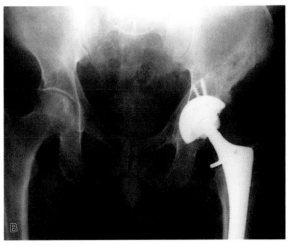

图54-7　A、B.一例44岁的男性患者，在接受髋臼周围截骨术+股骨近端截骨术后5年出现了髋关节退变的症状（1年前取出内固定），同时伴有Perthes病。B.患者行THA术后

行金属植入物取出术，笔者很少这样做。如果需要取出植入物和矫正存在的畸形时，笔者会施行ETO。金属植入物取出，特别是位于股骨干部位时，骨将产生明显的应力集中点，假体固定节段需超过骨缺损的部位（超出的距离至少等于或大于股骨髓腔直径）（图54-8）。其他的预防措施包括在最后一个孔远端使用钢缆环扎，皮质骨缺损处植骨，或异体皮质骨板移植。

另一个具有挑战的情况是在PFO时使用楔形截骨，可出现成角畸形和干骺端和骨干之间的力线不良。在这些情况中，可使用一种新的应用于股骨转子间或转子下区域的矫正截骨术，股骨柄采用远端固定，可以避免术中骨折。根据笔者的经验，除了可以便于植入物的移除，ETO也允许术者进行股骨通道的准备，进行远端固定（图54-9）。根据有效的骨干固定的量，可以在ETO后使用全涂层圆柱形柄或一个组配式锥形翻修柄。组配式股骨柄具有微调修复、偏心距及长度的优势，但同时也存在磨损、腐蚀与模块连接处断裂

的潜在危险。同时，因为末端连接并不像股骨干那样致密。当需要实施ETO时，笔者更倾向于使用一体的全涂层股骨柄。

有数例有关股骨近端截骨术后行THA的报道。有关用第一代骨水泥技术植入的股骨假体的早期研究表明，由于无菌性松动导致手术失败率较高。Shinar与Harris等回顾了先前22例在使用现代骨水泥技术的PFO后进行初次THA的病例。先前行股骨粗隆间截骨术患者与并不复杂的THA患者结果相似。然而，对于伴有转子下截骨术或者严重畸形需要定制骨水泥短柄股骨假体的患者来说，因为无菌性松动而发生的手术失败比例较高。Breusch等报道了10年45例股骨转子间截骨术失败后行使用非骨水泥钛合金锥形柄行THA术的病例。以因无菌性松动行股骨翻修为临床终点，患者假体生存率达96%。Suzuki等人报道，27例在先前因外翻行PFO术后行THA的患者，在平均随访时间为7年（范围为5～20年）中，非骨水泥假体的生存率为100%。其中11例患者放置了双

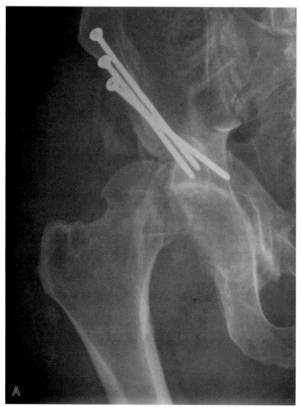

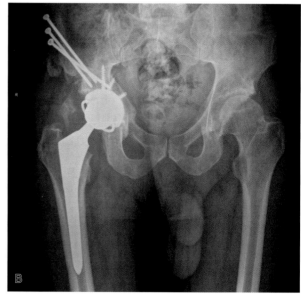

图54-8 A.一例35岁的男性患者，4个月前接受髋臼周围截骨术。术后出现股骨头后上方脱位，伴有股骨头骨折。B.THA术后，使用钛缆固定髋关节周围的软组织，以降低脱位的风险

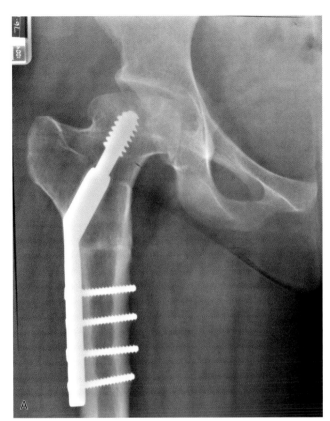

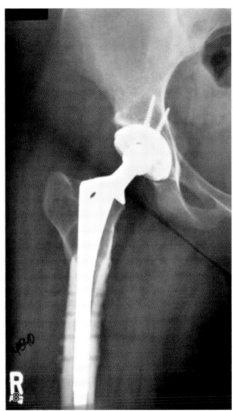

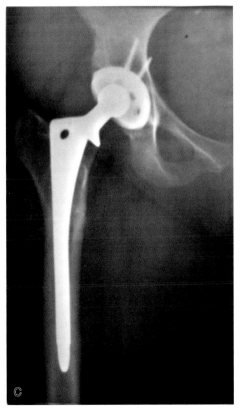

图54-9　A、B.患者在THA术前接受股骨近端截骨，以矫正SCFE引起的髋关节畸形。注意股骨柄固定时要远离之前内固定引起的骨皮质缺陷的位置。C.螺钉的孔洞已经愈合，而且聚乙烯垫片已有磨损表现，因为此青年患者的活动量较大

模块SROM股骨假体（Depuy，强生公司，华沙，印第安纳），在这些病例中，被认为可以有利于更大畸形患者的植入。

三、小结

经过髋关节保留术后，许多患者的疼痛得以减轻，髋关节关节炎得以延缓。然而，有一小部分患者由于进展性的关节退行性变而不得不接受THA术。在先前施行髋关节保留术后的患者再施行THA时，可能会遇到一系列的挑战。先前的切口、失去可辨别组织平面的瘢痕组织、滞留的金属植入物及解剖学上的异常，都将增加THA手术的复杂性。因而术前准备应包括完整详细的病史及体格检查，回顾先前手术病例，排除慢性感染，以及术前影像学模板测量。在实施髋关节保留术向实施THA变换之前，外科医生应熟悉特定的髋关节保留术的术式，以及明显的解剖学异常以及可能遇到的技术上的挑战。

第七部分

骨坏死

第55章

股骨头坏死的非手术治疗

原著者　Joseph A. Karam，Timothy M. DiIorio，Javad Parvizi

译　者　陈卫衡

一、引言

股骨头坏死（osteonecrosis of the femoral head，ONFH）是一种累及年轻人的疾病。据某些医疗机构统计，多达25%的患者小于25岁。大多数患者最终要接受全髋关节置换术（THA），估计显示，在美国股骨头坏死在全髋关节置换术指征中占10%。因此，它对医疗健康系统是一个非常大的经济负担。更重要的是，它对年轻患者更是一个巨大的负担，因为力学方面并发症的增加会使这个年龄段的THA结果相对不佳，绝大多数的患者在他们的一生中将需要至少经历一次翻修。人们一直在寻求THA以外的治疗方法，髓芯减压因其在病程早期阶段应用结果良好、低致残率和低并发症率（大多数报道低于1%），是目前最常采用的治疗方案之一。尽管如此，人们仍然努力寻求对人体侵入性更小的手段，特别是对于病程早期和高危人群的预防性治疗，而目前寻找最合适治疗药物的最大困难是源于发病机制仍不清楚及对其自然病史的争议。许多治疗方法成功地减缓甚至使疾病停止发展，阻止股骨头塌陷，它们的使用在疾病的早期阶段可能是有应用前景的。这些非手术治疗方法目前包括他汀类药物、抗凝药、血管扩张药、双膦酸盐类等药物疗法，以及如电磁场、体外冲击波（ESWs）和高压氧（HBO）治疗等生物物理疗法。

二、非手术治疗

观察还是减少负重（不负重或应用步行助行器部分负重）治疗无症状和早期股骨头坏死长时间以来一直存在争议，主要原因是对疾病的自然病史报道存在争议，不同作者的报道有很大差异。

1996年，Mont等回顾当时可用的研究，发现约23%的病例经非手术治疗获得确定的满意临床结果，几乎80%的患者最终需要THA或其他手术干预。这一荟萃分析包括819例髋部非手术治疗（全负重、部分负重或无负重的观察）的病例，平均随访34个月。基于这一研究，作者做出股骨头坏死应放弃任何可能非手术治疗的结论。

为进一步揭示ONFH自然历史，Nishii等随访股骨头塌陷前患者至少5年，几乎一半患者出现股骨头塌陷，那些坏死面积小的患者同样塌陷（坏死面积小于负重区域内侧2/3）。这些患者中有54%塌陷后不再进展，在这些塌陷停止的患者中64%（9/14）最终无症状。塌陷停止与坏死病变的范围（89%的停止塌陷的患者患病起始病灶小于负重区域的2/3）和最后一次检查的塌陷程度（最后一次检查塌陷不到2 mm的11髋中的患者病情恶化）呈明显正相关。因此作者得出结论，股骨头塌陷并不一定意味着该疾病无止境的进展。塌陷不再进展，特别是在坏死范围小的病变中，不需要有创的干预就能改善临床症状。其他作者也报道了坏死面积小的患者疾病有限进展。

Hernigou等做最少随访10年纳入40例小范围坏死患者（Steinberg Ⅰ期）的前瞻性研究，患者均因患侧出现症状，行MRI发现对侧（本研究中纳入侧）坏死。平均随访11年显示，88%的患者出现症状，73%的患者出现塌陷，所有这些患者最终都需要外科手术干预。然而双侧均患病的转归可能和单侧不同，上述结论不能被推而广大。事实上，Cheng发现在实质性器官移植患者前瞻性筛查出的无症状单侧坏死患者中，3/13自发愈合。在这项研究中：53%对侧有症状，而研究侧无症状者最终出现症状，并接受髓芯减压治疗，而这个比例在器官移植组是15%。

Min观察因对侧有症状行MRI检查而发现无症状侧股骨头坏死81例。入组患者最少随访5年，平均随访8.3年，最后随访38%的患者出现症状，髋5年生存率是91.4%，10年70%。患者年龄、性别、体重、相关的病因是预测塌陷的次要指标，而坏死范围、位置是主要指标。Sugano C2型结果最差（坏死面积超过内侧2/3，并向外延伸到髋臼边缘）。疼痛的发生是即将塌陷的强烈信号。平均疼痛后8个月出现塌陷。

总之，目前知晓的股骨头坏死的自然病程较少，无法通过病程确定非手术治疗的作用。即使部分研究显示早期小范围无症状的坏死有较低的进展率，许多学者仍然争论，随着随访时间延长，进展会逐渐发生，观察或者减少负重均没有意义。

三、药物治疗

不同的药物对早期股骨头坏死有一定的治疗作用。这些药物基于股骨头坏死的髓内压增高、脂质形成、血栓形成等药理学假说发挥相应治疗作用。

（一）降脂药物

脂代谢紊乱是股骨头坏死的可能机制，特别是系统性红斑狼疮、接受皮质类激素治疗的患者更易患股骨头坏死。脂代谢紊乱导致股骨头坏死的可能机制是骨髓内脂肪栓塞、脂肪沉积导致血管收缩，股骨头等血流稀少的部位受到损害，因此许多学者建议用他汀类药物治疗股骨头坏死。Cui在一项实验性研究中显示，洛伐他汀抑制激素性成脂基因的表达，并阻止激素性成骨基因被抑制。他们研究的活体实验部分研究表明服用洛伐他汀能够阻止大剂量甲泼尼龙诱导的鸡股骨头坏死。Wang的研究表明氯贝丁酯能减少兔骨髓脂肪，减小股骨头内压力。最近Nishida的研究

表明应用新的他汀类匹伐他汀可明显降低激素诱导兔的股骨头坏死率。组织病理学研究表明，接受该药物的动物骨髓脂肪细胞数量明显减少。他汀类药物预防股骨头坏死的机制也被探索。如Sakamoto的研究表明，辛伐他汀能抑制脂肪细胞因子分泌的纤溶酶原激活药抑制物-1（PAI-1），这也许可以解释其对激素性股骨头坏死的保护作用。

临床上，Pritchett研究了284例接受大剂量激素治疗同时服用他汀类药物的患者。7.5年随访后，股骨头坏死发生率是1%，这与接受大剂量激素治疗股骨头坏死3%～20%的发病率相比非常低。Ajmal观察了2881例接受大量激素治疗的肾移植患者服用和不服用他汀类药物股骨头坏死的发病率，两组没有统计学意义，得出在肾移植需要应用大量激素治疗的患者中，他汀类药物不能明显改变股骨头坏死发生的结论。但是此研究存在研究对象特殊（肾移植患者）及无患者自我报告等局限。

Motomura表明联合应用抗凝药华法林和降脂药普罗布考对阻止接受大剂量激素的兔股骨头坏死发生有一定益处。和单独应用其中一种药物相比，两药合用明显降低激素性股骨头坏死的发病率。

（二）抗凝药及抗血小板药物应用

骨内动脉、静脉和（或）骨髓血窦的血栓在股骨头坏死的发病中起重要作用。因此，很多机构研究抗凝药及抗血小板药物进行预防和治疗早期股骨头坏死。

Norman等通过剥离股骨颈底部骨膜、切断圆韧带来破坏股骨头的主要血供，诱导大鼠股骨头坏死。和对照组比较，接受依诺肝素治疗组剩余坏死骨数量减少、骨重构减少、广泛软骨退变减少。这些结果及未分级肝素和低分子肝素有促血管生成和抗炎的特性，使得作者推测依诺肝素在Perthes病重塑阶段产生潜在的临床良性效应，从而防止或推迟患者髋关节骨性关节炎的发展。

Glueck于1995年研究合并低纤溶状态股骨头坏死的特殊人群：4例患者因高PAI导致低纤溶状态，1例患者脂蛋白A高，作者尝试用司坦唑醇（康力龙）治疗股骨头坏死（康力龙是一种能够降低PAI，恢复溶解纤维蛋白活性的合成类药物）。

一名高PAI患者和高脂蛋白A患者的股骨头坏死临床表现得到改善。10年后这个团队用依诺肝素（60 mg/d，服用12周）阻止高凝血或低纤溶状态患者早期股骨头坏死发展。他们的研究表明依诺肝素可有效稳定早期的原发性股骨头坏死，但是对接受激素治疗而继发ONFH的患者无效。

Wada的研究表明华法林明显降低实验模型自发性高血压鼠（SHR）股骨头坏死的发病率。2年后，Nagasawa应用华法林阻止接受大剂量激素治疗系统性红斑狼疮患者的股骨头坏死。虽然华法林组和对照组的股骨头坏死发生率没有显著差异，但是接受华法林治疗狼疮人群股骨头坏死的发病率有明显减低的趋势。

Yamaguchi应用抗血小板药物氯吡格雷，可明显减少兔激素性坏死股骨头坏死的发生率。在兔大剂量激素造模股骨头坏死前，预防性应用氯吡格雷能够明显减少股骨和肱骨的坏死。这个发现有利于阐明股骨头坏死的发病机制，并强调这个过程中血小板聚集的作用。

（三）血管活性药物

几种血管活性药物被证明能够降低髓内压，具有治疗股骨头坏死的潜力。如治疗疼痛性外周动脉疾病和其他血管疾病的血管扩张药萘呋胺，用于治疗肺动脉高压与外周动脉疾病的前列环素（PGI_2）类似物质伊洛前列素。伊洛前列素能明显改善影像学表现和骨髓水肿，Jäger做的包含95例疼痛性骨髓水肿或股骨头坏死患者的前瞻性研究表明，伊洛前列素能减轻疼痛，提高功能评分。但即使服用伊洛前列素无不良反应，仍有5例患者由于严重的头痛不能坚持治疗而退出研究。

Laroche的研究表明二氢吡啶类钙通道阻滞药硝苯地平能够减轻股骨头坏死患者的疼痛。与伊洛前列素相比，这种药有可以口服的优点。最近Drescher对兔的研究表明，硝酸盐能减少脂肪细胞和空骨陷窝数量，从而恢复激素性股骨头坏死股骨头组织结构。关于伊班膦酸钠用于幼猪的进一步研究已表明双膦酸盐治疗ONFH的其他方面。如Aya-ay证明了其在骨内使用的有效性。Vandermeer通过双膦酸盐联合局部应用促成骨药BMP-2可解决双膦酸盐抑制骨形成的问题。他们获得了良好的结果，但多伴发异位骨化。

（四）双膦酸盐

双膦酸盐具有降低破骨细胞的功能，是减少骨吸收和骨重构功能的一系列药物，它因治疗骨质疏松、骨佩吉特病、恶性高钙血症而闻名，同时发现了其能够治疗部分肌肉骨骼疾病的作用。虽然双膦酸盐有导致颌骨坏死的不良反应，但人们仍然在努力确定其治疗股骨头坏死的可能作用。

Agarwala等推测双膦酸盐通过抑制破骨细胞和坏死骨吸收可能会阻止股骨头坏死塌陷。他们随访了60例接受阿仑唑奈治疗的股骨头坏死患者，发现患者疼痛评分、功能状态和骨髓水肿的MRI表现有显著改善。这帮助很多患者推迟甚至避免手术，随访3个月至5年，仅10%患者最终需要手术。这也被Peled证实，阿仑唑奈诱导的破骨细胞抑制作用能减轻大鼠股骨头变形，保持股骨头外形。其他作者的动物模型实验研究表明阿仑唑奈能够保护骨小梁结构，如Kim将伊班膦酸钠用于幼猪，Little将唑来膦酸用于大鼠，Hofstaetter将阿仑膦酸钠用于兔。

Agarwala公布了包含更多患者和随访达10年的资料，进一步确认双膦酸盐的长期疗效。他们发现此治疗在股骨头塌陷前使用最有效；对Ficat Ⅲ期的ONFH仍然有效，其可以推迟手术干预的时间。

另外几个临床研究表明双膦酸盐治疗股骨头坏死可以获得良好结果，如Lai做的最小随访期24个月的随机研究，Nishii的非随机前瞻研究，Ramachandran仅研究青少年创伤性股骨头坏死。

和这些研究相比，Chen最近做的纳入64例患者随机、双盲、多中心研究报道双膦酸盐治疗宾夕法尼亚大学ⅡC和ⅢC性股骨头坏死的患者无效，试验组和对照组在疾病进展、功能评分、生活质量、是否需要手术等方面的差异没有统计学意义。

四、其他药物治疗

（一）促肾上腺皮质激素

有实验表明暴露于促肾上腺皮质激素（ACTH）的成骨细胞增殖和基因表达增强，有报道肾上腺库欣综合征的骨流失比库欣病患者多，基于这些实验和临床报道，Zaidi 假定 ACTH 可以对抗激素性股骨头坏死。他们发现 ACTH 可能通过上调 VEGF 来减少激素性坏死及骨髓脂肪。但是股骨头总体检查表明，除了对照组出现骨小梁损害（虫蚀状出现）外，其他差异较小。

（二）淫羊藿素

Zhang 等注意到和较少应用中草药的地区相比，较多服用中草药地区，大剂量糖皮质激素治疗 SARS 后股骨头坏死的发病率低。他们推测，抗病毒中药淫羊藿有防止类固醇诱导股骨头坏死的作用，并研究兔模型来证明这个推断。他们发现，服用淫羊藿提取物植物雌激素能够减少股骨头坏死模型兔激素性股骨头坏死的发生率。两者均降低血栓形成和脂肪的含量，这被认为是这种药物的作用机制。最近该作者提出淫羊藿素这种半合成分子能够减少血管内血栓形成和血管外脂质沉积，后两者被认为在股骨头坏死的发病机制中有重要作用。他们进行的激素性股骨头坏死模型兔的另一项研究表明，淫羊藿素能增加血管生成、减少血栓形成和脂肪形成，从而降低呈剂量依赖性方式股骨头坏死的发生率。

（三）葛根素

Wang 等认为葛根素是一种抗氧化和抗血栓形成的中草药，可以预防酒精诱导脂肪形成和股骨头坏死，可能治疗此类股骨头坏死。他们做的骨髓干细胞体外实验和小鼠活体实验均比较接受乙醇处理组和乙醇与葛根素同用组结果差异。实验同时设置空白对照组。离体研究表明，相比于乙醇处理组，乙醇与葛根素同用组脂肪细胞数量减少，碱性磷酸酶表达和骨钙素增加。体内研究表明，接受乙醇处理组骨髓坏死、脂肪细胞、骨细胞空陷窝均增加，而与之相比，乙醇与葛根素同用治疗组没有出现与股骨头坏死一致的组织病理学改变。作者认为葛根素可能预防酒精性股骨头坏死。

五、生物物理治疗

除了寻求使用药物治疗股骨头坏死，一些学者选择电磁刺激、体外冲击波疗法（ESW）、高压氧等生物物理的方法。但这些治疗方法的成功率差异较大，实际疗效存在很多争议。

（一）电刺激

电刺激通过恢复股骨头坏死病理生理过程中破骨细胞引起的骨吸收和骨生成的平衡，有益于治疗股骨头坏死。电刺激通过电极植入产生直流电有创或通过皮肤电极电磁耦合感应或电容耦合感应无创应用于股骨头坏死患者。Steinberg 等使用有创刺激作为髓芯减压术辅助。虽然他们公布的第一个平均随访约 1.5 年的结果没有明显改善，但后来包括 116 髋至少随访 2 年（范围为 2～8 年）的研究表明使用电刺激能够改善结局，特别是需要 THA 的患者。然而，Trancik 等报道了有创电刺激辅助髓芯减压术治疗 8 例 Ficat Ⅱ期股骨头坏死的高失败率。此外，Steinberg 等在以后的研究表明，通过无创电容耦合配合髓芯加压和骨移植术，结果也没有明显提高。考虑到有创电刺激和无创的电容耦合未能给股骨头坏死治疗带来明显的益处，这些方法没有被进一步探索，此后更加微创、更具操作性的脉冲电磁场（PEMFs）耦合感应兴起。

（二）脉冲电磁场刺激

20 世纪 80 年代，PEMFs 应用于骨不连和融合失败，并开始用于股骨头坏死的治疗。受到这些启发，Bassett 等研究 118 髋接受 PEMFs 治疗的股骨头坏死患者，发现经过治疗后降低早期 THA 的需要，临床和影像学表现均提高，特别是在疾病的早期，因为 Steinberg 0～Ⅲ 期 15 髋中没有 1 髋病情进展。但是此研究的入组患者包括接受 PEMF 治疗前 6 个月曾接受过手术治疗的患者（其中有 6 例接受髓芯减压术）。同一时期，Aaron 比较髓芯减压和 PEMFs 的疗效，发现后者有明显的成功率。1993 年，Canè 将 PEMFs 用于马掌骨的经皮钻孔，用形态计量学分析 PEMFs 骨修复刺激的作用，特别是在提高骨愈合成骨阶段的作用。

即使取得了上述有成效的结果，在临床应用中仍没有获得美国 FDA 的批文，但是这种无创性治疗已经在欧洲及其他国家应用。在意大利，Massari

回顾性随访60例接受PEMF治疗的股骨头坏死患者，进一步确认了这种方法在改变疾病进程、改善症状、延缓或者阻止THA的疗效，对早期股骨头坏死的患者效果更加显著（Ficat Ⅰ、Ⅱ期）。

Ishida等在一篇以兔为模型的实验性研究中探索PEMFs对激素性股骨头坏死的预防作用。他们发现大剂量应用激素后接受PEMFs治疗的兔子不易发展为股骨头坏死。但是一旦出现，疾病的严重程度较未接受PEMFs者没有统计学意义。Ding同样报道了PEMFs的预防作用。因此，PEMFs可能对那些要接受大量激素的患者有预防作用，这些患者包括系统性红斑狼疮、SARS等患者。

（三）体外冲击波疗法

体外冲击波疗法（ESWs）最早于20世纪80年代行无创治疗肾结石。发现其促进骨生成的特性后，ESWs在肌肉骨骼病中应用引起学者的广泛兴趣，特别是在欧洲和对肌腱损伤类疾病和骨不连的治疗领域。

看到这些骨科应用取得令人鼓舞的结果及实验研究中冲击波能够促进骨愈合，Ludwig尝试用其治疗ARCO Ⅰ～Ⅲ期股骨头坏死。他们所做的前瞻性研究包括22例患者，随访1年，结果显示疼痛评分、Harris髋关节评分及MRI表现都有显著改善。

Wang在一篇随机研究中，比较ESW和髓芯减压加骨移植治疗结果，结果显示：ESW组疼痛评分、Harris髋关节评分、总体临床结果、X线和MRI表现均改善。ESWs组中，5/13的Ⅰ或Ⅱ期患者坏死面积减小，2例进展，其他的没有变化。手术组同样坏死期中，4/19减小、15例进展。Wang研究THA后切除的股骨头内骨再生情况。比较手术前接受过冲击波治疗和未接受患者的股骨头，组织病理学表明冲击波组有更多活性骨，免疫组织化学评估表明冲击波组血管生成因子有统计学意义的增加。最近的实验进一步证实冲击波的血管生成和成骨作用。他们进一步研究系统性红斑狼疮患者，发现冲击波也有类似良性作用。

同一研究所的Chen比较了ESWs和THA对双侧股骨头坏死的疗效，每一位患者相对晚期坏死侧髋行THA，对侧髋（相对早期侧）接受ESW治疗。和接受THA侧相比，经ESW治疗后，患者疼痛评分和Harris髋关节评分改善明显，17例患者ESW侧评分均比THA侧高。

这一团队研究ESW与其他非侵入性疗法结合治疗股骨头坏死的疗效。他们做了两个随机试验，比较单独接受ESW治疗组和接受ESW和阿仑唑奈治疗组，接受ESW治疗组与接受ESW、阿仑唑奈、高压氧疗法联合治疗组治疗效果。两个试验表明，跟单独接受ESW治疗相比，加入另外一种无创疗法，结果没有显著改善。

（四）高压氧治疗

20世纪90年代，有实验研究高压氧对股骨头坏死的治疗。Kataoka发现如果开始得足够早，高压氧能阻止SHR患者股骨头坏死发生。如果稍后应用，高压氧能降低股骨头坏死的发生率。Levin等通过血管剥离造模大鼠股骨头坏死，其中一个亚组接受高压氧治疗。在术后早期阶段，两个亚组没有显著差异。但是6周后接受高压氧治疗亚组骨形成明显，有更少的坏死骨。因此作者认为高压氧确实能提高骨修复过程，但是该过程出现需要一定的时间。

Reis用MRI随访接受高压氧治疗的Steinberg Ⅰ期患者，并和之前Vande Berg报道的未接受治疗患者比较，发现高压氧作为主要方法治疗股骨头坏死有明确作用。但是这种治疗需要高达10 000美元的费用。

在最近发表的一项纳入19例Ficat Ⅱ期患者的双盲随机前瞻性研究中，Camporesi证明与高压空气相比，高压氧减轻疼痛作用更明显。20个治疗周期（4周）后出现显著统计学差异。6周后接受高压空气治疗患者接受高压氧治疗（交叉设计研究），12个月的MRI表现出非常令人满意的结果。随访7年没有患者需要THA。

总之，高压氧可能是一种有效治疗股骨头坏死的非手术方法。但这是一种繁琐又耗时的治疗，需要治疗一段时间才生效，而且花费昂贵。

（五）超声

Yan最近发表文章推断低强度脉冲超声可以用作治疗股骨头坏死的非侵入性治疗。他们的假说是基于以前研究发现超声促进骨形成、血管形成、拮抗破骨细胞的特性。另外，超声相对无害，有较高的依从性。但是目前据我们了解，无论是实验研究还是临床实践，没有文章研究低强度脉冲超声治疗股骨头坏死。

六、结论

许多治疗早期股骨头坏死的非手术疗法能有效地减慢，甚至阻止该疾病的进展。但是大部分是在实验条件下，临床应用中缺乏充分的证据。需要大量工作来确认这些治疗方法对股骨头坏死自然病程的确切作用，评价卫生经济学，以及确定适应证：哪些患者可以用这种方法治疗？应该用于疾病的哪个阶段？单独使用还是作为髓芯减压等侵入性治疗的辅助？它们的禁忌证和可能的不良反应是什么？

第56章

髓芯减压治疗股骨头坏死

原著者　Lauren E. Geaney, Jay R. Lieberman

译　者　张怡元

一、引言

狭义上的髓芯减压治疗股骨头坏死（ON）是指单纯的髓芯减压，而广义上的髓芯减压存在于使用带血供或无血供的骨移植块、骨髓移植及其他可促进骨修复的生物制剂治疗股骨头坏死的手术过程中。通过对最近10年关于保髋手术治疗股骨头坏死文献的查阅，笔者得出结论：对于早期的股骨头坏死尤其是病变范围较小、涉及股骨头负重区域有限时，髓芯减压手术方式最为有效；而当股骨头已经出现塌陷时，髓芯减压效果不佳。本章将重点回顾近年来关于髓芯减压治疗股骨头坏死的最新技术和成果，尤其是近10年的研究成果。

二、个案报道

（一）病例介绍

以下将介绍一例将髓芯减压结合骨形态形成性蛋白质（BMP）和骨髓移植（BMS）移植共同治疗股骨头坏死的病例，其中髓芯减压可彻底清除死骨而BMS中的骨髓干细胞则被认为能对BMP进行应答以加强骨的修复功能。

GM是一名35岁的男性，6个月来出现进行性右侧髋关节持续性钝痛，严重时需要拐杖来代步，并因此而调换工种改为文职。GM有严重的高血压病史，并因为治疗贝尔麻痹而服用激素8年，但他否认酗酒史。

体格检查发现GM跛行步态，而且右髋关节较对侧出现内旋轻度受限。双髋关节正位和蛙式位X线片仅提示右侧股骨头出现轻微硬化（图56-1），而MRI则显示右侧股骨头已经出现坏死并累及部分负重区（图56-2），已达到Steinberg分期Ⅰ A/B水平，或者日本骨科协会（JOA）分期A/B期，对侧无症状的股骨头也出现部分坏死。

（二）股骨头坏死分期

理想的股骨头坏死分期方法应当能够指导治疗方案、预后，并且同一研究者、不同研究者之间的可重复性、可靠性高。Ficat和Arlet分期方法是早期使用较多的股骨头坏死的X线分期方法，分为4期：0期为未出现临床症状；Ⅰ期为出现临床症状，但X线片未有表现；Ⅱ期为股骨头出现

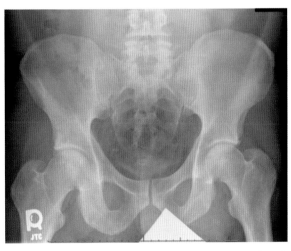

图56-1　骨盆X线正位片显示股骨头未塌陷，右髋轻度硬化

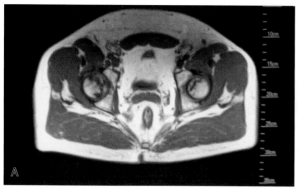
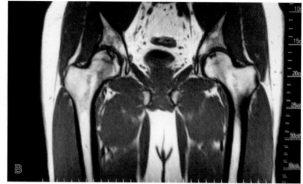

图56-2 横断面（A）和冠状面（B）T₁加权像显示双侧髋关节骨坏死

硬化；Ⅲ期为股骨头发生塌陷；Ⅳ期为关节间隙进行性丧失。这种分期方法后来得到改进，增加了ⅡB期来描述过渡阶段，即出现新月征。

其实早在1973年，Marcus和Enneking就提出了类似的X线分期方法。其中，Ⅰ期为无临床症状、影像学无异常；Ⅱ期出现边界清楚的硬化或囊性损伤；Ⅲ期出现软骨下塌陷；Ⅳ期股骨头变扁平；Ⅴ期出现骨性骨关节炎和关节间隙变窄。

Steinberg等随后设计出宾夕法尼亚大学分期系统，该系统的优点在于其结合MRI可早期发现股骨头坏死并准确测量坏死的面积。其分为6期，根据股骨头坏死受累范围又可分为A（<15%）、B（15%～30%）、C（>30%）共3度。

1997年世界骨循环研讨学会（ARCO）确定了国际骨坏死标准，也就是目前常说的ARCO分期，不但包含了Steinberg等使用的量化系统，又根据坏死区域位于股骨头内侧、中心及外侧不同位置而分为不同亚期。日本骨科协会（JOA）和卫生部也联合制订了另一种分期系统，将病变位置和病变程度考虑进去。

尽管股骨头坏死的分期系统很多（表56-1），但是却很难用于评估不同治疗方法的最终疗效，因此亟须一个更为有效的分期系统以用于判断股骨头坏死不同治疗方法的预后。

（三）自然病程

人们早就认识到，缺血性股骨头坏死若不加以治疗会产生严重后果。1965年，D'Aubigne通过观察发现股骨头坏死患者非手术治疗1年后，20%的患者出现股骨头塌陷，确诊3年后仅有25%

未出现塌陷，半数患者病情将继续发展。近年来，通过随访一些拒绝手术及双侧关节均发病，但一侧无症状的患者，研究人员对于股骨头坏死的自然病程有了更为详尽的认识。Mont等在比较髓芯减压和非手术治疗股骨头坏死中发现，通过为期34个月的随访，在接受非手术治疗的559名患者中，只有146名患者（26.7%）未出现塌陷，219例髋关节中有174例（80%）最终要求接受关节置换；而在接受髓芯减压术后的1166例髋关节中，741例未发生病情恶化，1029例髋关节中有341例在术后30个月后要求关节置换，髓芯减压对于Ficat Ⅰ期患者手术效果尤为明显。

Hernigou等通过对40例单侧无症状、坏死面积小的Stage Ⅰ损伤、而对侧为有明显临床症状的40位患者的前瞻性随访中发现，35例85%患者在平均11年后出现健侧髋关节疼痛，29例髋关节出现塌陷，而且髋关节疼痛一般在股骨头塌陷6个月前就出现，在确诊股骨头坏死后约80个月均出现病情的明显进展。Ohzono等在研究中发现，非手术治疗股骨头坏死的疗效取决于股骨头坏死的分期，88%的股骨头坏死Ficat Ⅱ期（相当于JOA分类中的ⅠC）患者发展到Ficat Ⅲ期，另外，94%的JOA分期ⅠC患者在3年后会出现塌陷。

一般公认的有症状的股骨头坏死几乎都有影像学上的改变，因此外科手术经常会被延迟到症状出现后，但也有发现在自然病程中，少部分股骨头坏死患者一直未出现塌陷。

（四）股骨头髓芯减压术

尽管能够获得的有效数据有限，但骨科医生

表56-1 股骨头坏死分期系统总结

系统	分期	亚期	临床表现
Ficat 和 Arlet 分期（改良版）	I		正常
	II（IIA）		股骨头硬化和囊性变
	IIB（过渡期）		股骨头变平，新月征形成
	III		软骨下骨塌陷
	IV		骨关节炎、骨塌陷、关节间隙变窄
Marcus 和 Enneking 分期	I		正常
	II		硬化和囊性变
	III		软骨下骨塌陷（新月体征）
	IV		股骨头变平
	V		骨关节炎，关节间隙消失
University of Pennsylvania (Steinberg) 分期	0		正常
	I		影像学正常，骨扫描和（或）MRI 显示异常
		A	轻度（<15% 股骨头受累）
		B	中度（15%～30% 股骨头受累）
		C	重度（>30% 股骨头受累）
	II		X 线片显示骨坏死的异常表现，股骨头内的囊变或硬化
		A	轻度（<15% 股骨头受累）
		B	中度（15%～30% 股骨头受累）
		C	重度（30% 股骨头受累）
	III		软骨下骨塌陷，新月体征
		A	塌陷部分占关节面<15%
		B	塌陷部分占关节面15%～30%
		C	塌陷部分占关节面>30%
	IV		股骨头变平
		A	塌陷部分占关节面<15%且内陷<2 mm
		B	塌陷部分占关节面15%～30%或内陷2～4 mm
		C	塌陷部分占关节面>30%或内陷>4 mm
	V		关节间隙变窄伴或不伴髋臼软骨病变
		A	<15% 股骨头受累
		B	15%～30% 股骨头受累
		C	30% 股骨头受累
	VI		股骨头和髋关节的退变进一步加重
ARCO 分期	0		正常
	1		影像学和 CT 其中一项正常，另一项阳性改变
		位置	内侧，中间，外侧
		受累区域	A. 很小（<15%）；B. 中等（15%～30%）；C. 广泛（>30%）
		新月体长度	A.<15%；B.15%～30%；C.>30%
		关节面塌陷	A.<15%且内陷<2 mm；B.15%～30%且内陷2～4 mm； C.>30%且内陷>4 mm
	2		骨硬化，骨溶解和局灶性空洞
		同1期	
	3		新月体征和（或）关节面扁平
		同1期	
	4		骨关节炎，髋臼变形和关节破坏
Japanese Orthopaedic Association 分期	1	A	分界线在股骨头内侧区
		B	分界线在股骨头中央区
		C	分界线在股骨头外侧
	2		扁平早期，坏死周围无分界线
	3	A	股骨头内侧区囊变
		B	股骨头外侧区囊变

多数认为保髋手术适用于股骨头坏死治疗，因为大部分患者为20～50岁的青壮年。股骨头髓芯减压技术最初用于诊断股骨头坏死，在Ficat等的描述中，这个技术是应用6 mm或8 mm环钻从股骨大转子外侧皮质进入损伤部位取材，同时进行组织切片用于病理学诊断。但是后来却发现，通过这一方法，94% Ficat Ⅰ级的患者能够获得良好的治疗效果。于是他们推论，髓芯减压技术可降低髓内压，改善坏死区的血流灌注并减少充血，后来的研究表明，骨内高压氧分压降低是缺血性骨坏死的早期征象或病因，骨内压持续升高，就会发生不可逆的骨质缺血坏死，髓芯减压术可以减轻这些影响。但是股骨头坏死的病因仍不清楚。

由于股骨头坏死会形成一大片或多个小区域坏死，因而广义上的髓芯减压还包括多点减压打造多个小隧道，植入各种移植物促进骨修复，但哪一种移植物疗效最佳、哪一种术式疗效最显著，目前仍没有定论。

在已发表的文献中，髓芯减压术的成功率差异极大，一个原因是研究者们使用的分期方法各不相同，且股骨头坏死的自然病程尚未完全阐明。此外，外科医生们的技术千差万别，手术成功和失败的定义也不相同。笔者认为，成功的手术应该显著减轻疼痛，并且将股骨头塌陷推迟至少5年。只有将手术效果保持5年，髓芯减压术才具有成本效益。

文献表明，是否出现股骨头塌陷，以及坏死的部位和程度都会影响到治疗效果（表56-2）。

表56-2　近10年髓芯减压术文献概要

作者/发表时间	研究类型	病例数（髋）	手术方法	平均随访时间	结果
Yoon等，2001	R	31(39)	13髋多点髓芯减压，26髋单点减压	61个月	19髋（48%）进行全髋关节置换术；17髋成功（无影像学进展，Ficat分期无进展未进行关节置换术） Ficat分期与失败率密切相关（Ficat Ⅰ期5/17，失败率29%，Ⅱ期9/14，失败率64%，Ⅲ期8/8，失败率100%） 坏死区域范围与失败率密切相关（轻度坏死失败2/14，失败率14%；中度坏死失败4/7，失败率57%重度坏死失败16/18，坏死率89%） 外侧病变时失败率更高［17/23（74%）］
Aigner等，2001	R	41(51)	单点减压	68.9个月	ARCO 1期29/30（97%）无影像学进展，1/30进展至3A期，平均HHS评分91.9分 ARCO 2期4/9（44%）无影像学进展，HHS评分从平均79分改善至平均95分；4例（44%）在平均46.5个月后行全髋置换术 ARCO 3期3/6（50%）在16个月后改行全髋置换术，另外3例有影像学加重，平均HHS得分73分
Mont等，2004	R	35(45)	多点小口径减压	24个月	32/45髋（71%）临床成功（HHS评分大于70分，未进行其他处理） Steinberg Ⅰ期24/30髋（80%）成功，Ⅱ期8/15髋（57%）成功，损伤越小越成功 Ⅰ期12/13（92%）小范围损伤治疗成功，10/12（83%）中等范围损伤治疗成功，2/5（40%）大范围损伤治疗成功 Ⅱ期6/8（63%）小范围损伤治疗成功，3/7（43%）大范围损伤治疗成功
Marker等，2008	R	52(79)	多点小口径减压	36个月	27/79髋（34%）再次手术 大损伤(坏死角度>200) 13/22髋（59%）再次手术 小损伤(坏死角度<200) 14/57髋（25%）再次手术

HHS，Harris髋关节评分

虽然各种股骨头坏死分期系统的使用给研究带来困难，但是各项研究都提示，未出现塌陷的早期患者疗效更好，生存期更长。一项区分 Steinberg ⅡA期股骨头出现硬化还是囊性损伤的研究表明，出现囊性损伤的股骨头预后更差。

股骨头坏死的面积会影响治疗效果，大多数研究认为小于15%的股骨头坏死，或总坏死的角度小于200°为小面积坏死；出现15%～30%面积的坏死为中等面积坏死；大于30%或总坏死角度大于200°为大面积坏死。坏死面积大小与手术失败率呈正相关，小面积坏死的手术失败率为14%～25%，而大面积坏死的手术失败率则高达42%～84%。

股骨头坏死的位置也会影响髓芯减压术的效果，ARCO分期及JOA分期系统充分考虑了这一点。A型位于股骨头内侧，B型为中央，C型为外侧。Aigner等评估了41例患者接受的51侧髓芯减压术后发现，3例C型的股骨头（2例ⅡC，1例ⅢC）最终行髋关节置换术，4/9的B型股骨头（2例ⅡB，2例ⅢB）最终也行髋关节置换术。若将影像学上出现进展或最终接受髋关节置换术定义为髓芯减压失败的手术，Yoon等报道23个外侧病变中失败的有17个。在系统评价了过去10年中发表的研究报道之后，我们得出结论，病变影响范围若小于内侧负重区域30%的患者，手术失败率低（4.5%）。

目前尚不清楚患者自身其他因素与手术之间的关系，大多数研究，包括一项Meta分析显示，病因、体重、症状持续时间与预后并没有联系。有趣的是，多个研究发现类固醇既是保护因素，又是危险因素。

美国髋关节和膝关节外科医生协会的调查表明，髓芯减压术的适应证不一而足。大多数外科医生在患者处于Steinberg ⅠB和ⅡB期时首选髓芯减压；大约一半的医生在患者处于无症状ⅡB期时首选髓芯减压；如果股骨头塌陷，很少有医生采用髓芯减压术。

目前，我们采用髓芯减压术的适应证包括症状明显的、塌陷之前的、运动相对较多的患者，股骨头若塌陷一般不建议采用髓芯减压术。

1.髓芯减压结合骨髓移植治疗股骨头坏死 髓芯减压可以通过促进骨修复来治疗股骨头坏死，那么髓芯减压联合干细胞移植或BMP将更值得期待。

Hernigou和Beaujean在2002年报道了采用髓芯减压术和骨髓移植移植治疗Ⅰ～Ⅳ期股骨头坏死，他们从髂骨采集BMA，使用细胞分离器收集干细胞，然后注入股骨头病变部位，术后26个月，116例患者中的189侧髋关节中有34侧（18%）最终需要行全髋关节置换术，在32例Ⅳ期病变中，20例（63%）需要行全髋关节置换术，手术成功的155个病例中，有91个（59%）来自Ⅰ、Ⅱ期病变。与先期研究结果相符，所有Ⅲ期或Ⅳ期患者术后疗效不佳。有趣的是，骨髓穿刺获得的干细胞计数与病因有关，因激素治疗、酒精滥用或器官移植而引发的股骨头坏死的患者干细胞数量比继发于镰状细胞病或其他病因的患者显著降低，而这将直接影响手术的成败。近来Hernigou等报道了一项为期10年的回顾性研究，他们采用髓芯减压结合自体骨髓移植对534例股骨头坏死Ficat Ⅰ期和Ⅱ期患者进行治疗，通过平均13年的随访发现，94例患者病情进展，最终需行人工髋关节置换术，但这与采集的骨髓干细胞数量密切相关；MRI显示69例已全部治愈，440例（82%，包括上述69例）未出现塌陷。

Gangji等在2004年报道了对13例ARCOⅠ、Ⅱ期患者的18侧髋部进行髓芯减压治疗，患者随机分为2组，8侧股骨头接受单纯的3 mm髓芯减压，10侧接受髓芯减压并自体骨髓干细胞移植治疗，24个月后单纯接受髓芯减压治疗的8侧股骨头中有5侧（63%）发生塌陷，而接受联合治疗中只有1例（10%）发生塌陷。

Wang等也评价了联合治疗的疗效，在3年间，59例患者首先使用1 mm克氏针经皮髓芯减压，然后从髂嵴采集骨髓，将其浓缩为包含30～50个骨髓单核细胞的悬浮液，最后用一个小套针注入股骨头病变部位。术后28个月，ARCOⅠ期和Ⅱ期病变的手术成功率为88%，Ⅲ期为44.4%（4/9），影像学检查显示总成功率为76%（45/59）。这项实验同时也证实了Hernigou之前的报道，即类固醇诱导性股骨头坏死的患者能提取的骨髓干细胞更少。此外，从男性患者获取的干细胞多于女性患者。

虽然浓缩干细胞治疗效果确切，但这种方法也有局限性，目前尚不能准确计算最终移植入病变部位的细胞数目，而且炎性疾病（如类风湿关节炎、红斑狼疮）、长期使用类固醇药物或有酗酒史的患者移植入股骨头的干细胞数目可能减少。

2.髓芯减压结合BMP治疗股骨头坏死 2004年，Lieberman等扩展了生物治疗的概念，将纯化的人骨成型蛋白（BMP）和非胶原蛋白（NCP）混合联合髓芯减压用于治疗股骨头坏死。在对15例股骨头坏死Ficat Ⅰ、ⅡA、ⅡB、Ⅲ期（17侧）患者治疗中，均采用髓芯减压联合带有自溶灌注半纯化的BMP和NCP同种异体抗原清除植骨以及含有BMP、NSP的明胶胶囊的方法。这种技术采用磨钻在透视引导下充分清除死骨，创建植骨隧道，所以被视为带植骨的"髓芯清创术"。术后53个月，12例患者（14侧股骨头，86%）影像学检查未显示病情进展或需行关节置换术，有进展的2例患者中1例处于ⅡB期，另外1例处于Ⅲ期。11例患者无疼痛，2例中度疼痛，2例剧烈疼痛。股骨头病变面积小于50%或少于2/3的负重区受累患者，手术预后良好。Mont等报道了在股骨头-颈部开窗进行富含BMP同种异体骨移植治疗股骨头坏死的21例病例，通过术后2年的随访，86%（18/21）的患者预后良好。对于接受保髋手术的患者来说，传统的髓芯减压加上生物学方法可有效改善单纯髓芯减压的疗效，虽然这种方法对预后的影响相对于手术患者适应证的选择来说可能是次要的，但是Hernigou等的报道表明这种方法长期疗效良好，此外，这些附加操作并不会造成手术创伤和疾病程度的加重。

3.髓芯减压结合带血管或无血管骨移植治疗股骨头坏死 为了提高髓芯减压的疗效，骨移植手术被引入股骨头坏死治疗以提供结构支撑。1949年，Phemister首先报道了使用无血管自体胫骨移植治疗股骨头坏死，无血管骨移植物也包括脱钙骨基质、松质骨、大转子或髂嵴移植块。带血供的骨移植手术被Urbaniak等普及，它包含下述各项技术：股骨头减压、坏死骨清除、自体骨替代、结构性植骨、股骨头再血管化和成骨。

Rijnen等报道了对28例ARCO Ⅱ～Ⅳ期患者使用打压植骨技术，将自体大转子骨块联合异体松质骨打压形成一个植骨块用于治疗股骨头坏死，术后随访42个月后发现，29%（8/28）的患者需要行关节置换术，术前已经出现塌陷或接受激素治疗的患者最终均失败。ARCO Ⅱ期患者手术成功率为73%，而ARCO Ⅲ期的成功率只有45%，ARCO Ⅳ期的手术成功率为100%，但本试验仅有3例Ⅳ期患者。术后9个月影像学检查显示，68%（19/28）的患者出现塌陷，但是其中14例（50%）术前就有塌陷。

带血管移植骨的优势是可以重建股骨头血供，能够作为具有骨传导作用的松质骨，从而改善坏死股骨头的缺血状态，增加植骨的成活率。此外，由于髓芯通道较大，有利于充分清除坏死骨组织，最好的移植供体包括肌蒂骨瓣、髂嵴与腓骨。

肌蒂骨瓣血供丰富，被肌肉保护在内，且与肌肉直接连接，因此降低了血管急性扭转或损伤的风险。Baksi等发表了对152例患者187侧股骨头进行肌蒂骨瓣移植术后16.5年的随访结果，他们推荐对成人采用阔筋膜张肌肌骨瓣，对青少年采用缝匠肌肌骨瓣。该手术采集阔筋膜张肌前2.5 cm包含髂骨区域的骨瓣。在清除坏死病变后，将移植骨物植入股骨头前上方，固定缝合。除了6名青少年采用缝匠肌骨瓣移植外，所有成年患者都采用阔筋膜张肌骨瓣移植治疗。在平均16.5年的随访期间，Ⅰ期患者均未出现股骨头塌陷，4%的Ⅱ期患者（3/75）出现小于2 mm的塌陷，14.4%的Ⅲ期（14/97）患者发生小于2 mm的塌陷。术后15年，Ⅰ期患者存活率为100%，Ⅱ期为91%，Ⅲ期为83%。

带血管的髂骨骨瓣是另一种选择，该手术从髂前上棘及相对应的旋髂浅动脉供应的区域采集移植骨，然后在股骨颈前侧作隧道行髓芯减压，清除坏死骨后植入带血管移植块。2009年，Babhulkar采用带旋髂深血管的髂骨移植治疗ARCO ⅡB期和ⅢC期的31例患者，在术后5～8年的随访中，只有1例股骨头因塌陷而行置换手术。但是临床报道中，并不是所有髂骨植骨术都取得成功。Chen等报道将带血管蒂的髂骨植骨应用于ARCO ⅡA期和ⅢB期已经出现部分塌陷的患者中，所有ⅢB期患者最终均接受关节置换术，股骨头平均存活均35个月。但是这项研究出现最终的不良后果，可能与手术适应证选择不佳有关，而不是技术本身的问题。

最流行的供体选择是带血管的腓骨移植块，手术方法一般是取患髋侧卧位，在准备髋部的同时进行腓骨的取材，在准备髋部时，旋股外侧动脉升支及相应的静脉被当做受体血管，第二穿支的分支由于其长度和直径较大，是最理想的受体血管。通过髓芯减压清除股骨头坏死组织并建立骨隧道，此时可以同时取材腓骨将其植入骨隧道，一般取材选择中段腓骨一个长度约为13 cm带有腓动脉及静脉的腓骨瓣，保留腓骨最近端和最远端10 cm的部分。为了不影响血液流动，骨隧道应该比移植骨直径大1～2 mm。移植骨用克氏针固定于股骨头上，然后完成血管吻合。

在1995年，Urbaniak等发表了一项为期7年的研究结果，报道了对103例股骨头坏死患者行带血管腓骨块移植的疗效。在这些患者中，2/19（10.5%）的马库斯Ⅱ期、5/22（23%）的Ⅲ期、17/40（32%）的Ⅳ期，以及7/22（32%）的Ⅴ期患者最终需行髋关节置换术。X线检查显示，7/19例Ⅱ期、21/22例Ⅲ期股骨头变扁，其中6例关节间隙变窄。31/40例Ⅳ期和16/22例Ⅴ期患者发生股骨头塌陷或骨性关节炎。表56-3总结了带血管腓骨块移植治疗股骨头坏死的近期评估结果，通过回顾这些研究可以得出结论：在股骨头没有塌陷时行带血管的骨移植效果最好。几项研究通过对比带血管的腓骨移植及无血管的骨移植或髓芯减压的临床疗效，结果显示带血管的骨移植具有临床优势。但是这些试验都不是随机试验，且带血管的骨移植并发症较高。Vail和Urbaniak报道通过对行带血管的腓骨移植的247例患者术后随访47个月后发现，47例（19%）出现肌肉无力、不适、感觉缺失。在术后5年跟踪随访的47例患者中，18例（24.3%）肢体有肌肉无力和感觉缺失，包括踇趾爪形足、腓神经失用以及由此引起的肌肉无力、踝关节疼痛。

4.髓芯减压结合钽棒植入治疗股骨头坏死 虽然带血管骨移植块治疗股骨头坏死已经取得确切的临床疗效，但这种手术由于手术时间长、技术难度大，因此选择这种治疗方式的外科医生和患者不多。但是，单纯行髓芯减压术疗效报道各异。因此，钽棒成为解决这些问题的一个方法，钽棒同样也可以提供结构支撑而不存在带血供腓骨移植的相关问题。多孔钽棒的生物特性使其成为一种极具吸引力的材料，其多孔性大于80%，丰富的互联针孔有助于骨长入，在为股骨头提供结构支撑的同时具备摩擦系数较低，体积刚度较小的特性（图56-3）。

Veillette等在2006年对54例股骨头坏死患者而未出现塌陷的患者进行钽棒植入治疗，术后24个月，只有28%（16/58）的患者出现影像学进展。

这些患者中有43%（7/16）转为全髋关节置换术，髋关节无进行性病变的42个病例中，仅有2例（4.8%）最终行THA。术后12个月91.8%的髋关节不需要关节置换，术后24个月这一比例降至81.7%。此外，研究者们还发现，慢性系统性疾病（系统性红斑狼疮、韦格纳肉芽肿病、人类免疫缺陷病毒、肝炎）是这些患者最终接受全髋置换的独立危险因素。

Shulter等比较了24例钽棒治疗和同期21例行带血管腓骨移植治疗的患者，钽棒的平均手术时间为36 min，而腓骨移植术则需要471 min；钽棒组术中失血量为70 ml，腓骨移植组为665 ml。总体来说，腓骨移植组比钽棒组住院时间更长、输血量更多，需要的镇痛泵更多。36个月后，钽棒组存活率为86%，腓骨移植组为67%，但这并不具有统计学意义。此外，血管腓骨移植组有4种并发症，其中2种与腓骨取材部位有关，而多孔钽棒组并无并发症出现。

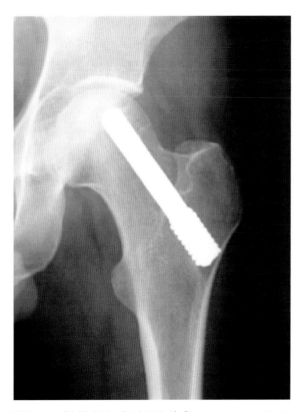

图56-3 钽棒植入术后X线片［Reprinted from Shuler MS, Rooks MD, Roberson JR. Porous tantalum implant in early osteonecrosis of the hip: Preliminary report on operative, survival, and outcomes results. *J Arthroplasty*. 2007;22(1):26, with permission from Elsevier.］

表56-3 近10年带血管骨移植文献概要

作者/发表时间	研究类型	病例数（髋）	手术方法	平均随访时间	影像学结果	临床效果	并发症
Berend等，2003	回顾性	188 (224)	带血管的腓骨移植	4.3年		Steinberg IV期130髋中73髋平均2.3年后改行全髋关节置换术，67.4%存活率任持发性，创伤后和酒精依赖组存活率更低，损伤范围越大，越容易失败大范围损伤的HHS评分显著降低	
Marcimiak等，2005	前瞻性	86 (101)	带血管的腓骨移植	至少5年	14例Marcus II期病例中7例（50%）3年后股骨头塌陷 23例Marcus III期病例中14例（61%）5年后股骨头塌陷 64例Marcus IV期病例中38例（59%）4年后行THA	101例中57例（56%）平均3年后改行全髋关节置换术，任年龄上无统计学意义	10例螺钉部位出现转子滑囊炎 1例出现皮肤供区损伤 5例出现短暂性供肢神经功能性麻痹 1例4年后出现转子下骨折
Kawate等，2007	回顾性	73 (62)	带血管的腓骨移植	至少3年	31例未塌陷病例中10例（32%）病情进展 vs. 50例已塌陷病例中25例病情进展（P>0.05） 50例坏死角小于300中20例（40%）进展 vs. 21例坏死病大于300中15例（71%）进展（P<0.05）	总体上本后HHS评分较术前明显改善激素组优良率显著低于酒精损伤组 31例术前未塌陷病例中27例（87%）术后达到优良，40例术前塌陷病例中20例（50%）术后达到优良 50例坏死角度小于300的病例中41例（82%）术后达优良，而21例坏死角度大于300的病例中7例（33%）术后达到优良	71例中9例由于静脉闭塞需再次探查 3例转子下骨折 10例爪形足
Yoo等，2008	回顾性	135 (151)	带血管的腓骨移植	至少10年（平均13.9年）	7髋（6%）改善，69髋（56%）无变化，48髋（39%）恶化，损伤位置（更靠外侧），损伤范围（小于15%）与良好的预后密切相关	HHS评分从72改善达88 13髋（10%）改做全髋置换术植骨和全髋关节置换术之间间隔8.4年35岁以下患者存活率更高	17例爪形趾畸形足 2例短暂性腓神经结麻痹 2例转子下骨折

（续表）

作者/发表时间	研究类型	病例数（髋）	手术方法	平均随访时间	影像学结果	临床效果	并发症
Scully等,1998	回顾性	480 (614) vs. 72 (98)	带血管的腓骨移植 vs. 髓芯减压	至少21个月		Ficat II期：111例带血管组中，12例（11%）改做全髋关节置换术 vs. 43例髓芯减压中15例（35%）改做全髋关节置换术（P<0.01） III期：500例带血管组中，95例（19%）改做全髋关节置换术 vs. 47例髓芯减压中37（79%）例改做全髋关节置换术（P<0.01）	带血管组：1例转子下骨折，3例大足趾，爪形足，1例腓神经麻痹 不带血管组：2例腓神经麻痹，2例创口表面感染
Plakseychuk等,2003	回顾性	50 (46) vs. 50 (47)	带血管的腓骨移植 vs. 无血管腓骨移植	5年	Steinberg I期：无血管组14例中6例进展为塌陷 vs. 有血管组14例均无塌陷 Steinberg II期：有血管组21例中4例进展，3例塌陷；无血管组16例14例进展14例塌陷 Steinberg III期：无差异 以塌陷作为研究终局，有血管组与无血管组有显著差异	Steinberg I期：带血管管组与不带血管组无显著差异 II期：带血管管组HHS评分显著大于不带血管组 III期：带血管管组与不带血管组无显著差异	
Kim等,2005	回顾性研究	44 (50) vs. 24 (30)	带血管的腓骨移植 vs. 无血管腓骨移植	4年	Steinberg II C期：有血管组10例中4例进展1例塌陷 vs. 无血管组10例中8例进展5例塌陷 III C期：有血管组2例全部进展1例塌陷 vs. 无血管组2例全部进展至塌陷 IV C期：有血管组11中7例进展6例塌陷 vs. 无血管组10例中10例进展9例塌陷 总体而言，带血管组较不带血管组更少进展和塌陷	II C期：带血管管组HHS评分显著大于不带血管组 IV C期：带血管管组HHS评分显著大于不带血管组 带血管管组HHS评分显著优于不带血管组 带血管管组23例中3例（13%）改行全髋关节置换术，不带血管组23例中5例（22%）行关节置换术	带血管管组：3例大足趾，3例腓神经麻痹形足，3例腓神经麻痹 不带血管组：2例腓神经麻痹

HHS，Harris髋关节评分

Varitimidis 等对采用钽棒治疗的27例患者进行了一系列前瞻性研究，在平均38个月的随访中，一半患者出现影像学进展。影像学检查发现，在塌陷前就接受钽棒治疗的患者疗效更好，9例Ⅱ期中只有4例出现影像学改变，而17例Ⅲ期和Ⅳ期患者中有9例出现改变影像学改变，但是两者术后的Harris评分没有显著差异。目前尚未发现病因和预后之间的关系，但术前病变面积和预后之间呈正相关，术后29个月，6例患者行全髋关节置换术，总体成功率为70%。在全髋关节置换术中，植入的钽棒被取出时未出现明显异常，手术时间只是延长5～10 min。尽管这些临床结果令人振奋，但Tanzer等通过组织学研究对钽棒的疗效提出了一些疑义。在113例因Steinberg Ⅱ期股骨头坏死而植入钽棒的病例中，Tanzer等评估了13.4个月后因行全髋关节置换术时而被取出的15例。在所有病例中，钽棒均被植入坏死区域中，但有2例已经穿透软骨下骨，植入物与未塌陷软骨下骨的平均距离为7.6 mm。所有病例均出现软骨下骨骨折，其中9例出现塌陷。13例出现骨长入，但比例很小，平均为1.9%，而且骨长入不完整，深度小于2 mm。由于这些结果均来自植入失败的病例，因此不能代表整体情况。但115例中有13例早期失败。此外，13例在股骨颈的切割面出现黑色，经确认是金属磨屑。这些碎屑在术中切割股骨时产生，从而导致THA术后的第3体磨损。因此在行钽棒植入术时，应该严格把握植入物的选择、手术技术和患者适应证。目前笔者尚不推荐髓芯减压术结合钽棒，对于接受这种术式的患者应长期随访以解答上述疑惑。

（五）并发症

髓芯减压的并发症多样，但可以通过仔细的外科操作减少并发症。髓芯减压后一个重要的并发症是股骨骨折，骨折可能发生在术中或术后早期。早期报道骨折的并发症多发，但是自从将髓芯减压开口尽量接近小转子后减少了骨折的风险，避免从小转子取材松质骨移植物也可降低股骨颈和转子下颈部骨折的风险，有一项研究表明术后避免负重将骨折的发生率从2.5%降低到1%。

带血管的骨移植并发症经常发生在取材部位，最常见的并发症是拇趾长屈肌无力，发病率为12%。拇趾长屈肌无力经常由于分离腓骨时过度剥离引起，足部可能无症状，可以采用非手术治疗。长时间站立或中等体力活动后出现足踝疼痛是另一个问题，可采用非手术治疗有效缓解。1.7%的患者可能出现腓神经麻痹，但大部分都得到有效的治疗。Vail 和 Urbaniak 指出，24.3%的患者在接受有血管的腓骨移植术后5年存在小腿的无力或部分感觉缺失。

其他常见并发症包括感染、深静脉血栓形成（DVT）和异位骨化。这些并发症的发生率与其他手术的并发症相似，加强无菌观念和预防深静脉血栓形成可以将其发生率极大降低。

三、病例报道

由于本例患者处于股骨头塌陷前期，因此髓芯减压是首选术式，并联合自体髂嵴骨髓和BMP、胶原蛋白移植。由于BMP目前尚未被临床使用认可，也很难从保险公司获取经批准使用的BMP，因此在使用前与患者进行了充分沟通。近年来笔者在无法使用BMP时则选择浓缩干细胞的技术。

（一）外科手术

患者取仰卧位，并保证在具备透视条件下手术。由大转子顶端向远端作纵行外侧切口。切开髂胫束以及股外侧肌筋膜后缘，再将肌肉抬离肌间隔。在透视引导下将导针从股骨外侧皮质插入并穿至股骨头坏死区域，用绞刀沿导针扩大隧道直至直径11 mm，而后在透视定位下使用骨钻清除股骨头内坏死骨。

取髂嵴的小切口抽取30 ml骨髓，与胶原蛋白条、含BMP的松质骨片混合制成混合物。取大转子处的松质骨进行股骨头内植骨后将BMP和BMA混合物通过髓芯通道植入股骨头内，最后用脱钙骨基质密封通道。

（二）术后锻炼

患者最初拄拐以平足落地负重6周，在之后的6周，逐步发展到拄拐完全负重，4个月之后弃杜。术后6周、2个月、4个月、6个月、1年，以及之后每年复查双髋关节正位片和蛙式位片。磁共振显像显示术后1年效果良好，只有轻微的软骨变薄（图56-4）。术后4年X线检查未发现股骨头塌陷（图56-5）。

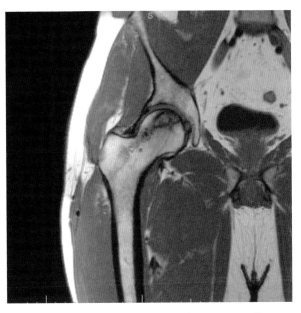

图56-4 股骨头未塌陷的右髋术后MRI图像

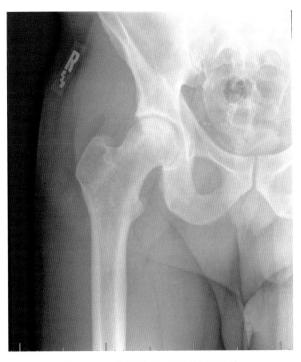

图56-5 右髋术后5年X线正位片

（三）结果

目前该患者已接受髓芯减压联合BMP、BMA移植术后5年，术前的烧灼样疼痛已经消失，但偶尔出现髋部疼痛。患者唯一的主诉是，髋部不适时无法跑动。患者能够爬楼梯、穿鞋子，并继续警官的工作，不需要任何镇痛药物，对侧髋关节未有疼痛。在体格检查时，屈曲活动度为0°～100°，外旋40°，内旋10°。走路无跛行。随机试验有助于髓芯减压结合BMA和BMP的疗效目前尚无此类研究。

X线检查显示未有塌陷，疾病无进展。没有随机试验数据表明髓芯减压联合生物技术比单纯髓芯减压效果更好。

四、当前研究的局限性和未来的方向

股骨头坏死的自然病程和治疗虽然取得了进展，但在很多未知领域，股骨头坏死的病因仍需进一步确定，该病的相关危险因素可能影响其自然病程，需要更多的随机试验以比较不同术式的疗效。此外，由于影像学检查最终行THA都不能完全反映患者的总体功能，因此需要其他的随访方式，包括问卷调查。医患双方可能都希望避免进行后续关节置换的可能，尤其是对于年轻患者。随机试验需要采用通用的分期系统，以分析股骨头的病变累及程度。

五、结论

目前，髓芯减压对于有症状、未出现塌陷的股骨头坏死的年轻患者是最佳选择。对于无症状的塌陷前病变，采用髓芯减压业界内仍有争议。病变较重，股骨头受累严重时手术成功率下降。此外，近期尚无数据支持对股骨头塌陷的患者单纯采用髓芯减压治疗。联合BMP、BSA或其他生物合成剂可能可以提高髓芯减压的手术疗效，带血管的骨移植的疗效尚需进一步研究。这些技术都需要设计精良的随机试验进行评估。

第57章

股骨近端截骨及开放植骨治疗股骨头坏死

原著者　Harpal P. Khanuja, Michael A. Mont, Joshua E. Drumm, Aaron J. Johnson, Samik Banerjee

译　者　张怡元

一、病例介绍

JN是一位病态肥胖的38岁非洲裔男性，主诉左髋部慢性疼痛2年。其疼痛主要位于腹股沟区深部为间歇性疼痛。患者每晚喝两三瓶酒，每天抽一包烟，否认手术史。查体提示左髋旋转活动尤其是内旋时疼痛加剧。右髋关节无临床体征。右肩和左腕也有类似髋关节部位的疼痛。双髋正位片（图57-1）、左髋蛙式位（图57-2）显示左髋关节有明显的软骨下骨硬化与股骨头囊性改变，右髋关节无明显异常。左髋关节MRI（图57-3）显示股骨头内侧病变累及约45%的股骨头负重区，

无股骨头塌陷。右髋关节MRI（图57-4）显示股骨头中央病变累及约15%的非负重区股骨头。肱骨头与桡骨远端也有类似的囊性变。

简介

股骨头坏死也称股骨头缺血性坏死或AVN，是一种破坏性极强的特异性疾病，好发于20～50

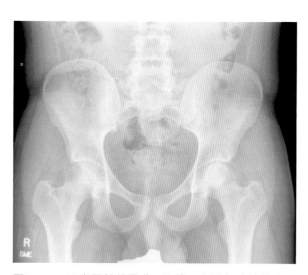

图57-1　38岁男性的骨盆X线片，主诉左髋关节隐匿性疼痛。左股骨头有一个大面积的硬化性病变，未见关节面塌陷。右髋关节未见明显异常

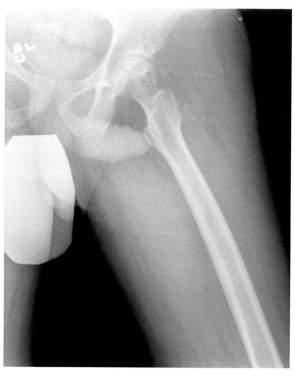

图57-2　同一患者的左髋蛙式位X线片，显示左股骨头坏死

岁的患者，本病需要与可能出现髋部和腹股沟疼痛的其他疾病相鉴别，如股骨髋臼撞击症、短暂性骨质疏松、股骨颈骨折和骨软骨炎。上述病例中的患者主要应与创伤性股骨头坏死相鉴别，因其同样可表现为多部位坏死，并与长期饮酒和吸烟有关。在众多对关节疼痛的影响中，3% ～ 10%的患者会发生"多部位坏死"（3个不相关的部位）。在这个病例中，对侧髋关节已经出现无症状性股骨头坏死，在10% ～ 50%的病例中，对侧髋关节也将发生塌陷，取决于病变的面积及区域。

　　股骨头坏死有多种危险因素，其中一些是在我们的病例报道总结发现的（详见第19章）。危险因素可分为直接因素（如外伤、血液病镰状细胞病、沉箱病、戈谢病、辐射、一些自身免疫性疾病）和间接因素（如酗酒、吸烟、长期高剂量的糖皮质激素的使用）。

　　一旦关节表面发生晚期塌陷，全髋关节置换术是唯一的治疗方式，但是塌陷前病变和一些早期病变往往可以采用各种保髋手术进行治疗。这

些术式可大体分为3类：髓芯钻孔减压术、截骨术、开放植骨术（即无血供和带血供骨移植术）。对于每一类治疗方案，我们都将描述术式的特点、适应证、禁忌证及文献综述。

二、股骨近端截骨术

（一）简介

　　股骨近端截骨术（proximal femoral osteotomy，PFO）的目的是为了改变髋关节的生物力学，并改善股骨头的血运，其治疗的理论基础是改变股骨头的负重区域，由病变部分改为正常股骨头，并且在负重时结构稳固。理论上，这将减轻退化的关节软骨所承受的压力，防止病情恶化。

　　采用截骨术治疗骨坏死疾病已有近40年的历史，所以演化出了不同的术式，包括内收、外展截骨及经转子间旋转截骨，所有的术式难度都很

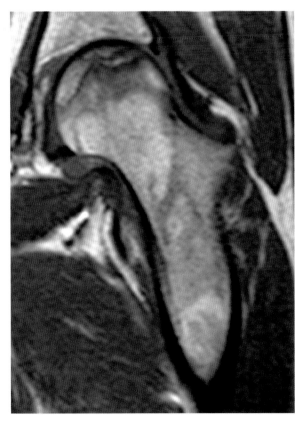

图57-3　左髋冠状位MRI T$_1$相显示边界清楚的线性区域异常信号，无明显畸形或水肿

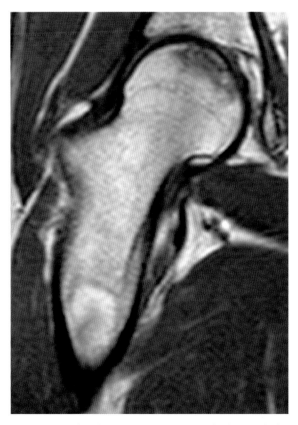

图57-4　右髋冠状位MRI T$_1$相显示一个较小的病变，与左髋特征相似

大并在美国只取得了少部分的成功，而在欧洲和日本则有大量的成功病例报道。

楔形截骨最早由Merle d'Aubigne在1965年提出，但关于其成功率报道不一。Sugioka于1978年最早提出转子间旋转截骨，通过对早期大量患者持续的随访发现，旋转截骨后正常股骨头面积超过负重区域36%的患者术后疗效最佳，但是手术适应证过于严格及术式的过于复杂使其难以被推广。

（二）适应证

适用于股骨头坏死面积较小的Ficat Ⅱ期或Ⅲ期的患者，此外，新的承重面的股骨头部位必须有足够的软骨覆盖，才能确保手术成功。

（三）禁忌证

骨愈合能力较差，如患有肾疾病、长期使用糖皮质激素、吸烟等患者。这些因素可能会导致骨头的延迟愈合、畸形愈合甚至不愈合。虽然楔形截骨术还可用于早期塌陷后患者，但必须保证病变未累及髋臼，且坏死面积小于股骨头的30%。

（四）手术技术

截骨角的选择

根据股骨头病变的位置和大小决定采取哪种截骨术，如果病变位于股骨头内侧，选用内翻截骨最为理想，内翻截骨后将产生新的负重轴线，由病变的内侧股骨头改为外侧的正常股骨头。如果病变位于股骨头前上区则需要外翻截骨，此时，负重轴线将从患者的髋关节前部转移到股骨头的内侧部。

1.手术技术：外翻截骨术 经前外侧入路暴露髋关节，注意保护关节囊，尤其是大转子处的关节囊的完整性，以保证大转子术中可被充分提起，接着开始进行股骨截骨，按照术前设计的外翻角度插入导针，第1次进行垂直股骨轴线截骨，应比设计中预留钢板的位置高1.5～2 cm，第2次结合使用骨刀和电锯进行外翻楔形截骨，然后从小转子止点松解髂腰肌，使用一个95°或固定角度钢板固定骨折端，反复冲洗伤口并逐层缝合伤口（图57-5A～C）。

2.手术技术：内翻截骨术 患者取仰卧位于可透视手术床上，并垫高术侧髋部，选用直接外侧入路暴露股骨近端，只需暴露到截骨部位。首先使用电锯和骨刀在小转子水平垂直于股骨干开始对股骨内侧皮质截骨，再使用电锯从外侧皮质向内截出楔形骨块。截骨后骨折端固定使用一个95°或固定角度钢板（图57-6A～C）。

旋转截骨技术

1.前旋转截骨手术技术 选用髋关节外侧入路暴露股骨大转子进行旋转截骨，股骨近端保留有臀中肌，臀小肌和梨状肌止点。在暴露小转子的过程中，应注意保护旋股内侧动脉，因其常常紧贴截骨部位。旋股内侧动脉深支位置固定，其绕行至闭孔外肌的后侧，位于闭孔内

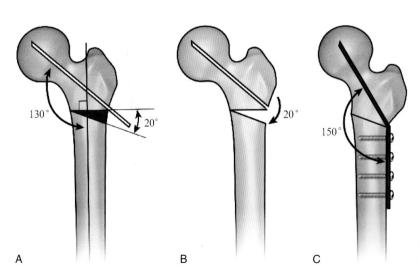

A   B   C

图57-5 A～C.外翻截骨术（经巴尔的摩西奈医院许可使用）

肌、上下孖肌的上方，从股骨近端止点上分离所有的旋股短肌群，在分离股方肌时需注意保护位于深面的旋股内侧动脉深支。闭孔外肌需被完全分离，否则在股骨近端旋转后将对血管造成压迫。

通过导针插入股骨近端截骨部位确定适当的截骨位置，第1根导针在距离转子间线下方约1 cm处垂直于股骨颈前后轴从大转子向小转子方向插入，直接在第1根导针前方插入第2根导针，确保2根导针在冠状面上平行，矢状面上垂直。第3根导针平行并远离第2根导针插入。

切开关节囊半脱位股骨头后开始截骨，第1次截骨利用第1根导针的位置，垂直于股骨颈冠状面轴线截骨，第2次截骨在小转子突起的最上方开始，并结束于第1次截骨处。两者的角度应大于90°，以保证近端和远端骨折端有充分的接触。分别在股骨近端和远端插入1根克氏针，用于控制骨块的旋转，旋转近端股骨，使正常的股骨头部分与髋臼的负重区相连接，旋转角度一般控制在45°～90°（图57-7A～D）。必须完全分离髂腰肌、闭孔外肌、股外侧肌及关节囊，使股骨近端能充分旋转。

确保旋转后股骨近端和远端之间充分接触，使用滑动加压螺钉和钢板或者其他内固定装置固定骨折端（图57-7E）。活动髋关节，确保无骨性撞击后反复冲洗伤口并逐层缝合。

2.后旋转截骨手术技术　选用髋关节后侧入路暴露髋关节，切开外旋短肌、股方肌和髋关节囊，避免损伤旋股内侧动脉的分支后由后向前对大转子

进行截骨，注意从髋关节囊前方分离股外侧肌，然后在髋臼侧切开关节囊。

第1根导针经大转子截骨处插入股骨颈中心作为标志，然后再从大转子处插入两根导针，确保其均垂直于股骨颈轴线，分两步进行转子间截骨。第1步平行后面两根导针的由近端向远端方向进行截骨，截骨面起于第1根导针入钉处止于小转子突起的最上方，第2步从小转子的最上方股骨内侧皮质开始，由内向外截骨，止于第1次截骨处，将1根克氏针插入股骨近端后控制旋转，用滑动髋螺钉、钢板或类似内固定器械固定骨折端。

（五）结果

PFO手术的成功率取决于术者的经验和手术技术的娴熟，文献报道成功率为25%～90%（表57-1）。PFO的潜在不良影响是会增加后期全髋关节置换手术的难度，虽然目前并无定论。一部分PFO的拥护者认为PFO完全不会影响全髋关节置换，而另一些人认为行PFO之后必然会增加全髋关节置换的手术时间和失血量。Fehrle等报道13例带血管腓骨移植后期行全髋关节置换术的患者中，10例患者由于植入物的存在，导致术中不容易判断正确的股骨髓腔位置及股骨干的方向，而通过对9例患者长达2年的随访，有2例患者（22%）最终因为股骨侧的松动而翻修。

关于内翻截骨预后的报道大同小异（表57-

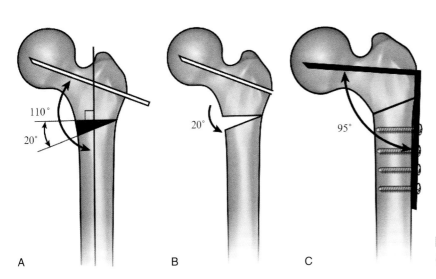

图57-6　A～C.内翻截骨技术（经巴尔的摩西奈医院许可使用）

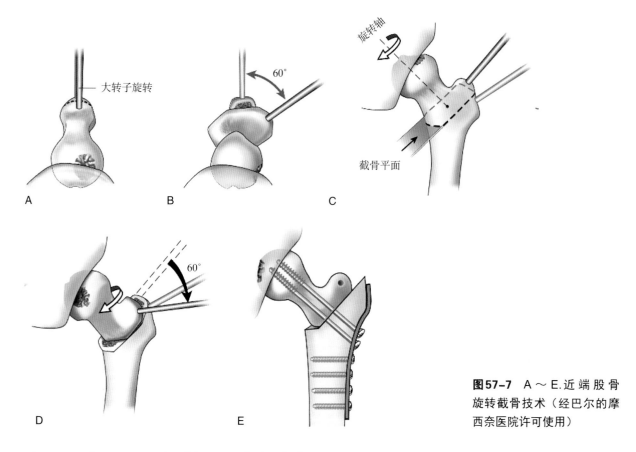

图57-7 A～E.近端股骨旋转截骨技术（经巴尔的摩西奈医院许可使用）

1），Dolinar和Pavlovcic对32例Ficat Ⅱ期或Ⅲ期患者平均17年（9～26年）的随访发现，23例患者至少在3年后才出现塌陷（74%），其中6例在术后8年出现塌陷，13例病情进展缓慢并伴有轻度关节炎，4例患者无任何放射学进展直到术后第26年。其他报道总结在表57-1中，结果都类似，表明术后出现股骨头塌陷的风险取决于行截骨术时股骨头坏死的分期及股骨头塌陷程度。

有日本学者指出，成功率最高的是经转子间旋转截骨术。Sugioka已发表了他在日本进行的旋转近端截骨手术取得的成功，在10年的随访中，患者股骨头的存活率甚至超过了90%。最近，他通过对51例Arco Ⅲ期和Ⅳ期接受旋转转子间截骨患者进行12年的随访后发现，没有1例需接受全髋关节置换术。

值得注意的是，在日本以外却很难重复这种成功。Dean和Cabaneal解释了这种差异的潜在原因：首先，在日本，患者通常有较长的住院期，这使患者可以得到更多的监测，获得更多的休息和物理治疗；其次，长时间住院可以提高患者的依从性，使得下肢非负重时间延长。

（六）结论＋股骨近端截骨

根据适应证严格挑选合适的患者是股骨近端截骨术成功的首要前提，理想的人群是股骨头坏死Ⅱ期或Ⅲ期的患者伴有小面积的股骨头坏死，同时，精湛的手术技术也是成功的保障。

三、开放式植骨手术

（一）简介

所有植骨手术都有共同的手术目的：缓解疼痛、保留股骨头、清除死骨，提供结构支架促进细胞修复，保持股骨头结构的完整性，最终达到延迟或预防股骨头塌陷的效果。植骨手术分为两大类：带血管植骨和无血管植骨。带血管的腓骨移植手术最初由Judet于1981年提出，但直到1990年才由Urbaniak推广。无血管骨移植可以通过股骨外侧骨隧道、股骨颈窗口或关节表面窗口植入。这两种手术通过彻底清除坏死股骨头组织

表57-1　股骨近端截骨术

作者	年份	数量（例）	证据等级（级）	平均随访时间（范围：个月）	成功率（%）
Yoon等	2008	43	4	37（24～52）	93
Sugioka和Yamamoto	2008	51	4	144（14～252）	65
Ikemura等	2007	42	4	72（24～150）	64
Onodera等	2005	38	4	48（25～84）	58
Rijnen等	2005	26	4	104（79～120）	56
Nakamura等	2005	12	4	81（36～180）	83
Matsusaki等	2005	17	4	51（18～133）	71
Zhang等	2004	23	4	54	73
Hisatome等	2004	25	4	77（41～149）	60
Sakano等	2004	20	4	48（8～149）	90
Chen等	2004	20	4	25（5～46）	58
Drescher等	2003	70	4	125（36～244）	73
Fuchs等	2003	44	4	162（60～240）	66
Hasegawa等	2003	77	3	84（60～132）	78
Pavlovcic和Dolinar	2002	32	4	204（108～312）	72
Simank等	2001	83	3	72（18～228）	75
Gallinaro和Masse	2001	46	4	122（48～144）	63
Koo等	2001	17	2	54（42～78）	100
Inao等	1999	14	4	125（60～212）	73
Scher和Jakim	1999	50	2	96（36～168）	86
Langlais和Fourastier	1997	20	4	78（24～120）	65
Iwasada等	1997	48	4	55（36～85）	62
Atsumi和Kuroki	1997	18	4	42（24～94）	94
Mont等	1996	37	4	138（60～216）	76
Belal和Reichelt	1996	7	4	84	14
Grigoris等	1996	20	4	85（18～162）	25
Scher和Jakim	1993	45	2	65（36～126）	87
Dean和Cabanela	1993	18	4	60（3～106）	6
Sugano等	1992	41	4	76（36～132）	56
Sugioka等	1992	474	4	NR（36～192）	78
Jacobs等	1989	22	4	63（30～120）	73

NR，未报道

并植入骨块为股骨头的关节面提供了软骨下支撑，此外，带血供的植骨块还为病变区域提供了血供。无血管骨移植主要提供了一个有利于新骨形成的环境，通过减压、清除死骨、植骨、形成刺激生长因子等治疗股骨头坏死。

（二）适应证

适应证包括Ficat Ⅱ、Ⅲ期股骨头坏死伴有小于2 mm的股骨头塌陷。

（三）禁忌证

无血管植骨的禁忌证包括大于2 mm的股骨头塌陷和关节间隙变窄患者，这表明髋关节已经出现关节炎改变，这些患者病情已经发展到了晚期，预后都较差。

（四）手术技术

在下面的内容中，将对3个最常用的无血管植骨技术治疗成人股骨头坏死进行讨论。Phemister技术由股骨外侧皮质通过股骨颈进入股骨头建立骨隧道，类似于髓芯减压技术，最后用植骨填充骨隧道。"活板门"技术指脱位髋关节后穿过关节面的皮质开窗进行病灶清除和打压植骨。"灯泡"技术关键在于股骨颈处皮质开窗而无须髋关节脱位。

1.Phemister手术技术

Phemister技术始于1949年，是第一个用于股骨头骨移植的技术，其过程类似于髓芯减压。利用髋关节外侧的一个微创的皮肤切口，在透视下由股骨外侧皮质插入导针通过股骨颈到达病变的股骨头区域，然后通过导针引导插入钻头，建立股骨近端外侧皮质窗口（图57-8A、B）。

插入环钻直到病变的股骨头区域，逐步扩大到8～10 mm直径，从而建立一个骨隧道。由于坏死病变区域的位置和大小多种多样，因此，要有灵活利用各种直径的环钻。此外，环钻可以重新进入其他可能需要处理的受影响的股骨头区域。一旦建立了骨隧道，移植物可以被植入到股骨近

端。自体骨移植可选择髂骨、腓骨和胫骨，还可以选择同种异体骨。

手术并发症与髓芯减压相似，包括股骨转子间骨折，股骨头软骨下骨穿孔从而破坏关节软骨，以及与取材部位相关的并发症。其潜在优点是微创，并发症少，程序简单，可以避免脱位髋关节并充分地清除股骨头坏死组织。理论上，相对于其他骨移植技术，行该术式的患者术后恢复更快；缺点包括无法直视股骨近端和移植骨块的位置等。由于随访得到的手术疗效不佳，许多外科医生改良了手术技术。但Buckley等报道对20例Ficat Ⅰ期或Ⅱ期（19例患者）股骨头使用Phemister技术并植入自体胫骨、腓骨或同种异体腓骨块，术后2年，18例股骨头（90%）无症状，且无进一步塌陷。

2."活板门"手术技术

"活板门"技术于1965第一次由Merle d'Aubigné提出用于股骨头骨移植，后来经Meyers修订、Mont改良从而得到进一步的完善与推广。该技术需要使股骨头脱位，以便开窗进入股骨头坏死区域，因此，保护股骨头的血供至关重要（通常使用髋关节前外侧入路）。股骨头脱位后整个股骨近端结构清晰可见，可用骨刀沿关节面开窗，确保开窗皮质骨的完整性。使用高

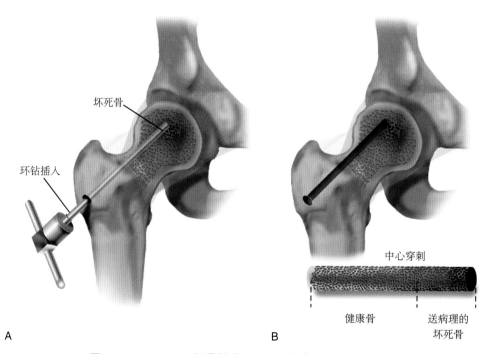

图57-8 Phemister植骨技术（经巴尔的摩西奈医院许可使用）

速钻或刮匙彻底清除死骨，然后在直视下对建立的骨道进行填充植骨（图57-9A～D）。开窗皮质骨用OrthoSorb可吸收钉（DePuy, Johnson and Johnson, New Brunswick, New Jersey）固定，然后进行髋关节复位。

这个方法的优点是可以直视软骨表面和股骨头病变部分，这有利于充分清除坏死组织，准确放置骨移植物。这项手术对技术要求很高，因为不恰当的操作可能对股骨头血供造成医源性破坏，从而加重病情。该术式的常见并发症是股骨头加速塌陷和关节炎的进展。

3. "灯泡" 手术技术

该技术开发于20世纪70年代，被用于无血供植骨治疗股骨头坏死。可选择髋关节前侧或前外侧入路暴露髋关节，该技术由股骨头-颈结合部开窗从而减少对关节软骨面的破坏（图57-10A～C），其他手术方式类似"活板门"技术，可以在直视下清除股骨头坏死组织并植入骨移植块。

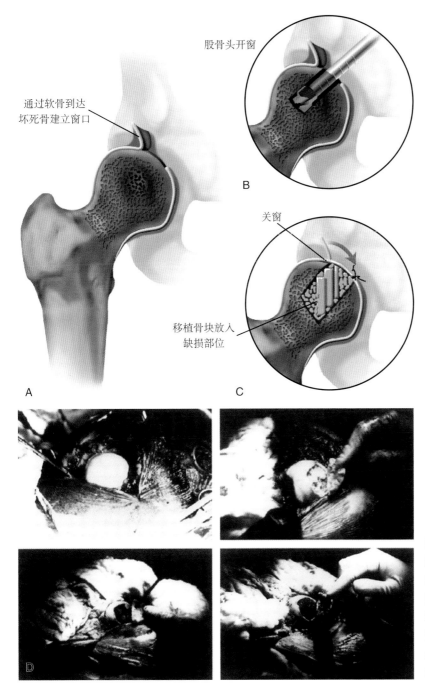

图57-9　术中照片为活板门技术全过程。髋关节脱位通过前外侧入路（A），之后开窗，显露股骨头坏死的部分（B）。对坏死区进行清创，髂嵴块支撑垂直放置于软骨的表面，然后开窗皮质骨放置于移植物表面（C），术中图像活板门技术（D）（使用许可：巴尔的摩西奈医院）

该技术与"活板门"方法最大的不同在于不需要股骨头脱位，从而在手术操作上比较简单，理论上对髋关节及其周围结构损伤较小，但是也存在一定的手术风险。在股骨颈皮质开窗使股骨近端应力增加，可能增加骨折的风险。此外，该手术方法相对于Phemister技术更具破坏性，且关节面不完全在直视下。

（五）结果

无血管骨移植技术适用于股骨头坏死Ⅱ期或Ⅲ期的成年患者，对于年轻患者中，这种手术有两个潜在的好处：第一是延迟接受更激进的外科手术，如髋关节置换术的时间；第二是通过刺激新骨形成治愈该病。另外它也是不想接受髋关节

置换手术患者的一种选择。

结果：Phemister方法

表57-2是一个综合报道Phemister技术成果的表格，通过2～19年的随访手术成功率由17%～90%，Ficat Ⅰ期和Ⅱ期及股骨头坏死区域较小的患者预后较好，Ficat Ⅲ期和Ⅳ期患者失败率较高，Boettcher等报道了38例股骨头（28例患者）行Phemister手术，平均随访6年（2～17年）。16例股骨头（42%）效果"良好"（定义为最小的功能限制，轻微疼痛），14例股骨头（37%）疗效"一般"（定义为最小功能限制，中度疼痛伴有一定程度活动受限），剩余8例股骨头（21%）疗效"不满意"（定义为严重疼痛，功能活动度的丧失）。有趣的是，Smith等对包括上述38例在内的56例股骨头（38例患者）进行更长期的随访发

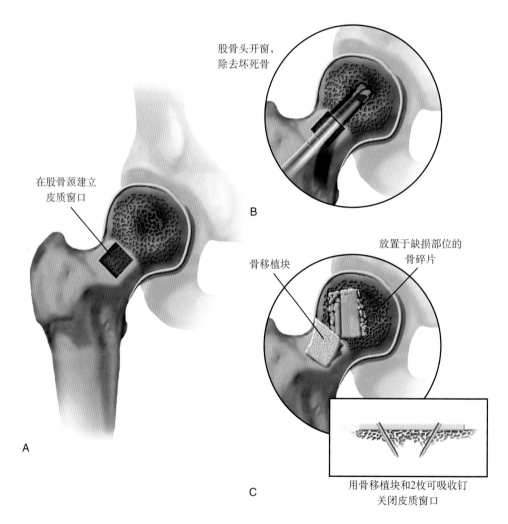

图57-10 A～C."灯泡"手术技术的过程。在股骨头-颈结合部显露皮质窗口，接下来清除病灶，植入伴或不伴有骨髓穿刺液和骨形成蛋白的骨移植块，然后用可吸收钉固定皮质窗口

现，有31例股骨头（22例患者）没有必要再接受后续的手术治疗（13例患者，18侧髋，在随访期间已死亡）。其中，16例股骨头（52%）有令人满意的结果。在随访的9年期间（2～15年），16个患者的25侧髋（45%）最终需要再次手术。这种不良预后与双侧对称发病、移植块的不正确植入以及关节的退行性变有关。

结果：活板门技术

与Phemister技术相比，"活板门"手术技术临床疗效更为确切（表57-3）。在3～5年的随访中，不同研究的成功率为71%到89%。Mont等报道30例Ficat Ⅲ或Ⅳ期股骨头（2例患者）接受松质骨和皮质骨混合骨块移植后，通过平均56个月的随访（30～60个月），24例Ficat Ⅲ期股骨头坏死患者中20例（83%）疗效良好；相反，只有1/3

的Ⅳ期股骨头坏死疗效良好。这些结果表明，"活板门"手术技术对于早期的股骨头坏死伴有小至中等面积坏死的患者有较好的疗效。

结果："灯泡"技术

相对于Phemister技术，"灯泡"技术与"活板门"相比更具有可比性（表57-4）。在2～15年的随访中，"灯泡"技术报道的成功率也达到了73%～90%。Seyler等报道了对39例Ficat Ⅰ～Ⅲ期股骨头坏死（33例患者），运用"灯泡"技术联合生物技术治疗后至少24个月的随访发现（24～50个月），Ficat Ⅰ期和Ⅱ期临床成功率为83%（30例股骨头中有25例）；在9例Ⅲ期股骨头坏死中，只有2例（22%）取得成功。在这两种情况下，成功的定义是不需要后续手术治疗（图57-10）。

表57-2 无血管移植：Phemister技术

作者	年份	数量（例）	证据等级（级）	平均随访时间（范围：个月）	成功率（%）
Keizer等	2006	80	4	84	46
Wang等	2005	28	1	26（24～39）	68
Israelite等	2005	276	4	NR（24～145）	62
Kim等	2005	30	3	50（36～67）	78
Lieberman等	2004	17	4	53（26～94）	82
Rijnen等	2003	28	2	50（24～119）	71
Plakseychuk等	2003	50	3	60（36～96）	36
Mont等	2003	21	4	48（36～55）	86
Steinberg等	2001	312	2	63（23～146）	64
Nelson和Clark	1993	52	4	NR（24～144）	77
Buckley等	1991	20	4	96（24～228）	90
Steinberg等	1984	19	4	6	82
Smith等	1980	56	2	144（24～332）	57
McBeath和Oeljen	1977	23	4	40（27～98）	74
Dunn和Grow	1977	6	4		83
Marcus等	1973	11	4	NR（24～48）	90
Boettcher等	1970	38	2	72（24～204）	79
Bonfiglio和Bardenstein	1958	116	4	67（24～204）	78

NR，未报道

表57-3 无血管骨移植：活板门技术

作者	年份	数量（例）	证据等级（级）	平均随访时间（范围：个月）	成功率（%）
Mont等	1998	30	4	56（30～60）	73
Ko等	1995	14	4	53（24～108）	85
Meyers和Convery	1991	9	4	35（12～107）	89
Meyers等	1983	21	4	—	71

表57-4　无血管骨移植："灯泡"技术

作者	年份	数量（例）	证据等级（级）	平均随访时间（范围：个月）	成功率（%）
Seyler等	2007	47	4	28（12～50）	68
Mont等	2003	21	4	48（36～55）	86
Rosenwasser等	1994	15	4	138（108～180）	86
Scher和Jakim	1993	45	2	65（36～126）	87
Saito等	1988	18	4	48（24～168）	72

（六）结论

选择合适的患者结合娴熟的手术经验，开放性植骨手术对于Ⅱ期和Ⅲ期股骨头坏死患者有较好的临床疗效。基于以上研究结果，笔者认为"灯泡"技术是更为可靠的、可重复性高的手术技术，其临床成功率为68%～87%。该技术的一个主要优点是不需要髋关节脱位，理论上减少了对股骨头血供的医源性破坏，并最大限度地减少对股骨头病变部位的进一步损伤。

四、病例报道：治疗方式的选择及作者手术技术

笔者根据患者的年龄、病因、股骨头坏死的分期选择了对双侧股骨头手术，左侧股骨头采用"灯泡"技术处理。使用髋关节前入路，股骨近端暴露至头-颈结合部水平，外旋髋关节可充分暴露手术视野而不需要脱位髋关节，在关节软骨以下进行皮质开窗，用刮匙彻底清除坏死的股骨头组织。同种异体皮质骨混合从同侧髂嵴获得的自体骨髓及BMP（重组人骨形态发生蛋白-7；OP-1，Stryker，Mahwah，新泽西）共同植入于清除死骨后形成的骨道中，仔细用生理盐水冲洗

伤口后逐层缝合。右侧股骨头行髓芯减压不植骨。手术过程顺利，均未出现并发症。

目前患者为术后大约5年，最新的X线片见图57-11。之前主诉的髋部疼痛几乎完全消失，偶尔出现左髋部疼痛，患者在左髋关节轻微不适的情况下能不用助行器步行1～2英里。右髋关节继续保持临床无症状。影像学上，左髋关节较之前出现了部分的变化，关节间隙相比5年前稍微缩小，并且发现有微小的髋臼软骨下骨硬化，然而并没有出现股骨头塌陷。右髋关节X线表现保持正常（图57-11）。

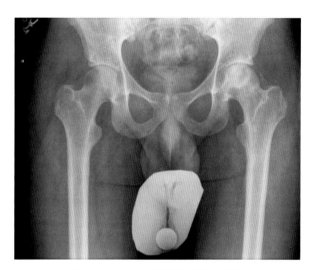

图57-11　末次随访前后位X线片

第58章

带血管骨移植治疗股骨头坏死

原著者　Sameer Lodha，Robert W. Wysocki
译　者　张怡元

一、病例介绍

一名39岁的女性于1年半前出现左髋关节轻度、间歇性的疼痛，最近1个月因疼痛显著恶化而就诊，疼痛主要位于左腹股沟区，并在负重及髋关节内旋时加剧，最严重时疼痛评分为8～9/10分。她否认使用激素、嗜酒及左髋关节外伤史，同时也否认HIV及其他免疫系统疾病病史，家族中也没有髋关节病变、血红蛋白病或凝血机制异常等病史。

查体发现，左下肢为减轻负重时的疼痛而出现跛行步态；关节活动度测试提示与健侧相比，髋关节内旋、后伸、外展活动度分别减少30°、10°、20°。X线片显示股骨头出现硬化和囊性改变，负重区内侧有一处小于1 mm的塌陷（图58-

1），磁共振提示股骨头坏死的面积约为30%（图58-2）。

二、适应证和禁忌证

股骨头坏死是一个相对常见的致残性疾病，其病因主要与股骨头血供障碍有关。据不完全估计，仅美国就有30万～60万人受到影响，每年新增病例1万～3万，其高发人群为青壮年男性，通常在20～50岁。不恰当的治疗及疾病本身的进展将导致髋关节炎的发生，最终可能需要进行髋关节置换或融合术，这类患者占到髋关节置换患者总数的10%。尽管人工关节置换技术日趋成熟，但仍然不能满足所有患者的需求，尤其是针对青壮年及对髋关节功能要求较高的患者，这一事实

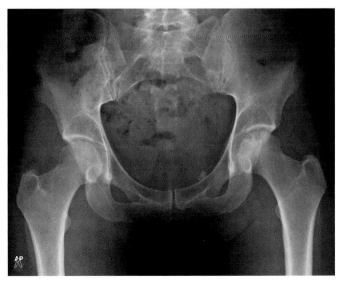
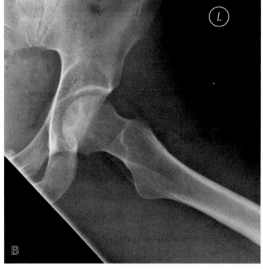

图58-1　骨盆X线片（A）及左髋关节蛙式位片（B）提示左股骨头负重区内侧出现硬化、囊性变及塌陷

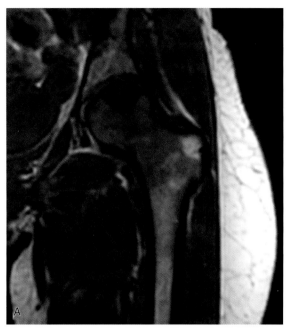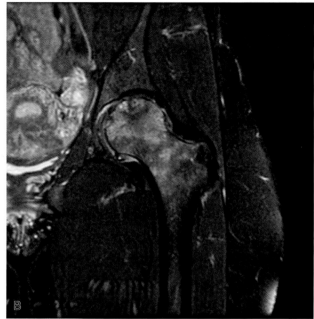

图58-2 左髋关节冠状位T₁（A）和T₂（B）的MRI图像。在T₁图像中，坏死部分图片为低信号且边界清楚。T₂影像上，坏死部分为高信号，肉芽组织区域显示为低信号

促使人们研究可行的替代方案，也正是因为股骨头坏死的病因及病程发展仍不能完全明确，这种具有挑战性的疾病的最佳治疗方案目前仍然存在较大的争议。

与其他股骨头坏死的治疗方案（包括不带血管蒂的骨移植）相比，带血管骨移植的理论依据是：①将带血运的正常骨植入；②重建股骨头血运，从而改善坏死股骨头的缺血状态，增加植骨的成活率。虽然有大量的骨移植部位可供选择，但腓骨是目前公认的最佳选择，原因包括取材范围大，取材容易，对供区损害小，可靠的血管供应而且手术时允许髋部手术及腓骨取材同时进行，从而减少整体手术时间。

由于近来人工髋关节置换术取得了长足的进步，因而带血管骨移植的适应证目前仍有争议。Urbaniak等通过对103例股骨头坏死患者随访至少5年后发现，接受带血管腓骨移植手术后的患者中只有11%最终需要行髋关节置换术；而与此形成鲜明对比的是，Mont和Hungerford统计发现在早期未接受手术的股骨头坏死患者中，65%最终将需要行髋关节置换手术，这说明早期干预，特别是在股骨头塌陷前行带血管腓骨移植手术可有效治疗股骨头坏死。

带血管腓骨移植手术对于已经出现股骨头塌陷的患者同样有效，Berend对224例平均随访时间为4.3年，因股骨头坏死塌陷而行带血管腓骨移植的病例分析得出，在随访超过5年的患者中，股骨头存活率约为65%。存在较大范围股骨头坏死及术前有明确病因（尤其是先天因素和酒精因素）的患者股骨头存活率低，而研究同时也发现负重将降低股骨头的存活率，髋关节置换率的比例由23%增加到39%。

对于青壮年、股骨头坏死早期、股骨头未出现塌陷的患者，带血管腓骨移植手术是最佳选择，然而，对于病情严重的年轻患者（Arco分期3～5期）带血管腓骨移植手术仍是一个不错的选择，已经有文献证明其可降低最终的髋关节置换率。对于老年患者的髋关节疾病，带血管腓骨移植手术虽然可供选择，但是对于存在一个大面积（大于50%股骨头）的塌陷，笔者建议行关节置换术。

三、外科技术：带血管腓骨移植

术前准备是尤为重要的，因为手术的成功不仅决定于手术技术的成熟及整个手术团队的默契

程度，还包括充分的后勤准备，如采购合适的手术器械等。手术过程可以分为3个部分：充分的减压及清除死骨、游离带血管的腓骨、植入腓骨块及血管吻合。手术步骤可以由一个经验丰富的主刀医生领导的团队独立进行，但是我们建议髋部手术及腓骨取材由两个不同的手术团队同时进行，这样可以减少整体手术时间。

术前的动脉血管造影不是必需的，因为Urbaniak等早期对400例患者进行动脉造影发现，只有2例患者出现胫前动脉、胫后动脉或腓动脉的缺如（0.005%）。对于术前有创伤或其他手术史，以及足背、胫后动脉不易扪及或血管彩超探查不清楚的患者（图58-3），笔者才推荐行动脉造影。

带血管腓骨移植手术本身较为复杂，需要各种类型的设备（表58-1），一般情况下，手术时间需要3～6 h，主要取决于整个手术团队的合作和患者的个体化特点。手术在气管插管全麻下进行，辅以硬膜外置管有利于术后镇痛，一般不需要输血因为出血量很小，术前常规导尿并以20 ml/min的速度输注低分子右旋糖酐，有利于抗凝。

手术体位为侧卧位患肢朝上，常规放置腋垫，并注意保护骨突部位，防止神经损伤。C形臂机处于"彩虹"悬挂位放于患者前面并朝向术者有利于术中定位（图58-4），术前应充分调试机器保证术中获得满意的双髋关节正位及蛙式位图像。

由髂嵴至足部充分暴露髋部及小腿术野，踝关节以下用袜套保护，笔者建议使用术中止血带置于膝关节以上，压力维持在350 mmHg左右，分两个手术团队同时进行旋股外侧血管的暴露及带血管腓骨的取材（图58-5）。

（一）带血管腓骨取材

取腓骨外侧切口，切口起自腓骨小头下方，沿腓骨轴心线向外踝方向延伸，长约15 cm，距离两端均约10 cm（图58-6），依次切开皮肤、皮下及深筋膜后，将腓骨长短肌从腓骨后方分离暴露腓骨后缘，进一步显露腓骨前缘时注意保留1～2 mm的肌肉，以免破坏骨膜及腓骨血供，分离前侧时应注意保护位于小腿骨间膜深层的腓深神经及胫前动脉。

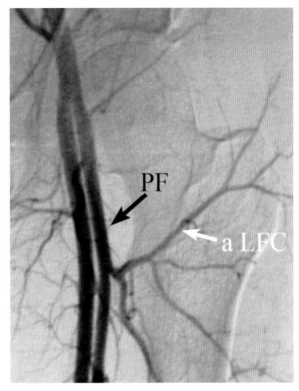

图58-3 股骨头血供动脉造影。旋股外侧动脉由股深动脉分出后发出各个升支供应股骨头

表58-1 手术设备列表

C形臂机
双头手术显微镜
显微仪器及缝线
电钻及电锯
DHS铰刀和导针
圆柱形铰刀
高速长圆形小锉刀

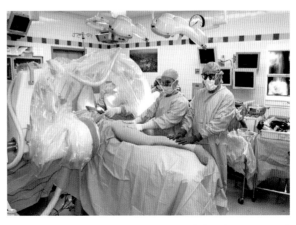

图58-4 患者手术体位取侧卧位，将患肢朝上，C形臂机放于患者前面并朝向术者有利于术中定位，两个手术团队同时进行髋部手术及腓骨取材

准确测量需要游离的腓骨长度约15 cm，距离腓骨两端均约10 cm后开始截骨，利用2把霍夫曼拉钩保护远端腓骨周围软组织后使用电锯进行截骨，注意冲洗生理盐水减少电锯时产生的热量对腓骨的损害，完成远端截骨后用同样的方法进行近端截骨。

使用持骨器夹住腓骨近端，小心得将腓骨远端连同腓动静脉远端从蹈长屈肌下方分离出来，注意用血管钳分离周围肌支，并用可吸收线结扎。

利用持骨器前后摆动使腓骨与后方肌间隙进

一步分离后继续分离腓动静脉近端肌支（图58-7），注意保护蹈长屈肌肌支，其他肌支使用血管钳或双极电凝结扎，当近端进一步分离至比目鱼肌肌支时说明已经接近腓动静脉近端，找到并分离由胫后血管发出的腓动静脉（图58-8），尽量保留其从主干上发出的长度作为受体血管备用，结扎前我们使用5000 U低分子肝素抗凝，游离带血管腓骨后放松止血带充分止血。

游离下来的腓骨浸泡于生理盐水中以备用，使用凝胶海绵止血，并用绷带缠绕小腿下方减少出血，当髋关节手术团队进行血管吻合时关闭腓骨伤口。

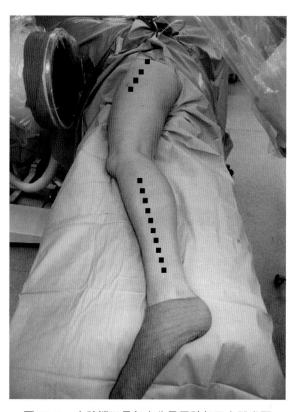

图58-5 由髂嵴至足部充分暴露髋部及小腿术野

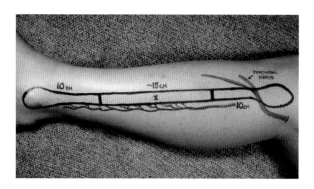

图58-6 手术切口起自腓骨小头下方，沿腓骨轴心线向外踝方向延伸，长约15 cm，距离两端均约10 cm

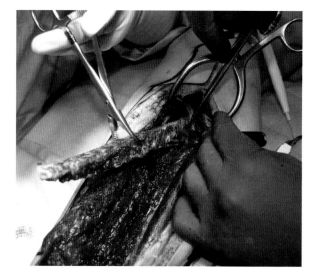

图58-7 小心游离带血管腓骨，注意控制持骨器的力量及方向

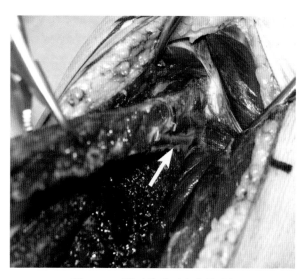

图58-8 腓动静脉（白色箭头）

（二）带血管腓骨准备

在显微镜下小心分离腓动脉与伴行的2根腓静脉（图58-9），使用25号导管向血管内灌注生理盐水，以检查血管是否有穿孔。腓骨截骨时远端注意多保留1～2 cm的骨膜，截骨后将其返折保护腓骨远端，并用可吸收线固定于腓骨上。将腓血管远端用大血管夹夹住，用于判断之后在植入股骨头手术时是否存在损伤。

测量游离腓骨块的直径，并与髋关节手术团队沟通确认股骨头减压铰刀最终的直径，由腓骨块的近端向远端修剪适宜长度，这样可尽量保留游离腓血管的长度。

（三）髋关节准备

当在进行带血管腓骨取材时，另外一支手术团队同时进行旋股外侧血管的显露，笔者设计了前外侧切口（Watson-Jones），切口起自股骨大转子上3 cm至下方9 cm，从后方切开阔筋膜张肌并辨认其与臀中肌间隙，进一步辨认股外侧肌，从股骨前缘游离股中间肌可发现其内侧与之伴行的一个镰状纤维组织，连接股骨及股直肌的下缘（图58-10）。旋股外侧血管的升支位于镰状组织区域，至少游离出4 cm的血管用于之后的血管吻合（图58-11）。

然后笔者进行股骨头减压并彻底清除死骨，利用DHS设备中的导针（美国辛迪斯公司）从股骨小转子水平插入股骨颈，这样可以减少后期骨折的风险，由于股骨头坏死区域常见于股骨头的前上方，因而开口位于中线偏后，对于不同患者，理想的导针开口位置及方向是唯一的。C形臂机

定位导针位于软骨下方后测量长度，在导针引导下插入三棱型铰刀进行扩口，铰刀长度应少于导针5 mm。移除导针及三棱型铰刀后，插入圆柱形铰刀逐步扩大至测量的游离腓骨块直径（一般儿童为13 mm，女性为16 mm，男性为19 mm），通常清除死骨须至关节软骨下5 mm（图58-12），如果股骨头存在塌陷，可减少至3 mm。

如果坏死区域位于中间或者需要更为充分得清除死骨，可使用一个远端为长球形的锉刀在软骨下锉出一个灯泡样缺损区（图58-13），锉骨深度可用造影剂注入骨髓道来评估，利用咬骨钳咬除开口周围的少量骨皮质，以便植入腓骨块。

清理坏死骨完成后，将准备好的松质骨（可

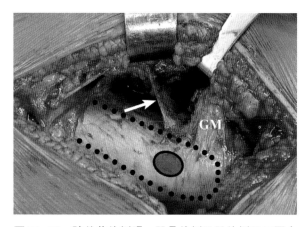

图58-10　髋关节外侧观。股骨外侧及股外侧肌见图中的虚线方框内，臀中肌（GM）止于股骨大转子。镰状组织为连接股骨及股直肌下缘的纤维组织（白色箭头）。椭圆形区域为股骨头减压开槽处

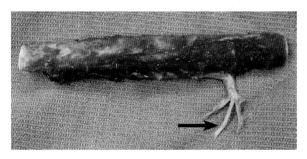

图58-9　带血管腓骨移植块及腓动脉（黑色箭头）与伴行的2条静脉。腓骨块取材时需保持骨膜完整并保留少量肌肉

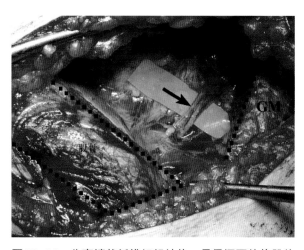

图58-11　分离镰状纤维组织结构，暴露深面的旋股外侧血管的升支（黑色箭头），臀中肌位于血管右侧，虚线方框内为股骨近端

于转子部取松质骨）通过开槽处均匀、致密地植入股骨头下承重区，并用专用器械压紧。

（四）植入腓骨块及血管吻合

将修剪后的腓骨远端从股骨颈骨槽处插入股骨头内（图58-14），插入过程中应注意保护腓动静脉及骨膜，可通过显微镜下观察之前预留的血管夹移位程度来判断是否存在血管损伤。在C形臂机透视下证实腓骨植入的位置良好后，用0.062英寸的克氏针沿股骨小转子内侧旁皮质将游离腓骨段的近端固定于股骨颈（图58-15）。

最后，在显微镜下将腓动静脉与旋股外侧动静脉以8-0或9-0的尼龙线间断缝合，其中静脉

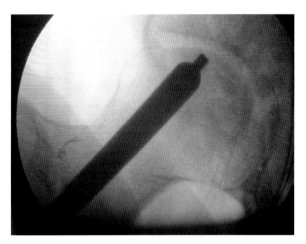

图58-12　C形臂图像显示铰刀打通骨隧道为植入腓骨块做准备

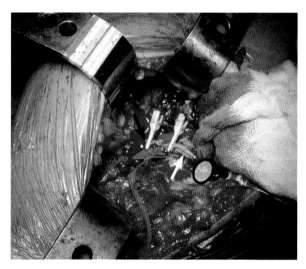

图58-14　血管吻合术。其中黑色箭头所示为旋股外侧血管，白色箭头所示为腓动静脉，椭圆形为腓骨移植块

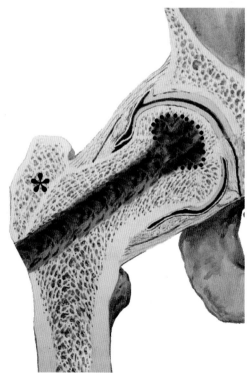

图58-13　铰刀处理后冠状面上的骨髓道。可将大转子处的松质骨（雪花标记）通过开槽处均匀、致密地植入股骨头下承重区（虚线标记）

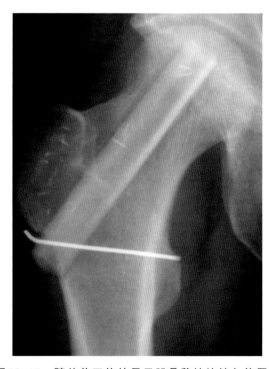

图58-15　髋关节正位片显示腓骨移植块植入位置良好，用克氏针固定于股骨颈处

吻合需选择直径较为匹配的血管进行吻合，一般直径为3 mm，腓骨骨髓腔中有血液流出说明吻合成功。

逐层缝合阔筋膜、皮下组织及皮肤，不需缝合臀肌，皮下放置一条引流管，腓骨切口深筋膜不需缝合并放置一条引流管。

（五）术后管理

术后第1天患者就可在康复师的指导下下地活动，主要进行踇趾的屈伸训练，术后第2天拔除硬膜外留置管，住院期间注意输注低分子右旋糖酐，有利于抗凝，出院后口服阿司匹林直至术后6周。由于术后可能出现股骨近端骨折及股骨头的塌陷，所以需注意限量负重，患者早期可在拐杖或助行器保护下下地活动负重最多达5～10磅（1磅≈0.45kg），并注意只允许足趾着地。这样可以促进髋部肌肉收缩病有助于提升平衡感。6周后可允许负重25～30磅，每2周增加10磅，4～6个月后根据个体化特点决定完全负重时间。术后前6个月每6周复查X线片，之后每年复查1次。

四、疗效

大量文献报道带血管腓骨移植治疗股骨头坏死疗效良好，Urbaniak等通过对103例未出现股骨头塌陷的股骨头坏死患者随访至少5年后发现，接受带血管腓骨移植手术后的患者中只有11%最终需要行髋关节置换术；而对于已经出现塌陷的股骨头患者，行带血管腓骨移植手术后只有23%需要行髋关节置换术，负重则增加比例至39%，也有文献报道通过对646例接受带血管腓骨移植患者的随访发现股骨头10年存活率为82%。

带血管腓骨移植治疗股骨头坏死与其他手术方式相比具有明显优势，Plakseychuk等对50对分别接受带血管及无血管移植物治疗的股骨头坏死患者的回顾性研究发现，通过随访3年后70%的患者接受带血管骨移植治疗后Harris评分得到改善，而在接受无血管移植物治疗的患者中仅有36%得到改善，同样股骨头的7年存活率也由30%提高至86%。

带血管腓骨移植治疗股骨头坏死与髓芯减压相比同样具有优势，通过回顾性研究发现，在4年的随访后，接受带血管腓骨移植治疗后股骨头4年存活率为81%（500例中有405例），而髓芯减压之后股骨头存活率仅为21%（47例中有10例）。

Urbaniak等研究发现，带血管腓骨移植治疗股骨头坏死之所以疗效良好，在于选择合适的手术时机，股骨头坏死早期患者未出现塌陷为最佳适应证。但Berend对224例已经出现股骨头塌陷的患者进行带血管腓骨移植手术，通过至少5年的随访后发现股骨头存活率仍然高达65%，而晚期出现股骨头坏死的主要原因与术前已经出现大面积塌陷及明确的病因相关（尤其是先天因素和酒精因素）。

五、并发症

虽然带血管腓骨移植治疗股骨头坏死疗效确切，但也存在一些并发症。Vail和Urbaniak通过对247例患者5年的随访发现，有24%出现并发症。并发症包括小腿及踝部的疼痛无力、感觉障碍及股骨近端骨折。又有文献通过对1270例患者平均8.3年的随访发现，16.9%的患者出现并发症，其中68%的并发症来自于小腿，32%位于髋部，4.3%出现严重的并发症，要求回到术前状态。关于小腿的并发症，主要出现踇长屈肌的挛缩（约为4.3%，54例），这些患者中有12例要求行踇长屈肌的延长手术，这个也是为什么要求患者术后早期进行踇趾屈伸锻炼的原因。

1270例患者中有4.1%出现踝部疼痛，准确地讲，疼痛位于腓骨远端截骨处，大部分患者在踝关节持续受力后出现，常见于慢跑及长时间站立，但是基本上可通过非甾体类抗炎药得到缓解。

神经功能障碍在小腿手术中比较少见，0.6%的患者主要因为踇长屈肌及趾长屈肌功能障碍而出现小腿无力，但基本上不需要治疗；1.7%的患者因腓浅神经损伤而造成小腿感觉障碍，62%的患者不需要干预。

用于固定移植骨块克氏针的松动是髋部手术的主要并发症，占到总数的2.4%，其中2/3的患者需要通过手术取出克氏针改善症状。1.4%的患者约18例出现异位骨化，其中只有3例要求手术治疗。0.7%的患者因外伤后出现股骨转子下及转子间骨折并接受切复内固定手术，在康复师的指导下严格遵循限量负重原则进行康复锻炼可减少骨折的风险。

带血管腓骨移植治疗股骨头坏死的另外一个并发症是其失败后给关节置换手术增加难度，因为腓骨移植块的存在导致术中不容易判断正确的股骨髓腔位置及股骨干的方向。Browne等也报道在接受表面髋关节置换的患者中，之前的带血管腓骨移植治疗虽然并不增加表面髋关节置换术后的并发症，但却增加了术中的难度，术中常常需要高速的摆锯或锉刀以截掉移植块。

六、病例

接下来介绍的患者是一例对髋关节功能要求较高的年轻人，体格检查及影像学检查提示诊断为股骨头坏死Ⅲ A期并伴有股骨头的轻度塌陷，笔者建议患者接受带血管腓骨移植手术治疗

股骨头坏死。根据术前的计划，笔者预计移植块的长度为8～9 cm，手术进行得很顺利，术后常规应用右旋糖酐抗凝，并按照限量负重原则严格执行功能锻炼，出院后口服阿司匹林直至术后6周。术后1个月随访发现患者髋部疼痛明显缓解，疼痛评分为1/10分，X线片提示移植块位置良好（图58-16）。由于患者术前股骨头塌陷区域较大，早期患者只能使用足趾着地，术后3个月才开始部分负重，半年随访时患者疼痛评分为0/10分，开始完全负重；术后10个月，患者未诉髋部不适，X线片提示腓骨移植块位置良好，髋关节间隙未出现狭窄（图58-17）。

七、结论和展望

考虑到患者的临床表现及影像学表现变异很大，对于股骨头坏死患者选择个性化的治疗方式仍然是目前的世界难题，对于股骨头坏死早期未出现股骨头塌陷患者，保髋手术如髓芯减压、无血管移植物、带血管骨移植是比较理想的治疗方

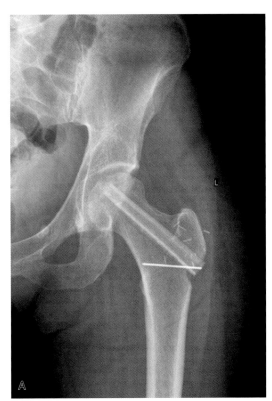
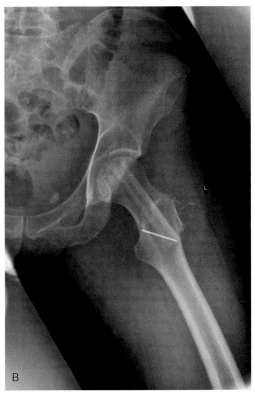

图58-16 术后1个月随访时，髋关节正位及蛙式位片提示腓骨移植块植入位置良好

式，至少可以延缓股骨头坏死病情的进展。最新研究发现，双膦酸盐药物可运用于治疗早期的股骨头坏死，随着股骨头坏死病因学的不断揭示，其他非手术治疗的方法如骨形态发生蛋白、骨髓间充质干细胞、富血小板血浆、冲击波、电刺激等在治疗早期股骨头坏死中也得到一定程度的认同。

对于晚期的股骨头坏死伴有严重股骨头塌陷、髋臼软骨破坏明显的患者，髋关节置换术是目前公认的唯一有效方法。股骨头坏死中期的患者，由于股骨头虽然存在大面积坏死，但不存在塌陷，或者仅有轻微塌陷（小于1～2 mm），因而治疗方式仍然存在争议，但无论选择何种治疗方式，需结合患者的年龄及坏死特点综合考虑。对于青壮年及对髋关节功能要求较高的患者，笔者

建议选择保髋手术，如带血管骨移植或者表面髋关节置换手术，其他患者笔者建议行全髋关节置换；坏死区域较大且多位于股骨头外侧患者也建议行全髋关节置换。笔者的经验是小于40岁，坏死面积少于25%，不存在塌陷，或者仅有轻微塌陷（小于1 mm）并能充分理解保髋手术风险的患者笔者建议行带血管骨移植治疗；对于股骨头坏死区域位于股骨头外侧负重区的患者，由于保髋术后容易出现塌陷等原因笔者建议应使用更为激进的手术方式。

尽管股骨头坏死还是一种具有挑战性的疾病，但是随着对股骨头坏死病因及病情进展特点的不断揭示及诊断水平的不断提高，我们完全有理由相信未来在股骨头坏死诊疗方面将会做得更好。

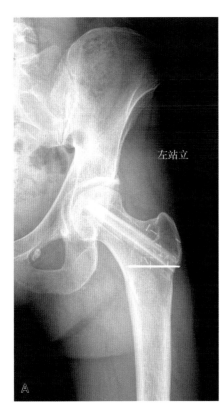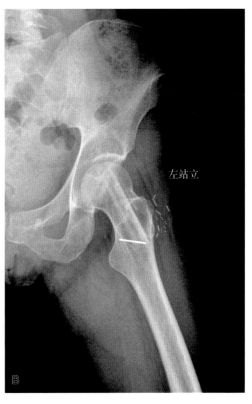

图58-17 术后10个月随访时，髋关节正位及蛙式位片提示腓骨移植块存活，髋关节间隙未见狭窄

第八部分

创 伤 后

第59章

创伤后髋关节疾病的保留关节手术技术

原著者　Mark J. Jo，William M. Ricci，Michael J. Gardner

译　者　吕松岑

一、引言

髋部骨折仍然是最常见的创伤疾病。2007年美国疾病控制中心数据显示，在大约1 047 000例出院的骨折病例中，有297 000例是髋部骨折，占总比例的28%。尽管大多数此类病例能得到治愈，但是有少部分患者留有创伤后并发症。虽然股骨头和髋臼骨折不如股骨颈和转子间骨折常见，但是这种骨折往往发生在高能量的损伤过程中，而且往往合并关节软骨的损伤，患者出现不良后果的比例还是很高。另外，不伴随股骨头和髋臼骨折的单纯创伤性髋关节脱位也会产生创伤后并发症。在所有髋关节骨折中，即使骨折愈合，仍有部分患者对治疗结果不满意。除了感染之外，最常见的髋关节骨折手术失败原因是骨不连（复位不佳或者固定失败）和骨坏死。这些病症会导致慢性疼痛、行走困难和机体功能下降，少数病例会导致死亡。

由于年轻患者和年老患者的确切年龄分界越来越模糊，在治疗髋部创伤后并发症时，能够保留自身关节并最大限度保留髋关节功能的治疗方法变得越来越重要。老年患者也要追求更健康和更积极的生活方式，外科医生需要整体考虑患者的受伤前活动水平、内科合并症、患者自身认知水平、骨折类型、骨质条件及患者对治疗以后功能的预期。从年龄角度来看，考虑患者的生理年龄而不是实际年龄非常重要，它可以使医生能够为患者选择最适合的个体化治疗方案。针对髋部

创伤后并发症的保留关节治疗方法包括重新复位内固定、截骨术及使用不同的植骨技术。虽然保留关节治疗有很多优点，但是由于人工髋关节置换术术后效果非常可靠，为了避免因选择保留关节而导致整个治疗的失败，选择保留关节治疗时要非常慎重和耐心。总的来说，人工髋关节置换术适合那些生理年龄很大并且选择相对静止生活方式的老年人，或者关节损伤非常严重已无法行保髋治疗的患者。

即使对于最富有经验的外科医生，保留髋关节的治疗方法治疗创伤后髋关节疾病也是一种挑战。本文即将对以下骨折的创伤后疾病进行讨论：髋臼骨折、股骨头骨折、股骨颈骨折、转子间骨折、转子下骨折。虽然它们有一些共性的特点，但是每一种疾病也有其独有的特点、病因、预后和治疗方法。因此，在选择重建术式时，充分了解最初的治疗如何失败和为什么失败，可以帮助医生充分了解病因，针对病因解决问题，让患者重回康复轨道，最大限度恢复功能。

二、股骨近端骨折治疗失败的危险因素

很多因素可能导致髋部骨折治疗失败。有些因素与骨折本身有一定关联，大面积的粉碎骨折、软组织损伤、血供减少或血供被破坏都会妨碍愈合。骨折的类型也可能是生物力学上不易恢复的，因此骨折无法愈合。骨坏死可能是由于关节周围

血供破坏或是由于关节软骨直接损伤造成的。另外，患者自身因素如口服非甾体类抗炎药物、吸烟、营养不良、维生素D缺乏、其他内分泌异常、感染等也会妨碍骨折愈合，而且肾衰竭对骨折愈合也是不利的。这些可能出现的问题无论何时被发现，都需要被纠正或进行最大限度的改善。应尽一切努力确保患者得到足够的术后护理与康复治疗。监护不佳的患者可能不能遵循术后负重活动指导而出现继发损伤，比如跌倒可以导致内固定失效或其他部位的骨折。医源性因素同样会危害骨折愈合，如对骨折类型诊断错误，复位不佳，选择错误的植入物或植入位置错误，这些都会增加骨折治疗失败的风险。

骨折自身的特点在骨折愈合过程中起很重要的作用。大多数髋部骨折患者为老年人，营养不良和骨质疏松降低了骨的质量。在生物学上，骨折周围环境没有正常愈合的潜能。此外，由于股骨头血供有限，骨折移位或粉碎骨折可中断血供并妨碍愈合，甚至导致骨坏死。年轻患者的股骨头、髋臼、髋部骨折多由高能量损伤导致。这种损伤不但能够破坏股骨头血供，也能够使骨折粉碎程度增加。粉碎骨折容易产生复位不良和复位后骨块间接触面积下降，这两者都可增加骨折不愈合或畸形愈合的风险。髋部不同区域有不同的愈合特点，囊内骨折愈合率低，由于关节液浸泡骨折部位妨碍了骨折愈合过程，而转子间区域位于关节囊外有广泛的骨块接触面积而且血供丰富，相对而言较易愈合。股骨转子下区域，由于内翻应力集中并且几乎全是皮质骨，因此需要更长的愈合时间。

髋部骨折后骨坏死由多种因素造成。受伤时股骨头与髋臼之间最初的机械撞击可以损伤软骨，导致一系列软骨坏死反应并继发股骨头与髋臼的骨坏死。股骨头血供破坏或髋臼碎片上软组织剥脱可导致血供破坏。一些研究提示，股骨头囊内骨折时血肿的填塞效应可造成骨坏死，关节腔积血造成压力升高被认为会破坏支持带血管的静脉回流。

虽然还无法找出原因，但是口服非甾体类抗炎药、吸烟、维生素D缺乏、营养不良及内分泌紊乱均会使患者出现愈合不良问题。许多患者在骨折之前就已经服用非甾体类抗炎药物。事实上，1970年时非甾体类抗炎药物对骨折愈合的影响已

经清楚，但对于骨折急性期使用它们并没有共识或推荐方案。研究显示，口服非甾体类抗炎药减缓骨折愈合速度同时也降低处于愈合期的骨的机械性能。谨慎起见，应当建议有骨折不愈合危险的患者不要口服非甾体类抗炎药物，应建议术后患者口服对乙酰氨基酚或使用小剂量阿片类药物镇痛。最近发现静脉注射对乙酰氨基酚有良好的镇痛效果，成为静脉抗炎药物的替代选择，但其对骨折愈合过程的影响需要进一步观察。另外，确保患者获得充足的营养供应对于骨折愈合极为重要，维生素D缺乏或营养不良可以通过简单的血化验来诊断。术后早期，老年病专家、内分泌专家及营养师的介入会提供有效帮助；出院后的后续治疗同样重要，可以使治疗效果最大化。

复位不良和不正确的植入物选择可能导致骨折的畸形愈合和不愈合。复位不良合并骨缺损降低结构的稳定性并使骨折和植入物应力过高，股骨近端的内翻复位会导致骨折端和内植物承受过多的剪切应力，导致植入物失效和骨折不愈合，不正确的植入物选择同样影响骨折复位。转子间骨折治疗时，在股骨头内的拉力螺钉的尖顶距过大会增加螺钉切出的风险。骨折类型和患者的特点决定了哪种植入物可以提供最高的成功率。使用经皮螺钉治疗垂直方向的股骨颈骨折不足以对抗穿过骨折线的剪切力，此时可能需要能提供角度稳定的植入物系统。使用髓内钉而不是动力髋螺钉及钢板装置针对于治疗转子间骨折合并外侧壁粉碎或者不稳定型骨折具有优势。

三、髋部骨折治疗失败患者的评估

病史和查体

骨折治疗失败可能与遗传因素、缺乏力学促愈合环境或其他因素（如感染）有关。理解骨折治疗失败的深层原因可以帮助医生选择最合适的治疗方式。患者的相关功能的缺陷同样是决定医生选择未来治疗方法的重要因素。因此，了解有关患者伤前的有关功能的准确病史和对治疗所能达到的功能预期对于优化治疗选择至关重要。这些信息，对于创伤发生前只有非常有限的

功能，或者身体虚弱无法恢复的老年人来说至关重要。

髋部骨折畸形愈合是常见的，这些与最初的骨折对位不良和随后的复位丢失有关，由此导致的症状和体征包括疼痛、步态异常、虚弱和活动范围减小。髋关节生物力学在关节置换术建立过程中已经被广泛研究，如股骨颈长度改变、偏心距变化和髋内翻外翻的概念较易应用于股骨近端骨折。过度短缩的股骨颈和继发的股骨偏心距减小会影响外展肌的力臂，从而导致步态异常和行走无力。股骨颈短缩同样会影响髋关节的活动范围并导致大转子撞击。股骨颈骨折内翻复位不良，可以导致过大的剪切力通过骨折线，从而导致骨折不愈合。由于髋关节周围肌肉和机械应力的影响，许多骨折趋向于发生内翻。

用于治疗股骨近端骨折的许多植入物从本质上讲是动态的，利用的是滑动加压的原理。它们在骨折位置产生渐进的压力，与那些利用静态原理的植入物相比可以提高愈合速度，减少愈合时间。这种动态的结构，可能会导致某种程度的可接受的髋关节畸形以使骨折线有压力通过，从而使骨折愈合的潜力最大化。过度的滑动加压或者过度粉碎的骨折会导致不可接受畸形，它可能改变髋关节的结构使其超出生物力学容许范围。良好的复位和合适的固定对于防止畸形愈合非常重要。动态结构治疗股骨近端骨折可以有一定程度的步态的变化和活动范围减小，但极少需要二次干预。但在年轻患者，当畸形愈合已经影响到患者的功能时，可以通过二次手术恢复髋关节的解剖和力学关系。

骨折不愈合的典型症状和体征包括疼痛、局部压痛和骨折端的反常活动。需要注意的现象是，患者的骨折不愈合的症状可能被相对稳定或坚固的固定（如锁定钢板结构）所掩盖。急性或亚急性发作性疼痛的患者，以及完全负重一段时间无症状或者很少的相关症状后才出现的植入物断裂的患者并不少见，在这种情况下，内固定失效导致的骨折端不稳定会刺激症状出现。在一次最近的骨创伤外科医生调查中，不能负重行走被认为是诊断骨折不愈合的最重要指标，其次是骨折端疼痛、步态改变和骨折端的压痛。诊断骨折不愈合通常需要借助影像学手段。

创伤后关节炎和髋部骨坏死也可以与之前的

骨折有关。诊断通常依赖影像学，并且通过病史和查体会发现进行性的负重活动后疼痛和关节僵硬。

对于骨折不愈合或者骨折内固定失败的患者，首要的评估之一是排除感染。患者的病史对于判断髋关节创伤后是否感染帮助不大。由于髋关节骨折很少是开放性骨折，故相关信息很少能够从病史中获取。由于大量软组织的包裹，感染的局部迹象也往往被掩盖。但是，伤口排脓能够明确提示感染。疼痛症状可提示感染可能性，但是如存在骨不连和关节疾病，疼痛症状就不具特征性。如果骨折位于关节内，关节穿刺可被用于排除感染。进行穿刺前要停用抗生素至少1周，最好是2周以后。关节外骨折后的感染的诊断可依赖于间接的感染标记物，包括血清学的CRP、红细胞沉降率以及骨扫描。骨扫描是非特异性的，用于判断骨不连是否感染的能力非常有限。当各项指标提示高度怀疑存在感染时，首先应进行活检和细菌培养，取出或不取出植入物，进行彻底的清创术。当感染存在时，清除感染为第一要务；当不存在感染时，才能进行修复和组织重建。

四、影像学

（一）骨不连和畸形愈合

诊断骨不连可能只需要临床检查和常规X线片。外科医生需要仔细查看手术后X线片和相关影像以判断骨折是否移位，植入物是否有位置变化，以及发现骨折愈合的表现。X线片证实骨痂未形成，骨折端有持续透亮线则可诊断为骨折不愈合。但有时诊断骨折不愈合是非常困难的，疼痛可能是骨折不愈合的唯一症状，普通的X线片可能不足以评估骨折不愈合。骨折端可以出现大量增生骨痂，因此需要仔细查看X线片以寻找骨折不愈合的继发征象。这些征象包括：螺钉移位、"Windshield-Wipering"征、新的骨折线、内固定物折断或松动。CT可以通过对骨折线及骨痂的定量评估帮助确定诊断骨折不愈合和确定骨折愈合程度。CT也可明确需要纠正的复位不良和旋转畸形。骨核素扫描可有效地用于骨折端血供情况的评估，以判断骨折端是否有血供和成骨活性。

（二）股骨头坏死

创伤性股骨头坏死的诊断较为困难，因为股骨头坏死要在病情出现后6个月以上才能在普通X线片上显现出来，有些患者也许直到股骨头塌陷，X线影像中也没有明显的迹象。另外，坏死病灶部位仍然可能保持结构上的完整性，且可持续多年而无症状出现，所以创伤后股骨头坏死的早期检测和诊断是很困难的。常见的疼痛部位在腹股沟、臀部或是股骨近端区域。虽然MRI可以无创检测到早期股骨头坏死，但是体内金属植入物质的存在会限制MRI和CT检测创伤性股骨头坏死的有效性。钛合金得植入物已经被用于骨折固定手术中，特殊的MRI成像技术可以成功地用于应用钛合金植入物的髋部骨折患者术后股骨头坏死的诊断。骨核素显像通常会在高吸收区的中心区域显示低信号。低吸收区代表股骨头缺血性坏死的区域，这个区域被高吸收的反应骨包围。

（三）创伤后关节炎

通常利用X线片诊断股骨近端或髋臼骨折后创伤后关节炎，诊断时必须注意其他创伤后并发症可以以类似的方式出现。由于创伤后改变及植入物存在，评估关节间隙可能会困难。愈合后形成的骨痂、异位骨化、植入物的伪影可能会掩盖骨关节炎的典型变化。同样，必须注意不能混淆

骨坏死和骨关节炎的影像学改变，因为它们的治疗方式完全不同。无论怎样，诊断需要依靠关节间隙狭窄、骨赘形成、边缘硬化这一系列影像学变化来确定。

五、髋部创伤后疾病的治疗

髋臼骨折后髋部疾病的治疗

髋臼骨折治疗后的早期并发症包括复位不良和固定失效。晚期并发症包括创伤后关节炎和股骨头坏死，通常发生在合并髋关节脱位的髋臼骨折中。复位质量与患者的愈后和创伤后关节炎的发生率明确相关。无论是手术中的复位不良还是继发于内固定失效后的复位不良，均可以改变髋关节正常的受力状态，进而导致髋关节退变的发生（图59-1）。

髋臼骨折的内固定失效很少发生，可能的原因包括患者骨质疏松骨量下降；患者依从性差，未能严格在指导下进行术后功能锻炼；也可能是不恰当的固定方式。为了减少术后作用到髋关节的不良应力，术后要限制患者的负重，直至骨折愈合。由于髋关节周围的肌肉力量很大，手术治疗时要最大限度地提高固定的强度，通常采用钢板和拉力螺钉来进行骨折的固定。医生要熟悉髋臼周围的解剖，将钢板和螺钉置于具有良好把持力的骨质上，从而提高固定的强度。当复位不良发生时，患者的复位不良类型（如台阶、间隙或两者均有）、年龄、功能期望值及创伤后的时间都是决定治疗方案的重要因素。

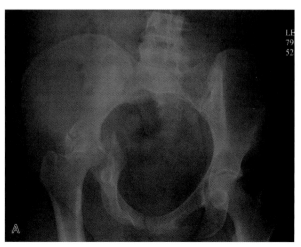

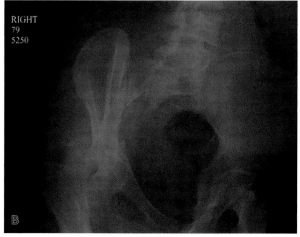

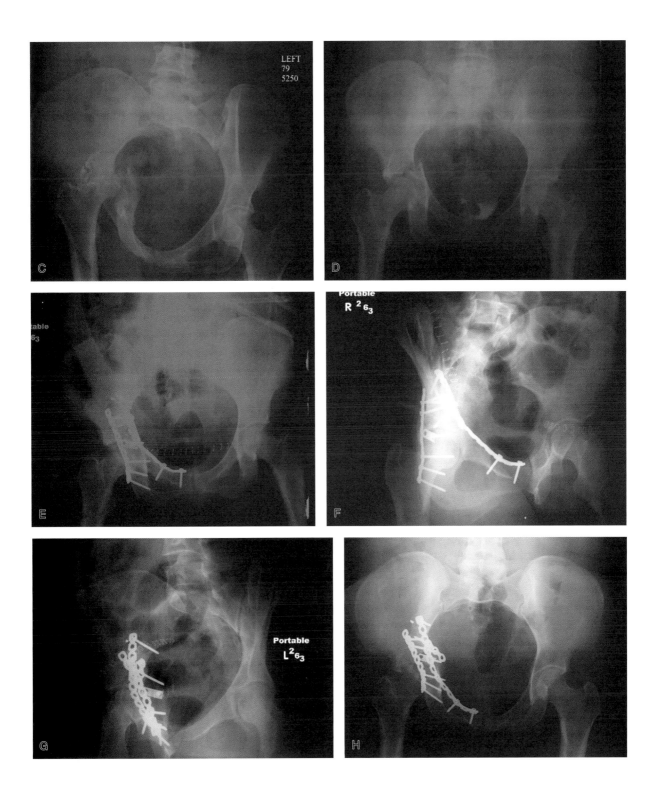

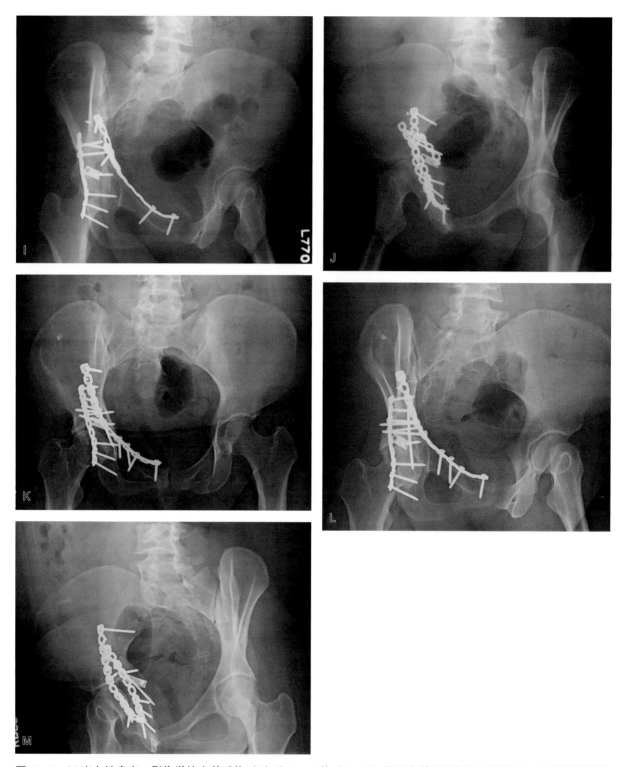

图59-1 21岁女性患者，影像学检查前后位（A）和Judet位（B、C）显示右髋臼横行加后壁骨折，伴有髋关节脱位。影像学显示的骨折粉碎程度提示骨折由高能量损伤导致。急诊在静脉麻醉下行闭合复位骨牵引（D）。前后入路安放钛板得到满意的复位和稳定（E～G）。初次手术8周后骨折继发移位并出现股骨头半脱位（H～J）。对前柱和后柱的固定均进行了翻修和植骨，改善了骨折复位、恢复了髋关节的对合关系，翻修术后6个月的X线片显示骨折愈合（K～M）

普遍认为骨折端的缝隙比骨折端的台阶更容易被接受。Hak 等在尸体模型上证实髋臼横行骨折的台阶型复位不良增加了整个髋关节的反应力。他们还证明台阶型复位不良要比间隙型复位不良严重得多。复位不良一旦诊断，应尽早进行干预并精确复位。Mayo 等研究了一组 64 例髋臼骨折复位不良的患者。这些病例来自 6 位能熟练治疗髋臼骨折的外科医生。其中内固定失效 12 例，初次手术复位不良 52 例，关节囊内残存碎骨片 14 例。复位不良定义为 2～3 mm 的台阶样分离，关节不匹配和股骨头半脱位。其中 56% 的患者术后的复位质量获得改善，42% 翻修患者术后 4 年随访效果优良。3 周内进行翻修手术的患者比在此之后进行翻修的患者获得更好的效果。Moed and Dean 认为对于年轻患者，即使晚于 3 周行补救手术仍然可行。对于内固定术后失败并发股骨头损伤的高龄患者可能更适合行关节置换术。

髋臼骨折远期并发症为股骨头坏死、髋臼骨坏死、创伤后关节炎。以上情况均不宜行保髋手术，即使是年轻患者也有行关节置换术的手术指征。报道称髋臼骨折，尤其是伴有后脱位的患者有 2%～10% 的股骨头坏死的发生率。用普通的 X 线片即可诊断髋臼骨折后的股骨头坏死。鉴于之前的外伤和手术及植入物存在，骨显像和磁共振在诊断上的优势并不明显。有关如何治疗髋臼骨折后股骨头坏死将在以后的股骨头部分进行讨论。在诊断创伤后关节炎时，医生需排除其他可能原因如感染、植入物进入关节、关节囊内骨碎片残存，复位不良。股骨头的机械损伤如关节囊内骨碎片，可以通过切开或关节镜手术治疗。

髋臼缺血性坏死很少见于报道，但是可能它的发生并不少见。在因髋臼骨折后创伤性关节炎行全髋关节置换术的患者中手术常常会发现后壁骨折块吸收。后壁易发生骨坏死是因为在高能量外伤时可能发生骨碎裂成小块的情况同时软组织大范围剥脱，进而导致血供破坏。骨折边缘因撞击伤而产生软骨剥脱也是髋臼骨折块坏死的原因之一。如果髋臼骨折块发生坏死则会出现因为关节面不规整、不稳定、囊内碎片、植入物暴露而导致股骨头损伤。这可能会导致一系列的并发症如髋臼软骨磨损和坏死、股骨头软骨损伤、骨关节炎、不稳和股骨头坏死。没有有效的补救性手术治疗髋臼的骨坏死，因此这些患者通常需行全髋关节置换术。

不伴骨坏死的创伤后骨关节炎是髋臼骨折后的又一并发症，很少能保留关节。报道显示创伤后髋关节炎的发生率在 4%～48%，并呈现上升趋势，尤其是复位不良和累及后壁的病例。Letournel 的报道中所有骨折类型的骨性关节炎发生率为 17%。骨折解剖复位的骨关节炎的发生率为 10%，而复位不良的发生率为 36%。创伤后关节炎的患者中有 60% 有明显的原因，如复位不良、感染、植入物进入关节内、股骨头损伤及内固定失效。剩余 40% 的患者无明显原因，可归结为受外伤时关节面初始损伤和与外伤和治疗无关的骨关节炎。他还发现复位不良的患者要比解剖复位的患者发生骨关节炎的时间早约 10 年。在诊断创伤后关节炎之前首先要排除感染、骨坏死、植入物进入关节囊、内固定失效、骨不连、复位不良等情况。治疗髋关节创伤性关节炎的方案包括：非手术治疗、关节融合术、关节置换术和截骨矫形术。截骨矫形术治疗髋臼骨折术后创伤性关节炎的报道很少。病例最多的是 Marti 等报道的 8 例患者，行股骨转子间截骨术治疗。通过以截骨术治疗非创伤性骨性关节炎得出的经验，他们认为截骨矫形术的目的在于降低受损的关节软骨及骨承受的压力，从而诱导软骨修复。截骨矫形术同时有助于改善关节的对合关系、分散负重力、降低由于关节挛缩而产生的关节反作用力。Marti 等认为截骨矫形术的手术适应证为持续疼痛、功能受限、失用性关节挛缩。患者均有髋关节挛缩、畸形、骨赘生成，所有患者均采用股骨近端外翻截骨术，根据具体患者的情况进行屈曲、伸直、旋转、延长的调整，同时进行骨赘切除。其临床治疗目的是减少疼痛、增加活动度、保存骨量以备将来行关节置换术。主要治疗原则是首先纠正因关节挛缩而导致的肢体力线异常从而降低关节的作用力。他们发现大部分患者是髋关节屈曲和外展挛缩。对于畸形愈合的髋臼骨折，截骨术也可以用以优化非损伤髋臼和股骨头接触面。如果患者有髋臼内陷畸形，那么外翻延长截骨术则用来外移股骨头。结果显示，以 Merle d'Aubigné 评分患者均得到临床改善，Thompson 和 Epstein 评分除 1 例外均得以改善。其中两名患者初次截骨术后患者满意度很高，分别于术后 12 年和 19 年出现症状复发时行第二次转子间截骨术。

髋臼骨不连极其少见，骨不连治愈后髋关

就可以保留。然而当骨不连伴有骨性关节炎或患者主观认为关节置换术为好方案时，关节置换术治疗骨不连也时常见到。报道显示髋臼骨折后骨不连的发生率为 0 ～ 3.5%。Letournel 等界定髋臼骨折术后 4 个月不愈合为骨不连。Mohanty和 Powell 最近报道了 7 例髋臼骨折骨不连。他们认为，横行骨折有发生骨不连的倾向性。7 例患者中有 5 例患者为横行骨折或横行加后壁骨折。Letournel 的 11 例骨不连病例中也表现出这种倾向性。8 例是横行伴有或不伴有后壁骨折。Mohanty和 Powell 认为不恰当的内固定会导致骨不连。7 例骨不连患者中有 6 例行翻修术－切开复位内固定、清创、植骨术。余下 1 例患者因股骨头改变骨性关节炎行关节置换术。6 例翻修术中 5 例病例骨愈合良好，剩余 1 例由于精神病病史及肥胖症而行关节切除成形术。5 例翻修术后骨愈合患者中有 2 例病例继发骨性关节炎而行全髋关节置换术。除外行关节切除成形术 1 例患者其余患者在 1 年随访时均满意且功能良好。

六、髋关节脱位后髋部疾病的治疗

创伤后髋关节脱位多发生于高能量机动车车祸、高空坠落或行人被机动车辆撞击。许多单纯脱位的患者为年轻人，因为他们的骨骼较强壮得以避免骨折，由于韧带和关节囊的损伤导致单纯的关节脱位。这种损伤的高能量会作用于软骨和软组织导致远期残疾和关节功能障碍。单纯髋关节后脱位的患者中 24% 发生髋关节退行性疾病。关节撞击伤和股骨头滋养血管的挤压伤会使股骨头不可逆损伤最终导致股骨头坏死或骨性关节炎的发生。尽早行髋关节复位是影响愈后的相关因素。早期报道称双膦酸盐治疗创伤后股骨头坏死有效。股骨转子间截骨术也是一种有效的保髋技术，并在股骨颈骨折引发股骨头坏死的治疗中被深入探究。另外，有血供的腓骨柱状移植物已被改造并运用于非创伤性股骨头坏死的治疗，即使不能逆转，也能减缓其进程。创伤性股骨头坏死的病灶位于原发创伤病灶而不是病理中显现的整个股骨头的弥漫性病变。因此这些局灶坏死区更适合行截骨术以改变髋关节负重面。

双膦酸盐治疗骨坏死的研究十分有限。大多数研究设计为治疗非创伤性骨坏死的患者，由于治疗有效而推论其治疗创伤后股骨头坏死也有效。Ramachandran 等描述了一组创伤后诊断为股骨头坏死的青少年病例。青少年患者的软骨保护是至关重要的，因为骨坏死、骨塌陷或继发骨性关节炎的发生会导致灾难性结果。这一组病例中 22 例患者为不稳定股骨头骨骺滑脱、4 例股骨颈骨折、2 例持续性髋关节脱位。以上 28 例患者中 17 例诊断为创伤后骨坏死。给予患者双膦酸盐静脉注射治疗平均 20.3 个月，随访超过 2 年。他们报道称 17 例患者结果良好，其中 14 例无疼痛。

带血管的游离腓骨移植也被用于治疗因髋关节脱位而导致股骨头坏死。Garrigues 等报道了 35 例患者应用带血管的游离腓骨移植治疗以上疾病，他们的患者大多为青年男性，术后患者的 Harris髋关节评分得以改善，1 年随访时平均提高 10 分以上。同时，35 例中有 7 例在伤后 13 ～ 86 个月期间行关节置换术。

髋关节继发骨性关节炎是创伤性髋脱位最常见的并发症。髋关节后脱位导致的骨关节炎发生率为 7% ～ 48%。受外伤时对骨关节面的撞击可能是其原因。已经有学者开始尝试采用外科脱位、自体软骨移植术来治疗股骨头骨折脱位继发的创伤性关节炎，同时此方法也用于单纯髋关节脱位产生的单发软骨病灶的治疗。

七、股骨头骨折后髋部疾病的治疗

股骨头骨折很少单独存在，多并发髋关节后脱位。急性股骨头骨折可以采取非手术治疗、碎片摘除术或内固定术。股骨头骨折发生后，术后病程可能继发股骨头坏死、创伤性关节炎、关节不稳、囊内碎片形成或畸形愈合。股骨头骨折后头坏死的发生率为 6% ～ 23%，创伤性关节炎的发生率在 75% 以上。股骨头骨折是髋关节的一种严重损伤，预后不良。由于这一疾病罕见，对于其本身及并发症均无明确一致的最佳治疗方案。治疗的目的为恢复骨折端的稳定性及关节面均匀平整。对于股骨头骨折创伤后并发症的补救手术研究有限且具有挑战性。由于此种损伤及其并发症罕见，故极少有大宗病例报道的保髋技术。大部分文献为各种技术的个案报道。

一种可能的治疗股骨头骨折导致的畸形愈合或骨坏死的补救方案为自体或异体移植术。Bastian 等报道了 1 例股骨头闭孔前脱位伴股骨头骨折的个案。由于股骨头病变的严重性，自体移植物取自股骨头－颈前交界处，缺损均被填充。Nousiainen 等也报道了 1 例严重股骨头骨折脱位的个案。使用新鲜冰冻异体移植物填充大块撞击伤，两例患者均平稳恢复并获得良好功能。

股骨头骨折脱位后可继发创伤后关节不稳。Marti 等报道 1 例股骨头 Pipkin I 型骨折，采用闭合复位、切开取出关节内骨碎片。该患者髋关节反复后脱位，最终以髋臼成形术、股骨转子间旋转截骨术治疗。行此术式后该患者无脱位及不稳发作，结果良好并全面恢复活动。

股骨头畸形愈合也可行骨折块切除术。一项报道 3 例 Pipkin I 型骨折患者初次行非手术治疗，由于股骨头下极骨碎片畸形愈合导致关节活动受限。3 例患者均表现为活动受限。在通过前路切开取出骨不连的骨碎片后，3 名患者均获得与对侧下肢相近的活动度，功能预后良好。

八、股骨颈骨折后髋部疾病的治疗

股骨颈骨折治疗失败对于患者及外科医生都是个困难的问题。股骨颈骨折后，骨折不愈合和股骨头骨坏死是最常见的并发症。对于年轻的患者采取保髋治疗，然而对于活动较少的功能受限患者可以进行关节置换。年轻人及活动较多的患者，如果无法避免关节置换，尽量保留其本身关节软骨以延迟关节置换时间。

股骨颈骨折中关节囊内骨折治疗效果差，关节内滑液干扰愈合的过程。在股骨颈骨折的治疗中，应尽量创造一个骨接触面大、压力大的稳定结构。但即便进行了相应的复位固定，股骨颈骨折仍然有一定概率发生不愈合。据报道，囊内骨折不愈合发生率为 10%～20%。年轻患者不愈合发生率高达 35%。当固定失效和骨不连发生时，必须个体化审视每位患者及每例骨折发生固定失败和不愈合的原因来决定其进一步治疗。由于复位不良，植入物位置不良及固定失效导致的骨不连可以获得良好的治疗。生物学方面的因素如血供不良、骨质不佳、骨量丢失可以通过骨移植的办法解决，通常采用自体骨，有时需要带血管的骨移植。当面对股骨颈骨折骨不连时，要充分认识到导致骨不连的原因，采用针对行的治疗方案，才能获得好的治疗效果，避免关节置换。

机械性失效通常和骨折复位不良、植入物选择不当和位置不良有关。精确复位股骨颈骨折可以减少二次手术风险，改善预后。骨折端最大程度接触会使结构更稳定，愈合概率更高。髋关节自然生物力学的恢复和解剖学重建可以增加股骨头血液供应恢复概率。除老年人外展嵌插型股骨颈骨折或年轻患者严重粉碎性骨折外，解剖复位都应当是骨折复位的目标。股骨颈骨折后闭合复位内固定是最常采用的手术方法，因为通过 X 线片很难评估旋转畸形，有学者建议对于年轻患者进行开放手术以精确复位。内翻、向前成角、旋转移位是常见的畸形，必要时与健侧对比可以指导外科医生进行复位。若是无法做到解剖复位，就不得不在复位质量和骨接触面积之间做出权衡。股骨颈骨折的复位尚没有统一的标准。Koval 等认为股骨颈骨折外翻应小于 15°，向前或向后成角小于 10°。Garden 在其复位不良及其与缺血性坏死联系的文章中指出股骨颈头下型骨折的目标对线指数是 160/180。在髋关节前后位片上，股骨干内侧皮质同股骨颈骨小梁中垂线成 160°。在侧位片股骨头中线同股骨干成 180°。他指出对线指数达到 155°～180° 可以最大限度减少骨坏死发生率。

年轻患者股骨颈骨折通常继发于高能量损伤。软组织损伤重，很多情况下股骨颈骨折粉碎并严重错位，所以更容易发生不愈合。高能量损伤时，骨折线的走行大多为垂直方向的，在骨折区造成了很大的剪切力。Pauwels 分类被广泛用于股骨颈骨折分类。骨折越垂直，骨折区剪切力越大。

年轻患者股骨颈骨折的固定物发生机械性失效的情况下，首先应考虑对其进行翻修手术。机械性失效必须尽早发现，在过度移位和骨量丢失发生前进行纠正。在某些情况下，因为畸形过重或骨量不足，翻修手术可能无法进行。松质骨或皮质骨的结构移植可以用来填补骨缺损或提供额外的支撑结构。

股骨近端截骨术多年来被用于治疗股骨颈骨

折不愈合,效果很好。其目的是通过截骨将骨折线间剪切力转化位为压缩力（图59-2）。它还可以用于纠正肢体长度不等及旋转畸形。外翻股骨转子间截骨术最常用,它比转子下截骨术有更好的血供更易愈合,造成的髓腔畸形更小,有利于以后的关节置换术。股骨近端转子间截骨术通常用于年轻患者,而关节置换术对老年患者是一个可以接受的选择。

Raaymakers和Marti报道了66例使用外翻股骨粗隆间截骨术治疗股骨颈骨折不愈合的案例。他们报道88%的骨折率愈合率,与其他已发表的研究结果相似。他们的截骨术有99%愈合,1例失败。这些作者还强调技术对实现这一好结果的重要性。由于年轻患者骨质健康,在准备放刀片的隧道时一定不要劈裂股骨头。在用骨凿之前要先钻孔来确定角度和方向。必须选好刀片的长度,使刀片较骨凿的路径短1 cm。这样股骨头可以沿刀片向下滑动,并且减少刀片切出的风险。他们还建议避免过度外翻,因为这有可能导致髋关节半脱位,甚至加速骨关节炎的发展,因为截骨术增加了关节反作用力。虽然历史上的研究已经表明,骨坏死迹象是股骨转子间截骨术的禁忌,也有学者认为,截骨术可以促进血管再生和推迟关节置换。甚至有人认为骨坏死的发展和最终的骨关节炎可能反而有利,髋臼和股骨头软骨下区硬化的可以为未来的关节置换提高骨量。

外翻股骨转子间截骨术结果已经反复获得证明。Raaymaker和Marti在同一研究中发现,66例患者只有8例骨折不愈合,需要二次手术,22例骨折愈合的患者最终进行了全髋关节置换术。Anglen报道13例截骨术患者术后Harris评分在85～100。最近Mathews等报道15个截骨术患者愈合率达到80%,股骨头挽救率67%。随访4年,Merle d'Aubigné评分从9分提高到14分。

骨移植对于切开复位术、内固定或截骨术是一个有力的补充。同种异体骨可以用来填补骨缺损。这对于填补植入物取出后留下的空洞特别有帮助。自体骨移植包括髂骨移植或骨髓提取物联合同种异体骨使用。带血管和不带血管的腓骨移植可以用来加强股骨头促进骨愈合。也有报道称肌骨瓣移植能改善骨折端的血供,促进愈合。Meyers等使用股方肌肌骨瓣移植治疗股骨颈骨折不愈合。在Elgafy等研究中,17例股骨颈不愈合

患者中13例接受内固定联合不带血管腓骨自体移植。剩余的4例患者进行不带血管同种异体腓骨移植治疗。自体移植组,69%愈合,同种异体移植物组33%愈合。Sen等报道22例行外翻截骨术联合不带血管腓骨自体移植物91%愈合。Lecroy等报道使用带血管腓骨自体移植。22例患者使用带血管自体腓骨移植,插入股骨颈和股骨头,之后吻合旋股外侧动脉。使用空心螺钉或克氏针固定骨折不愈合。22例患者中20个可以实现愈合,平均随访84.7个月,91%的股骨头仍可保留。

治疗创伤后股骨头骨坏死没有明确的金标准。关节置换对于股骨头骨坏死是一个有效的治疗方案,但可能不适合年轻的患者。尽管股骨头非创伤性坏死尚未阐述清楚,但现有知识可以推广到创伤后股骨头坏死。尽管创伤后和特发性股骨头骨坏死的病因不同,疾病的进展非常相似,治疗方法也可以适用于创伤后股骨头坏死。髓芯减压、植骨、截骨术都被用于治疗特发性骨坏死。如前所述,有一些关于早期使用药物的报道,如双膦酸盐类药物治疗创伤性股骨头坏死。

需要特别注意的是,股骨头骨坏死可能仅仅是影像学上的表现,没有任何临床表现。虽然股骨头某些区域可能发生坏死,但周围的骨头可以保持其结构完整性,不引起任何症状。即使有塌陷迹象后,一些患者仍可能长时间没有临床症状。Haidukewych等报道,29%的股骨颈骨折后股骨头坏死的患者在平均6.5年内仍基本无症状。Barnes和Dunovan报道在晚期塌陷的患者中仅30%要求再次手术,剩余的70%认为他们有一定程度的功能受限和残疾可以接受。应当密切监测有影像学骨坏死迹象但没有临床症状的患者,根据患者的期望和愿望做出干预。

髓芯减压被用来治疗不同程度的特发性股骨头坏死效果不一。对Ficat Ⅰ期或ⅡA期这些早期病变使用效果最佳。结果显示,其通过释放骨间压力来减轻疼痛,疾病的发展过程很少改变。创伤后股骨头坏死的患者进行任何形式的髓芯减压术都要先取出植入物,所以骨折必须完全愈合。肌骨瓣移植也被用来辅助髓芯减压。Baksi进行了一个长期的152例患者187个髋关节股骨头坏死的研究。所有患者都进行髓芯减压、病灶清除术和肌骨瓣骨移植。在187例患者中,40例为创伤后,83例特发性骨坏死,56例使用类固醇,7例由于

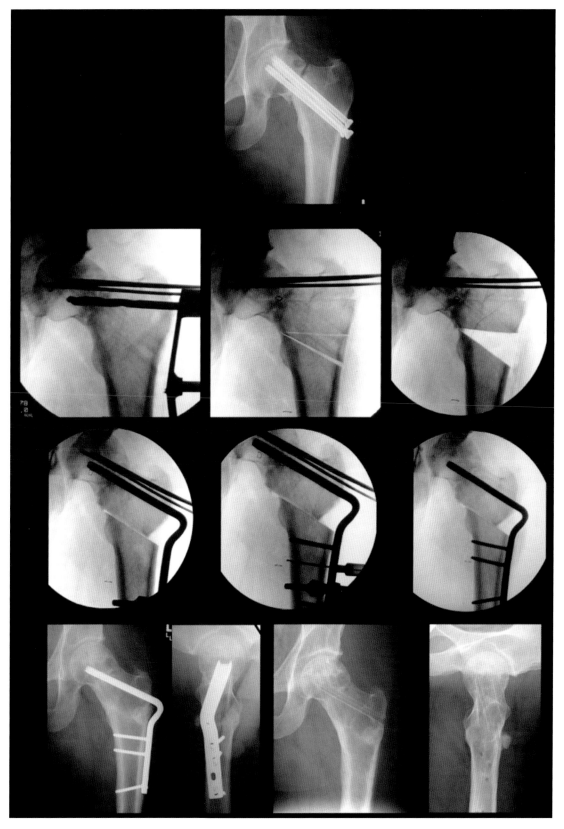

图59-2 股骨颈不愈合转子间截骨术的步骤（引自：Gardner M, Dunbar R, Henley M,et al. Harborview Illustrated Tips and Tricks in Fracture Surgery. 1st ed. Philadelphia, PA：Lippincott Williams & Wilkins, 2010.）

饮酒，1例继发于脑卒中。虽然在此前的一项研究中，阔筋膜张肌骨瓣移植用于股骨头前方坏死，股方肌骨瓣移植用于后方坏死，但是其经验认为骨坏死大多发生在股骨头外上象限，所以阔筋膜张肌骨瓣移植更适合成人，缝匠肌骨瓣移植最适合年轻人。对于某些严重病例可以同时进行股骨头外上缘切除术和内收肌腱切断术。在176例长期随访的患者中，151例临床结果优良，大多数治疗效果不好的患者是股骨头坏死严重的病例。

Judent首先描述游离血管腓骨移植用来重建血管化治疗股骨头坏死。Plakseychuk等对使用带血管和不带血管腓骨移植治疗股骨头坏死进行了对比。作者报道使用游离血管腓骨移植治疗股骨头Ficat I 期和 II 期疾病80%存活，对比不带血管移植30%存活。而无论哪种移植方法，对于Ficat III 期患者效果不佳。Buckley等报道髓心减压后使用自体胫骨移植，自体腓骨移植或腓骨移植。20例中仅有2例发展为塌陷，需要行关节置换。剩余的18个平均8年随访时仍无明显症状。

截骨术可用于治疗更严重的股骨头坏死。转子间截骨术曾被用于股骨头坏死，通过旋转股骨头颈骨块使股骨头坏死区远离髋臼承重区。因为坏死区域通常位于股骨头外上象限，外翻屈曲截骨最常用。截骨后骨内压力降低可以发挥治疗的作用。Sugioka 等报道III 、IV期股骨头坏死治疗结果良好，分别为73%和70%。北美的经验完全不同，其成功率不到50%。当股骨头外侧区完好时常使用内翻截骨术。

九、髋关节囊外骨折后髋部疾病的治疗

囊外髋部骨折的创伤后并发症相比股骨颈骨折很少发生。骨折不愈合率低是由于骨折没有滑液浸泡、没有良好血供及大面积完好松质骨。文献报道的不愈合率为1%～2%，但对于复杂的转子间骨折高达10%。创伤后并发症的最常见的原因是由于植入物的选择不当与安放位置不当，从而导致骨折不愈合，植入物失效和畸形愈合。保髋还是关节置换的选择取决于骨折形态，骨折骨块的质量和数量，畸形的位置与程度，是否存在螺钉切出的关节损伤及患者的个体因素。

动力髋螺钉一直以来被认为是治疗股骨转子间骨折的"金标准"。它能够在提供角稳定的同时实现骨折线间的滑动加压。动力髋螺钉失败通常由于股骨头的螺钉切割。这会对股骨头和髋臼造成毁灭性破坏。Baumartner等用"尖顶距"来描述打入股骨头拉力螺钉的位置，其与手术失败的危险性密切相关。顶－尖距少于2.5 cm（如拉力螺钉放置接近股骨头软骨下骨，并位于股骨头中心）为拉力螺钉的理想位置。螺钉断裂和钢板断裂也是转子间骨折内固定失效的少见原因。股骨近端的塌陷以及股骨干的内移将会导致灾难性的后果。髓内钉系统的应用解决了其中一些问题。理论上，髓内钉为轴心固定，力学分布更加合理。它位于髓腔正中，减少股骨头植入物的剪切力和杠杆力。此外，髓内钉可以作为内侧支撑防止股骨近端的塌陷。必须认识到，髓内钉系统也不能完全避免股骨转子间骨折的并发症，如螺钉切出、植入失败、骨折不愈合和畸形愈合。Hak 等指出，应用髓内系统时要注意髓内钉的入点要准确，以避免髓内翻畸形。内侧股骨距连续性恢复同骨折后不愈合有关。因此骨折的良好复位对提高骨折稳定性和减小并发症很重要。

当骨折不愈合或畸形愈合的原因是植入物选择不当或植入物位置不佳时，首先要进行重新的复位和固定。当选择用于重新内固定的植入物时，外科医生必须考虑剩余的骨量。当近端骨量很少时，角钢板系统可以实现良好的固定；另外，锁定钢板系统也是一个选择。当进行复位固定术时，先前植入物移除后，要使用移植骨块来填补股颈和股骨头缺损。移植的主要目的是为后续植入物提供支持结构，同时也有骨引导的好处。通常使用多孔同种异体移植物或腓骨移植。使用异体骨可以减少自体骨移植时的供区并发症，而且因为仅作为结构支撑，自体骨没有必要。

当碰到螺钉切出的情况，如果股骨头、髋臼软骨的破坏不重，则可以进行重新的复位固定（图59-3）。尽管有一定程度的关节内损伤，但是采用重新的复位内固定方法可以延迟关节置换时间。治疗原则包括恢复头颈骨折块相对于股骨干的解剖关系，可以有轻度的外翻；恢复股骨头的骨量以利于获得良好的固定。Mariani和Rand 治疗了11例转子间骨折不愈合的患者，均采用重新复位内固定的方法，植入物的选择根据残留的骨

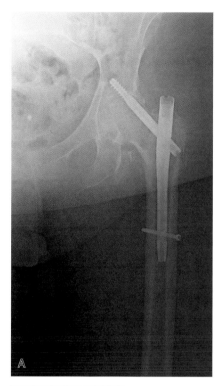
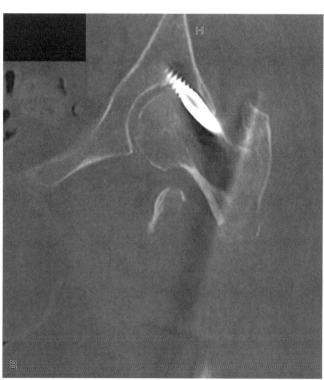
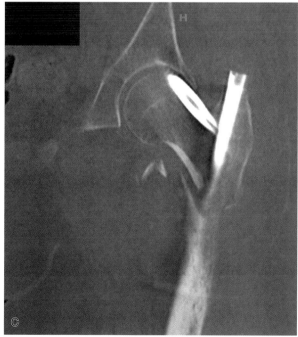
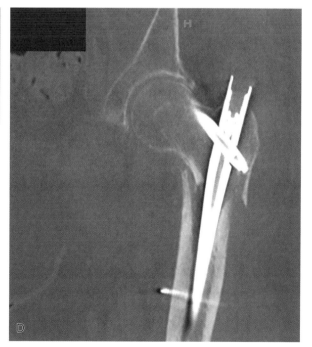

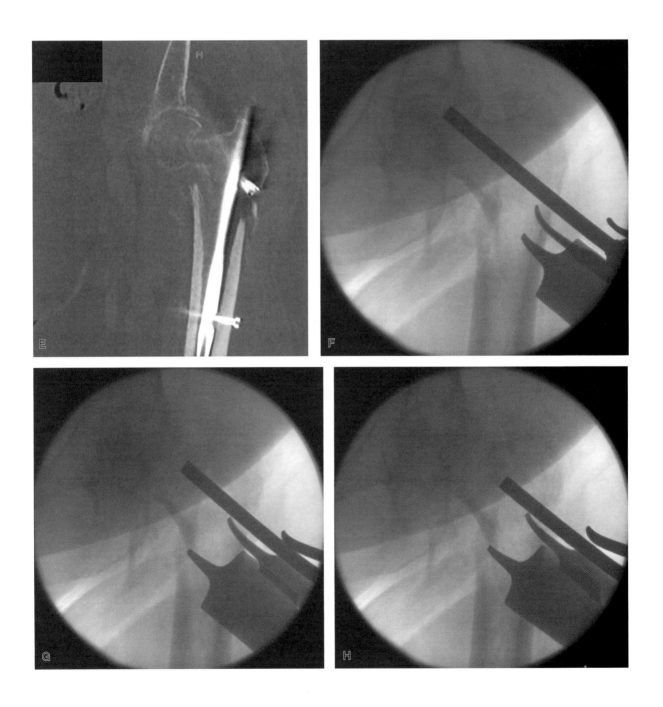

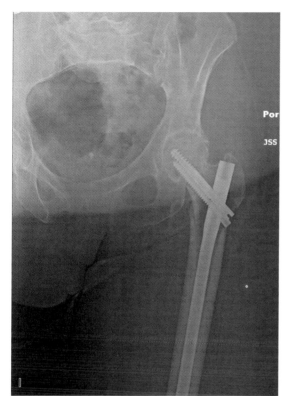

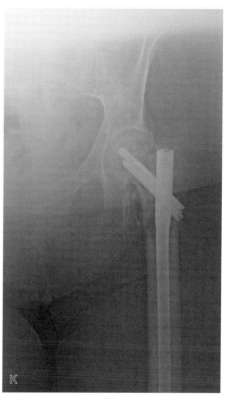

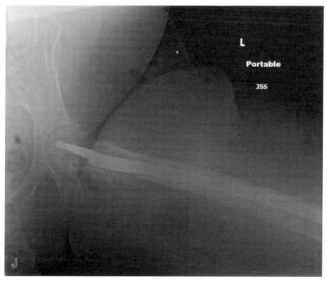

图59-3　67岁老年患者，转子近端骨折内固定术后2个月后前位片复查，发现内固定失效，骨折不愈合（A）。冠状位CT扫描证实这一点（B～E）；二次切开复位内固定手术包括取出早期的植入物，在原骨道植入松质骨保持骨量（F～H）。首先使用植骨棒将大块松质骨填入孔隙，以防后来填塞的骨块进入关节内（A）。余下的空隙使用另外的松质骨填满，注意不要将移植骨填入关节腔内（B、C）。术后正位片（I）和侧位片（J）可见很好的复位和合适的内固定位置。术后2个月复查可见骨折复位良好和骨愈合的早期征象（K）

质条件决定，平均随访6个月，愈合率为82%。

髋关节加压螺钉导致的过度滑动可以用大转子支持钢板来纠正，也可以改为髓内固定。大转子支持钢板是通过在动力髋螺钉外面增加一个支持钢板的原理来防止近端骨块的过度滑动，并且能够防止股骨干内移。反转子间骨折和累及转子下区域的转子间骨折要选择髓内系统进行固定。髓内钉重建了内侧支持结构防止近端骨块过度滑动。角稳定钢板系统，如角钢板和锁定钢板也可以用来治疗股骨转子间骨折的并发症。

在某些病例里，转子间截骨会改善转子间骨折畸形愈合和不愈合的力学环境，从而达到理想的治疗效果。许多研究报道采用外翻截骨结合动力髋螺钉或角钢板系统获得了很好的治疗效果。在最近的一项研究中，Said报道了26例动力髋治疗失败的病例，8例患者采用关节置换的方法，8例重新进行了动力髋螺钉固定，6例重新动力髋固定的同时采用了外翻截骨，4例外翻截骨后用130度角钢板固定，获得了100%的愈合率，只有1例股骨头坏死（角钢板组）。

十、转子下骨折后髋部疾病的治疗

转子下骨折的不愈合通常由骨折复位不良，固定失败，骨质量差，高能量骨折和植入物位置不当等原因引起。股骨的转子下区域内侧受到非常大的压应力，外侧则有高张应力，这些都会导致这个解剖区域特别容易发生并发症和骨不连。畸形愈合通常与植入物的位置和手术技术相关。由于骨折近端较小，作用在其上的畸形力量又很大，这种骨折的复位和固定都很困难。转子下骨折的畸形愈合和不愈合通常都接受内固定翻修手术，有时候会同时使用骨移植术。

对于内固定翻修手术，多种可选的治疗方法都是有效的，主要取决于患者的特点和骨折的类型。原则就是恢复正常力线，确保有足够的骨生长潜能和足够的稳定性。髓内固定器械（可以向股骨头内打入拉力螺钉）、固定角度的接骨板、锁定板和螺钉（图59-4）中的每一个都可以

被很好地使用。在股骨转子下和股骨干存在对线不良的畸形愈合，如果应用髓内钉进行矫形和固定时相对困难的，所以在这种情况下多采用钢板固定。同时，多种移植骨的方案也是可用的。移植骨可以是自体或异体，结构骨或松质骨均可。Haidukewych和Berry报道了21例转子下骨折不愈合的病例。其中5例患者在入院前接受了一次翻修手术，但是骨折未愈合，7例患者入院前进行了两次以上的翻修手术，2例患者是感染性骨不连。对于每个患者来说，翻修内固定手术都是定制的，手术前要注意残存的有效骨量，畸形情况和患者的临床表现。其中8例患者使用长的近端髓内钉固定，7例使用了标准的顺行髓内钉，5例使用了95°接骨板，1例使用了动力髋螺钉，1例使用了近端锁定接骨板和螺钉固定。1例接受了4次髓内钉翻修手术的患者接受了带血管的游离腓骨移植和自体松质骨的植骨手术。自体松质骨移植也在其他8例患者身上使用，但是另外6例患者使用的是同种异体骨移植。3例患者是同时接受了自体和异体松质骨的移植。经过上述个性化治疗后，95%治愈（20/21）。所有患者都能够步行，11例可以独立走路，5例需要单手杖辅助，4例需要双拐支持。在最后的随访中，20例中的16例主诉行走时没有疼痛感，4例主诉在大转子处有轻微疼痛。DeVries等的研究报道了33例使用接骨板治疗转子下骨折不愈合的病例。最终33例中有32例很好愈合。

十一、结论

髋部骨折是骨科的常见病，虽然治疗的方法不断改进，但是创伤后出现的问题对于医生和患者来说都是严峻的挑战。虽然关节置换术在很多病例中是一个有效的治疗方法，但是当面对一个有着高期望值、高运动需求、长寿命需求的年轻患者，关节保留技术就显得越来越重要。知道这些创伤后问题的病因学能够帮助我们在工作中避免它们。当这些问题出现的时候，了解病因并且掌握不同的髋关节保留技术去解决问题也会获得良好的治疗效果。

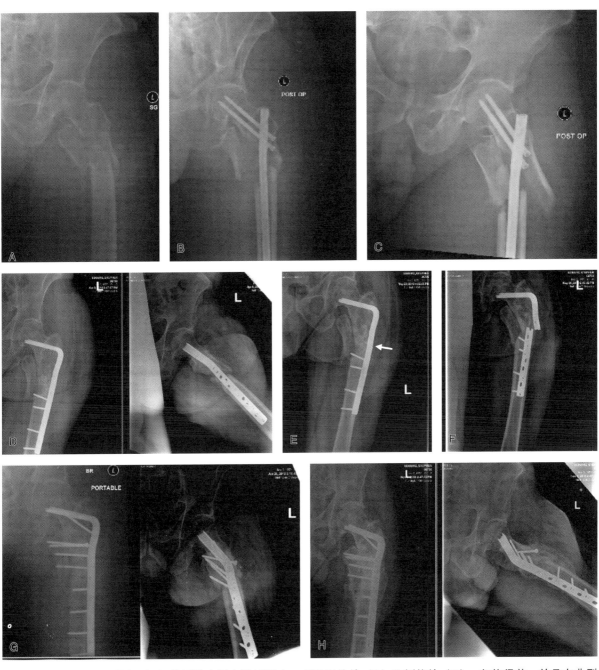

图 59-4　股骨转子下骨折（A）使用髓内固定器械固定，术后正位片（B）和侧位片（C）；复位很差，并且有典型的屈曲畸形、近端内旋畸形和骨折处内翻对位不良。受伤后 8 个月，患者接受了取出髓内内固定手术，骨不连处重新复位，接骨板固定和自体骨植骨术（D）。注意侧位片上没有观察到加压的效果。骨不连术后 3 个月，X 线片（E）出现了植入物疲劳折断的早期征象（白色箭头指示为内固定物折断征象处），随后出现了严重的内固定物断裂（F）。骨不连再次翻修手术（G）进行了内侧骨块的复位和固定，接骨板和贯穿骨折处的拉力螺钉加压固定，同时辅助以股骨自体骨植骨手术。术后 6 个月 X 线片（H）证实骨折已愈合

第九部分

其他疾病

第60章

滑膜疾病的诊断与治疗

原著者　Nader A. Nassif, Douglas J. McDonald
译　者　彭　昊

一、引言

滑膜的主要功能是营养关节软骨和增加关节润滑。滑膜构成关节囊的内层，主要由A、B两型细胞组成。A型细胞占10%～20%，是骨髓前体细胞，具有巨噬细胞样功能。B型细胞是成纤维样细胞，其功能是分泌透明质酸。滑膜细胞下层为含成纤维细胞、血管和淋巴管网，这些组织促进代谢物和气体交换。

滑膜病是影响大滑膜关节的少见病。要获得良好疗效需要正确及时的诊断和治疗并同时治疗其后遗症。延误诊断和治疗会加速关节退变。常见的髋关节滑膜病除了类风湿关节炎和炎症性关节炎，还包括滑膜软骨瘤病和绒毛结节色素沉着性滑膜炎（PVNS）。

二、滑膜软骨瘤病

原发性滑膜骨软骨瘤病（synovial chondromatosis）是一种少见的良性关节病，是由滑膜内层间充质细胞软骨化生而引起的。最近研究表明6号染色体缺陷可导致该病的发生。另外，纤维母细胞生长因子-9和纤维母细胞生长因子受体-3形成自分泌生长因子循环。生成软骨，最终在关节内形成松散的游离体。游离体受滑液营养，可继续生长。此期常有第二钙化中心出现。

滑膜软骨瘤病可分为原发性滑膜软骨瘤病和继发性滑膜软骨瘤病。原发性滑膜软骨瘤病是由发病原因不明、大小形态规则的小圆形软骨体组

成。Milgram进一步将原发性滑膜软骨瘤病分为3期。Ⅰ期为滑膜内病损无游离体；Ⅱ期为滑膜内骨软骨结节形成伴有关节内游离体；Ⅲ期为静止期滑膜多发游离体。

继发性滑膜软骨瘤病在发病前常已有关节软骨退变，包括骨关节炎、炎症性关节炎和剥脱性骨软骨炎。这些病变导致游离体产生而不是产生新的骨软骨游离体。鉴别其他病因有助于制订治疗原则。

（一）临床表现

本病多见于单个关节，以膝关节最为常见，髋关节发病率为10%～20%。发病年龄在20～70岁，男多于女（2∶1）。疾病前期患者主诉无特异性，包括疼痛、僵硬、肿胀和跛行。主要表现为关节活动范围和柔韧度降低及关节交锁。与浅表关节比较，由于缺乏滑膜增厚、捻发音和可触及游离体征象，髋关节滑膜软骨瘤的诊断相对困难一些。

（二）影像学和诊断

X线片可有助于发现游离体。由于游离体可能是透X线的，所以仍有20%～50%患者不能通过X线片确诊（图60-1）。有研究表明关节滑膜软骨瘤表现为关节间隙增宽和髋关节半脱位。Yoon等的研究表明21例患者中有12例（57%）患侧关节上面和内侧关节间隙大于对侧。另外，术后最终随访发现关节间隙增宽并未改善。其他的影像学表现可能包括骨侵蚀和后期骨赘形成。

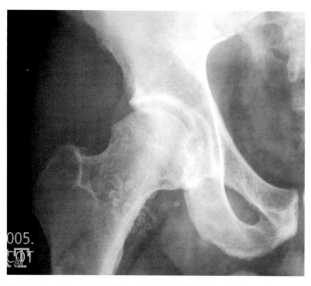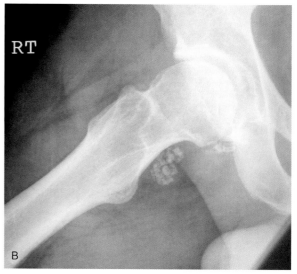

图60-1 A.44岁男性，右髋关节前后位X线片，该片提示右侧股骨颈周围多个小的钙化体，与关节游离体钙化表现一致；B.右侧髋关节侧位片提示钙化的关节游离体位于关节内，股骨颈后侧

该病常需进一步影像学检查确诊。关节造影或CT检查有助于鉴别关节游离体。MRI更加可靠，可鉴别关节内还是关节外病变，还能明确是否存在游离体。

38%～70%的患者发现病变波及关节外。Robinson等发现有两种方式向关节囊外播散。第1种是沿着髂腰肌，第2种是沿着闭孔外肌播散。1名患者可以存在1种或2种播散方式。

组织活检是诊断的主要方式。组织学检查可证实软骨增生或骨软骨游离体有无侵蚀性（图60-2）。

（三）治疗/转归

有症状的滑膜软骨瘤需要切除所有的游离体。与单独取出游离体相比，完全切除关节滑膜可以降低复发率。即使行手术治疗，其复发率仍在10%～20%。

术中发现与影像学检查一致。术中常发现滑膜病变、增厚、关节渗出、与滑膜相连的大小不一的游离体。滑膜软骨瘤常位于髋关节间室外周，但也有报道，24%的患者滑膜软骨瘤位于髋关节间室中心。

开放手术和关节镜下手术都可以切除游离体和滑膜。与关节镜手术比，开放滑膜切除术可以降低复发率。Lim等行关节切开术时采用关节脱位和不脱位两种方法对减轻疼痛没有区别。2例患者行关节切开时需进一步手术。1例患者行关节脱位术后6个月内出现股骨头缺血性坏死，并行髋关节置换术。Ganz等通过熟练的髋关节脱位技巧，安全暴露髋臼进入关节外围和中心间室行全滑膜切除，同时保护股骨头血供。Schoeniger等用这种技术治疗8例患者，4年随访无局部复发和股骨头坏死。2例患者分别在术后5年和10年行全髋关节置换术。

关节镜下游离体切除和滑膜切除术证实有良好的早期结果。Boyer和Dorfmann随访111例关节镜滑膜和游离体切除术患者，平均随访78.6个月，79%的患者仅需一次关节镜手术，而31%的患者需两次或多次手术。另外，38%的患者关节镜检后需要进一步开放手术。其中17%转为全髋关节置换术，20.7%行再次手术行游离体和滑膜切除术。与活动期相比，静止期患者关节镜手术疗效更好。

滑膜软骨瘤伴有晚期关节退变适合行全髋关节置换术。Ackerman等观察7例行初次全髋关节置换术，不论是否有滑膜切除病史，所有患者术中均行部分或全部滑膜切除术。1例患者2年后复发需再次行滑膜切除。1例患者14年后行髋臼侧翻修。

虽然不常见，但也有滑膜软骨瘤转化为软骨肉瘤的文献报道。所有病例均发生在从首次确诊和手术治疗后10～20年。

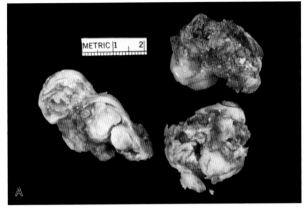
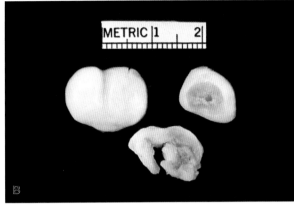
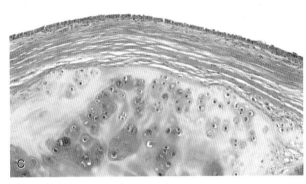
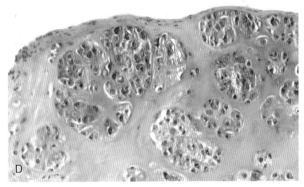

图 60-2　A. 关节内切除的游离体，显示多个小的骨软骨碎片包埋于滑膜里；B. 单个软骨游离体；C. 低倍镜下显示成熟的软骨基质中良性增生的软骨细胞；D. 高倍镜下显示无异型性的成熟软骨细胞

三、色素沉着结节性滑膜炎

（一）概述

色素沉着结节性滑膜炎（pigmented villonodular synovitis, PVNS）是一种可影响滑膜关节、腱鞘和滑囊的良性增生性滑膜疾病。其病因尚不明确。有文献报道色素沉着结节性滑膜炎是肿瘤。最近研究表明色素沉着结节性滑膜炎源自克隆 DNA 重排或 7 号染色体三倍体。

色素沉着结节性滑膜炎分两类：局部型和弥漫型。局灶型或局部型色素沉着结节性滑膜炎由分散性附着于滑膜的巨细胞结节组成。病变为典型的边界清楚的单个病灶。病灶容易切除，复发率低。而弥漫型色素沉着结节性滑膜炎多波及整个滑膜，给外科治疗带来较大挑战。相比局灶型色素沉着结节性滑膜炎，其破坏关节更迅速，复发率更高。而这两种类型均有报道。

（二）临床表现

色素沉着结节性滑膜炎是单关节疾病，大多数发生于膝关节，髋关节是第二常见发病部位。其年发病率大约是 1.8/100 万。男女发病比例相同。大多数患者发病在 30 ～ 50 岁年龄段。

临床表现为隐匿性疼痛、僵硬、肿胀。也可表现为关节内和关节外症状。局部型 PVNS 患者常诉机械性交锁症状。

（三）影像学和诊断

因为症状表现为非特异性，所以诊断常被延误，只有 20% 的患者得到及时的诊断。X 线片能发现小部分人的病变。X 线片能发现囊性病变、骨反应性病变及关节周围病损（图 60-3）。该病变进展后会出现关节间隙同心性狭窄与破坏。磁共振（MRI）是既能显示病变部位，又能显示病变范围的首选方法（图 60-4），同时可区分局部

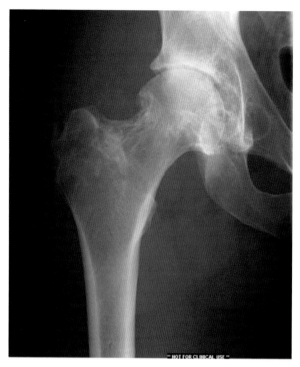

图60-3 32岁男性，右髋关节前后位X线片，该患者10年前因色素沉着结节性滑膜炎行滑膜切除术，现有复发症状。X线片显示股骨颈和髋臼囊性改变，以及股骨颈上缘磨损。大转子侧可见手术后的异位骨化

型和弥漫型色素沉着结节性滑膜炎。MRI常常能显示滑膜增厚、骨侵蚀和软骨缺损。据报道，关节外包块能延伸至坐骨切迹和骨盆。[201]铊摄取与色素沉着结节性滑膜炎有关，如果MRI无法确诊时，[201]铊摄取能帮助明确诊断。

色素沉着结节性滑膜炎的病理特征是滑膜肥厚和血管增生，表现为绒毛结节样增生。滑膜常见含铁血黄素沉着（图60-5），多核巨细胞、巨噬细胞和纤维细胞增生。

（四）治疗/转归

治疗目的是通过手术或辅助治疗完全切除所有炎性和反应性滑膜，以降低关节退变的风险。髋关节PVNS手术疗效比膝关节差。关节镜和开放手术滑膜切除术在髋关节是可行的。髋关节镜手术有助于诊断和切除色素沉着结节性滑膜炎。关节镜下滑膜全切除可降低复发率。如果不能实现完整的滑膜切除，则需考虑开放手术和辅助治疗。

开放手术治疗通过髋关节脱位保留股骨头的

血供，并能实现滑膜全切除。早期的手术方法通过经典的转子截骨外侧入路。Vastel等报道16例髋关节PVNS，其中8例即刻行全髋关节置换术，4例患者由于关节退变程度加重在16.7年内进行关节成形术。开放手术全滑膜切除术是非常有效的，仅1例术后14年复发行全髋关节置换术。González Della Valle等的一项Meta分析报道，55例髋关节PVNS中，有47%行滑膜切除术，43%行关节置换术，4%行关节融合术，总复发率为19%。

辅助治疗特别适用于弥散性或顽固性色素沉着结节性滑膜炎。放疗可以是关节内注射放射性注射剂或者体外局部照射。外科医生必须了解放疗后并发症，虽然很少见，但是有这种可能性。这些并发症包括关节纤维化和放疗导致的骨肉瘤。Kat等分析13例患者手术切除后行关节腔注射[90]钇或[186]铼硫化物放疗。有2例局部复发并重新治疗。Shabat等在手术滑膜切除术后用[90]钇作为辅助治疗行关节内放疗4～6周。10例平均随访6年，9例功能好转，1例仍有疼痛。值得注意的是有报道称[90]钇放疗后可能出现表浅关节皮肤坏死。约18%的患者关节内放疗后有复发。

小至中等剂量射线照射也可作为治疗方法之一。O'Sullivan等报道滑膜切除后小剂量射线照射，14例中有13例获得良好的局部控制（93%）。

目前，PVNS的靶向治疗尚处于实验阶段。一些新药能靶向使特异的t（1；2）易位改变，进而影响克隆刺激因子-1受体的表达。这些药物可望成为治疗PVNS的重要部分。

（五）全髋关节置换治疗色素沉着结节性滑膜炎

弥漫性色素沉着结节性滑膜炎因持续进展的关节病损，需行全髋关节置换术。虽然患者相对年轻，但全髋关节成形术能解除疼痛。Yoo等报道8例平均年龄34.8岁的患者行全滑膜切除术和非骨水泥型全髋关节置换术，平均随访8.9年，无复发病例，2例术后6.6年和11.3年因无菌性松动行翻修术。Vastel等报道4例患者中有2例行初次全髋关节置换术治疗色素沉着结节性滑膜炎，术后11年和14年行髋关节置换翻修术。González Della Valle等大样本综述表明，与单独

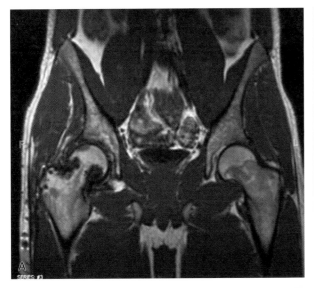

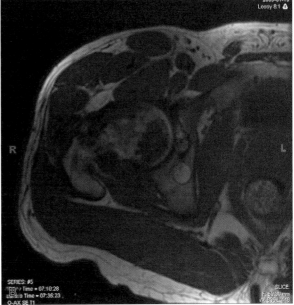

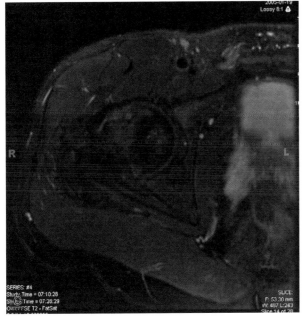

图60-4　A.冠状位MRI，T_1像显示股骨颈和股骨头下被侵蚀；B. T_1轴位像显示股骨头和髋臼囊性变；C. T_2轴位像显示PVNS病变处可见低信号改变

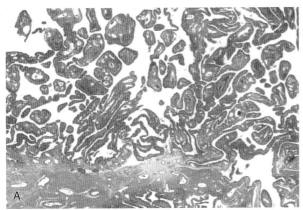

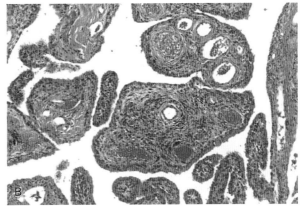

图60-5　A.低倍镜下显示关节内弥散性PVNS绒毛样改变；B.高倍镜下显示大量含铁血色素沉着

全滑膜切除术相比，行髋关节成形术患者复发率较低。

四、其他滑膜疾病

（一）滑膜血管瘤

滑膜血管瘤是另一种罕见偶发疾病。该病主要见于膝关节。由于罕见，往往只是在术中发现该病。滑膜血管瘤能导致出血性滑膜炎。Lewis 等报道该组病例男女比例基本是1：1。目前大多数患者发病年龄是20～30岁。典型病史包括反复疼痛肿胀和偶尔关节交锁症状。体格检查引出疼痛和跛行，以及疼痛活动范围（图60-6）。若怀疑血管瘤，MRI结合钆注射造影剂对比有助于鉴别血管瘤特征（图60-7）。组织学检查提示棕色柔韧边界清楚的包块。镜下示大小不同的血管增生和铁血色素沉着（图60-8）。文献报道3例髋关节滑膜血管瘤。第1例是20岁女性，行镜下滑膜切除。3年随访无复发。第2例是32岁男性，髋关节严重退变。因为滑膜损伤首先考虑素沉着结节性滑膜炎，术中证实病变为滑膜血管瘤。第3个病例是24岁男性，跌倒后股骨颈骨折。术前影像学提示关节内滑膜血管瘤并波及关节外。包块侵蚀到关节囊股骨颈附着处。

（二）树脂状脂肪瘤

树脂状脂肪瘤是罕见的滑膜内脂肪瘤。很少有文献报道。患者表现为隐性髋部疼痛。MRI提示关节内增生的脂肪沉积体。包块或部分滑膜切除可以解除症状。组织学检查发现由绒毛状脂肪组织和滑膜组成的树脂状脂肪瘤。

（三）治疗

因为病例较少，目前尚无有力的证据指导治疗。指导原则是在仔细保护股骨头骨量和血供的同时进行全滑膜切除。

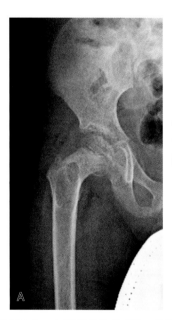
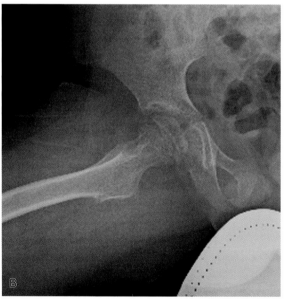

图60-6 A.5岁男孩，右侧髋关节前后位X线片，右髋关节疼痛。患者四肢有多处血管瘤样的蓝色病损。X线片显示股骨近段发育不良改变，股骨颈溶骨病变及股骨和髋臼侧软骨下侵蚀。B.侧位片显示关节病变

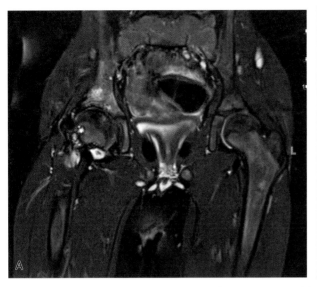
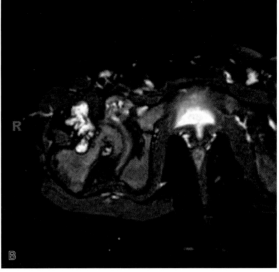

图60-7　冠状位（A）和矢状位T₂加权像（B）显示右侧髋关节包块，表现为明亮的关节内的血管瘤样包块

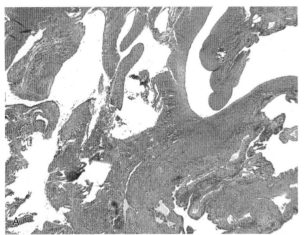
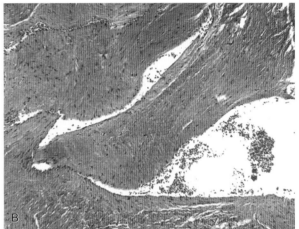

图60-8　A.低倍镜下血管瘤，表现为增厚的腔隙，充满血液的绒毛状滑膜组织，类似色素沉着结节性滑膜炎改变；B.高倍镜示增厚的梭形细胞增生和巨大的血管腔

第61章

过度运动损伤的治疗

原著者　Carlos A. Guanche
译　者　彭　昊

一、引言

5%～21%的运动损伤涉及髋关节和骨盆。一项研究发现，在一所综合性的运动医学诊所，髋关节和骨盆损伤的患者中有82.4%是由于过度运动引起。另一研究发现，在1年期限内25%～70%的跑步运动员会出现过度运动损伤。不管运动比赛的级别如何，是娱乐、高中、大学或专业水平，髋关节和骨盆的过度运动损伤都很常见。然而，对于损伤的确切原因依然没有确定。病因似乎是多因素的，且存在本质差异。随着文献报道的增加，髋关节和骨盆损伤越来越被认为是腰部、臀部和腹股沟疼痛的病因。

需要注意的是，过度运动损伤没有一个明确的力学原因。一般涉及髋臼唇撕裂、髋关节撞击和髋关节发育不良的疾病过程属于结构性问题，可导致臀部、下肢疼痛和功能障碍，往往经过一段时间的休息，症状即可改善。然而，疾病进程并不能像本章中讨论的其他疾病那样，通过多个疗程的休息而完全终止。运动员髋关节疼痛需要进行广泛的鉴别诊断，且在某种程度上，疼痛可能与患者的年龄相关。青少年和青年人存在各种骨突和骨骺损伤的风险，因为他们的软骨生长板还没有骨化。然而，年长的运动员更容易在这些区域发生肌腱炎，因为他们的软骨生长板已闭合。髋关节局部的几个滑囊很容易发生炎症，后者是大部分髋关节疼痛和功能障碍的原因。系统的体格检查，特别是对支配髋关节运动肌群的检查方法可以帮助对髋关节不明原因的疼痛做出更加准确的诊断。

（一）病史

年龄可能为诊断提供一定的参考。如前所述，年轻的运动员更容易发生骨突损伤。反复的应力撕脱骨折同样更容易在骨骼发育不成熟的患者中出现。滑囊炎和肌肉劳损更容易在骨骼已经发育成熟、活动旺盛的年轻人中出现。退变性关节炎在年长的人群中比较常见，且主要见于老年人。

对于所有年龄组，准确的诊断都有赖于仔细的病史采集。因其他器官病变引起的髋关节疼痛可能会有相应的症状。无法解释的体重下降、发热、夜间盗汗提示可能存在全身性炎症反应。生殖泌尿系统和腹部症状同样提示病变可能存在于这些部位而不是髋关节。对于有上述系统病史或检查结果与肌肉骨骼系统病变不一致的患者应当仔细检查是否存在上述症状。

（二）全身性体格检查

不同年龄段运动员髋关节的体格检查方法基本相似。使用分步检查的方法，包括视、触、关节活动范围及肌力的检查，可以确保不遗漏重要的信息。

1.视诊　初步的功能评价包括确定患肢是否可以负重。如果可以，应当重点观察患者的姿势、步态以及分别从站到坐、到躺、再到站的独立转换能力。

如果患者可以直立，检查者可以通过将双手放于患者髂骨翼来判断髂嵴高度是否对称。如果两侧髂嵴高度不对称，就要比较双侧腿的长度：即髂前上棘到内踝的距离。在许多髋关节和腿部肌肉骨骼损伤中都涉及双腿长度不一致。长度差异大于2 cm时可通过高跟鞋来矫正,因为长度不一致可导致过度使用损伤,如转子滑囊炎。

2.触诊 触诊可以在患者站立位或卧位时进行。在症状区域对每个肌肉群进行仔细触诊有助于确定引起症状的具体结构。特别是触诊,可以明确肌肉在骨附着部位和滑囊处的压痛。

3.活动范围 髋关节的正常活动范围取决于患者骨骼发育的阶段。随着年龄的增长,关节的活动范围会减小。受累髋关节活动范围减小时应怀疑潜在损伤的发生。髋关节某一活动范围的缺失可能提示特异性的损伤。被动和主动运动检查都应当进行。

4.肌力检测 应检查患侧与健侧髋关节的肌力,以比较两侧肌力及发现肌力的细微变化。髋关节的屈曲肌力最好在患者坐位时检查,检查者将手放于患者大腿上抵抗髋关节的屈曲。髋关节的外旋及内旋运动也应当在坐位时检查,检查者通过对抗下肢的旋转来进行检查。髋关节的外展及内收最好在患者仰卧位进行检查,检查者在膝关节的外侧或内侧给予对抗来进行检查。髋关节伸展的肌力检测最好是在俯卧位,检查同样是在下肢给予对抗。尽管梨状肌是髋关节的外旋肌,但是最好在仰卧位检查其肌力。

二、功能解剖

尽管髋关节与骨盆的解剖在本书的其他部分进行阐述,但是一些与过度使用损伤发生有关的基本解剖知识,特别是应力性骨折,笔者会在此进行讨论。在年轻患者,生长板处为非骨化骨,如股骨头骨骺和髂前上棘突起部,在骨化成熟前容易受伤。生长板的成熟时间因部位和个体差异而不同。通常,髂前上棘骨突的成熟最晚,因此其在25岁之前都容易受到损伤。活动量大且骨骼发育成熟的年轻人发生股骨颈应力骨折的风险较大。对于年长的成人容易发生退变性关节炎及股骨和骨盆的骨折。

理解骨盆、躯干和下肢之间的重要连接非常关键。髋关节的骨性结构表明股骨的压力和张力骨小梁支撑来自骨盆、髂嵴和腰椎的力量。这种骨小梁排列方式允许髋关节承受最大局部压力约

为3 000 lb/in²,压力峰值出现在由坐到站的过程中。髋关节作为多轴的杵臼关节有3个自由度,而髋臼的三角纤维软骨可通过增加关节表面的匹配确保髋关节的稳定。120°～130°的颈干角及平均14°的前倾角使得大腿具有一定的角度运动,而后者使髋关节可以在横断面上做旋转运动。

三、软组织过度使用损伤

(一)滑囊

滑囊可以预防运动过程中软组织在骨性突起部位的过度摩擦。这些滑囊可因反复活动或直接损伤而出现肿胀导致"扳机症状"或疼痛。大转子囊位于大转子外侧,是髋关节部最容易损伤的滑囊,这是因为髂胫束和臀肌跨越大转子滑囊。每个过度摩擦区域所呈现的临床症状都很相似。

髋关节外侧着地的摔伤和过度使用(特别是跑步运动员和舞蹈者)是引起大转子滑囊炎最常见的原因。髂胫束跨过大转子后,止于膝关节部胫骨的外侧面,因此患有髂胫束综合征的患者同样可能出现膝关节外侧疼痛。在髋关节的活动范围内髂胫束一直处于紧张状态,当髋关节伸展时髂胫束位于大转子的后方。当髋关节屈曲时,髂胫束向前移动,一部分患者的髂胫束后部增厚使其有可能与大转子发生碰撞。大转子滑囊同样可能因机械刺激而发生炎症而出现疼痛,导致功能受限甚至残疾。随着髂胫束的紧张,患者会主诉髋关节外侧疼痛,而且可能在髋关节屈曲和伸展过程中感到髂胫束与大转子的碰撞(图61-1)。Ober试验用以特异性检查髂胫束综合征。被检查者健侧卧位,当将患侧大腿抬起自然下落时,患肢应当落到床面而无不适感。而患有髂胫束综合征的患者,Ober试验可引起大腿外侧疼痛。

对于大部分患者,治疗方法主要包括休息、活动量的调整及物理治疗,可减轻对滑囊的反复应力刺激。对于症状顽固的患者,可能需要手术治疗,具体方法包括在大转子滑囊上方的髂胫束上开窗(图61-1)。

另一容易损伤的滑囊位于坐骨结节处。虽然直接损伤可引起慢性疼痛,但是继发于腘绳肌腱部分断裂的顽固性坐骨结节滑囊炎和继发性滑

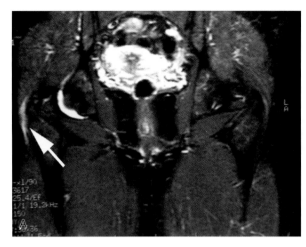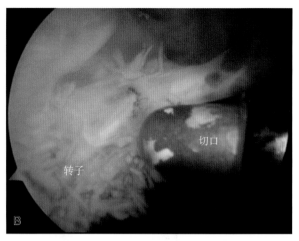

图61-1 32岁的跑步运动员，其髋关节外侧疼痛数月。注射治疗和物理治疗6周后疼痛依然存在。A.T$_2$加权像MRI示右侧大转子处明显的囊肿样组织（白色箭头）。B.关节镜转子囊肿切除术中大转子的镜下观

炎同样可以导致运动功能障碍。疼痛是由肌腱的部分断裂还是由疼痛性肌腱病变所引起，目前还无法确定（图61-2）。这些损伤可使人变得疲乏，特别是对于最容易受影响的跑步运动员，损伤通常会导致活动明显受限。与大转子滑囊炎一样，最初的治疗包括活动量调整、腘绳肌起点拉伸和物理治疗。对于症状顽固者，可以在放射线或超声引导下行注射治疗。关于治疗合并有继发性滑囊炎的肌肉部分撕裂的相关研究数据有限。Cohen和Bradley 建议对急性部分撕裂采用非手术治疗，而Lempainen等的研究表明，对于非手术治疗失败的患者行部分撕裂修补取得了良好效果。鉴别诊断包括腘绳肌紧张、骨突炎及骨骼发育未成熟运动员可能出现的撕脱性骨折（图61-3）。

髂腰肌滑囊损伤相对少见，该滑囊对跨过股骨头并止于小转子的髂腰肌发挥衬垫作用。髂腰肌滑囊炎的患者通常会主诉腹股沟处疼痛，特别是当髋关节抵抗外力屈曲时疼痛更加严重。同样，对于症状顽固的患者，如果拉伸、活动量调整及物理治疗无效时可考虑手术治疗。对于腰大肌松弛，有传统的开放手术方法及近来出现的内镜治疗方法，内镜治疗效果与开放手术相当（图61-4）。

（二）骨突撕脱性损伤

骨突撕脱性损伤虽然少见，但是在年轻运动员中越来越引起重视。这种损伤好发于青少年，特别是参加橄榄球、足球、体操、舞蹈、曲棍球、长曲棍球、排球和田径运动者。该损伤好发于10～25岁且骨骼未完全成熟的运动员。

尽管大部分骨突撕脱伤都是由髋部附着肌肉突然有力收缩所引起，但是过度使用损伤同样可以引起。由于股骨和骨盆的骨突骨化完成时间晚于髋关节其他骨性区域，所以髋关节和腹壁肌肉群的起点部位强度弱于其肌腱附着区。因此，该区域容易发生反复微小损伤引起的骨突炎，甚至是亚急性断裂。因此，一个会导致成人肌肉劳损的损伤对于儿童或青少年来说就可能引起撕脱伤或牵拉伤。同样，一个反复过度使用导致成人肌腱炎的微小损伤对年轻运动员就可引起骨突炎。最常受累的部位包括髂前上棘和坐骨结节，缝匠肌、腘绳肌和内收肌分别起自于上述两个部位。髂前下棘（股直肌直头的起点）、大转子（臀中肌和臀小肌的止点）及小转子（髂腰肌的止点）同样可能受累。

急性骨突撕脱伤的典型表现是青少年运动员在剧烈运动后突然出现剧烈疼痛。患者往往主诉在"砰"的一声后出现受伤部位的局部疼痛、肿胀和压痛。仔细询问病史，大部分患者会表示受伤区域有一个症状模糊的前驱期。体格检查时，对骨盆和股骨近端的骨性标志进行仔细地触诊可以明确压痛点。同样，附着肌肉群的主动和被动拉伸也会诱发附着部位疼痛。

对于大部分患者，骨盆平片可以提供撕脱骨折块的大小和移位情况（图61-5）。对于年轻

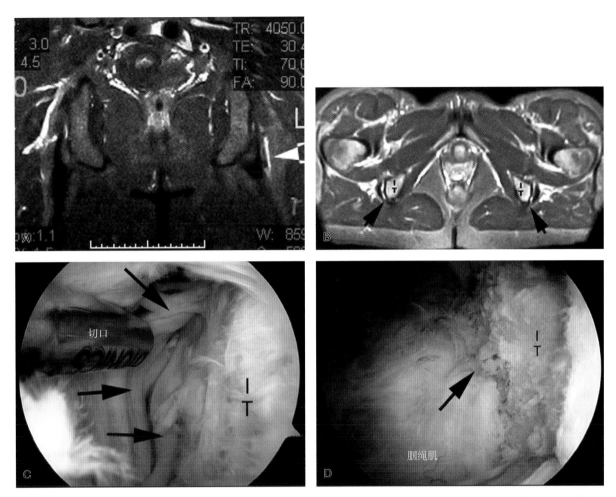

图61-2 50岁跑步运动员，其坐骨囊肿处疼痛，非手术治疗效果不佳，数次X线或超声引导下注射治疗仅使疼痛暂时缓解。A.骨盆的脂肪饱和技术MRI显示左侧坐骨处明显的囊肿样组织（箭头）。B.轴位脂肪饱和技术MRI显示双侧坐骨囊肿处有液体样信号（黑色箭头）。C.伴有慢性囊肿的左侧腘绳肌腱部分撕裂的镜下观，患者处于仰卧位，内镜从臀肌外侧入口进入（IT，坐骨结节；黑色箭头，游离的肌腱纤维）。D.镜下行左侧坐骨囊肿切除和腘绳肌腱修复（IT，坐骨结节；黑色箭头，锚钉缝合部位）。

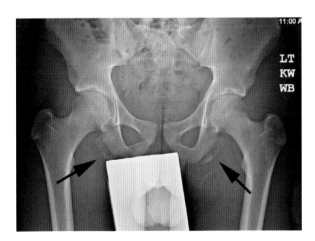

图61-3 16岁跑步运动员，患有坐骨结节撕脱伤（黑色箭头），其疼痛及不适感已有2年

患者根据X线诊断可能比较困难，应提高警惕。MRI是有价值的检查，特别是当X线不能做出明确诊断时。MRI还可以观察移位的程度。一般来讲，对于大部分患者，单靠平片足以诊断骨突撕脱。需要特别注意的是，对所有髋关节疼痛的青少年都应当常规拍摄蛙式侧位片以排除股骨头骨骺滑脱症。

绝大部分骨突损伤都可通过非手术治疗获得康复。没有移位或移位较小的骨突骨折的保守治疗包括休息、冰敷、扶拐直到症状消失。物理治疗是一种重要的辅助治疗，应在短期休息后开始，且应从轻度的拉伸和被动活动训练开始。损伤部位在疼痛完全消失之前应当避免高强度的训练。

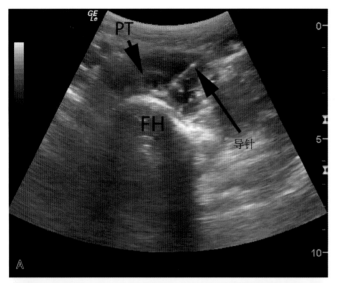

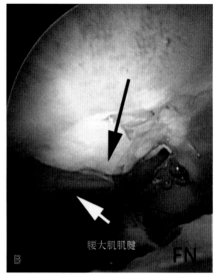

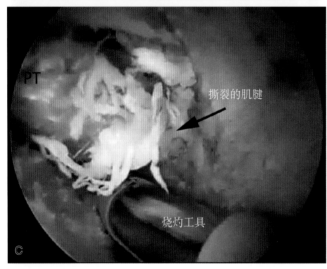

图61-4 继发于部分撕裂的慢性髂肌腱炎。一名16岁患者，是竞技体操运动员，其疼痛已有数月，且引导下注射治疗和多种物理治疗效果不佳。A.左髋关节超声引导下注射治疗的影像。导针由外侧向内侧刺入腰大肌，深入肌肉中且紧邻股骨头。B.从前方入口镜下显示右侧髋关节慢性腰大肌肌腱炎，伴有腱鞘撕裂（黑色箭头）（FN，股骨头）。C.从前方入口镜下显示右侧髋关节肌腱撕裂，从前外侧入口插入烧灼工具（PT，腰大肌）

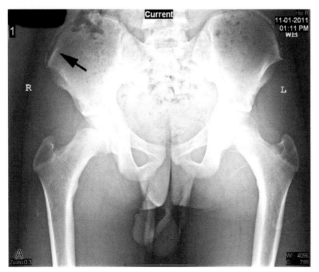

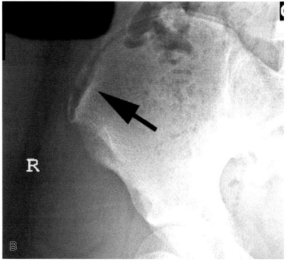

图61-5 16岁高中越野跑运动员，其有髋关节外侧和下腹部疼痛加重的病史。其在过去4周中将跑步的距离增加了1倍，现在疼痛已进展成静止痛。A.前后位骨盆X线片显示双侧髂骨骨突依然未闭合。黑色箭头处的右侧髂骨翼骨突比左侧增宽。B.放大后的X线片显示右侧髂骨翼骨突明显加宽伴碎片存在（黑色箭头）

尽管最初认为，移位较小的骨折不需要手术治疗，但是随访时需要拍摄X线片以评价愈合情况和损伤部位的生长情况。

少数情况下，明显移位的撕脱骨块或非手术治疗无效的持续疼痛提示需要手术治疗。目前，对于移位多大需要进行手术存在争议。尽管普遍接受对非移位或移位较小的骨折进行非手术治疗，但是一些学者指出，任何移位的骨折都有可能发生伴有疼痛的纤维性骨不愈合，后者可影响功能并最终可能需要手术治疗。一般来讲，骨折移位大于2 cm时需要进行固定。对于修复方法，一些学者主张切开复位内固定，而有的学者主张将骨块切除并对肌腱进行重新固定。恢复运动的标准包括影像学骨愈合，同时进行与运动相当的活动量时无疼痛症状。恢复的时间因人而异，一些患者恢复运动可能需要6周，而另一些患者可能需要6个月。

（三）耻骨骨炎

耻骨骨髓水肿提示运动员的骨盆存在一定程度的应激反应。运动员发生的症状性耻骨骨炎往往与耻骨联合损伤相关。耻骨骨炎可以看成是应力引起的耻骨联合损伤，在MRI上表现为关节周围慢性生物力学应力反应。应力和耻骨联合损伤的相关性一定程度上支持了一些学者的判断，即肌肉劳损、过度使用和过度负重是耻骨联合周围损伤的原因。

临床上诊断耻骨联合损伤时，在耻骨联合部可触及压痛。通常，疼痛点位于内收肌起点和长收肌的肌腱联合部。在髋关节屈曲和外展过程中，检查者通过仔细触诊长收肌的起点、沿着耻骨上支触诊耻骨肌起点、沿着耻骨下支触诊股薄肌从而能更容易确定疼痛部位。当患者侧卧时，如果抵抗其髋关节内收可能会诱发疼痛。采用耻骨联合部局麻药注射的方法可以明确诊断，该操作可以通过徒手触摸或在超声或X线引导下完成。

骨盆X线片是最基本的检查。病变早期X线片表现可能正常，随后会出现骨质的侵蚀或进行性脱钙表现，最后是骨质病损或明显的骨溶解。伴随着骨缺损和软骨形成，虫蚀样疏松可能会持续，该期可能持续4～6周，但是要看到增生变化可能需要8～12个月。在观察耻骨联合的X线片时，医生应留意在23～25岁之前骨骼尚未闭合，否则可能会在评估影像学表现时造成一定的困惑。

火烈鸟体位骨盆X线片已被用来确定耻骨联合的稳定性，如果间隙大于2 mm就可诊断为垂直方向的不稳（图61-6）。三相^{99m}锝骨扫描可用于分析疼痛的原因，同时也可用于排除耻骨的应力性骨折。对腹股沟疼痛的运动员行MRI检查具有特异性，包括首先运用初始序列观察整个骨盆，然后是压脂序列、液体敏感的非压脂解剖序列，最后是冠状位、轴位和矢状位的关节成像。异常情况通常包括耻骨联合周围的水肿、耻骨体前皮质的信号增强、耻骨联合骨质的侵蚀和囊肿形成、

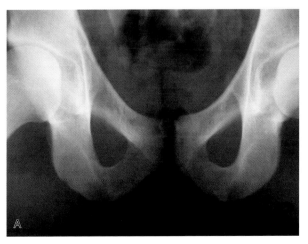
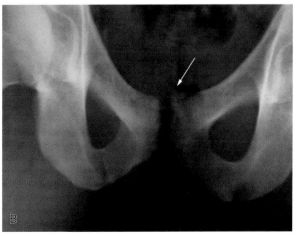

图61-6　27岁的职业曲棍球运动员，其在久站时会出现耻骨联合部疼痛。其虽然经过多次注射治疗和多疗程的物理治疗，但是疼痛依旧。A.站立位骨盆前后位X线片显示双侧耻骨在同一水平，但是耻骨联合之间的间隙增宽且伴有腐蚀。B.右腿站立火烈鸟位X线片显示左侧耻骨向头侧移位（白色箭头）

耻骨间盘内信号的增强、耻骨上韧带的肥大、继发性的裂口征、内收肌起点和肌腱的变化、腹直肌或内收肌腱膜板的断裂、腹直肌或内收肌内信号的变化、腹股沟疝及髋关节的改变（图61-7）。

在治疗初期推荐采用保守治疗。非手术治疗应当包括一个涉及下肢的以稳定性训练为核心的特异性训练计划，可以通过拍火烈鸟体位的X线片来观察其稳定性。尽管大部分研究报道耻骨骨炎的预后良好，但是恢复运动的比例从14%～100%。对于顽固病例可考虑手术固定。

四、肌肉的过度使用损伤

成人髋关节前方肌肉损伤可以看做是青少年骨突撕脱伤在流行病学上的延伸。随着人体生长，骨突部位的骨质会经历正常的骨化，从而使骨突的强度大于附着在其上的肌肉或肌腱的强度。因此，相似的损伤机制在成人会使异常的作用力传递到强度相对薄弱的肌腱上，使得损伤的部位不同于年轻人。

运动比赛中髋关节和腹股沟处肌肉拉伤是最常见的损伤。特别是对于跨越两个关节的结构，如股直肌、髂腰肌、缝匠肌，因为偏心收缩的形式使其容易受损。尽管肌腹也可能损伤，但是肌-腱连接部是最常见的损伤部位。评价股四

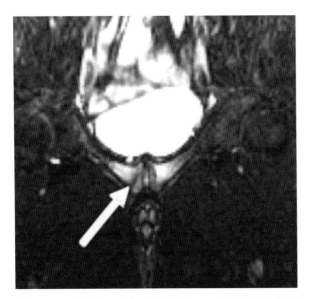

图61-7 冠状位T$_2$加权脂肪抑制MRI显示右侧耻骨联合部应力骨折（白色箭头）

头肌拉伤的分级系统已被用于其他肌肉损伤的评价。在这个系统中，1级损伤代表少量肌纤维的撕裂；2级代表中等数量肌纤维的撕裂但没有肌筋膜的断裂；3级代表大量肌纤维的撕裂且伴有部分肌筋膜的断裂；4级代表肌-腱连接部的完全断裂包括肌纤维和肌筋膜的断裂。患有严重级别损伤的患者往往需要更长的恢复时间及较差的长期预后。

（一）股直肌

跨越两个关节的特性使得股直肌是股四头肌4个头中最容易受损的肌肉。此外，股直肌由于含有较高比例的快速收缩Ⅱ型肌纤维而参与快速有力的收缩。髋关节的突然屈曲就有可能是该机制所致。通常情况下，股直肌正是在与髋关节伸展和膝关节屈曲有关的偏心收缩期发生损伤。同时，大部分患者往往不记得有明确的受伤史，而是最先主诉大腿前方的肿胀和慢性疼痛。尽管股直肌远端是最常报道的损伤部位，但是近端包括直头（起自髂前下棘）和反折头（广泛起自髋臼上缘）同样可能受损。

一组来自于军人的7个病例中，3例损伤发生在远端的肌-腱连接部，3例发生在近端的肌-腱连接部，1例发生在起自髂前下棘的肌腱与骨质连接部的稍远端。另一个研究报道了10例发生反折头肌腱与肌纤维结合部不完全撕裂的一组运动员。这组病例中踢腿和冲刺跑是最常见的受伤原因（图61-8）。

股直肌拉伤的临床表现存在个体差异，疼痛可以是急性的也可以是慢性的。一般来讲，疼痛往往分散在髋关节、腹股沟和大腿等处。体格检查时可发现大腿前方肿块和淤血。对于股直肌近端损伤，肿胀和压痛可能在髂前上棘远端8～10 cm处。对于完全断裂的病例，触诊时可能会发现肌肉缺损。髋关节屈曲和（或）膝关节伸展时会有不同程度的疼痛和乏力。MRI可用来评价可能的肌肉拉伤、断裂或撕脱伤，同时可发现急性水肿的肌肉或肌腱纤维（图61-8）。

对于急性股直肌损伤，不论是单纯的拉伤还是完全的近端撕脱，一般都采用非手术治疗。一项研究表明，从受伤到完全恢复运动平均需要74 d。一些研究报道了手术治疗用于严重或慢性

的病例。损伤部位软组织的反应性骨化可能形成肿块，后者不论从临床上还是从影像学上与恶性肿瘤区分都有一定的困难。常规X线片甚至CT可以用来评价异位骨化的准确范围，特别是对于准备手术治疗的患者（图61-9）。对于不确定的钙化性病变或存在疑问甚至怀疑肿瘤的软组织肿块，应考虑穿刺活检。对于确诊的挫伤或血肿，非甾体类抗炎药可用以预防异位骨化。异位骨化主要采用非手术治疗，如果肿块的大小或位置严

重影响患者功能，为了避免复发应当在损伤后6个月最好是12个月后将肿块切除。

（二）髂腰肌损伤

髂腰肌损伤可对运动员造成严重影响。这些疾病包括弹响髋、髂腰肌撞击症、髂腰肌拉伤、血肿或断裂。在运动诱发腹股沟疼痛持续2个月的207名运动员中，Hölmich发现1/3的患者是

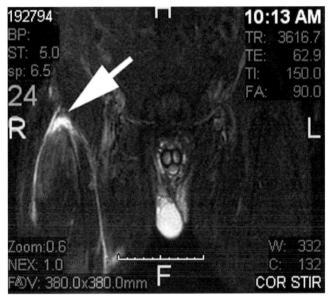
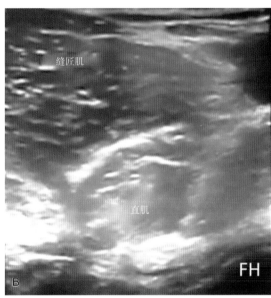

图61-8 一名22岁足球运动员，其髋关节前方疼痛2周，踢球后疼痛急剧加重。A.冠状位T$_2$加权脂肪抑制MRI显示股直肌在起点处拉伤（白色箭头）。B.横位超声探头显示右侧髋关节处存在拉伤，图像的外侧缘为髋关节左侧，而内侧缘为右侧（FH，股骨头）

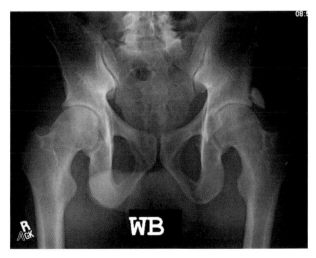
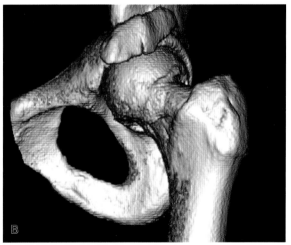

图61-9 一名31岁职业网球运动员，其髋关节处疼痛加重伴僵硬数月。A.骨盆前后位X线片显示存在一个髋关节处骨性撕脱，与股直肌慢性撕脱的症状相一致。B.三维CT显示骨折的影响范围，在慢性病变的基础上其阻碍了髋关节的屈曲和旋转

由髂腰肌损伤引起，且在跑步运动员中，髂腰肌损伤是引起腹股沟疼痛的最常见原因。作为屈髋的主要肌肉，髂腰肌最容易受到过度使用而导致损伤。

当下肢与躯干成一直线时，髋关节屈曲可以通过缝匠肌、股直肌、髂腰肌及其他一些肌肉的收缩而实现。但是当下肢与躯干不在一条线上时，髋关节屈曲就只能依靠髂腰肌了，这会导致髂腰肌负荷的急剧增加。与其他肌群相似，偏心的负荷特别容易引起髂腰肌拉伤。

髂腰肌拉伤的临床表现主要有下腹痛和腹股沟疼痛，且疼痛在髋关节屈曲时加重，特别是抵抗阻力屈曲时。髂腰肌损伤需与阑尾炎、腹股沟疝、髋关节内部的病变及妇科疾病相鉴别。因此，对于这类患者仔细询问病史和体格检查非常重要。髂腰肌同样可能单独拉伤或撕裂。

触诊时通常会发现腹股沟部或肌腱上方有压痛。让患者仰卧位进行一定阻力下的直腿抬高试验会加剧症状。此外，髂腰肌损伤患者当伸直腿坐下时会出现疼痛，且试图将足跟抬起时存在困难（Ludloof 征）。损伤通常会有明显的软组织肿胀，同时也可能伴发股神经麻痹。

为排除腹内病变有必要拍X线片检查。X线片可显示软组织肿胀，但通常无异常发现。MRI是评价软组织损伤最好的方法。

髂腰肌拉伤或部分撕裂通常采用非手术治疗，主要包括休息和指导性的物理疗法。Mozes等报道运用激素和麻醉药注入髂腰肌腱鞘成功治疗髂腰肌损伤（图61-4）。有研究显示，40例髂腰肌损伤的足球运动员接受了注射治疗，结果所有的运动员都恢复运动，只不过其中25%需要附加注射。

（三）梨状肌综合征

女性更容易患梨状肌综合征。一些学者报道女男发病率比例为6∶1。

当梨状肌因创伤或过度使用而缩短或痉挛时，可压迫该肌肉下面的坐骨神经。17%的正常人坐骨神经穿过梨状肌，这可能是发生梨状肌综合征的一个因素。臀肌功能软弱也容易导致此综合征，这是因为该肌肉在髋关节伸展及辅助梨状肌外旋股骨的过程中发挥重要作用。引起臀肌功能软弱

的主要原因是髋关节屈肌力量过强所致。这种不平衡通常在髋关节屈肌被锻炼得太短和太紧时出现，此机制抑制了臀肌的激活，同时使得臀肌的协同肌（腘绳肌、大收肌和梨状肌）负荷增加，最终引起梨状肌肥大而产生典型的梨状肌综合征。需在坐位完成且大腿使劲的运动（包括划船和自行车运动）容易导致过度使用损伤而引起梨状肌综合征。

跑步运动员、自行车运动员和其他从事向前运动的运动员容易发生梨状肌综合征。当大腿外侧运动不平衡时，反复的向前运动容易导致髋关节外展肌松弛和内收肌紧张。因此，髋关节外展肌和臀中肌的松弛与内收肌的过度紧张会导致肌群力量不平衡而出现梨状肌缩短和严重收缩。

非甾体类抗炎药和（或）肌肉松弛药可以减轻肌肉和神经疼痛。非手术治疗包括伸展训练和按摩，同时要避免不恰当的活动。物理治疗可以减轻梨状肌的紧张。伸展训练的对象是梨状肌，但同时也应包括腘绳肌和臀肌，最终使疼痛减轻并增加关节活动范围。

如上述非手术治疗失败可以考虑注射不同的药物，包括局麻药、非甾体类抗炎药和（或）激素、肉毒毒素或以上3种药物联合运用。注射肉毒毒素和（或）激素时应当在高频超声或CT的引导下进行。这些方法可以抑制梨状肌活动达3～6个月，而不会引起下肢乏力和活动受损。近来，有学者采用微创手术进行治疗。

五、骨的过度使用损伤和应力性骨折

年轻运动员和老年人都可能发生髋关节和骨盆的应力骨折。尽管具有自限性，但是股骨颈的应力性骨折如没有采用合适的方法及时治疗，则可能发生严重后果。高度警觉、恰当的影像学检查和治疗可以帮助减少这些外伤所致的致残率。

总体来讲，应力骨折可以分为两类，即骨质不良性和疲劳性两类。骨质不良性骨折是由于正常应力作用于异常的骨质（如骨质疏松性骨）上引起的骨折，常见于老年人。研究报道这类骨折与绝经后骨质疏松症、骨盆放疗、激素引起的骨

质减少、继发性骨质疏松症、类风湿关节炎、与妊娠和哺乳相关的一过性骨质疏松症及继发于女运动员三联症引起的骨质减少有关。疲劳性骨折是过量负荷（反复加载）作用于正常骨质上引起的。对于运动员，骨质不良与疲劳机制有可能同时存在。这类损伤主要发生在年轻且活动量大的运动员中，如长跑运动员和军人。有报道军人中应力骨折的发病率为0.3%～8%。然而在运动医学诊所中，约10%的损伤是应力骨折。

六、股骨颈

股骨颈应力骨折约占所有应力骨折的5%，而且大部分发生在骨骼发育成熟的个体。股骨颈应力骨折形成的原因被认为是由于外展肌群吸收效应降低和伴有代偿性步态改变的继发性肌肉疲劳引起。

将股骨颈应力骨折分为张力侧和压力侧骨折的分级系统已被使用。张力侧骨折的初期其X线表现正常，但是骨扫描阳性。随后，骨折部位出现骨膜内或骨膜外骨痂，或出现没有移位的张力侧骨折线，最后可发生完全性移位。压力侧应力骨折最初表现为股骨颈内侧的骨质硬化。在此阶段，X线片正常，而骨扫描阳性。随后，X线片上可发现骨质硬化，随后可出现压力侧骨皮质断裂，最后，压力侧骨折线会增宽。

压力侧骨折通常见于运动员，而张力侧应力骨折常见于老年人。与成人相似，大部分儿童股骨颈应力性骨折发生在压力侧，也有研究报道1例儿童股骨颈骨折发生在张力侧。

（一）临床表现和诊断

股骨颈应力骨折通常表现为负重时大腿前方和（或）腹股沟处位置不确定的疼痛。疼痛出现在髋关节后方和大转子部的概率较小。患者常诉其活动、器械和训练强度水平近来发生变化。患肢单腿跳和长距离跑步会加重疼痛。对晚期患者，活动时疼痛出现会更早，且通常恢复的时间更长。急性重度疼痛提示骨折可能移位（图61-10）。

体格检查时，患髋活动范围往往正常，但是会有轻度的疼痛步态。髋关节内外旋结束时会出现腹股沟部或髋关节外侧深部疼痛。髋关节屈曲、轴向压缩和单腿跳可诱发腹股沟部疼痛。但很少出现腹股沟区触痛和肿胀。

（二）影像学

股骨颈应力骨折的模糊症状通常会影响诊断。损伤初期的X线片正常，文献报道75%的股骨颈应力骨折因X线片表现正常而被遗漏（图61-10）。延迟诊断和不恰当治疗会导致骨折加重并最终引起骨折移位。

可拍摄前后位、蛙位和侧位X线片进行诊断。此类骨折X线片典型表现为股骨颈骨小梁排列的逐渐性改变。推荐用骨扫描确诊，因为在症状出现几天后骨扫描就可呈现阳性。由于MRI的高度特异性，使其成为诊断应力性骨折的"金标准"。

（三）治疗和转归

治疗策略的选择主要基于骨折的分级。在MRI上只表现为骨水肿的压力侧骨折通常行保护下负重活动直到患者症状消失，然后用4～6周的时间逐步增加活动量，如果没有疼痛，可逐步恢复正常的活动量。如果在增加活动量的过程中出现症状加重，应当指导患者恢复到没有疼痛的活动量。如骨折线短于股骨颈宽度的50%，患者通常需要4～6周在扶拐支撑下完全不负重，直到症状消失。如骨折线超过股骨颈宽度的50%，发生移位的概率急剧增加，应当考虑行斯氏针固定。

手术治疗一般适用于张力侧骨折或采用经斯氏针固定失败的压力侧骨折。移位的股骨颈应力骨折需要行紧急闭合或切开复位加斯氏针固定以最大限度减少股骨头缺血性坏死和骨不连的风险。移位性骨不连通过带血管蒂的骨移植有可能获得治愈。高度警觉和恰当的治疗已被证明可以最大限度减低股骨颈应力骨折所导致的并发症。非手术方法治疗无移位股骨颈疲劳骨折的长期效果良好。例如，在一组病例中，经过平均18.3年的随访，没有患者进展成移位性骨折或发生股骨头缺血性坏死，也没有发现髋关节骨性关节炎的发病率增加。对于移位的股骨颈应力骨折，研究发现延迟愈合或不愈合、缺血性坏死和骨关节炎的发

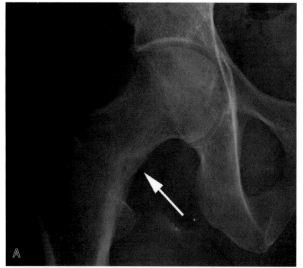

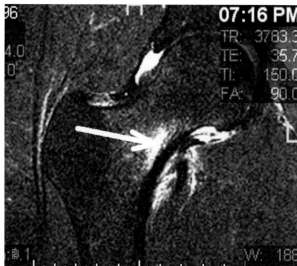

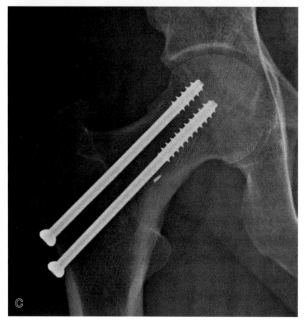

图61-10 31岁的男性跑步运动员正在为参加马拉松比赛进行训练，其右侧髋关节和右大腿近端疼痛2周。他经历了2个月极小的负重并进行了活动量调整，但疼痛依旧。A.前后位X线片显示在股骨颈的压力侧存在一个类似骨溶解的病变（白色箭头）。B.冠状位STIR序列MRI显示股骨颈压力侧高信号（白色箭头）。C.经皮空心螺钉固定3个月后，前后位X线片显示骨折完全愈合且伴有骨折部位的重塑

生率非常高。

七、骨盆的应力损伤

骨盆应力骨折并不常见。跑步运动员和军人发生此损伤的风险较高。运动员（特别是长跑运动员）是该损伤的极高危人群。长跑运动员发生骨盆应力骨折的确切发生率并不清楚。在最近的一篇文献综述中，骨盆应力骨折约占所有跑步运动员应力骨折的1.25%（Latshaw）。有研究报道，11名患有耻骨支骨折的运动员均为跑步运动员，且其中9名为长跑或马拉松运动员。

男性和女性都可发生骨盆应力骨折，但是女性发病率稍高。研究显示，骨盆形态与步态的差异可解释骨盆应力骨折发病率的性别差异。同时，女性骨盆内松质骨含量较高及对雌激素缺乏的敏感性也会起一定作用。有学者推测耻骨支内侧部分的张力是由髋关节伸展过程中耻骨支外侧部和坐骨上强有力的肌肉力矩所引起。研究报道耻骨下支骨折多于耻骨上支骨折。耻骨联合应力损伤（耻骨骨炎）是一种骨盆环的过度使用损伤。

（一）临床表现和诊断

对该损伤应保持高度警觉。疼痛是最常见的

主诉，通常位于腹股沟区。病变初期，疼痛在活动时出现，而在休息时消退，但到晚期在休息时也会出现疼痛。对于受训的运动员，症状通常在开始新的训练计划或原训练计划发生明显改变后几周或几个月时出现。研究训练计划的细节非常关键。

体格检查可能发现疼痛步态。患侧下肢单腿不能站立或在站立时出现疼痛为站立试验阳性。Noakes 等报道即使X线片提示正常，如果出现腹股沟疼痛而不能跑步，站立试验或单腿跳试验阳性，患侧耻骨支压痛明显，则应怀疑骨盆应力骨折。

（二）影像学检查

X线片是最基本的影像学检查，如骨盆正位片。此外，骨盆入口位/出口位或Judet位骨盆片也有助于诊断。应力骨折X线表现为骨硬化带，伴或不伴有透光带。一组研究显示13例临床诊断为骨盆应力骨折的患者中，仅有5例X线表现异常。

如果临床高度怀疑骨折，应继续治疗约2周并复查X线片。对于在赛季的运动员，应行进一步的影像学检查，如MRI和（或）放射性核素骨显像。骨扫描会显示应力骨折区核素吸收增加，但该检查特异性较低。MRI是另一种选择，骨水肿在T_1像表现为低信号，而T_2像为高信号。骨折线在T_1和T_2像表现为线性低信号。

（三）治疗与转归

耻骨支应力骨折经典的治疗方法为休息和活动量调整。虽然并发症的发生率较低，但是如果不能完全制动，仍可能出现延迟愈合或不愈合。对于大多数患者，症状消失需3～8周。更重要的是，错误的训练、不恰当的器械训练及营养、激素的缺乏均应当得到纠正。

八、骶骨

同其他应力骨折一样，骶骨应力骨折也分为疲劳和骨质不良性两类。骶骨应力骨折的确切发

生率并不清楚，因为大多数文献数据是基于个案报道和小样本病例研究。骶骨骨质不良性骨折主要发生于老年人。

疲劳性骨折并不常见。由于用力和反复活动的需要，运动员（尤其是长跑运动员）和军人发生疲劳性骨折的风险较大。在320名患有应力骨折的运动员中，骶骨疲劳性应力骨折只占不到2%。此类损伤的明显危险因素包括训练强度的迅速增加，营养和代谢异常及下肢不等长。许多骶骨疲劳骨折的运动员经双能X线吸收仪检查发现存在骨密度降低，提示同时存在骨质不良性应力骨折。

（一）临床表现和诊断

诊断骶骨应力骨折需要有高度的警觉性，腰痛或臀部疼痛是常见症状。负重活动时症状加重，休息后缓解。单侧症状常见于疲劳性应力骨折。神经根症状并不常见，但当骨折累及骶骨孔，骶管或形成的骨痂邻近腰骶神经根时会出现神经根症状。腹股沟和大腿前侧疼痛少见。

体格检查会发现疼痛步态，且深触骶骨后面或挤压骨盆时会诱发疼痛。彻底的神经血管检查对于鉴别细微的神经功能改变很重要。患者仰卧位行FABER试验（Patrick试验），将患侧足置于对侧膝关节上，如果出现腹股沟疼痛提示病变在髋关节而不在腰椎。挤压屈曲的膝关节和对侧髂前上棘时出现臀部疼痛提示骶骨或骶髂关节病变。患者仰卧位行Gaenslen试验，使一侧髋关节最大屈曲而另一侧髋关节伸展，该检查可同时挤压双侧骶髂关节。

（二）影像学检查

腰骶椎正位和侧位片、骨盆正位片、骨盆入口和出口位X线片都有助于骶骨应力骨折的评估。虽然首次X线片常常是正常的，但可排除其他疾病。后期X线片可发现异常，如骨折透光带或骨痂形成，同时松质骨密度改变会发生30%～50%的病例。诊断骶骨应力骨折，X线片检查敏感度为37%，而特异性为79%。多项研究报道大部分骶骨应力骨折患者的最初X线检查是正常的。

据报道 ^{99m} 锝骨扫描诊断骶骨应力骨折的敏感

度接近100%，但特异性较低。骨扫描通常显示骨折处核素吸收增加，而且在症状出现72 h后骨扫描即为阳性。骨扫描像可表现为骶骨翼部核素吸收边界不清或局部的线性吸收。经典的"Honda征"（H征）是指核素吸收增加区域在骶骨上呈H型，这是双侧骶骨骨质不良性应力骨折的典型表现。

有些学者认为MRI是影像学上诊断骶骨应力骨折的"金标准"。早期病变在MRI T_1 加权像上为低信号，而在 T_2 像压脂序列上呈高信号。代表实际骨折线的线性低信号（空线）在 T_1 和 T_2 像上均可见到。

CT也是可供选择的影像学检查。Weber等利用CT检查对20例骶骨骨质不良性应力骨折做出诊断。然而，Johnson等报道6例在初期行CT检查的运动员患者中仅有3例通过CT明确病变部位。CT检查的放射量远高于普通X线检查，但是其费用比MRI便宜。

（三）治疗与转归

骶骨骨质不良性和疲劳性应力骨折的治疗主要是非手术治疗。患者通常会在症状持续一段时间后才获得MRI或骨扫描确诊。最初治疗为"相对休息"，需要时可以在拐杖保护下负重。低强度活动是恢复到正常活动和运动的良好过度方式，如慢跑和固定自行车骑行。在无疼痛活动基础上逐渐恢复正常运动。疲劳性骨折患者恢复正常活动水平通常需要4～6周，最长可达7个月。治疗必须解决雌激素不足、钙摄入不足、饮食障碍和任何潜在的骨代谢疾病。有些研究推荐任何患有应力性骨折的女性都需评估女运动员三联症，包括闭经、饮食失调和骨质疏松。在准备恢复运动之前，训练问题包括鞋子、训练场地、交叉训练、核心训练、训练技巧的改良或评估及训练方法都需要解决。

骨质不良性应力骨折的治疗与疲劳性骨折相似。因为大部分骨质不良性应力骨折发生在老年人，体力虚弱可能会使活动变得困难。短期卧床休息可能是必要的，同时应在助行器辅助下早期下床活动。研究报道疼痛消失需要4～6周，症状完全消失需要9个月。

九、髋臼和髂骨的应力骨折

髋臼和髂骨的应力性骨折比上述损伤更少见，但应当注意。此类骨折多发生于老年女性，且多为骨质不良性应力骨折。髋臼和髂骨的应力性骨折通常与其他骨质不良性骨折相关，如骶骨和耻骨支应力性骨折，同时也有可能与转移性疾病相混淆。然而，一项研究报道在178名接受训练的新兵中有12名发生了髋臼应力性骨折，表现为髋部疼痛。另一项研究也报道1名年轻女性跑步者发生了髂骨应力性骨折。MRI和骨扫描都能诊断髋臼和髂骨应力性骨折。髋臼和髂骨应力骨折的治疗集中在相对和逐渐恢复活动（图61-11）。对此类骨折患者应当针对错误的训练、可能潜在的骨质疏松和代谢异常进行全面检查。骨折移位罕见发生，但是对于关节内髋臼应力骨折可能需要更严格的负重限制，因为已有髋臼前突被报道。

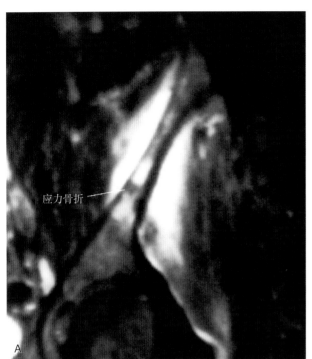
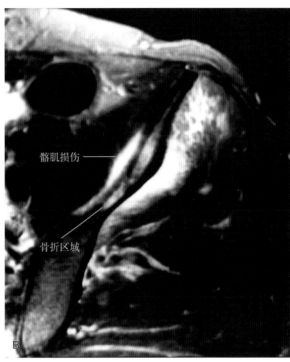

应力骨折

髂肌损伤

骨折区域

图61-11　45岁女性，10 km长跑前出现右髋关节疼痛1个月。A.正位片示骨小梁正常，无明显应力反应；B.冠状位MRI STIR序列示信号增强，此信号增强方式与早期应力反应或骨折相符